Christel Bienstein, Pia Bienstein, Andreas Eckert, Michael Eink, Gabriele Fischer-Mania, Vivian Keim, Christiane Liersch, Michaela Paulus, Jessica Reichstein, Kai-Uwe Schablon, Johannes Schädler, Marion Schubert, Michael Seidel, Peter Weber, Michael Wunder

Herausgeber: Pia Bienstein, Peter Weber

Psychische Störungen

im Arbeitsgebiet der Heilerziehungspflege

1. Auflage

Bestellnummer 50301

Bildungsverlag EINS

Psychiatrie Verlag

Haben Sie Anregungen oder Kritikpunkte zu diesem Buch?
Dann senden Sie eine E-Mail an 50301_001@bv-1.de
Autoren und Verlage freuen sich auf Ihre Rückmeldung.

Bildquellenverzeichnis
dpa picture alliance GmbH, Frankfurt: S. 248.1, 259.1
DynaVox Mayer-Johnson, Pittsburgh: S. 440.2
Fotolia Deutschland GmbH, Berlin: S. 27.1 (SP-PIC), 48.1 (Brigitte Bohnhorst), 63.1 (ArVis), 92.1 (Claudia Paulussen), 191.1 (Peter Atkins), 251.1 (Ilenia Pagliarini), 253.1 (alxhar), 323.1 (Dmitry Naumov), 360.1 (Eléonore H), 380.1 (ArTo), 420.1 (T. Michel)
Matthias Hoppe, Klinik Mara, Bielefeld: S. 281.1, 281.2
Annette Kitzinger, www.metacom-symbole.de, Oeversee; Andrea Schäfer, www.bild-boxen.de, Wattenbeck: S. 460.1
Christian Schlüter, Essen, Bildungsverlag EINS GmbH, Köln: S. 21.1, 59.1, 68.1, 90.1, 96.1, 327.1, 357.1, 363.1, 364.1, 399.1, 456.1
Friederike Schumann, Berlin/ Bildungsverlag EINS GmbH, Köln: S. 78.1, 252.1, 332.1
Pilavas und Heller, Menden: S. 250.1, 256.1, 306.1
Stiftung Liebenau: S. 36.1
Eelke Verschuur, Soest: S. 440.1
WDL Nordschwarzwald gemeinnützige GmbH, Werkstätten der Lebenshilfe, Sinzheim: S. 363.1
wikimedia commons: S. 34.1 (Charles-Louis Muler/Eigenes Werk – Double Vigie – Photographie d'un tableau peint par Charles-Louis Muller dans le hall de réception de l'Académie Nationale de Médecine, rue Bonaparte à Paris), 245.1 (Quasar Jarosz)
Hr. Dr. F. Wörmann, Klinik Mara, Bethel: S. 280.1, 284.1, 284.2

Dieses Buch entstand in einer Kooperation des Bildungsverlags EINS und des Psychiatrie Verlags.

Pia Bienstein, Peter Weber (Hrsg.)

Psychische Störungen im Arbeitsgebiet der Heilerziehungspflege

1. Auflage 2014

Psychiatrie Verlag: ISBN-Print: 978-3-88414-590-6, ISBN-PDF: 978-3-88414-794-8
Bildungsverlag EINS: ISBN-Print: 978-3-427-50301-9, ISBN-PDF: 978-3-427-84338-2

Bibliografische Information der Deutschen Nationalbibliothek
Die Deutsche Nationalbibliothek verzeichnet diese Publikation in der Deutschen Nationalbibliografie; detaillierte bibliografische Daten sind im Internet über http://dnb.ddb.de abrufbar.
Psychiatrie Verlag im Internet: www.psychiatrie-verlag.de

Inhaltsverzeichnis

Teil B: Psychische Störungen – Grundlagen

Teil C: Spezifische Grundlagen der Heilerziehungspflege

Teil D: Beispiele aus der Praxis

Anhang

Vorwort

Dieses Buch ist überfällig.

„Psychiatrie" gilt von jeher als Kernfach in der Heilerziehungspflegeausbildung. Unbestritten stellt sie einen wesentlichen Anteil der wissenschaftlichen Grundlagen bereit, die für das berufliche Know-how erforderlich sind, und nimmt entsprechendes Gewicht in Lehrplänen und Stundentafeln ein.

Vielfach haben Fachschulen in der Vergangenheit die Chance wahrgenommen, Ausbildungsmodelle zu entwickeln, bei denen die einzelnen Fachunterrichte in unmittelbarer Orientierung an Praxisbedarfen und im Interesse vernetzten Lernens aufeinander abgestimmt werden.

Gleichwohl dürfte die Integration der psychiatrischen Unterrichtsinhalte in den Gesamtrahmen der Ausbildung nur selten gelungen sein. So wurde von Studierenden immer wieder kritisch darauf hingewiesen, der Psychiatrieunterricht stehe wie ein unverrückbarer Block und kaum verbunden neben und zwischen den anderen Fachbereichen. Das dort vermittelte Fachwissen stelle diagnostische Gegebenheiten einseitig in den Vordergrund. Die Feststellung und Festschreibung von Defekten und Defiziten, die sich schon in der Terminologie niederschlügen, verstärkten letztlich die Stigmatisierung von Menschen mit Behinderungen. Von grundlegender Bedeutung für das berufliche Selbstverständnis der Heilerziehungspflege sei jedoch ein heilpädagogisches Menschenbild, das sich an den „offen gebliebenen Möglichkeiten" ausrichtet.

Umso mehr ist es darum zu begrüßen, dass der Bildungsverlag EINS die Herausforderung angenommen hat, in Kooperation mit dem Psychiatrie Verlag dem Arbeitsfeld der Heilerziehungspflege ein Lehrbuch zur Verfügung zu stellen, in dem psychiatrisches und neurologisches Fachwissen nicht isoliert vermittelt werden.

Dabei war nicht beabsichtigt, die Bandbreite geistiger Behinderungen und ihrer Ursachen umfassend darzustellen. Vielmehr wurde schwerpunktmäßig die Problematik psychischer Störungen in den Blick genommen, von denen Menschen mit geistiger Behinderung in hohem Maße betroffen sind und sowohl in ihrer Selbstverwirklichung als auch in ihren sozialen Bezügen beeinträchtigt werden.

Ziel dieses Buches ist es darum, einen Überblick über bewährte Arbeitsansätze für professionelle Hilfen zu geben und insbesondere die Anforderungen an heilerziehungspflegerisches Handeln in verschiedenen Tätigkeitsfeldern konkret aufzuzeigen. Konsequent wird dabei dem sozialpolitischen Paradigmenwechsel und dem Grundanliegen der UN-Konvention über die Rechte von Menschen mit Behinderung Rechnung getragen und zu berufsethischer Reflexion von Inklusion und Assistenz angeregt.

Ausführliche kontextbezogene Fallbeispiele verdeutlichen modellhaft, wie Prozesse der „individuellen Teilhabeplanung" durch Heilerziehungspflegerinnen und -pfleger vorbereitet und begleitet werden können.

Für die wissenschaftlich solide Basis stehen Autorinnen und Autoren, die allesamt über langjährige berufliche Erfahrung in Psychiatrie und Behindertenhilfe verfügen. Den Herausgebern, Pia Bienstein und Peter Weber, ist für die fachlich stimmige und didaktisch gelungene Konzeption dieses Buches sehr zu danken.

Martin Sperl
Pfarrer und Heilpädagoge i. R.

Einführung

Pia Bienstein, Peter Weber

Der junge Beruf der Heilerziehungspflege hat eine bedeutende Funktion in der Versorgung und bei der Assistenz von Menschen mit Behinderung. Vor allem die spezielle Ausrichtung, die sowohl pädagogische als auch pflegerische Schwerpunkte berücksichtigt, macht die Besonderheit der heilerziehungspflegerischen Tätigkeit aus.

Die Bundesarbeitsgemeinschaft der Ausbildungsstätten für Heilerziehungspflege in Deutschland e. V. (BAG HEP) rückt darüber hinaus in ihrem Kompetenzprofil „die Fähigkeit zur professionellen Analyse und Reflexion der Biographie des Menschen mit Behinderung, seiner persönlichen Lebenswelt und seiner individuellen Bedürfnissen und Fähigkeiten" (BAG HEP, Kompetenzprofil Heilerziehungspflegerin/Heilerziehungspfleger, 2008, S. 8) in den Mittelpunkt.

Demnach finden sich in der Heilerziehungspflege die „einzigen Fachkräfte in der Behindertenhilfe", die in ihrer Arbeit pädagogische, pflegerische und gemeinwesenorientierte Kenntnisse und Fähigkeiten vereinigen (BAG HEP, Kompetenzprofil Heilerziehungspflegerin/Heilerziehungspfleger, 2008, S. 10).

Das primäre Tätigkeitsfeld der Heilerziehungspflege liegt nach wie vor in den Einrichtungen der Behindertenhilfe und hier vor allem dort, wo Menschen mit geistiger Behinderung leben. Inzwischen sind Heilerziehungspflegerinnen und -pfleger aber zunehmend auch im außerklinischen Bereich der psychiatrischen Versorgung in den interdisziplinären Teams vertreten.

Die Aufgabenfelder der aktuell in Deutschland tätigen Heilerziehungspfleger und -pflegerinnen gehören hauptsächlich zu den Bereichen Assistenz, Unterstützung, Beratung, Begleitung, Bildung und Pflege (vgl. Berufsverband Heilerziehungspflege, 2013). Man geht derzeit von etwa 250 Fachschulen in Deutschland aus. Die BAG HEP strebt im Deutschen Qualitätsrahmen (DQR), wie für alle dreijährigen Fachschulen vorgesehen, die Niveaustufe 6 an. Damit wäre die Heilerziehungspflege in Zukunft einerseits in einem relativ hohen praktischen Qualitätsniveau eingeordnet, andererseits ist diese Stufe die Voraussetzung für eine Akademisierung des Berufs in Form eines grundständigen Studiums.

Das Berufsprofil hat sich in den letzten Jahrzehnten ständig verändert und weiterentwickelt. Dabei kann man sagen, dass die Heilerziehungspflege bis heute eher als eine Profession von Allroundern bzw. Generalisten denn als eine von Spezialisten gilt.

Unser Lehr- und Fachbuch nimmt die Bedeutung von psychischen Störungen im Arbeitsfeld der Heilerziehungspflege in den Fokus. Psychische Störungen nehmen in der Allgemeinbevölkerung zu. Menschen mit geistiger Behinderung haben sogar ein drei- bis vierfach erhöhtes Risiko, an einer psychischen Störung zu erkranken, verglichen mit Menschen ohne geistige Behinderung (siehe auch S. 129, vgl. Schanze, 2007, S. 19 Sarimski/Steinhausen, 2008, S. 5). Vor diesem Hintergrund sind Kenntnisse über psychische Störungen, die im professionellen Handeln eine angemessene Berücksichtigung finden müssen, aus zwei Gründen unabdingbar.

Zum einen sind die meisten Behinderungen, insbesondere geistige Behinderungen, von einem, orientiert am gängigen Normensystem, auffälligen Verhalten begleitet. Im Arbeitsalltag wird dies von Heilerziehungspflegerinnen und -pflegern als ein dem jeweiligen Menschen zugehöriges individuelles und damit normales Verhalten verstanden.

Jantzen bezeichnet Behinderung in diesem Zusammenhang als „eine der vielen Varianten von Vielfalt in der Differenz“ (Jantzen, 2008, S. 3). Ausgehend von diesem Behinderungsbegriff (siehe auch S. 42 ff.) sind die Prinzipien der Behindertenrechtskonvention, deren Motto „Nichts über uns ohne uns“ und damit die Berücksichtigung von Empowerment in der Beziehungsgestaltung und der Gestaltung der Umgebung (siehe S. 54 ff.) sowie das Konzept der Sozialraumorientierung (siehe S. 377 ff.) grundsätzlich handlungsleitend für alle Fachkräfte.

Professionelle Heilerziehungspflege identifiziert unter Berücksichtigung dieser individuellen Besonderheiten die Fähigkeiten, aber auch die Grenzen der Menschen mit Behinderung in ihren Lebens- und Lernbedürfnissen. Sie nutzt dabei spezielle Arbeitsansätze und Vorgehensweisen, um Menschen mit Behinderung bei der Teilhabe am gesellschaftlichen Leben gezielt zu begleiten. „Gezielt“ heißt in diesem Zusammenhang, das Unterstützungs- oder Assistenzangebot den individuellen Fähigkeiten des jeweiligen Menschen mit Behinderung anzupassen (siehe S. 328 ff., vgl. BAG HEP, 2009, S. 5).

Zum anderen gibt es im Arbeitsfeld der Heilerziehungspflege immer wieder die besondere Situation, dass psychische Störungen die Person so beeinträchtigen, dass die davon betroffenen Menschen nicht mehr in eine normale, gesunde Interaktion und Beziehung mit ihrer Umwelt treten können.

Häufig sind es diese Situationen, die maßgeblich die Arbeit von Heilerziehungspflegerinnen und -pflegern beeinflussen und die als problematisch wahrgenommen werden. Insbesondere die Kombinationen der oft im Vordergrund stehenden geistigen Behinderung mit mehr oder weniger schweren psychischen Erkrankungen wie z. B. Schizophrenie, Depression, Manie und Borderline-Persönlichkeitsstörung – die sogenannten Doppeldiagnosen – sind hier zu nennen. Aber auch Fremdaggression, selbstverletzendes Verhalten oder Angst können zu enormen Herausforderungen im Arbeitsalltag und grenzwertigen Erfahrungen führen. Eine professionelle Begleitung von Menschen mit psychischen Störungen, die sich in schweren Lebenslagen befinden, setzt Grundkenntnisse in Diagnostik, Psychodynamik und Psychopathologie voraus, die über die gängigen Inhaltsbestimmungen der heilerziehungspflegerischen Arbeit hinausgehen.

Nicht zuletzt sind es Heilerziehungspflegerinnen und -pfleger, die durch ihre unmittelbar am Menschen mit Behinderung und dessen Alltag ausgerichtete Arbeit frühzeitige Veränderungen wahrnehmen können. Eben aufgrund dieser Nähe zum Menschen können sie oft eine Einweisung in eine psychiatrische Klinik verhindern, direkte Hilfsmaßnahmen einleiten und Krisen sowie Chronifizierungen vermeiden, um diesen Menschen eine ihnen angemessene größtmögliche Teilhabe am gesellschaftlichen Leben zu ermöglichen.

Problematisch wird es dann, wenn „Symptome einer psychischen Störung nicht als solche erkannt, sondern pauschal der geistigen Behinderung zugeschrieben werden“ (siehe S. 161). Dieser Vorgang wird als „Overshadowing“ (Überschattung) bezeichnet. Eine vorenthaltene Behandlung erschwert oder verunmöglicht die in der Heilerziehungspflege geltenden Grundsätze der Inklusion, Selbstbestimmung und Selbstwirksamkeit. Darüber hinaus kann es zu schwerwiegenden gesundheitlichen Schäden der Person kommen.

Michael Wunder greift in seinem Beitrag zur Ethik die beiden Pole Gleichbehandlung und Spezialisierung auf. Er verweist auf den Artikel 25 der Behindertenrechtskonvention: Dort ist die Verpflichtung formuliert, dass Menschen mit Behinderung Gesundheitsversorgung im gleichen Umfang zur Verfügung stehen muss wie anderen Menschen auch. Für Michael Wunder bedeutet dies eine doppelte Anforderung, sowohl zur Gleichbehandlung als auch zur Spezialversorgung. Entsprechend kann eine Generalisierung von Dienstleistungen den allgemeinen Grundsätzen der Inklusion entsprechen, und zugleich kann eine notwendige Spezialisierung von Dienstleistungen „ein Stück Sonderbehandlung und Exklusion" bedeuten (siehe S. 22).

Damit wird ein weiterer und grundsätzlicher Konflikt innerhalb der Behindertenhilfe angesprochen, der sich an den Polen Selbstbestimmung und Fürsorge festmacht. Ziel heilerziehungspflegerischen Handelns muss immer die größtmögliche *Selbstbestimmung* sein, während im Arbeitsalltag die professionelle Beobachtung der Menschen und der Lebensbedingungen kaum denkbar ohne den Aspekt der *Sorge* ist. Nur durch sie entstehen die Voraussetzung und die Motivationsgrundlage für die Fähigkeit zur professionellen Analyse und Reflexion sowie die Fähigkeit, Menschen mit Behinderung in ihren Lebens- und Lernbedürfnissen differenziert wahrzunehmen. Auch der „Aspekt des Für-jemanden-Sorgens" ist hier mit einbezogen. Wenn sich jemand z. B. komplett zurückzieht und die Kontaktaufnahme stark beeinträchtigt ist, muss unter Umständen *für* die Person gehandelt werden. Professionelle Kompetenzen zur Bewältigung dieser besonderen Anforderungen sind

- Grundkenntnisse über Erklärungsmodelle und die den Krankheitsbildern eigene Psychodynamik,
- Kenntnisse zur Diagnostik (u. a. differenzierte Wahrnehmung, Erfassung und Dokumentation von Erleben und Verhalten, Fertigkeiten, Kompetenzen und Umweltbedingungen sowie möglicher problematischer Situationen),
- Kenntnisse über bestehende interdisziplinäre Ressourcen,
- Wissen zur Methodik unterschiedlicher Förderansätze und Interventionsvarianten,
- Fähigkeit zur Teamarbeit.

Das vorliegende Lehr- und Fachbuch orientiert sich in seinem Aufbau an den hier bislang genannten Grundsätzen und Bedingungen.

Die in Teil A beschriebenen allgemeinen Grundlagen heilerziehungspflegerischen Handelns bilden das Fundament für die in Teil B dargestellten Grundlagen zu psychischen Störungen. Mit der Platzierung der speziellen heilerziehungspflegerischen Grundlagen im Teil C des Buches sind damit die Inhalte des Hauptthemas der psychischen Störungen (im Teil B) eingebettet in die für heilerziehungspflegerisches Handeln unabdingbare Beachtung der komplexen Zusammenhänge. In Teil D werden wesentliche Informationen aus den vorherigen Teilen aufgegriffen und anhand von Beispielen aus der Praxis veranschaulicht.

Bestimmend in den Kapiteln der Teile A bis D sind dabei einerseits die Orientierung an der Systematik der Internationalen Klassifikation der Funktionsfähigkeit, Behinderung und Gesundheit (ICF), an der UN-Behindertenrechtskonvention und damit auch an den Grundsätzen der Inklusion und am Empowermentgedanken. Andererseits orientieren sich die Inhalte der Kapitel an dem von der BAG HEP veröffentlichten Kompetenzprofil und den beiden Leitfäden zu den heilerziehungspflegerischen Kompetenzen in den Bereichen Pflege und Erziehung, Bildung, Assistenz. Die BAG HEP hat damit eine professionelle Grundlage geschaffen, die den für den Deutschen Qualitätsrahmen (DQR) geforderten Outcome-Beschreibungen der Berufskompetenzen entsprechen.

Nicht zuletzt sind in den Kapiteln zu den psychischen Störungen die aktuellen und offiziellen prüfungsrelevanten Lehrpläne abgebildet.

Zum Inhalt im Einzelnen

Das Grundsatzthema „Berufliche Ethik in der Heilerziehungspflege“ in einem Beitrag von Michael Wunder ist der Einstieg in das Buch. Mit der wachsenden Bedeutung der Behindertenrechtskonvention und Inklusion für die Arbeit in der Behindertenhilfe wächst auch die Verantwortung einer Berufsgruppe, sich im Arbeitsalltag an ethischen Grundlagen zu orientieren. Michael Wunder spannt einen weiten Bogen und setzt sich kritisch mit den ethischen Grundlagen und den bestehenden Umgangsweisen mit ethischen Fragestellungen in der beruflichen Praxis auseinander. Der Text bietet eine gute Orientierung im Arbeitsalltag für jeden Heilerziehungspfleger und jede Heilerziehungspflegerin, aber auch für die Auseinandersetzung im Team.

Psychiatrisches Denken und Handeln sind aus der Geschichte des Lebens von Menschen mit geistiger Behinderung nicht wegzudenken. Die historischen Dimensionen und ihre Auswirkungen bestimmen immer noch aktuelle Diskussionen, Haltungen und Vorgehensweisen. Gerade bei einem Buch mit dem Schwerpunkt *auf psychischen Störungen* ist es notwendig, diese Dimension zu bearbeiten, um die heutige Position besser bestimmen zu können. In ihrem Kapitel stellen Peter Weber und Christiane Liersch die Geschichte der Psychiatrie und davon abgeleitet die junge Geschichte der Heilerziehungspflege dar.

Behinderung als der zentrale Begriff in der Arbeit der Heilerziehungspflege kann unter den unterschiedlichsten Perspektiven betrachtet werden. Peter Weber beschreibt im Kapitel „Behinderung – was heißt das?“ die gesellschaftstheoretische, die sozialgesetzliche, die Perspektive der ICF, die der Behindertenrechtskonvention (inkl. der Disability Studies) und die psychiatrische Perspektive von Behinderung und stellt deren Bedeutung für die heilerziehungspflegerische Praxis dar. Johannes Schädler erörtert im folgenden Kapitel zum einen die Ursprünge, die theoretische Orientierung und die Handlungsstrategien des Empowermentgedankens. Zum anderen geht er auf die für den psychiatrischen Arbeitsbereich inzwischen bedeutsamen Recovery-Prozesse ein. Sie stehen für Genesung oder Wiedererlangung der Funktionsfähigkeit nach einer bewältigten psychischen Erkrankung.

Professionelles Handeln im Umgang mit Menschen mit psychischen Störungen oder mit Doppeldiagnosen führt immer wieder zu teilweise extremen emotionalen Belastungen. Entlastung und Unterstützung sind in diesem Zusammenhang für alle in diesen Bereichen Tätigen von großer Bedeutung. Kai-Uwe Schablon stellt unterschiedliche Unterstützungsquellen und -systeme vor.

Anknüpfend hieran greift Andreas Eckert im Kapitel zur Zusammenarbeit mit Angehörigen die ökosystemische Theorie nach Bronfenbrenner (1981) auf und beschreibt die Bedeutung einer vertrauensvollen Zusammenarbeit unterschiedlicher Systeme. Die Berücksichtigung des personellen Umfeldes (u.a. Eltern, Partner) ist für die heilerziehungspflegerische Arbeit unverzichtbar. Grundsätze einer positiven Zusammenarbeit mit Angehörigen werden unter Berücksichtigung der vorhandenen Ressourcen des Umfeldes sowie der Wahrnehmung und Akzeptanz unterschiedlicher Lebenswirklichkeiten dargestellt. Für eine erfolgreiche Zusammenarbeit werden Formen und Aspekte der inhaltlichen Gestaltung skizziert.

Das folgende Kapitel behandelt unterschiedliche Lebenskontexte der Adressaten heilerziehungspflegerischen Handelns. Aus der Sicht von Klientinnen und Klienten wird beschrieben, was sie oder er erwarten darf. Jessica Reichstein und Peter Weber stellen ambulante Möglichkeiten zum selbstständigen und betreuten Wohnen vor. Ambulante

Hilfen bzw. Wohnformen sind jedoch nicht für jeden Menschen geeignet. Stationäre Lebensorte können eine Alternative sein, insbesondere dann, wenn ein erhöhter Betreuungsbedarf besteht und die Person *„nicht, noch nicht* oder *auch nicht mehr* in ihrer eigenen Wohnung und einem ambulant betreuten Setting wohnen" kann oder möchte (siehe Paulus/Schubert, S. 82). In ihrem Beitrag „Leben in einer stationären Einrichtung" geben Michaela Paulus und Marion Schubert einen Überblick über unterschiedliche stationäre Settings für Menschen mit geistiger Behinderung und zusätzlichen Beeinträchtigungen. Auch die zugrunde liegenden rechtlichen Rahmenbedingungen und Möglichkeiten der Menschen zur Mitbestimmung und Mitwirkung werden erläutert.

Jessica Reichstein und Peter Weber beschreiben im Anschluss zwei Formen psychiatrischer Wohnstätten, die infrage kommen, je nachdem ob es einen kurz- oder langfristigen Betreuungsbedarf gibt. Das Angebot richtet sich an Menschen, die aufgrund ihrer psychischen Störung „ein spezialisiertes und individuell ausgerichtetes Betreuungs- und Unterstützungsangebot im Bereich der eigenen Versorgung [noch oder erneut] benötigen" (siehe Reichstein/Weber, S. 85). Die Autoren erläutern, für wen diese Form des stationären Wohnens geeignet ist, geben Hinweise zum Kostenträger und gehen auf inhaltliche Angebote näher ein.

Jeder Mensch hat das Recht auf Arbeit und Betätigung (Allgemeine Erklärung der Menschenrechte, Artikel 23). Die unterschiedlichen Arbeitsorte für Menschen mit Behinderung sind Bestandteil der sich daran anschließenden Beiträge. Michaela Paulus und Marion Schubert beschreiben Inhalte und Strukturen von *Tagesförderstätten* (TaFö) und skizzieren, für wen sie geeignet sind. Jessica Reichstein und Peter Weber blicken auf die *Werkstatt für behinderte Menschen* (WfbM). Neben der Darstellung der Zielgruppe, der Finanzierung und Verdienstmöglichkeiten für Arbeitnehmer mit Behinderung beschreiben sie Angebote und Ziele des Einrichtungstyps.

Für chronisch erkrankte Menschen sowie Menschen, die aufgrund ihrer psychischen Störung noch nicht oder nicht mehr in einem regulären Arbeitsverhältnis stehen können, bieten teilstationäre psychiatrische Tagesstätten vorübergehende sowie langfristige Unterstützungsangebote zur Vorbeugung von Isolation und zum (Wieder-)Aufbau eines eigenständigen Lebens. Jessica Reichstein und Peter Weber gehen auf den Auftrag dieses Einrichtungstyps ein und bieten einen Überblick über die Zielgruppe, Ziele und konkreten inhaltlichen Angebote der psychiatrischen Tagesstätten.

Ausgehend von den Kleinsten unserer Gesellschaft beschreiben Jessica Reichstein und Peter Weber abschließend in diesem Kapitel die Ziele, gesetzlichen Grundlagen sowie inhaltlichen Angebote und Strukturen von integrativen Kindergärten. Hierbei skizzieren sie die wesentlichen inhaltlichen und strukturellen Unterschiede im Vergleich zu nicht integrativen Kindergärten.

Zum Auftakt von Teil B geht Peter Weber auf die Internationale statistische Klassifikation der Krankheiten und verwandter Gesundheitsprobleme (ICD-10) ein mit Hintergrundinformationen zur geschichtlichen Entwicklung, Struktur und zum Inhalt. Ein Schwerpunkt ist die Beschreibung des Kapitels V in der ICD-10, das den psychischen Störungen vorbehalten ist. Der Autor arbeitet heraus, welche Relevanz die ICD-10 für die heilerziehungspflegerische Praxis hat, und verdeutlicht dies anhand einzelner Beispiele.

Die Internationale Klassifikation der Funktionalität, Behinderung und Gesundheit (ICF) ist Gegenstand des nächsten Kapitels. Peter Weber beschreibt zunächst Grenzen der ICD-10 und Vorteile der ICF, bevor er das Modell, wesentliche Begrifflichkeiten und die einzelnen Komponenten der ICF ausführlich erläutert. Die Bedeutung der ICF in der

Rehabilitationspraxis und Heilerziehungspflege wird abschließend dargestellt und eine Zusammenfassung zur speziell für Kinder und Jugendliche ausgerichteten ICF-CY gegeben.

Michael Seidel widmet sich der geistigen Behinderung und Intelligenzminderung. Er stellt in einem ersten Schritt die Begriffe im Wandel der Zeit vor, um dann näher auf die Definition bzw. Klassifikation nach ICD-10 – unter anderem in Abgrenzung zu dementiellen Erkrankungen – und die Symptome einzugehen. Der Autor beschreibt die Schweregrade der Intelligenzminderung, stellt Ursachen und Häufigkeit sowie Komorbiditäten der geistigen Behinderung vor.

Das folgende Kapitel ist der Darstellung psychischer Störungen, der psychiatrischen Diagnostik und Therapie vorbehalten. Michael Seidel erklärt zunächst den Begriff der psychischen Störung und stellt wesentliche psychopathologische Grundlagen dar. Der Autor nimmt zu den Fragen „Was ist normal und was ist abnorm?" sowie „Was ist gesund und was ist krank?" Stellung, bevor er einzelne Symptome psychischer Störungen im Erleben und Verhalten näher erläutert. Die Beschreibung der wichtigsten psychopathologischen Symptome und Störungsbilder ist ebenso Bestandteil des Kapitels wie die Erklärung und Erläuterung der sogenannten Doppeldiagnose (geistige Behinderung und psychische Störung). Michael Seidel setzt sich ausführlich mit den Begriffen „Problemverhalten", „Verhaltensauffälligkeiten" und „herausforderndes Verhalten" auseinander und arbeitet die mit diesen Begriffen verbundenen Schwierigkeiten und Grenzen, unter anderem anhand der ihnen zugrunde liegenden Definitionen und Erklärungsmodelle, heraus. Die Beschreibung des biopsychosozialen Erklärungsmodells für die Entwicklung und Aufrechterhaltung psychischer Störungen von Menschen mit geistiger Behinderung ist ein weiterer, wichtiger Bestandteil des Kapitels. Anschließend werden grundlegende Aspekte der psychiatrischen Diagnostik, unter Berücksichtigung zusätzlicher Anforderungen im Kontext der Diagnostik bei Menschen mit geistiger Behinderung, erläutert. Psychiatrische Therapieansätze und Methoden sowie grundlegende Prinzipien für die Behandlung von Menschen mit psychischen Störungen werden ebenso beschrieben wie die Darstellung rechtlicher Grundlagen (u.a. Einwilligung des Patienten, Zwangseinweisung und -behandlung) und Aspekte der psychiatrischen Begutachtung. Im nächsten Kapitel geht Michael Seidel auf wichtige einzelne psychische Syndrome bzw. Störungen genauer ein und erläutert mögliche Besonderheiten bei Menschen mit geistiger Behinderung.

Im sechsten Kapitel von Teil B beschreibt Michael Seidel dann die wichtigsten Strukturen und Funktionen unseres Nervensystems. Er erläutert ausgewählte neurologische Störungsbilder, „die nicht selten bei Menschen mit geistiger Behinderung vorkommen und damit im Alltag der heilerziehungspflegerischen Begleitung eine Rolle spielen" (S. 286). Hierzu zählen beispielsweise Epilepsien, infantile Zerebralparesen, Schlaganfälle sowie Erkrankungen des Rückenmarks und des peripheren Nervensystems. Der Autor geht auf die unterschiedlichen Formen, Symptome und Ursachen ein und erläutert wesentliche Aspekte im Rahmen der Diagnostik und Therapie. Psychosoziale Auswirkungen der Erkrankungen und Besonderheiten bei Vorliegen einer geistigen Behinderung werden erläutert.

Entwicklungspsychologische Kenntnisse sind von Bedeutung, wenn es u.a. um die Einschätzung und Interpretation von Verhaltensauffälligkeiten und psychischen Störungen insbesondere bei Menschen mit geistiger Behinderung geht. Vivian Keim stellt im siebten Kapitel von Teil B die Entwicklungsmodelle von Piaget und Erikson vor und beschreibt, wie sich die einzelnen kognitiven und sozial-emotionalen Entwicklungsphasen bei Menschen mit geistiger Behinderung darstellen können.

Unterschiedliche Berufsgruppen sind an der Versorgung von Menschen mit psychischen Störungen beteiligt. Zudem existiert eine Vielzahl an unterschiedlichen Versorgungsangeboten in Form stationärer, teilstationärer und ambulanter Hilfen. Pia Bienstein gibt einen Überblick über das Versorgungssystem und zum aktuellen Stand der Versorgungssituation von psychisch erkrankten Menschen mit und ohne geistige Behinderung. Mit diesem Kapitel beschließt sie den Teil B.

In Teil C des Buches werden spezifische Grundlagen, Konzepte und Arbeitsansätze der heilerziehungspflegerischen Praxis vorgestellt und diskutiert. Zum Auftakt beschreibt Gabriele Fischer-Mania das umfangreiche Berufsbild der Heilerziehungspflege und skizziert die Bedeutung des beruflichen Selbstverständnisses und zentrale Professionalisierungsprozesse, denen verbindliche Inhalte, Werte und Normen zugrunde liegen. Handlungsprinzipien der Heilerziehungspflege werden anhand ausgewählter Aspekte wie Inklusion und Teilhabe, Sozialraumorientierung, Personenzentrierung, dialogische Beziehungsgestaltung, Ganzheitlichkeit und reflexivem Handeln dargestellt, die grundsätzlich darauf abzielen, den einzelnen Menschen in seiner Autonomie und Selbstbestimmung zu stärken.

Eine der vier Kernkompetenzen von Heilerziehungspflegerinnen und -pflegern ist die Pflege und Assistenz der ihnen anvertrauten Menschen (vgl. BAG HEP, Kompetenzprofil Heilerziehungspflegerin/Heilerziehungspfleger, 2008, S. 8). Demnach gehört auch die Pflege zum Berufsbild. Heilerziehungspflegerinnen und -pfleger müssen über fundierte Pflegekenntnisse verfügen, um unter anderem somatische Einschränkungen von Menschen mit Behinderung frühzeitig erkennen und ihnen vorbeugen zu können. Christel Bienstein stellt in diesem Zusammenhang die Bedeutung pflegerischer Kompetenzen für das Berufsbild der Heilerziehungspflege dar und veranschaulicht dies anhand kurzer Beispiele. Das konkrete Handeln in der Heilerziehungspflege ist ein wesentlicher Pfeiler in der beruflichen Tätigkeit.

Im folgenden Kapitel werden unterschiedliche Konzepte und Arbeitsansätze der Heilerziehungspflege vorgestellt. Die Auswahl geeigneter und auf die individuellen Bedürfnisse der Menschen abgestimmter (Förder-)Konzepte setzt diagnostische Kompetenzen voraus. Pia Bienstein stellt in einem ersten Schritt die Bereiche der multimodalen Diagnostik vor sowie Verfahren und Methoden, die innerhalb des diagnostischen Prozesses zur Anwendung kommen können. Einen Schwerpunkt bildet hierbei die Beobachtung. Anhand von Beispielen veranschaulicht sie die Bedeutung einer durch die Heilerziehungspflegerinnen und -pfleger vorgenommenen zuverlässigen Beobachtung, die für ein umfangreicheres Verständnis von den Symptomen sowie das weitere praktische Handeln wegweisend ist.

Diagnostische Kenntnisse, die eine Einschätzung der Kompetenzen, Umweltbedingungen, Barrieren und Bedürfnisse der Person ermöglichen, erweisen sich auch für die Planung und Umsetzung eines individuellen Hilfeplanes – als ein zentrales Instrument für die Begleitung und Unterstützung von Menschen mit Behinderung – von essenzieller Bedeutung. Marion Schubert und Peter Weber skizzieren die Hintergründe von an der ICF orientierten Hilfeplänen und beschreiben Grundsätze, Ziele und Umsetzungsmöglichkeiten unter anderem anhand des Beispiels der Integrierten Teilhabeplanung (ITP) vom Landeswohlfahrtsverband Hessen.

Auf Grundlage der gewonnenen diagnostischen Erkenntnisse werden individuelle (Förder-)Empfehlungen und Entscheidungen zur fachlichen Begleitung und Unterstützung abgeleitet, die sich beispielsweise in Teilhabeplänen wiederfinden. Diese Empfehlungen und Entscheidungen müssen fortlaufend auf ihre Aktualität und Relevanz überprüft werden. Pia Bienstein skizziert Möglichkeiten der prozessbegleitenden Evaluierung.

Um entscheiden zu können, welche (Förder-)Konzepte und Methoden in der heilerziehungspflegerischen Arbeit für eine Person geeignet sind und angewendet werden sollten, sind Kenntnisse über die Methoden nötig. Kai-Uwe Schablon und Christel Bienstein geben in ihrem Beitrag theoretische und praktische Hintergrundinformationen zu ausgewählten Konzepten für die Arbeit mit Menschen mit geistiger Behinderung. Von grundlegender Bedeutung für die heilerziehungspflegerische Arbeit ist die Herstellung einer tragfähigen Beziehung zwischen Heilerziehungspflegerinnen bzw. -pflegern und der Person mit einer Behinderung. Die Beziehung ist das Fundament für eine erfolgreiche Zusammenarbeit. Eine Vielzahl von Faktoren kann Einfluss auf die Art und Qualität der Beziehungsaufnahme und -gestaltung nehmen. Das Wissen um diese Faktoren sowie eine professionelle Haltung und Reflexion eigener Anteile können zum Gelingen der Beziehungsgestaltung und somit zur Steigerung des Wohlbefindens der Person beitragen. Die tragfähige Beziehung ist eine bedeutsame Basis für die Anwendung unterschiedlicher Konzepte. Die Autoren beschreiben einzelne Methoden und Konzepte: aus dem Bereich der Wahrnehmung, aus dem musisch-kreativen Bereich, Konzepte zur Kommunikation, Pflegekonzepte sowie alltags- und lebensgeschichtlich orientierte Arbeitsansätze. Die Bedeutung der einzelnen Ansätze wird für die heilerziehungspflegerische Praxis verdeutlicht und anhand von praktischen Übungen illustriert.

Auch in sich zuspitzenden Situationen, die von Gewalt gekennzeichnet sein können, bedarf es methodischer Kompetenzen und Wissen um Handlungsstrategien. Michael Eink geht in seinem Beitrag auf den professionellen Umgang mit Selbst- und Fremdgefährdung ein und zeigt Möglichkeiten zur Prävention und Deeskalation am Beispiel von Menschen in suizidalen Krisen auf. Gewalt kann häufig vermieden werden. Zehn Gebote bieten hierzu eine grundlegende Handlungsorientierung.

Neben den dargestellten Konzepten und Arbeitsansätzen aus dem Arbeitsfeld der Heilerziehungspflege konzentrieren sich die anschließenden Beiträge auf ausgewählte Methoden aus dem psychiatrischen Arbeitsfeld. Pia Bienstein beschreibt grundlegende verhaltenstherapeutische Methoden, die sich zum Aufbau und zur Stärkung lebenspraktischer Kompetenzen sowie zur Reduzierung von aggressivem und selbstverletzendem Verhalten von Menschen mit geistiger Behinderung eignen.

Psychische Störungen können erhebliche Auswirkungen auf die Bewältigung der täglichen Alltagsanforderungen der Menschen haben und die Freude an kleinen Dingen des Lebens in einem erheblichen Ausmaß überschatten. Peter Weber stellt in den folgenden zwei Beiträgen Hilfen anhand der Systematik der „Aktivierung des täglichen Lebens" (ATL) vor, die zum Aufbau und zur (Wieder-)Erlangung eben jener Fertigkeiten beitragen, und beschreibt Ziele und das Vorgehen zur Durchführung von Genussgruppen und euthymen Verfahren.

Sozialkontakte einzugehen, aufzubauen und zu pflegen ist zentraler Bestandteil des sich daran anschließenden Beitrages. Peter Weber bietet einen Überblick über unterschiedliche Trainings zum Aufbau sozialer Kompetenzen, die sich für die heilerziehungspflegerische Arbeit anbieten.

Der Teil D des Buches widmet sich der ausführlichen Darstellung ausgesuchter Beispiele, in denen einzelne Menschen mit unterschiedlichen psychischen Störungen im Mittelpunkt stehen. Auch wenn die Beispiele fiktiv sind, haben die jeweiligen Autorinnen und

Autoren aus ihrem Praxiswissen geschöpft und lebensnahe „Geschichten“ entwickelt, die sowohl das Erleben und Verhalten der beschriebenen Menschen greifbar machen als auch ganz konkret vermitteln, wie Heilerziehungspflegerinnen und -pfleger die Betroffenen unterstützen können. Neben der Beschreibung von individuellen Lebensverläufen, der ICF-Klassifikation und weiteren diagnostischen Schritten werden Methoden skizziert, die in der heilerziehungspflegerischen und interdisziplinären Arbeit zur Anwendung kommen. Teil D veranschaulicht die theoretischen Ausführungen der Teile A bis C und kann gezielt im Unterricht verwendet werden. Besonders sind mit den Fallgeschichten gute Voraussetzungen für die Ausgestaltung von Praxis- und Lernsituationen und für die Entwicklung von Aufgaben im Unterricht gegeben.

Im Anhang finden sich Hinweise zu möglichen Fort- und Weiterbildungsangeboten sowie ein ausführliches Literaturverzeichnis, ein Sachwortverzeichnis und ein Glossar, in dem wesentliche Begriffe aus einzelnen Beiträgen erklärt werden. Welche Begriffe erklärt sind, wird im Text durch eine solche Kennzeichnung sichtbar.

Abschließend sei an dieser Stelle den Autorinnen und Autoren für ihre konstruktive und intensive Mitarbeit am Buch und auch für die dabei manchmal notwendige Geduld gedankt. Besonders möchten wir Christiane Liersch und Gabriele Fischer-Mania danken, die in der Anfangsphase wesentlich an der Konzeptionierung und der strukturellen aber auch der inhaltlichen Gestaltung des Buches mitgearbeitet haben.

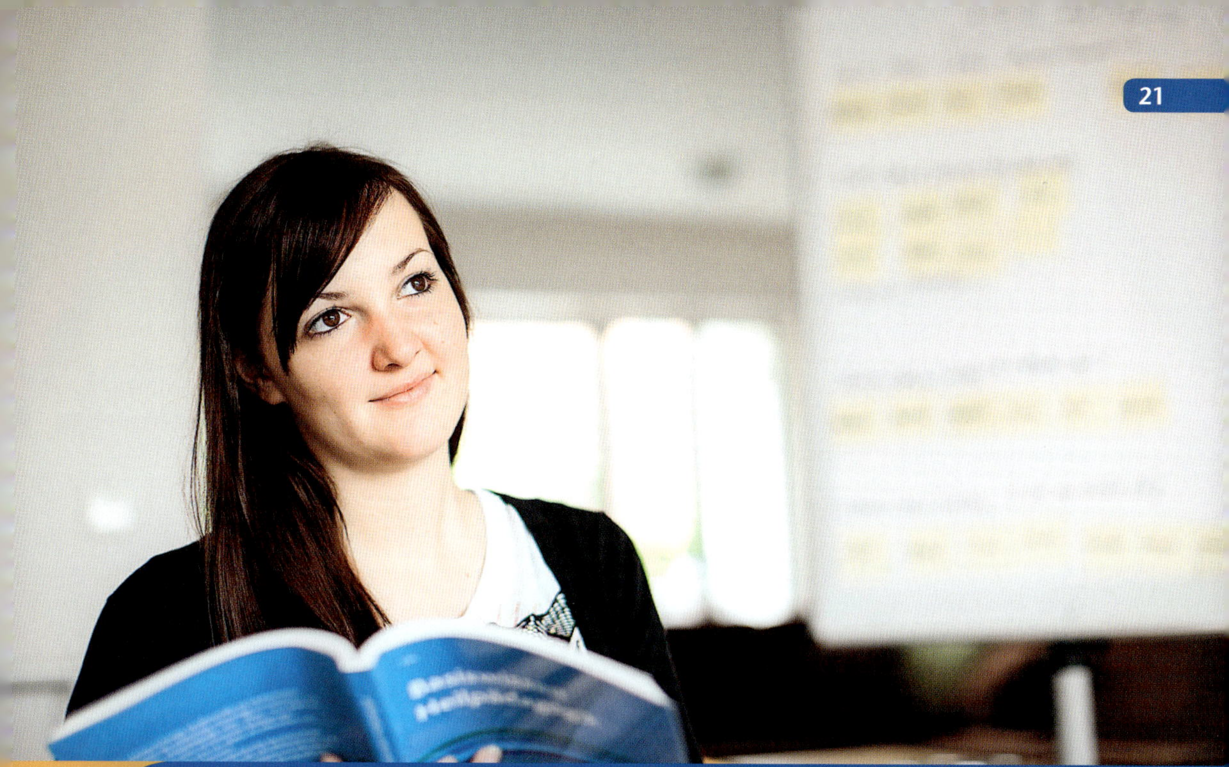

Teil A: Grundlagen

1 Berufliche Ethik in der Heilerziehungspflege

Michael Wunder

Der Ruf nach Ethik als Unterrichtsfach oder als Bestandteil von Lehrplänen oder Weiterbildungen in den Pflegewissenschaften, aber auch in der Pädagogik, Psychologie und Medizin ist unüberhörbar. Fast möchte man meinen, ohne Ethik geht gar nichts mehr. Oft genug bleibt aber unklar, was eigentlich gemeint ist. Geht es um die Überprüfung von Grundlagen und Positionen, die in den Ausbildungen vermittelt und ansonsten als mehr oder weniger selbstverständlich vorausgesetzt werden? Geht es darum, die jeweils eigene Position zu fundieren? Geht es um eine Methodik, die der Einzelne zur stetigen Überprüfung seiner Praxis erlernen sollte? Oder geht es um alle diese Punkte?

Merksatz
Ethik kann keine unumstößlichen Wahrheiten verkünden. Sie ist kein Heilsbringer und keine Antwortmaschine für Unentschiedene.
Sie kann allerdings Grundlagen offenlegen, Fragen schärfen und helfen, selbst zu einem Urteil zu kommen und dieses begründen zu können – vor sich selbst und vor anderen.

Zwei Grundsatzfragen heilerziehungspflegerischen Handelns – das Verhältnis von Selbstbestimmung und Fürsorge sowie das Verhältnis von Gleichbehandlung und Spezialisierung in der Assistenzerbringung – sollen in diesem Sinne im Folgenden thematisiert werden. Beide Grundsatzfragen stellen sich nicht nur für die Heilerziehungspflege im Allgemeinen, sondern speziell für heilerziehungspflegerisches Handeln bei Menschen mit geistiger Behinderung und psychischer Erkrankung.

1.1 Was kann Ethik in der Heilerziehungspflege leisten?

Ethik, zumal Berufsethik, kann auf der Grundlage allgemeingültiger Normen für das berufliche Selbstverständnis und Handeln Werte entwickeln und verdeutlichen. Es wäre aber ein Missverständnis, sie selbst mit einem bestimmten Werturteil gleichzusetzen. Nehmen wir ein Beispiel: Wenn man sich mit der ethischen Begründung heilerziehungspflegerischer Standards an der Schnittstelle geistige Behinderung und psychische Erkrankung beschäftigt, stellt sich die Frage, ob die Betroffenen in den gemeindenahen allgemeinen Einrichtungen leben und durch die allgemeinen Gesundheitsdienste behandelt werden sollten oder ob sie gemäß dem Anspruch der bestmöglichen gesundheitlichen Versorgung in besonders dafür geeigneten, dann aber notgedrungen für viele Betroffene gemeindefernen, spezialisierten Einrichtungen leben und durch spezialisierte Dienste behandelt werden sollten. Ethisch begründen lassen sich beide Positionen: die eine mit der Norm der Inklusion und der Gleichbehandlung aller Gesellschaftsmitglieder, die andere mit der Norm der fachlich bestmöglichen Begleitung und Behandlung. Beide Positionen können sich auf das Wohl der Betroffenen stützen und damit zu völlig verschiedenen Schlussfolgerungen kommen. Ich komme auf das Beispiel zurück, da sich natürlich die Frage stellt, ob und wie man beides in der Praxis verbinden kann.

Merksatz
Ethik kann Werturteile begründen. Die Entscheidung, welches Werturteil sich jemand zu eigen macht, muss der Betreffende aber selbst fällen.

Im Englischen gibt es deshalb das Wort „Ethik“ nur in der Pluralform „ethics“. Damit wird viel deutlicher als in der deutschen Sprache, dass es jeweils mehrere Ethiken gibt.

Ethik in der Heilerziehungspflege kann helfen, die Grundannahmen, von denen jemand bei seinen Überlegungen und Handlungen ausgeht und mit denen er dabei dem jeweiligen Gegenüber begegnet, offenzulegen. Sie kann Aussagen darüber machen, wie diese Begegnung gestaltet werden sollte, um darin bestimmte Werte zu verwirklichen.

Merksatz
Ethik kann mit der Offenlegung und Verdeutlichung impliziter Werte und der Entwicklung expliziter Werte den Blick für das eigene Handeln und seine Wirkung auf den jeweils Anderen schärfen. Sie kann dem Einzelnen aber keine Entscheidung abnehmen und erst recht nicht die Verantwortung für sein Handeln. Im Gegenteil: Ethik verweist den Einzelnen auf seine höchstpersönliche Verantwortung für sein Handeln.

1.2 Das So-Sein als Ausgangspunkt des Sollens

Das griechische Wort *ethos* hat zweierlei Bedeutungen. Zum einen steht es für die Herkunft (gewohnter Sitz, Gewohnheit oder Sitte), allgemeiner für die gegebene oder vorgefundene menschliche Natur. Zum anderen meint *ethos* das Verhalten, die Eigenart und die Tüchtigkeit eines Menschen. Ethik betrifft immer beide Blickrichtungen: die Anerkennung des Gegebenen, der Natur, des So-Seins des Menschen und das verlangte oder „gesollte“ Verhalten.

Bezogen auf Heilerziehungspflegerinnen und -pfleger und ihren beruflichen Auftrag bei Menschen mit geistiger Behinderung und psychischen Störungen bedeutet dies: Sie sollen zunächst das Gegebene, so wie es ist, nur wahrnehmen und respektieren. Heilerziehungspflegerinnen und -pfleger sollen dem Gegebenen also weder ausweichen noch es umdeuten oder wegmachen wollen.

Wahrnehmen in diesem Sinne heißt immer auch Innehalten und Nachspüren, was in mir ausgelöst wird, wenn ich mich den vielleicht überraschenden oder mir fremden und unerklärlichen Äußerungen eines Menschen mit psychischen Auffälligkeiten aussetze. Allein ein solcher Wahrnehmungsprozess stellt schon eine hohe Anforderung an jede Fachkraft. Man muss sich selbst gut kennen und gelernt haben, mit der eigenen Angst oder der Wut, den verschiedenen Formen der Abwehr und den eigenen schnellen, oft vorurteilsähnlichen Beurteilungen und Erklärungen umzugehen.

Merksatz
Auch wenn Heilerziehungspflegerinnen und -pfleger keine Psychotherapeuten sind und sein sollen, erfordert die offene, möglichst vorurteilslose und bewertungsarme Wahrnehmung psychisch auffälliger Phänomene Kenntnisse und Übung im Bereich Übertragung und Gegenübertragung.

Erst nach der Wahrnehmung und Anerkennung der Phänomene erfolgen in einem zweiten Schritt die ethische Betrachtung und die Erarbeitung, was die gewünschte, die angemessene oder die am meisten hilfreiche Antwort sein könnte. Üblicherweise werden an dieser Stelle in der Heilerziehungspflege, wie in den meisten sozialen und pflegerischen Berufen auch, das Teamgespräch, die Fallsupervision oder andere Formen der gemeinsamen Beratung empfohlen. Solche Formen der gemeinsamen Reflexion verhindern, dass

Einzelkämpfer schnell und ohne Absprache und Hilfe der anderen im Team irgendwie etwas tun. Gemeinsame Beratung gewährleistet Expertise und stellt sicher, dass der jeweilige Einzelfall genauer betrachtet wird und keine Routineanwendung stattfindet. Dennoch kommt in der ethischen Betrachtung vor dem Gespräch im Team oder der Fallberatung noch ein wesentlicher Schritt dazu.

„Was willst du, dass ich für dich tun soll", war die Frage, die Christus dem blinden Bettler von Jericho gestellt hat (Mk 10, 46–52). Das ist meiner Ansicht nach die Grundsatzfrage für die ethische Reflexion des Sollens, auch und gerade bei Menschen mit geistiger Behinderung und psychischen Erkrankungen. Der Blinde hatte mehrmals nach Christus gerufen, durchaus provozierend und gegen den Willen der Umstehenden. Die Antwort von Christus zeigt zum einen Vorbehaltlosigkeit: Egal wie du gefragt hast und wie sehr die anderen dich schon vorher davon abbringen wollten, ich wende mich dir zu, weil ich deine Bedürftigkeit sehe. Zum anderen wird die Anerkennung der eigenen Kompetenz des Hilfebedürftigen deutlich. Die Frage „Was willst du, dass ich für dich tun soll?" bedeutet die Überwindung jedweder pädagogischer Fremdbestimmung und Übergriffigkeit.

Merksatz
Die innere Haltung der Vorbehaltlosigkeit gegenüber dem Anderen und Anerkennung seiner eigenen Kompetenz sollte lauten: Ich lasse mich nicht hinreißen, schnell das für dich zu machen, was ich meine, was für dich das Richtige ist, oder das, was die anderen sagen, was zu tun ist oder was im Lehrbuch steht. Ich respektiere dich als Gegenüber von Mensch zu Mensch. Ausgangspunkt meines Handelns ist, so wie du bist und so wie du dir vorstellst, wie dir geholfen werden soll.

1.3 Selbstbestimmung und Sorge

Die Geschichte vom blinden Bettler von Jericho ist damit auch die Geschichte von Selbstbestimmung und Sorge und dem Verhältnis dieser beiden Pole zueinander. Die Selbstbestimmung des Hilfebedürftigen wird so weitgehend anerkannt, dass diese auch die Form der Hilfe, besser die Art der Assistenzerbringung umfasst. Die Sorge der Helfenden übergeht oft genug die Selbstbestimmungsmöglichkeiten des Betroffenen oder hält sie – gerade bei psychischer Erkrankung – für nicht ausreichend. Daher sollte die Sorge der Helfenden neben der Hilfeerbringung selbst auch die Zuwendung zum Hilfesuchenden umfassen, um ihm die selbstbestimmte Äußerung seines Hilfewunsches zu ermöglichen.

Der alte Streit um Selbstbestimmung oder Fürsorge, der mehrere Generationen von Fachkräften in der Behindertenhilfe umgetrieben hat und wie kein anderer die Existenz gegensätzlicher ethischer Wertbegründungen widerspiegelt – keiner der beiden Pole dieser Diskussion kann als „unethisch" bezeichnet werden –, findet damit eine überzeugende Antwort. Diese besteht in einem „und". Nötig ist ein respektierender und die Selbstbestimmung wahrender Umgang. Gleichzeitig sollen Menschen mit Behinderung gefördert und begleitet und nicht überfordert und in ihrem So-Sein beschnitten werden. Heilerziehungspflegerischer Umgang zeichnet sich durch dieses „und" zwischen Selbstbestimmung und Sorge aus. Erst das sorgende Herbeirufen des Blinden und die sorgende Frage, was er wünsche, was ihm getan werden solle, ermutigen ihn, seinen selbstbestimmten Wunsch zu äußern.

Die Polarität Selbstbestimmung und Sorge hat in der Vergangenheit oft dazu geführt, dass leichtere geistige Behinderung mit Willensfähigkeit und Selbstbestimmungsmöglichkeit und schwere Behinderung, insbesondere auch in Zusammenhang mit psychischer Erkrankung, mit Fürsorgebedürftigkeit und Angewiesensein auf die Wohlbestimmung durch Dritte gleichgesetzt wurden. Nur langsam löst sich diese grobe Vereinfachung in der beruflichen Praxis auf, da die Individualität der Betroffenen stärker beachtet wird und die oft überraschenden Kompetenzen von Menschen mit schwerer geistiger Behinderung und der meist ebenso überraschende hohe Bedarf von Menschen mit leichter geistiger Behinderung nach sorgender Begleitung und Stützung entdeckt werden.

Da die Beachtung der Selbstbestimmung nicht nur in der Heilerziehungspflege, sondern in der gesamten Behindertenhilfe heute ein Kernanspruch an die Begleitungsarbeit ist, lohnt es sich, den Begriff der Selbstbestimmung genauer zu hinterfragen.

Selbstbestimmung unter den Bedingungen von Behinderung

Das allgemein-philosophische Verständnis von Selbstbestimmung unterscheidet verschiedene Aspekte.

Merksatz
Um von einer selbstbestimmten Handlung, Wunschäußerung oder Entscheidung sprechen zu können, muss eine Person zumindest über mehrere Handlungsmöglichkeiten verfügen („Ich könnte auch anders"), unter denen sie eine Auswahl aufgrund von Überlegungen zu den Folgen trifft („Ich habe meine Gründe") und für die sie die eigene Urheberschaft anerkennt („Ich bin es").

Ob diese Kriterien auf eine Handlung, eine Wunschäußerung oder eine Entscheidung zutreffen, muss jeweils im individuellen Fall und vor dem Hintergrund der spezifischen Situation beurteilt werden. Die erforderlichen Kompetenzen des Verstehens, des Bewertens und der daraus folgenden Selbstäußerung sind aber weder an abstrakt logisches Denken noch an die Fähigkeit gebunden, die Gedanken formulieren zu können.

Merksatz
Selbstbestimmungsmöglichkeiten können auch bei Menschen mit schwereren geistigen Behinderungen und psychischen Störungen vorhanden sein, auch wenn sie sich aufgrund einer kognitiven Einschränkung oder eines eingeengten Denkens dann oft lediglich auf den unmittelbaren Erlebnisnahraum beziehen.

Voraussetzung dafür, dass eine Person mehrere Handlungsmöglichkeiten hat, ist, dass verschiedene Alternativen in gleicher Weise zugänglich und für die betreffende Person auf ihrem jeweiligen kognitiven Niveau verstehbar sind. Ähnliches gilt auch für die Kategorie „Gründe haben", wenn man davon ausgeht, dass diese nicht in jedem Falle verbal geäußert werden müssen. Die mimische Mitteilung der handlungsbestimmenden persönlichen Präferenzen durch Freude oder Ablehnung reicht oftmals aus. Ein Grund kann auch in einem nicht weiter erklärten Wohlsein bestehen, das als Folge der eigenen Entscheidung angesehen und gewollt wird.

Gleichwohl beinhaltet „Gründe haben", dass eine Entscheidung unter Zuhilfenahme von Abwägungen, kritischer Wahrnehmung und Präferenzbildung zustande kommt. Solche Abwägungen können insbesondere unter dem Einfluss psychischer Erkrankung eingeschränkt oder verfälscht sein. Dann können Folgen einer Entscheidung falsch eingeschätzt werden, weil beispielsweise eine Selbstschädigung nicht erkannt wird. In solchen Fällen geht die Rechtspsychologie aber nicht mehr von einer Nichtbeachtung der Selbstbestimmung aus, wenn Heilerziehungspflegerinnen und -pfleger fürsorgliche Entscheidungen für einen Menschen mit psychischer Erkrankung treffen. Man geht vielmehr davon aus, dass die psychische Erkrankung einen Menschen der Freiheit seiner Selbstbestimmung beraubt und somit ein nicht freier Mensch vor Schaden bewahrt wird, bis er wieder für sich selbst frei entscheiden kann.

Das Kriterium der Wahrnehmung der eigenen Urheberschaft setzt ein Bewusstsein des eigenen Ichs voraus. Die Wahrnehmung, dass „ich" es bin, der etwas in Gang gesetzt hat, und nicht ein anderer, kommt aber nicht nur durch eine entsprechende erklärende Äußerung des Betroffenen zum Ausdruck, sondern kann auch dadurch erkennbar sein, dass z. B. in der Situation des Handelns Freude gezeigt und die Handlung gegebenenfalls erneut in Gang gesetzt wird. Manchmal ist die zeitliche Konstanz einer Entscheidung nicht gegeben, d. h., dass Personen z. B. aufgrund einer psychischen Erkrankung heute nicht mehr wissen, was sie gestern entschieden haben. Aber das ist kein Kriterium, einer Entscheidung oder einem Wunsch den Charakter einer Selbstbestimmungsäußerung für die aktuelle Situation abzusprechen.

Es gibt also nicht nur ein Entweder-oder: entweder Selbstbestimmung oder eben Fürsorge, wenn eine Selbstbestimmung nicht möglich ist. Vielmehr muss bei einer Wohlbestimmung und bei fürsorglichen Entscheidungen von Heilerziehungspflegerinnen und -pflegern immer auch der Wille der Betroffenen beachtet werden, unabhängig davon, ob es sich um den geschäftsfähigen Willen handelt oder nicht und auch wenn es sich nur noch um eine teilweise Willensbildung und eine Teilselbstbestimmung handeln sollte. Eine Grenze kann nur dort gezogen werden, wo eine so zustande gekommene Entscheidung zu einem schädigenden Ergebnis für den Betroffenen führen würde, welches dieser nicht als Folge seines Handelns erkennen kann. Erfolgt hingegen eine solche Ablehnung mit voller Einschätzung der schädigenden Folgen, so ist diese Ablehnung zu respektieren.

Die Wohlbestimmung hat stets unter weitestgehender Beteiligung und Mitwirkung des Betroffenen stattzufinden. Dabei sollten Heilerziehungspflegerinnen und -pfleger ihre Klienten immer ermutigen, soweit es geht, eigene Äußerungen und Wünsche beizutragen. Die Wohlbestimmung ist also mehr ein Aushandlungsprozess als eine fremdbestimmte Festlegung. Es geht darum, dass so viel Selbstbestimmung wie möglich verwirklicht wird und diese Selbstbestimmungsmöglichkeiten in Sorge um den jeweils Anderen durch Anbahnung, Unterstützung und Anleitung gesichert werden. Letztendlich geht es immer um den Kontakt, um die Authentizität des Kontaktes zum jeweils Anderen und um die Gestaltung dieses Kontaktes und damit um eines der Kernanliegen der Heilerziehungspflege.

1.4 Ethik und Recht: ein Blick auf die UN-Konvention

Die heutige Diskussion um Selbstbestimmung und Sorge in der Behindertenhilfe wird durch die UN-Konvention über die Rechte von Menschen mit Behinderung in besonderer Weise unterstützt (siehe S. 46 f.). In der UN-Konvention wird das Verhältnis von Selbstbestimmung und Sorge rechtlich fundiert und in die gesellschaftliche Diskussion um die Zukunft des Umgangs mit Menschen mit Behinderung in der Gesellschaft integriert.

Grundlage der UN-Konvention ist die Menschenwürdegarantie und die Aussage, dass diese Menschenwürdegarantie selbstverständlich auch für Menschen mit Behinderung wirksam wird. Zwei Grundrechte liegen der Menschenwürdegarantie zugrunde: zum einen die individualethisch begründeten Freiheitsrechte (*autonomy rights*), also die Rechte auf Selbstbestimmung, auf Persönlichkeitsentfaltung, auf Individualität, auf Meinungsfreiheit und auf Schutz vor Diskriminierung; zum anderen sozialethisch begründete Schutzrechte (*care rights*), also Rechte auf Sicherung der leiblichen und sozialen Bedingungen eines Lebens mitten in der Gesellschaft, auf angemessene Behandlung von Krankheit und angemessenen Umgang bei Hilfebedürftigkeit. Erst dadurch wird das Recht auf Teilhabe bzw. Partizipation in einer inklusiven Gesellschaft einlösbar. Auch die UN-Konvention verbindet damit beide Pole der alten Diskussion um Selbstbestimmung und Sorge mit einem „und".

Merksatz
Die UN-Konvention besticht dadurch, dass sie bestehende Diskurse der Behindertenhilfe aufgreift und vielfältige Impulse setzt, die sowohl das Selbstverständnis der beteiligten Berufsgruppen wie auch die Art der Dienstleistungen betreffen. Hierzu gehört die Benennung des Support, der unterstützenden Assistenz, als zentrale Methode des Umgangs mit Menschen mit Behinderung, die an die Stelle der Substitution, des ersetzenden und stellvertretenden Handelns, tritt. Hierzu gehören aber auch die wichtigen Aussagen zur Inklusion und zur Gesundheit.

1.5 Inklusion oder Integration?

In der offiziellen deutschen Übersetzung der UN-Konvention im Auftrag der Bundesregierung wurde der Begriff *inclusion* der englischen Fassung stets durch den Begriff „Integration" ersetzt. Manchmal wird auch behauptet, Inklusion sei nur ein neues Wort für Integration. Daher lohnt es sich, dem Begriff genau nachzugehen (siehe auch S. 331 f.).

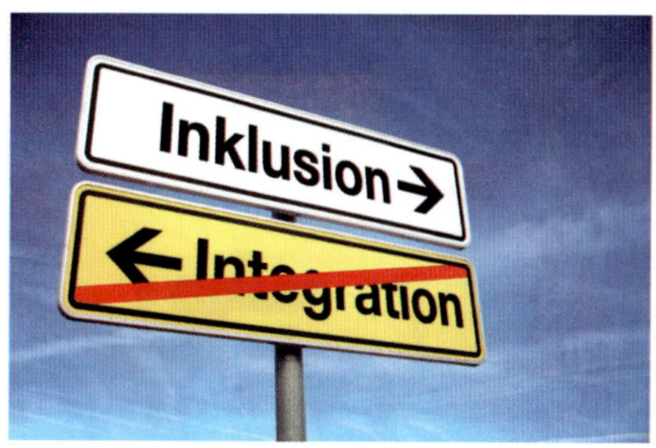

Integration bedeutet die aktive Einbeziehung von Menschen mit Behinderung in die gesellschaftlichen Prozesse. Integration wird als Einladung verstanden: „Komm herüber zu uns anderen, zu uns als Mehrheitsgesellschaft." Integration basiert also auf Normalisierung und bedeutet, dass Menschen mit Behinderung normale – im Sinne des gesellschaftlichen Durchschnitts – Wohnbedingungen, Arbeitsbedingungen und Bildungsbedingungen erhalten sollen. Dies ist sicherlich ein hoch einzuschätzendes Anliegen. Solch ein Verständnis von Integration beinhaltet allerdings die Anpassung an eine Durchschnittsnorm, man könnte auch sagen an die „Leitkultur". Es setzt auf die Überwindung des Andersseins und führt zu einer Infragestellung, ob der jeweils Andere wirklich fähig und bereit ist, sich integrieren zu lassen, sprich, ob er über genügend Potenziale der Integrationsfähigkeit verfügt. Letztendlich, so die heutige Kritik, schafft das Integrationsmodell zwei Gruppen, nämlich uns, die Integrierer, und die anderen, die zu Integrierenden. Dennoch, das muss stets gesagt werden, ist der Integrationsgedanke natürlich ein tragfähiges Konzept und hat eine historische wichtige Funktion, insbesondere wenn man Europa ansieht, beispielsweise die osteuropäischen Staaten. Integration als Leitgedanke ist in all den Gesellschaften und Systemen wichtig, wo wir am Anfang eines Prozesses der Anerkennung von Anderssein und von Menschen mit Behinderung stehen.

Im Gegensatz dazu hat das Inklusionskonzept einen ganz anderen Ausgangspunkt. Inklusion ist kein politisch pragmatischer Begriff, sondern ein philosophischer. Inklusion bedeutet vorbehaltloses Dazugehören, Zugehörig- und Mittendrinsein. Alle in einer Region oder in einer Lokalität gehören in einer vielgestaltigen Gesellschaft „dazu".

Das Inklusionskonzept eröffnet eine neue Perspektive, nämlich die, dass der gesellschaftliche Reichtum – man kann auch sagen die Entwicklungsfähigkeit der Gesellschaft – erst durch die Vielgestaltigkeit, „diversity", das Zusammentreffen von vielen Verschiedenen zustande kommt.

Merksatz
Für den Bereich der Wertschätzung bedeutet das Inklusionskonzept im Gegensatz zur karitativen Hinwendung aus innerer Verpflichtung, dass der Andere nicht nur dazugehört, sondern dass wir ihn auch brauchen, weil wir ohne ihn arm wären. Diese Art von Willkommensein des jeweils Anderen ist das Wesentliche am Inklusionskonzept.

Ursprünge des Diversity-Ansatzes finden sich in der Philosophie Theodor W. Adornos, der in seinen „Reflexionen aus dem beschädigten Leben" vor der „totalitären Einigkeit" warnte, die die „Ausmerze der Differenz" im Sinn habe (Adorno, 2003, S. 16). Die „abstrakte Gleichheit der Menschen" sollte deshalb niemals propagiert werden, sondern stattdessen ein Zustand angestrebt werden, in dem man „ohne Angst verschieden sein kann" (Adorno, 2003, S. 116).

1.6 Gesundheitliche Versorgung: Generalisierung oder Spezialisierung?

Nicht nur die geschichtliche Erfahrung der Behindertenhilfe in Deutschland warnt vor Sondereinrichtungen und Sonderbehandlungen. Auch die UN-Konvention tritt gegen Sonderinstitutionen und für inklusive Systeme ein, in denen Menschen mit und ohne Behinderung Bildung erhalten, Arbeitsplätze haben, Unterstützung im Alltag und gesundheitliche Versorgung bekommen.

Vor diesem Hintergrund ist Artikel 25 der Konvention zu verstehen, der die Vertragsstaaten dazu verpflichtet, Menschen mit Behinderung eine Gesundheitsversorgung in derselben Bandbreite, Qualität und im selben Standard zur Verfügung zu stellen wie anderen Menschen auch. Bereitgestellt werden müssen laut Konvention aber auch spezielle Gesundheitsleistungen, die Menschen mit Behinderung wegen ihrer Behinderung benötigen.

Merksatz
Artikel 25 der Konvention enthält eine doppelte Aufforderung, nämlich Gleichbehandlung und Spezialversorgung, oder anders ausgedrückt: Generalisierung von Dienstleistungen, die dem allgemeinen Grundsatz der Inklusion entsprechen, und Spezialisierung von Dienstleistungen, die ein Stück Sonderbehandlung und Exklusion bedeuten könnten.

1.7 Geistige Behinderung und psychische Erkrankung

In der heutigen Diskussion ist es eine Selbstverständlichkeit, zwischen einer geistigen Behinderung und einer psychischen Erkrankung zu unterscheiden und im Falle einer psychischen Beeinträchtigung von einer psychiatrischen und auch einer psychotherapeutischen Behandlungsnotwendigkeit auszugehen. Dies war aber lange Zeit nicht so. Lange hat sich das tief sitzende Vorurteil gegenüber Menschen mit geistiger Behinderung gehalten, dass psychische Störungen bei den Betroffenen Ausdruck der geistigen Behinderung seien. Die Tatsache, dass die Intelligenzminderung immer noch Bestandteil des psychiatrischen Teilabschnitts in der Internationalen statistischen Klassifikation der Krankheiten, ICD-10 (siehe S. 97 ff.), ist, mag ein Beleg für die Langlebigkeit dieser falschen und auch diskriminierenden Annahme über Menschen mit geistiger Behinderung sein. Eng damit verbunden ist die bis heute anzutreffende Auffassung, psychische Auffälligkeiten bei Menschen mit geistiger Behinderung seien nur medikamentös, aber nicht psychotherapeutisch behandelbar und pädagogisch lediglich durch verhaltenstherapeutisch orientierte Verstärkerprogramme zu behandeln.

Merksatz
Die psychiatrische und psychotherapeutische Versorgung von Menschen mit geistiger Behinderung ist bis heute mangelhaft, obwohl psychische Störungen bei Menschen mit geistiger Behinderung deutlich häufiger vorkommen als in der Durchschnittsbevölkerung und damit ein hoher Behandlungsdruck vorhanden ist.

Für die Betroffenen bestehen aber hohe Barrieren für eine angemessene und individuelle Behandlung (vgl. Wunder, 2010, S. 24; siehe S. 323). Hier wie in der gesundheitlichen Versorgung von Menschen mit Behinderung insgesamt zeigen sich komplexe Wechselwirkungen zwischen den besonderen Anforderungen durch die Klientel, mangelndem Know-how der Behandler und Mängeln in der Finanzierung (vgl. Deutscher Ärztetag, 2009, S. A 1124).

Gründe für dieses exkludierende, d. h. ausschließende und in der Konsequenz diskriminierende, Verhalten des Gesamtsystems gegenüber Menschen mit geistiger Behinderung sind im Wesentlichen: die gebotene Langsamkeit, d. h. der hohe Zeitaufwand der Behandlung, die Schwierigkeit der Kommunikation, d. h. der höhere Aufwand und das Erfordernis von Expertise/Weiterbildung, oft auch verbunden mit der nachvollziehbaren Angst, etwas falsch zu machen oder etwas nicht zu können, und die mangelnde finanzielle Honorierung des besonderen Aufwands.

Praktische Erfahrungen zeigen auf der anderen Seite, dass Menschen mit geistiger Behinderung entgegen der immer noch – auch in Fachkreisen – gepflegten Meinung nicht nur für psychiatrisch differenzierte Behandlungen, sondern auch für Psychotherapien zugänglich und diese Behandlungen auch erfolgreich sind.

Der Anspruch des Artikels 25 der UN-Konvention auf Gleichbehandlung sollte deshalb dadurch eingelöst werden, dass eine gute Regelversorgung ausgebaut und barrierefrei zugänglich gemacht wird. Der Anspruch auf Gesundheitsleistungen, die Menschen mit Behinderung speziell wegen ihrer Behinderung benötigen, bedeutet aber auf der anderen Seite, dass spezialisierte sozialmedizinische Zentren für die ambulante Versorgung von Menschen mit geistiger und mehrfacher Behinderung aufgebaut werden sollten. Diese müssten ähnlich den sozialpädiatrischen Zentren auf die speziellen Versorgungsbedarfe, die die Regelversorgung nicht abdecken kann, zugeschnitten sein und sicherstellen, dass gerade die Menschen, die sich nicht oder nur schwer verständlich äußern können, angemessen versorgt werden.

Hierfür spricht auch die Stellungnahme der Zentralen Ethikkommission der Bundesärztekammer (ZEKO) zur Umsetzung der UN-Konvention im ärztlichen Handeln und im Gesundheitswesen vom Februar 2010. Dort wird völlig richtig unterschieden zwischen dem Anspruch auf gleiche Qualität und gleiche Standards der gesundheitlichen Versorgung für Menschen mit Behinderung und der Feststellung, dass dies aber nicht eine identische Behandlung bedeutet (vgl. Bundesärztekammer, 2010, A-297). Gleiche Qualität kann in der Praxis also nur durch Spezialisierung sichergestellt werden.

Merksatz
In der gesundheitlichen Versorgung von Menschen mit Behinderung geht es um die Verbindung von Generalisierung *und* ***Spezialisierung und nicht um ein Entweder-oder.***

1.8 Ethische Grundlagen von Inklusion und Assistenz: die Care-Ethik

Die Care-Ethik ist in den USA entstanden und kann als wichtige Untermauerung, teilweise auch als Korrektiv für die Konzepte der Inklusion und der Assistenzerbringung angesehen werden. Der englische Begriff *care* lässt sich im Deutschen nicht mit einem Wort übersetzen. *Care* umfasst die ganze Bandbreite an Bedeutungen, die die wechselseitige Beziehung zwischen hilfebedürftiger und assistierender Person kennzeichnen: von mitmenschlicher Zuwendung, Anteilnahme und Ermutigung über anleitende Assistenz und Sorge bis hin zur Versorgung und Verantwortungsübernahme für den Anderen.

Care-Ethik ist eine integrative Ethik der sozialen Arbeit, die die zentralen Aspekte einer dem Assistenzempfänger zugewandten Care-Perspektive, im Sinne von Sorge und Achtsamkeit, in den Gesamtrahmen von Menschenwürde und Selbstbestimmung einbindet. Sie ist aus der feministisch beeinflussten Kritik daran entstanden, dass die Bereiche der Sorge und der Pflege üblicherweise den Bereichen des Privaten, des Gefühls, des Religiösen und rollenmäßig meist der Frau zugewiesen werden. Im Mittelpunkt der Betrachtung steht die besondere Qualität der Beziehung in Abhängigkeitsverhältnissen. Plädiert wird auch dafür, den Begriff der Abhängigkeit, der sonst mit Fremdbestimmung assoziiert wird, zu entstigmatisieren und als „reiche und unentbehrliche Quelle menschlicher Beziehung" zu interpretieren, die in unterschiedlichen Lebensphasen sowie bei Krankheit oder Behinderung mehr oder weniger intensiv ausgeprägt und mit Selbstbestimmungspotenzialen vereinbar ist (Kittay, 2006, www.imew.de).

Der Mensch wird als selbstbestimmungsfähiges, aber auch stets verletzliches und auf andere angewiesenes Wesen gesehen. Der *care-giver* ist ein Gebender und ein Nehmender zugleich. Die amerikanische Politikwissenschaftlerin Joan Tronto, eine der Begründerinnen der Care-Ethik, benennt vier Kriterien für die innere Haltung des Care-Gebenden, die mühelos als Kriterien einer guten Assistenz verstanden werden können:

- *attentiveness* (Aufmerksamkeit) – schließt Offenheit und Zugewandtheit ein und ist abzugrenzen von Überidentifikation auf der einen Seite und Ignoranz auf der anderen Seite.
- *responsibility* (Verantwortlichkeit) – Bereitschaft, die Sorge für andere zu übernehmen

- *competence* (Kompetenz) – Bereitschaft zu lernen, eigene Grenzen zu erkennen, abgeben zu können, professionelle Hilfe da einzusetzen, wo sie notwendig ist

- *responsiveness* (Empfänglichkeit) – Bereitschaft, „sich berühren zu lassen“, ohne zu verschmelzen, in Abgrenzung zu übergriffiger Fürsorge

(vgl. Tronto, 1993, S. 127)

In der deutschen Debatte wird diese Haltung im Begriff der Achtsamkeit aufgegriffen.

Merksatz
Der Begriff der Achtsamkeit kann als Grundhaltung definiert werden, die Verbundenheit aller Menschen miteinander zu erkennen, mit der Folge eines an den jeweiligen Bedürfnissen orientierten Kontakts und einer sorgenden Aktivität auch bei Ungleichheit der Kommunikationspartner. Darüber hinaus setzt Achtsamkeit die Einsicht voraus, dass Menschen füreinander von unermesslicher Bedeutung sind und erst dadurch der Mensch zu dem wird, was er ist.

Greift man diese Grundgedanken zur Weiterentwicklung des Assistenzmodells auf, ergeben sich interessante Perspektiven. Das Assistenzmodell distanziert sich mit Recht von alten Auffassungen des über den Hilfeempfängern stehenden Helfenden und von inneren Haltungen der Aufopferung und Entsagung. Es geht aber nicht darum, die alten Haltungen durch eine Service-Mentalität zu ersetzen. Achtsame und empfängliche Wahrnehmung des So-Seins des Anderen und verantwortliche und kompetente Beziehungsgestaltung bei der Hilfeerbringung sollten als Bestandteile einer guten Assistenz verstanden werden und helfen, den manchmal beobachtbaren Trend zu überwinden, Assistenz mit einer kontaktentleerten Service-Einstellung gleichzusetzen. Inklusion im Sinne der Zugehörigkeit zu einer vielgestaltigen Gesellschaft ist auf Care im Sinne einer achtsamen Zuwendung zum jeweils Anderen angewiesen.

1.9 Berufsethische Schlussfolgerungen für die Heilerziehungspflege

Die Heilerziehungspflege sollte sich ein Menschenbild zu eigen machen, wie es die UN-Konvention zugrunde legt und wie es in der Care-Ethik ausformuliert ist: Respekt vor der individuellen Entwicklung und dem Anderssein und damit Wahrung und Ermöglichung der Selbstbestimmung des Gegenübers, verbunden mit einer sorgenden Anteilnahme, dass er oder sie diesen Weg auch findet und Unterstützung bekommt.

Bezüglich der Achtsamkeit mit Menschen mit Behinderung und psychischen Störungen heißt dieser Anspruch,

- psychische Auffälligkeiten ernst nehmen, genau beobachten, nicht wegreden, nicht kritisieren, sondern Raum und Sicherheit geben (*containing*) und ermutigen, daran zu arbeiten und sich gegebenenfalls professionelle Hilfe zu holen;
- Begleitung zur Behandlung anbieten, insbesondere auch ins Krankenhaus; dort im Auftrag und in Kenntnis der Betroffenen auch für „Übersetzungen“, Erklärungen oder Ergänzungen zur Verfügung stehen;
- Unterstützung geben beim Aufbau persönlicher sozialer Netze;

- Kontakt während aller Krisen halten und unter Umständen dabei auch im Sinne eines Supports Hilfs-Ich-Funktionen übernehmen, z. B. jemanden loben, wenn er sich selbst nur abwertet, und
- die Betroffenen unterstützen, in der Regelversorgung genügend Zeit und Raum zu erhalten; ergänzend als Begleiter auch die eigene Überzeugungskraft gegenüber niedergelassenen Ärzten oder Krankenhäusern einsetzen.

Der Begriff der Sorge im Sinne von *care* heißt auch Eintreten für den Anderen. Carol Gilligan hat dies in ihrer Grundsatzschrift zur Care-Ethik mit dem Satz „Don't turn away from someone in need" (Gilligan/Ward/McLean/Bardige, 1989, S. 91) ausgedrückt und war sicherlich niemand, der zur fürsorglichen Überversorgung des Menschen mit Behinderung oder des auf Pflege angewiesenen Menschen geneigt hat.

Weiterführende Literatur

Zur Einführung und Darstellung der Care-Ethik im deutschen Sprachraum
Conradi, Elisabeth: Kosmopolitische Zivilgesellschaft. Inklusion durch gelingendes Handeln, Frankfurt/Main, Campus, 2011.

Zu den ethischen Grundlagen
Dederich, Markus/Schnell, Martin (Hrsg.): Anerkennung und Gerechtigkeit in Heilpädagogik, Pflegewissenschaft und Medizin. Auf dem Weg zu einer nichtexklusiven Ethik, Bielefeld, transcript, 2011.

Zum Verständnis von „autonomy rights" und „care rights"
Engelhardt, Hugo Tristram Jr: National Health Care Systems: Conflicting Visions, in: Sass, Hans Martin/Massey, Robert U. (Hrsg.): Health Care Systems: Moral Conflicts in European and American Public Policy, Dordrecht, Klüwer Academic Publishers, 1988, S. 3–15.

2 Geschichte der Psychiatrie und der Heilerziehungspflege

Peter Weber, Christiane Liersch

Psychischen Auffälligkeiten und Erkrankungen oder besser: dem Anderssein von Menschen begegnete man in der Geschichte je nach Epoche und Kultur ganz unterschiedlich. Während heute die „Individualität" oder die „Persönlichkeit" der Menschen im Fokus der Deutung stehen, spielten im Altertum mehr „kollektive Werte, etwa die soziale Rangfolge oder die Bindung an kosmologische Kräfte", eine Rolle (Brückner, 2010, S. 10). In den hier folgenden Ausführungen kann man immer davon ausgehen, dass bei den Beschreibungen der psychiatrischen Auffälligkeiten Menschen mit geistigen Behinderungen und teilweise auch Körperbehinderte ebenso gesehen und behandelt wurden. Erst ab dem 20. Jahrhundert entstanden neue Sichtweisen und eigenständige Lebenssituationen der unterschiedlichen Behindertengruppen (vgl. Greving/Ondracek, 2010, S. 53).

Schon in den frühgeschichtlichen Hochkulturen Ägyptens und Mesopotamiens, das überwiegend im heutigen Irak liegt, wurden psychische Auffälligkeiten beschrieben. Krankheiten wurden auf Zauberei und Besessenheit zurückgeführt. In diesen Kulturen galten Priesterärzte „als Mittler zwischen der Welt der Götter oder Dämonen und der menschlichen Welt“. Aus dieser Zeit sind Beschreibungen von Sprachstörungen, Visionen, Lähmungen und Angstzuständen überliefert. Diesen Erkrankungen begegnete man mit Ritualen, Amuletten und Beschwörungsformeln (vgl. Brückner, 2010, S. 11).

Im Griechenland des Altertums waren dann psychische Störungen nachweislich schon bekannt und näher beschrieben. In den Schriften von Hippokrates, entstanden 400 v. Chr., werden Zustandsbilder dargestellt, die man heute Manie, Depression oder Hysterie nennen würde. Diese Niederschriften („Über die heilige Krankheit“) gelten als die ersten *wissenschaftlich-systematischen Nachweise* von psychischen Erkrankungen.

Die hippokratische Medizin bezog sich ganzheitlich auf die kranke Person, ihren Körper, die Lebensweise und die Umwelt. Sie verbreitete sich durch die römische Medizin und durch im Mittelalter verfasste arabische Werke in ganz Europa.

Nach dem Zusammenbruch des Römischen Reiches und der klassischen Antike und mit Beginn des *Mittelalters* beeinflusste mit der zunehmenden Bedeutung und Macht der Kirche eine christliche Sichtweise den Umgang mit psychischen Auffälligkeiten und Erkrankungen. Die Natur galt als Spiegel des göttlichen Willens und entzog sich damit jeglicher menschlicher Erklärung. Entsprechend führte dies zu christlich gedeuteten Verhaltensweisen. Visionen, Lichterscheinungen und Jenseitsreisen wurden positiv gesehen und galten einerseits als akzeptierte mystische Zeichen, die auf eine besondere Verbundenheit mit dem Glauben hinwiesen, z. B. bei der Äbtissin Hildegard von Bingen (1098–1179). Andererseits konnten diese Visionen aber auch als dämonisch bewertet werden, was innerhalb der Inquisition zu einer systematischen Stigmatisierung, Verfolgung und Tötung führte.

Wirkungsvolle Krankheitsbehandlung konnten sich im Mittelalter die wenigsten Menschen leisten. Meist ging man zum Barbier oder zum Bader. Diese Berufsgruppen beherrschten die Grundzüge der medizinischen Behandlung. Psychische Erkrankungen wurden grundsätzlich immer dem Hirn zugeordnet, damit folgte man der antiken Tradition.

Obwohl Menschen mit psychischen Erkrankungen durch die Inquisition verfolgt wurden, entwickelte sich parallel dazu eine Systematisierung der Medizin. Dies geschah zum einen durch die aus der antiken Medizin weiterentwickelte arabische Medizin, die sich in den seit dem 11. Jahrhundert entstandenen Universitäten durchsetzte, und zum anderen durch die sogenannte Klostermedizin. Vor allem Hildegard von Bingen hat ihre praktischen medizinischen Erfahrungen in einem für ihre Zeit ausführlichen Werk „Von den Ursachen und der Behandlung von Krankheiten“ zusammengefasst (vgl. Brückner, 2010, S. 33).

In dieser Zeit fanden nun auch die ersten Schritte einer Institutionalisierung der psychiatrischen Versorgung statt. Ordens- und andere christliche Gemeinschaften nahmen psychisch kranke Menschen auf oder brachten sie in Familien unter. Dieses Prinzip wurde im 14. Jahrhundert im flandrischen Ort Gheel systematisch für psychisch kranke Menschen umgesetzt. Heute sieht man darin einen Vorläufer der Familienpflege. Während der Renaissance im 15. und 16. Jahrhundert entstanden die *ersten Anstalten* für psychisch Kranke.

Im 18. Jahrhundert schließlich wurde die Psychiatrie zur eigenständigen Disziplin mit eigenen Institutionen. Da der Begriff „Wahnsinn“ jetzt medizinisch definiert wurde, fiel dieser gesamte Bereich nun unter die medizinische Versorgung und war eine Domäne der Ärzte. Dementsprechend versuchte man, diese Erkrankungen nun auch zu behandeln und nicht mehr nur die erkrankten Menschen irgendwo unterzubringen bzw. zu verwahren. Dies führte in Europa zu einer Vielzahl von neuen Erkenntnissen, die die Beschreibung, Einordnung und den Umgang mit psychischen Auffälligkeiten und Erkrankungen völlig neu definierten. Trotzdem wurden in den Anstalten neben den psychisch

Kranken auch andere Randgruppen, wie z. B. Landstreicher, Kriminelle und nach wie vor auch Menschen mit einer geistigen Behinderung, untergebracht.

Einer der wichtigsten Vertreter einer fortschrittlichen, menschenwürdigen Psychiatrie in dieser Zeit war Philippe Pinel (1745–1826). Als Kind der Französischen Revolution übernahm er als Arzt die Leitung des Pariser Irrenhauses für Männer „La Bicêtre". Berühmt wurde er, weil er die Kranken von den damals noch üblichen Ketten befreite und menschenwürdige Bedingungen schaffte.

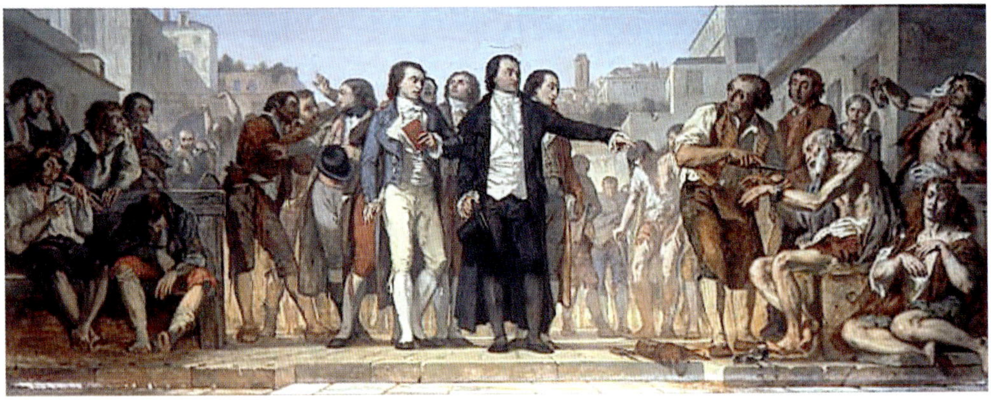

Pinel befreit die Kranken aus der Bicêtre. Gemälde von Charles-Louis Mullet in der Lobby der Académie Nationale de Médecine, Paris.

In seinen Schriften veröffentlichte er sehr detaillierte Fallbeschreibungen und schaffte damit eine Klassifikation für Verhaltensauffälligkeiten wie Melancholie, Manie, Demenz und Idiotie. Pinel wies daneben aber immer wieder auf die heilsame Wirkung gezielter Beschäftigung hin:

„Es ist das bewährteste und einstimmige Resultat der Erfahrung, dass in allen öffentlichen Asylen [...] das sicherste und vielleicht das einzigste Mittel, die Gesundheit, gute Sitten, gute Ordnung zu halten, das [...] Gesetz einer mechanischen Beschäftigung sei. Diese Wahrheit ist vorzüglich auf die Irrenhäuser anwendbar [...]. Eine anhaltende Arbeit ändert die irrige Verknüpfung der Ideen, [...] erhält die Ordnung in jedem Sammelplatz der Wahnsinnigen und macht eine Menge kleinlicher und oft unnützer Regeln unnötig. Die Rückkehr der Irren zu ihren früheren Lieblingsbeschäftigungen, zu ihrer Profession, ihr Eifer und ihre Beharrlichkeit darin, waren für mich stets der Gegenstand einer guten Vorbedeutung und der begründetsten Hoffnung einer völligen Heilung."
(Pinel zitiert nach Willis/Reimer, 1988, S. 4)

Pinels Behandlungsmethoden wurden bald auch in anderen Anstalten übernommen. Man nannte sie in der weiteren Entwicklung *moralische Behandlung*. Die Tatsache, dass sich die Behandlung von Menschen mit psychischen Erkrankungen auf Arbeit und Tätigsein konzentrierte, wirkte sich schnell auf die Anstaltsstrukturen aus. Die Arbeit von Patienten wurde zu einem wichtigen ökonomischen Faktor.

Ab etwa 1850 entwickelte sich die Psychiatrie immer mehr zu einem eigenständigen Bereich innerhalb der Medizin. Erste Lehrbücher entstanden und neue Behandlungsverfahren wurden entwickelt und ausprobiert. Damalige Wissenschaftler nahmen an, dass Geist und Seele auf das Gehirn reduziert waren. In England entstanden Reformanstalten, deren sozial, manchmal auch verhaltenstherapeutisch ausgerichtete Konzepte bald auch in Frankreich und Deutschland übernommen wurden. Diese moralische Ausrichtung der

Therapie, in England „Moral Treatment“ genannt, wurde ganz wesentlich durch die gigantischen gesellschaftlichen Umwälzungen im Rahmen der industriellen Revolution verändert. Die neuen industriellen Arbeitsplätze stellten hohe, nie gekannte Anforderungen an die Menschen. Die psychiatrischen Anstalten waren bald gefüllt von jenen, die den neuen Anforderungen psychisch nicht gewachsen waren.

Merksatz
Den Belastungen der Industrialisierung hielten viele nicht stand, Irrenanstalten wurden Abladeplatz für alle möglichen unbequemen Menschen. Entscheidend für diese Entwicklung waren auch veränderte Familienstrukturen. Durch die Arbeitsanforderungen der meisten Familienmitglieder sank die Bereitschaft, Familienmitglieder mit psychischen Störungen in der Familie zu versorgen, immer mehr. Die Anstalt war ein bequemer – und moralisch akzeptabler – Weg sich zu entlasten.

Das Irrenwesen wurde neu geregelt und neue, riesige Anstalten entstanden. Die *moralische Behandlung* hatte keine Chancen mehr. Immer mehr setzte sich das Gebot von Zucht und Ordnung durch. Die Anstalten waren jetzt Verwahr- und Überwachungseinrichtungen im großen Stil mit bis zu 3000 Betten.

In dieser Zeit differenzierte sich die Sicht auf Behinderungen hin zu einer Wahrnehmung der Individualität von Personen. Mit dieser neuen grundlegenden Sichtweise kam es zu ersten „differenzierten Unterbringungen“, einer „Herausbildung von Experten“ und der „Entwicklung von Pädagogik, Psychologie und Psychiatrie“ als erklärende Grundlagen (Greving/Ondracek, 2010, S. 45).

Menschen mit geistigen Behinderungen wurde ein Recht auf Erziehung und Bildung zugestanden. Folge war, dass ab Mitte des sogenannten pädagogischen 19. Jahrhunderts einzelne der damals als „schwachsinnig“ bezeichneten Menschen aus ihren Verwahranstalten herausgeholt und in neuen Heil- und Pflegeanstalten untergebracht wurden. Der Hinwendung zu Menschen mit geistiger Behinderung und der Errichtung der Einrichtungen lagen im Wesentlichen medizinische, pädagogisch-soziale und religiös-karitative Motive zugrunde. Vonseiten des Staates wurden in dieser Zeit sogenannte Hilfsschulen aufgebaut. Doch neben diesen beginnenden Differenzierungen war der Großteil der Menschen mit geistiger und Mehrfachbehinderung immer noch in den psychiatrischen Anstalten untergebracht.

Die Wissenschaft hatte nun in den Anstalten genug „Beobachtungsmaterial“, sodass man begann – in Anlehnung an die anderen medizinischen Disziplinen –, systematisch nach physischen Ursachen der psychischen Krankheiten zu suchen. Der Arzt Emil Kraepelin (1855–1926) arbeitete als erster Psychiater mit Statistiken und führte die Trennung von Psychiatrie und Neurologie ein. In seinen Arbeiten wurden psychische Erkrankungen erstmals nach dem biomedizinischen Krankheitsmodell beschrieben. Diese Nosologie bildete die Basis für spätere Klassifikationsschemata, nach denen psychische Störungen unterschieden werden (z. B. die ICD, siehe S. 97 ff.).

Bei Kraepelin war die therapeutische Arbeit auf den Patienten als Datenquelle ausgerichtet; kontext- und familienbezogene Informationen blieben unberücksichtigt.

Der erste bedeutende Psychiater einer psychologisch orientierten Psychiatrie, Ernst Bleuler (1857–1939), schuf das noch bis heute gültige System der psychischen Krankheiten. Er prägte den Begriff der Schizophrenie und unterschied die Symptome „Dissoziation des Denkens“, „affektive Verödung“, „Verlust der Gefühlsresonanz“, „Autismus und Ambivalenz“ und „Wahn und Halluzination“.

Mit der Machtübernahme der Nationalsozialisten in Deutschland veränderte sich der Umgang mit Menschen mit psychischer Erkrankung in den Anstalten immer mehr in Richtung der menschenverachtenden Rassenideologie. Etwa 200 000 Menschen mit psychischer Erkrankung fielen der Euthanasie zum Opfer. Die Landeskrankenhäuser wurden zu Auswahl- und Untersuchungseinrichtungen, in denen über die Verschickung in entsprechende Tötungsanstalten entschieden oder eine Sterilisierung angeordnet wurde.

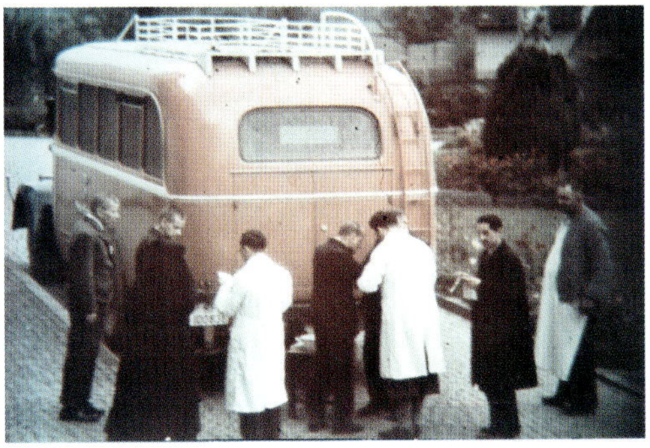

Während des Nationalsozialismus wurden aus der Heil- und Pflegeanstalt Liebenau insgesamt 501 Menschen mit Behinderung in solchen roten Bussen zu ihrer Tötung abtransportiert. Foto: Stiftung Liebenau

In der Nachkriegszeit war die Psychiatrie in Deutschland durch ihre Rolle während der NS-Diktatur extrem belastet. In den psychiatrischen Anstalten gab es kaum noch Patienten; zudem waren die Anstalten und ihre leitenden Ärzte dem Ruf ausgesetzt, den NS-Schergen zugearbeitet zu haben. Die wenigsten Anstalten haben ihre Mitwirkung in dem menschenverachtenden System des NS-Regimes eingestanden. Erst etwa 30 Jahre später kam es zu einer großen offenen Auseinandersetzung mit diesem schrecklichen Erbe der Psychiatrie.

In den ersten Jahren nach dem Krieg ging es in ganz Deutschland primär um den Wiederaufbau. Dabei fanden Menschen mit Behinderungen keine große Beachtung. Man sah sie als „unerträgliche Belastung der Wirtschaft“ (Mosen u. a., 2001, S. 69). Entsprechend wurde in der Sozialgesetzgebung der neu gegründeten Bundesrepublik Deutschland „der Personenkreis der geistig, psychisch oder körperlich schwer- und mehrfach behinderten Menschen [...] nicht in das neue Schwerbeschädigtengesetz aufgenommen“ (Greving/Ondracek, 2010, S. 52). Bis in die 1980er-Jahre hinein lebten Menschen mit geistiger Behinderung immer noch in den Langzeitabteilungen von psychiatrischen Kliniken. Über 30 Prozent der Patienten blieben länger als zehn Jahre dort. Erst mit der Einführung der Psychopharmaka Ende der 1950er-Jahre wurde es möglich, alte, hart kritisierte und in den Anstalten standardisiert eingesetzte Behandlungsmethoden, wie z. B. die Elektrokrampf- bzw. Elektroschocktherapie oder die Insulin-Koma-Therapie, abzuschaffen. Durch die antipsychotische Wirkung dieser Medikamente konnten die Patienten am Alltagsleben der Kliniken und nicht zuletzt auch an den neu entstehenden Psycho- und Soziotherapien besser teilnehmen.

In diese Zeit fällt auch die für die Weiterentwicklung der heilpädagogischen Arbeit in Deutschland bedeutende Gründung der Bundesvereinigung „Lebenshilfe für das geistig behinderte Kind“.

Aufgaben und Ziele (Lebenshilfe 1958):

„Die Reform der schulischen Pädagogik für Kinder mit einer geistigen Behinderung

Die Schaffung von so genannten Beschützenden Werkstätten für erwachsene Menschen mit Behinderung

Die Planung und Gestaltung von heilpädagogischen Kindergärten und Kindertagesstätten

Die Entwicklung und Durchführung einer intensiven und effektiven Öffentlichkeitsarbeit

Die sozialpolitische Einflussnahme auf möglichst vielen Ebenen

Die Ersetzung des Begriffes ‚Schwachsinnige' durch den Begriff ‚Geistig Behinderte'"
(Greving/Niehoff, 2009, S. 210)

Die sich als Elternvereinigung verstehende Organisation forderte erstmals eine klare inhaltlich begründete und strukturelle Trennung zwischen psychischen Erkrankungen und geistiger Behinderung. Hieraus entwickelten sich im Laufe der folgenden Jahrzehnte zwei Reformbewegungen, die zu grundlegenden Verbesserung für die betroffenen Menschen im psychiatrischen und heilpädagogischen Bereich geführt haben.

Betroffene Eltern wehrten sich von nun an verstärkt gegen die Verwahrung und Abschiebung ihrer geistig behinderten Kinder in Krankenhäuser. In Selbsthilfegruppen und Elternvereinigungen setzten sie sich für die Errichtung von Kindergärten, Wohnheimen und Arbeitsmöglichkeiten für Menschen mit Behinderungen ein. Die Lebenshilfe prägte den Begriff „geistige Behinderung", der seitdem auch in der Fachsprache anerkannt ist (vgl. Thesing/Vogt, 1997, S. 125). Das Bundessozialhilfegesetz (BSHG), das 1962 verabschiedet wurde, unterstützte die Ziele der Lebenshilfe, da es die rechtliche und finanzielle Grundlage für eine Eingliederungshilfe für Menschen mit Behinderung schuf. Der kontinuierliche Ausbau sowohl stationärer als auch ambulanter Angebote war die Folge.

Für die Psychiatrie bedeutete dies den Beginn einer Bewegung, die von England und Frankreich ausgehend den Grundgedanken sozialpsychiatrischen Handelns nach Deutschland brachte.

Merksatz
Ausgangspunkt der sozialpsychiatrischen Denkweise waren die Annahmen, dass

- ***psychiatrische Erkrankungen zu einem wesentlichen Teil aus sozialen Missverhältnissen heraus entstehen;***
- ***sich die Behandlung dementsprechend am bisherigen sozialen Umfeld des Patienten orientieren muss,***
- ***die Probleme am Ort ihrer Entstehung – in der Familie, am Arbeitsplatz, im Wohnbezirk oder in der Gemeinde – gelöst werden,***
- ***die meist gesellschaftsfernen Anstalten besser gegliedert und durch ein System von extramuralen (außerklinischen) Behandlungsangeboten ergänzt werden müssen.***

In Deutschland ist die Entwicklung der Sozialpsychiatrie in die politische 68er-Bewegung eingebettet. Es formierte sich eine Gruppe von kritischen Assistenzärzten, die eine neue Sichtweise auf die psychiatrische Arbeit entwickelten und diese der traditionellen gegenüberstellten. Während in Italien die sofortige Auflösung der Großkrankenhäuser als Ziel gesehen wurde (vgl. Basalgia, 1971, S. 7), versuchte man in Deutschland nach anfänglich ebenso radikalen Haltungen, die alten Strukturen so zu verbessern, dass sie langfristig überflüssig werden sollten.

Die sozialpsychiatrische Bewegung ging von Mannheim aus, vom sogenannten *Mannheimer Kreis*. Diese Gruppe bewirkte eine noch nie da gewesene Öffentlichkeit über die Zustände in den psychiatrischen Anstalten, sodass sich 1970 der Bundestag damit befasste.

Ergebnis war, dass eine Kommission gebildet wurde, die in den Jahren 1971–1975 einen Bericht zur Lage der Psychiatrie in der BRD erstellte, die sogenannte *Psychiatrie-Enquête* (*enquête*: frz. für „Untersuchung“).

Die Kommission formulierte auf der Grundlage des Berichts Empfehlungen, wie die Psychiatrie in Zukunft aussehen sollte:

- Förderung von Beratungsdiensten und Selbsthilfegruppen
- Gemeindenahe Versorgung
- Umstrukturierung der großen psychiatrischen Krankenhäuser
- Getrennte Versorgung für psychisch Kranke und geistig Behinderte
- Gleichstellung somatisch und psychisch Kranker
- Förderung der Aus-, Fort- und Weiterbildung
- Versorgung von Menschen mit psychischer Erkrankung oder Behinderung als Teil der allgemeinen Gesundheitsversorgung

(vgl. Brückner, 2010, S. 140)

Die Psychiatriereform ab Mitte der 1980er-Jahre führte zu einem Netz von flankierenden Einrichtungen: Beratungsstellen, Tages- und Nachtkliniken, Tageszentren und -stätten, Wohnheime, Übergangswohnheime und Wohngemeinschaften. Die psychiatrischen Kliniken wurden verkleinert, die Langzeitbereiche aufgelöst, die Personalausstattung verbessert, die durchschnittliche Behandlungsdauer verkürzt und ein System der gemeindenahen Regelversorgung eingeführt.

Für Menschen mit einer geistigen Behinderung führte die Psychiatrie-Enquête zu einer Enthospitalisierung. Durch die überörtlichen Sozialhilfeträger wurden dezentrale wohnortnahe und regionale Versorgungsstrukturen geschaffen.

Eine weitere wichtige Entwicklung war 1991 die Gründung des Bundesverbandes Psychiatrie-Erfahrener e. V. (BPE) im Kloster Irsee (Bundesverband Psychiatrie-Erfahrener, 2011). Mit dem BPE sind seitdem in den unterschiedlichsten politischen Gremien Menschen mit psychischer Erkrankung vertreten, die sich dort für ihre Rechte einsetzen.

Humanere Lebensbedingungen

„Unsere Lebensbedingungen müssen humaner und die Hilfen für uns wirksamer werden. Wir fordern weniger Psychopharmaka und mehr Psychotherapien und ihre Bezahlung durch die Krankenkassen! Depressionen und Psychosen sind nicht medikamentös zu unterdrücken, sondern in ihrer Bedeutung wahrzunehmen und vermehrt in Gesprächen u. a. aufzuarbeiten. Wir fordern ein Ende der psychiatrischen Lehrmeinung von der körperlich verursachten Erbkrankheit, die auch in der Gen-Forschung immer noch vorausgesetzt wird. Jeder von uns soll am gesellschaftlichen Leben und insbesondere am Erwerbsleben teilnehmen können.

Wir fordern die Entwicklung sinnvoller Alternativen zur Pflege- und Betreuungsmentalität der herkömmlichen medizinischen Psychiatrie unter unserer Mitwirkung als gleichberechtigte Partner. Zwang und Gewalt erzeugen Angst, können aber wie Bevormundung und Verwahrung niemals Heilung bewirken. Wir fordern eine subjektorientierte Psychiatrie, die von unseren Erfahrungen und von unserem Erleben im Zusammenhang mit unserer Lebensgeschichte ausgeht, die Dialog und Hilfe zur Verarbeitung der Inhalte der

Psychosen und Depressionen anbietet und unsere Bedürfnisse berücksichtigt. Wir wollen offen und unbefangen mit unserer Erkrankung und der ihr innewohnenden Reifungsmöglichkeit umgehen und mehr Eigenverantwortung übernehmen. Wir haben nichts zu verbergen. Viel zu lange ist geschwiegen worden."
(Bundesverband Psychiatrie-Erfahrener, 2011)

Mit dem gleichen Ziel der politischen Einflussnahme organisierten sich schon 1985 die Angehörigen psychisch kranker Menschen in einem Bundesverband (Bundesverband der Angehörigen psychisch Kranker, BApK).

In der Psychiatrie des 21. Jahrhunderts stehen zwei Richtungen im Vordergrund. Zum einen versucht die Hirnforschung mit modernen bildgebenden Verfahren, die Ursachen für psychische Erkrankungen zu finden, ohne sie jedoch bislang endgültig erklären zu können. Trotzdem entwickelte sich daraus eine eher biologisch orientierte Psychiatrie, in der entsprechende Behandlungsmethoden dominieren und soziale und kontextbezogene Konzepte eher randständig behandelt werden (vgl. Brückner, 2010, S. 145). Die andere Richtung betrifft eine an sozialpsychiatrischen Grundsätzen orientierte und eher biopsychosozial ausgerichtete Psychiatrie. „Das ‚Biopsychosoziale Modell' war ein Leitmotiv für die Psychiatrie der 1990er Jahre. Diese idealtypische Modellvorstellung von Gesundheit und Krankheit beschreibt biologische, psychische und soziale Aspekte nicht nur additiv. Vielmehr handelt es sich um ein systemtheoretisches Modell der Wechselbeziehungen zwischen Körper und Geist im sozialen Kontext" (Brückner, 2010, S. 143).

Eine weitere, neuere Entwicklung stellt die trialogische Bewegung dar. Psychiatrieerfahrene, Angehörige und in der Psychiatrie Tätige gehen als Experten in eigener Sache aufeinander zu, sind „Lehrende und Lernende zugleich". „Trialog – meint die gleichberechtigte Begegnung von Erfahrenen, Angehörigen und professionell Tätigen in Behandlung, Öffentlichkeitsarbeit, Antistigmaarbeit, Lehre, Forschung, Qualitätssicherung, Psychiatrieplanung usw. Er findet mitnichten nur in Seminaren statt. Diese sind lediglich das Übungsfeld, denn die Idee des trialogischen Diskurses bedeutet eine Herausforderung für alle drei Gruppen. Sie setzt damit Maßstäbe für die künftige Entwicklung und kann die Psychiatrie grundlegend verändern."
(Bock/Buck/Meyer, 2009, S. 4)

Merksatz
Trialog ist der Erfahrungsaustausch auf Augenhöhe zwischen Betroffenen, Angehörigen und in der Psychiatrie Tätigen mit dem Ziel voneinander zu lernen.

2.1 Entstehung des Berufsbildes der Heilerziehungspflege

Der Beruf Heilerziehungspfleger/in ist ein vergleichsweise junger Beruf im Spektrum der Ausbildungen im sozialen Bereich.

Jedoch gab es schon im 18. Jahrhundert die ersten vorsichtigen systematischen Versuche, Menschen mit Sinnesbeeinträchtigungen pädagogisch zu fördern und zu beschulen. Aber erst im 20. Jahrhundert erkannte man die Notwendigkeit eines spezifischen Berufes für Menschen mit geistiger Behinderung (vgl. Thesing, 1996, S. 48 ff. und Theunissen/Wüllenweber, 2009, S. 478/479).

„Liebe allein genügt nicht, sie bedarf des Fachwissens, damit jeder zu betreuende Mensch in seiner Eigenart verstanden wird“ (Ludwig-Schlaich-Akademie, 2010). Mit diesem Leitsatz nahm Ludwig Schlaich im Jahr 1933 in der damaligen „Heil- und Pflegeanstalt Stetten“ die Ausbildung des Pflegepersonals auf. Anders als in anderen Anstalten gab es in Stetten Gruppen mit nur sechs bis acht Personen, was in jener Zeit etwas Besonderes war. „Die Wohngruppe als Lebensraum muss Förderung schlechthin sein“ (Diakonie Stetten e. V./Kottnik, 1999, S. 28). Wird die Gestaltung des Alltags durch die Gruppenerzieher bzw. das Pflegepersonal bestimmt, wirkt sich dies unmittelbar auf die Förderung und die Entwicklung der Pfleglinge aus – so die tiefe Überzeugung von Schlaich.

Sieben Auszubildende umfasste der erste Ausbildungsgang. Der zweite Ausbildungsgang begann 1936 mit acht Auszubildenden. Bis in die 1950er-Jahre arbeiteten die ausgebildeten Fachkräfte ausschließlich in den Anstalten.

„Die Anstalt verwendet bisher im Pflegedienst in der Hauptsache Dienstboten und vereinzelt auch handwerklich vorgebildete Kräfte. Auch wenn gewiss die persönliche pflegerische Veranlagung die Haupterfordernis für die Ausübung des Pflegedienstes ist, so kann doch der befähigte Pfleger die Aufgabe nur lösen, wenn er die nötigen Kenntnisse dazu hat und wenn er dazu angeleitet wird [...]“ (Diakonie Stetten e. V./Kottnik, 1999, S. 30). Sein zweijähriges berufsbegleitendes Ausbildungskonzept bestand aus vier Schwerpunkten:

- Pädagogisch-psychologischer Bereich
- Medizinisch-pflegerischer Bereich
- Praktisch-methodische Inhalte
- Allgemeinbildender Bereich

1939 wurde Ludwig Schlaich in den Kriegsdienst eingezogen; die Einrichtung wurde 1941 geschlossen. Nach dem Zweiten Weltkrieg baute er die Einrichtung wieder auf. Neben den fehlenden „Pfleglingen“ musste er auch neue Mitarbeiter gewinnen. Anschließend übernahm sein Sohn Peter Schlaich die Leitung und setzte das Konzept fort (vgl. Diakonie Stetten e. V./Kottnik, 1999, S. 38).

1958 wurde mit der Errichtung des ersten Ausbildungsganges in Stetten die Berufsbezeichnung Heilerziehungspfleger bzw. Heilerziehungspflegerin geprägt. Anknüpfend an die von Ludwig Schlaich etablierten Schwerpunkte erweiterte sich im Laufe der Jahre sowohl das inhaltliche Spektrum als auch die Anzahl der Ausbildungsstätten. Die Träger zu dieser Zeit waren ausschließlich kirchlicher Art. Ausgebildet wurde vorwiegend in Großeinrichtungen, denen eine Schule angegliedert war. Im Zuge der Ausdifferenzierung der Behindertenhilfe in den 1960er-Jahren erhöhte sich auch die Vielfalt der Einsatzmöglichkeiten von Heilerziehungspflegern/innen.

Mit der Ausdifferenzierung der Angebote für Menschen mit geistiger Behinderung verknüpfte man zu der damaligen Zeit auch die Notwendigkeit und die Verpflichtung zur lebenslangen Förderung und Erziehung. Um 1990 änderte sich diese Haltung. Menschen mit Behinderung selbst wehrten sich dagegen und forderten ein Recht auf Selbstbestimmung und Teilhabe. Parallel zu dieser Entwicklung wandelten sich auch die Ausbildungsinhalte.

Neben kirchlichen Trägern haben inzwischen die unterschiedlichsten Anbieter Ausbildungsstätten für Heilerziehungspflegerinnen und -pfleger gegründet, z. B. die Lebenshilfe, der Deutsche Gewerkschaftsbund, eine Angestelltenakademie und auch staatliche Schulen. Bis 1973 gab es ca. 20 Ausbildungsstätten in Deutschland. 1995 verzeichnete man 65 Schulen und im Jahre 2010 bilden ca. 200 Fachschulen, Fachakademien, Berufskollegs staatlich anerkannte Heilerziehungspflegerinnen und -pfleger aus. So ist jährlich mit 4000–4500 ausgebildeten Heilerziehungspflegerinnen und -pflegern zu rechnen (vgl. Thesing, 1996, S. 48 ff.).

Die ersten staatlichen Ausbildungs-und Prüfungsordnungen traten 1971 in Baden-Württemberg, Bayern und Niedersachsen in Kraft. Es dauerte weitere 30 Jahre, bis mit der 2001 von der Kultusministerkonferenz verabschiedeten Rahmenvereinbarung der föderalen Vielfalt eine einheitliche Struktur und transparente Eckdaten entgegengesetzt wurden. Vergleichbare Zugangsvoraussetzungen (mittlerer Bildungsabschluss) und eine Mindeststundenzahl in Theorie und Praxis waren wesentliche Bedingungen für eine länderübergreifende Anerkennung der Ausbildungsabschlüsse. Damit einher gingen außerdem die Anerkennung des Fachschulstatus der Schulen, die eindeutige Zuordnung zum sozialpädagogischen Bereich und die Anerkennung der Gleichwertigkeit mit der Erzieher/innenausbildung.

1979 gründete sich die Bundesarbeitsgemeinschaft der Ausbildungsstätten für Heilerziehungspflege und Heilerziehung in Deutschland (BAG HEP), die 1995 in die Rechtsform eines eingetragenen Vereins überführt wurde. Ungefähr 100 Heilerziehungspflegeschulen sind Mitglied. Die jährlich stattfindenden Tagungen sorgen für einen bundesweiten inhaltlichen Austausch unter Kollegen und trugen wesentlich zu einem einheitlichen Ausbildungs- und Berufsprofil mit einer entsprechenden Anerkennung bei. Im Rahmen der Jahrestagungen werden seit 2002 von der Ludwig-Schlaich-Stiftung Arbeiten von Fachschülern ausgezeichnet, die sich in besonderer Form mit Fragestellungen aus der Praxis von Heilerziehungspflegerinnen und -pflegern auseinandersetzen. Der BAG HEP arbeiten die jeweiligen Landesarbeitsgemeinschaften der Ausbildungsstätten für Heilerziehungspflege zu.

Neben der BAG HEP versteht sich der Berufsverband Heilerziehungspflege (www.hep-bundesverband.de) als berufsständische Interessenvertretung. Der Verband gliedert sich in einzelne Landesverbände und gibt vierteljährlich die Zeitschrift „HEP Informationen" heraus.

Parallel zu dieser Entwicklung begann auch die länderspezifisch sehr unterschiedliche Favorisierung und Etablierung von sogenannten fächerübergreifenden Lernfeldern im Unterricht. Ähnlich wie bereits vorher in den technischen Ausbildungen wurden die bislang separierten Fächer durch fächerübergreifende und vernetzte Lernfelder ersetzt. Der Unterricht sollte sich so praxisnäher gestalten und eher die berufliche Realität widerspiegeln. Durch die Modularisierung der Ausbildungsinhalte wollen inzwischen einzelne Fachschulen ihren Studierenden die Anerkennung einzelner Module im Rahmen von weiterführenden Studiengängen ermöglichen.

Trotz aller Vereinheitlichung ist die Ausbildung in der Heilerziehungspflege von regionalen Gegebenheiten, Egoismen der Träger und länderspezifischen Besonderheiten geprägt und damit höchst unterschiedlich. Vor allem das unterschiedliche Verständnis und die unklaren Kompetenzen und Befugnisse in der Pflege sind problematisch. So hat z. B. Nordrhein-Westfalen durch die Anhebung des Stundenkontingents in Pflege und Medizin eine Anerkennung der Heilerziehungspflegerinnen und -pfleger auch als soziale und pflegerische Fachkraft im Rahmen der Eingliederungshilfe erwirkt. In anderen, allerdings längst nicht allen Bundesländern gelten Heilerziehungspflegerinnen und -pfleger als Fachkraft, z. B. in der integrativen KiTa und in der Förderschule. Institutionsbezogene Kontexte, unterschiedliche Vorgaben seitens des Gesetzgebers und die spezifischen Ausrichtungen der Schulen sorgen für wenig Einheitlichkeit und Durchschaubarkeit.

Dennoch haben die Veränderungen der gesellschaftlichen Rahmenbedingungen, der demografische Wandel und eine veränderte Haltung gegenüber Menschen mit Behinderung inzwischen das Berufsbild der Heilerziehungspflege neu geprägt und den Beruf in der Praxis etabliert.

Heute arbeitet der Großteil der ausgebildeten Heilerziehungspfleger und -pflegerinnen in stationären und teilstationären Bereichen der Behindertenhilfe. Neben dem nach wie vor im Vordergrund stehenden traditionellen Verständnis von Erziehung und Pflege sind heute verstärkt Beratungs- und Assistenzkompetenzen gefragt. Inzwischen arbeiten Heilerziehungspflegerinnen und -pfleger auch im ambulanten Bereich. Sie arbeiten mit Familien und bisweilen sind sie im Rahmen des persönlichen Budgets als selbstständige Unternehmer tätig. Der demografische Wandel sorgt außerdem dafür, dass die Gruppe der älteren Menschen mit Behinderungen zunehmend ins Blickfeld gerät und dringend entsprechende Konzepte erfordert.

Mit der Veröffentlichung eines Kompetenzprofils (vgl. BAG HEP, Kompetenzprofil Heilerziehungspflegerin/Heilerziehungspfleger, 2008) und den Leitfäden zur Erziehung, Bildung, Assistenz und zur Pflege in der Eingliederungshilfe (vgl. BAG HEP, Leitfaden Heilerziehungspflegerische Kompetenzen. Pflege in der Eingliederungshilfe, 2008) hat die BAG HEP einen wesentlichen Beitrag zur Dokumentation des aktuellen beruflichen Profils der Heilerziehungspflegerinnen und -pfleger geleistet.

„Die besondere Qualifikation von Heilerziehungspflegerinnen besteht in der Fähigkeit zur Synthese von tradierten Kompetenzen und deren Kontinuität (heilen – erziehen – pflegen), sowie der Fähigkeit, neu hinzugekommene zu integrieren (assistieren – beraten – begleiten) und den Wandel professionell mitzugestalten."
(BAG HEP, Kompetenzprofil Heilerziehungspflegerin/Heilerziehungspfleger, 2008, S. 5)

Weiterführende Literatur

Brückner, Burkhart: Geschichte der Psychiatrie, Bonn, Psychiatrie Verlag, 2010.

3 Behinderung – was heißt das?

Peter Weber

Das Berufsbild der Heilerziehungspflege, das ursprünglich in den traditionellen Großeinrichtungen der Behindertenhilfe entstanden ist, hat sich inzwischen deutlich weiterentwickelt und differenziert. Gleichwohl ist heilerziehungspflegerisches Handeln auch heute noch primär auf die Arbeit mit Menschen mit (geistigen) Behinderungen ausgerichtet. Die Bundesarbeitsgemeinschaft der Ausbildungsstätten für Heilerziehungspflege und Heilerziehung in Deutschland e. V. beschreibt dies noch einmal eindeutig im Berufsprofil.

Dort heißt es, dass „Heilerziehungspflegerinnen [...] in stationären und teilstationären Einrichtungen, in ambulanten Diensten und als selbstständige Unternehmerinnen bei Menschen mit Behinderungen tätig sind". Die Aufgaben umfassen „die Erziehung, Begleitung, Assistenz, Beratung, Unterstützung, Bildung und Pflege von Menschen mit Behinderungen aller Altersstufen in ihrem Lebensumfeld". Dabei steht „der Mensch mit

Behinderung [...] mit der unverwechselbaren Ausprägung seiner Persönlichkeit" im Mittelpunkt. In der Heilerziehungspflege Tätige „unterstützen Beziehungen der Menschen mit Behinderungen und gestalten ihr Handeln auf einfühlsame und wertschätzende Weise. Unter Beachtung der prinzipiellen und unveräußerlichen Selbstbestimmung eines jeden Menschen sind sie als Anwälte bei der Durchsetzung der Interessen von Menschen mit Behinderungen tätig" (BAG HEP, 2009a, S. 5).

Diese Fokussierung im Berufsbild erfordert sowohl in der theoretischen Ausbildung als auch in der konkreten Berufsausübung (im Berufsalltag) eine angemessene, professionelle und differenzierte Auseinandersetzung mit dem Begriff der Behinderung. Je nach professioneller Ausrichtung wird der Begriff „Behinderung" medizinisch, pädagogisch, soziologisch oder rechtlich interpretiert. Damit erfüllt er unterschiedliche Bedeutungen und Funktionen.

Im Folgenden sollen unterschiedliche Aspekte, Sichtweisen und Grundlagen zum Behinderungsbegriff behandelt und dabei insbesondere die psychiatrische Perspektive berücksichtigt werden.

3.1 Der Behinderungsbegriff unter gesellschaftstheoretischer Sichtweise

3.1.1 Die Theorie nach Goffman

Wenn man sich mit gesellschaftlichen Aspekten von Behinderung befasst, muss man sich unweigerlich mit dem Soziologen Erving Goffman (1922–1982) beschäftigen. In seinem schon 1973 auf Deutsch erschienenen Buch „Asyle" untersucht er das Leben in Institutionen, insbesondere in psychiatrischen Kliniken und Sanatorien. Das Ergebnis seiner Untersuchung zeigt, dass der wichtigste den Menschen prägende Faktor nicht seine Krankheit oder Behinderung ist, sondern die Institution, in der er lebt, die er besucht bzw. der er ausgeliefert ist. Entsprechend ist es nach Goffman entscheidend, was die Institution aus den „Insassen" macht und was diese selbst wiederum aus dem Leben in und mit der Institution machen können (vgl. Goffman, 1973, S. 66). Goffman nennt dies „Kolonisierung", d.h. Anpassung an die Welt der Institution.

Merksatz
Menschen, die in Institutionen leben, werden immer diesen ihnen vorliegenden Ausschnitt der Welt, also den der Einrichtung, als den ganzen annehmen und sich in diesem einrichten.

In dieser so entstandenen stabilen, relativ zufriedenen Existenz verinnerlicht der Insasse das amtliche Urteil über seine Person und „spielt die Rolle" eines perfekten Insassen. Neben dieser gängigen Variante der Anpassung können aber auch im ungünstigen Fall Rebellion bzw. Widerstand oder ein vollkommener Rückzug eine Reaktion auf das Leben in der Institution sein.

Jantzen (vgl. 2008, S. 7) geht davon aus, dass die meisten Aussagen von Goffman auch heute noch in allen großen Einrichtungen von Bedeutung sind. Betrachtet man die aktuellen Entwicklungen, kann man auch in den inzwischen bestehenden kleineren und dezentralen Einrichtungen für Menschen mit Behinderung – vor allem wenn es um

Menschen mit umfassenderen Behinderungen geht – davon ausgehen, dass die Goffman'schen Thesen Wirkung zeigen.

3.1.2 Der Behinderungsbegriff nach Jantzen

Behinderung ist für Jantzen eine gesellschaftliche Konstruktion. Damit schließt er nicht aus, dass es nicht „gewisse Besonderheiten der Natur gäbe, die es auch zwischen uns überall gibt, soweit wir als nicht behindert bezeichnet werden" (Jantzen, 2008, S. 3). Menschen sind unterschiedlich groß, haben unterschiedliche Haar- und Augenfarben, ein unterschiedliches Geschlecht. Dass aus dieser Vielfalt und Differenz gesellschaftliche Problemlagen entstehen können, hat für Jantzen etwas mit dem defizitären Blick der Gesellschaft zu tun.

Merksatz
Der in gesellschaftlichen Systemen grundsätzlich fehlerhafte, auf die aus dem Normensystem herausfallenden Merkmale ausgerichtete Blick schafft erst die speziellen Problemlagen und behindert damit die betroffenen Menschen.

In dem Film „Blue Eyed" wird dieser Mechanismus eindrucksvoll geschildert und dargestellt (DENKmal-Film GmbH, 1996). Donna Williams, selbst autistisch, verdeutlicht dies auf andere Weise, indem sie versucht, die Besonderheiten autistischer Menschen zu übersetzen. „Was andere Menschen für Autismus halten und erklären, so sagt sie, sind unsere Selbstverteidigungsmechanismen" (Williams, 1994, zitiert nach Jantzen, 2008, S. 4).

Nicht der sogenannte Defekt der körperlichen oder kognitiven Einschränkung bzw. Schädigung führt zur Behinderung, sondern die dadurch bedingten sozialen Begleitumstände, insbesondere die soziale Isolation. Diese „gesellschaftliche Konstruktion" wirkt sich tief greifend auf die Persönlichkeit aus und schiebt die Menschen an gesellschaftliche Ränder, an denen Behinderung in Schicksal (fatalisiert) oder in Natur (naturalisiert) umgedeutet wird. Der Begriff „Natur", der hier verwendet wird, „ist nicht der [Begriff] der Natur selber, sondern ein spezifisch von Menschen entwickelter Begriff von Natur, um auszugrenzen" (Jantzen, 2008, S. 4).

3.1.3 Stigmatisierung von Behinderung

Die Ausgrenzung wird auch von Goffman beschrieben. Menschen mit Behinderung weichen von den gesellschaftlich geforderten Erwartungen ab (vgl. Goffman, 1975, S. 11). Ihnen werden negative Eigenschaften zugeschrieben, ihre Verhaltensweisen werden als „abweichend" bezeichnet. Goffman nennt dies *Stigmatisierung* (Stigma, griech.: Brandmal).

Die Zuschreibung allein bewirkt, dass sich abwertende Einstellungen und Vorurteile gegenüber Trägern von Stigmata herausbilden. Behinderung wird in diesem Zusammenhang als Ergebnis eines Zuschreibungsprozesses gesehen. Goffman führt aus, dass Stigmata die Tendenz haben, von einem Merkmal auf die gesamte Person übertragen bzw. verallgemeinert zu werden. Stigmatisierungsprozesse haben demzufolge einen die Identität gefährdenden Charakter und führen zu einem negativen Selbstkonzept von z.B. Menschen mit Behinderung. Im Laufe dieses Prozesses fällt es Menschen zunehmend schwerer, zwischen ihrer eigenen, ursprünglichen Identität und der ihnen zugeschriebenen zu unterscheiden.

Sozialer Status und Machtpositionen begünstigen Stigmatisierungsprozesse. In der Regel laufen vor allem Randgruppen Gefahr, von Stigmatisierungen betroffen zu sein. Ihre negativ bewerteten gemeinsamen Merkmale unterscheiden sie von den restlichen Mitgliedern einer Gesellschaft und führen zu Separierung und Ausschluss. Die Kategorisierung in Stigmatisierte und Nichtstigmatisierte hat somit eine das System stabilisierende und die Macht erhaltende Funktion.

Um Stigmatisierungen zu vermeiden bzw. diesen entgegenzuwirken, bedarf es einer Gesellschaft, die Andersartigkeit als Vielfalt und Bereicherung erlebt und die Idee einer inklusiven Gesellschaft vorantreibt.

3.1.4 Disability Studies

Die radikale Abkehr vom medizinischen hin zum sozialen Behinderungsmodell findet sich in den in den letzten Jahren auch in Deutschland entstehenden Disability Studies (Behinderungswissenschaften). Demnach ist Behinderung, wie oben schon beschrieben, im sozialen Modell vor allem sozial konstruiert, d.h., Behinderung wird von der Gesellschaft künstlich zu einem Problem gemacht. Theresia Degener, Professorin für Recht und Disability Studies, stellt fest, dass demgegenüber Behinderung nach dem medizinischen Modell vor allem eine krankhafte Störung ist, d.h., die Gesellschaft denkt, dass Behinderung ein Fehler der Behinderten selbst ist.

Merksatz

„Disability Studies gehen [...] davon aus, dass Behinderung von außen gemacht wird und nur teilweise von innen kommt.

Als Wissenschaft stellen Disability Studies die Frage, wie genau dieses ‚von außen machen' geht." Es werden die Fragen gestellt, „wer eigentlich darüber entscheidet, wer behindert ist oder nicht [...], warum nicht-behinderte Architekten es sich erlauben können nur Treppen und keine Rampen zu bauen [...], warum in der Schule keine Gebärdensprache unterrichtet wird und warum behinderte Kinder in eine Sonderschule gehen müssen."

(Degener, www.partizip.de, [19.11.2010])

Dieses *von außen machen* der Behinderung findet in allen Bereichen des Lebens statt. Von daher arbeiten bei Disability Studies immer viele verschiedene wissenschaftliche Fachrichtungen zusammen. Der Entwicklung einer eigenen Behindertenkultur wird ebenso große Bedeutung gegeben wie der Förderung von Menschen mit Behinderung als Wissenschaft.

Obwohl sich die Behindertenhilfe in Deutschland – nicht zuletzt durch die Orientierung am SGB IX (SGB: Sozialgesetzbuch) und an der ICF (siehe S. 102 ff.) – inzwischen fortschrittlich entwickelt hat, sind das Verständnis und die Verankerung der Rechte von Menschen mit Behinderung und deren Umsetzung im Alltag hinter dem zurück, was z.B. in den skandinavischen Ländern, in Kanada oder Großbritannien möglich ist. Dies hat sich durch die UN-Behindertenkonvention deutlich geändert (vgl. Schnabel/Spiewak, 2010, S. 29–30 und Gamillscheg, 2010, S. 22–23).

3.1.5 Die Behindertenrechtskonvention der UN von 2006 (Disability Convention)

Mit der Verabschiedung der Behindertenrechtskonvention der Vereinten Nationen im Jahr 2006 (im deutschsprachigen Raum 2009) wurden keine neuen Rechte geschaffen, sondern es wurden die existierenden Menschenrechte auf die Lebenssituation von Menschen mit Behinderungen zugeschnitten.

In den Bestimmungen der Konvention spiegelt sich das Motto „Nichts über uns ohne uns" wider. Entsprechend wird in allen Phasen der Umsetzung und Überwachung die Einbeziehung von Menschen mit Behinderung und ihrer Organisationen vorgeschrieben.

Die Rechte der Konvention müssen verbindlich eingehalten und können damit auch eingeklagt werden. Seit der Verabschiedung haben beispielsweise die Klagen von Eltern, die ihre Kinder mit Behinderungen auf Regelschulen schicken wollen, sprunghaft zugenommen. Besonders die weiterführenden Schulen sind im Zugzwang.

Schlüsselbegriffe der Konvention sind Würde, Inklusion, Teilhabe, Selbstbestimmung, Empowerment, Chancengleichheit und Barrierefreiheit.

Nach Jantzen (2008, S. 6) setzt die *Disability Convention* an der Überwindung des Defizitdenkens an, indem sie davon ausgeht, „dass Behinderung eine der vielen Varianten von Vielfalt in der Differenz setzt". Außerdem stellt sie die sozialen Problemlagen in den Fokus und verlagert damit den Begriff des Defizits in die soziale Situation. „Und dies bedeutet natürlich die mehr oder weniger bittere Einsicht, dass dies keine anders gearteten Menschen sind, die einfach von Natur aus so sind, sondern, dass sie so sind wie wir, dass wir ihnen [...] verbunden sind und verbunden zu sein haben als Grundlage einer humanen Gesellschaft, die nicht nur Menschenrechte postuliert, sondern sie auch zivilgesellschaftlich praktiziert" (Jantzen, 2008, S. 3).

Merksatz
Behinderung wird mit der Behindertenrechtskonvention nicht länger nur unter medizinischen oder sozialen Aspekten gesehen. Behinderung ist als Menschenrechtsthema anerkannt worden und Menschen mit Behinderungen sind selbstverständlich Träger unveräußerlicher Menschenrechte.

Der damit verbundene Perspektivwechsel bestimmt zwar schon länger die Arbeit in der Behindertenhilfe, erhält aber durch die Konvention eine andere Verbindlichkeit. Konkret geht man im Rahmen dieses Perspektivenwechsels davon aus, dass

- eine Veränderung vom bestehenden Konzept der Integration zum Konzept der Inklusion notwendig ist,
- die Arbeit in der Behindertenhilfe sich von der Wohlfahrt und Fürsorge zur Selbstbestimmung entwickeln muss,
- Menschen mit Behinderungen statt als Objekt als Subjekt gesehen werden,
- sie von Patienten zu Bürgern und
- von Problemfällen zu Trägern von Rechten werden.

(vgl. Beauftragter der Bundesregierung für die Belange behinderter Menschen, 2008)

Bedeutung der gesellschaftlichen Dimension in der Heilerziehungspflege

Merksatz
Wenn klar ist, dass sich die Gesellschaft mit ihren Institutionen auf die Teilhabemöglichkeiten von Menschen mit Behinderung auswirkt, kann heilerziehungspflegerisches Handeln konkreter an den individuellen Belangen der Klienten ausgerichtet werden.

So werden beispielsweise ungünstige hospitalisierende Faktoren frühzeitig erkannt und entsprechende Maßnahmen in der Hilfeplanung eingesetzt. Dazu gehören Kompetenzen und Kenntnisse über vorhandene soziale Netzwerke (z. B. weitere interdisziplinäre Hilfesysteme der gemeindepsychiatrischen Versorgung, Sozialraumorientierung, Community Care) und über Finanzierungsgrundlagen.

Diese insgesamt „antihospitalisierend" wirkenden Aspekte wirken sich aber nicht nur auf die Situation der Klienten aus, sondern auch auf die Arbeitssituation von Heilerziehungspflegern und -pflegerinnen. Das Wissen, dass Behinderung eine gesellschaftliche Komponente hat, verhindert Eingefahrenheit und diffuse Überlastungssituationen und ist letztendlich die Basis für eine personenzentrierte Arbeitsweise. Die mit diesen Faktoren im institutionellen Versorgungsrahmen entstehenden Rollenverteilungen und -einnahmen für eine intensive Betreuungsarbeit werden klarer und können besser gesteuert werden.

3.2 Der Behinderungsbegriff in der Sozialgesetzgebung

Jede Gesellschaft ist aufgefordert, Bedingungen zu schaffen, die Menschen mit Behinderung ein würdevolles und angemessenes Leben ermöglichen. Deutschland hat dies in Artikel 3 Abs. 3 Satz 2 des Grundgesetzes formuliert: „Niemand darf wegen seiner Behinderung benachteiligt werden."

Entsprechend findet dieses Prinzip in vielen Gesetzen, Verwaltungsrichtlinien und bei der Rechtsprechung Berücksichtigung. Beispiele dafür finden sich in ganz verschiedenen Bereichen:

- In den Sozialgesetzbüchern:
  - SGB III (Arbeitsförderungsgesetz)
  - SGB V (Gesetzliche Krankenversicherung) und SGB VII (Gesetzliche Unfallversicherung), hier insbesondere verschiedene Gesundheits- und Rehabilitationsleistungen
  - SGB VIII (Eingliederungshilfe für seelisch behinderte Kinder und Jugendliche des Kinder- und Jugendhilfegesetzes)
  - SGB IX (Gesetz zur Rehabilitation und Teilhabe behinderter Menschen)
  - SGB XI (Pflegeversicherung)
  - SGB XII (Sozialhilfe, insbesondere §§ 53–60 Eingliederungshilfe)
- Im Steuerrecht
- Im Arbeitsrecht
- In Bauvorschriften

Diese große Differenzierung zeigt, dass behindertenspezifische Lösungen in allen Lebensbereichen notwendig sind. Für jeden Bereich werden Zielrichtungen definiert, die notwendigen Leistungen benannt und deren Finanzierung geregelt.

Besonders muss hier das Schwerbehindertenrecht benannt werden. Es findet sich in Teil 2 des SGB IX unter dem Abschnitt „Besondere Regelungen zur Teilhabe schwerbehinderter Menschen". Alle oben genannten Gesetze basieren und beziehen sich auf diese im SGB IX § 2 Abs. 1–3 festgelegte Definition von Behinderung:

SGB IX § 2 Abs. 1–3

„(1) Menschen sind behindert, wenn ihre körperliche Funktion, geistige Fähigkeit oder seelische Gesundheit mit hoher Wahrscheinlichkeit länger als sechs Monate von dem für das Lebensalter typischen Zustand abweichen und daher ihre Teilhabe am Leben in der Gesellschaft beeinträchtigt ist. Sie sind von Behinderung bedroht, wenn die Beeinträchtigung zu erwarten ist.

(2) Menschen sind im Sinne des Teils 2 schwerbehindert, wenn bei ihnen ein Grad der Behinderung von wenigstens 50 vorliegt und sie ihren Wohnsitz, ihren gewöhnlichen Aufenthalt oder ihre Beschäftigung auf einem Arbeitsplatz im Sinne des § 73 rechtmäßig im Geltungsbereich dieses Gesetzbuches haben.

(3) Schwerbehinderten Menschen gleichgestellt werden sollen behinderte Menschen mit einem Grad der Behinderung von weniger als 50, aber wenigstens 30, bei denen die übrigen Voraussetzungen des Absatzes 2 vorliegen, wenn sie infolge ihrer Behinderung ohne die Gleichstellung einen geeigneten Arbeitsplatz im Sinne des § 73 nicht erlangen oder nicht behalten können (gleichgestellte behinderte Menschen)."

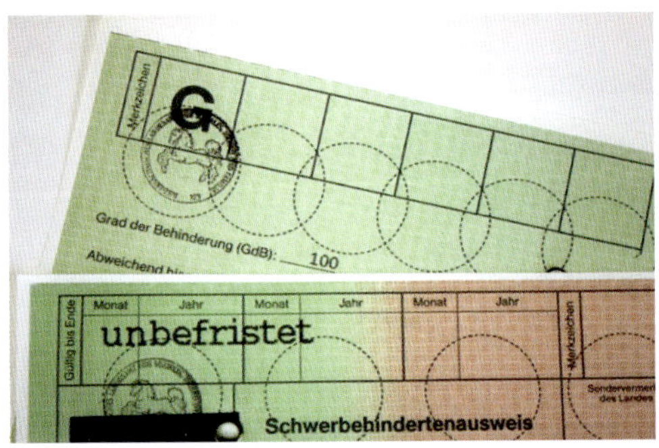

Im § 4 SGB IX werden die Leistungen zur Teilhabe beschrieben. Darin heißt es, dass es „unabhängig von der Ursache der Behinderung" darum geht, Sozialleistungen einzusetzen, um „die Behinderung abzuwenden, zu beseitigen, zu mindern, ihre Verschlimmerung zu verhüten und ihre Folgen zu mildern". In den weiteren Abschnitten geht es um Erwerbstätigkeit bzw. die Teilhabe am Arbeitsleben, Pflegebedürftigkeit und um die Teilhabe am gesellschaftlichen Leben. Außerdem wurde festgelegt, was für die Ausführung der Paragrafen notwendig ist, und es gibt besondere Aussagen über Leistungen für behinderte oder von Behinderung bedrohte Kinder.

Hervorzuheben, auch international gesehen, ist an den Ausführungen des SGB IX die Tatsache, dass die Gesetze sich nicht nur auf Menschen beziehen, deren Teilhabe gesundheitsbedingt *beeinträchtigt* ist, sondern auch Personen einbezogen sind, deren Teilhabe gesundheitsbedingt *bedroht* ist (siehe SGB XII § 53 Abs. 3). Das bedeutet, dass Behinderung von Gesetz wegen einerseits als Vorgang, in dem *jemand behindert wird,* und andererseits als Zustand, in dem *jemand behindert ist,* verstanden wird.

Neben den im SGB IX formulierten inhaltlichen oder auch „philosophischen" Aussagen zum Behindertenstatus und -begriff regeln die Gesetze natürlich in erster Linie die Sozialleistungen für Menschen mit Behinderung in Deutschland.

Bedeutung für die Heilerziehungspflege

Für die Heilerziehungspflegerinnen und -pfleger sind die Sozialgesetzbücher, insbesondere das SGB IX „Rehabilitation und Teilhabe behinderter Menschen“, die Grundlage ihrer beruflichen Existenz. Hier stehen die rechtlichen Voraussetzungen für die beruflichen Tätigkeiten. Menschen mit Behinderungen oder von Behinderung bedrohte Menschen erhalten Leistungen nach diesem Gesetzbuch und den für die Rehabilitationsträger geltenden Leistungsgesetzen, um ihre Selbstbestimmung und gleichberechtigte Teilhabe am Leben in der Gesellschaft zu fördern, Benachteiligungen zu vermeiden oder ihnen entgegenzuwirken.

Für die Heilerziehungspflege relevante Leistungsbereiche sind u. a.

- Tagesförderstätten (der Auftrag ergibt sich aus SGB IX § 136 Abs. 3 ff., finanziert wird die Leistung nach SGB XII § 54);
- Werkstätten für Menschen mit Behinderung (der Auftrag ergibt sich aus SGB IX § 39 und § 136 ff., finanziert wird die Leistung nach SGB XII § 56 „Hilfe in einer sonstigen Beschäftigungsstätte“);
- Wohnstätten (SGB XII § 54 „Leistungen der Eingliederungshilfe“ und § 55 „Sonderregelung für behinderte Menschen in Einrichtungen“);
- Berufsbildungs- und Berufsförderungswerke (SGB IX § 35 „Einrichtungen der beruflichen Rehabilitation“) oder
- Case-Management im Rahmen des persönlichen Budgets (SGB XII § 57 „Trägerübergreifendes persönliches Budget“).

3.3 Der Behinderungsbegriff der Internationalen Klassifikation der Funktionsfähigkeit, Behinderung und Gesundheit (ICF)

Die ICF der Weltgesundheitsorganisation (WHO) geht in ihrer Systematik über die Behinderungsbeschreibung des SGB IX hinaus. Besonders deutlich wird dies am Begriff der *funktionalen Gesundheit*:

Merksatz

„Eine Person ist in ihrer funktionalen Gesundheit (oder deren Funktionsfähigkeit) beeinträchtigt (synonym: sie weist eine funktionale Problematik auf), wenn unter Berücksichtigung ihrer Kontextfaktoren in wenigstens einer der genannten Ebenen der funktionalen Gesundheit eine Beeinträchtigung vorliegt, d. h. eine Funktionsstörung, ein Strukturschaden, eine Beeinträchtigung einer Aktivität oder eine Beeinträchtigung der Teilhabe an einem Lebensbereich.“

(Schuntermann, 2005, S. 30, siehe dazu auch S. 104)

Eine funktionale Problematik oder Behinderung wird meist durch eine Krankheit, Verletzungen, angeborene Leiden oder einen Unfall ausgelöst. In der ICF wird diese Kausalität komplexer betrachtet.

Beispiel

Ein Mensch mit einer psychischen Erkrankung kann wieder gesund sein, aber trotzdem in seiner Teilhabe an bestimmten Lebensbereichen aufgrund bestehender gesellschaftlicher Stigmatisierung (Barrieren) behindert sein.

Ebenso vermag eine noch nicht ausgebrochene Erkrankung, wie z.B. eine HIV-Infektion, für eine Person zu einer eingeschränkten Teilhabe in bestimmten Lebensbereichen führen.

Außerdem kann es unter Umständen sein, dass eine funktionale Problematik für einen Menschen zu einer Eigendynamik führt, die seine Teilhabe wesentlich gravierender einschränkt als die zugrunde liegende Krankheit. So ist es z.B. möglich, dass ein Mensch nach einem Schlaganfall durch die extreme Veränderung seiner Lebenssituation depressiv wird. Was sich wiederum deutlich schwerer auswirkt, z.B. durch sozialen Rückzug und Suizidgefährdung, als die eigentliche Beeinträchtigung durch den Schlaganfall.

(vgl. Schuntermann, 2005, S. 31)

Behinderung ist in der ICF immer als Oberbegriff für Beeinträchtigungen der Funktionsfähigkeit *unter expliziter Bezugnahme auf Kontextfaktoren* (Förderfaktoren und Barrieren) zu sehen. Die ICF orientiert sich damit konsequent sowohl an den Defiziten als auch an den Ressourcen der jeweiligen Person (vgl. Schuntermann, 2005, S. 150).

Die ICF unterscheidet zwei Behinderungsbegriffe:

Der *allgemeine* Behinderungsbegriff geht von der reinen Beeinträchtigung der Funktionsfähigkeit aus. Die damit verbundenen Inhalte umfassen damit *jede* Funktionsstörung und *jeden* Strukturschaden. Das bedeutet, dass z.B. eine Sehbehinderung als solche eingestuft wird, selbst wenn sie den Betroffenen in keiner Weise in seinem Leben einschränkt, d.h., die ICF ist hier weiter gefasst als das SGB IX, das durch seine Bezüge auf

- die Altersinäquivalenz (d.h., jemand ist nur dann behindert, wenn die Einschränkung der Teilhabe auf einer für das Alter untypischen Störung beruht),
- den Zeitbezug (länger als sechs Monate) und
- den Grad der Behinderung (mind. 50 GdB)

trotz seiner fortschrittlichen Gesamtausrichtung (auch auf die ICF) harte Daten vorgibt, die die Möglichkeiten einer biopsychosozialen Sichtweise wieder einschränken. Im Wirkungsfeld der Sozialleistungsträger sollte nach Schuntermann (2005, S. 31) nur der SGB-IX-Begriff verwendet werden, um Missverständnisse zu vermeiden.

Merksatz

Der allgemeine Behinderungsbegriff der ICF geht von der reinen Beeinträchtigung der Funktionsfähigkeit aus, d.h., es geht um jede Funktionsstörung und jeden Strukturschaden.

Der *spezielle* Behinderungsbegriff der ICF umfasst mehr: nämlich die negativen Wechselwirkungen zwischen dem Gesundheitsproblem einer Person und den Kontextbedingungen. Das bedeutet, dass beispielsweise nicht nur eine chronische psychische Erkrankung im Fokus steht, sondern auch deren Auswirkungen auf das Berufsleben einer Person, d.h., die ICF sieht Behinderungen *nicht nur* als ein Attribut einer Person.

Merksatz

Der spezielle Behinderungsbegriff der ICF umfasst die Wechselwirkungen zwischen den Gesundheitsproblemen einer Person und den Umweltbedingungen.

Bedeutung in der Heilerziehungspflege

Generell kann man sagen, dass Heilerziehungspflegerinnen und -pfleger ihre Klienten in ihrer individuellen Situation und ihrem individuellen Erleben eher im Blick haben, wenn sie sich an dem Behinderungsbegriff der ICF orientieren und weniger an der Sichtweise des SGB. Der konsequente Blick der ICF auf die komplexen Zusammenhänge und vor allem die Berücksichtigung der Kontextbedingungen schaffen förderliche Voraussetzungen für die Einschätzung der Lebenssituationen und die individuelle Wahrnehmung der Behinderung. Entsprechend wird über die ICF-Systematik eine auf die konkrete Situation eines Menschen mit Behinderung bezogene personenzentrierte aussagekräftige Dokumentation möglich. Heilerziehungspflegerisches Handeln kann damit gut geplant und umgesetzt werden (siehe hierzu auch S. 109).

Ein Beispiel dafür, wie sich die ICF in der Hilfeplanung niederschlagen kann, ist die Integrierte Teilhabeplanung in Hessen (ITP, siehe auch S. 357 ff.). Bei diesem Planungsinstrument ist die Gestaltung der Erhebungskategorien komplett an der ICF orientiert. Im Anforderungsprofil zum ITP werden u. a. Ziel-, Beziehungs- und Ressourcenorientierung, Evidenzbasierung und eine zeitliche Orientierung als Voraussetzungen genannt.

Vor allem mit Blick auf eine zukünftig notwendige Evidenzbasierung der Arbeit von Heilerziehungspflegerinnen und -pflegern ist davon auszugehen, dass dieses oder ähnliche ICF-gesteuerte Instrumente regelhaft eingesetzt werden und die konkrete Arbeit darüber geplant und evaluiert werden muss.

3.4 Behinderung und Chronizität in der Psychiatrie

In der Psychiatrie ist eine Auseinandersetzung mit dem Behinderungsbegriff immer unmittelbar mit der Diskussion um den Begriff der Chronizität verbunden.

Dörner (1998, S. 21) nennt chronisch Kranke „bedingt Gesunde“. Er meint damit, dass es hier nicht mehr nur um Krankheit und Symptombekämpfung geht, sondern vordergründig um Personen und um Lebenshilfen.

Merksatz
Psychische Erkrankungen verlaufen häufig nicht im Sinne des biomedizinischen Krankheitsmodells, das davon ausgeht, dass man einer Erkrankung mit Therapie begegnet und darauf die Heilung folgt. Vielmehr ist es so, dass viele psychische Erkrankungen im Leben der Betroffenen in unterschiedlicher Ausprägung eine Rolle spielen – einmal im Vordergrund und einmal im Hintergrund.
Von daher ist es oft nur sehr schwer und manchmal gar nicht zu bestimmen, ob ein irreversibler Zustand und damit eine Behinderung im Sinne des SGB vorliegt.
Man spricht in diesem Zusammenhang davon, dass psychische Erkrankungen chronisch rezidivierend verlaufen. Das bedeutet, dass die Krankheitssymptome häufig über lange Zeit bestehen bleiben, immer wieder auftreten, sich aber auch verändern, verbessern und sogar ganz verschwinden können.

Die betroffenen Menschen leben oft mit einer großen Unsicherheit. Sie wissen z. B. nicht, ob und wann die Erkrankung erneut schlimmer wird. Zusätzlich können sie mitunter in wichtigen Lebensbereichen, im Familien-, im Arbeitsleben oder in der Freizeit die notwendigen Rollen nicht mehr ausfüllen. Reker (2004, S. 55) bezeichnet diesen Zustand der krankheitsbedingten Funktionseinschränkungen als „Behinderung“ und führt aus: „Behinderung konstituiert sich durch zwei Faktoren: das Vorliegen von krankheitsbedingten funktionalen Einschränkungen und den Zeitfaktor." Er zieht damit eine Parallele zum SGB IX. Die Einschränkungen sind nicht „kurzfristiger, sondern überdauernder Art". Der inhaltliche Schwerpunkt einer psychischen Behinderung liegt immer im sozialen Bereich. Die damit verbundene Verarmung der sozialen Netzwerke psychisch kranker Menschen ist Ausdruck einer umfassenden sozialen Behinderung.

Eine Untersuchung zur sozialen Situation von Menschen mit Schizophrenie und affektiver Psychose (vgl. Haberfellner/Rittmannsberger, 1995, S. 10) zeigt, dass Menschen mit psychischer Erkrankung am meisten Kontakt mit anderen Betroffenen haben, gefolgt von den professionellen Helfern und den Angehörigen. Von nur geringer Bedeutung sind die Kontakte zu Freunden und Nachbarn. Zudem haben nur zwei Prozent der Befragten einen Partner und eigene Kinder.

Merksatz

In dem bestehenden Teufelskreis von krankheitsbedingten Beeinträchtigungen und daraus resultierender sozialer Desintegration, welche ihrerseits wiederum die Beeinträchtigung verstärkt, ist es häufig schwierig festzustellen, inwieweit die soziale Behinderung eine längerfristige Folge oder aber Symptom der Erkrankung ist (vgl. Rüesch/Neuenschwander, 2004, S. 10).

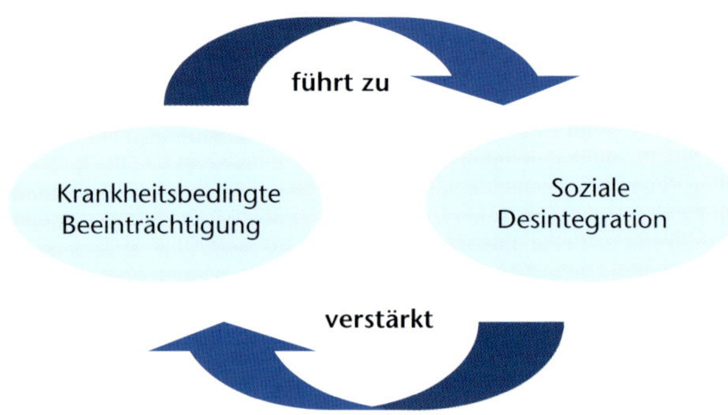

Teufelskreis bei psychischer Behinderung

Bungard/Bähr (1987, S. 21) definieren psychische Behinderungen als „Folgezustände psychischer Störungen, die nach Abklingen der akuten Symptomatik längerfristig oder dauernd bestehen", d. h., der Mensch mit psychischer Behinderung ist „längerfristig oder dauernd nicht in der Lage, bestimmte Funktionen oder Rollen so auszuüben, wie seine Umwelt (Familie, Arbeitgeber, Vorgesetzte, Kollegen etc.) es von ihm erwartet. Das Ausmaß der Behinderung ist abhängig vom Zusammenwirken innerer (persönlicher) und äußerer (psychosozialer) Bedingungen. Behinderungen können demnach nur in Verbindung mit sozialem Kontakt gesehen werden."

Geht man von diesen Konzepten zu psychischer Behinderung oder Chronizität aus, lässt sich ableiten, dass

- die soziale Rolle des Einzelnen und die Interaktion mit seiner sozialen Umwelt eine zentrale Bedeutung erhalten und
- die Diagnose und der Verlauf der bestehenden Erkrankung nicht grundsätzlich als irreversibel gesehen werden können.

Dörner (1998, S. 27) greift dies ebenfalls auf: „Dass psychische Erkrankungen oder durch Verhaltensstörungen komplizierte geistige Behinderungen und ungünstige soziale Bedingungen wechselwirksam die Wahrscheinlichkeit einer langfristigen Hospitalisierung vergrößern, ist seit langem bekannt." Er stellt damit einen Bezug zwischen gesellschaftlichen Einflüssen, Chronizität und Behinderung her.

Beispiel

Wenn jemand wenig Kontakt mit anderen Menschen hat, z. B. weil er wegen seiner Depressionen sehr zurückgezogen in einem Wohnheim lebt, dann hat er wenig Übung im Umgang mit anderen. Er weiß möglicherweise nicht, wie er sich angemessen verhalten soll, und macht „Fehler“ bzw. verhält sich in ihren Augen seltsam. Die abweisenden Reaktionen der Mitmenschen auf die „Fehler“ können wiederum die psychische Erkrankung verstärken.

In der folgenden Grafik werden die Wechselwirkungen besonders deutlich.

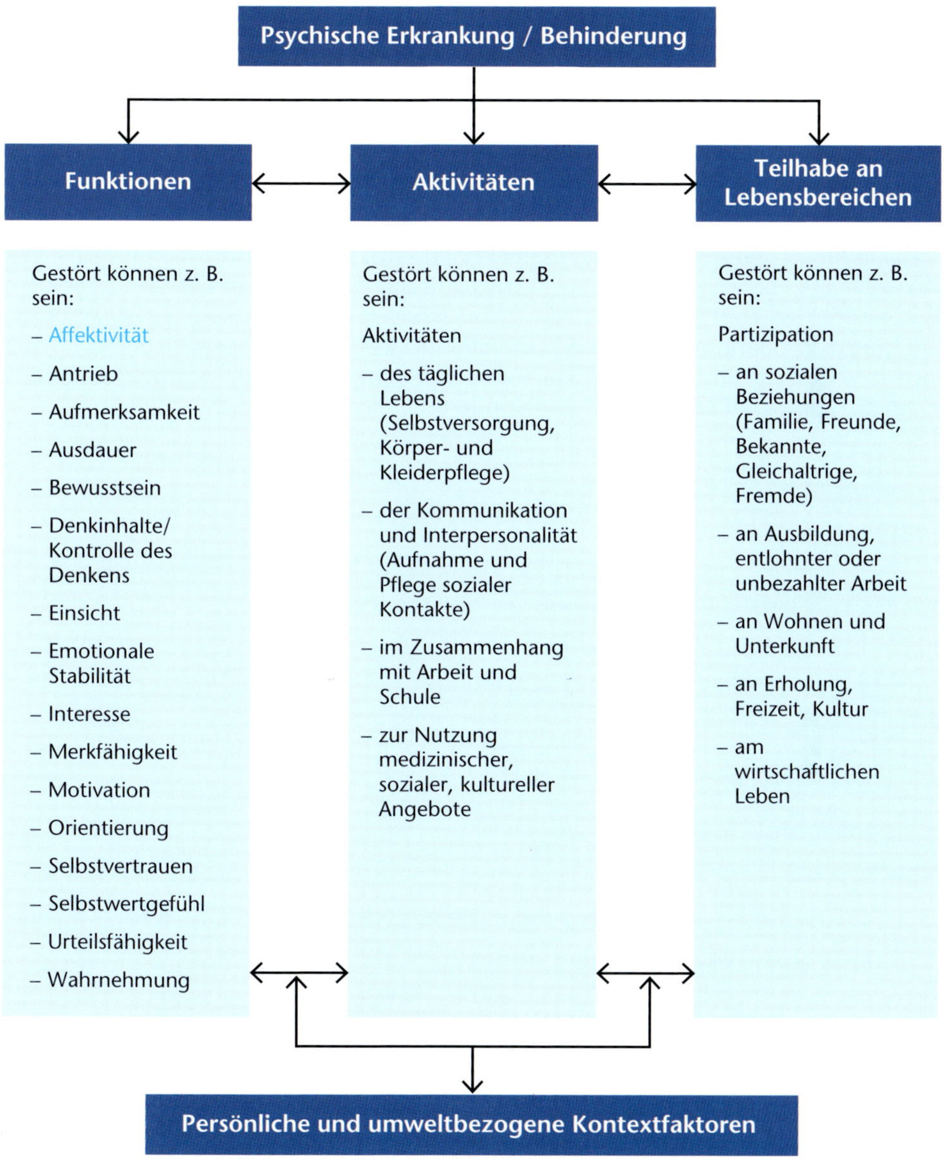

Psychische Erkrankung bzw. Behinderung und ihre Wechselwirkungen zwischen den Funktionen, Aktivitäten und der Teilhabe an Lebensbereichen. Grundlage ist das ICF-Konzept der WHO (Bundesarbeitsgemeinschaft Rehabilitation, 2003, S. 28).

Bedeutung der psychiatrischen Dimension in der Heilerziehungspflege

Veränderungen sind möglich. Auch wenn psychische Erkrankungen nicht selten chronisch verlaufen, bedeutet dies nicht, dass keine Genesung möglich ist. Wesentlich für den Verlauf und für die Hilfeplanungen ist die große Bedeutung der sozialen Umgebung und der sozialen Fähigkeiten. Heilerziehungspflegerisches Handeln muss ebenda ansetzen und über soziale Interaktionsplanung und Lebensweltorientierung ein Umfeld mitgestalten, das es für die Klienten möglich macht, am gesellschaftlichen Leben angemessen teilzuhaben.

Für die praktische Arbeit bedeutet dies, dass eine Behinderung bzw. eine Einschränkung nicht als statischer Zustand gesehen und somit eine Auseinandersetzung mit der Umwelt in Gang gesetzt wird. Der Behinderungsbegriff definiert sich somit darüber, in welchem Umfang und in welcher Form eine behinderte Person die vorhandenen Umweltressourcen in Anspruch nehmen kann. Parallel ist auch die Art und Weise, wie betroffene Menschen ihre Erkrankung erleben und damit umgehen können, von Bedeutung.

Beides bildet die Grundlage von Empowerment-Prozessen (Empowerment: Selbstermächtigung). Der Blick muss also nicht nur in Richtung der Ressourcen der Umwelt gehen, sondern auch hin zu den Ressourcen, die einer Person noch zur Verfügung stehen (vgl. Rössler/Lauber, 2004, S. 3). So liegt der Fokus nicht mehr auf den Defiziten und Beeinträchtigungen, und der Mensch mit Behinderung vertritt seine eigenen Interessen. Er ist damit nicht mehr nur passives Objekt. Das Prinzip der Selbstermächtigung gilt heute neben der psychopharmakologischen und psychotherapeutischen Behandlung als die wichtigste Grundhaltung in der Arbeit mit Menschen mit Behinderung oder chronischer Erkrankung.

Weiterführende Literatur

Knuf, Andreas: Empowerment in der psychiatrischen Arbeit, 4. Aufl., Köln, Psychiatrie Verlag, 2013.

Goffman, Erving: Asyle, 16. Aufl., Frankfurt am Main, Suhrkamp, 1973.

Dörner, Klaus (Hrsg.): Ende der Veranstaltung – Anfänge der Chronisch-Kranken-Psychiatrie, Gütersloh, Jakob van Hoddis, 1998.

4 Empowerment und Recovery

Johannes Schädler

4.1 Ohnmacht und verlorene Lebenskontrolle bei Menschen mit Behinderungen

Viele Gründe können dazu führen, dass Menschen mit kognitiven Beeinträchtigungen, psychischen Störungen oder anderen Beeinträchtigungen sich hilflos, ohnmächtig und demoralisiert fühlen. Sei es, dass sie schon früh in ihrem Leben die Erfahrung gemacht haben, von anderen Menschen abhängig und verletzbar zu sein und von ihrer Umgebung als hilfebedürftig und inkompetent behandelt zu werden, oder dass sie im Zusammenhang mit psychischen Krisen oder Erkrankungen erleben, dass ihnen zunehmend die Kontrolle über ihr Leben verloren geht. In der Folge erkennen sie oft immer weniger Möglichkeiten, aktiven Einfluss auf ihre alltägliche Lebensführung zu nehmen. Sie trauen sich selbst kaum noch etwas zu. Oft wird dann die Inanspruchnahme professioneller Hilfe als Niederlage und als weitere Bestätigung der eigenen Unfähigkeit und Unselbstständigkeit erlebt – dies nicht zuletzt deswegen, weil die Arbeit der professionellen Helferinnen und Helfer auf der Annahme aufbaut, dass ihre Klienten vor allem Träger von Defiziten, Erkrankungen oder anderen Problemen sind, die generell hilfebedürftig, schwach und unmündig machen.

Einen wichtigen Erklärungsansatz, wie genau solche Prozesse innerpsychisch ablaufen, bietet die Theorie der „erlernten Hilflosigkeit" die Mitte der 1970er-Jahre von dem US-amerikanischen Psychologen Martin Seligman (vgl. Seligman, 1979) erarbeitet wurde. Wenn es Menschen wiederholt nicht gelingt, belastende Lebensereignisse, schwere Lebenskrisen oder herausfordernde biografische Übergänge zu bewältigen, dann gewinnen sie die Überzeugung, dass ihnen dies auch bei künftigen Krisen und persönlichen Anforderungen nicht gelingt. Norbert Herriger fasst in seinem wichtigen Buch über Empowerment die Kernaussagen Seligmans so zusammen:

„Erlernte Hilflosigkeit [...] nimmt ihren Ausgang in der wiederholten Erfahrung der Person, dass alle Anstrengungen, belastende Ereignisse und Situationen ihrer Umwelt zu beeinflussen, fehlschlagen. Wenn auch wiederholte Versuche, die Kontrolle über die Umwelt zurückzugewinnen, sich als erfolglos erweisen, so führt dies zu einer spezifischen Verletzlichkeit: die Motivation der Person, Einfluss auszuüben und gestaltend zu handeln, vermindert sich; die zukunftsgerichteten Erfolgserwartungen im Hinblick auf das eigene Kontrollhandeln färben sich negativ; das Vertrauen in die eigenen Handlungsfähigkeiten und Bewältigungsressourcen schwindet; sozialer Rückzug, Depressivität und Hoffnungslosigkeit kehren ein."
(Herriger, 2010, S. 56 f.)

Demgegenüber lässt sich aber auch beobachten, dass es Menschen in Situationen tief sitzender Resigniertheit unter bestimmten Bedingungen möglich ist, solche Erfahrungen der Ohnmacht zu überwinden. Oft zum Erstaunen ihrer Umgebung gelingt es ihnen, Selbstvertrauen, Stärke und Artikulationsfähigkeit für eigene Interessen zu gewinnen bzw. wiederzugewinnen. Die Wissenschaft befasst sich schon seit einigen Jahren damit, wie dies möglich ist, welche förderlichen und hemmenden Faktoren dafür eine Rolle spielen und wie solche Prozesse der „Bemächtigung" unterstützt werden können. Für diese Herangehensweise hat sich mittlerweile der Begriff „Empowerment" fest in der fachlichen Diskussion verankert.

In diesem Zusammenhang wurde in der Arbeit mit Menschen mit psychischen Erkrankungen der Begriff „Recovery" entwickelt. Recovery kann man mit „Gesundung" übersetzen. Recovery steht für die Aufgabe von psychischen kranken Menschen, im Bündnis mit professionellen Helferinnen und Helfern eine Hoffnungsperspektive zu entwickeln: Ziel ist eine befriedigende Lebenssituation bis hin zur Genesung. Im Folgenden soll ein Überblick über die Handlungskonzepte gegeben werden, für die die beiden Begriffe stehen.

Merksatz
Menschen mit Behinderungen oder chronischen psychischen Krankheiten sind oft zutiefst resigniert und haben die innere Überzeugung, keinen Einfluss auf ihre Lebensführung nehmen zu können. Von hohem Erklärungsgehalt ist hierzu die Theorie der „erlernten Hilflosigkeit". Diese hilft verstehen, warum betroffene Personen nur noch geringe Erwartungen an die eigene

Selbstwirksamkeit haben. Die Annahme der erlernten Hilflosigkeit ist eine zentrale Grundlage für die Handlungskonzepte, die mit den Begriffen „Empowerment" und „Recovery" gefasst werden.

4.2 Empowerment

Der Ansatz des Empowerments wurde durch eine Buchveröffentlichung von Norbert Herriger 1997 in die Fachdiskussion der sozialen Arbeit in Deutschland eingeführt (vgl. Herriger, 2010). Die deutsche Übersetzung von Empowerment wäre wohl am ehesten „Selbstbemächtigung". Inzwischen wurde der Ansatz sowohl im Bereich der Heilpädagogik, aber auch von der Gemeindepsychiatrie aufgegriffen und weiterentwickelt.

Der Begriff des Empowerments steht für „Entwicklungsprozesse [...], in deren Verlauf Menschen die Kraft gewinnen, derer sie bedürfen, um ein nach eigenen Maßstäben besseres Leben zu führen" (Herriger, 2010, S. 13). Genauer kann man die Bedeutung des Handlungskonzepts über folgende Zugänge verstehen.

4.2.1 Empowerment zur Gewinnung politischer Macht

Ein zentraler Bezugspunkt für die Entwicklung des Empowerment-Konzepts sind die Kämpfe und Erfolge der US-amerikanischen Bürgerrechtsbewegungen, die sich seit Beginn der 1960er-Jahre für Gleichbehandlung der Rassen und Geschlechter einsetzten. Von besonderer Bedeutung waren die damals neuen Aktions- und Widerstandsformen insbesondere der Bewegung der schwarzen Bevölkerung Amerikas. Der Kampf dieser Bewegung gegen Rassendiskriminierung, die man mit den Namen Martin Luther King und Malcolm X verbindet, war in vieler Hinsicht erfolgreich. Erreicht werden konnte im Sinne des Slogans „Black is beautiful!" die Herausbildung eines gestärkten Selbstbewusstseins des schwarzen Amerikas. Für viele sozialen Bewegungen, die sich in den 1980er-Jahren zunehmend auch in Deutschland bildeten, insbesondere auch für die „Krüppelbewegung" und die Bewegung der „Psychiatrieerfahrenen", ging davon eine Vorbildwirkung aus. Gestützt auf Gruppen Gleichbetroffener war es den damaligen Aktivisten möglich, ein bis dahin unbekanntes Selbstvertrauen zu entwickeln. Mit wechselseitiger Unterstützung und fantasievollen politischen Aktionen kämpften sie gegen Diskriminierung und Bevormundung. Sie erreichten nichts weniger als die Entwicklung neuer ambulanter Dienstleistungsmodelle und die politische Anerkennung der Selbsthilfebewegung als wichtige Stimme im sozialpolitischen Kontext (vgl. Miles-Paul, 1990).

4.2.2 Empowerment für die alltägliche Lebensführung

Offensichtlich gelingt es manchen Menschen, die sich aufgrund von Krankheit und Behinderung innerlich weitgehend aufgegeben haben, unter bestimmten Bedingungen wieder Kraft und Stärke zu schöpfen. Dies ist insbesondere der Fall, wenn resignierte Menschen solidarische Erfahrungen im Kreis Gleichbetroffener machen und diese in politische Aktion umgesetzt werden können.

Parallel zum gemeinsamen politischen Handeln ermöglichen die Gruppenaktivitäten auch einen Austausch mit Gleichbetroffenen von wichtigen Informationen sowie über erfolgreiche Strategien der Bewältigung von spezifischen Problemen, die sich aus der

Gesundheitsbeeinträchtigung für die alltägliche Lebensführung ergeben. Auf der Grundlage der eigenen Erfahrung werden wichtige Anregungen und Tipps ausgetauscht, die professionellen Helferinnen und Helfern so nicht zugänglich sind. Die Gruppe der Gleichbetroffenen wird somit zu einer wichtigen Ressource von sozialer Unterstützung, die die Autonomie der einzelnen Gruppenmitglieder fördert.

Aus der Mitarbeit in Selbsthilfegruppen können Stärke und Kompetenz entstehen, die die Fähigkeit fördern, die Regie über das eigene Leben zu übernehmen. Durch gemeinschaftliche Aktivitäten können einzelne Gruppenmitglieder für sich ein höheres Maß an Kontrolle über die Geschehnisse im Alltag erreichen bzw. wieder erreichen. Die von tiefer Resignation geprägten bzw. bedrohten Menschen erfahren eine Stärkung ihrer Fähigkeiten zur selbstbestimmten Lebensführung.

4.2.3 Empowerment als Herausforderung für die Profis

Empowerment stellt Heilerziehungspfleger und -pflegerinnen in verschiedener Hinsicht vor Herausforderungen. Sie müssen sich damit auseinandersetzen, dass sich die Machtverhältnisse verschieben bzw. sie schlicht weniger Macht über ihre Klienten haben. Die Relativierung der „Expertenmacht“ kann sich auf so zentrale Themen auswirken wie die Frage „Was ist das Problem des Klienten?“ oder „Wie sollen Inhalte, Zeiten, organisatorische Formen und Finanzierung der Dienstleistungen aussehen?“. Nicht selten muss die Ausgestaltung der Dienstleistungsbeziehung neu verhandelt werden.

Dies kann auch Konsequenzen für die Konzepte und Arbeitsweisen von sozialen Dienstleistungsorganisationen haben, die sich z. B. über eine Umorientierung von stationären auf ambulante Angebote und auf Anfragen von selbstbewussten Leistungsberechtigten einstellen müssen.

Zu verweisen ist in diesem Zusammenhang auf die Möglichkeiten von Menschen mit Behinderungen oder chronischen Krankheiten, die ihnen zustehenden Leistungen auch in Form eines persönlichen Budgets gewährt zu bekommen. Damit wurde eine Alternative zur Inanspruchnahme von professionellen Einrichtungen und Diensten geschaffen, die ein höheres Maß an Wahlfreiheit und Selbstbestimmung ermöglichen soll. Der Rechtsanspruch auf ein persönliches Budget ist seit dem 01.01.2008 in § 17 SGB IX verankert. Persönliche Budgets können demnach für Hilfen gewährt werden, „die sich auf alltägliche, regelmäßige wiederkehrende und regiefähige Bedarfe beziehen“ (§ 17 SGB IX Abs. 2). Für das konkrete Vorgehen wurde eigens eine sogenannte Budgetverordnung (BudgetV) erlassen, die regelt, wie Menschen mit Behinderungen ihr Budget beantragen können und welche Schritte bei der Berechnung und Verwaltung zu gehen sind.

Die meisten persönlichen Budgets werden derzeit nur für Leistungen in der Eingliederungshilfe oder auch für Leistungen der Hilfe zur Pflege nach dem SGB XII gewährt. In der Budgetverordnung ist aber auch geregelt, dass ein trägerübergreifendes Budget gewährt werden kann und wie die internen Abstimmungsprozesse zwischen den Sozialleistungsträgern dabei zu organisieren sind. Zum Beispiel können in trägerübergreifenden Budgets wohnbezogene Leistungen der Eingliederungshilfe nach dem Sozialgesetzbuch XII mit Leistungen der Assistenz am Arbeitsplatz verbunden werden. Diese Möglichkeiten werden derzeit noch viel zu wenig genutzt.

Zweifellos liegen in dieser Form der Hilfegewährung große Chancen für Betroffene, ihre Hilfen selber zu organisieren und ihr Leben selbstbestimmter führen zu können.

Andererseits dürfen die Schwierigkeiten nicht übersehen werden, die mit einer Selbstorganisation des Hilfearrangements verbunden sind. In diesem Zusammenhang wurde auch das Unterstützungskonzept der Budgetassistenz entwickelt, mit dem die Inanspruchnahme von persönlichen Budgets erleichtert werden soll. Budgetassistenten sind für die Erfüllung des sozialrechtlichen Beratungsauftrags im Zusammenhang mit dem persönlichen Budget zuständig. Sie unterstützen beispielsweise bei der Auswahl von Dienstleistern, der Abstimmung der Leistungen oder der Buchhaltung (vgl. Welti, 2009, S. 64 ff.).

Merksatz

Menschen mit Behinderungen oder chronischen Erkrankungen mit einem Anspruch auf Teilhabeleistungen haben nach § 17 SGB IX das Recht, ihren Hilfebedarf im Rahmen eines persönlichen Budgets selbst zu regeln. Diese Alternative zur Inanspruchnahme von professionellen Einrichtungen und Diensten kann ihnen ein höheres Maß an Wahlfreiheit und Selbstbestimmung ermöglichen. Das Unterstützungskonzept der Budgetassistenz zielt darauf ab, Budgetnehmer die Inanspruchnahme von persönlichen Budgets zu erleichtern.

Daneben stellt sich aber auch die Herausforderung, professionelle Angebote von Einrichtungen und Diensten so zu gestalten, dass sie „Prozesse der (Wieder-)Aneignung von Selbstgestaltungskräften anregen, fördern und unterstützen und Ressourcen für Empowerment-Prozesse bereitstellen“ (Herriger, 2010, S. 17). Konkret kann dies bedeuten, dass Räume, Materialien und Mobilitätshilfen für Gruppentreffen zur Verfügung gestellt werden. Mitarbeiterinnen und Mitarbeiter von Dienstleistungsorganisationen können bei der Initiierung und dem Aufbau von Betroffenengruppen mitwirken und bei Gruppenprozessen assistieren. Als Beispiel für solche Gruppen können die Aktivitäten der Organisation „Mensch zuerst – Netzwerk People First Deutschland e.V.“ genannt werden. Ziel des Vereins ist, die Interessen von Menschen mit Lernschwierigkeiten zu vertreten (vgl. Mensch zuerst, 2012). Für Betroffene von psychischen Erkrankungen kann auf die Bewegung der Psychiatrie-Erfahrenen (vgl. Bundesverband der Psychiatrie-Erfahrenen, BPE) oder die Angehörigenbewegung (vgl. Bundesverband der Angehörigen psychisch Kranker e.V., BAPK) verwiesen werden.

Von großer Bedeutung für Heilerziehungspflegerinnen und -pfleger ist es dabei, dass sie die Gruppenmitglieder primär als „Experten in eigener Sache“ wahrnehmen und nicht als „versorgungs- und behandlungsbedürftige Mängelwesen“. Daraus ergibt sich zudem für die alltägliche Praxis die Aufgabe, überall da, wo sich bei Menschen mit psychischen Störungen oder Behinderungen Stärken und Ressourcen entdecken lassen, diese zum Ansatzpunkt professioneller Interventionen zu machen.

Merksatz

Empowerment-Prozesse sind Prozesse der Selbstbemächtigung. Im Empowerment liegt die Chance für Menschen mit Behinderungen oder chronischen psychischen Störungen, persönliche Stärke zu gewinnen und mehr Kontrolle über ihre eigene Lebensführung zu erlangen. Empowerment ergibt sich meist aus der Mitwirkung in Gruppen von Gleichbetroffenen mit Selbsthilfeanspruch. Heilerziehungspflegerinnen und -pfleger und Dienstleistungsorganisationen können Empowerment-Prozesse durch Ressourcen und Assistenz ermöglichen.

Für das Verständnis von Empowerment als Handlungskonzept ist wichtig, die verschiedenen Ebenen zu unterscheiden, auf denen Wirkungen der Bemächtigung bzw. Selbstbemächtigung von Personen stattfinden können:

Auf der *individuellen Ebene* der von Behinderung oder psychischer Störung betroffenen Menschen stellt sich die Frage, wie die Lebenswege beschaffen waren, die zu den tief sitzenden Überzeugungen von Machtlosigkeit, Resignation und Demoralisierung geführt haben. Zu klären ist dann bezogen auf die konkrete Person und ihre Umstände, welche Wege aus einer Orientierung am Empowerment-Konzept erschlossen werden können, um Stärke und die Überzeugung eigener Wirkmächtigkeit im Alltag (wieder) zu gewinnen.

Für Empowerment als Handlungskonzept steht die *Ermöglichung von Gruppen- und Selbsthilfeerfahrungen* im Fokus eines professionellen Begleitungsprozesses. Dabei ist davon auszugehen, dass Heilerziehungspfleger und -pflegerinnen Empowerment-Erfahrungen für ihre Klienten nicht durch eigene Intervention herstellen können. Ihre Möglichkeiten bleiben auf das Initiieren und Assistieren beschränkt. Diese sollten aber ernsthaft und systematisch wahrgenommen werden.

Auf der *institutionellen Ebene*, d.h. bezogen auf das System der Einrichtungen und Dienste, der Sozial- und Gesundheitsverwaltungen und der Verfahrensroutinen bei der Antragsstellung und -bearbeitung, geht es darum, Respekt und Sensibilität für die Beteiligung von Menschen mit Behinderungen oder psychischen Störungen zu entwickeln bzw. einzufordern. Die Beteiligung, beispielsweise an Antragstellungen oder Hilfeplanverfahren, ist so zu gestalten, dass ein hohes Maß an Transparenz und Mitentscheidung gewährleistet wird.

Im Sinne des Empowerment-Ansatzes können Handlungskonzepte entwickelt werden, die sich auf die *Ebene des Gemeinwesens* beziehen. Es geht hierbei um die Mobilisierung kollektiver Ressourcen, die Menschen, die in einem Wohnquartier oder einem anderen Sozialraum leben, dazu befähigen, sich durch gemeinsames Handeln für gute Lebensbedingungen vor Ort einzusetzen. Dazu gehören das Erkennen und Nutzen vorhandener Ressourcen sowie die Artikulation und Durchsetzung eigener Interessen im politischen Spiel der Kräfte vor Ort. Ein Beispiel hierfür stellt etwa die in Nordrhein-Westfalen sich entwickelnde Bewegung der „Lebenshilfe-Möglichkeitsdenker“ dar, bei der sich Menschen mit geistiger Behinderung in örtlichen Aktionsgruppen organisieren und sich auch kommunalpolitisch einbringen.

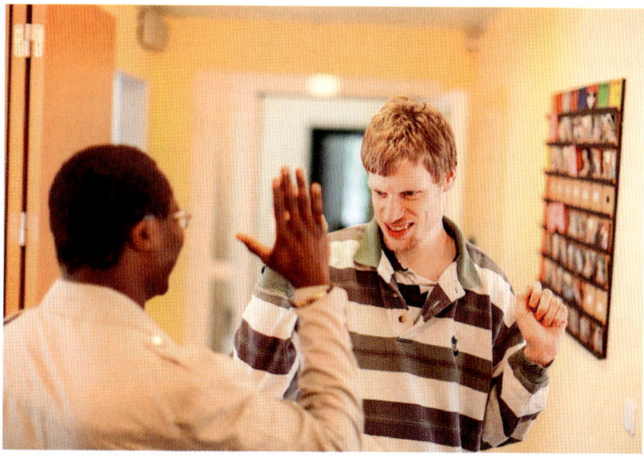

Für Heilerziehungspflegerinnen und -pfleger ist es wichtig zu verstehen, dass Empowerment kein therapeutisches oder pädagogisches Förderkonzept ist, das mit Zielen und Maßnahmen geplant werden kann. Empowerment kann sich vielmehr einstellen, wenn Menschen mit Behinderungen oder chronischen psychischen Störungen die Möglichkeit haben, neue und solidarische Handlungserfahrungen zu machen. Aufgabe des professionellen Systems ist es daher, auf allen genannten Ebenen Räume für selbstwirksames Handeln für tendenziell demoralisierte Menschen zu eröffnen und entsprechende Aktionen sensibel zu unterstützen.

Merksatz
Empowerment-Prozesse können auf der individuellen Ebene, der Ebene der Gruppe, auf der institutionellen Ebene und auf der Ebene des Gemeinwesens stattfinden. Bei der Unterstützung solcher Prozesse ist zu beachten, dass die genannten Ebenen ineinander übergehen. Empowerment darf nicht als pädagogisches oder therapeutisches Interventionskonzept verstanden werden. Es ist ein Aufruf an Professionelle zur Sensibilisierung und Unterstützung.

4.3 Recovery

Mit zunehmender Aufmerksamkeit wird seit einigen Jahren der aus den USA und Neuseeland stammende Recovery-Ansatz auch in Deutschland aufgegriffen und für die sozialpsychiatrische Praxis genutzt.

Den Begriff „Recovery“ kann man mit „Gesundung“ übersetzen. Er steht für einen professionellen Handlungsansatz in der Arbeit mit Menschen mit schweren psychischen Störungen, der trotz aller Beeinträchtigungen auf die Überwindung der Krankheit, mehr noch auf die Genesung setzt. Damit grenzt sich dieser Ansatz von den herkömmlichen Zielvorgaben sozialpsychiatrischer Behandlung ab. Wenn in diesen Zusammenhängen bislang Symptomfreiheit und Symptomreduzierung als Behandlungsziele genannt werden, dann wird dies nun allenfalls als Zwischenschritt akzeptiert. Geradezu als fatal wird es angesehen, wenn die vollständige Wiederherstellung der persönlichen Funktionsfähigkeit der psychisch Erkrankten nicht das eigentliche Ziel der Behandlung ist. Wenn von professioneller Seite gleichzeitig noch die Compliance der Erkrankten bei der Behandlung eingefordert wird, dann wird durch die fehlende Perspektive der Krankheitsüberwindung faktisch das dauerhafte Leben mit der Krankheit, mit anderen Worten ihre Chronifizierung zum Ziel.

Eine solche düstere Perspektive kann schwer psychisch erkrankten Menschen keine Hoffnung vermitteln und trägt dazu bei, dass Selbstheilungskräfte verschüttet werden. Die traditionelle Psychiatrie neigt dazu, negative Prognosen aufzustellen, die eher entmutigen: „Die Geschichte der Einschätzung der Prognose psychiatrischer Erkrankungen ist allerdings in weiten Teilen eine Geschichte von demoralisierendem Pessimismus“ (Knuf, 2004, S. 40).

Merksatz
Recovery steht für Genesung oder für die Wiedererlangung der Funktionsfähigkeit nach einer bewältigten psychischen Erkrankung. Recovery beschreibt den Prozess der Auseinandersetzung der Betroffenen mit ihrer Erkrankung, der dazu führt, dass sie trotz ihrer psychischen Probleme in der Lage sind, ein zufriedenes und aktives Leben zu führen. Damit grenzt sich der Ansatz von den eher düsteren Prognosen der klassischen Psychiatrie ab, die die Erkrankten eher dazu anhalten, sich in der Krankheit einzurichten, anstatt sich von ihr zu lösen.

In der Theoriebildung zum Recovery-Ansatz wird darauf verwiesen, dass auch schwere Erkrankungen wie z. B. Schizophrenie keineswegs immer chronisch werden. Bei genauerer Betrachtung lässt sich feststellen, dass es psychiatrie- bzw. psychoseerfahrenen Menschen immer wieder gelingt, ihre Krankheit so weit zu überwinden, dass sie psychisch stabil leben können, teilweise beruflich sehr erfolgreich sind und sich selbst als zufrieden beurteilen (vgl. Knuf, 2004, S. 38; Amering/Schmolke, 2011, S. 234 f.). Offensichtlich werden

Gesundungsprozesse auch von Fachleuten oft nicht als solche wahrgenommen. Vielfach erhalten Erkrankte, die sich auf einen Gesundungsweg machen wollen, von professionellen Helferinnen und Helfern dafür keine Unterstützung, weil ihr Ziel als unrealistisch und als Ausdruck von Verleugnung betrachtet wird. Fachleute sind primär auf die Behandlung der Krankheitssymptome fokussiert. Dabei übersehen sie Wesentliches:

„Aktuelle Forschung zur Lebensqualität psychisch kranker Menschen zeigt eindrücklich, dass ihre Zufriedenheit nicht in erster Linie davon abhängt, ob die Symptome abgeklungen sind, ob ihre Wohnsituation befriedigend ist oder ob genügend Freizeitangebote zur Verfügung stehen. Vielmehr geht es eher darum, inwiefern sie sich gesellschaftlich integriert dafür fühlen, ihre Krankheit aktiv angehen können, eine sinnhafte Perspektive in ihrem Leben sehen können“ (Knuf, 2004, S. 38).

Es gibt sechs wichtige Elemente, die Recovery-Prozesse ausmachen:

- Hoffnung
- Entwicklung einer positiven Identität
- Loslösung von den psychiatrischen Labeln
- Beeinflussung der Symptome
- Aufbau eines Unterstützungssystems
- Gewinnung von Sinn und Bedeutung im Leben

(vgl. Deegan, 2003, S. 373)

Merksatz

Von zentraler Bedeutung für Recovery ist es, dass die erkrankten Personen eine Sinnperspektive für ihr Leben entwickeln, die ihnen Motivation und Kraft gibt, für die Überwindung der Krankheit zu kämpfen.

Aus dieser Zusammenstellung wird deutlich, dass nur ein Teil der Aufgaben dem heilerziehungspflegerischen Handeln zugänglich ist. Das Gewinnen von Lebenssinn oder die Entwicklung einer positiven Identität kann nur von den Erkrankten selbst geleistet werden. Dazu benötigen sie aber die Bestärkung durch Heilerziehungspflegerinnen und -pfleger, die sie in ihrer Hoffnung auf Gesundung bestätigen, in ihren Schritten begleiten und ermutigen. Auf Menschen mit schwerer und schwerster geistiger Behinderung, die an psychischen Störungen erkrankt sind, trifft dies in ähnlicher Weise zu. Sie sind jedoch weitaus stärker auf Begleitung und Unterstützung angewiesen und somit auch abhängig davon, wie das Lebensumfeld und Begegnungen gestaltet werden, um ein höchstmögliches Maß an Lebensqualität zu gewährleisten und wieder herzustellen (vgl. Dieckmann/Haas, 2007, S. 11–39).

Die Verbindung zum Empowerment-Ansatz wird spätestens an dieser Stelle offensichtlich. Auch hier geht es darum, Gefühlen und tief sitzenden Überzeugungen eigener Ohnmacht, des Ausgeliefertseins an die Krankheit und der Demoralisierung entgegenzuwirken. Der Recovery-Ansatz geht davon aus, dass die Hoffnung auf Gesundung die Voraussetzung ist, um wieder handlungsfähig zu werden. Der Sinn, den die erkrankte Person darin entwickeln kann, schafft Vertrauen, dass es sich lohnt, für die Wiederherstellung der eigenen Wirkmächtigkeit zu kämpfen. Und auch im Recovery-Zusammenhang wird betont, wie unersetzlich dafür das solidarische Zusammenwirken Gleichbetroffener in Selbsthilfegruppen ist. Beispielhaft kann hier etwa auf die Mut machenden und anschaulich dokumentierten Erfahrungen mit der Recovery-Perspektive des „Netzwerk Stimmenhören“ verwiesen werden (vgl. Netzwerk Stimmenhören e.V., 2008, S. 7 ff.). Wie sehr gerade die Erarbeitung einer Sinnperspektive motivationsauslösend und heilend wirken kann, zeigen die Forschungsarbeiten von Victor Frankl (2006) zur Traumabewältigung von KZ-Opfern der Nazizeit, die für den vorliegenden Zusammenhang von zeitloser Bedeutung sind.

Die nachfolgende Zusammenstellung gibt einen guten Überblick über die Unterschiede zwischen dem Recovery-Ansatz und der klassischen Psychiatrie.

	Recovery-Ansatz	Klassische Psychiatrie
Ziele	zufriedenes und erfülltes Leben; vollständige gesellschaftliche Integration; Gesundung	weniger Symptome; Rückfallprophylaxe; berufliche Wiedereingliederung
Perspektive	Ein zufriedenes Leben ist für alle Betroffenen möglich, manchmal gelingt auch eine völlige Gesundung von der Erkrankung und deren Folgen.	Keine falschen Hoffnungen machen; Einschränkungen müssen hingenommen werden; wer keine Symptome hat, kann froh sein.
Hilfen	Alle Hilfen, die das Wohlbefinden, die individuelle Bewältigung der Erkrankung und die Auseinandersetzung damit fördern; Peer Support erhält hohe Bedeutung.	Klassisches psychiatrisches Angebot; Fokus auf der Behandlung mit Medikamenten.
Hoffnung	Wird als Voraussetzung und wichtiger Entwicklungsschritt für Recovery verstanden. Ihre Förderung ist Auftrag für die Heilerziehungspflege.	Bezieht sich lediglich auf die Wirkung der Medikamente und der übrigen Behandlung, Hoffnung hat ansonsten keine besondere Bedeutung.
Selbsthilfe	Selbsthilfe ist zentral für den Recovery-Prozess, ohne Selbsthilfe ist Recovery nicht möglich. Selbsthilfeförderung ist selbstverständliches Element jedes Behandlungsangebots.	Selbsthilfe trägt zur Symptomreduktion wenig bei und wird von professioneller Seite kaum gefördert.
Eigenverantwortung	Übernahme von Eigenverantwortung ist ein wichtiger Entwicklungsschritt für Betroffene; ihre Förderung ist Auftrag für die professionelle Arbeit. Eigenverantwortung bedeutet auch, den eigenen Anteil an der Aufrechterhaltung der Erkrankung anzuerkennen.	Hilfe erfolgt durch Medikation und Behandlung. Eigenverantwortung kann die Compliance reduzieren und die Behandlung erschweren und wird daher nicht gefördert, sondern durch einseitige biologische Erklärungsmodelle eher behindert.

(vgl. Knuf, 2004, S. 41)

Weiterführende Literatur

Deutscher Paritätischer Wohlfahrtsverband – Gesamtverband e. V. (Hrsg.): Selbstbestimmt! Jetzt! Das Persönliche Budget für Menschen mit Behinderung. Hemmnisse, Forderungen, Chancen, 2010, abgerufen unter: www.budget.paritaet.org/?id=2305 [25.02.2013].

Frankl, Victor: Der Mensch vor der Frage nach dem Sinn. Eine Auswahl aus dem Gesamtwerk, 8. Aufl., München, Piper, 1996.

Doose, Stefan/Emrich, Carolin/Göbel, Susanne: Käpt'n Life und seine Crew. Ein Arbeitsbuch zur persönlichen Zukunftsplanung, 4. Aufl., Kassel, Mensch zuerst – Netzwerk People First Deutschland, 2007.

Knuf, Andreas: Empowerment in der psychiatrischen Arbeit, 4. Aufl., Köln, Psychiatrie Verlag, 2013.

Schwalb, Helmut/Theunissen, Georg (Hrsg.): Inklusion, Partizipation und Empowerment in der Behindertenarbeit. Best-Practice-Beispiele: Wohnen – Leben – Arbeit – Freizeit, 2. Aufl., München, Kohlhammer, 2012.

5 Unterstützungsangebote für Heilerziehungspflegerinnen und Klienten

Kai-Uwe Schablon

In diesem Kapitel sollen ausgewählte Unterstützungsmöglichkeiten für Heilerziehungspflegerinnen und -pfleger skizziert werden. Die Arbeit mit Menschen mit psychischen Störungen ist häufig eine emotionale Herausforderung. Betroffene verhalten sich häufig so, dass auch ihre Mitmenschen durch das syndrombedingte Verhalten irritiert sind, z. B. wenn jemand sich selbst oder andere verletzt oder grenzüberschreitend handelt. All dies macht deutlich, dass Unterstützungsangebote für Heilerziehungspflegerinnen und -pfleger notwendig sind.

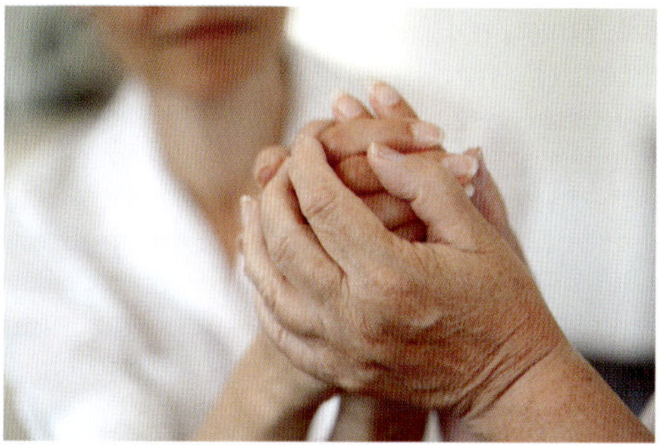

Unterstützung ist auf vier verschiedenen Ebenen möglich. Auf der individuellen Ebene wird mit Bezug auf die *Psychohygiene* sowie die *Salutogenese* und die *Burnout-Prophylaxe* gezeigt, dass sowohl Heilerziehungspflegerinnen und -pfleger als auch Klienten etwas für sich tun sollten. Die zweite Ebene skizziert die Bedeutung interner Unterstützungsressourcen am Beispiel der *Teamarbeit* und der *kollegialen Beratung*. „Intern" meint in diesem Fall innerhalb von Teams oder Einrichtungen. Auf der dritten Ebene werden mit den Modellen *Supervision*, *Konsulentenarbeit* und *Unterstützung aus dem Berufsverband* drei externe Unterstützungsquellen skizziert. Gemeint ist hier Unterstützung, die von außen kommt. Als vierte (Meta-)Ebene wird im Kontext der Gestaltung von Arbeitsbedingungen ergänzend auch auf die Ebene der Sozialpolitik hingewiesen, im Text aber nicht weiter ausgeführt.

Im theoretischen Sinne einer ökosystemischen Sichtweise (vgl. Bronfenbrenner, 1981) stehen alle Ebenen in einer direkten Wechselwirkung zueinander und sind mögliche Unterstützungsquellen für die Heilerziehungspflegerin *und* den Klienten.

Unterstützungs-ebenen	Heilerziehungs-pflegerin	Ausgewählte Unterstützungs-quellen	Klient	Ausgewählte Unterstützungs-quellen
1. Ebene Individuelle Ebene	Heilerziehungs-pflegerin sorgt für sich selbst.	Psychohygiene Salutogenese Burnout-Prophylaxe	Klient sorgt für sich selbst.	Psychohygiene Salutogenese Burnout-Prophylaxe Empowerment
2. Ebene Interne (institutionelle) Ebene	Heilerziehungs-pflegerinnen unterstützten sich gegenseitig.	Teamarbeit Kollegiale Beratung	Klienten unterstützen sich gegenseitig. Klienten werden bedürfnisorientiert unterstützt.	Peer Counseling Persönliche Zukunftsplanung
3. Ebene Externe Ebene	Heilerziehungs-pflegerinnen werden unterstützt.	Supervision Konsulenten-arbeit Berufsverband	Klienten werden von außen unterstützt.	Selbsthilfegruppe Interessenvertretung Unterstützung durch Angehörige
4. Ebene Politische Ebene	Sozialpolitik			

5.1 Psychohygiene, Salutogenese und Burnout-Prophylaxe

Auf der *individuellen Ebene* werden im Folgenden Unterstützungsmodelle aufgezeigt, die Heilerziehungspfleger und Klienten dazu auffordern, Verantwortung für das eigene Wohlbefinden zu übernehmen. Heilerziehungspfleger begegnen im Arbeitsalltag immer höheren Anforderungen: Beispielsweise sind sie für immer mehr Dinge zuständig, der Betreuungsschlüssel sinkt weiter oder es muss im Sinne der Qualitätssicherung immer mehr dokumentiert werden. Unerwartete Vorfälle oder eine intensive Identifikation mit Klienten sorgen zusätzlich für psychische Belastung und machen es erforderlich, Verantwortung für die eigene Gesundheit und für eine angemessene Work-Life-Balance zu übernehmen. Als Unterstützungsmodelle werden auf der individuellen Ebene Maßnahmen benannt, die sich aus drei Konzepten ableiten lassen: der *Psychohygiene*, der *Salutogenese* und dem Wissen über die *Burnout-Prophylaxe*.

5.1.1 Psychohygiene

Unter *Psychohygiene* versteht man Handlungen, die zur seelischen Gesundheit und zur subjektiven Zufriedenheit führen. Der Begriff wurde erstmals 1900 vom deutschen Psychiater Robert Sommer verwendet. Die Psychohygiene bekam als Methode der Krisenintervention nach dem Zweiten Weltkrieg durch den Wiener Arzt und Begründer der Existenzanalyse Viktor Frankl, Überlebender der KZ Theresienstadt und Auschwitz, eine große Bedeutung.

Heute ist die Psychohygiene ein Teilgebiet der angewandten Psychologie und umfasst ein Unterstützungsspektrum, das von praktischen Übungen bis hin zur Psychotherapie reicht. *Hygiene* ist in unserer Kultur für die Verhütung von Krankheiten und die allgemeine Gesunderhaltung seit Langem eine Selbstverständlichkeit. Dabei denken wir aber zunächst an „äußere" Sauberkeit wie tägliches Waschen oder Zähneputzen. Die *Psychohygiene* bezieht sich hingegen auf die „innere" Sauberkeit. Dazu gehören Maßnahmen, die der Erhaltung und Förderung der seelischen Gesundheit und der Verringerung oder sogar Vermeidung von psychischen Belastungen dienen. Psychohygiene umfasst dabei alle Maßnahmen, die zur Erhaltung und Verbesserung des Wohlbefindens beitragen. Eberhard Schomburg, ein deutscher Pädagoge und Dozent für Psychologie, nannte 1975 folgende häufig zitierten Lebensgrundbedürfnisse als Pfeiler für eine ausgeglichene Psychohygiene: „Liebe, Sicherheit, Anerkennung, Raum für schöpferisches Tun, Ereignisse mit Erinnerungswert und Selbstachtung" (Schomburg, 1975, S. 148 ff.). Das Erhalten und Erreichen dieser Lebensgrundbedürfnisse sind das Ziel von Psychohygiene. Konkrete Maßnahmen können Entspannungsverfahren wie Yoga, Qi Gong, Tai Chi, progressive Muskelentspannung oder autogenes Training sein (vgl. Schröder, 2006, S. 8 f.). Auch folgendes Beispiel für eine Übung macht deutlich, wie man durch eine konkrete Methode positiven Einfluss auf die eigene Psychohygiene nimmt.

Beispiel

Notieren Sie sich am Morgen stichwortartig Dinge bzw. Ereignisse, von denen Sie erwarten, dass sie unangenehm werden. Diese Erwartungsliste sollten Sie drei Wochen lang am Abend auswerten und prüfen, welche Erwartungen sich tatsächlich erfüllt haben. Dadurch gewinnen Sie einen Überblick darüber, wie viele Sorgen begründet und wie viele unbegründet waren. Ziel ist es, dadurch zu einer größeren Gelassenheit zu kommen.

Merksatz

Für Heilerziehungspflegerinnen und -pfleger ist es wichtig, *regelmäßig* ***und*** *aktiv* ***etwas für die eigene Psychohygiene zu tun.***

5.1.2 Salutogenese

Die *Salutogenese* beschäftigt sich damit, wie Gesundheit entsteht und erhalten bleibt. „Saluto" ist lateinisch für „Gesundheit"; „Genese" bedeutet „Entstehung". Das Modell wurde 1970 von dem Medizinsoziologen Aaron Antonovsky entwickelt.

Ursprünglich wollte er untersuchen, wie sich Frauen an die Veränderungen während der Wechseljahre anpassen. Dabei fand er heraus, dass viele der befragten Frauen früher im Konzentrationslager waren. Trotz der erlebten Gräuel im Lager verfügte fast ein Drittel der Frauen über eine gute psychische Gesundheit. Eine Analyse der hierzu benötigten Faktoren wurde die Grundlage des salutogenetischen Modells. Antonovsky geht davon aus, dass die menschliche Existenz nicht auf einem Gleichgewicht und auf Gesundheit beruht, sondern auf Ungleichgewicht und Krankheit. Dies bedeutet, dass der Mensch seine Gesundheit immer wieder aufbauen muss und der Verlust von Gesundheit ein natürlicher und allgegenwärtiger Prozess ist. Für Gesundheit und die nötige Widerstandsfähigkeit (Resilienz) ist nach Antonovsky das sogenannte *Kohärenzgefühl* verantwortlich. „Kohärent" bedeutet „zusammenhängend"; das Kohärenzgefühl ist so etwas wie eine Grundhaltung. Diese Grundhaltung steht fortwährend in einem Wechselbezug mit neuen Lebenserfahrungen, die im günstigen Fall die positive Grundhaltung bestätigen. Das führt dann dazu, dass das Kohärenzgefühl stabil und überdauernd wird. Als Unterstützungsquelle sollten also die Heilerziehungspflegerin wie auch der Klient ein möglichst stabiles Kohärenzgefühl bzw. eine positive Grundhaltung zum Leben anstreben.

Wie kommt man zu einer solchen positiven Grundhaltung? Hierzu benötigt man nach Antonovsky drei Komponenten, nämlich das Gefühl der:
- *Verstehbarkeit,*
- *Handhabbarkeit* und
- *Bedeutsamkeit.*

Wenn man seinen Alltag anhand dieser drei Komponenten als sinnvoll erlebt, kommt man zu einer positiven Grundhaltung bzw. entwickelt ein Kohärenzgefühl.

Beispiel
Ein Heilerziehungspfleger ist mehrmals pro Woche mit fremdaggressivem Handeln seines Klienten Peter konfrontiert. Wenn es ihm gelingt, Peters Angriffen mit dem Gefühl der Verstehbarkeit („Peter schlägt um sich, da er keine andere Konfliktlösungsstrategie finden kann“), der Handhabbarkeit („Ich bin dieser Situation nicht hilflos ausgeliefert, ich werde lernen, die Schritte der Eskalation frühzeitig zu erkennen“) und der Bedeutsamkeit („Ich leiste hier gute Arbeit und kann Peter in seiner Entwicklung unterstützen“) zu begegnen, dann kann man von einer guten Grundhaltung (Kohärenzgefühl) sprechen. Dies ist wichtig, um bei den täglichen Anforderungen im Berufsfeld psychisch gesund zu bleiben.

Merksatz
Die gesundheitsförderliche Grundhaltung (Kohärenzgefühl) von Heilerziehungspflegerinnen und -pflegern ist davon abhängig, ob sie ihren Alltag verstehen, beeinflussen und in ihrem Handeln eine Bedeutung bzw. einen persönlichen Sinn erkennen können.

5.1.3 Burnout-Prophylaxe

In der ICD-10 (siehe S. 97 ff.) wird *Burnout* trotz hoher Aktualität nicht als eigenständige Diagnose aufgenommen, sondern nur im Anhang als „Ausgebranntsein“ und als „Zustand totaler Erschöpfung“ beschrieben. Aufgrund der unterschiedlichen Ausprägungen gibt es bisher keine exakte Definition. Die Tatsache, dass die Burnout-Forschung ihren Ursprung im Gesundheitswesen hat, belegt ihre Bedeutung für die Heilerziehungspflege. Burnout wird als ein körperlicher, emotionaler und geistiger Erschöpfungszustand gesehen, der aus einer beruflichen Überlastung heraus entstehen kann.

Die Symptome lassen sich in drei Kategorien einteilen:
- Emotionale Erschöpfung
- Depersonalisierung, z. B. das Gefühl neben sich zu stehen
- Erleben von Misserfolgen

(vgl. Maslach/Jackson, 1984, S. 189)

Man geht von einem Ungleichgewicht zwischen Anforderungen und Ressourcen aus (vgl. Freudenberger u.a., 1992, S. 159 ff.). Da es sich nicht um eine Krankheit mit eindeutigen Symptomen und Ursachen handelt, kann man auch nicht von einer allgemein wirksamen *Burnout-Prophylaxe* sprechen. Wie bei der Psychohygiene gelten auch hier Entspannungs-, Atem- und Meditationsübungen als hilfreich. Sie ändern jedoch nicht das Grundproblem der beruflichen Überlastung.

Das Ziel einer Burnout-Prophylaxe ist die Stärkung der Fähigkeit zum Selbstmanagement und der eigenen Willenskraft. Zur *personenbezogenen Unterstützung* zählen das kognitive Verhaltenstraining, das Training berufsbezogener Fähigkeiten, Kommunikationstraining und ein Ausbalancieren zwischen beruflichen Anforderungen und privaten Verpflichtungen.

Zur *organisationsbezogenen Unterstützung* zählt man regelmäßige Supervision und Maßnahmen zur Verbesserung der Arbeitsbedingungen (Unterstützung von Arbeitsabläufen, Leistungsbewertung und Feedback, Modifikation von Arbeitszeiten oder ein Mentoring durch Vorgesetzte).

Verschiedene Autoren unterstreichen bei der Burnout-Prophylaxe die große Bedeutung von *sozialer Unterstützung* (vgl. Petzold, 2003) durch Kollegen, Vorgesetzte, Partner, Familienmitglieder und Freunde, auf die im Bedarfsfall zurückgegriffen werden kann. Die beste Vorsorge ist, wie bei der Salutogenese und der Psychohygiene, in erster Linie gut für sich selbst zu sorgen: sich selbst wertschätzen und die eigenen Bedürfnisse ernst nehmen. Im Arbeitsgebiet der Heilerziehungspflege kann es schnell zu Frustration oder Stress kommen, wenn heilerziehungspflegerische Methoden nicht die gewünschten Effekte erzielen. Daher fordert Häussler (vgl. Häussler, 2000, S. 229 f.) eine gezielte Haltung der Skepsis gegenüber der Wirksamkeit heilerziehungspflegerischer Ansätze. Diese Skepsis soll vor zu hohen Erwartungen und Enttäuschungen schützen.

Präventiv wirksam ist, sich selbst positive Bedingungen zu schaffen und trotz widriger Umstände die eigene Leistung anzuerkennen und für Flow-Erlebnisse (d.h. einen Schaffens- oder Tätigkeitsrausch) zu sorgen.

Beispiel
Wenn eine Heilerziehungspflegerin mit zunehmender Intensivierung der Arbeitsbedingungen konfrontiert ist, sie beispielsweise viele Dienste hintereinander übernimmt, immer mehr Aufgaben erledigen muss und mit sehr schwierigen Klienten arbeitet, dann ist wichtig, dass sie sich nicht selbst etwas beweisen muss. Unter Umständen kann sie nicht allen Anforderungen gerecht werden. Wenn ihr selbst oder Freunden auffällt, dass persönliche Bedürfnisse und soziale Kontakte vernachlässigt werden, könnte das bereits den Weg in ein Burnout-Syndrom charakterisieren. Dann ist wichtig, sich schnell Unterstützung zu suchen bzw. einem Burnout gezielt entgegenzuwirken.

Merksatz
Burnout ist ein schleichender Prozess berufsbezogener Erschöpfung, dem durch eine stimmige Work-Life-Balance vorgebeugt werden kann.

5.2 Teamarbeit und kollegiale Beratung/Peer Counseling und persönliche Zukunftsplanung

Die zweite Ebene der Unterstützung liegt auf der *internen* oder auch *institutionellen Ebene* – dem Austausch und der Zusammenarbeit von Menschen mit möglichst gleichem Anliegen. Hier sollen für die Profis die *Teamarbeit* und die *kollegiale Beratung* und für Klientinnen und Klienten die Methode des *Peer Counselings* und die *persönliche Zukunftsplanung* skizziert werden.

5.2.1 Teamarbeit

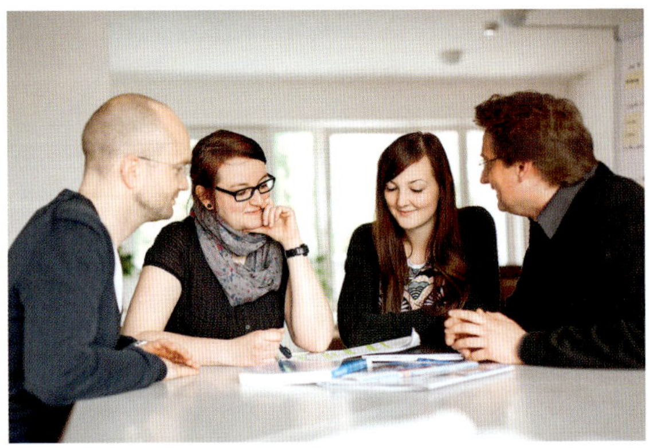

Für die Heilerziehungspflege ist die *Teamarbeit* in den meisten Arbeitsfeldern ein wichtiger Unterstützungsaspekt. Obwohl jedem die zentrale Bedeutung einer guten Teamarbeit bekannt ist, zeigen sich hier häufig große Probleme. Die meisten Heilerziehungspflegerinnen und -pfleger werden in verschiedenen Arbeitskontexten unterschiedlich gute Erfahrungen mit Teamarbeit gemacht haben.

Teamarbeit kann Kreativitätsschübe fördern und durch mitbestimmende Teilhabe eine motivierende Identifikation ermöglichen (vgl. Weber, 2000, S. 13). In einem multiprofessionellen Team bereichern sich die Teammitglieder durch ihr fachliches Know-how und den gegenseitigen Wissens- und Erfahrungsaustausch. Dadurch fließen mehrere Ideen und Erfahrungen in die Arbeit ein. Im günstigen Fall werden anspruchsvollere Zielsetzungen möglich und die Arbeitszufriedenheit wird größer. Durch kollegiale Bestätigung wächst das Verständnis untereinander, woraus sich eine vertrauensvolle Beziehung entwickeln kann.

Teamarbeit zielt auf gegenseitige Unterstützung und Rücksichtnahme. Bei akuten Belastungssituationen der einzelnen Teammitglieder schauen die anderen nicht einfach zu, wie ein Teammitglied zusammenbricht. Teamarbeit unterliegt ständigen Veränderungen und braucht eine souveräne Leitung, die die Teamentwicklungsprozesse verantwortet und aktiv gestaltet. Gute Zusammenarbeit im Team setzt aber nicht voraus, dass neben der Arbeit auch zwangsläufig die Freizeit miteinander verbracht, private Angelegenheiten besprochen und familiäre Sorgen geteilt werden. Vielmehr ist für eine gute Zusammenarbeit eine geklärte Arbeitsbeziehung Voraussetzung, die weitgehend frei sein kann von Sympathie oder Antipathie. Gegenseitige Sympathie stärkt allerdings das Zusammengehörigkeitsgefühl.

Beispiel
Gute Teamarbeit ist in der Arbeit mit Menschen mit psychischer Erkrankung oder Behinderung eine wichtige Unterstützung. Allerdings ist nicht jedes Team zwangsläufig eine Unterstützungsquelle. Daher sollten Heilerziehungspflegerinnen und -pfleger sich über die persönlichen Unterstützungschancen von guter Teamarbeit im Klaren sein, dies bereits bei der Arbeitsplatzsuche berücksichtigen bzw. sich im bestehenden Arbeitsverhältnis für konstruktive Teamentwicklungsprozesse engagieren.

Merksatz
Teamarbeit ist das konstruktive und im Idealfall harmonische Zusammenarbeiten einer Gruppe von Menschen, die sich auf gemeinsame Ziele verpflichtet haben, sich unterstützen und Freude an einer sinnstiftenden Arbeit haben.

5.2.2 Kollegiale Beratung

Eine besondere Form der gegenseitigen Unterstützung stellt die *kollegiale Beratung* (vgl. Wittrock, 1998, S. 94 ff.) dar. In der kollegialen Beratung unterstützen sich Heilerziehungspflegerinnen und -pfleger gegenseitig, um Lösungen für ihre beruflichen Probleme zu finden. Hierbei gibt es keine festgelegte Rollenverteilung. Die Gesprächsführung wird abwechselnd übernommen. Die Beratung erfolgt nach einem festgelegten Ablauf, der meist aus sechs Phasen besteht:

- Phase 1: „Casting“ – Festlegung der Gesprächsführung
- Phase 2: „Spontanerzählung“ – Situations- und Problemschilderung durch ein Teammitglied
- Phase 3: „Schlüsselfrage finden“ – Herausarbeiten der Kernproblematik
- Phase 4: „Methodenwahl“ – Ratsuchende wählt eine Methode (Brainstorming/Ideen sammeln/Actstorming/Resonanzrunde)
- Phase 5: „Beratung“ – Rückmeldung des Ratsuchenden; jedes Teammitglied stellt seinen Eindruck und eine Lösungsidee im Team vor
- Phase 6: „Abschluss“ – Gemeinsame Überlegung zu Lösungsschritten

Merksatz
Kollegiale Beratung ist eine leicht zu lernende Unterstützungsform, die sich sehr gut für Teamgespräche oder Klientenbesprechungen eignet.

Beim Ablauf und der Moderation einer kollegialen Beratung müssen verschiedene Regeln beachtet werden.

Weiterführende Literatur

Nußbeck, Susanne: Einführung in die Beratungspsychologie, 2. Auflage, München, Reinhardt UTB, 2010.

Gute Umsetzungsanleitungen sind unter folgenden Internetadressen zu finden:
- www.kollegiale-beratung.de/Ebene2/6phasen.html [22.04.2013]
- www.ptsherzogenburg.ac.at/pts_projekt_noe/Schrittekollegialer%20Beratung.pdf [22.04.2013]

5.2.3 Peer Counseling und persönliche Zukunftsplanung

Eine Form der gegenseitigen Beratung für die Klienten ist das *Peer-Counseling*-Konzept (Betroffene beraten Betroffene). Peer Counseling ist eine Beratungstechnik, die aus der Selbstbestimmt-Leben-Bewegung (ISL: Interessenvertretung Selbstbestimmtes Leben) behinderter Menschen stammt (vgl. Knust-Potter, 1998, S. 91 f.). Ein Peer Counselor befindet sich in einer ähnlichen Lebenssituation und hat einen ähnlichen Erfahrungshintergrund wie die zu beratenden Menschen. Die Beratung orientiert sich an einem positiven Menschenbild und geht im Sinne des Empowerments (siehe S. 56 ff.) davon aus, dass jeder Mensch in der Lage ist, seine Probleme selbst zu lösen. Der Beratungsprozess orientiert sich an Problemlösungstechniken aus der klientenzentrierten und systemischen Beratung. Ein selbst betroffener Berater wirkt in seiner Modellrolle ermutigend und kann ein authentisches Vorbild sein. Der Berufsverband Peer Counseling (BVP) besteht seit zehn Jahren und bietet unter anderem Fort- und Weiterbildungen in Peer Counseling an. Inwieweit sich diese Unterstützungsmethode für Menschen mit psychischen Störungen eignet, hängt stark von der individuellen Ausprägung der psychischen Störung ab.

Für Menschen mit psychischen Störungen kann als Unterstützungsmodell noch die *persönliche Zukunftsplanung* (vgl. Doose, 2011) genannt werden, die ohne therapeutischen Anspruch durch ein vielfältiges methodisches Repertoire (u.a. Spielkarten, Mandalas, Arbeitsblätter) Unterstützung für angestrebte Lebensziele und Anregungen zur Netzwerkarbeit bietet.

5.3 Supervision, Konsulentenarbeit und Unterstützung durch den Berufsverband

Auf der dritten Unterstützungsebene werden externe, von außen dazukommende Unterstützungsquellen vorgestellt. Mit der *Supervision* wird eine der wichtigsten Unterstützungsmethoden skizziert. Die *Konsulentenarbeit* unterstützt, wenn das eigene Team nicht mehr weiterweiß, und der *Berufsverband* ist eine gute Adresse, um sich konstruktiv mit Kolleginnen und Kollegen auszutauschen.

5.3.1 Supervision

Supervision (lat.: Beobachtung) ist eine Beratungsform und ein Reflexionsverfahren für berufliche Zusammenhänge. Das übergeordnete Ziel der Supervision besteht darin, die Arbeitssituation des Ratsuchenden zu verbessern. Supervision unterstützt einzelne Personen, ganze Teams, Gruppen oder Organisationen bei der Reflexion und Verbesserung ihres beruflichen Handelns (vgl. Burisch, 2010, S. 269 f.). Das *Beratungsgespräch* (die Supervision) wird in der Regel von einem ausgebildeten Supervisor geleitet, der den Beratungsprozess nach bestimmten Vorgaben gestaltet. Der *Supervisor* darf kein Vorgesetzter der Teilnehmenden sein. Um eine höchstmögliche Neutralität zu gewährleisten, wird meistens ein Supervisor gewählt, der nicht zur eigenen Institution gehört (extern). Er kann aber auch aus der Institution kommen (intern). Dies geht zulasten der Neutralität und macht Vertrauen und Offenheit für die Teilnehmenden schwieriger, hat aber den Vorteil, dass er oder sie mehr Praxiswissen und Wissen um interne Zusammenhänge mitbringt.

Methodisch wird der Supervisor je nach Ausbildung tiefenpsychologische, klientenzentrierte oder systemische Methoden einsetzen. Inhaltlich geht es um eine Bestandsaufnahme der Situation, die Reflexion von Erfahrungen und das Finden von Lösungs- bzw. Veränderungsmöglichkeiten. Der Supervisor leitet die Sitzung und ist u.a. für die Gruppenatmosphäre und den Schutz einzelner Gruppenmitglieder zuständig. Jeder Teilnehmer erhält Raum, um sich einzubringen und für sich zu lernen. Die Gruppe dient als Spiegel und Sparringspartner. Spiegeln bedeutet hier, dass die Teilnehmer die Perspektive des Gegenübers einnehmen und mit eigenen Worten das wiedergeben, was sie von ihrem Gegenüber an Inhalten und Gefühlen verstanden haben. „Sparringspartner" meint, sich mit jemandem auseinanderzusetzen, ggf. sogar einen Widerspruch zu erzeugen.

Supervision kann auf drei Ebenen helfen, nämlich auf der

- Klientenebene: Reflexion der Arbeitsbeziehungen zu den Menschen mit psychischen Störungen oder geistiger Behinderung;
- Mitarbeiterebene: Zusammenarbeit der Kolleginnen untereinander verbessern;
- Organisationsebene: Gestaltung von organisatorischen Abläufen.

Supervision erhöht die Konfliktfähigkeit und ermöglicht einen höheren Grad an (Selbst-)Steuerung und Regulation in komplexen Zusammenhängen. Sie hilft auf berufliche Anforderungen adäquat reagieren zu können und stärkt durch neue Handlungsideen die Problemlösefähigkeit der Heilerziehungspflegerinnen und -pfleger. Supervision kann helfen, mit Belastungen besser umzugehen, und ist damit eine weitere Burnout-Prophylaxe.

5.3.2 Konsulentenarbeit

Konsulentenarbeit entstand in den 1990er-Jahren in den Niederlanden (vgl. Eeklaar, 2011, S. 442) und wird seit dem Jahr 2000 in mehreren Bundesländern als Beratung angeboten. In einer Beratungsstelle für Konsulentenarbeit sind Fachkräfte unterschiedlicher Profession und Spezialisierung angestellt, die auf Anfrage an den Lebens- oder Arbeitsort des Klienten kommen und dort zusammen mit den Mitarbeitenden gute Umgangslösungen oder nötige Umfeldveränderungen erarbeiten (vgl. Landschaftsverband Rheinland, o. J.). Konsulententeams verstehen sich als Koordinatoren individueller Unterstützungsleistungen. Ein Hilfe suchendes Team, ein Klient oder ein Familienmitglied wendet sich an das Konsulententeam, das dann einen entsprechenden Experten mit fachlichem Erfahrungshintergrund schickt, der vor Ort tätig wird. Der Experte macht sich ein Bild über den Istzustand, analysiert die Vorgeschichte und erarbeitet Empfehlungen für eine neue Betreuungspraxis. Die Handlungsansätze orientieren sich an den Stärken des Individuums und zielen darauf ab, durch assistierende Hilfen eine weitgehend selbstbestimmte Gestaltung des Alltags zu ermöglichen. Eine Untersuchung der Universität Köln (vgl. Seifert, 2007, S. 41–64) konnte aufzeigen, dass die Unterstützung durch ein Konsulententeam für das Gruppenpersonal zu deutlicher Arbeitserleichterung, neuen Ideen im Umgang und mehr emotionaler Handlungssicherheit führt. Experten fordern, dass Konsulentenarbeit bundesweit angeboten und ein verbindlicher Bestandteil regionaler Hilfesysteme wird.

5.3.3 Unterstützung durch den Berufsverband

Als weitere Unterstützungsebene soll noch auf den Berufsverband der Heilerziehungspflege hingewiesen werden. Über die Landesverbandsgruppen werden Beratung, Fort- und Weiterbildungen angeboten. Der Bundesverband Heilerziehungspflege informiert über aktuelle Themen und kooperiert mit der Bundesarbeitsgemeinschaft der Ausbildungsstätten für Heilerziehungspflege in Deutschland e. V., dem Zusammenschluss der Fachschulen. Der fachliche Austausch und das Wissen über aktuelle Themen in der Heilerziehungspflege tragen auch zu einer höheren Berufsidentifikation bei.

Weiterführende Literatur

Schneewind, Julia: Persönlichkeit stärken – gesund bleiben. Kraft tanken im Erzieherinnen-Alltag, Köln, Bildungsverlag EINS, 2011.

6 Zusammenarbeit mit Angehörigen

Andreas Eckert

6.1 Warum sollten wir mit Angehörigen zusammenarbeiten?

Der Blick auf das personelle Umfeld von Kindern, Jugendlichen und Erwachsenen mit einer Behinderung oder psychischen Störung ist spätestens seit dem Zugewinn einer systemischen Perspektive in der Heil- und Sonderpädagogik sowie ihren benachbarten Disziplinen ein nicht mehr wegzudenkender Bestandteil professioneller Arbeit.

Primär zurückgreifend auf die ökosystemische Theorie der menschlichen Entwicklung nach Urie Bronfenbrenner (vgl. Bronfenbrenner, 1981) wird der Berücksichtigung komplexer Wechselwirkungen zwischen dem eigenaktiven Entwicklungsprozess eines Menschen und der Dynamik seiner Lebensumwelt ein hoher Stellenwert für die (heil)-pädagogische Arbeit zugeschrieben.

Die Lebensumwelt umfasst in diesem Verständnis sowohl unmittelbare soziale Kontakte wie die Familie, die Verwandtschaft, den Freundeskreis oder die Schulklasse als auch entferntere Bezugsebenen institutioneller oder gesellschaftlicher Art, wie z. B. Angebote des Gesundheits- oder Bildungssystems.

Die Zusammenarbeit mit den Angehörigen kann in diesem Kontext als möglicher entwicklungsförderlicher Faktor der Ebene der Mesosysteme zugeordnet werden. Als „Mesosystem" bezeichnet man den Verbund zweier Mikrosysteme, wie z. B. Familie und Wohngemeinschaft, in die eine Person unmittelbar eingebunden ist.

Während die Mikrosysteme scheinbar einen direkten Beitrag zur Unterstützung von Entwicklungsprozessen leisten, ist der Beitrag der Mesosysteme zumeist indirekt. Dennoch sind Mesosysteme nicht weniger bedeutsam. So nimmt beispielsweise die Form, in der Kontakte und Begegnungen zwischen den zwei Mikrosystemen Familie und Wohngemeinschaft gestaltet werden, nach Bronfenbrenner eine wichtige Rolle in der Förderung von individuellen Entwicklungsprozessen ein.

Heilerziehungspflegerinnen und -pfleger sollten versuchen, diese Verbindung so positiv wie möglich zu gestalten. Speck (2003, S. 272 f.) konkretisiert dies folgendermaßen: „Als förderlich werden unterstützende Verbindungen genannt, die auf gegenseitigem Vertrauen, positiver Orientierung und Zielübereinstimmung in den Lebensbereichen beruhen und die eine mühelose, also selbstverständliche, beidseitige, offene Kommunikation und gemeinsame Tätigkeiten bewirken können."

Wie wichtig es ist, das personelle Umfeld in die fachliche Arbeit mit Menschen mit einer Behinderung oder psychischen Störung einzubeziehen, lässt sich auch mit den aktuell richtungsweisenden Klassifikationen und Konventionen auf der internationalen Ebene begründen.

Sowohl die ICF (International Classification of Functioning, Disability and Health) der Weltgesundheitsorganisation aus dem Jahr 2001 als auch die Behindertenrechtskonvention der Vereinten Nationen aus dem Jahr 2006 nehmen eine ausgeprägt umfeldorientierte Perspektive ein (siehe auch S. 102 ff. und S. 46 f.).

In der ICF findet sich der systemische Denkansatz insbesondere in der Fokussierung der Leitidee der Teilhabe sowie der Berücksichtigung relevanter Kontextfaktoren im Leben der einzelnen Person. In der UN-Konvention wird neben dem ebenfalls hervorgehobenen Recht eines jeden Menschen mit einer Behinderung auf eine weitmöglichste Teilhabe am gesellschaftlichen Leben ausdrücklich die Bereitstellung umfassender Informationen, Dienste und Unterstützungen für die Familien als eine Form der Angehörigenarbeit gefordert (Artikel 23).

Merksatz
Systemisches Denken hebt die Bedeutsamkeit des personellen Umfeldes für die fachliche Arbeit mit Menschen mit einer Behinderung hervor.

6.2 Zielgruppen

Die Zielgruppen der Zusammenarbeit mit den Angehörigen variieren mit den verschiedenen Arbeitsfeldern der Heilerziehungspflege. Ebenso können sich die Adressaten je nach Lebensphase der Person mit einer Behinderung, ihrer aktuellen Lebenssituation sowie ihren sozialen Beziehungsstrukturen unterscheiden.

Als Zielgruppen für den Arbeitsbereich der Heilerziehungspflege lassen sich benennen:

- *Familien* (Eltern und Geschwister) *von Kindern und Jugendlichen mit einer Behinderung*, z. B. in den Arbeitsfeldern Kindergarten, Schule, familienentlastende Dienste
- *Familien* (Eltern und Geschwister) *von Erwachsenen mit einer Behinderung*, z. B. in den Arbeitsfeldern Wohneinrichtung, Werkstätten für behinderte Menschen
- *Partnerinnen/Partner von Erwachsenen mit einer Behinderung bzw. psychischen Störung*, z. B. in den Arbeitsfeldern Psychiatrie, persönliche Assistenz
- *Kinder von Erwachsenen mit einer Behinderung bzw. psychischen Störung*, z. B. in den Arbeitsfeldern Psychiatrie, ambulante Dienste
- *Erwachsene Kinder von älteren Menschen mit Unterstützungsbedarf*, z. B. in den Arbeitsfeldern Seniorenwohneinrichtung, ambulante Pflege
- Weitere individuell relevante *Bezugspersonen aus der Verwandtschaft oder dem Freundeskreis*, in allen Arbeitsfeldern vorstellbar

In der Regel lassen sich die relevanten Ansprechpartner für die Zusammenarbeit mit den Angehörigen im Einzelfall eindeutig bestimmen. So sind beispielsweise die Eltern eines in der Familie lebenden Kindes mit einer Behinderung selbstverständlich auch die primären Kooperationspartner im Kontext der individuellen Begleitung dieses Kindes.

Gleichwohl können sich Situationen ergeben, in denen die Suche nach den wichtigsten Angehörigen schwieriger ist und Heilerziehungspflegerinnen und -pfleger genauer hinsehen müssen. Dies kann zum einen in der Arbeit mit Erwachsenen, die die Möglichkeit haben, ein relativ autonomes Leben zu führen, besonders relevant werden, zum anderen bei Kindern und Jugendlichen, die außerhalb ihrer Herkunftsfamilie leben.

6.3 Grundsätze

Die gegenwärtig zentralen Leitideen der Partizipation, der Selbstbestimmung, des Empowerments und der Inklusion lassen sich auch auf die Zusammenarbeit mit den Angehörigen übertragen. Aus ihnen kann man die folgenden Grundhaltungen herausarbeiten.

6.3.1 Ressourcenorientierung

Ziel jeder Kooperation ist die Nutzung der auf den unterschiedlichsten Ebenen vorhandenen Ressourcen. Basierend auf der Sichtweise, dass jeder Mensch über einen Pool an hilfreichen Ressourcen – personaler und sozialer Natur – verfügt, erhält die Einbeziehung der Ressourcen der Angehörigen einen wichtigen Stellenwert für die Begleitung, Betreuung oder Förderung eines Menschen mit einer Behinderung.

Wenn es Heilerziehungspflegerinnen und -pflegern gelingt, Angehörige gemäß dem Empowerment-Konzept als „Experten in eigener Sache“ zu sehen, führt dies zum Erkennen einer „Ergänzungsbedürftigkeit“ (Speck, 2003, S. 495) professioneller Hilfe und der Unterstützung durch die Angehörigen.

Angehörige sind häufig wichtige Informationsquellen für Heilerziehungspflegerinnen und -pfleger. Der Austausch kann für beide Seiten bereichernd sein, und auch im Alltag können Angehörige einen wichtigen Beitrag zur Ausgestaltung förderlicher Angebote für die einzelne Person mit einer Behinderung leisten.

6.3.2 Wahrnehmung und Akzeptanz unterschiedlicher Lebenswirklichkeiten

Den Wunsch nach Selbstbestimmung und Autonomie wahrzunehmen sowie die persönlichen Lebensweisen und -vorstellungen zu akzeptieren, ist sowohl für die Arbeit mit Menschen mit einer Behinderung als auch für die Zusammenarbeit mit den Angehörigen eine wichtige fachliche Aufgabe.

Angehörige begegnen dem jeweiligen Menschen in der Regel mit einem völlig anderen Erfahrungshintergrund und einer anderen Betroffenheit als Fachleute dies tun. Die Sorgen um die Entwicklung des eigenen Kindes mit einer Behinderung, die Ängste bezüglich der Zukunftsgestaltung des Partners mit einer psychischen Erkrankung oder auch die teils extremen physischen und psychischen Belastungen von Angehörigen können Fachleute nur in einem gewissen Maß teilen.

Heilerziehungspflegerinnen und -pfleger sollten sich möglichst wertfrei, wertschätzend und offen mit der Situation der Angehörigen auseinandersetzen. Deren Erfahrungen und Sichtweisen sind in diesem Sinne Bestandteil einer verstehensorientierten Zusammenarbeit.

6.3.3 Thematisierung von Bedürfnissen und Handlungsbedarfen

Wichtig ist auch, dass Heilerziehungspfleger und -pflegerinnen vorhandene Handlungsbedarfe und Bedürfnisse aus der Perspektive der Angehörigen erfragen bzw. klären. Wenngleich in der heilerziehungspflegerischen Tätigkeit in der Regel die Belange der einzelnen begleiteten oder betreuten Person im Vordergrund stehen, kann dies eine wichtige Ergänzung für die Gestaltung fachlicher Hilfen bieten.

Angehörige haben häufig nicht nur eigene Vorstellungen davon, wie Heilerziehungspflegerinnen und -pfleger einen Menschen mit Behinderung am besten unterstützen können, sondern oft auch eigene Bedürfnisse, z. B. wünschen sich Eltern Unterstützung und Entlastung im familiären Leben mit einem Kind mit einer Behinderung. Kann das Bedürfnis erfüllt werden, hat dies vielfach eine stabilisierende Wirkung, die selbstverständlich auch dem eigentlichen Adressaten der fachlichen Hilfen, in diesem Fall dem Kind, zugutekommt.

Der Austausch zwischen Heilerziehungspflegerinnen und Angehörigen dient schließlich auch dazu, dass bestehende Erwartungen beider Seiten geklärt werden können: Wie sollen die Zusammenarbeit und die Begleitung oder Förderung des Menschen mit einer Behinderung aussehen?

Den Angehörigen wird auf diesem Weg vermittelt, dass ihre Beiträge, Ziele und Handlungsvorschläge ernst genommen werden. Gleichzeitig können bestehende Differenzen aufgedeckt und bearbeitet werden.

Merksatz
Ressourcenorientierung, die Wahrnehmung unterschiedlicher Lebenswirklichkeiten von Angehörigen und Fachleuten sowie der Blick auf Bedürfnisse und Handlungsbedarfe aus der Perspektive der Angehörigen bilden Eckpfeiler einer wertschätzenden Zusammenarbeit.

6.4 Wie sollten wir mit Angehörigen zusammenarbeiten?

Die Gestaltung der Zusammenarbeit mit den Angehörigen lässt sich einerseits in mögliche Inhalte, andererseits in konkrete Formen aufteilen und beschreiben.

6.4.1 Inhalte der Zusammenarbeit

Auf der inhaltlichen Ebene gibt es fünf übergeordnete Kategorien (vgl. Eckert/Sodogé/Kern, 2012, S. 83 ff.), die die Gestaltung der Zusammenarbeit bestimmen:

- Information: Heilerziehungspflegerinnen geben Informationen zu ihrer Arbeit weiter, aber auch der umgekehrte Weg ist möglich: Angehörige informieren Heilerziehungspfleger.

- Beratung: Konkrete Anliegen oder Fragen von Angehörigen werden gemeinsam bearbeitet bzw. gelöst.
- Unterstützung: Heilerziehungspflegerinnen entwickeln konkrete Hilfen für die Angehörigen, z. B. damit der Alltag besser bewältigt werden kann und Angehörige entlastet werden.
- Ermutigung zur Beteiligung: Heilerziehungspfleger machen Angehörigen Mut und vermitteln Möglichkeiten selbst gesteuerter Aktivitäten, z. B. den Kontakt zu einer Selbsthilfegruppe.
- Beteiligung an Entscheidungsprozessen: Angehörige werden in Entscheidungen mit einbezogen.

Wo der jeweilige Schwerpunkt in der Zusammenarbeit liegt, ist sowohl abhängig vom Arbeitsfeld, von den bestehenden Bedürfnissen und Handlungsbedarfen als auch von aktuellen Entwicklungen im Verlauf einer Zusammenarbeit.

6.4.2 Formen der Zusammenarbeit

Bei der Auswahl einer geeigneten Form der Zusammenarbeit sollte sowohl auf die angestrebten inhaltlichen Zielsetzungen als auch die Nutzerfreundlichkeit des Angebots für die beteiligten Personen geschaut werden.

Oft bestimmen die organisatorischen Gegebenheiten des Arbeitsfeldes relativ genau, wie die Zusammenarbeit mit Angehörigen aussieht, z. B. sind Heilerziehungspflegerinnen und -pfleger nur zu bestimmten Zeiten erreichbar. Dennoch sollte z. B. im Blick behalten werden, dass Vielfältigkeit und Flexibilität der Zusammenarbeit meist gut tun.

Man unterscheidet sieben klassische Formen der Zusammenarbeit mit Angehörigen:

- Bereitstellung schriftlicher Informationen: In Form von Informationsbroschüren, Internetseiten, Ratgebern oder Literatur werden Informationen an Angehörige weitergegeben.
- Informationsveranstaltungen: themenbezogene Veranstaltungen für Angehörige, die ebenfalls primär Informationen bzw. allgemeine Handlungsvorschläge vermitteln und Nachfragen zulassen können
- Schriftliche Kommunikation: Möglichkeit der zeitlich flexiblen, allgemeinen oder persönlichen Informationsweitergabe sowie des Austauschs
- Persönliche Gespräche: Diese können sowohl einen informativen als auch einen beratenden Schwerpunkt haben. Wechselseitiger Austausch ist möglich. Persönliche Gespräche bieten in der Regel den breitesten Gestaltungsspielraum. Alle möglichen Inhalte sind denkbar. Angehörige können über persönliche Gespräche an Entscheidungsprozessen beteiligt werden.
- Hausbesuch: In manchen Arbeitsfeldern sind sie eine hilfreiche Ergänzung des wechselseitigen Austauschs. Heilerziehungspflegerinnen und -pfleger lernen mitunter viel über die Beziehung zwischen Angehörigen und ihren Klienten, wenn sie einen Einblick in das häusliche Umfeld bekommen. Manchmal können sie dadurch sowohl die Menschen mit Behinderung als auch die Angehörigen besser verstehen.

- Angehörigengruppen: Es gibt sie sowohl in der Form expertengeleiteter Gruppen als auch als Selbsthilfegruppen, die von Fachleuten in Institutionen initiiert wurden. Im Vordergrund steht die ressourcenorientierte Nutzung der Erfahrungen und des Wissens der Angehörigen. Zudem bieten sie die Möglichkeit zum Austausch auf einer sozial-emotionalen Ebene.
- Gremienarbeit: Die Beteiligung an Gremien wie Eltern- oder Angehörigenbeiräten ist in vielen Arbeitsfeldern, z. B. in Wohneinrichtungen, gesetzlich geregelt und bietet den Angehörigen die Chance, aktiv an Entscheidungsprozessen mitzuwirken.

Merksatz
Die Zusammenarbeit mit den Angehörigen kann mit ganz unterschiedlichen inhaltlichen Schwerpunkten gestaltet werden. Die verschiedenen Formen der Zusammenarbeit eignen sich unterschiedlich gut für den jeweiligen Zweck. Heilerziehungspfleger und -pflegerinnen sollten flexibel die Vielfalt der Gestaltungsformen nutzen, um die Angehörigen für eine gelingende Zusammenarbeit zu gewinnen.

Weiterführende Literatur

Eckert, Andreas: Familie und Behinderung. Studien zur Lebenssituation von Familien mit einem behinderten Kind, Hamburg, Dr. Kovac, 2008.

Ziegler, Elke: Angehörigenarbeit bei bipolarer Erkrankung. Ein klinisch sozialarbeiterisches Konzept für den Bereich Psychiatrie, Zürich, Lit, 2010.

Leptihn, Tilman: 50 Tipps für die Angehörigenarbeit in der Altenpflege, 2. Aufl., Hannover, Schlütersche, 2007.

7 Die Lebenskontexte der Adressaten: Arbeitsorte von Heilerziehungspflegerinnen und -pflegern

7.1 Orte des Wohnens

7.1.1 Hilfe in der eigenen Wohnung erhalten

Jessica Reichstein, Peter Weber

Selbstständiges Wohnen als Grundbedürfnis

Wer wünscht sich nicht, im Falle einer Erkrankung oder Hilfsbedürftigkeit in seinem gewohnten Lebensumfeld bleiben zu können? Eigenverantwortlich und selbstbestimmt zu wohnen, in der für jeden Einzelnen bestmöglichen Art, fördert die Zufriedenheit und das Wohlbefinden des Menschen. Daher ist das Anliegen, Hilfe und Betreuung auch dort zu gewähren, wo sie von Menschen mit Behinderung in ihrem Umfeld benötigt werden, so alt wie professionelle soziale Hilfe an sich (vgl. Brill, 1982, S. 5).

Gemeinsamkeiten ambulanter Betreuungsarten

Merksatz
Ambulante Betreuung heißt, eine eigentlich fremde Person in das direkte Lebensumfeld zu lassen, meist in die eigene Wohnung. Es heißt bei Menschen mit schwereren körperlichen, seelischen und geistigen Einschränkungen auch, jemanden an sich selbst und seinen Körper heranzulassen. So gesehen ist die Inanspruchnahme der ambulanten Hilfe an sich schon eine Herausforderung, der sich Klientinnen und Klienten stellen müssen.

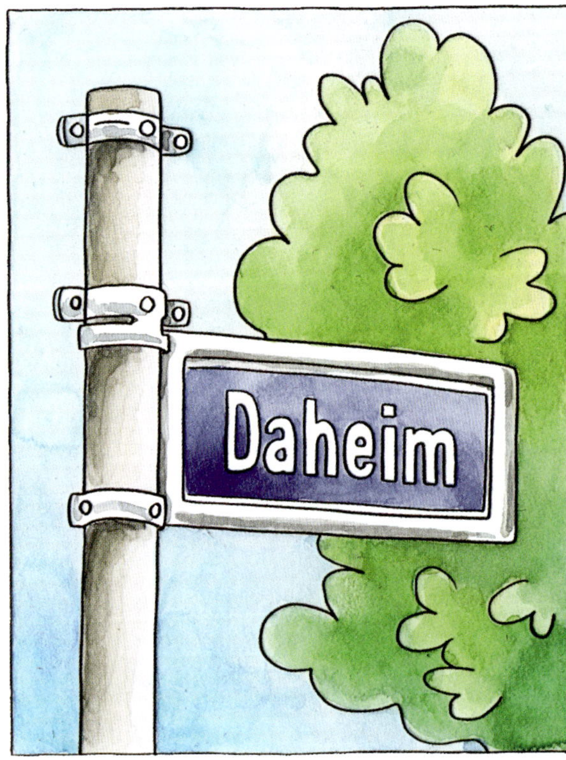

Zu Beginn jeder Betreuung ist ein professioneller Beziehungsaufbau entscheidend. Dieser erfordert ein geduldiges Werben um Vertrauen vonseiten der Heilerziehungspflegerinnen und -pfleger, auf dessen Basis eine angemessene, verlässliche und berechenbare Beziehung entstehen kann. Wichtig ist, dass Klientinnen und Klienten auch nach Beendigung oder Wechsel der Betreuung immer ihr Umfeld bzw. ihre Lebenswelt behalten werden. Heilerziehungspfleger und -pflegerinnen sind von daher eher temporäre Begleiter als Teil des Lebensumfelds. In der Betreuungsarbeit ist es unabdingbar, dass sich der Heilerziehungspfleger, egal welcher Hauptaufgabe er nachgeht, immer bewusst macht, auf welche weiteren Gefüge und Abläufe (Kontexte) sein Handeln Wirkung hat. So kann sich z. B. ein Angehöriger durch die professionelle Unterstützung aus der Verantwortung gedrängt fühlen (vgl. Brill, 1982, S. 16 f.).

Erwartungen an Heilerziehungspflegerinnen und -pfleger

Jeder Mensch erwartet, dass seine Bedürfnisse berücksichtigt werden, insbesondere in der eigenen Wohnung. Ein langsamer und begleiteter Prozess ermöglicht es Klienten, die Betreuung in ihren Alltag zu integrieren und die Kontrolle zu behalten. In der Anfangsphase stehen für viele Klienten Stabilität und Fürsorge im Vordergrund.

Die Betreuung oder Assistenz muss nicht unbedingt nur im Face-to-Face-Kontakt stattfinden. Eine verlässliche Erreichbarkeit kann ausreichend sein und ist manchmal sogar förderlicher.

Bei der ambulanten Wohnbetreuung kommt beispielsweise eine Heilerziehungspflegerin regelmäßig in die Wohnung bzw. in den Lebensraum der Klienten. Das für diese Arbeit notwendige Interesse und Engagement sollte im Betreuungsverlauf immer wieder reflektiert werden und gegebenenfalls zu einer Veränderung der Betreuungsinhalte oder auch dem Wechsel der Betreuungsperson führen (vgl. Rosemann u.a., 2011, S. 208–209).

7.1.2 Ambulant betreutes Wohnen

Jessica Reichstein, Peter Weber

Menschen, die Angebote des ambulant betreuten Wohnens in Anspruch nehmen, leben in der eigenen Wohnung, bei den Eltern, anderen Angehörigen, Freunden oder in einer Wohngemeinschaft. Das Angebot beinhaltet Hilfe zum eigenverantwortlichen und selbstbestimmten Wohnen und Leben. Es gibt formal und rechtlich gesehen keinen Unterschied zwischen Angeboten für Menschen mit geistiger oder psychischer Behinderung. Viele Träger bieten beiden Zielgruppen Hilfe an. Unterschiede ergeben sich nur in der individuellen Ausgestaltung, die sich an den Fähigkeiten der Klienten orientieren, sowie den pädagogischen Grundsätzen und der Grundhaltung des Trägers.

Ambulante Unterstützungsleistungen werden im Rahmen der Eingliederungshilfe (gemäß §§ 53 ff. SGB XII in Verbindung mit § 55 Abs. 2 Nr. 6 SGB IX) oder des persönlichen Budgets (gemäß § 17 Abs. 2 SGB IX) in Anspruch genommen. Pflegerische oder rehabilitative Angebote sind nicht enthalten. „Eingliederungshilfe ist nicht Entlastung, sondern Befähigung zu Verrichtungen, die dem behinderten Menschen in Abhängigkeit von der Schwere seiner Behinderung möglich sind“ (Mrozynski, 2011, S. 310). Es geht um Teilhabe, selbst wenn sie nur minimal ist.

Inzwischen können, besonders in Ballungsgebieten, Menschen mit einer geistigen oder psychischen Behinderung zwischen verschiedenen Trägern sozialer Hilfe selbst wählen (siehe dazu auch S. 58). Dies ist in ländlichen Regionen schwieriger, da dort häufig deutlich weniger Träger zur Auswahl stehen und lange Anfahrtswege entstehen. Die Bezeichnung der Angebote ist unterschiedlich und reicht von *betreutem Wohnen* über *Wohnassistenz* bis zu *Wohnbegleitung*.

Die Klienten werden im ambulanten Setting von Heilerziehungspflegerinnen und -pflegern überwiegend durch Beratung und Gespräche, aber auch Begleitung und Anleitung unterstützt. Bei Menschen mit einer schwereren geistigen Behinderung werden auch stellvertretend Tätigkeiten übernommen. Entsprechend dem Anspruch, die Teilhabe am Leben der Gemeinschaft zu ermöglichen oder zu sichern, erstrecken sich die Hilfsangebote auf das gesamte Spektrum des Alltags. Angefangen von der Hilfe im lebenspraktischen Bereich wie z.B. bei der Haushaltsführung, beim Einkaufen, Kochen und Putzen wird Unterstützung auch im administrativen Bereich angeboten, beispielsweise beim Begleichen von Rechnungen, bei Ämtergängen, beim Ausfüllen von Anträgen etc.

Ein weiteres großes Thema in der Betreuungsarbeit ist die Gesundheitsfürsorge. Dabei kann es sowohl um die Ernährungs- und Lebensgewohnheiten als auch im psychosozialen Bereich um emotionale Stabilisierung gehen, z.B. durch entlastende Gespräche in Konfliktsituationen, bei Belastungszuständen, Trauer oder zur Stressbewältigung.

In der Betreuung werden immer auch Bereiche wie Arbeit und Tagesstruktur bzw. Freizeit angesprochen, Bereiche also, die nicht unmittelbar mit der Wohnung verknüpft sind. So kann sowohl die Suche nach einer Beschäftigung im Fokus stehen als auch der Umgang mit der Situation, nicht am Arbeitsleben teilnehmen zu können. Im Freizeitbereich können Heilerziehungspflegerinnen und -pfleger helfen, indem sie Klienten unterstützen, begleiten oder unter Umständen eine nicht professionelle Hilfe organisieren. Einige Träger bieten für das betreute Wohnen neben den nach draußen orientierten Aktivitäten eine breite Palette von intern organisierten Gruppen und niedrigschwelligen Arbeitsangeboten an.

In der folgenden Tabelle sind Ziele, die in der Betreuungsarbeit erarbeitet werden können, zusammengefasst. Beispielhaft sind nach den Teilhabebereichen ICF-Unterziele aufgeführt, ohne Anspruch auf Vollständigkeit.

Teilhabebereiche: Selbstversorgung/häusliches Leben/Mobilität **Ziel: Erwerb von lebenspraktischen Kompetenzen**	
Selbstständiger Umgang mit Finanzen	Nutzung eines Bankkontos; Einteilung von Geld für laufende Kosten wie Miete, Strom, Lebensmittel etc. sowie unregelmäßige Anschaffungen
Eigenständige Haushaltsführung	Reinigung der Wohnung, Ordnung halten; Reparaturen durchführen oder in Auftrag geben; Nutzung von Haushaltsgeräten wie Waschmaschine etc.; Einkaufen von Haushaltsmitteln
Selbstständige Körperpflege und Ernährung	Regelmäßiges Waschen bzw. Duschen; Pflege der Haare, Haut und Zähne; Einkaufen und Zubereiten von Lebensmitteln; Wissen über gesunde Ernährung
Orientierung im Lebensumfeld	Aufsuchen der Wohnung und Einkaufsmöglichkeiten; Nutzung von öffentlichen Einrichtungen und Verkehrsmitteln; Nutzung von Uhren, Kalendern und Stadtplänen
Ausreichende medizinische Versorgung	Wahrnehmen des körperlichen und psychischen Befindens; Aufsuchen eines Arztes; gesunden Lebensstil entwickeln
Teilhabebereiche: Lernen und Wissensanwendung/allgemeine Aufgaben und Anforderungen **Ziel: Erwerb von Fähigkeiten für formal-administrative Aufgaben**	
Erlangen von Kulturtechniken bzw. Inanspruchnahme diesbezüglicher Hilfsangebote	Umgang mit Schrift- und Sprachinformationen; Handhabung von Zahlen
Erwerb einer Handlungsplanung	Handlungsschritte planen und umsetzen können; Anträge und Rechnungen bearbeiten können

Teilhabebereiche: Interpersonelle Interaktionen und Beziehungen/Kommunikation Ziel: Erwerb von psychosozialen Fähigkeiten	
Fähigkeit zur Eigenwahrnehmung und Umgang mit Fremdwahrnehmung	Körperempfindungen wahrnehmen und adäquat ausdrücken; Hören, wie andere mich erleben; mit Rückmeldung umgehen können
Entwicklung von Kontakt- und Kooperationsfähigkeit	Kontakt aufnehmen bzw. zulassen können; ein Schwätzchen halten können; um Hilfe bitten können; Rücksicht und Toleranz üben etc.
Durchsetzungsfähigkeit gewinnen	Bedürfnisse äußern können; Wünsche auf Realisierbarkeit überprüfen können etc.
Ausdruck von Gefühlen	der eigenen Ausdrucksweise bewusst werden etc.
Teilhabebereiche: Weitere bedeutende Lebensbereiche Ziel: Aufnahme von Arbeit oder Tagesstruktur (auch Bildung/Erziehung)	
Teilhabebereiche: Gemeinschafts-, soziales und staatsbürgerliches Leben Ziel: Gestaltung der eigenen Freizeit (auch allg. Gemeinschaftsleben, Religion, Spiritualität)	

Weiterführende Literatur

Kupke, Sylvia: Betreutes Wohnen im Rheinland. Eine alternative Betreuungsform für eine selbstständige Lebensführung außerhalb stationärer Einrichtungen, Pulheim/Köln, Rheinland, 1997.

Schlichte, Gunda: Betreutes Wohnen, 2. Aufl., Bonn, Psychiatrie Verlag, 2009.

7.1.3 Leben in einer stationären Einrichtung

Michaela Paulus, Marion Schubert

Jeder Mensch hat eine andere Vorstellung davon, wie und wo er wohnen und leben möchte. Der in der Eingliederungshilfe geltende Grundsatz „ambulant vor stationär" liegt in Zeiten von Selbstbestimmung und der allseits vorhandenen Vision von Inklusion im Trend (siehe S. 22 ff.). Dieser Grundsatz trifft auch die Wünsche vieler Menschen mit Behinderung und scheint ganz neue Wege zu eröffnen. Jedoch gibt es eine Einschränkung:

> Der Vorrang der ambulanten Leistung gilt nicht, wenn eine Leistung für eine geeignete stationäre Einrichtung zumutbar und eine ambulante Leistung mit unverhältnismäßigen Mehrkosten verbunden ist.

(SGB XII § 13 Abs. 1 Satz 4)

Ferner ist nicht für jeden Menschen mit Unterstützungsbedarf das unterstützte Wohnen in einer eigenen Wohnung aktuell der richtige Weg. Für Menschen mit Behinderungen, die *nicht*, *noch nicht* oder *auch nicht mehr* in ihrer eigenen Wohnung und einem ambulant betreuten Setting wohnen können oder wollen, gibt es stationäre Wohneinrichtungen.

Merksatz
Wohnen und Lebensgestaltung sind höchst individuelle Bedürfnisse. So gesehen muss sich nicht der Mensch an die stationären Strukturen anpassen, vielmehr müssen sich Einrichtungen, Strukturen und Mitarbeitende an den Bedürfnissen der in der Einrichtung lebenden Menschen orientieren und ihre Konzeptionen entsprechend anpassen (vgl. Schwarte/Oberste-Ufer, 2001, S. 21/22).

Es gibt eine Vielzahl von unterschiedlich bezeichneten stationären Wohnformen für erwachsene Menschen mit Behinderungen, z. B.:
- Wohnstätten, Wohnheime, Komplexeinrichtungen
- Außenwohngruppen
- Stationäre Wohngemeinschaften
- Stationäres Einzelwohnen
- Eltern-Kind-Wohnen
- Probewohnen und Wohntraining

Rechtliche Rahmenbedingungen

Merksatz
Stationäres Wohnen wird vom überörtlichen Träger der Sozialhilfe als Eingliederungshilfe in Form eines Entgeltes gewährt. „Das Entgelt wird aufgrund des Rechtsanspruchs des behinderten Menschen gezahlt und nur nach einer entsprechenden Kostenzusage gewährt." (Aktion Mensch e.V., 2012).
Zwischen dem Träger der Einrichtung (Leistungserbringer) und dem zuständigen Sozialhilfe-Träger (Leistungsträger) gilt die Leistungsvereinbarung als vertragliche Grundlage.

Nach § 85 Nr. 3 SGB XII müssen die in einer Einrichtung lebenden Menschen ihr Einkommen und Vermögen für die vollstationäre Unterbringung und Betreuung einsetzen. Darüber hinaus erhalten sie einen Barbetrag, das Eigengeld. Dieser Betrag kann sich z. B. durch den Lohn für die Arbeit in einer Werkstatt für behinderte Menschen (WfbM) erhöhen.

Seit 2006 sind das Leben und die Betreuung in einer stationären Einrichtung in Verantwortung der Länder geregelt. Bis heute haben 15 der 16 Bundesländer ein Landesgesetz verabschiedet, in dem die vollstationäre Unterbringung, Betreuung und Pflege älterer, pflegebedürftiger sowie behinderter volljähriger Menschen geregelt wird, während in Thüringen das alte Bundesheimgesetz angewendet wird (vgl. BIVA e. V., 2012).

Mitbestimmung und Mitwirkung

Von zentraler Bedeutung sind für die in den Einrichtungen lebenden Menschen die Möglichkeiten der Mitwirkung und Mitbestimmung in Bezug auf Strukturen, Organisation und Alltagsgestaltung. Die Heimmitwirkungsverordnung bestimmt, dass die Interessen der Bewohner durch Beiräte vertreten werden. Die Beiräte werden von den in der Einrichtung lebenden Menschen regelmäßig für die Dauer von zwei bis vier Jahren (je nach Bundesland) gewählt. Die Größe des Beirates, manchmal auch „Bewohnerbeirat" genannt, ist von der Größe der Einrichtung abhängig.

Zuhause sein

Bei den Menschen in den stationären Einrichtungen handelt es sich nicht um einen homogenen Personenkreis, auch wenn sich evtl. Gemeinsamkeiten hinsichtlich des hohen Unterstützungsbedarfs ableiten lassen. Bedürfnisse und Wünsche, die ein Mensch an sein Zuhause hat, sind ganz persönlich und verschieden. Bewohnerinnen und Bewohner in stationären Einrichtungen erwarten heute neben der täglichen pädagogischen, fachlich qualifizierten Begleitung auch eine fachlich qualifizierte und gesicherte (Behandlungs-)Pflege.

Beispiel

Lars Meinert aus Bochum, 38 Jahre, lebt seit zwei Jahren in einer Wohneinrichtung in Dortmund. Bis zu diesem Zeitpunkt wohnte er bei seiner Mutter. Herr Meinert ist aufgrund einer Tetraspastik seit seiner Geburt schwerstmehrfachbehindert. Er sitzt in einem Rollstuhl, der sich in unterschiedliche Sitz- und Liegepositionen verstellen lässt. Das Sprechen hat er nicht erlernt. Herr Meinert verständigt sich durch Mimik und Laute. Über seine Mimik, Laute und die Körperspannung können Bezugspersonen erkennen, ob er sich wohlfühlt oder nicht. Herr Meinert kann kaum sehen und hört nur, wenn die ihn ansprechende Person in unmittelbarer Nähe zu seinem Ohr spricht und es wenig Nebengeräusche gibt.

Durch seine schon immer eingeschränkten Bewegungsmöglichkeiten hat er massive Probleme mit seiner Darmtätigkeit. Vor vier Jahren wurde er deshalb operiert und bekam einen künstlichen Darmausgang (Anus praeter). Dadurch entstanden zusätzliche pflegerische Aufgaben.

Frau Meinert versorgte ihren Sohn noch weitere zwei Jahre im häuslichen Umfeld, bis ihr die Pflege zunehmend schwerer fiel und sie diese schließlich nicht weiter leisten konnte.

Nachdem sie mit ihrem Sohn einige Male eine Wohneinrichtung in Dortmund besuchte, hat er dort an zwei Wochenenden probeweise gewohnt. Es gefiel ihm sichtlich gut und er zog ein. In der ersten Zeit bezog sich die Begleitung neben der täglichen Versorgung auf das Kennenlernen und Orientieren in der neuen Umgebung.

Aufgrund seiner Sinnesbeeinträchtigungen wurden für Herrn Meinert Orientierungshilfen unterschiedlicher Art installiert:

- *Die Zimmertür wurde mit einem Glöckchen ausgestattet, sodass Herr Meinert erkennen kann, dass er sich auf dem Weg in sein Zimmer befindet oder jemand sein Zimmer betritt.*
- *Türen anderer Räumlichkeiten sind durch zu ertastende Materialien zu erkennen und für ihn deutlich zu unterscheiden.*
- *Sein Platz am Tisch ist mit einer Unterlage versehen, die er ertasten kann und sich deutlich von den anderen Plätzen abhebt.*

Mitarbeitende, die ihn in der ersten Zeit ansprachen, nannten ihren eigenen Namen, damit Herr Meinert die Stimmen zuzuordnen lernte. Heute ist dies nur noch bei der Begrüßung, z.B. zu Dienstbeginn, wichtig. Die Mitarbeitenden achten darauf, dass sie bei der Ansprache Körperkontakt zu Lars Meinert aufnehmen, in dem sie ihm beispielsweise die Hand auf die Schulter legen. Dies hilft ihm, sich auf sein Gegenüber zu konzentrieren. Er richtet dann seinen Oberkörper auf und hält den Kopf so, dass er gut zuhören kann. Wird sein Rollstuhl geschoben, werden Herrn Meinert Richtungen, Lichtveränderungen oder Veränderungen des Bodenbelages angekündigt und erklärt. Diese verbalen Orientierungshilfen ermöglichen ihm, sicherer und entspannter in seinem Rollstuhl zu sitzen.

Insgesamt hat sich Herr Meinert schnell eingelebt und an das neue Umfeld gewöhnt.

Die Mutter war zufrieden, aber anfangs auch besorgt bezüglich der pflegerischen Versorgung ihres Sohnes. Die Leitung und das Team der Wohnstätte nahmen ihre Bedenken ernst und gaben ihr die Sicherheit, dass die Fachkräfte der Pflege vor Ort für diese Aufgaben ausgebildet und gut gerüstet sind.

Herr Meinert wohnt nun seit zwei Jahren mit sieben Mitbewohnern in einer der Wohngruppen. Seine Mitbewohner besuchen Werkstätten für behinderte Menschen. Er selbst ist von Anfang an Teilnehmer der einrichtungsinternen Tagesstruktur, welche auch von externen Teilnehmern (z.B. aus dem betreuten Wohnen) besucht wird. Hier gibt es während der Woche unterschiedlichste Angebote. Dazu gehören viele Spaziergänge und Ausflüge, die Herr Meinert unabhängig vom Wetter sichtlich genießt. Die Mitarbeitenden kennen die gute Wirkung von Umwelterfahrungen und ermöglichen ihm so oft wie möglich diese Erlebnisse.

Besonders genießt Herr Meinert den allmorgendlichen Singkreis. Ihm ist die Freude an der Musik deutlich anzusehen, auch wenn er selbst nicht mitsingen kann. Zum Singkreis bekommt er von den Mitarbeitenden ein Schellenband um das Handgelenk gelegt. Er kann so durch die Bewegung seines rechten Arms das tägliche Singen musikalisch begleiten. Ferner mag Herr Meinert es, mit einer Heilerziehungspflegerin der Tagesstruktur im sogenannten Sinnesraum zu sein. Dort kann er auf dem Wasserbett liegen. Wenn die Musik eingeschaltet ist, spürt er Vibrationen, die durch unter dem Wasserbett installierte Lautsprecher ausgelöst werden. Für die Förderung der Sinneswahrnehmung wird Herr Meinert zweimal die Woche in einer 1:1-Betreuungssituation in diesem Raum beschäftigt. Techniken verschiedener Methoden, wie z.B. der basalen Stimulation und Kommunikation, der Wahrnehmungsförderung, sowie Massagetechniken finden dabei Anwendung. Alle Mitarbeitenden der Tagesstruktur sind in diesen unterschiedlichen Bereichen fort- und weitergebildet.

Herr Meinert hat bereits viele Fortschritte gemacht. Durch die kontinuierlichen Wahrnehmungs- und Mobilitätsförderungen sowie durch regelmäßige Krankengymnastik eines Physiotherapeuten hat sich die Motorik verbessert. Seine Muskeln können sich durch die Angebote mehr und häufiger entspannen, sodass sein Bewegungsapparat weicher und mobiler wurde. Ferner haben sich seine Aufmerksamkeit und Konzentration deutlich verbessert.

Aufgrund dieser Entwicklungen wurde für Herrn Meinert in der jährlichen Hilfeplanung mittelfristig eine Tätigkeit in einer WfbM geplant. Daraufhin hat er dort ein vierwöchiges Praktikum im Tätigkeitsbereich für schwer- und schwerstmehrfachbehinderte Menschen absolviert, das durch eine Heilerziehungspflegerin der Wohnstätte begleitet wurde. Dies war ein wichtiger Schritt für Herrn Meinert. Die positive Wirkung des Werkstattaufenthalts bestätigte den eingeschlagenen Weg.

In der Begleitung von Menschen mit hohem Unterstützungsbedarf liegt die Herausforderung oftmals darin, Lebensfragen zu stellen und gemeinsam Antworten zu finden. Wie kann man wissen, was richtig für jemanden ist, wenn die betreffende Person selbst noch keine Vorstellung davon hat oder es ihr z.B. an der Sprache fehlt, den Wünschen und Vorstellungen Ausdruck zu verleihen.

„Das ‚Beste' kann ich immer nur mit jemanden [sic] zusammen herausfinden, indem ich mir Mühe gebe und mit ihm gemeinsam herausfinde, was er möchte und was ihm gut tut. Dabei können die Settings so unterschiedlich ausfallen, wie die Menschen es selbst sind. Der eine braucht die Ruhe, der andere das Leben, der eine sucht die Gesellschaft und der andere die Einsamkeit. Die Suche nach dem Weg muss intensiv sein und braucht Zeit und Aufmerksamkeit. Es kann keine generelle Entscheidung für oder gegen eine spezifische Lebensform geben."
(Sax-Eckes, 2011, S. 33)

In einer stationären Einrichtung bewegen sich Heilerziehungspfleger und -pflegerinnen im Gegensatz zur aufsuchenden ambulanten Betreuung ständig im häuslichen Umfeld des zu betreuenden Menschen. Diese Situation erfordert eine angemessene Unterstützung (siehe S. 63 ff.), eine gute Selbstreflexion und eine gehörige Portion Achtsamkeit.

Weiterführende Literatur

Landschaftsverband Rheinland (LVR): So leben, wie ich es will – selbstbestimmt Wohnen mit Unterstützung im Rheinland, abgerufen unter: www.lvr.de/app/publi/PDF/579-11_0426_brosch%C3%BCre_betreutes_wohnen_gesamt_internet.pdf [28.02.2013].

7.1.4 Wohnstätten für Menschen mit psychischen Störungen

Jessica Reichstein, Peter Weber

Einrichtungstyp

In psychiatrischen Wohnstätten finden behinderte oder von Behinderung bedrohte Menschen mit chronisch psychischen Erkrankungen Unterstützung beim Wohnen und in der Selbstversorgung. Es handelt sich um vollstationäre Einrichtungen, in denen Wohnraum und Betreuung aus einer Hand gewährleistet werden. Die Art der Unterkunft und die Organisation der Betreuung hängen von der individuellen Zielgruppe und der jeweiligen Gestaltung in der Einrichtung ab. Gemeinsam ist allen Wohnformen, dass sie ein gesundheitsförderndes Milieu herstellen, in dem die Bewohner ihre Selbstständigkeit zurückerlangen können.

Man unterscheidet grob zwei Formen der Wohnheime: einmal solche, die für Menschen mit einem hohen und langfristig zu erwartenden Betreuungsbedarf ausgerichtet sind. In diesen Heimen ist es möglich, bis ins hohe Alter oder ggf. selbst bei Pflegebedürftigkeit – dann von der Pflegekasse finanziert – zu wohnen. Dann gibt es Wohnheime, die auf einen begrenzten Zeitraum ausgerichtet sind. Hier steht die Stabilisierung im Vordergrund; die Menschen werden meist wenige Jahre begleitet. Daneben gibt es verschiedene Formen von *Kleinstheimen* und psychiatrischen *Wohngruppen*, in denen ein abgestuftes System von Betreuungsleistung angeboten wird. Eine 24-stündige Erreichbarkeit von Personal ist bei allen Formen gegeben.

Merksatz
Gemeinsam ist allen Wohnheimen im Bereich der Eingliederungshilfe, dass sie immer das Ziel verfolgen, die Menschen unabhängig von der Heimunterbringung zu machen. Man spricht so lange von „Heim", bis die Betreuungsleistung nicht mehr an die Unterbringung und Versorgung gekoppelt ist. Hier ist dann der Übergang zum betreuten Wohnen.

Der Aufenthalt in einem psychiatrischen Wohnheim wird immer nur befristet finanziert. Jeder weitere Hilfebedarf muss aufs Neue in den regelmäßig stattfindenden Hilfeplankonferenzen begründet werden. Damit ist eine ständige personenzentrierte Betrachtungsweise gewährleistet.

Der mit der gewünschten Verselbstständigung der Klienten verbundene Wechsel der Wohnsituation und die damit einhergehende Veränderung bzw. Verringerung des Betreuungsumfangs ist für viele Träger nicht problemlos. Viele Klienten kommen z. B.

nach einem längeren Klinikaufenthalt zunächst in einen Wohnbereich, in dem sehr engmaschig begleitet wird und Alltagsanforderungen vom Personal übernommen werden. So wird morgens geweckt, das Essen wird gestellt und die Zimmer werden gemacht. Bei einem positiven Verlauf beginnen die Bewohner, wieder sich selbst zu versorgen, oder sorgen sogar für andere Mitbewohner mit. In vielen Fällen benötigen die Bewohner dabei jedoch unregelmäßig weiter Unterstützung und haben nur einen anders gelagerten Betreuungsaufwand. Dieses muss vor dem Sozialhilfeträger genauestens dargelegt werden.

Die psychosoziale Begleitung in den Heimen findet in Einzel- oder Gruppenkontakten statt. Inhalte können z. B. Training sozialer Kompetenzen, Psychoedukation, Krisenintervention oder therapeutische Angebote wie Ergotherapie und Kunsttherapie sein. In vielen Einrichtungen können diese Angebote nach einem Wechsel der Wohnsituation, z. B. von einer Wohngruppe zur eigenen Wohnung, auch ambulant genutzt werden.

Auftrag und Finanzierung

Wohnheime der Eingliederungshilfe nach §§ 53/54 SGB XII unterstützen Menschen im Bereich Wohnen. Je nach Ausrichtung sind die Konzepte eher auf lange Sicht stabilisierend oder zur Eingliederung in die eigene Wohnung ausgerichtet. Alle bieten Hilfe zur Selbsthilfe und fördern die Teilhabe am Leben der Gemeinschaft.

Zielgruppe

Generell geht es bei den Adressaten des psychiatrischen Wohnheims um Menschen mit psychischen Erkrankungen, die ein spezialisiertes und individuell ausgerichtetes Betreuungs- und Unterstützungsangebot im Bereich der eigenen Versorgung benötigen. So sind es z. B. Menschen, die im Rahmen einer psychotischen Krise wohnungslos geworden sind, die hier eine Unterkunft finden, oder Menschen, die sich eigentlich selbst versorgen können, jedoch für eine gewisse Zeit auf Hilfe angewiesen sind.

Angebot

In einem Wohnheim steht Menschen mit Behinderung bei Bedarf rund um die Uhr Betreuung zur Verfügung. Es wird eine Unterkunft gestellt, die mit eigenen Möbeln eingerichtet werden kann, aber nicht muss. Je nach Ausstattung gibt es Einzelzimmer oder Mehrbettzimmer, ein integriertes Duschbad oder ein Gemeinschaftsbad. Die Küche ist meist gemeinsam zu nutzen. In Einzelfällen gibt es komplette Apartments, besonders wenn die Selbstständigkeit noch oder schon wieder groß ist. Von hauswirtschaftlicher Tätigkeit bis hin zur Essensversorgung wird alles als Unterstützung angeboten oder je nach Selbstständigkeitsgrad vom Bewohner selbst übernommen. In vielen Heimen gibt es hausinterne Angebote zur Tagesstruktur inklusive arbeitstherapeutischer Angebote meist im Bereich der Hauswirtschaft oder in angrenzenden Gebieten. Darüber hinaus werden psychosoziale Fähigkeiten gefördert.

Ziele

- Unabhängig von fremder Hilfe werden/Hilfe zur Selbsthilfe: Förderung und Erhalt der Selbstversorgung, der Bewältigung des Lebensalltags; kontinuierliche Anregung, möglichst viele Dinge des täglichen Lebens wieder eigenverantwortlich zu übernehmen; Erprobung der individuellen Verselbstständigung für den Lebensalltag im Rahmen der Wiedereingliederung (z. B. in kleinen Wohneinheiten)

- Psychische Stabilisierung
- Erwerb von sozialen Fähigkeiten: Unterstützung des Aufbaus einer vertrauensvollen Beziehung zu einer festen Bezugsperson und zu anderen Bewohnern
- Teilnahme am Leben der Gesellschaft
- Schaffen einer Tagesstruktur

Weiterführende Literatur

Schulze-Steinmann, Lisa/Heimler, Joachim/Cordshagen, Hans/Claasen, Josef (Hrsg.): Die Zukunft sozialpsychiatrischer Heime, Bonn, Psychiatrie Verlag, 2003.

7.2 Orte der Betätigung und der Arbeit

7.2.1 Tagesförderstätten

Michaela Paulus, Marion Schubert

Durch unterschiedliche gesetzliche Rahmenbedingungen haben Menschen mit schweren Behinderungen je nach Bundesland sehr unterschiedliche Möglichkeiten zur Teilhabe am Arbeitsleben.

So kann einem Menschen mit einer geistigen Behinderung, der das sogenannte Mindestmaß an wirtschaftlich verwertbarer Arbeit (gem. § 136 Abs. 2 SGB IX) nicht erbringen kann oder einen erheblichen Pflegebedarf hat, in fast allen Bundesländern bereits der Zugang zum Eingangsverfahren für den Berufsbildungsbereich verwehrt bleiben.

Anstelle eines Werkstattplatzes werden Menschen mit schweren Behinderungen auf § 55 SGB IX „Teilhabe am Leben in der Gemeinschaft“ verwiesen und erhalten die Möglichkeit, eine Tagesförderstätte zu besuchen.

Allein in NRW gilt grundsätzlich auch für Menschen mit hohem Unterstützungsbedarf die rechtliche Möglichkeit, als Werkstattbeschäftigte in den unterschiedlichen Bereichen (Eingangsverfahren, Berufsbildungsbereich und Arbeitsbereich) Leistungen der beruflichen Rehabilitation zu bekommen. Somit erhalten sie ein Arbeitsentgelt und sind sozialversichert (vgl. Bundesverband evangelische Behindertenhilfe e. V., 2010, S. 6).

Viele Werkstätten bieten spezifische Angebote für Menschen mit Schwerstmehrfachbehinderungen an. Diese werden meist „Förderbereiche“ genannt und sind eigentlich Tagesförderstätten, die unter dem Dach der jeweiligen Werkstatt geführt werden.

Merksatz
Die gesetzliche Grundlage für Tagesförderstätten ergibt sich aus § 136 Abs. 3 SGB IX:

> „Behinderte Menschen, die die Voraussetzungen für eine Beschäftigung in einer Werkstatt nicht erfüllen, sollen in Einrichtungen oder Gruppen betreut und gefördert werden, die der Werkstatt angegliedert sind.“

Die Leistungen werden in der Regel vom zuständigen Sozialamt im Rahmen der Eingliederungshilfe finanziert.

Tagesförderstätten und „interne" Tagesstrukturen

Merksatz
Man unterscheidet externe Tagesförderstätten, die unter dem Dach einer Werkstatt für behinderte Menschen (WfbM) organisiert sind, und sogenannte einrichtungsinterne Tagesstrukturen, die an eine Wohnstätte angegliedert sind.

Ob ein Mensch mit schweren Behinderungen einen Platz in einer Tagesförderstätte unter dem Dach einer Werkstatt oder in einer einrichtungsinternen Tagesstruktur erhält, ist von unterschiedlichen Faktoren abhängig. Dazu gehören u.a.

- das Platzangebot der vor Ort angesiedelten Werkstätten,
- die Schwere der Behinderung und
- das Alter der sich bewerbenden Person.

Die Tagesförderstätte unter dem Dach der Werkstatt

Hier geht es vordergründig um die Vorbereitung auf den Berufsbildungsbereich oder um Menschen, die aufgrund der Schwere der Behinderung oder wegen ihres hohen Pflegebedarfs auf Dauer im Förderbereich begleitet werden.

Tagesförderstätten haben zum Ziel, auch für Menschen mit schweren und schwersten Behinderungen einen zweiten Lebensraum außerhalb des Wohnumfeldes zu bieten. Sie leisten damit einen maßgeblichen Beitrag zur Teilhabe am gesellschaftlichen Leben.

Dieser Auftrag führt dazu, dass in den verschiedensten Konzeptionen von Tagesförderstätten bzw. Förderbereichen, die an eine WfbM angegliedert sind, gleiche bzw. sehr ähnliche Ziele verfolgt werden.

Im Rahmen eines strukturierten Tages- und Wochenablaufs, der Beschäftigungs- und Ruhezeiten berücksichtigt, finden unterschiedlichste Angebote Platz, wie bspw. im lebenspraktischen Bereich, im Bereich Kommunikation oder auch im Bereich der Arbeit (z.B. Werken, Garten- und Montagearbeiten). Zumeist kommen auch noch Angebote aus dem therapeutischen Bereich wie z.B. Ergotherapie oder Logopädie dazu.

Allen Konzeptionen ist gemeinsam, dass die individuell entwickelten Ziele und Förderschwerpunkte, z.B. aus der persönlichen Hilfeplanung, besonders berücksichtigt werden.

Von den persönlichen Wünschen und Zielvorstellungen sowie von der individuellen Eignung ist abhängig, ob der Übergang in die WfbM möglich ist oder die betreffende Person langfristig die Tagesförderstätte besucht.

Einrichtungsinterne Tagesstruktur

Voraussetzung ist eine eigene Organisationseinheit mit eigenen Räumen und eigenem Personal. Dies ermöglicht eine Trennung von Beschäftigung und Wohnen und erfüllt damit den ausdrücklichen Anspruch an einen zweiten Lebensraum.

Bei der Durchsicht unterschiedlicher Konzeptionen zeigen sich folgende Adressaten:

- Menschen, die keine WfbM besuchen können oder wollen

- Menschen, die auf die Arbeit in einer Werkstatt vorbereitet werden
- Menschen, die bereits Rentner sind, aber für die eine tagesstrukturierende Beschäftigung weiterhin wichtig ist

Die Regelungen hinsichtlich der Ausgestaltung dieser Tagesstrukturen sind in den 16 Bundesländern unterschiedlich. Ziel ist es, Menschen mit hohem Unterstützungsbedarf tagesstrukturierende Maßnahmen anzubieten. Die Teilnehmer erhalten therapeutisch-pflegerische, soziale, pädagogische und lebenspraktische Förderung. Im Rahmen unterschiedlicher Beschäftigungsangebote werden vorhandene körperliche und geistige Fähigkeiten sowie Beziehungen zur Umwelt erhalten und entwickelt sowie einfache Arbeitsabläufe trainiert. Mit jeder teilnehmenden Person wird eine eigene Planung gestaltet, die konkrete Ziele beinhaltet. Fähigkeiten und Ressourcen sowie die eigenen Zielvorstellungen und Wünsche sind dabei richtungsweisend.

Weiterführende Literatur

Landschaftsverband Westfalen-Lippe: Leistungstyp 24. Einrichtungsinterne, tagesstrukturierende Maßnahmen für Erwachsene mit Behinderungen in eigenständigen Organisationseinheiten, abgerufen unter: www.lwl.org/spur-download/bag/Westfalen_an31.pdf [08.05.2013].

7.2.2 Werkstatt für behinderte Menschen (WfbM)

Jessica Reichstein, Peter Weber

Einrichtungstyp

„Die Werkstatt ist eine Einrichtung zur Teilhabe behinderter Menschen am Arbeitsleben [...]“ (SGB IX, § 136 Abs. 1). Die Werkstatt für behinderte Menschen (WfbM) bietet Gelegenheit für gesellschaftliche Teilhabe, ist aber in erster Linie für die berufliche Bildung und Beschäftigung zuständig. Beschäftigte von Werkstätten sind damit Arbeitnehmende mit Anspruch auf einen schriftlichen Arbeitsvertrag.

Merksatz
Werkstätten bieten Beschäftigungsmöglichkeiten, welche entsprechend dem Arbeitsergebnis entlohnt werden. Erhalt, Entwicklung, Erhöhung und Wiedergewinnung der Leistungs- und Erwerbsfähigkeit stehen dabei im Vordergrund. Damit fördern sie den Übergang auf den allgemeinen Arbeitsmarkt (vgl. § 136 SGB IX).

Die meisten Werkstätten haben ein breites Spektrum an Bildungs- und Arbeitsangeboten. Die Mitarbeiter sind qualifiziert im Umgang mit Menschen mit einer Behinderung und/oder fachlich im Arbeitsbereich ausgebildet, ggf. auch mit Ausbildungszulassung. Darüber hinaus gibt es in der Regel einen begleitenden Dienst, welcher die Werkstattbeschäftigten in verschiedenen Phasen der Förderung betreut und bestenfalls den Übergang auf den ersten Arbeitsmarkt anbahnt.

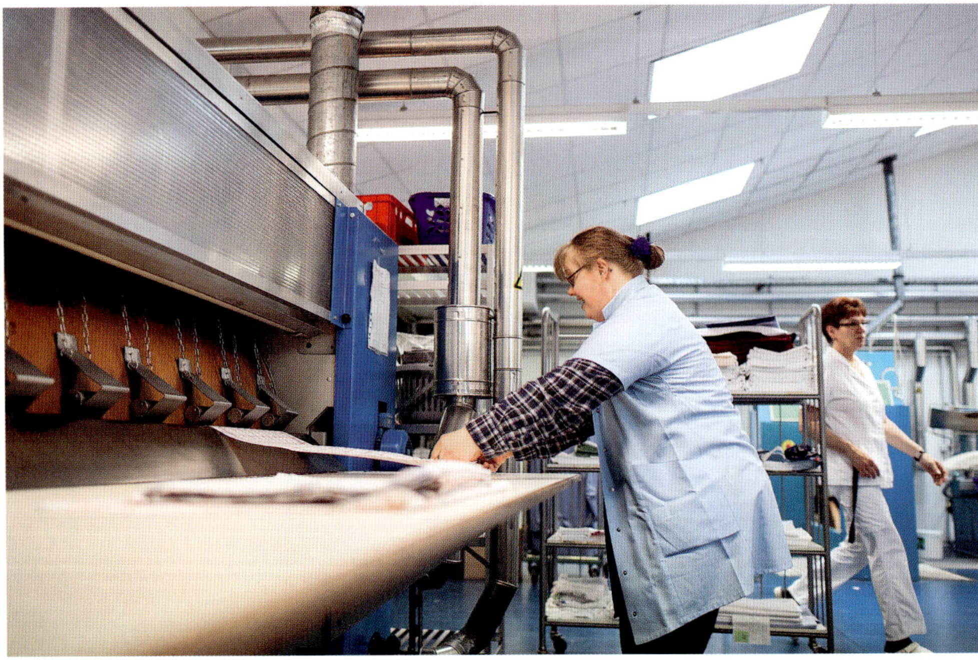

Finanzierung

Werkstätten unterliegen ebenso wie andere Unternehmen dem Wettbewerb, wobei Auftraggeber der Werkstatt einen Teil ihrer Kosten auf die Ausgleichsabgabe anrechnen können. Aufträge der öffentlichen Hand werden, wenn sie von Werkstätten ausgeführt werden können, dort bevorzugt angeboten (vgl. § 140–141 SGB IX).

Die Werkstatt selbst finanziert sich über den Rehabilitationsauftrag. Die „Löhne" der Werkstattmitarbeiter werden überwiegend aus den Einnahmen für die hergestellten Produkte bzw. die Dienstleistungen gezahlt. „Alle vollzeitbeschäftigten Mitarbeiter/-innen erhalten außerdem 67 € Grundlohn, 26 € Arbeitsförderungsgeld und den Steigerungsbetrag. Der Steigerungsbetrag ist tätigkeits- und leistungsabhängig und richtet sich nach dem, was durch die WDP [Werkstatt für Dienstleistung und Produktion, Anmerkung der Autoren] erwirtschaftet wird" (AWO Trialog, 2011).

Darüber hinaus erhalten Werkstattmitarbeiter weiter Übergangsgeld, wenn sie vorher Arbeitslosengeld, Arbeitslosenhilfe, Krankengeld oder Lohnfortzahlung bezogen haben. Rentner erhalten ihre Rente so lange weiter, wie sie bewilligt wurde; dabei wird der Lohn nicht auf die Rente angerechnet.

Renten- und Krankenversicherungsbeiträge werden vollständig von der WfbM übernommen, sofern der Gesamtlohn unter ca. 504 € liegt. Die Höhe der Beiträge ist dabei so bemessen, als ob der Lohn ca. 2016 € betrüge (vgl. AWO Trialog, 2011).

Für das Eingangsverfahren und den Berufsbildungsbereich (BBB) ist nach dem Arbeitsförderungsgesetz die Bundesanstalt für Arbeit oder der Rentenversicherungsträger zuständig.

Kostenträger der beruflichen Wiedereingliederung im Arbeitsbereich durch die Werkstatt ist der überörtliche Sozialhilfeträger.

Zielgruppe

Werkstätten sind für behinderte Menschen, „die wegen Art oder Schwere der Behinderung nicht, noch nicht oder nicht wieder auf dem allgemeinen Arbeitsmarkt beschäftigt werden können“ (§ 136 Abs. 1 Satz 2 SGB IX). Ursprünglich waren Werkstätten in erster Linie für Menschen mit geistiger Behinderung zuständig. Diese bilden, obwohl die Werkstätten inzwischen auch für Menschen mit körperlicher oder psychischer Behinderung offenstehen, auch heute noch die Mehrzahl der Beschäftigten. Im Rahmen der Psychiatriereform (siehe Kap. 8.1, S. 323) in den 1980er- und 1990er-Jahren entstanden für Menschen mit psychischer Behinderung eigene Werkstätten.

Angebot

Der Eingangsbereich dauert drei Monate und dient der Überprüfung, ob die Werkstatt die geeignete Maßnahme der beruflichen Wiedereingliederung ist. Innerhalb dieser Zeit wird der Eingliederungsplan geschrieben, mit dem im Berufsbildungsbereich weitergearbeitet wird. Diese Phase dauert mindestens ein Jahr und kann auf zwei Jahre verlängert werden. Ziel kann sowohl der Eintritt in ein Arbeitsverhältnis auf dem ersten Arbeitsmarkt als auch die Arbeit in einem Arbeitsbereich der WfbM sein. In diesem Fall handelt es sich um ein unbefristetes „arbeitnehmerähnliches Beschäftigungsverhältnis“ (§ 138 Abs. 1 SGB IX), in dem ein „Werkstattlohn“ und reguläre Sozialversicherungsbeiträge gezahlt werden (vgl. AWO Trialog, 2011).

Bei der Arbeit stehen den Werkstattmitarbeitern erfahrene Arbeitsanleiter zur Seite, die meist eine fachpraktische plus eine pädagogische Qualifikation aufweisen. Im begleitenden Dienst sind pädagogisch geschulte Fachkräfte im Einsatz. Hierzu gehören Heilerziehungspflegerinnen und -pfleger.

Traditionell bieten Werkstätten verschiedene handwerkliche Arbeitsbereiche an. Die gut überschaubaren Abläufe und klaren Arbeitsschritte ermöglichen eine dem unterschiedlichen Leistungsniveau der Werkstattmitarbeiter angepasste Arbeitsstruktur. Inzwischen hat sich der Arbeitsbereich der Werkstätten jedoch in viele Richtungen geöffnet. Neben industrieller Produktion bestimmen immer mehr Dienstleistungen die Arbeitsangebote. In der Regel sind die unterschiedlichen Arbeitsbereiche in einem Gebäude zusammengefasst, um übergeordnete Bereiche wie z. B. den begleitenden Dienst, Kantine und Logistik gemeinsam zu nutzen. Zunehmend gibt es Ausweitungen durch Außenstellen und Einbindung in Wirtschaftsunternehmen.

Ziele

- Förderung und Erhalt der Leistungs- und Arbeitsfähigkeit
- Angemessene berufliche Bildung
- Weiterentwicklung der Persönlichkeit
- Training sozialer Kompetenzen
- Normalisierung der Lebensbedingungen

Weiterführende Literatur

Cramer, Horst H.: Werkstätten für behinderte Menschen. SGB – Werkstättenrecht, WerkstättenVO, Werkstätten-MitwirkungsVO, Gesetz zur Einführung unterstützter Beschäftigung, Kommentar, München, C. H. Beck, 2009.

Grampp, Gerd/Triebel, Anke: Lernen und Arbeiten in der Werkstatt für behinderte Menschen, 10. Aufl., Bonn, Psychiatrie Verlag, 2012.

7.2.3 Integrativer Kindergarten

Jessica Reichstein, Peter Weber

In einem integrativen Kindergarten finden sich Kinder mit besonderen Betreuungsbedarfen (z. B. aufgrund einer körperlichen oder geistigen Behinderung, einer Entwicklungsverzögerung oder sozialemotionaler Auffälligkeiten) in einem normalen Umfeld mit nicht behinderten Kindern in gemeinsamen Gruppen wieder. Die Kinder verbringen dort einen Teil des Tages oder den ganzen Tag und werden durch besondere Maßnahmen in ihrer Entwicklung gefördert. Der Besuch ist freiwillig.

Kindertageseinrichtungen bieten familienergänzende Betreuung, Bildung und Erziehung bis zum Schuleintritt. Integrative Kindergärten schaffen einen Erfahrungs- und Entwicklungsraum, in dem jedes Kind trotz aller Unterschiedlichkeit als wertvolles Mitglied der Gemeinschaft akzeptiert und mit oder ohne Behinderung unterstützt und gefördert wird.

Spezielle therapeutische Förderangebote können sowohl als Einzeltherapien in separaten Räumen als auch im direkten Gruppenalltag stattfinden. Durch den integrativen Auftrag sind die Gruppen in den Einrichtungen mit mehr Personal ausgestattet. Neben Fachkräften wie Erzieherinnen, Heilerziehungspfleger und Heilpädagoginnen im Gruppendienst sind ggf. Physiotherapeuten, Ergotherapeutinnen oder Logopäden ergänzend tätig.

Bei der Integration im Kindergarten steht nicht die Anpassung der behinderten Kinder an nicht behinderte Kinder im Vordergrund. So können behinderte Kinder lernen, sich mit eigenen Einschränkungen einzubringen, und nicht behinderte Kinder lernen, die Behinderung von anderen Kindern wahrzunehmen und damit umzugehen.

Merksatz
In integrativen Kindergärten und Tageseinrichtungen erfahren sich Kinder in einer altersentsprechenden normalen Umgebung. Die Aufgabe von Heilerziehungspflegerinnen und -pflegern ist es primär, die Bedingungen des Umfeldes so zu gestalten, dass behinderte Kinder ebenso Anteil am Alltag haben können wie nicht behinderte Kinder.

Gesetzliche Grundlagen

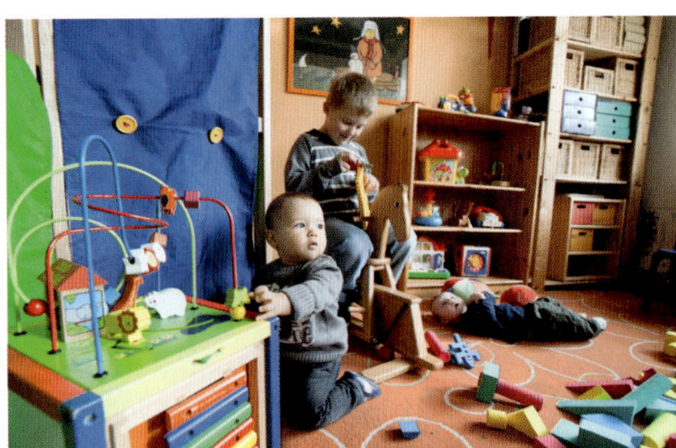

Kindergärten haben ihre gesetzliche Grundlage im Kinder- und Jugendhilfegesetz SGB VIII in §§ 22–26. Näheres wie Inhalt und Umfang regelt das jeweilige Ausführungsgesetz der Länder. Zusätzlich hat ein Kind mit einer drohenden oder bestehenden Behinderung einen Rechtsanspruch auf angemessene Förderung (Eingliederungshilfe §§ 53 f. SGB XII). Darüber werden in den integrativen Kindergärten (abhängig von den Ausführungsgesetzen der Länder) zusätzliche Fachkräfte finanziert (z. B. Therapeuten im Bereich der Frühförderung).

Inhalte

Wie in jedem Kindergarten gibt es in integrativen Kindergärten einen regelmäßigen Tagesablauf, welcher den Kindern Orientierung und Sicherheit bietet. In der Regel treffen sich die Kinder am frühen Vormittag zu einer Morgenrunde oder für ein Frühstück. Je nach Alter der Kinder wird hier der Tag besprochen, werden Lieder gesungen oder andere Rituale gepflegt.

Die pädagogische Arbeit orientiert sich ganzheitlich an den individuellen Bedürfnissen der Kinder. In den Projekten werden unterschiedliche Themen gemeinsam spielerisch bearbeitet. Beispiele für solche Themen sind „Wo wohne ich“ oder „Mein Körper“.

Die Kinder werden entsprechend ihrem Entwicklungsstand in die Angebote einbezogen. Therapeutische Förderangebote werden in Form von Gruppen-, aber auch in Einzelsequenzen durchgeführt. Als vorteilhaft hat sich erwiesen, wenn die therapeutische Arbeit in den Gruppenalltag integriert ist. So können ergotherapeutische, physiotherapeutische und logopädische Angebote thematisch in die laufenden Gruppenprojekte eingebunden werden.

Ein weiterer wichtiger Aspekt liegt in der beständigen Zusammenarbeit mit den Eltern. Dabei geht es neben den wichtigen kontinuierlichen Elterngesprächen und Elternabenden auch um Mitwirkung der Eltern am Alltag im Kindergarten oder um gemeinsame Feste und Aktivitäten.

Für Kinder, die den Kindergarten ganztägig besuchen, gibt es ein Mittagessen und Angebote am Nachmittag.

Weiterführende Literatur

Sarimski, Klaus: Frühförderung behinderter Kleinkinder: Grundlagen, Diagnostik und Intervention, Göttingen, Hogrefe, 2009.

Sarimski, Klaus: Behinderte Kinder in inklusiven Kindertagesstätten, Stuttgart, Kohlhammer, 2012.

7.2.4 Psychiatrische Tagesstätte

Jessica Reichstein, Peter Weber

Einrichtungstyp

Die psychiatrische Tagesstätte hilft Menschen, die aufgrund langjähriger psychischer Störungen in ihrer Gesundheit sowie ihren sozialen oder beruflichen Fähigkeiten eingeschränkt sind, sich wieder in die Gesellschaft einzugliedern.

Tagesstätten sind in der Regel teilstationäre Einrichtungen der Eingliederungshilfe. Da es keine deutschlandweit einheitliche Regelung der Finanzierung gibt, gelten sie in einigen Bundesländern auch als ambulante Einrichtungen. Zudem ist der Begriff „Tagesstätte“ nicht geschützt, sodass sich der Name manchmal auch bei anderen offenen Angeboten der Gemeindepsychiatrie wiederfindet.

Merksatz
Teilstationär sind Tagesstätten, wenn sie in der Regel an Werktagen geöffnet sind, meist angepasst an einen Arbeitstag von morgens bis nachmittags. Innerhalb dieser Zeit werden den Menschen Unterstützung und Alternativen zur Tagesstrukturierung, Kontaktmöglichkeiten und psychosoziale Begleitung angeboten. Tagesstätten sind nicht medizinisch orientiert und daher von psychiatrischen Tageskliniken, in denen Krankenkassenleistungen erbracht werden, abzugrenzen.

Tagesstätten (als teilstationäres Angebot) haben meist zwischen 15 und 30 Plätze bei einem durchschnittlichen Personalschlüssel von 1:5. In Tagesstätten als ambulantes Angebot reichen die Platzzahlen bis 60. Das Personal setzt sich aus psychiatrisch geschulten Personen wie Sozialarbeitern, Heilerziehungspflegerinnen oder Ergotherapeuten zusammen, häufig ergänzt durch andere Berufsgruppen, wie z. B. aus der Hauswirtschaft (vgl. Schröder/Winkler, 1998, S. 74).

Manche Tagesstätten spezialisieren sich und richten ihre Arbeit auf eine bestimmte Zielgruppe aus. So gibt es z. B. Angebote für ältere Menschen, für Menschen mit Suchterkrankungen oder auch Tagesstätten, die ausschließlich für Frauen geöffnet sind. In den letzten Jahren veränderte sich die Altersstruktur hin zu immer jüngeren Teilnehmerinnen und Teilnehmern.

Auftrag

Den §§ 53 und 54 SGB XII folgend übernehmen Tagesstätten den Auftrag, Menschen Teilhabe am Leben der Gesellschaft zu ermöglichen. Menschen mit einer Behinderung können in ihrem gewohnten Umfeld wohnen bleiben und finden im Besuch der Tagesstätte eine sinnvolle Tagesstruktur. Teilstationäre Eingliederungshilfe ist als vorübergehende Maßnahme gedacht und hat das Ziel, ein eigenständiges Leben zu fördern. Die Finanzierung muss über ein fachärztliches Gutachten im Gesundheitsamt und einen Antrag auf Eingliederungshilfe beim Sozialamt beantragt werden.

Zielgruppe und Ziele

Adressaten sind Menschen mit psychischer Erkrankung und Behinderung, die in ihrer eigenen Wohnung leben, jedoch bei der Gestaltung des Tages, in Kontakt und Kommunikation sowie zur Vorbeugung von Isolation Unterstützung benötigen. Den Weg in die Tagesstätte sollten sie selbstständig schaffen, jedoch gibt es besonders auf dem Land auch Tagesstätten mit Fahrdienst. Parallel ist die Unterstützung durch ambulant betreutes Wohnen (siehe S. 79 ff.) möglich. Das Angebot richtet sich an Menschen, für die ein offenes Kontakt- und Beratungsangebot nicht ausreicht oder für die andere Rehabilitationsmaßnahmen nicht oder noch nicht infrage kommen.

Ziele

- Unterstützung bei der Bewältigung der Anforderungen eines selbstständigen Lebens in der Gesellschaft
- Befähigung zur individuellen Selbstständigkeit bei Alltagsaufgaben
- Hilfestellung in Phasen der Motivationslosigkeit sowie Krisensituationen
- Ermöglichung sozialer Kontakte und Training sozialer Kompetenzen
- Lebenspraktisches Training

- Tagesstrukturierung und Aktivierung
- Vermeidung und Verkürzung von Klinikaufenthalten durch gesundheitliche Stabilisierung
- Entwicklung individueller Perspektiven hin zu einer gesunden und zufriedenen Lebensführung in Bezug auf Freizeit, Arbeit und Beruf

Angebote in der Tagesstätte

„Diesen Personenkreis kann die Tagesstätte durch ihre niedrigschwelligen Angebote zur sinnvollen Tagesstrukturierung und durch konkrete Hilfen zur Kontaktfindung und Begleitung in schwierigen Lebenssituationen unterstützen. Der Forderungscharakter ist gering, die Besucher/-innen sollen die individuellen Angebote der Tagesstätte wahrnehmen, ohne sich zu überfordern" (Röh, 2004, S. 9). Das Angebot reicht von gemeinsamen Alltagsaktivitäten wie Essen, Freizeitgestaltung und Haushaltstätigkeiten bis hin zu spezifischen therapeutischen Angeboten wie z. B. Ergotherapie, Psychoedukation oder Kunsttherapie. Den Veränderungen am Arbeitsmarkt mit immer weniger Arbeit für Menschen mit Leistungsschwankungen und -einschränkungen und ihren immer jüngeren Besuchern begegnen viele Tagesstätten mit arbeits- und beschäftigungsorientierten Angeboten. Je nach Ausrichtung kann eine Tagesstätte eine hohe oder niedrige Verbindlichkeit fordern, eher einen Übergangscharakter haben oder eine „Langzeitstabilisierung" fördern (vgl. Reichstein, 2004, S. 107).

Folgende Angebote sind häufig Bestandteil psychiatrischer Tagesstätten:

- Geregelter, alltagsnaher und ausgewogener Tages- und Wochenablauf
- Lebenspraktisches Training (Kochen, Einkaufen, Putzen, Waschen)
- Freizeitgestaltung: Alltägliches (Spaß, Spiele, Sport) und Nichtalltägliches (Ausflüge, Kino, Museen)
- Psychosoziale Angebote: Beratung und Begleitung, Einzel- und Gruppengespräche zu Themen wie Krankheitsbilder, Sucht oder beruflicher Reha, Training sozialer Kompetenzen
- Ergotherapeutische Angebote im Kreativ- und Arbeitsbereich (Arbeitsdiagnostik, Belastungssteigerung)
- Einsätze in diversen Arbeitsbereichen (mit Prämiensystem) und Praktika

Weiterführende Literatur

LVR, Landessozialamt: Beschäftigung und soziale Rehabilitation. Tagesstätten für psychisch kranke und behinderte Menschen im Rheinland, Pulheim/Köln, Rheinland, 1996.

Angermeyer, Matthias C./Klusmann, Dietrich (Hrsg.): Soziales Netzwerk ein neues Konzept für die Psychiatrie, Berlin, Springer, 1989.

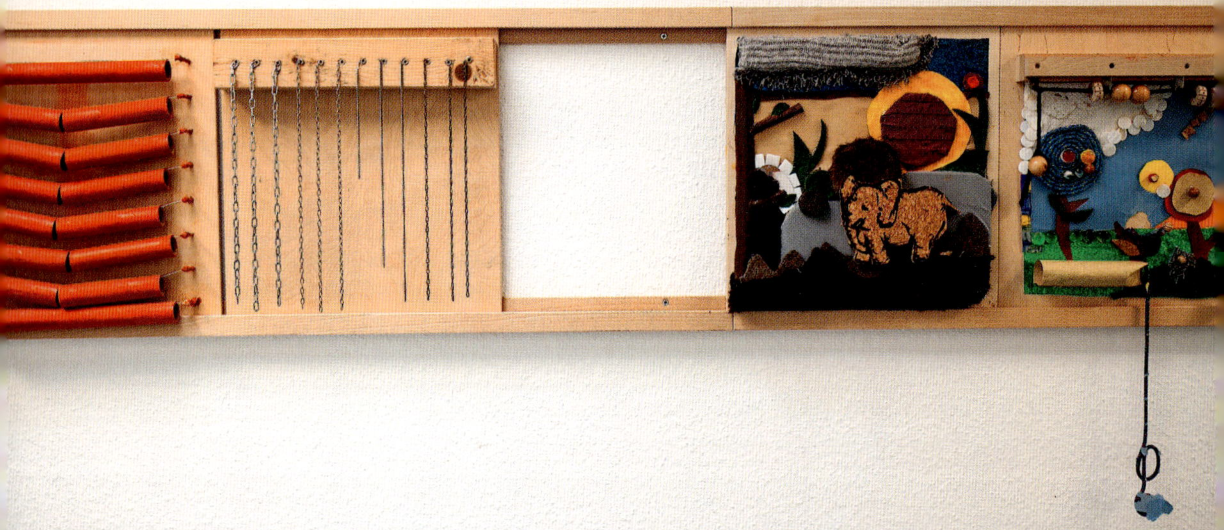

Teil B: Psychische Störungen – Grundlagen

1 Internationale statistische Klassifikation der Krankheiten und verwandter Gesundheitsprobleme (ICD-10)

Peter Weber

Die ICD-10 (International Statistical Classification of Diseases and Related Health Problems, 10. Revision, German Modification, ICD-10-GM) ist ein sogenanntes Diagnosesystem. Man kann sie auch als Katalog aller existierenden Krankheiten betrachten. Herausgegeben wird die ICD-10 von der Weltgesundheitsorganisation. Als biomedizinisch orientiertes Klassifizierungsmodell stellt die ICD-10 eine international anerkannte und einheitliche Sprache dar, mit der Krankheitsphänomene in einer für alle Berufsgruppen im Gesundheitswesen gleichen Weise benannt und verstanden werden. Damit ermöglicht dieser Katalog eine eindeutige Kommunikation über Krankheiten innerhalb und zwischen Professionen und Institutionen.

Nur wenn klar ist, wie beispielsweise eine Depression aussieht und wie nicht, wird international vergleichende Forschung erst möglich. Gäbe es dieses System nicht, würde sich jeder Psychiater selbst ausdenken, welcher Patient an einer Depression erkrankt ist oder wie eine Depression auszusehen hat. So aber können z. B. chinesische Forschungsergebnisse unmittelbar mit denen der europäischen Forschung verglichen und Ergebnisse ausgetauscht werden.

Schon in der zweiten Hälfte des 19. Jahrhunderts erschien ein Verzeichnis, in dem ausschließlich Todesursachen erfasst wurden (Bertillon-Klassifikation). In der Folge entstand mit der Ausweitung auf Krankheiten nach und nach das ICD-System, das 1938 schon in seiner 5. Ausgabe vorlag. Nach dem Zweiten Weltkrieg wurde von der Weltgesundheitsorganisation (WHO) die 6. Ausgabe veröffentlicht. Die WHO hat in Abständen von etwa zehn Jahren die Klassifikation entsprechend den medizinischen und psychologischen Entwicklungen und Erkenntnisse immer weiter überarbeitet. In den Jahren 1983 bis 1992 schließlich wurde die ICD-10 entwickelt. Die derzeit international gültige Ausgabe ist die ICD-10, Version 2006. Die für Deutschland gültige Ausgabe (German Modification) ist die ICD-10-GM, Version 2013 (DIMDI, 2013). Die ICD-11 ist zurzeit in Bearbeitung.

Nach dem SGB V sind in Deutschland die an der vertragsärztlichen Versorgung teilnehmenden Ärztinnen, Ärzte und ärztlich geleiteten Einrichtungen verpflichtet, Diagnosen nach der ICD-10-GM zu verschlüsseln. Die ICD-10-GM wird vom Deutschen Institut für Medizinische Dokumentation und Information (DIMDI) gepflegt und herausgegeben. Auf der Homepage von DIMDI sind die aktuelle und auch die älteren Versionen der ICD abgelegt und zum Download bereitgestellt. Die Papierversion für das Kapitel V/F zu den psychischen und Verhaltensstörungen wird von Dilling/Mombour/Schmidt (1991) herausgegeben und ist im Verlag Hans Huber erschienen.

Heute ist die ICD-10 das wichtigste, weltweit anerkannte Klassifizierungssystem von Diagnosen in der Medizin.

1.1 Zur Struktur

Die oberste Strukturebene der ICD-10 sind die Krankheitskapitel. Dabei wird jeder Krankheit ein Buchstabe und eine Ziffer zugeordnet. Psychische Erkrankungen finden sich in Kapitel V und sind mit dem Buchstaben F versehen; neurologische Erkrankungen im Kapitel VI werden mit dem Buchstaben G verschlüsselt.

Die Krankheitskapitel

Kapitel	Notation	Bezeichnung
I	A00-B99	Bestimmte infektiöse und parasitäre Krankheiten
II	C00-D48	Neubildungen (beispielsweise Tumore u. Ä.)
III	D50-D89	Krankheiten des Blutes und der blutbildenden Organe sowie bestimmte Störungen mit Beteiligung des Immunsystems
IV	E00-E90	Endokrine, Ernährungs- und Stoffwechselerkrankungen
V	F00-F99	Psychische und Verhaltensstörungen
VI	G00-G99	Krankheiten des Nervensystems
VII	H00-H59	Krankheiten des Auges und der Augenanhangsgebilde
VIII	H60-H95	Krankheiten des Ohres und des Warzenfortsatzes
IX	I00-I99	Krankheiten des Kreislaufsystems
X	J00-J99	Krankheiten des Atmungssystems
XI	K00-K93	Krankheiten des Verdauungssystems
XII	L00-L99	Krankheiten der Haut und der Unterhaut
XIII	M00-M99	Krankheiten des Muskel-Skelett-Systems und des Bindegewebes
XIV	N00-N99	Krankheiten des Urogenitalsystems
XV	O00-O99	Schwangerschaft, Geburt und Wochenbett
XVI	P00-P96	Bestimmte Zustände, die ihren Ursprung in der Perinatalperiode haben
XVII	Q00-Q99	Angeborene Fehlbildungen, Deformitäten und Chromosomenanomalien
XVIII	R00-R99	Symptome und abnorme klinische und Laborbefunde, die anderenorts nicht klassifiziert sind
XIX	S00-T98	Verletzungen, Vergiftungen und bestimmte andere Folgen äußerer Ursachen
XX	V01-Y98	Äußere Ursachen von Morbidität und Mortalität
XXI	Z00-Z99	Faktoren, die den Gesundheitszustand beeinflussen und zur Inanspruchnahme des Gesundheitswesens führen
XXII	U00-U49	Schlüsselnummern für besondere Zwecke

(vgl. DIMDI Deutsches Institut für medizinische Dokumentation und Information (Hrsg.): ICD-10-GM. Version 2010).

Aufbau und Inhalt

Die ICD-10 enthält:

- 22 Krankheitskapitel (plus ein Kapitel mit Schlüsselnummern für besondere Zwecke, beispielsweise für Forschungsvorhaben), z. B. Psychische und Verhaltensstörungen (Kapitel V/F)
- 261 Krankheitsgruppen, z. B. Schizophrenie, schizotype und wahnhafte Störungen (F2)

- 2037 dreistellige Krankheitsklassen (das Kapitelkürzel, hier „F", gilt als erste Stelle), z. B. Schizoaffektive Störung F25
- 12161 vierstellige Krankheitsklassen, z. B. Paranoide Schizophrenie: F20.0 mit dem Verlaufsbild „unvollständige Remission": F20.04. Innerhalb der Beschreibungen der einzelnen Krankheitsklassen werden Angaben zur Topografie, zur Ätiologie und zur Pathologie gemacht.

Gliederung

Die ICD-10 gliedert sich in

- eine dreistellige allgemeine Systematik, z. B. F31: Bipolare affektive Störung;
- eine vierstellige ausführliche Symptomatik, z. B. F31.3: Bipolare affektive Störung, gegenwärtig leichte oder mittelgradige depressive Episode
- und gelegentlich fünfstellige Verfeinerungen, z. B. F31.31: Bipolare affektive Störung, gegenwärtig leichte oder mittelgradige depressive Episode mit somatischem Syndrom.

1.2 Klassifikation psychischer Störungen – ICD-10 Kapitel V (F)

Mit der deutschen Übersetzung des psychiatrischen Teils der ICD-9 wurde 1980 erstmals für die deutsche psychiatrische Medizin eine ausführliche Klassifikation vorgelegt, die schnell eine hohe Bedeutung für die tägliche Arbeit im ambulanten und stationären Bereich der Psychiatrie erlangte.

Die kontinuierliche weitere Überarbeitung in den Folgejahren führte zur vierten Auflage der deutschen Übersetzung des Kapitels V (F) im Rahmen der ICD-10-GM (10. Revision vom Oktober 2009).

Zwar hat die ICD-10 den Anspruch einer weltweit gültigen Klassifizierung, dennoch gibt es im Bereich der psychischen Erkrankungen und Verhaltensstörungen ein weiteres Klassifizierungssystem, das ebenfalls Anfang der 1980er-Jahre in den USA entstanden ist: Das Klassifikationssystem DSM-IV (Diagnostic and Statistical Manual of Mental Disorders) folgt einer anderen inneren Logik und wird im Zusammenhang mit vielen Erkrankungen parallel zur ICD-10 verwendet.

Struktur und Inhalte

Das Kapitel V (F) der ICD-10 teilt sich in elf Krankheitsgruppen auf:

- F0: Organische, einschließlich symptomatischer psychischer Störungen
- F1: Psychische und Verhaltensstörungen durch psychotrope Substanzen
- F2: Schizophrenie, schizotype und wahnhafte Störungen
- F3: Affektive Störungen
- F4: Neurotische, Belastungs- und somatoforme Störungen
- F5: Verhaltensauffälligkeiten mit körperlichen Störungen oder Faktoren
- F6: Persönlichkeits- und Verhaltensstörungen
- F7: Intelligenzminderung
- F8: Entwicklungsstörungen
- F9: Verhaltens- und emotionale Störungen mit Beginn in der Kindheit und Jugend
- F99: Nicht näher bezeichnete psychische Störungen

Im Kapitel V (F) wird zu jeder Krankheitsgruppe anfangs ein Überblick der Inhalte, der Struktur, möglicher spezieller Krankheiten und sonstiger für diese Gruppe spezifischer Eigenschaften gegeben.

Danach werden alle der Krankheitsgruppe zugeordneten Krankheitsklassen nach dem gleichen Raster beschrieben.

Dabei geht es um die Beschreibung des *Erscheinungsbildes*, den *Verlauf* der Krankheit, um *differenzialdiagnostische* Angaben und um eventuelle *Ausschlüsse*. Am Beispiel der Schizophrenie soll dies deutlicher werden.

Beispiel

Beschreibung des Erscheinungsbildes

„Die schizophrenen Störungen sind im Allgemeinen durch grundlegende und charakteristische Störungen von Denken und Wahrnehmung sowie inadäquate oder verflachte Affekte gekennzeichnet. Die Bewusstseinsklarheit und intellektuellen Fähigkeiten sind in der Regel nicht beeinträchtigt, obwohl sich im Laufe der Zeit gewisse kognitive Defizite entwickeln können. Die wichtigsten psychopathologischen Phänomene sind Gedankenlautwerden, Gedankeneingebung oder Gedankenentzug, Gedankenausbreitung, Wahnwahrnehmung, Kontrollwahn, Beeinflussungswahn oder das Gefühl des Gemachten, Stimmen, die in der dritten Person den Patienten kommentieren oder über ihn sprechen, Denkstörungen und Negativsymptome“ (DIMDI, 2010, S. 181).

Verlauf der Krankheit

„Der Verlauf der schizophrenen Störungen kann entweder kontinuierlich episodisch mit zunehmenden oder stabilen Defiziten sein oder es können eine oder mehrere Episoden mit vollständiger oder unvollständiger Remission auftreten“ (DIMDI, 2010, S. 181).

Differenzialdiagnostische Angaben

„Die Diagnose Schizophrenie soll bei ausgeprägten depressiven oder manischen Symptomen nicht gestellt werden, es sei denn, schizophrene Symptome wären der affektiven Störung vorausgegangen. Ebenso wenig ist eine Schizophrenie bei eindeutiger Gehirnerkrankung, während einer Intoxikation oder während eines Entzugssyndroms zu diagnostizieren. Ähnliche Störungen bei Epilepsie oder anderen Hirnerkrankungen sollen unter F06.2 codiert werden, die durch psychotrope Substanzen bedingten psychotischen Störungen unter F10–F19, vierte Stelle .5“ (DIMDI, 2010, S. 181).

Ausschlüsse

„Schizophrene Reaktion (F23.2)

Schizophrenie – akut (undifferenziert) (F23.2)/zyklisch (F25.2)

Schizotype Störung (F21)“

(DIMDI, 2010, S. 181)

1.3 Die ICD-10 in der Praxis der Heilerziehungspflege

In der heilerziehungspflegerischen Praxis werden vor allem die Kapitel V (F) und VI (G) der ICD-10 eine Rolle spielen. Kapitel VI (G) umfasst den gesamten Bereich der neurologischen Erkrankungen, Kapitel V (F) den Bereich der psychischen Erkrankungen. In der Krankheitsgruppe F7 – Intelligenzminderung werden in den Krankheitsklassen jene Störungsbilder beschrieben, die bei der in der Heilerziehungspflege im Vordergrund stehenden Klientel anzutreffen sind.

Merksatz
Die Intelligenzminderung ist ein „Zustand von verzögerter oder unvollständiger Entwicklung der geistigen Fähigkeiten; besonders beeinträchtigt sind Fertigkeiten, die sich in der Entwicklungsperiode manifestieren und die zum Intelligenzniveau beitragen, wie Kognition, Sprache, motorische und soziale Fähigkeiten. Eine Intelligenzstörung kann allein oder zusammen mit jeder anderen psychischen oder körperlichen Störung auftreten" (DIMDI, 2010, S. 213).

Auch die Krankheitsgruppe F8 – Entwicklungsstörungen ist wichtig; insbesondere mit Autismus (F84.0-1), Rett-Syndrom (F84.2) und Asperger-Syndrom (F84.4) werden Heilerziehungspflegerinnen und -pfleger häufiger konfrontiert.

Neben diesen Schwerpunkten in den Kapiteln F und G sind immer wieder Kombinationen einzelner Krankheitsbilder und deren Störungen für die tägliche Arbeit von Bedeutung. So können neben einer schweren Intelligenzminderung zugleich eine Suchtproblematik (F1), eine schizophrene Symptomatik (F2) oder auch eine Persönlichkeitsstörung (F6) oder ausgeprägte Verhaltensauffälligkeiten (F5) die heilerziehungspflegerische Arbeit beeinflussen.

Die in der Krankheitsgruppe G im Kapitel VI beschriebenen neurologischen Erkrankungen können sowohl als primäre Erkrankungen als auch als Sekundär- bzw. Doppeldiagnose gemeinsam mit geistiger oder psychischer Behinderung auftreten.

Diese Klassifizierung über ein numerisches System wird in Zukunft zum einen vermutlich im Rahmen von Qualitätssicherungssystemen wichtig werden. So könnte beispielsweise die Wirksamkeit bzw. der Effekt heilerziehungspflegerischer Interventionen an einer u. a. auch ICD-10-gesteuerten Dokumentation genauer belegt werden. In welcher Umgebung werden bei welchen Klientinnen und Klienten welche Interventionen eingesetzt? Solche Fragestellungen könnten dann besser beantwortet werden.

Zum anderen ließe sich mithilfe der ICD-10-Klassifizierungen eine Veränderung der Klientel hin zu Menschen mit komplexeren Behinderungen gut nachweisen. Diese Klientelveränderung führt zu Arbeitsmehrbelastungen und lässt sich momentan nur schlecht überprüfen.

Auch wenn letztendlich die direkte praktische Lebenssituation das handlungsleitende Element der Arbeit ist, sollte trotzdem eine grundsätzliche Einordnung der Krankheit mit in die Handlungsplanung einbezogen werden.

Merksatz
Die Nichtidentifizierung von ausgeprägten Wahnwahrnehmungen einer schizophrenen Symptomatik beispielsweise kann in der Arbeit mit einem Menschen mit geistiger Behinderung zu völlig falschem Verhalten und falschen Interventionen führen. Die ICD-10 kann somit neben oder auch zusammen mit einem guten Lehrbuch eine nützliche Struktur für einen angemessenen Umgang sein.

Weiterführende Literatur

Dilling, Horst/Freyberger, Hans-Joachim: Taschenführer zur ICD-10-Klassifikation psychischer Störungen, 5. Aufl., Bern, Huber, 2010.

2 Die Internationale Klassifikation der Funktionsfähigkeit, Behinderung und Gesundheit (ICF)

Peter Weber

Die Internationale Klassifikation der Funktionsfähigkeit, Behinderung und Gesundheit (ICF, International Classification of Functioning, Disability and Health, vgl. Schuntermann, 2006) wird – wie die ICD – ebenfalls von der Weltgesundheitsorganisation (WHO) herausgegeben. Mit der ICF können die Folgen einer Erkrankung oder Behinderung systematisch erfasst werden.

2.1 Grenzen der ICD und der Ansatz der ICF

Immer dann wenn nicht über Krankheiten selbst, sondern über die mit ihnen einhergehenden negativen Auswirkungen auf das Leben eines Menschen gesprochen wird, gerät die ICD an ihre Grenzen. So ist es möglich, dass zwei Menschen mit der gleichen Diagnose einer mittelgradigen Depression F32.1 ganz unterschiedliche Einschränkungen im Alltag erleben.

Die Probleme im Alltag werden in der ICF als „funktionale Probleme“ bezeichnet. Darunter versteht man z. B. Beeinträchtigungen in den Bereichen des häuslichen Lebens, in der Selbstversorgung, der Mobilität, der Kommunikation, der Interaktionen mit anderen Menschen oder im Erwerbsleben.

Es liegt auf der Hand, dass die Entwicklung einer international anerkannten und einheitlichen Sprache, die alle Berufsgruppen verstehen können, wichtig ist für die Planung eines Hilfeprozesses. Die ICF ist damit gemeinsame Arbeitsgrundlage, mithilfe derer man das Management und die Bearbeitung dieser Probleme in den Rehabilitationsprozessen gut gestalten kann.

Ein Beispiel für den Zusammenhang von funktionalen Problemen, chronischen Krankheiten und Altern wird an einer Untersuchung von Grigoleit und Wenig (1995) deutlich. Danach waren schon in den 1990er-Jahren fast 80 Prozent der Patienten in Allgemeinarztpraxen wegen chronischer Krankheiten und den daraus resultierenden funktionalen Problemen in Behandlung. Die Auswirkungen dieses Zusammenspiels zwischen medizinischen Problemstellungen und beispielsweise einer altersbedingten funktionalen Problematik können mithilfe der ICF-Systematik sehr gut verdeutlicht werden und gezielte Prävention und Intervention ableiten.

Die ICF wurde im Jahr 2001 von der Vollversammlung der Weltgesundheitsorganisation (WHO) verabschiedet. Die ICF ergänzt die ICD (vgl. Schuntermann, 2006, S. 1 f.).

Die ICF in der deutschen Sozialgesetzgebung

Die Systematik der ICF findet sich in Deutschland sowohl in einigen Gesetzestexten wieder als auch in den Planungsverfahren der Kostenträger für die Sozialhilfe.

Im Sozialgesetzbuch IX „Rehabilitation und Teilhabe behinderter Menschen" sind wesentliche Teile an den Inhalten der ICF orientiert, z. B. die Empfehlung, dass Begutachtungen möglichst nach den an der ICF orientierten Grundsätzen der Bundesarbeitsgemeinschaft Rehabilitation erfolgen sollen.

Auch in das Sozialgesetzbuch V wurden Inhalte aus der ICF aufgenommen.

2.2 Das Modell der ICF und ihre Begrifflichkeiten

Der zentrale Begriff der ICF ist die *funktionale Gesundheit.*

Funktional gesund ist man dann, wenn

- vor dem bestehenden Lebenshintergrund einschließlich der spezifischen kulturellen und gesellschaftlichen Bedingungen (*Kontext*)
- die körperlichen Funktionen (einschließlich des geistigen und seelischen Bereiches) und die Körperstrukturen den allgemein *gültigen* Normen entsprechen (*Körperfunktionen und -strukturen*),
- man all das tut, was von einer Person ohne Gesundheitsprobleme zu erwarten wäre (*Aktivitäten),*
- *man sich in seinem Leben* in allen für sich selbst wichtigen Bereichen in dem Umfang entfalten kann, wie es bei einem Menschen ohne Einschränkungen der Körperfunktionen oder der Körperstrukturen oder der Aktivitäten zu erwarten ist (*Teilhabe*).

Merksatz
Die ICF spricht im Rahmen der funktionalen Gesundheit von vier Komponenten:
- ***Konzept der Kontextfaktoren***
- ***Konzept der Körperfunktionen und -strukturen***
- ***Konzept der Aktivitäten***
- ***Konzept der Teilhabe (Partizipation) an den Lebensbereichen***

Der in der ICF benutzte Begriff der *Funktionsfähigkeit* (*functioning*) umfasst immer alle Aspekte der *funktionalen Gesundheit.*

Die biomedizinisch ausgerichteten Komponenten der Körperfunktionen und -strukturen werden also ergänzt durch eine Sichtweise vom Menschen als handelndes Subjekt (Aktivitäten) und als selbstbestimmtes und gleichberechtigtes Subjekt in Gesellschaft und Umwelt (Teilhabe/Partizipation). Diese drei Komponenten werden direkt beeinflusst von der Komponente der Kontextfaktoren (siehe Abbildung S. 104), d. h., die Auswirkungen eines Gesundheitsproblems werden auf der Ebene des Organismus (Körperfunktionen und -strukturen), der Handlungs- und der Teilhabemöglichkeiten (Aktivitäten und Partizipation) beschrieben und es wird bestimmt, wie sehr diese durch gesellschaftliche und Umweltbedingungen beeinträchtigt werden. Damit wird in der ICF das der ICD-10 zugrunde liegende biomedizinische Krankheitsverständnis verlassen.

Generell kann man bei einer Störung oder Beeinträchtigung der funktionalen Gesundheit immer von einem negativen Zusammenwirken eines Gesundheitsproblems (wie die ICD dies beschreibt) und dessen Kontextfaktoren ausgehen.

Merksatz
Ein Gesundheitsproblem

- ***ist ein Oberbegriff für Krankheiten (akute oder chronische), Gesundheitsstörungen, Verletzungen oder Traumata,***
- ***ist auch Altern, Schwangerschaft, Stress oder eine genetische Disposition,***
- ***wird in der ICF über die Komponente Körperfunktionen/-strukturen codiert bzw. klassifiziert.***

Die ICF bezeichnet jede Störung bzw. Beeinträchtigung der funktionalen Gesundheit als Behinderung. Durch die Einbeziehung der Komponenten Aktivitäten, Teilhabe und Kontext geht sie damit weit über die in der Sozialgesetzgebung formulierte Definition von Behinderung (siehe S. 48) hinaus.

Merksatz
Behinderung nach der ICF sind das Erleben und die Erfahrung eines Menschen bezogen auf seine
- ***geschädigten Körperfunktionen/-strukturen,***
- ***beeinträchtigten Aktivitäten,***
- ***eingeschränkte Partizipation***

in der Interaktion mit seinem Gesundheitsproblem sowie seinen personenbezogenen Faktoren und Umweltfaktoren.

Insgesamt weitet die ICF das biomedizinische Krankheitsverständnis aus und orientiert sich an einem biopsychosozialen Modell.

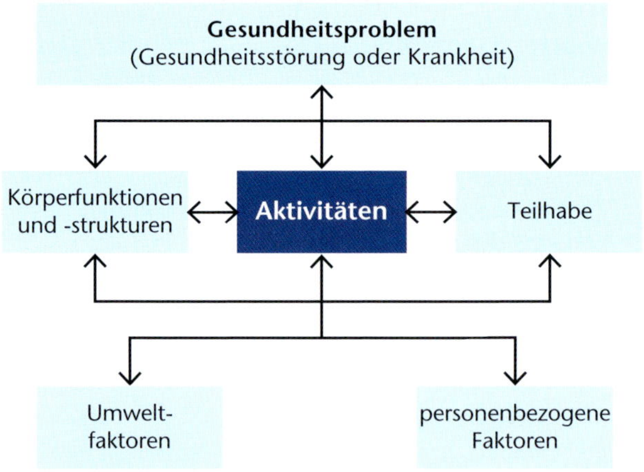

Das biopsychosoziale Modell der ICF (Schuntermann, 2006, S. 3)

Die Klassifizierung und die Beurteilungsmerkmale der ICF

In der ICF wird die funktionale Gesundheit nicht nur in vier Komponenten unterteilt. Das System erlaubt darüber hinaus, den einzelnen Komponenten bestimmte Codes aus einer Buchstaben- und Zahlenkombination zuzuweisen. Ähnlich wie die ICD die verschiedenen psychischen Störungen mit Buchstaben und Nummern codiert, sieht also auch die ICF ein Klassifizierungssystem vor. Dies kann beispielsweise im Rahmen von Studien dazu dienen, dass bestimmte Komponenten von funktionaler Gesundheit rationell und sparsam erfasst und verglichen werden können. Die Komponenten Aktivitäten und Partizipation werden dabei gemeinsam erfasst. Die Kontextfaktoren haben eine Sonderstellung; hier geht es darum, Förderfaktoren und Barrieren zu identifizieren und diese zu dokumentieren.

Für jede Komponente sind die wichtigsten Merkmale aufgeschlüsselt und beschrieben. Eine ausführliche Darstellung findet sich bei Schuntermann (2006).

2.3 Die einzelnen Konzepte der ICF

2.3.1 Die Kontextfaktoren

Als „Kontext" bezeichnet die ICF alle Faktoren und Begebenheiten des Lebenshintergrundes eines Menschen.

Die ICF unterscheidet beim Kontext zwischen *Umweltfaktoren*, also allen externen Begebenheiten der Welt, in der die Person lebt, und *personenbezogenen Faktoren*, den persönlichen Eigenschaften und Attributen einer Person.

Umweltfaktoren bilden eine materielle, soziale und einstellungsbezogene Umwelt, in der Menschen leben und ihr Leben gestalten. Umweltfaktoren sind in der ICF klassifiziert. Die Wohnung, in der ein Mensch wohnt, wäre beispielsweise ein Umweltfaktor.

Personenbezogene Faktoren beziehen sich auf den individuellen Lebenshintergrund und die Lebensführung einer Person. Es geht dabei um Gegebenheiten, die nicht Teil des Gesundheitsproblems oder -zustands sind. Eine Ausnahme bildet die Situation, wenn die *personenbezogenen Faktoren* Gegenstand einer Symptomatik eines Gesundheitsproblems/einer Krankheit sind, z.B. ein mangelnder Wille zu handeln bei Depression. In diesem Fall sind sie Teil einer Funktionsstörung (Körperfunktionen), gehören also nicht zu den *personenbezogenen Faktoren*. Wird dies nicht berücksichtigt, kann es zu falschen Interventionen kommen. *Personenbezogene Faktoren* sind in der ICF nicht klassifiziert.

Merksatz
Kontextfaktoren können sich sowohl positiv als auch negativ auf die funktionale Gesundheit auswirken. So kann ein nicht abgeflachter Bürgersteig für einen Rollstuhlfahrer eine Barriere sein, während er für einen sehbehinderten Menschen eine Orientierung (Förderfaktor) darstellt.
Je nachdem, ob sich Kontextfaktoren positiv oder negativ auf die funktionale Gesundheit einer Person auswirken, können sie für den Betreuungsprozess (die Rehabilitationsplanung und die direkte Interventionsplanung) hilfreich (Förderfaktoren) oder hindernd (Barrieren) sein.

Die Identifizierung der Förderfaktoren und der Barrieren im Kontext eines Menschen bildet innerhalb der ICF-Systematik die grundsätzliche und wesentliche Basis der tatsächlichen subjektiv und objektiv wahrgenommenen Behinderung. Dabei macht es keinen Sinn, Kontextfaktoren zu benennen, ohne gleichzeitig einzuschätzen, ob sie Förderfaktoren oder Barrieren sind.

Kontextfaktoren der ICF	
Umweltfaktoren	**Personenbezogene Faktoren, z.B.**
1. Produkte und Technologien (z.B. Hilfsmittel, Medikamente) 2. Natürliche und vom Menschen veränderte Umwelt (z.B. Bauten, Straßen, Fußwege)	◆ Alter ◆ Geschlecht ◆ Charakter, Lebensstil, Coping ◆ Sozialer Hintergrund

Kontextfaktoren der ICF	
Umweltfaktoren	**Personenbezogene Faktoren, z. B.**
3. Unterstützung und Beziehungen (z. B. Familie, Freunde, Arbeitgeber, Fachleute des Gesundheits- und Sozialsystems 4. Einstellungen, Werte und Überzeugungen anderer Personen und der Gesellschaft (z. B. Einstellung der Wirtschaft zu Teilarbeitsplätzen) 5. Dienste, Systeme und Handlungsgrundsätze (z. B. Gesundheits- und Sozialsystem mit seinen Leistungen, Diensten und Rechtsvorschriften)	◆ Bildung/Ausbildung ◆ Beruf ◆ Erfahrung ◆ Motivation ◆ Handlungswille ◆ Mut ◆ Genetische Prädisposition

(Schuntermann, 2006, S. 4)

2.3.2 Die Körperfunktionen und Körperstrukturen

Körperfunktionen sind die physiologischen Funktionen von Körpersystemen (einschließlich psychologischer Funktionen), also z. B. das Sehen oder das Gehen. Körperstrukturen sind anatomische Teile des Körpers, wie Organe, Gliedmaßen und deren einzelne Bestandteile. Mit diesem Konzept können in der Regel die Ursachen bestehender Aktivitätseinschränkungen einer Person definiert werden. Ebenso ist aber auch denkbar, dass unabhängig vom Status der Körperfunktionen und -strukturen andere Einschränkungen Aktivitäten verhindern (z. B. Einschränkungen der Teilhabe: Arbeitslosigkeit).

Klassifikation der Körperfunktionen	Klassifikation der Körperstrukturen
◆ Mentale Funktionen ◆ Sinnesfunktionen und Schmerz ◆ Stimm- und Sprechfunktionen ◆ Funktionen des kardiovaskulären, hämatologischen Immun- und Atmungssystems ◆ Funktionen des Verdauungs-, des Stoffwechsel- und des endokrinen Systems ◆ Funktionen des Urogenital- und reproduktiven Systems ◆ Neuromuskuloskeletale und bewegungsbezogene Funktionen der Haut und der Hautanhangsgebilde	1. Strukturen des Nervensystems 2. Das Auge, das Ohr und mit diesen in Zusammenhang stehende Strukturen 3. Strukturen, die an der Stimme und dem Sprechen beteiligt sind 4. Strukturen des kardiovaskulären, des Immun- und des Atmungssystems 5. Mit dem Verdauungs-, Stoffwechsel und endokrinen System im Zusammenhang stehende Strukturen 6. Mit der Bewegung in Zusammenhang stehende Strukturen 7. Mit der Bewegung in Zusammenhang stehende Strukturen 8. Strukturen der Haut und Hautanhangsdrüse

(Schuntermann, 2006, S. 4)

2.3.3 Die Aktivitäten

Dieses Konzept der ICF steht zentral im Rehabilitationsprozess. Es bezieht sich auf den Menschen als handelndes Subjekt. Unter „Aktivität" versteht man entsprechend die Durchführung einer Handlung oder Aufgabe.

Das Aktivitätskonzept umfasst zwei Sachverhalte: *Leistungsfähigkeit* und *Leistung*.

- *Leistungsfähigkeit* ist das maximale Leistungsniveau einer Person bezüglich einer Aufgabe oder Handlung unter standardisierten Testbedingungen.
- *Leistung* ist die tatsächliche Durchführung einer Aufgabe oder Handlung einer Person unter den Gegebenheiten des Kontextes. Die Leistung variiert mit der Konstellation des Kontextes.

Beispiel
Eine Person mit einer Mehrfachbehinderung kann in einer Tagesförderstätte mit der dort möglichen Unterstützung durch Mitarbeitende oder die Ausstattung (Kontext) viele der anstehenden Aufgaben und Aufträge bewältigen, also die notwendige Leistung bringen. Gleichzeitig kann sich in einer standardisierten Testsituation zur Ermittlung der Werkstattfähigkeit zeigen, dass bei der gleichen Person die Leistungsfähigkeit so gering ist, dass eine Arbeitsaufnahme in der WfbM nicht infrage kommen kann.

2.3.4 Die Teilhabe (Partizipation)

Mit der Verabschiedung des Sozialgesetzbuches IX ist der Anspruch auf Teilhabe gesetzlich festgelegt worden. Der Teilhabebegriff in der ICF ist deshalb heute nicht mehr aus den Rehabilitationsprozessen wegzudenken.

Das Teilhabekonzept bezieht sich auf den Menschen als Subjekt in Gesellschaft und Umwelt. Es geht um das Einbezogensein in eine Lebenssituation. Teilhabe repräsentiert die gesellschaftliche Perspektive der Funktionsfähigkeit. Von einer Beeinträchtigung der Teilhabe spricht man, wenn eine Person beim Einbezogensein in eine Lebenssituation oder einen Lebensbereich Probleme hat.

Teilhabe ist immer eng verbunden mit ethischen Grundsätzen (Menschenrechtsansatz, siehe S. 22 ff.) „sowie mit Fragen der Zufriedenheit, der erlebten gesundheitsbezogenen Lebensqualität und der erlebten Anerkennung und Wertschätzung in den Lebensbereichen, die für die betrachtete Person wichtig sind" (Schuntermann, 2006, S. 6).

Die Komponenten *Aktivität* und *Teilhabe* werden in der ICF in einem gemeinsamen Kapitel klassifiziert.

Klassifikation der Aktivitäten und der Teilhabe
1. Lernen und Wissensanwendung (z. B. bewusste sinnliche Wahrnehmungen, elementares Lernen, Wissensanwendung)
2. Allgemeine Aufgaben und Anforderungen (z. B. Aufgaben übernehmen, die tägliche Routine durchführen, mit Stress und anderen psychischen Anforderungen umgehen)

Klassifikation der Aktivitäten und der Teilhabe
3. Kommunikation (z. B. Kommunizieren als Empfänger, Kommunizieren als Sender, Konversation und Gebrauch von Kommunikationsgeräten und -techniken)
4. Mobilität (z. B. die Körperposition ändern und aufrechterhalten, Gegenstände tragen, bewegen und handhaben, gehen und sich fortbewegen, Transportmitteln benutzen)
5. Selbstversorgung (z. B. sich waschen, pflegen, an- und auskleiden, die Toilette benutzen, essen, trinken, auf seine Gesundheit achten)
6. Häusliches Leben (z. B. Beschaffung von Lebensnotwendigkeiten, Haushaltsaufgaben, Haushaltsgegenstände pflegen und anderen helfen)
7. Zwischenmenschliche Interaktionen und Beziehungen (z. B. allgemeine interpersonelle Interaktionen, besondere interpersonelle Interaktionen)
8. Bedeutende Lebensbereiche (z. B. Erziehung/Bildung, Arbeit und Beschäftigung, wirtschaftliches Leben)
9. Gemeinschafts-, soziales und staatsbürgerliches Leben (z. B. Gemeinschaftsleben, Erholung und Freizeit, Religion und Spiritualität)

(vgl. Schuntermann, 2006, S. 6)

2.3.5 Die Konzepte der ICF in der Rehabilitationspraxis

Insbesondere dadurch, dass der Kontext in Form von Barrieren und Förderfaktoren in den Rehabilitationsprozess einbezogen wird, wird rehabilitatives Denken erweitert und damit rehabilitatives Handeln umfassender und personenzentrierter.

Für die Umsetzung der Konzepte ergeben sich folgende Konsequenzen:

Teilhabekonzept

Die Berücksichtigung der Menschenrechte fordert eine klare Position des Rehabilitationsteams zum Thema Selbstständigkeit und Klienten- bzw. Personenzentrierung. Empowerment-Strategien als Bestandteil der Basisausrichtung der Arbeit sind unerlässlicher Standard.

Das Teilhabekonzept fördert ganz ausdrücklich, dass Klienten sowohl die Rehabilitationsziele bestimmen als auch Einfluss darauf nehmen, welche Ziele besonders wichtig und welche weniger wichtig sind. Diese Rangfolge nennt man „Präferenzstruktur".

Konzept der Aktivitäten

Im Mittelpunkt steht generell die Wiederherstellung oder Verbesserung der Leistungsfähigkeiten in den Lebensbereichen. Außerdem fördert das Konzept die Verhütung weiterer Beeinträchtigungen, die mit der eigentlichen Beeinträchtigung in Zusammenhang stehen.

Konzept der Körperfunktionen und -strukturen

Das Konzept fördert erstens die Verhütung von Verschlimmerung der Funktionsstörungen und Strukturschäden. Zweitens gibt es Hinweise zur Wiederherstellung oder Verbesserung beeinträchtigter Körperfunktionen und -strukturen. Und drittens lassen sich nicht beeinträchtigte Körperfunktionen und -strukturen identifizieren, die gestärkt und gefördert werden können und damit zur Unterstützung des Rehabilitationsprozesses beitragen.

Konzept der Kontextfaktoren

Die Identifizierung der Umweltfaktoren und personenbezogenen Faktoren fördert in den Interventionsplanungen sowohl den Abbau von Barrieren, die die Leistung oder Teilhabe verhindern oder erschweren, als auch den Aufbau von Förderfaktoren, die die Leistung oder Teilhabe ermöglichen oder verbessern. Förderfaktoren und Barrieren können subjektive Erfahrung einer Person sein oder auch objektive Bedingung, die jedem ins Auge springen.

2.4 Die ICF in der Praxis der Heilerziehungspflege

Die biopsychosoziale Grundlage der ICF eröffnet für die Arbeit der Heilerziehungspflege eine Vielzahl von Anknüpfungs- und Orientierungspunkten. Vor allem wird die Auseinandersetzung mit den Grunderkrankungen bzw. der Behinderung durch die Einbettung der Komponente Körperfunktionen und -strukturen in das biopsychosozial ausgerichtete Gesamtsystem der ICF aus seiner defizitären Grundlage herausgenommen und über das Prinzip der funktionalen Gesundheit neu und für das Arbeitsfeld der Heilerziehungspflege besser bewertet.

Die Komponenten Aktivitäten und Teilhabe definieren zusätzlich Inhalte, die für die heilerziehungspflegerische Praxis den Alltag bestimmen. Schlussendlich ist die Identifizierung von Barrieren und Förderfaktoren aus der täglichen Arbeit nicht wegzudenken.

Der LWV Hessen hat mit der „Integrierten Teilhabeplanung – ITP“ für die Arbeitsbereiche der Heilerziehungspflege ein Dokumentations- und Planungsinstrument entwickelt, dessen aktuelle Version 1.5 in Anwendung ist. Es orientiert sich in Aufbau und Inhalt an der Systematik der ICF (siehe S. 356 ff.). Auch andere Kostenträger orientieren sich an den ICF. Ab S. 399 finden Sie ein Beispiel dafür, wie die ICF in der Praxis berücksichtigt wird.

Zusammengefasst heißt das, dass die Gesamtsystematik der ICF hochgradig für die Praxis der Heilerziehungspflege relevant ist und ihre Systematik eine hervorragende Basis für konzeptionelle Überlegungen, methodische Entwicklungen und die konkreten Interventionsplanungen sein kann.

2.5 Die Internationale Klassifikation der Funktionsfähigkeit, Behinderung und Gesundheit bei Kindern und Jugendlichen – ICF-CY

(International Classification of Functioning, Disability and Health – Children and Youth)

ICF-CY als Grundlage von therapeutischer und pädagogischer Assistenz

Schon während der Entstehungsphase der ICF war es deutlich geworden, dass die entwickelte Systematik und die Kriterien von Funktionsfähigkeit in vielen Fällen für die Bedingungen von Kindern und Jugendlichen nicht zutreffen. Aus diesem Grund hat sich

1998 eine Arbeitsgruppe gebildet, die sich parallel dieser Thematik angenommen hat. Daraus ist 2002 eine WHO-Arbeitsgruppe entstanden, die 2007 die erste Version der ICF-CY in englischer Sprache vorgelegt hat.

Gegenüber der ICF wurden zu bislang nicht verwendeten Codes neue Inhalte hinzugefügt, die für Kinder und Jugendliche relevanten Beschreibungen ausgebaut und angepasst, die Kriterien zu Inklusion und Exklusion adaptiert und die Beurteilungsmerkmale erweitert.

Ausgangspunkt waren die Annahmen, dass es zum einen schwierig ist Körperfunktionen und Aktivitäten in früher Kindheit zu unterscheiden und dass zum anderen der Erwerb von Funktionsfähigkeit in unterschiedlichen Altersstufen verschieden abläuft.

Bei Kindern und Jugendlichen geht man davon aus dass sich viele Problembereiche durch Entwicklungsverzögerungen begründen. So verändern sich die Fähigkeiten Beziehungen aktiv mitzugestalten mit dem Alter. Zudem haben Umwelt und Teilhabe für die Funktionsfähigkeit in der Kindheit eine andere Qualität und Bedeutung als im Erwachsenenalter.

Wie die ICF bietet die ICF-CY ein Konzept an mit dem es möglich wird über eine gemeinsame Sprache und Terminologie Problemstellungen der ersten Lebensjahre, der Kindheit und Jugend zu erfassen. Es geht dabei immer um für Kinder und Jugendliche bedeutsame Problembereiche aus den Bereichen Körperfunktionen, Körperstrukturen, Aktivität- und Partizipationseinschränkungen und Umweltfaktoren.

Die ICF-CY dokumentiert Besonderheiten zu Gesundheit und Funktionsfähigkeit von Kindern und Jugendlichen. Sie ist eine große Erleichterung für das Abfassen von Therapieberichten, das Beschreiben von Therapieprozessen und der Gestaltung von Assistenz im Alltag. Eingesetzt wird die ICF-CY insbesondere in den Kliniken der Kinder- und Jugendpsychiatrie, von Lehrern, Heilerziehungshelferinnen und -helfer, in Verwaltungen und in der Forschung.

Weiterführende Literatur

Grampp, Gerd/Jackstell, Susanne/Wöbke, Nils: Teilhabe, Teilhabemanagement und die ICF, Köln, Balance buch + medien, 2013.

Hollenweger, Judith/Kraus de Camargo, Olaf: ICF-CY: Internationale Klassifikation der Funktionsfähigkeit, Behinderung und Gesundheit bei Kindern und Jugendlichen, Bern, Huber, 2013.

Kraus De Camargo, Olaf/Simon, Liane: Die ICF-CY in der Praxis, Bern, Huber, 2013.

Schuntermann, Michael: Die internationale Klassifikation der Funktionsfähigkeit, Behinderung und Gesundheit (ICF) der Weltgesundheitsorganisation (WHO), Kurzeinführung, 2006, abgerufen unter: www.deutsche-rentenversicherung.de/nn_7112/SharedDocs/de/Inhalt/Zielgruppen/01__sozialmedizin__forschung/04__klassifikationen/dateianhaenge/icf__kurzeinfuehrung.html [09.06.2010].

Schuntermann, Michael: Einführung in die ICF, 3. Aufl., Landsberg, ecomed, 2009.

3 Geistige Behinderung und Intelligenzminderung

Michael Seidel

3.1 Die Begriffe „geistige Behinderung" und „Intelligenzminderung"

In der Behindertenhilfe wird zumeist der Begriff *geistige Behinderung* benutzt. In Medizin und Psychologie hingegen wird hauptsächlich der Begriff *Intelligenzminderung* verwendet. Beide Begriffe – geistige Behinderung und Intelligenzminderung – meinen im Wesentlichen das Gleiche. Deshalb werden hier auch beide Begriffe abwechselnd benutzt.

Der Begriff Intelligenzminderung entstammt der deutschsprachigen Fassung der *Internationalen statischen Klassifikation der Krankheiten und verwandter Gesundheitsprobleme, 10. Revision (ICD-10)* (siehe S. 97 ff.). Mit dem Begriff Intelligenzminderung übersetzt sie den englischsprachigen Begriff *mental retardation.*

Mental retardation in der englischsprachigen Literatur wird zunehmend durch den Begriff *intellectual disability* (intellektuelle Behinderung) abgelöst. Wahrscheinlich wird die derzeit in Entwicklung befindliche ICD-11 den Begriff *intellectual developmental disability* einführen.

Die ICD-10 definiert Intelligenzminderung als eine stehen gebliebene oder unvollständige Entwicklung der geistigen Fähigkeiten mit besonderer Beeinträchtigung von Fertigkeiten, die zum Intelligenzniveau beitragen, wie z. B. Denken, Sprache, motorische und soziale Fähigkeiten (vgl. Dilling/Mombour/Schmidt, 1991, S. 238). Weiter heißt es, für die endgültige Diagnose müsse sowohl eine Störung im Intelligenzniveau als auch in der Anpassung an die Anforderungen des alltäglichen Lebens bestehen (vgl. Dilling/Mombour/Schmidt, 1991, S. 239).

Wie misst man Intelligenz? Sie wird über Intelligenztests ermittelt, deren Ergebnis ein *Intelligenzquotient* (IQ) ist.

In der ICD-10 wird ausdrücklich darauf hingewiesen, dass zur Einschätzung der Intelligenz alle verfügbaren Informationen herangezogen werden. Dazu gehören nicht nur der Intelligenzquotient, sondern genauso die sorgfältige Beobachtung, wie die Person mit den Anforderungen ihres Alltags (Selbstsorge, Sicherheit, Körperpflege usw.) zurechtkommt.

Während die meisten Menschen einen IQ zwischen ca. 85 und 115 haben, liegt er bei geistiger Behinderung unter 70. Aber wie schon erwähnt, zur Diagnose einer geistigen Behinderung bedarf es auch feststellbarer Beeinträchtigungen bei der Bewältigung von Alltagsanforderungen. Wenn der Intelligenzquotient zwischen 70 und 85 liegt, spricht man übrigens von *Lernbehinderung.*

Jeder geistigen Behinderung liegt zweifellos eine gestörte Hirnfunktion zugrunde. Nicht immer lässt sich eine Schädigung der Hirnsubstanz oder der Hirnfunktion mit den üblichen diagnostischen Verfahren (Bildgebung, EEG) zeigen. Bei den Schädigungen kann es sich nämlich auch um strukturelle oder funktionelle Veränderungen des Gehirns handeln, die nur mittels hoch spezialisierter Methoden außerhalb der klinischen Routine aufgedeckt werden können – wenn überhaupt. Übrigens sei in diesem Zusammenhang darauf hingewiesen, dass auch schwerwiegende soziale Mangelsituationen in der

Kindheit gravierende Auswirkungen auf die Hirnentwicklung haben können. Beispielsweise kann eine soziale Vernachlässigung in früher Kindheit zu einer unzulänglichen Ausbildung von Synapsen zwischen den Nervenzellen (Neuronen) führen.

Allen Ursachen einer geistigen Behinderung ist gemeinsam, dass sie die Reifung und die normgerechte Funktion des kindlichen Gehirns vor (pränatal) und nach (postnatal) der Geburt beeinträchtigen. Manche Ursachen, namentlich genetischer Art, entfalten ihre Wirkungen erst später im Laufe der kindlichen Entwicklung oder machen Kinder anfällig für die Wirkung weiterer Schädigungsfaktoren.

Die verschiedenen Ursachen von Intelligenzminderung haben ganz unterschiedliche Folgen. Darum können bestimmte Hirnregionen und deren Funktionen mehr als andere in Mitleidenschaft gezogen werden. Die Beeinträchtigungen unterscheiden sich also je nach Schwere, Art und Zeitpunkt der Einwirkung der Ursache des Störungsbildes ganz erheblich voneinander. Dieser Unterschied kann sich sowohl im aktuellen Querschnittsbild als auch im Längsschnitt der individuellen Entwicklung zeigen. Außerdem wird die Entwicklung über die Lebensspanne von sozialen Faktoren, von familiären und anderen Milieubedingungen, von der individuellen Förderung usw. einerseits, aber auch von der Existenz weiterer Behinderungen (z. B. einer zusätzlichen Sehbehinderung) oder Krankheiten (z. B. Epilepsie) andererseits beeinflusst.

Die Zustandsbilder, die mit dem Begriff Intelligenzminderung oder geistige Behinderung bezeichnet werden, sind sehr verschieden. Sie unterscheiden sich im Hinblick auf ihre Ursachen, auf ihre Schweregrade, hinsichtlich des Vorliegens zusätzlicher Behinderungen, sogar teilweise bezüglich ihres Verlaufs über die Lebensspanne außerordentlich. Deshalb muss man sich klar machen, dass es sich bei den Begriffen geistige Behinderung oder Intelligenzminderung um abstrakte Sammelbegriffe handelt. Oft sind Intelligenzminderung oder geistige Behinderung nur eine Komponente in der breiteren Gesamtsymptomatik eines definierten Störungs- oder Krankheitsbildes (z. B. Trisomie 21).

Merksatz
Die Begriffe Intelligenzminderung und geistige Behinderung sind weitestgehend gleichbedeutend. Es sind abstrakte Sammelbegriffe, die im Hinblick auf Ursache, Schweregrad, zusätzliche Behinderungsbilder usw. außerordentlich unterschiedliche Zustände bezeichnen. Oft gehören sie in den Rahmen eines umfassenderen Krankheits- oder Störungsbildes.

Für die Feststellung einer Intelligenzminderung oder geistigen Behinderung sind neben einer unterdurchschnittlichen Intelligenz (IQ unter 70) auch deutliche Beeinträchtigungen der Anpassung an die Anforderungen des täglichen Lebens erforderlich.

Frühere Bezeichnungen wie Schwachsinn, Minderbegabung, Oligophrenie, Debilität, Imbezillität, Idiotie usw. sind heute überholt. Sie sollen nicht mehr gebraucht werden, nicht zuletzt, weil sie im Laufe der Zeit eine immer negativere Bedeutung bekommen haben und von den Betroffenen als Diskriminierung empfunden werden.

Unterscheidung zwischen geistiger Behinderung und Demenz

Wichtig ist die begriffliche Unterscheidung zwischen geistiger Behinderung und *Demenz:* Eine geistige Behinderung besteht von Geburt an (pränatale oder perinatale Entstehung) oder wird bald nach der Geburt (postnatale Entstehung) erworben. (Zumeist – so auch in der ICD-10 – ist das 18. Lebensjahr als Ende dieser Zeit des Entstehens oder Auftretens angeben.)

Daraus ergibt sich die Abgrenzung zur Demenz, bei der ein schon vorhandenes Niveau der intellektuellen Entwicklung verloren geht. Demenzen haben verschiedene Ursachen, verschiedene Schweregrade und Entwicklungsverläufe. Letztendlich ist der Begriff der Demenz ein ähnlich weiter Sammelbegriff wie geistige Behinderung oder Intelligenzminderung. Demenz kann ein mehr oder minder unveränderlicher Zustand sein, nämlich wenn die zugrunde liegende Ursache keine Entwicklung zeigt. Dies ist beispielsweise der Fall, wenn als Folge eines Hirntraumas Hirngewebe unwiederbringlich zerstört ist. Eine Demenz kann aber auch fortschreiten, also schrittweise schwerer werden, z. B. beim fortschreitenden Verlust funktionsfähigen Hirngewebes bei einer Alzheimer-Erkrankung.

Geistige Behinderung und Demenz haben im Hinblick auf ihre Auswirkungen viele Gemeinsamkeiten; neben den kognitiven Beeinträchtigungen bestehen bei beiden Beeinträchtigungen der Alltagsbewältigung. Nicht selten reagiert der Betroffene darauf mit Verhaltensauffälligkeiten.

Intelligenzminderung und Demenz sind nicht nur unterscheidbare Zustände, sie können durchaus nebeneinander bestehen. So kann ein betagter Mann, der seit seiner Kindheit geistig behindert ist, infolge eines Schlaganfalls eine vaskuläre Demenz bekommen, oder eine Frau mit einer Trisomie 21 kann mit 45 Jahren die Symptome einer Alzheimer-Demenz entwickeln.

Wenn nun infolge genetischer Ursachen oder eines Hirntraumas bereits in der frühen Kindheit ein schon erreichtes intellektuelles Entwicklungsniveau langsam oder schlagartig verloren geht, müsste man streng genommen von einer (frühkindlichen) Demenz sprechen. Dennoch hat sich eingebürgert, dass auch dann zumeist von einer Intelligenzminderung oder geistigen Behinderung gesprochen wird. Dies hängt maßgeblich mit der Begründung sozialrechtlicher Ansprüche zusammen.

Merksatz
Die Begriffe Intelligenzminderung und geistige Behinderung einerseits und der Begriff Demenz andererseits sind streng voneinander zu unterscheiden, obwohl sie hinsichtlich der Symptomatik erhebliche Überlappungen besitzen. Intelligenzminderung und geistige Behinderung einerseits und Demenz andererseits können jedoch durchaus nebeneinander bestehen.

3.2 Schweregrade

Geistige Behinderung kommt in verschiedenen Schweregraden vor. Sie wird in leichte, mittelgradige, schwere und schwerste geistige Behinderung unterteilt (siehe Tabelle). Dabei ist die leichte geistige Behinderung mit ca. 80 Prozent der häufigste Schweregrad. Es folgen mit ca. 12 Prozent die mittelgradige, mit ca. 7 Prozent die schwere und mit ca. 1 Prozent die schwerste geistige Behinderung (vgl. von Gontard, 2003, S. 26).

Schweregrad	ICD-10-Begriff	IQ-Bereich
Leichte geistige Behinderung	Leichte Intelligenzminderung (F70)	50–69
Mittelgradige geistige Behinderung	Mittelgradige Intelligenzminderung (F71)	35–49

Schweregrad	ICD-10-Begriff	IQ-Bereich
Schwere geistige Behinderung	Schwere Intelligenzminderung (F72)	20–34
Schwerste geistige Behinderung	Schwerste Intelligenzminderung (F73)	unter 20

Die Vorstellung, man könne präzise Abgrenzungen der Schweregrade vornehmen, stimmt so leider nicht. Die exakte Bestimmung des Intelligenzquotienten (IQ) ist nämlich mit einigen methodischen Problemen verbunden, die umso ausgeprägter sind, je schwerer die intellektuelle Beeinträchtigung und je komplexer das Störungsbild sind.

Die meisten Intelligenztests führen nur bei einem IQ oberhalb von 70 zu zuverlässigen Ergebnissen. Bei Menschen mit geistiger Behinderung liegt er unter 70, d. h. außerhalb des Bereichs, den herkömmliche Intelligenztests zuverlässig messen können. Aber wie schon erwähnt, zur Diagnose einer geistigen Behinderung bedarf es überdies feststellbarer Beeinträchtigungen bei der Bewältigung von Alltagsanforderungen. Zusätzlich wird die Intelligenz also anhand von Beobachtungen des Verhaltens eingeschätzt.

Deshalb hat der IQ allenfalls eine orientierende Bedeutung. Man kann dennoch festhalten: Eine leichte geistige Behinderung umfasst etwa den IQ-Bereich zwischen 50 und 69, eine mittelgradige den Bereich zwischen 35 und 49, die schwere den Bereich zwischen 20 und 34, die schwerste schließlich den IQ-Bereich unter 20. Die Grenzen werden unscharf und fließend mit dem Schweregrad der intellektuellen Beeinträchtigung.

Merksatz
Geistige Behinderung lässt sich im Hinblick auf den Schweregrad in leichte (IQ 50–69), mittelgradige (IQ 35–49), schwere (IQ 20–34) und schwerste (IQ unter 20) Formen unterteilen.

3.3 Ursachen

Die Ursachen, die *ätiologischen Faktoren*, für geistige Behinderung sind ihrer Natur nach überaus vielfältig. Der wissenschaftliche Fortschritt bringt hierzu ständig neue und verfeinerte Erkenntnisse. Auch infolge tatsächlicher Veränderungen der Risikofaktoren haben sich die Auffassungen darüber verändert, welche Ursachen wie häufig zu einer geistigen Behinderung führen.

Eine übliche Unterteilung der Ursachen von Intelligenzminderung bezieht sich auf den Zeitpunkt der Einwirkung der Schädigungsursachen (Noxen). Demzufolge kann man pränatale, perinatale und postnatale Ursachen unterscheiden. Unter die pränatalen Ursachen kann man auch die Veränderungen der genetischen Informationen fassen; sie umfassen vor allem alle Noxen, die ab der Befruchtung bis kurz vor der Geburt wirksam werden: Alkoholexposition, Einwirkungen von anderen giftigen Substanzen, Strahlenexposition, Infektionen usw. Die Perinatalperiode beginnt eine Woche vor der Geburt und endet vier Wochen danach. Während dieser Periode spielen vor allem Komplikationen bei der Geburt die Hauptrolle. Die anschließende Postnatalperiode umfasst vor allem traumatische (z. B. durch einen Sturz) oder entzündliche Erkrankungen des kindlichen Gehirns, toxische Einwirkungen, Mangel- und Fehlernährung als Ursachen.

Die weit überwiegende Zahl der Ursachen ist biologischer Natur bzw. medizinisch zu charakterisieren, auch wenn bis heute noch nicht in jedem Einzelfall der Grund der Intelligenzminderung festgestellt werden kann. Früher wurden noch häufiger als heute

Verlegenheitsdiagnosen wie „frühkindlicher Hirnschaden unklarer Ursache" verwendet. Doch mit der raschen Entwicklung der Genetik werden immer mehr genetische Ursachen identifiziert. Nicht immer können die Befunde schon richtig in ihrer Bedeutung interpretiert werden. Diese raschen Entwicklungen in der Genetik ziehen natürlich für genetische Beratung, Pränataldiagnostik, Präimplantationsdiagnostik, Gentherapie usw. schwerwiegende praktische und ethische Fragen nach sich. Als Faustregel kann gelten: Je komplexer die Symptomatik eines Störungsbildes ist, insbesondere wenn es zu körperlichen Auffälligkeiten (z. B. Fehlbildungen, Stoffwechselauffälligkeiten, mehrfache Sinnesbehinderungen) kommt, desto wahrscheinlicher liegt eine genetische Verursachung vor. Sie muss dann allerdings mittels genetischer Untersuchungen bestätigt werden.

Die genetischen Ursachen sind äußerst vielgestaltig. Manche treten häufig auf und sind weithin bekannt (z. B. Trisomie 21 oder das Fragiles-X-Syndrom). Andere genetische Ursachen sind extrem selten. Noch immer werden neue genetische Ursachen für Störungsbilder entdeckt. Die genetischen Ursachen können unter verschiedenen Gesichtspunkten gegliedert werden. Dabei gibt es die Genom-, die Chromosomen- und die Genmutationen. Erst in den letzten Jahren beginnt man die Bedeutung der Copy number variants (CNV) zu verstehen. Es handelt sich um strukturelle Chromosomenveränderungen (Duplikationen und Deletionen), die in Wechselwirkung mit teilweise noch unbekannten Faktoren interindividuell ganz unterschiedliche Phänotypen bewirken können, selbst wenn die Veränderung am Chromosom bei den betroffenen Fällen identisch ist.

Nicht alle Ursachen geistiger Behinderung kommen überall gleich häufig vor. Viele Ursachen werden durch soziale und kulturelle Faktoren beeinflusst. Darum gibt es unter Umständen Unterschiede von Land zu Land, von Region zu Region und auch zwischen soziokulturellen Milieus. Für manche genetisch bedingten Formen geistiger Behinderung spielt auch eine Rolle, wie alt die Mutter des Kindes zum Zeitpunkt der Geburt ist. Aber auch die allgemeinen Lebensbedingungen, die Qualität und Verfügbarkeit von medizinischen Leistungen haben erheblichen Einfluss. Möglich sind auch physikalische oder chemische Umweltfaktoren (z. B. eine Kernreaktorkatastrophe oder die Giftkatastrophe von Bhopal in Indien) oder medizinisch definierbare Faktoren (z. B. die AIDS-Epidemien in Afrika, deren Folge nicht selten eine geistige Behinderung bei den schon als Embryo infizierten Kindern ist). Anders ausgedrückt: Zwischen sozialen und biologischen Faktoren bestehen viele Wechselwirkungen.

Pränatale Ursachen

- Genetische Anomalien
  - Chromosomale Anomalien
  - Autosomale chromosomale Störungen
  - X-chromosomale Störungen
  - Uniparentale Disomien
  - Einzelgen-Erkrankungen, multifaktorielle bzw. multigenische Störungen, Copy number variants (CVS)
  - und unbekannte genetische Ätiologien
- Vorgeburtliche Infektionen
- Alkoholexposition (und andere psychotrope Substanzen)
- Andere den Embryo schädigende Faktoren (z. B. Gift, Strahlung, Viren)
- Krankheiten der Schwangeren (z. B. Diabetes mellitus, Schilddrüsenfehlfunktion)
- Intrauterine Mangelernährung

Perinatale Ursachen

- Funktionsstörungen der Gebärmutter
- Präeklampsie, Eklampsie (Erkrankung der Mutter, die mit Krämpfen einhergeht)
- Geburtstraumata
- z. B. Hyperbilirubinämie
- Komplikationen bei Frühgeburt (z. B. Sauerstoffmangel)
- Infektionen

Postnatale Ursachen

- Infektionen
- Traumata, z. B. durch Stürze vom Wickeltisch
- Umweltgifte
- Deprivation, d. h. Mangel an Zuwendung oder Reizen
- Fehl- und Unterernährung
- Angeborene Stoffwechselstörungen, z. B. Zöliakie
- bestimmte Epilepsien

Bis heute sind nicht alle Ursachen für geistige Behinderung bekannt. Es kommt immer noch vor, dass sich keine Ursache identifizieren lässt.

Merksatz
Die Ursachen der Intelligenzminderungen sind im Hinblick auf den Zeitpunkt der Schädigung in pränatale, perinatale und postnatale Ursachen zu gliedern. Es gibt sehr viele verschiedene Ursachen. Die Mehrzahl der Ursachen sind biologischer Natur oder medizinisch zu charakterisieren.

3.4 Häufigkeit

Weil viele Ursachen der geistigen Behinderung durch soziale, kulturelle und andere Faktoren beeinflusst werden, treten nicht alle Formen von geistiger Behinderung überall gleich häufig auf. Es gibt Unterschiede zwischen Kontinenten, Ländern, Regionen, aber auch zwischen sozialen Schichten, Milieus usw. In Mitteleuropa spielt Mangel- oder Fehlernährung eine andere Rolle als in der Dritten Welt. Manche Menschen gehen während der Schwangerschaft mit bestimmten Risikofaktoren, z. B. mit Alkohol- und Tabakgenuss, erstaunlich sorglos um. Dadurch steigt das Risiko einer Schädigung des Kindes während der Schwangerschaft.

Merksatz
In Deutschland leben bei einer Häufigkeit von geistiger Behinderung zwischen 0,5 und 1,0 Prozent der Bevölkerung ca. 400 000–800 000 Menschen mit geistiger Behinderung.

3.5 Geistige Behinderung in der ICD-10

Innerhalb des Kapitels V (F) Psychische Störungen der ICD-10 gibt es den Abschnitt Intelligenzminderung (F7), der auf der nächsten Ebene weiter unter anderem nach Schweregraden (F70–F79) differenziert wird. Daneben gibt es in der ICD-10 den Abschnitt Entwicklungsstörungen (F8), dessen weitere Differenzierung neben den umschriebenen Entwicklungsstörungen des Sprechens, der schulischen Fertigkeiten, der motorischen

Funktionen und kombinierten Entwicklungsstörungen auch die *tiefgreifenden Entwicklungsstörungen* umfasst.

Die tiefgreifenden Entwicklungsstörungen umfassen den frühkindlichen Autismus, den atypischen Autismus, das Rett-Syndrom, andere desintegrative Störungen des Kindesalters, hyperkinetische Störungen mit Intelligenzminderung, Bewegungsstereotypien sowie das Asperger-Syndrom.

Die Trennung der Abschnitte und deren Gliederung wirken einigermaßen willkürlich. Wahrscheinlich werden in der nächsten ICD-Version die jetzt in getrennten Abschnitten aufgeführten Störungsbilder unter der Überschrift „Entwicklungsstörungen" (engl.: *developmental disabilities*) sinnvoll zusammenführt.

Die Diagnose Intelligenzminderung (F70–F79) schließt natürlich andere Diagnosen des Kapitels V (F) nicht aus. Wenn sich eine Ursache für die Intelligenzminderung findet, wird diese zusätzlich verschlüsselt. So würde man eine mittelgradige Intelligenzminderung (F71) auf der Grundlage eines angeborenen Jodmangels (E00) sowohl mit F71 als auch mit E00 verschlüsseln. Wenn daneben eine weitere psychiatrische Diagnose gestellt werden kann, z. B. eine leichte depressive Episode (F32.0), dann käme auch diese hinzu.

Merksatz
Die Diagnose Intelligenzminderung (IDC-10: F70–F79) schließt andere psychiatrische Diagnosen nicht aus. Wenn eine Ursache für die Intelligenzminderung bekannt ist, wird diese ebenfalls gemäß ICD-10 angegeben.

3.6 Komorbiditäten und Mehrfachbehinderung

Unter „Komorbidität" versteht man, dass neben einer bestimmten Krankheit, Störung oder Behinderung eine oder mehrere weitere Krankheits- oder Störungsbilder vorliegen. Solche Komorbiditäten können die gleiche Ursache haben, sie können sekundär bedingt sein, d. h., eine Erkrankung verursacht eine zweite, oder die Komorbidität ist rein zufällig.

Die Gruppe der Menschen mit geistiger Behinderung weist viele zusätzliche gesundheitliche Beeinträchtigungen, akute und chronische Krankheiten und Behinderungen auf. Das Spektrum dieser Komorbiditäten umfasst nahezu das gesamte Spektrum diagnostischer Kategorien aller medizinischen Disziplinen. Wenn eine geistige Behinderung mit anderen Behinderungen, z. B. motorische Behinderungen oder Sinnesbehinderungen, kombiniert ist, kann man von einer *mehrfachen* oder *Mehrfachbehinderung* sprechen. Manchmal wird der Begriff *komplexe Behinderung* dafür verwendet.

Komorbiditäten, vor allem im Sinne von Mehrfachbehinderung, behindern natürlich die soziale Teilhabe zusätzlich. Sie begründen auch einen Mehrbedarf an sozialen und an gesundheitsbezogenen Leistungen. Dem besonderen Bedarf an gesundheitlichen Leistungen wird im Widerspruch zum *Übereinkommen der Vereinten Nationen über die Rechte behinderter Menschen* (United Nations, 2006) in Deutschland erst ungenügend entsprochen. Außerdem erhalten Menschen mit geistiger Behinderung zumeist Leistungen der Eingliederungshilfe. Deshalb verfügen sie nur über begrenzte finanzielle Ressourcen für die zunehmend erwarteten Eigenbeteiligungen (Zuzahlungen, Aufzahlungen, Eigenleistungen für von der Leistungspflicht der gesetzlichen Krankenversicherung ausgeschlossene Leistungen usw.).

Die wichtigsten und häufigsten Komorbiditäten bei geistiger Behinderung sind Epilepsien, Störungen des autistischen Spektrums und andere psychische Störungen, Sinnesstörungen und Störungen des Bewegungsapparates.

Es ist jedoch wenig sinnvoll, auf die Häufigkeit der erwähnten Komorbiditäten innerhalb der Gesamtgruppe geistig behinderter Menschen detailliert einzugehen, denn erstens unterscheiden sich die Häufigkeiten nach der Schwere der geistigen Behinderung: je schwerer die intellektuelle Beeinträchtigung, desto größer die Wahrscheinlichkeit für komorbide Störungen. Zweitens sind viele Komorbiditäten auf die biologische bzw. medizinisch definierbare Ursache der konkret vorliegenden geistigen Behinderung zurückzuführen (z. B. auf ein genetisch bedingtes Syndrom oder eine perinatale Hirnschädigung infolge eines Geburtstraumas). Überdies können geistig behinderte Menschen wie andere Menschen im Laufe ihrer gesamten Lebensspanne Krankheiten erwerben – Adipositas, Bluthochdruck, Diabetes mellitus, Darmerkrankungen, Infektionserkrankungen, Krebs, Arthrosen, Demenzen usw. In diesem Zusammenhang ist auf den Einfluss nachteiliger Lebensbedingungen (z. B. Bewegungsmangel, einseitige Ernährung) auf den Gesundheitszustand hinzuweisen.

Merksatz
Geistige Behinderung wird häufig von weiteren zusätzlichen gesundheitlichen Beeinträchtigungen, akuten und chronischen Krankheiten sowie Behinderungen begleitet (Komorbidität).

Liegen neben der geistigen Behinderung weitere Behinderungen (in der Regel Körper- oder Sinnesbehinderungen) vor, spricht man auch von Mehrfachbehinderung.

Weiterführende Literatur

Neuhäuser, Gerhard: Syndrome bei Menschen mit geistiger Behinderung. Ursachen, Erscheinungsformen und Folgen, 3. Aufl., Marburg, Lebenshilfe, 2010.

Remschmidt, Helmut/Niebergall, Gerhard: Intelligenzminderung bei Kindern und Jugendlichen, in: Möller, Hans-Jürgen/Laux, Gerd/Kapfhammer, Hans-Peter (Hrsg.): Psychiatrie, Psychosomatik, Psychotherapie, Bd. 2: Spezielle Psychiatrie, 4. Aufl., Berlin, Springer, 2010, S. 1093–1108.

Häßler, Frank: Intelligenzminderung im Erwachsenenalter, in: Möller, Hans-Jürgen/Laux, Gerd/Kapfhammer, Hans-Peter (Hrsg.): Psychiatrie, Psychosomatik, Psychotherapie, Bd.2: Spezielle Psychiatrie, 4. Aufl., Berlin, Springer, 2010, S. 1109–1130.

Sarimski, Klaus: Entwicklungspsychologie genetischer Syndrome, 3. Aufl., Göttingen, Hogrefe, 2003.

Weber, Germain: Intellektuelle Behinderung. Grundlagen, klinisch-psychologische Diagnostik und Therapie im Erwachsenenalter, Wien, Universitätsverlag, 1997.

4 Psychische Störungen – Allgemeines

Michael Seidel

Bevor wir auf die psychopathologischen Grundlagen und einzelne Störungen näher eingehen können, müssen die unterschiedlichen Bedeutungen des Begriffs *psychische Störung* genauer erläutert werden. Auch die Alltagssprache kennt den Begriff: Ein bestimmtes Verhalten oder Erleben einer Person gilt als nicht normal. Es fällt auf, es stört in der jeweiligen sozialen Umwelt, es wird als „gestört" interpretiert oder sogar als Ausdruck einer irgendwie gearteten Störung, die in der Person liegt. Vielleicht wird die Störung auch als „Fall für die Psychiatrie" gedeutet. Diese weite Fassung des Begriffs „psychische Störung" soll hier als *psychische Störung im weiteren Sinne* bezeichnet werden.

Daneben gibt es in der modernen Psychiatrie den Begriff *psychische Störung* (engl.: *mental disorder*), der an die Stelle des Begriffs der *psychischen Krankheit* (engl.: *mental disease*) getreten ist. Auch die ICD-10 verwendet den Ausdruck *Störung* anstelle von *Krankheit* oder *Erkrankung*. In der ICD-10 heißt es im Hinblick auf den Störungsbegriff: „Seine Verwendung soll einen klinisch erkennbaren Komplex von Symptomen oder Verhaltensauffälligkeiten anzeigen, der immer auf der individuellen und oft auch auf der Gruppen- oder sozialen Ebene mit Belastung und mit Beeinträchtigung von Funktionen verbunden ist, sich aber nicht auf der sozialen Ebenen allein darstellt" (Dilling/Mombour/Schmidt, 1991, S. 19). Dieses Verständnis soll hier als *psychische Störung im engeren Sinne* bezeichnet werden.

4.1 Psychopathologische Grundlagen

Unter *Psychopathologie* versteht man die Wissenschaft von den abnormen oder krankhaften psychischen Erscheinungen im Bereich des Erlebens und Verhaltens. Psychopathologie ist eine Grundlagenwissenschaft der Psychiatrie.

„*Gegenstand der Psychiatrie ist jeweils ein ganzer Mensch in seiner Werdensgeschichte.* [...] Von solcher ganzer Lebensgestalt Kunde zu bekommen, wird nur gelingen, wenn wir den Menschen ernst nehmen und sorgsam mit ihm sind. Dann können wir uns miteinander über den Kranken verständigen. Beides ist die Aufgabe der Psychopathologie. Sie zu lernen gehört zur Grundausbildung eines jeden, der mit psychiatrischen Patienten umgeht."
(Scharfetter, 2010, S. 1)

„*Das Beschreiben und Benennen bedeutet, richtig verstanden, keine Fixation der Erlebnis- und Verhaltensweise eines Menschen.* Der deskriptiven Psychopathologie ist vielfach (leider nicht immer zu Unrecht) vorgeworfen worden, sie suche und fixiere nur das Krankhafte. Das ist ein Irrweg, denn psychopathologisches Können soll uns näher zum ganzen Menschen führen und sollte nicht nur seine abnormen Erlebnis- und Verhaltensweisen aufzeigen, sondern uns gerade auch erfahren lassen, was an ihm noch gesund ist, damit wir wissen, womit und woraufhin wir therapeutisch arbeiten können."
(Scharfetter, 2010, S. 2)

Wenn man sich mit Psychopathologie befasst, stellen sich zwangsläufig schwierige Fragen: Was ist normal, was ist abnorm? Was ist gesund, was ist krankhaft? Diese Fragen abschließend zu beantworten, ist komplizierter, als es zunächst erscheint. Es soll eine Annäherung versucht werden.

Normal versus abnorm

Der Begriff *normal* bezieht sich darauf, was zur Norm erklärt wurde, oder darauf, was mehrheitlich vorkommt. Damit wird *abnorm*, was von der Norm abweicht oder nicht der Mehrheit entspricht. Das Problem besteht darin, dass damit zumeist eine Bewertung – zustimmend oder ablehnend – verbunden wird.

Solche Wertungen können sich im Lauf der Zeit verändern. Ein eindrucksvolles Beispiel ist die Geschichte des Umgangs mit sexuellen Orientierungen, die nicht von der Mehrheit geteilt werden, z.B. Homosexualität oder Transsexualität. Früher, unter dem Eindruck der herrschenden gesellschaftlichen und kirchlichen Werturteile, galten solche sexuellen Orientierungen als abnorm, als krankhaft und sittenwidrig.
Sie wurden sogar strafrechtlich verfolgt. Heute sind solche Orientierungen zwar nicht die Norm, werden aber als eigenständige sexuelle Orientierungen anerkannt. Hier spielen natürlich auch die Menschenrechte, namentlich das anerkannte Prinzip der Vielfalt (*diversity*), eine große Rolle.

Gesund versus krank

Gesundheit kann zuerst unter dem *Aspekt der funktionalen Gesundheit* (siehe S. 103) betrachtet werden. Für gewöhnlich hält man jemanden für *gesund*, der sein Leben unbeeinträchtigt verwirklichen kann, der in seiner sozialen Teilhabe, in der Ausübung seiner Rollen (z.B. als Partner, Vater, Mitarbeiterin) nicht beeinträchtigt ist. Das kann sogar der Fall sein, wenn jemand an einer Krankheit leidet. Denn nicht jede Krankheit beeinträchtigt die funktionale Gesundheit. Außerdem sind die Anforderungen an soziale Rollen von Person zu Person, von gesellschaftlichem Kontext zu gesellschaftlichem Kontext sehr unterschiedlich. Deshalb kann dieselbe Krankheit von Fall zu Fall verschiedene Auswirkungen auf die funktionale Gesundheit haben.

Die Perspektive der funktionalen Gesundheit reicht also nicht aus, um zwischen gesund und krank zu unterscheiden. Es gehört auch der sogenannte *pathische Aspekt* dazu, d.h., dass das subjektive Leiden ein wichtiger Aspekt von Krankheit ist. In diesem pathischen Sinne ist gesund, wer sein Leben unbeeinträchtigt genießen kann.

Weil es aber Krankheiten gibt, die weder die *funktionale Gesundheit* noch den *Lebensgenuss* beeinträchtigen, muss noch der Aspekt der Normabweichung hinsichtlich körperlicher (einschließlich mentaler) Funktionen ergänzt werden. Diesbezüglich ist gesund, wer keine Abweichungen seiner körperlichen (einschließlich mentalen) Funktionen hat – gewissermaßen völlig „normal" ist bzw. keine „Abnormitäten" aufweist.

Verbindet man all diese Aspekte (funktionale Gesundheit, pathischer Aspekt, normale körperliche Funktionen), dann kann derjenige als *krank* bezeichnet werden, dessen funktionale Gesundheit beeinträchtigt ist, der leidet oder dessen körperliche Funktionen von der statistischen Norm abweichen. Eine ergänzende Beschreibung liefert ein Zitat:

„Krank ist im Selbstverständnis des ‚Patienten' und im Urteil seiner Umwelt, wer, aus welchem Grund immer, an sich und der Welt über das landes- und gruppenübliche Ausmaß hinaus (sic Norm!) qualitativ oder/und quantitativ leidet (*Leidensaspekt*, engl. sickness, illness), wer mit den gegebenen nicht allzu extremen Verhältnissen bis zu einem lebensbeeinträchtigenden Maß nicht zurechtkommt, wer in der Lebens- und Weltbewährung versagt (*Versagensaspekt*), wer infolge seines hochgradigen Andersseins nicht in lebendige Verbindung zu andere Menschen treten kann (*Beziehungsaspekt*)."
(Scharfetter, 2010, S. 13)

Die Begriffspaare *krank* vs. *gesund* und *normal vs. abnorm* nehmen zwar verschiedene Betrachtungswinkel ein, haben aber dennoch Berührungspunkte. Man muss sich vergegenwärtigen, dass die Zuschreibung des Attributs „krank" einen „*pragmatischen Bezugsrahmen für ein bestimmtes Handeln* (Untersuchung, diagnostisches Prozedere, Pflege, Therapie, Rehabilitation)" schafft (Scharfetter, 2010, S. 12).

4.2 Psychische Symptome im Erleben und Verhalten

Die Symptome psychischer Störungen können sich im *Erleben* (z.B. Angst, Wahn oder Trugwahrnehmungen) oder im *Verhalten* von Menschen (z.B. formale Denkstörungen, Unruhe) zeigen.

Erleben erschließt sich durch die spontan gegebene oder erst durch die im *Interview* (*Exploration*) gezielt erfragte Auskunft einer Person. Erleben kann man nicht direkt beobachten. Allerdings können Verhaltensweisen Hinweise auf bestimmte Erlebensinhalte geben. Diese beobachteten Verhaltensweisen können Anknüpfungspunkte gezielter Exploration werden.

Verhalten wird durch Beobachtung erfasst. Allerdings können manchmal diagnostisch wichtige Verhaltensweisen nicht immer direkt bei der Untersuchung beobachtet werden, sondern müssen von Bezugspersonen wie Angehörigen erfragt werden (Fremdanamnese). Beeinträchtigungen bestimmter psychischer Funktion, z.B. der Konzentration oder des Gedächtnisses, können entweder nur vom Betroffenen wahrgenommen und berichtet oder nur von Dritten wahrgenommen werden. Manchmal können sowohl Betroffene als auch Dritte davon berichten. Für manche psychische Funktionen kann man einfache Aufgaben stellen. Beispielsweise kann man Störungen von Konzentration und Denkvermögen prüfen, indem man Sprichwörter erklären lässt. Störungen der Merkfähigkeit lassen sich beim Nachsprechen von Zahlenreihen und späterer Nachfrage erfassen.

Merksatz
Psychische Störungen werden erfasst, indem durch Beobachten verändertes Verhalten, durch Befragung oder aus den spontanen Schilderungen verändertes Erleben erfasst wird.

Die Abgrenzung von Erleben und Verhalten, von Beobachtung und Interview (Exploration) ist einigermaßen künstlich. Selbstverständlich spiegeln sich viele emotionale Zustände, Wahrnehmungen usw. auch im Verhalten wider. Es entspricht unserer Erfahrung, dass man durch Beobachtung auf das Erleben und Empfinden anderer Menschen schließen kann. Diese Fähigkeit beruht auf *Empathie*, also der Fähigkeit sich in andere Menschen einzufühlen. Die Empathiefähigkeit – eine wichtige soziale Kompetenz – ist von Mensch zu Mensch unterschiedlich ausgeprägt. Jede psychiatrische Untersuchung vollzieht sich als eine Begegnung zwischen Menschen. Deshalb kann die Erhebung psychischer Befunde niemals im ganz strengen Sinne ein objektiver Prozess mit einem objektiven Ergebnis sein, sondern nur ein intersubjektiver Prozess. Dabei besteht obendrein eine besondere Situation zwischen dem leidenden und sogar durch die Situation geängstigten Menschen und den Fachleuten (Ärzte, Psychologen). Es ist eine Situation, die von Ungleichheit bestimmt wird. Fehleinschätzungen werden möglich.

Die Erhebung psychischer Befunde unterliegt somit zwangsläufig der Gefahr, von fehlerhaften Wahrnehmungen und subjektiven Interpretationen, Missverständnissen, Sympathien oder Antipathien, Vorurteilen usw. beeinflusst zu sein. Diese Tatsache verlangt die ständige selbstkritische Reflexion vonseiten des Diagnostikers. Die unvermeidliche Subjektivität kann man lindern, indem weitere Fachleute an der Diagnostik beteiligt werden oder die Diagnostik durch Dritte supervidiert wird. Eine andere Möglichkeit besteht in strenger Standardisierung des diagnostischen Prozesses und der Dokumentation seiner Ergebnisse.

Die wichtigsten psychopathologischen Symptome

Wenn im Folgenden die wichtigsten psychopathologischen Symptome dargestellt werden, dann handelt es sich um teilweise fremde, wenig oder gar nicht einfühlbare Phänomene.

Die Symptome psychischer Störungen können zu Merkmalskomplexen gruppiert werden, je nachdem welcher Bereich betroffen ist:

- Bewusstsein und Orientierung
- Auffassung, Aufmerksamkeit und Gedächtnis
- Affektivität (Gefühlsleben)
- Antrieb
- Psychomotorik
- Formales Denken und Sprechen
- Inhaltliches Denken
- Wahrnehmung
- Ich-Erleben
- Vegetative Merkmale
- Weitere Merkmale, z. B. Suizidalität

Nachfolgend sollen die wichtigsten Symptome – geordnet nach diesen Merkmalsbereichen – dargestellt werden.

Störungen des Bewusstseins und der Orientierung

Eine allgemein anerkannte Definition von Bewusstsein gibt es nicht. Am ehesten kann man Bewusstsein als ein gegenwärtiges Wissen um Erleben, Erinnerung, Denken usw. und die eigene Person umschreiben. Störungen des Bewusstseins sind in der Regel ein Hinweis auf eine organische Ursache des vorliegenden Störungsbildes. Eine Ausnahme davon bilden die sogenannten *dissoziativen Veränderungen des Bewusstseins*, die seelisch verursacht sind.

Störungen des Bewusstseins treten zumeist gemeinsam mit Störungen der Auffassung, der Aufmerksamkeit und des Gedächtnisses auf.

Störungen des Bewusstseins untergliedern sich in

- *quantitative Bewusstseinsstörungen*, die die Bewusstseinshelligkeit (Vigilanz) betreffen, und
- *qualitative Bewusstseinsstörungen*, die die Bewusstseinsklarheit (Luzidität) betreffen.

Die *quantitativen Bewusstseinsstörungen* unterteilt man noch einmal in Schweregrade:

- *Somnolenz*: Jemand ist dösig, schläfrig, reagiert aber auf Weckreize und Ansprache.
- *Sopor*: Jemand ist nur mit massiven Reizen weckbar, z. B. indem man ihn stark kneift.
- *Präkoma*: Jemand ist mit massiven Reizen zu Abwehrbewegungen zu bringen, ist aber dennoch nicht ansprechbar.
- *Koma*: Jemand ist weder ansprechbar noch mit heftigen Reizen weckbar.

Bei *qualitativen Bewusstseinsstörungen* wissen die Betroffenen nicht oder nur unsicher über sich, die Situation, die aktuelle Zeit und den derzeitigen Aufenthaltsort Bescheid. Der Zusammenhang des aktuellen Erlebens und Handelns geht verloren. Darum kann der

Eindruck der *Verwirrtheit* entstehen. Es liegt eine mehr oder minder ausgeprägte *Orientierungsstörung* zur Zeit, zum Ort, zur Situation oder zur eigenen Person vor. Qualitative Bewusstseinsstörungen gehören zum deliranten Syndrom und ähnlichen Zustandsbildern.

Leidet jemand an einer *Bewusstseinseinengung,* dann ist er nur auf wenige seelische Inhalte fokussiert. Es ist nur das bewusst, worauf sich der schmale Scheinwerferstahl des Bewusstseins richtet. So wird beispielsweise eine Gesprächssituation als solche identifiziert, aber eben nicht – wie es richtig wäre – als ein Aufnahmegespräch im Krankenhaus.

Störungen von Auffassung, Aufmerksamkeit, Konzentration und Gedächtnis

Auffassung meint die Fähigkeit, Sachverhalte oder Ereignisse aufzunehmen und in ihrem Zusammenhang zu verstehen. Wenn die Auffassung gestört ist, werden Situationen nicht mehr oder nur unvollständig erfasst. Betroffene begreifen nur schwer oder gar nicht, worüber man mit ihnen spricht; sie wirken verlangsamt.

Aufmerksamkeit ist die Fähigkeit, auf sich eventuell verändernde Gegebenheiten der Umwelt oder des eigenen Verhaltens oder Handelns oder auf bestimmte Anforderungen zu achten, sich darauf einzustellen und situationsgerecht zu handeln. Minderungen der Aufmerksamkeit bewirken, dass der Faden des Denkens, Sprechens oder Handelns verloren wird, dass die Gedanken abschweifen, dass die Aufmerksamkeit ihren Fokus verliert. Aufmerksamkeit hat auch mit Wachheit zu tun. Deshalb treten Störungen der Aufmerksamkeit unter anderem bei Ermüdung oder Erschöpfung auf.

Es gibt *Minderungen* der Aufmerksamkeit und auch *Steigerungen*, die manchmal unter Verwendung bestimmter Substanzen (z. B. Amphetamine) gezielt herbeigeführt werden.

Konzentration ist die Fähigkeit, anhaltend an einer Aufgabe zu bleiben, an ihrer Lösung zu arbeiten, ohne Ablenkung im Gespräch zu bleiben usw. Bei einer Konzentrationsstörung fällt all dies mehr oder minder schwer.

Merkfähigkeit meint die Fähigkeit, sich frische Eindrücke über wenige Minuten merken zu können. Die Störungen der Merkfähigkeit können von Betroffenen empfunden und von Dritten beobachtet werden.

Gedächtnis (Langzeitgedächtnis) ist die Fähigkeit, Ereignisse, Erlebnisse länger als wenige Minuten zu behalten. Mit „Gedächtnisstörungen“ bezeichnet man Probleme, sich an länger als wenige Minuten zurückliegende Ereignisse, Erlebnisse usw. zu erinnern oder auch Inhalte des Altgedächtnisses (z. B. biografische Ereignisse) abzurufen.

Zu den Gedächtnisstörungen gehören die *Konfabulationen*, bei denen Lücken der Erinnerung mit Einfällen ausgefüllt werden.

Amnesien sind zeitlich begrenzte Gedächtnislücken. Beziehen sie sich auf einen Zeitabschnitt *vor* einem Ereignis (z. B. ein Unfall mit Schädel-Hirn-Trauma), handelt es sich um *retrograde Amnesien*. Schließen sie an ein Ereignis an und dauern über den folgenden Zeitabschnitt, nennt man sie *anterograde Amnesien*, also nach vorne gerichtete Amnesien. Betroffene können sich ab einem bestimmten Zeitpunkt an nichts mehr erinnern.

Paramnesien sind falsche Erinnerungen, Erinnerungs- und Gedächtnistäuschungen. Ein Phänomen, das zu den Paramnesien gehört, aber nicht krankhaft ist und das viele Menschen kennen, ist das *Déjà-vu-Erlebnis*. Dabei hat man den Eindruck, eine augenblickliche Situation schon einmal erlebt zu haben. Oft treten Déjà-vu-Erlebnisse bei Übermüdung auf.

Störungen der Affektivität

Affektivität ist ein Oberbegriff für die Stimmungen, Affekte, Gefühle und die emotionale Ansprechbarkeit oder – laienhaft ausgedrückt – für das Gefühlsleben.

Stimmungen sind eher länger andauernde Gefühlslagen, Affekte meistens kurze, oft heftige, zumeist situativ entstandene Gefühlslagen. Die Stimmung kann in positiver und in negativer Richtung verändert – verstimmt – sein.

Euphorie (gehobene Stimmung, Wohlbefinden, Kraftgefühl) oder *Ekstase* sind Beispiele positiver Verstimmungen. Krankhaft oder wenigstens auffällig ist eine gehobene Stimmung, wenn sie nicht in der gegenwärtigen Situation begründet ist oder ihr sogar zuwiderläuft.

Deprimiertheit oder *depressive Verstimmung* ist das Gegenteil. Vor allem die Unfähigkeit, sich über etwas Positives zu freuen oder angesichts eines Verlustes, eines Todesfalls wirklich Trauer zu empfinden, kennzeichnet die Deprimiertheit. Letzteres wirkt geradezu paradox, bedrückt und beschämt depressiv verstimmte Menschen zusätzlich. Man muss allerdings Deprimiertheit abgrenzen von der „normalen" Traurigkeit. Bei Verlusten nahestehender Menschen, bei Trennungen usw. ist traurig zu sein normal. Wenn die Traurigkeit übermäßig ausgeprägt oder übermäßig lange besteht, kann es sich um eine pathologische Trauer handeln.

Unter *Dysphorie* versteht man eine gereizte, mürrische, missmutige Verstimmung, die nicht selten mit einer Bereitschaft zu verbalen oder tätlichen Aggressionen verbunden ist.

Bei *Affektarmut* oder *Affektstarre* ist die emotionale oder affektive Ansprechbarkeit so eingeschränkt, dass Betroffene starr in der gleichen – oft mehr oder minder gleichgültigen – Stimmung verharren und auf eine emotional gehaltvolle Situation kaum oder gar nicht emotional reagieren können.

Bei *Affektlabilität* wechselt die Stimmungslage rasch und meistens ohne ausreichenden Anlass. Bei *Affektinkontinenz* gesellen sich zu den Stimmungsschwankungen entsprechende Äußerungen (z. B. Lachen oder Weinen) hinzu.

Störungen der Vitalgefühle liegen vor, wenn ein leibliches Gefühl geminderter Kraft und Energie oder im Gegenteil ein Gefühl übersteigerter Kraft und Energie herrscht.

Ängstlichkeit oder *Angst* ist ein ziemlich globales, nicht ausreichend präzise zu beschreibendes psychisches Phänomen, das übrigens oft von vegetativen Erscheinungen (z. B. Pulsbeschleunigung, Schweißausbrüchen) begleitet wird. Angst ist nicht unbedingt von sich aus pathologisch. Angst hat eine wichtige Funktion im normalen Leben. Sie warnt vor gefährlichen Situationen und fördert die Bereitschaft, gefährlichen Situationen zu entgehen. Nur wenn die Angst objektiv unbegründet ist, nicht auf einer realen Bedrohung basiert, dann wird sie zum Symptom. Man unterscheidet

- *generalisierte Angst*, die unbestimmt und ohne konkretes Objekt ist und den Patienten ergreift,
- *phobische Angst*, bei der sich die Angst auf konkrete Situationen (z. B. Höhenangst, soziale Situationen), Objekte (z. B. Messer) oder Tiere (z. B. Mäuse) richtet,
- *Panikattacken*, bei denen anfallsartig und meist ohne erkennbaren Auslöser eine panikartige Angst über die Person herfällt.

Parathymie liegt vor, wenn ein „objektiver" Erlebnisinhalt (z. B. etwas Trauriges) nicht von einem dazu passenden Gefühl oder Affekt begleitet wird. Eine betroffene Person kann beispielsweise ein tragisches Ereignis gänzlich gleichgültig oder sogar amüsiert erzählen.

Störungen des Antriebs

Der Begriff des *Antriebs* ist einerseits ein Konstrukt, andererseits ist seine Bedeutung unmittelbar einsichtig. Der Antrieb kann als Energie, als Tatkraft, Initiative usw. charakterisiert werden; er drückt sich in den allgemeinen Aktivitäten und in der Psychomotorik aus. Eng verwandt mit dem Antrieb ist die *Intentionalität*. Dies ist die Fähigkeit, Zielvorstellungen für die Zukunft und entsprechende Handlungsstrategien zu entwickeln.

Die *Antriebsminderung* kann als *Antriebsarmut* oder *Antriebsverarmung* auftreten. Dabei fehlt es den Betroffenen an Initiative, Energie, Schwung, etwas zu tun, etwas zu unternehmen, evtl. sogar sich zu bewegen oder zu essen. Davon kann man noch die *Antriebshemmung* unterscheiden, bei der zwar Handlungsabsichten bestehen, aber im Hinblick auf die Verwirklichung als gehemmt, gebremst oder blockiert erlebt werden.

Antriebssteigerung drückt sich als Zunahme von Initiative, Aktivitäten oder Vorhaben aus. Manchmal sind Denkabläufe oder das Sprechen beschleunigt, oder der gesteigerte Antrieb zeigt sich in einer besonders lebhaften Psychomotorik.

In den Umkreis der Antriebsstörungen gehören *Willensstörungen*, auch wenn der Begriff des Willens heute an Bedeutung verloren hat: Beim *Negativismus* sind Betroffene gehindert zu tun, was sie tun wollen oder was von ihnen verlangt wird. Um ein ähnlich entmächtigendes Phänomen handelt es sich beim *Befehlsautomatismus*; dabei führen Betroffene ohne ihr Zutun oder gegen ihren eigentlichen Willen Anweisungen („Befehle") Dritter aus. Das ist nicht zu verwechseln mit dem Befolgen von Befehlen, die von halluzinierten Stimmen (imperative Stimmen, siehe Kap. 4.2, S. 128) stammen.

Störungen der Psychomotorik

Psychomotorik umfasst alle mehr oder minder unwillkürlich ablaufenden motorischen Phänomene, die seelische Vorgänge, Zustände usw. begleiten oder ausdrücken: Mimik, Gestik, Haltung, Sprechtempo, Lautstärke. Selbst die Willkürmotorik (z. B. das Gehen oder Hantieren) wird durch seelische Vorgänge „eingefärbt". Es entspricht der Alltagserfahrung, dass aus gebeugter Haltung Kummer, aus langsamer, leiser Sprache Bedrücktheit, aus bewegter, lebhafter Mimik Freude oder Heiterkeit geschlossen werden kann. Insofern steht die Psychomotorik auch im Dienst der *nonverbalen* Kommunikation. Jeder Mensch hat ein ihm eigenes psychomotorisches Muster. Manche Menschen kann man im Halbdunkel oder aus der Ferne schon an ihrer Haltung oder ihrer Art sich zu bewegen erkennen.

Störungen der Psychomotorik sind vielgestaltig. Sie werden leider oft ungenügend beachtet oder gänzlich übersehen. Das hängt u. a. damit zusammen, dass heute motorische Störungen oft pauschal als Nebenwirkungen den Psychopharmaka, namentlich den Neuroleptika, angelastet werden. Die Psychomotorik kann quantitativ verändert, vermindert, verlangsamt, verarmt oder gesteigert und beschleunigt sein. Sie kann auch qualitativ verändert sein.

Eine *quantitative Verminderung* der Psychomotorik ist die *Hypokinese*. Obwohl die Betroffenen die Absicht haben, sich zu bewegen, gelingt es ihnen nicht oder nur sehr verlangsamt. Mitunter bewegen sie sich gar nicht, wirken wie eingefroren. Dann spricht man von *Akinese* oder nennt den Zustand *Stupor*. Dabei ist der Betroffene wach und hat die Augen geöffnet. Ist die Hemmung unvollständig, spricht man vom *Substupor,* bei dem u. U. noch elementare Handlungen (z. B. ein Gang zur Toilette) ausgeführt werden können. Wenn jemand nicht spricht, wird das als *Mutismus* bezeichnet.

Dagegen liegt eine *Steigerung* der Psychomotorik vor, wenn Menschen motorisch unruhig sind, sich mehr oder minder ungerichtet oder ziellos bewegen. Es kann sogar ein regelrechter *Bewegungssturm,* eine *Hyperkinese,* auftreten, bei dem es unter Umständen zu Selbst- und Fremdverletzungen kommen kann. Am Übergang zu den qualitativen Veränderungen der Psychomotorik findet sich der *Raptus*, bei dem aus relativer Ruhe heraus plötzlich ein heftiger, kurzer Bewegungssturm ausbricht.

Qualitative psychomotorische Veränderungen liegen in Form der *Katalepsie*, der *Flexibilitas cerea* und der *Parakinesen* vor. Bei *Katalepsie* verharren die Erkrankten in einer bestimmten Position, die unter Umständen sehr unbequem und anstrengend sein kann. *Flexibilitas cerea* (wächserne Biegsamkeit) ist ein benachbartes Phänomen. Dabei kann man die Betroffenen – ähnlich einer Wachsfigur – in eine bestimmte Haltung bringen, die dann beibehalten wird. *Parakinesen* sind verzerrte, verformte oder entgleiste Bewegungsabläufe, die meistens keinen ursprünglichen Bewegungszweck mehr erkennen lassen. Sie ähneln dystonen Störungsbildern, die aus der Neurologie oder als Nebenwirkungen von Medikamenten bekannt sind. Wenn die Parakinesen den mimischen Bereich befallen, kann regelrechtes *Grimassieren* entstehen. Mimische Parakinesen nennt man darum *Paramimien.*

Nahe bei den beschriebenen Symptomen stehen die *Stereotypien*, die sich als wiederholte (repetitive) ritualisierte Verhaltens- und Bewegungsmuster darstellen, die oft unabhängig von der Situation und oft ohne erkennbaren Sinn und Zweck auftreten. Man kann *sprachliche*, *Bewegungs-* und *Haltungsstereotypien*, daneben *Stereotypien des Aufenthalts* unterscheiden. Typische Bewegungsstereotypien sind ein Hin- und Herwiegen des Körpers oder andauernde Kaubewegungen.

Störungen des formalen Denkens und Sprechens

Denkstörungen werden in solche des formalen und des inhaltlichen Denkens eingeteilt. Man kann bei den formalen Denkstörungen nicht immer erkennen, ob die Ursache des gestörten formalen Ablaufs der lautsprachlichen oder schriftsprachlichen Äußerungen auf der Ebene der Kognition oder – sozusagen eine Ebene tiefer – in der Umsetzung der Gedanken in sprachliche Äußerungen liegt. Deshalb hat sich eingebürgert, Störungen des formalen Denkens und des Sprechens zusammen darzustellen.

Bei *Denkverlangsamung* handelt es sich um einen verlangsamten, zähen Gedankenfluss. Klagen Betroffene zusätzlich über einen Mangel an Gedanken, nennt man dies *Denkverarmung*. Manche Menschen haben den Eindruck, dass sie sich gegen eine Art Widerstand anstrengen müssen, um ihre Gedanken zu entwickeln. Dann spricht man von *Denkhemmung*. *Grübeln* meint, dass das Denken wenige, sich wiederholende, oft unangenehme oder belastende Themen umkreist.

Umständlichkeit und *Weitschweifigkeit* liegen vor, wenn im Gespräch von der inhaltlichen Hauptsache immer wieder abgewichen und Nebensächliches breit, umständlich und weitschweifig erörtert wird.

Bei *Perseverationen* werden Themen und Begriffe überflüssigerweise immer wieder wiederholt. Wenn Betroffene von bestimmten Themen nicht loskommen, spricht man auch von *Haften*.

Ideenflucht meint, dass immer neue Einfälle den zielstrebigen Gedankengang stören, vom Ziel der Darlegungen ablenken. Oft sind die Gedanken durch inhaltliche oder klangliche Assoziationen verbunden. Hingegen geht bei dem Phänomen der *Zerfahrenheit* oder *Inkohärenz* der inhaltliche Zusammenhang der Äußerungen weitestgehend verloren. Im Gespräch mit Betroffenen entsteht dabei der Eindruck von *Verworrenheit* oder *Verwirrtheit*.

Bei manchen Menschen mit einer Denkstörung drückt sich die Denkstörung darin aus, dass sie Worte erfinden. Manchmal werden solche *Neologismen* (Wortneuschöpfungen) auch verwendet, um ungewöhnliche Empfindungen oder Erlebnisse zu charakterisieren.

Störungen des inhaltlichen Denkens

Die wichtigsten inhaltlichen Denkstörungen beziehen sich auf den Themenkomplex Wahn. Unter einem *Wahn* (Adjektiv: *wahnhaft*) versteht man eine objektiv falsche Überzeugung, aus krankhafter Ursache, an der der Betroffene gegen Augenschein und logische Argumente mit subjektiver Gewissheit festhält.

Als *Wahnidee* wird die kleinste Einheit des Wahns verstanden, z. B. die Vorstellung vergiftet zu werden. Daneben kann beispielsweise die Wahnidee bestehen, der Nachbar trachte einem nach dem Leben. Fällt jemandem unvermittelt eine Wahnidee ein, spricht man vom *Wahneinfall*. Wahnideen können systematisch miteinander verbunden sein (*systematisierter Wahn*), aber auch beziehungslos nebeneinander existieren. Wahn kann das Dasein eines Menschen völlig bestimmen, er kann aber auch sozusagen praktisch unbeachtet auf einem „Nebengleis" stehen. Wahn ist überwiegend mit negativen Gefühlen (z. B. mit Angst) verbunden. Es gibt aber auch positive Gefühlstönungen des Wahns (z. B. Größenwahn, Erfinderwahn).

Die Wahnthemen sind vielfältig: Wenn jemand z. B. Aussagen in einer Nachrichtensendung unsinnigerweise auf sich bezieht, spricht man von „Beziehungswahn". Verfolgung, Vergiftung, Schuld, Verarmung, unheilbare Krankheit, Größe und überragende Bedeutung, politischer Wahn, (unbegründete) Eifersucht usw. sind Wahnthemen, die ebenfalls häufig vorkommen.

Bei einer *Wahnwahrnehmung* wird einer Tatsache oder einem tatsächlichen Ereignis eine wahnhafte, also objektiv unzutreffende Bedeutung beigelegt. Als *Wahnstimmung* bezeichnet man die durch Angst und Bedrohungsgefühl gekennzeichnete emotionale Ausnahmesituation vor dem Auftreten ausgeformter Wahnideen.

Den Wahnideen stehen die *überwertigen Ideen* nahe. Sie erreichen nicht das Ausmaß des Wahns und haben nicht selten einen realen Kern. Sie bestimmen aber das Erleben und Verhalten der Betroffenen in unzuträglicher Weise. Häufig sind dies querulatorische Gestaltungen überwertiger Ideen, die sich beispielsweise darin äußern, dass jemand unermüdlich gegen Falschparker in seiner Straße Anzeige erstattet, den Behörden dahingehend Nachlässigkeit vorwirft, sich deswegen in Rechtshändel einlässt und sich in seinem Ärger so sehr steigert, dass er Falschparker und Behörden schließlich beleidigt.

Zu unterscheiden vom Wahn sind *Zwänge*. Darunter versteht man Gedanken und Handlungen, die sich Betroffenen in unangenehmer Weise und wiederholt aufdrängen, ohne dass sie dagegen ankommen, obwohl sie dies möchten. Versuchen sie, die Zwänge zu unterdrücken, steigen ihre Angst und ihre Anspannung, bis die Gefühle so unerträglich werden, dass dem Zwang doch nachgegeben werden muss. Die Zwänge werden von den Betroffenen in der Regel als unsinnig und nachteilig erkannt. Meist wissen sie genau, dass sie dem eigenen Kopf entsprungen sind. Das unterscheidet Zwänge von Beeinflussungserlebnissen psychotischer Patienten, z. B. der Vorstellung, man werde durch fremde Mächte zu bestimmten Handlungen oder Gedanken oder Gefühlen gezwungen.

Bei *Zwangsgedanken* müssen bestimmte unangenehme Gedanken gedacht oder aufwendige gedankliche Operationen (z. B. Zählen und Rechnen) ausgeführt werden. Bei *Zwangshandlungen* setzen sich Handlungsimpulse (*Zwangsimpulse*) in tatsächliches Handeln um (z. B. exzessives Händewaschen, widersinnig häufiges Aufräumen oder Reinigen der Wäscheschränke, Kontrollieren der Gashähne).

Störungen der Wahrnehmung

Trugwahrnehmungen können in allen Sinnesgebieten auftreten: optisch (Sehen), akustisch (Hören), taktil (Fühlen), gustatorisch (Schmecken), olfaktorisch (Riechen). Dabei lassen sich Halluzinationen und Illusionen unterscheiden. Als *Illusionen* werden verfälscht wahrgenommene oder verkannte Wahrnehmungsgegenstände, als *Halluzinationen* hingegen Trugwahrnehmungen ohne Wahrnehmungsgegenstand oder Reiz bezeichnet. In der Praxis sind die akustischen und die optischen Halluzinationen am häufigsten und wichtigsten. Die *akustischen Halluzinationen* werden in elementare (*Akoasmen*) und in ausgeformte (*Phoneme)* akustische Halluzinationen unterteilt. Betroffene mit Phonemen hören meist Stimmen. Die halluzinierten Stimmen können kommentieren, drohen, verbieten oder befehlen. Das kann so weit gehen, dass jemand den Anweisungen der halluzinierten Stimmen folgt und beispielsweise von einer Brücke springt.

Halluzinierte Empfindungen fremdartigen Charakters im Körperinneren, also z. B. wenn jemand fühlt und glaubt, in ihm bewege sich ein glühender Stab, werden als *coenaesthetische Halluzinationen* oder *Zoenaesthesien* bezeichnet. Halluzinierte Berührungen der Körperoberfläche werden als *taktile Halluzinationen* bezeichnet.

Störungen des Ich-Erlebens

Die vielfältigen Störungen des Ich-Erlebens sind Störungen des Erlebens der eigenen Person und des Verhältnisses der eigenen Person zur Umwelt. Sie besitzen hohe diagnostische Bedeutung, d. h., sie werden für bestimmte Diagnosen als Voraussetzungen benannt.

Bei *Depersonalisation* kommen sich Betroffene verändert, unwirklich, unter Umständen regelrecht abgestorben vor. Bei *Derealisation* wirkt hingegen die Umwelt fremd oder unwirklich verändert. Bei *Gedankenausbreitung* erleben Erkrankte, dass sich die eigenen Gedanken ausbreiten. Sie sind unmittelbar überzeugt, ihre Gedanken könnten von anderen Menschen gelesen oder aufgenommen werden. Sie sind überzeugt davon, dass andere Menschen wissen, was sie denken und vorhaben. Gedankenausbreitung kann auch mit der Vorstellung verbunden sein, die eigenen Gedanken seien zu hören: Das nennt man dann *Gedankenlautwerden*.

Bei *Gedankenbeeinflussung* besteht die Überzeugung, eigene Gedanken und Absichten würden von dritter Seite eingegeben (*Gedankeneingebung*) oder entzogen (*Gedankenentzug*). Wenn die Gewissheit besteht, man sei im eigenen Wollen und Handeln entmächtigt, müsse vielmehr von außen Gesteuertes tun oder denken, handelt es sich um *Beeinflussungserlebnisse*.

Störungen der vegetativen Funktionen

Vegetative Phänomene wie Schlafregulation, Appetit und Hunger, sexuelle Bedürfnisse usw. gehören eigentlich der körperlichen Sphäre an. Dass sie bei psychischen Störungen häufig gestört sind, zeigt, wie tief psychische Störungen mit Veränderungen auf der körperlichen Ebene verbunden sind.

Schlafstörungen können als Einschlaf-, Durchschlafstörungen oder als vorzeitiges Erwachen, aber auch als Müdigkeit auftreten.

Manche Symptome, vor allem solche im Bereich der Stimmung und des Antriebs, unterliegen *Tagesschwankungen*, die sich nicht selten in Form eines *Morgentiefs* zeigen.

Der Begriff *Appetenzstörung* bezieht sich vor allem auf mangelnden oder gesteigerten Appetit, verminderte oder vermehrte Nahrungsaufnahme mit entsprechenden Folgen beim Körpergewicht.

Der Begriff der Appetenz wird auch auf sexuelle Funktionen angewandt. Bei *sexuellen Appetenzstörungen* ist das sexuelle Verlangen vermindert oder gesteigert. Daneben können weitere Probleme auftreten: verminderte sexuelle Erregbarkeit, Impotenz beim Mann, Ausbleiben der Regelblutung bei der Frau.

Umschriebene körperliche Missempfindungen oder sogar peinigende Schmerzzustände – natürlich ohne dass man eine körperliche Ursache feststellen kann – sind im Zusammenhang mit psychischen Störungen ebenfalls möglich. Mundtrockenheit, Übelkeit, Magenbeschwerden, Herzrasen, Juckreiz, Schwindel usw. können als Beschwerden zu psychischen Störungen gehören, aber auch Nebenwirkungen der Pharmakotherapie sein.

Auffällige weitere Merkmale

Es gibt eine Vielzahl weiterer Merkmale, die zu einer psychischen Störung gehören können: Stellvertretend seien *Suizidideen* oder *Suizidabsichten*, *fremd-* oder *selbstgefährdende Verhaltensweisen* zu nennen (S. 380 ff.).

4.3 Formen psychischer Störungen im Überblick

Psychische Störungen treten bei Menschen mit geistiger Behinderung häufiger als in der Allgemeinbevölkerung auf. Allerdings liegen die Aussagen darüber, wie häufig sie denn nun vorkommen, recht weit auseinander. Diese Differenzen begründen sich mit Unterschieden der untersuchten Gruppen, der angewendeten Falldefinition und der angewendeten diagnostischen Kategorien bzw. der diagnostischen Merkmale sowie mit Unterschieden der Untersuchungsmethodik. Laut ICD-10 soll die Häufigkeit psychischer Störungen bei Menschen mit geistiger Behinderung sogar vier- bis fünfmal höher als in der Durchschnittsbevölkerung sein.

Merksatz
Menschen mit geistiger Behinderung haben wesentlich häufiger psychische Störungen als die Durchschnittsbevölkerung.

Die überdurchschnittliche Häufigkeit psychischer Störungen bei Menschen mit geistiger Behinderung hat verschiedene Ursachen, die von Mensch zu Mensch unterschiedlich sind. Infrage kommen:

- Hirnschädigung als dispositioneller Risikofaktor;

- Beeinträchtigungen der psychosozialen Entwicklung durch komorbide Störungen, Erkrankungen oder Behinderungen;
- problematische biografische Erfahrungen (z. B. Gewalt, Missbrauch, Krankenhausaufenthalte);
- Stigmatisierung im äußeren Erscheinungsbild, die zu erlebter Zurückweisung und Erschütterung des Selbstwerts führen;
- verminderte Kompetenzen für die Bewältigung (Coping) von Belastungen,
- genetische Bedingtheit bzw. Mitbedingtheit bestimmter Verhaltensauffälligkeiten (Verhaltensphänotyp, siehe Kap. 4.4.10, S. 151 ff.) oder psychischer Störungen und
- unerwünschte psychische (psychotrope) Nebenwirkungen von Medikamenten (z. B. Antiepileptika, Psychopharmaka) usw.

Zumeist wirken mehrere Faktoren bei der Entstehung oder Aufrechterhaltung einer psychischen Störung zusammen. Man spricht deshalb von *multifaktorieller Verursachung*. Seit einigen Jahrzehnten wird das *Vulnerabilitäts-Stress-Modell* herangezogen, um das Zusammenwirken verschiedener innerer und äußerer Faktoren zu beschreiben. Ursprünglich wurde dieses Modell für die Schizophrenie entwickelt.

Das Vulnerabilitäts-Stress-Modell geht davon aus, dass biologische, psychische und soziale Faktoren eine bestimmte individuelle Verletzlichkeit (*Vulnerabilität*) bzw. eine bestimmte individuelle Neigung zu Krankheiten oder Symptomen (*Diathese*) festlegen. Seit einiger Zeit wird in diesem Zusammenhang auch noch der Begriff der *Resilienz* verwendet. Er ist quasi das Gegenteil der Vulnerabilität und meint die Widerstandsfähigkeit gegen Belastungen, Widrigkeiten usw. Man fragt sich, woran es liegt, dass bestimmte Personen psychisch erkranken und andere nicht.

Zusätzlich geht man davon aus, dass große Belastung und Stress bei allen Menschen psychische Störungen auslösen können. Ein bestimmtes Maß an Stress kann allerdings fast jeder aushalten. Die von Person zu Person unterschiedliche Vulnerabilität oder Diathese oder Resilienz bestimmt, wie schwerwiegend ein Belastungsfaktor bzw. Stressor sein muss, um die kritische Schwelle zur Entstehung einer Krankheit oder Störung zu überschreiten. Ebenso beeinflusst das individuelle Maß der Vulnerabilität, unter welcher Belastung ein *Rezidiv* einer chronischen, aber *remittierten* – abgeklungenen – Störung erneut ausbricht.

Die Vulnerabilität hat einerseits stabile, z. B. konstitutionelle, andererseits aktuelle dispositionelle Anteile. Die über die Zeit veränderlichen dispositionellen Komponenten sind verantwortlich dafür, dass bei einer Person ein und derselbe Belastungsfaktor einmal zur Erkrankung, zur Störung oder zum Rezidiv führt, ein andermal ohne Auswirkungen bleibt.

Für Menschen mit geistiger Behinderung ist anzunehmen, dass ihre biologisch bedingte und psychosozial geprägte Vulnerabilität höher bzw. ihre Resilienz geringer ist als bei Menschen ohne geistige Behinderung.

Merksatz
Bei Menschen mit geistiger Behinderung ist die Vulnerabilität (Verletzlichkeit) für biografische und situative Belastungsfaktoren höher bzw. die Resilienz (Widerstandsfähigkeit) gegen nachteilige Umweltfaktoren und Lebensereignisse geringer als bei Menschen ohne geistige Behinderung.

Weil Menschen mit geistiger Behinderung häufiger an psychischen Störungen erkranken als die Allgemeinbevölkerung und weil psychische Störungen hinsichtlich Lebensqualität und sozialer Teilhabe erhebliche Benachteiligungen verursachen, bedürfen sie der besonderen Beachtung durch die Fachleute der Behindertenhilfe und des psychiatrischen und psychotherapeutischen Hilfesystems.

Das gleichzeitige Vorliegen einer Intelligenzminderung und einer psychischen Störung wird gelegentlich mit dem Begriff *Doppeldiagnose* bezeichnet. Dagegen gab und gibt es teilweise heftigen Widerspruch. Gegner der Bezeichnung *Doppeldiagnose* argumentieren, es handele sich bei geistiger Behinderung nicht um eine Krankheit. Dieses Argument geht an der Tatsache vorbei, dass sich eine Diagnose keineswegs nur auf Krankheiten im engeren Sinn, sondern auch auf eine Unfallfolge, eine Behinderung oder einen anderen Zustand einer Person beziehen kann. Der Begriff der Doppeldiagnose wird überhaupt oft schon deshalb verwendet, weil sich aus dem Nebeneinander zweier (oder mehrerer) Diagnosen diagnostische, therapeutische, rehabilitative oder versorgungsstrukturelle Schwierigkeiten ergeben.

Bei Menschen mit geistiger Behinderung kann grundsätzlich das ganze Spektrum psychischer Störungen auftreten, das in der Psychiatrie allgemein bekannt ist. Jedoch können hinsichtlich der diagnostischen Einordnung erhebliche Probleme entstehen, wenn die Intelligenzminderung sehr ausgeprägt ist, zusätzliche Behinderungen (z.B. Sinnesbehinderungen, Beeinträchtigungen der sprachlichen Mitteilungsfähigkeit) die Explorierbarkeit beeinträchtigen oder ein insgesamt verändertes Verhalten die Verhaltensbeobachtungen bzw. psychiatrisch-diagnostische Interpretation der Beobachtungen beeinträchtigt (siehe Kap. 4.5.4, S. 161 ff.).

Merksatz

Menschen mit geistiger Behinderung erkranken häufiger als die Allgemeinbevölkerung an psychischen Störungen. Das ganze Spektrum psychischer Störungen, das man aus der Allgemeinbevölkerung kennt, kann auftreten. Daneben können psychische Auffälligkeiten in Erscheinung treten, die nicht ausreichend mit den üblichen psychiatrisch-diagnostischen Kategorien der ICD-10 erfasst werden können.

Neben den üblichen psychiatrisch-diagnostischen Kategorien, wie sie in der ICD-10 (siehe S. 97 ff.) aufgeführt und beschrieben sind, gibt es psychische Auffälligkeiten oder Störungsbilder, die sich nicht mit den üblichen diagnostischen Zugängen erfassen bzw. nicht den üblichen psychiatrisch-diagnostischen Kategorien der ICD-10 zuordnen lassen. Deshalb soll hier folgende Gliederung der psychischen Störungen im weiteren Sinn vorgenommen werden, die später detaillierter erklärt wird:

- *Psychische Störungen (im engeren Sinne)*: Diese Kategorie meint alle Störungsbilder, die sich grundsätzlich unmittelbar den Diagnosekategorien des diagnostischen Klassifikationssystems ICD-10 zuordnen lassen, d.h., ihre Symptome sind Kriterien der entsprechenden diagnostischen Kategorien (siehe Kap. 5, S. 175 ff.).
- *Problemverhalten*: Die sehr unterschiedlichen Verhaltensauffälligkeiten sind nicht auf „übliche" Diagnosen im Sinne einer psychischen Störung im engeren Sinne zurückzuführen oder mit diesen hinreichend erklärbar und beschreibbar. Problemverhalten entsteht als maladaptives (fehlangepasstes) Verhalten aus der überfordernden Wechselwirkung zwischen Umweltbedingungen (Kontextfaktoren) und den individuellen biologischen, psychischen und sozialen Faktoren. Dabei spielt insbesondere das sozio-emotionale Entwicklungsniveau eine zentrale Rolle. Demzufolge sind solche Verhaltensweisen nicht einfach als individualpathologische Merkmale der Person zu verstehen, sondern als Eigenschaft eines *Systems*, zu dem sowohl die Person selbst als auch die physische und soziale Umwelt der Person gehören (siehe Kap. 4.4, S. 133 ff).

- *Verhaltensphänotypen bei genetisch bedingten Syndromen*: Für viele genetisch bedingte Syndrome mit Intelligenzminderung werden charakteristische Merkmale im Verhalten, im neuropsychologischen Profil, im Entwicklungsverlauf oder hinsichtlich besonderer Prädispositionen für umschriebene psychische Störungen (z. B. Alzheimer-Demenz bei Trisomie 21) unter dem Begriff des *Verhaltensphänotyps* (*behavioural phenotype*) beschrieben (siehe Kap. 4.4.10, S. 151 ff.).
- Nur der Vollständigkeit halber seien die vielfältigen psychischen Störungen erwähnt, die mit einer Epilepsie in Verbindung stehen. Menschen mit geistiger Behinderung haben sehr häufig eine Epilepsie. Darum muss grundsätzlich erwogen werden, ob eine psychische Störung (im weiteren Sinn) nicht evtl. mit der Epilepsie oder deren Behandlung in Verbindung steht. Selbst einige unmittelbar epileptische Phänomene (z. B. hypermotorische Anfälle, Dämmerzustände) können als rein psychische Störungen und in ihrer epileptischen Natur fehlinterpretiert werden.

Merksatz
Bei Menschen mit geistiger Behinderung umfassen die psychischen Störungen im weiteren Sinn

- ***die psychischen Störungen im engeren Sinn, wie sie in der ICD-10 aufgelistet sind,***
- ***verschiedene Formen von Problemverhalten,***
- ***Verhaltensphänotypen im Rahmen genetisch bedingter Syndrome,***
- ***epileptische Phänomene bzw. psychische Störungen, die mit einer Epilepsie oder deren Behandlung in Verbindung stehen.***

Psychische Störungen im engeren Sinn

Diese erste Gruppe der psychischen Störungen umfasst diejenigen Störungsbilder, die sich grundsätzlich unmittelbar den Diagnosekategorien des diagnostischen Klassifikationssystems ICD-10 zuordnen lassen. Für diese Störungsbilder finden sich in den jeweiligen diagnostischen ICD-10-Kategorien die entsprechenden Ein- und Ausschlusskriterien sowie Zeitkriterien. Bei schwereren intellektuellen und Kommunikationsbeeinträchtigungen kann allerdings die Zuordnung zu den diagnostischen ICD-10-Kategorien schwierig sein und zu regelrechten diagnostischen Dilemmata führen (siehe Kap. 4.5.4, S. 161).

Im Kapitel V (F) Psychische Störungen der ICD-10 sind die folgenden psychischen Störungen aufgeführt:

- F00–F09: Organische, einschließlich symptomatischer psychischer Störungen
- F10–F19: Psychische und Verhaltensstörungen durch psychotrope Substanzen
- F20–F29: Schizophrenie, schizotype und wahnhafte Störungen
- F30–F39: Affektive Störungen
- F40–F48: Neurotische, Belastungs- und somatoforme Störungen
- F50–F59: Verhaltensauffälligkeiten mit körperlichen Störungen und Faktoren
- F60–F69: Persönlichkeits- und Verhaltensstörungen

- F70–F79: Intelligenzminderung
- F80–F89: Entwicklungsstörungen
- F90–F98: Verhaltens- und emotionale Störungen mit Beginn in der Kindheit und Jugend

Ausgewählte Störungsbilder werden in Kapitel 5, S. 175 ff. erörtert.

4.4 Problemverhalten, Verhaltensauffälligkeiten und herausforderndes Verhalten

Neben den psychischen Störungen, die als diagnostische Kategorien in der ICD-10 aufgeführt und beschrieben sind, kommen bei Menschen mit Intelligenzminderung psychische Störungen vor, die sich eben nicht ausreichend durch die Diagnosen nach ICD-10 charakterisieren lassen. Ungefähr jede zweite psychische Störung bei Menschen mit einer geistigen Behinderung gehört dazu. Genauere Zahlen sind jedoch schwer zu benennen.

Einzelne Symptome dieser Störungsbilder kommen allerdings auch bei psychischen Störungen im engeren Sinn (ICD-10-Diagnosen) vor. Das Gesamtbild der hier gemeinten Störungen passt dennoch im Hinblick auf die gesamte Symptomatik, den Verlauf und die ausbleibenden Therapiewirkungen nicht zu psychischen Störungen im engeren Sinn. Es kann beispielsweise sein, dass eine Person selbstverletzendes Verhalten zeigt, ansonsten aber keine Symptome hat, die die Diagnose einer Borderline-Persönlichkeitsstörung rechtfertigen würden.

Die ICD-10 erlaubt allerdings, nicht zu anderen diagnostischen Kategorien zuzuordnende Verhaltensstörungen bei geistig behinderten Menschen an der vierten Stelle beim jeweiligen Grad der Intelligenzminderung zu verschlüsseln: F7x.1 beschreibt eine „deutliche Verhaltensstörung, die Beobachtung oder Behandlung erfordert“, F7x.2 bezeichnet eine „andere Verhaltensstörung“ und F7x.9 eine „nicht näher bezeichnete Verhaltensstörung“ (Dilling/Mombour/Schmidt, 1991, S. 238).

Die Vielfalt der Begriffe und ihre Grenzen

In der Fachwelt werden verschiedene Begriffe verwendet, um auffällige Verhaltensweisen bei Menschen mit Intelligenzminderung zu bezeichnen, für die sich keine psychischen „Krankheiten“, also psychische Störungen (ICD-10-Diagnosen), als Grundlage finden. Mittlerweile verbreitet sich aber mehr und mehr die Erkenntnis, dass für „Verhaltensauffälligkeiten“, herausforderndes Verhalten usw. ein komplexes, immer individuell zusammengesetztes Bedingungs- und Ursachengefüge verantwortlich ist.

Dabei muss daran erinnert werden, dass es Zeiten gegeben hat, in denen fast bestritten wurde, dass es bei Menschen mit geistiger Behinderung überhaupt psychische Störungen im engeren Sinn geben könne.

Die häufigsten Bezeichnungen oder Begriffe, die für auffällige Verhaltensweisen verwendet wurden und werden, sind unter anderem
- Verhaltensauffälligkeiten,
- Verhaltensstörungen,
- herausforderndes Verhalten.

Die genannten Begriffe haben mehrere Unzulänglichkeiten. Zum einen werden sie auf vielfältige, äußerst unterschiedliche Verhaltensweisen angewendet, z. B. auf verbale Aggressivität, Fremdaggressivität, Sachzerstörung, Selbstverletzung, Rückzug, übergriffiges oder störendes Verhalten, Aufmerksamkeit forderndes Verhalten, sexuelle Enthemmung, unangepasstes Sozialverhalten usw. Es gibt sogar Autoren, die voller Akribie riesige Listen von Verhaltensweisen zusammengestellt haben.

Man kann die vielfältigen Verhaltensweisen in solche einteilen, die vornehmlich andere Menschen stören oder gefährden (z. B. fremdaggressives Verhalten), und in solche, die hauptsächlich für die Betroffenen selbst erhebliche Nachteile oder Gefahren mit sich bringen (z. B. selbstverletzendes Verhalten, Rückzug aus sozialen Aktivitäten). Natürlich gibt es Übergangsformen und Kombinationen zwischen diesen beiden Kategorien, vor allem auch unter Umständen ganz verschiedene Verhaltensweisen bei ein und derselben Person.

Verhaltensauffälligkeiten, herausfordernde Verhaltensweisen, Verhaltensstörungen – wie auch immer man es nennt – bewirken oft, dass der betroffenen Person viele entwicklungsnotwendige und wünschenswerte soziale Erfahrungen, Erfahrungen im Bereich Bildung, Arbeit und Freizeit vorenthalten werden. Solche Ausgrenzungen stehen im offenkundigen Widerspruch zu solchen Zielen wie soziale Inklusion, unbeschränkter Zugang zur Gemeinschaft und freier Ausdruck persönlicher Wahl und Vorlieben. Solches Verhalten kann die Familie oder die Menschen, die die betreffende Person in Wohn- und Tageseinrichtungen begleiten, erheblich belasten oder sogar gefährden. Insofern verlangen Verhaltensauffälligkeiten, herausforderndes Verhalten, Verhaltensstörungen usw. oft gezielte Maßnahmen, die auf die Linderung, Beherrschung oder Beseitigung solchen Verhaltens zielen.

Umschreibungen wie „originelles Verhalten“ oder „kreatives Verhalten“ negieren den Hilfe- und Unterstützungsbedarf. Im Hinblick auf schwere selbstverletzende Verhaltensweisen können Bezeichnungen wie „originelles Verhalten“ oder „kreatives Verhalten“ schon einen zynischen Beiklang bekommen. Allerdings sei nicht bestritten, dass manche Verhaltensweisen von Menschen mit Intelligenzminderung geeignet sein können, ihnen Sicherheit und das Erlebnis von Selbstwirksamkeit zu vermitteln. Dann handelt sich es in einer gewissen Perspektive durchaus um kreative Lösungen.

Am Rande sei angemerkt: Je mehr das Verhalten stört, desto eher wird es als Verhaltensauffälligkeit, Verhaltensstörung usw. bezeichnet. Die „stillen“ Formen auffälligen Verhaltens bleiben oft unbeachtet und unbenannt.

Außerdem hat keiner dieser aufgeführten Begriffe Erklärungskraft oder hinreichende Prägnanz, um ihn von anderen Begriffen sicher abzugrenzen. Die mit den erwähnten Begriffen bezeichneten Verhaltensweisen können überdies auf ganz unterschiedliche Ursachen zurückgehen. Deshalb ist es auch wenig sinnvoll, nach allgemeingültigen, einheitlichen Interventionen für bestimmte Verhaltensweisen zu suchen.

Beispiel

Ein Rückzug aus sozialen Aktivitäten kann auf verschiedene Ursachen bzw. Faktoren wie Ärger, Angst vor einer bestimmten Situation, Desinteresse, aber auch eine depressive Verstimmung zurückgehen, bei älteren Menschen sogar eine beginnende Demenz, und die damit verbundene Überforderung durch situative Anforderungen anzeigen. Worum es sich im konkreten Einzelfall handelt, geht nicht aus einer bestimmten Form des Verhaltens hervor, sondern kann nur durch eine umfassende Analyse der übrigen Symptome, der Anamnese, der Umweltfaktoren usw., ggf. durch eine gründliche medizinische Diagnostik geklärt werden.

Auch die hinter den Begriffen stehenden konzeptionellen Vorstellungen sind uneinheitlich. Manchmal werden die Begriffe Verhaltensauffälligkeiten, Verhaltensstörungen, herausforderndes Verhalten usw. wie diagnostische Einheiten („Diagnosen") verwendet. Dann wieder werden sie ausdrücklich als das eine Extrem auf einem Spektrum bezeichnet, an dessen anderem Ende sich die „psychopathologisch" begründeten Verhaltensweisen oder die psychischen Störungen im engeren Sinn befinden würden.

Dabei gibt es von Autor zu Autor, von Einrichtung zu Einrichtung, von Praktiker zu Praktiker usw. Vorlieben für den einen oder anderen Begriff, zumal mit jedem Begriff verschiedene Konnotationen und – hilfreiche und weniger hilfreiche – Assoziationen verbunden sind. So hebt der Begriff *Verhaltensauffälligkeit* deutlich auf individuelle und soziale Erfahrungsgrundlagen als Bewertungsmaßstab ab und damit auf die subjektive Sicht des einzelnen Beurteilers, aber auch auf den situativen Kontext. Der Begriff *Verhaltensstörung* bewirkt einerseits die Assoziation, es liege ein (andere Menschen oder bestimmte Abläufe) *störendes* Verhalten vor. Andererseits ist er im alltäglichen Gebrauch zumindest beiläufig mit der Bedeutung beschwert, es handele sich um eine irgendwie zugrunde liegende Störung *in der betroffenen Person*. Im Einzelfall mag das sein. Aber die Benutzung dieses Begriffs erschwert die Einsicht, dass das Verhalten für die betroffene Person durchaus eine Funktion, u. U. sogar einen regelrechten Nutzen haben kann.

Der in den letzten Jahren vermehrt verwendete Begriff *herausforderndes Verhalten* ist eine Übersetzung des Begriffs *challenging behaviour* aus dem Englischen. Im Deutschen wird dem Begriff *herausforderndes Verhalten* leider vielfach eine Fehldeutung zuteil, denn viele verwenden ihn, um eine unterstellte provozierende Absicht des Verhaltens („Der will uns damit bloß testen!") auszudrücken. Die ursprüngliche Bedeutung des Begriffs hingegen ist, dass sich durch ernsthaft riskante oder nachteilige Verhaltensweisen die professionell Helfenden oder die Helfersysteme herausgefordert sehen sollen, etwas zu tun, um soziale, psychische oder körperliche Schäden (z. B. Verletzungen), Nachteile (z. B. Ausgrenzungen) usw. vom Betroffenen oder von anderen abzuwenden. Der Begriff „herausforderndes Verhalten" hat also gleichfalls keinen Erklärungswert. Stattdessen berührt er einen ausdrücklichen fachlich-konzeptionellen und versorgungspolitischen Anspruch der Fachkräfte an sich selbst. Natürlich spielen in die Bewertung von konkreten Verhaltensweisen als herausforderndes Verhalten ebenfalls soziokulturelle Determinanten, subjektive Erfahrungen usw. hinein.

Verhaltensauffälligkeiten, Verhaltensstörungen und herausforderndes Verhalten als Beschreibungen einer erscheinungsbildlichen Oberfläche

Aus den erwähnten Gesichtspunkten ergibt sich, dass alle diese Begriffe hinsichtlich ihrer beschreibenden Dimension auf die gleiche Eben zu stellen sind. Außerdem benennt keiner der Begriffe die *ursächlichen Faktoren* der damit bezeichneten Verhaltensweisen. Sie beschreiben eine *erscheinungsbildliche Oberfläche* in der Tat sehr unterschiedlicher Verhaltensweisen. Es handelt sich dabei um *Symptome* im weiteren Sinne. Das soll natürlich nicht heißen, dass es sich meistens oder gar immer um etwas „Krankhaftes" handelt. Die so bezeichneten Verhaltensweisen haben vielmehr höchst verschiedene Grundlagen, Ursachen, Ursachenbündel, Bedingungsfaktoren usw. Dabei kann es durchaus so sein, dass eine psychische Störung die Ursache für eine Verhaltensauffälligkeit ist.

Außerdem gilt: Ein und dieselbe Verhaltensweise kann unterschiedliche Ursachen haben. Somit gehören die Begriffe „Verhaltensauffälligkeiten" usw. nicht mit dem Begriff „psychischen Störung" (im engeren Sinne) auf dieselbe konzeptionelle Ebene. Sie bilden sich auch nicht auf einem Spektrum, zu dem psychische Störungen im engeren Sinne gehören, ab, sondern gehören unterschiedlichen Ebenen an. Schließlich kann das auffällige Verhalten auch eine individuelle Reaktion auf ein Problem – und damit eine mehr oder weniger gelungene Bewältigung oder Kompensation des Problems – darstellen.

Merksatz
Verhaltensauffälligkeiten (Verhaltensprobleme, Verhaltensstörungen usw.) sind im Grunde genommen zunächst entweder nur Symptome oder sogar Bewältigungsversuche. Sie können Symptome von psychischen Störungen im engeren Sinne sein. Verhaltensauffälligkeiten können dabei aber auch in den Zusammenhang eines Problemverhaltens gestellt werden, das nicht auf eine bestimmte Krankheitsdiagnose, sondern auf eine unzureichende Passung zwischen den Dispositionen der betroffenen Person und ihrer sozialen und physischen Umwelt zurückgeht. Schließlich können die Verhaltensauffälligkeiten auch genetisch bedingt sein. Auffälliges Verhalten kann überdies eine individuelle Reaktion auf ein Problem – und damit eine mehr oder weniger gelungene Bewältigung oder Kompensation eines Problems – darstellen.

Welche der Varianten zutrifft, kann man nur selten dem Erscheinungsbild der Verhaltensauffälligkeit selbst ansehen, sondern in der Regel allein im Rahmen einer sorgfältigen und systematischen Ein- und Ausschlussdiagnostik bestimmen.

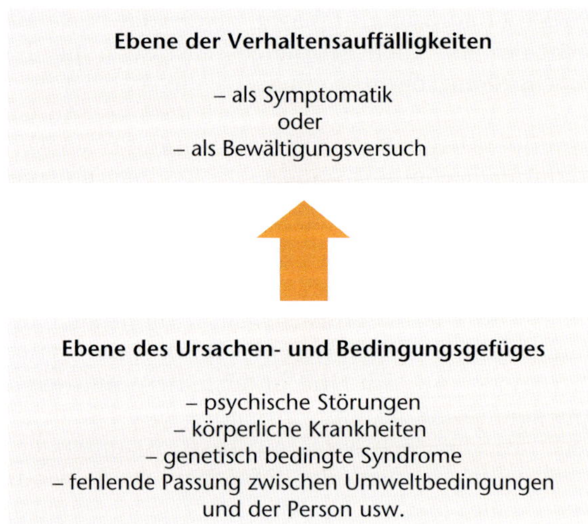

4.4.1 Der Begriff Problemverhalten und seine Definition

Verhaltensauffälligkeiten, Verhaltensstörungen und herausforderndes Verhalten – diese Begriffe vermitteln ohne nähere Erklärung keine wesentlichen Erkenntnisse, außer dass sie für etwas Auffälliges im Verhalten stehen. Man kommt aber nicht um die Setzung eines Begriffs und um seine Definition herum. In diesem Kapitel wird dafür der Begriff *Problemverhalten* verwendet. Es gibt mehrere Argumente, die für diesen Begriff sprechen:

- Er ist nicht ganz so abgenutzt und mehrdeutig wie der Begriff „Verhaltensauffälligkeit", aber auch nicht gänzlich fremd und neuartig.
- Es gibt eine zwanglose wörtliche Entsprechung in der englischen Fachsprache: *problem behaviour*.
- In der internationalen Fachliteratur liegt eine nützliche Definition vor.
- In der internationalen Fachliteratur gibt es ein Modell, das mit ausdrücklichem Bezug auf den Begriff *problem behaviour* einerseits Entstehung, Entwicklung und Aufrechterhaltung des gemeinten Verhaltens begründet, andererseits die Strukturen für therapeutische und andere Interventionen bei diesem Verhalten herleitet.

Auch mit dem Begriff *Problemverhalten* werden sehr verschiedene Verhaltensweisen von unterschiedlicher Schwere und mit unterschiedlichen Folgen bezeichnet. Daher ist für den Begriff *Problemverhalten* eine verbindliche Definition nötig. Dazu eignet sich die Definition in den *Diagnostic Criteria in Learning Disabilities (DC-LD)*, einem in Großbritannien speziell für die Diagnostik und Klassifikation psychischer Störungen bei Menschen mit geistiger Behinderung entwickelten Klassifikationssystem. In enger Anlehnung an diese Definition ist unter Problemverhalten Folgendes zu verstehen (vgl. Royal College of Psychiatrists, 2001, S. 83 f.):

- Häufigkeit, Schwere oder Chronizität des auffälligen Verhaltens verlangen ein klinisches Assessment und spezielle Interventionen.
- Das Verhalten beeinflusst die Lebensqualität des Betroffenen oder Dritter in erheblicher Weise negativ.
- Das Verhalten birgt ernsthafte Risiken für Gesundheit oder Sicherheit des Betroffenen oder Dritter.
- Das Verhalten ist keine unmittelbare Folge einer psychischen Störung, von Medikamenten oder einer körperlichen Krankheit.

Damit ist deutlich, dass keinesfalls jedes irgendwie auffällige Verhalten als Problemverhalten bezeichnet werden soll. Im Gegenteil, es müssen tatsächlich erhebliche negative Folgen des Verhaltens vorliegen, damit der Begriff verwendet werden kann. Überdies betont die Definition ausdrücklich, dass das gemeinte Verhalten nicht unmittelbar auf eine psychische oder körperliche Krankheit oder auf Medikamente zurückgehen darf. Damit ist die Abgrenzung von den diagnostischen Kategorien der ICD-10 gegeben.

4.4.2 Bedingungen des Entstehens und der Aufrechterhaltung von Problemverhalten

Die vorgestellte Definition von Problemverhalten liefert noch keine Erklärung, wie und warum jemand ein Problemverhalten entwickelt und warum es aufrechterhalten wird.

Ein nützliches Modell für das komplexe Bedingungs- und Ursachengefüge und die Entstehung, Entwicklung und Aufrechterhaltung von Problemverhalten hat eine internationale Arbeitsgruppe (vgl. Dosen u. a., 2010, S. 17) vorgelegt.

Dieses Modell des Problemverhaltens kann man folgendermaßen zusammenfassen: Problemverhalten ist ein *fehlangepasstes* (maladaptives) Verhalten, mit dem eine Person auf einem bestimmten emotionalen und psychosozialen *Entwicklungsniveau* und mit bestimmten Dispositionen auf die für sie ungeeigneten Umweltanforderungen und -bedingungen *reagiert*. Dabei treten die Eigenschaften und Kompetenzen der Person in körperlicher, psychischer und sozialer Hinsicht in Wechselwirkung mit ihrer physischen und sozialen Umwelt. Damit ist das Problemverhalten keine störende, gefährliche oder sonst wie negative Eigenschaft des betroffenen Individuums, sondern eine Eigenschaft des Systems, zu dem sowohl der Betroffene als auch seine Umwelt mit all ihren Aspekten gehört.

Merksatz
Ein fehlangepasstes (maladaptives) Verhalten, mit dem eine Person auf einem bestimmten emotionalen und psychosozialen Entwicklungsniveau auf die für sie ungeeigneten Umweltanforderungen und -bedingungen reagiert, ist dann ein Problemverhalten, wenn es erhebliche negative Auswirkungen für die betroffene Person selbst oder für Dritte hat.

Die körperlichen, psychischen und sozialen Eigenschaften der Person treten in Wechselwirkung mit ihrer physischen und sozialen Umwelt. Problemverhalten ist deshalb keine Eigenschaft von betroffenen Personen allein, sondern eine Eigenschaft des Systems, zu dem sowohl die Betroffenen als auch ihre Umwelt mit allen Aspekten gehören.

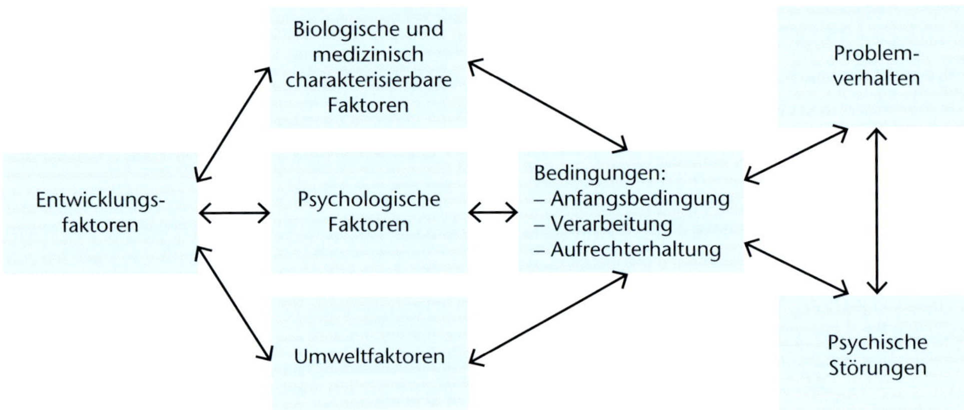

Faktoren, die an der Entstehung von Problemverhalten beteiligt sind (vgl. Dosen u. a., 2010, S. 17)

Aus diesem Verständnis leitet sich die Erkenntnis ab, dass Problemverhalten nicht nur allein dadurch positiv beeinflusst werden kann, dass die betroffene Person „therapiert“ wird, sondern vor allem dadurch, dass die Umwelt an die Bedürfnisse und Möglichkeiten der Person mit Intelligenzminderung angepasst wird. Die Erfahrung lehrt zudem, dass Problemverhalten sich therapeutischer Einflussnahme oft hartnäckig widersetzt. Die Beeinflussungsmöglichkeiten durch verschiedene Interventionen werden später dargestellt (siehe Kap. 4.4.9, S. 149).

Im Mittelpunkt der Analyse des Problemverhaltens stehen vor allem folgende Fragen:

- Passt die soziale und physische Umwelt der Person mit Intelligenzminderung zu ihren grundlegenden Bedürfnissen, die typisch sind für ihr emotionales Entwicklungsniveau, und zu den übrigen individuellen Dispositionen? Diese Frage zielt ab auf das sozio-emotionale Entwicklungsniveau der Person, das mit geeigneten Instrumenten und Verfahren (siehe z. B. Seite 164 und 349) eingeschätzt werden kann.
- Passt die Umwelt der Person zu ihren Möglichkeiten, zu ihren Verhaltens- und Handlungsdispositionen? Damit wird nach Kompetenzen, aber auch nach organismischer Funktionsfähigkeit (z. B. Sinnesfunktionen, Sprachkompetenz) sowie der Beeinträchtigung derselben gefragt.
- Wird die Person durch die Gegebenheiten und Ansprüche der Umwelt missachtet, über- oder unterfordert? Diese Frage richtet sich direkt auf das Verhältnis von Person und Umwelt.

Bei der Analyse der Wechselwirkungen darf man also nicht allein eine rein psychologische oder heilpädagogische Betrachtungsweise einnehmen. Es müssen auch die biologischen Dispositionen der Person einschließlich aller medizinisch zu charakterisierenden Faktoren einbezogen werden. Dazu gehören eventuell bestehende Beeinträchtigungen körperlicher Funktionen, z. B. Sprache, Gedächtnis, Affektkontrolle, Fähigkeiten der

Handlungsplanung und systematischen Handlungsdurchführung) usw. Manche Beeinträchtigungen können durch Therapien oder Hilfsmittel beeinflusst werden, andere bleiben unbeeinflussbar und müssen hingenommen werden.

Wenn sie sachgerecht sein soll, kann eine solche umfassende Analyse, ein *Assessment* aller Aspekte, nur interdisziplinär bzw. multiprofessionell erfolgen. Alle Beteiligten sollen ihre individuelle und professionelle Sicht und Erfahrung einbringen.

Merksatz
Die Analyse der Bedingungsfaktoren und Ursachen von Problemverhalten umfasst viele unterschiedliche Aspekte und kann nur in einer interdisziplinären Kooperation gelingen.

Auf der Grundlage des Assessments aller Aspekte wird eine *multimodale integrative Diagnose* formuliert, in der das Zusammenwirken der Aspekte beschrieben wird. Die Diagnose bildet die Grundlage eines entsprechend komplexen und ebenfalls nur multiprofessionell zu verwirklichenden Interventionsplanes. Dieser Interventionsplan kann durchaus den Einsatz von Psychopharmaka zur gezielten Beeinflussung veränderter psychischer Funktionen (z. B. einer erhöhten Erregbarkeit, einer verminderten Reizschwelle, einer Impulskontrollstörung usw.) als eine (!) Komponente unter mehreren anderen Faktoren enthalten.

Im Einzelfall kann nämlich ein maßgeblicher biologischer bzw. medizinisch charakterisierbarer Faktor identifiziert werden. So kann beispielsweise eine übermäßige Störbarkeit durch externe Reize oder Belastungen mithilfe von Psychopharmaka günstig beeinflusst werden. Zugleich kommt es natürlich darauf an, derartige Reize oder Belastungsfaktoren nach Möglichkeit auszuschalten (Beeinflussung der Umweltfaktoren) oder der betreffenden Person mittels gezielten Trainings Fertigkeiten zu vermitteln, solche Belastungen zu meiden, sich ihnen zu entziehen oder sie besser zu bewältigen. Man geht das Problem also unbedingt von allen möglichen Seiten an – und zwar hauptsächlich durch Anpassung der Umwelt, ihrer Anforderungen und Bedingungen.

Sogar eine psychische Störung, für die es eine ICD-10-Diagnose gibt, kann im Bedingungsgefüge eines konkreten Problemverhaltens eine anteilige – nicht also eine ausschließliche – Rolle spielen. Dann sind natürlich die therapeutischen Möglichkeiten, z. B. auch der Einsatz eines Psychopharmakons oder Psychotherapie, gegen diese psychische Störung zu prüfen.

4.4.3 Entwicklungsniveau und Problemverhalten

Problemverhalten ist am besten im Kontext der allgemeinen Entwicklung der betroffenen Person zu verstehen (siehe S. 316 ff.). Anders ausgedrückt: Problemverhalten wird sowohl durch die biologische Entwicklung beeinflusst als auch durch das Niveau der psychischen und sozio-emotionalen Entwicklung. Zur psychischen Entwicklung zählt der Aufbau von kognitiven, sozialen, emotionalen Fähigkeiten und Fertigkeiten im Laufe des Lebens. Man muss sich vor allem bewusst sein, dass die verschiedenen Bereiche bei Menschen mit geistiger Behinderung in der Regel nicht gleichmäßig, sondern unterschiedlich entwickelt sind. So kann die körperliche Reife einer 30-jährigen Person der einer 15-jährigen entsprechen. Die intellektuelle Entwicklung kann das Niveau eines Zehnjährigen erreicht haben, während die sozio-emotionale Entwicklung auf dem Niveau eines Fünfjährigen stagniert. Es ist leicht einzusehen, dass aus dieser Disharmonie erhebliche Spannungen innerhalb der Person resultieren. Wenn sich dann noch die Umwelt allein am Lebensalter orientiert und nicht die Bedürfnisse entsprechend dem emotionalen Entwicklungsalter beachtet, muss es zur Überforderung der Person kommen.

Für das Verständnis von auffälligen Verhaltensweisen ist es also wichtig zu wissen, auf welchem sozio-emotionalen Entwicklungsniveau sich eine Person befindet. Dieses sozio-emotionale Entwicklungsniveau zu kennen macht verständlich, welche Anforderungen und Bedingungen der Umwelt eine Überforderung der Person darstellen, Angst auslösen usw. Auch erklärt das sozio-emotionale Entwicklungsniveau zumeist auch, warum eine behinderte Person ein bestimmtes Verhalten an den Tag legt. Zumeist ist es eine Verhaltensweise, die zum emotionalen Entwicklungsalter passt.

Das Entwicklungsniveau beeinflusst sowohl die Art, wie eine Person bestimmte Bedingungen, Anforderungen usw. verarbeitet, als auch die Formen des Verhaltens, die eingesetzt werden, um mit diesen Bedingungen und Anforderungen zurechtzukommen.

Das biopsychosoziale Grundverständnis von Gesundheit und Krankheit, von Behinderung und Gesundheit, das heute in der Medizin grundsätzlich akzeptiert wird, muss also für Menschen mit Intelligenzminderung ausdrücklich um die *Entwicklungsperspektive* ergänzt werden. Das Entwicklungsniveau einer Person entscheidet darüber, was die Person als schädlich erlebt, wie sie damit umgeht und wie sie auf negative Einflussfaktoren reagiert. In der täglichen Praxis ist die Entwicklungsperspektive eine nützliche Ergänzung des biopsychosozialen Zugangs für das Assessment, für die Diagnostik und für die Behandlung von Menschen mit Intelligenzminderung (vgl. Dosen u. a., 2010).

Die Persönlichkeit eines Menschen kann man als Resultat seiner kognitiven, sozialen und emotionalen Entwicklung verstehen. Der kognitive, der soziale und der emotionale Entwicklungsstand bestimmen gemeinsam das Niveau der Persönlichkeitsentwicklung. Auf einem bestimmten Niveau der Persönlichkeitsentwicklung besitzt eine Person bestimmte grundlegende psychosoziale Bedürfnisse. Diese müssen befriedigt werden, um ein adaptives (angemessenes) Verhalten zu erreichen und um weitere psychosoziale und emotionale Entwicklungsschritte zu gehen.

Merksatz
Für das Verständnis von Problemverhalten ist die Kenntnis des sozio-emotionalen Entwicklungsniveaus von zentraler Bedeutung. Zu jedem sozio-emotionalen Entwicklungsniveau gehören charakteristische grundlegende Bedürfnisse und gleichfalls charakteristische Reaktionsmuster auf Frustrationen, Belastungen usw.

Wenn bestimmte Umweltgegebenheiten oder Anforderungen die grundlegenden psychosozialen Bedürfnisse einer Person nicht befriedigen oder verletzen, können ungünstige Motivationen auftreten, die ihrerseits ungünstige Verhaltensweisen produzieren. Bei Situationen, die dauerhaft oder wiederkehrend belasten, kann Problemverhalten die überwiegende oder einzige Interaktion mit der Umwelt werden.

Auf jedem Entwicklungsniveau bildet ein sich normal entwickelndes Kind besondere adaptive und maladaptive Verhaltensweisen aus. Beispielsweise kann ein Säugling auf Belastungen mit exzessiver Erregung, mit Kopfschlagen, anhaltendem Schreien und Zerstörung reagieren. Ein Kleinkind hingegen kann mit oppositionellem Verhalten und Trotz oder mit Hyperaktivität und impulsiv-aggressiven Akten, ein Schulkind dagegen mit zwanghaftem oder aggressivem oder destruktivem Verhalten reagieren.

Verschiedene Formen auffälligen Verhaltens – ausgewählte Beispiele
Verbale Aggressivität
Handgreiflichkeiten gegen Personen
Sachzerstörung
Selbstverletzendes Verhalten
Störendes lautes Verhalten
Bewegungsstereotypien
Übergriffiges sexuelles Verhalten
Einführen von Fremdkörpern in den Körper
Rückzug aus sozialen Kontakten

Bei Menschen mit Intelligenzminderung und Problemverhalten kann man Verhaltensweisen sehen, die bei typisch entwickelten Kindern im Laufe ihrer Entwicklung, also früher, auftreten. Wie eine Person mit intellektueller Behinderung ungünstige Umstände oder Belastungen verarbeitet und wie ihre Reaktionen darauf aussehen, ähnelt auf dem jeweiligen Entwicklungsniveau in vielem dem Verhalten auf einem früheren Entwicklungsniveau eines sich typisch entwickelnden Kindes.

Beispiel
Einer Person mit schwerster geistiger Behinderung und sehr niedrigem sozio-emotionalen Entwicklungsniveau wird es bei ihrem Entwicklungsrückstand schwerfallen, grundlegende physiologische Bedürfnisse (Schlaf-Wach-Rhythmus, Essen, Verdauung) zu regulieren sowie Sinnesreize zu verarbeiten. Es wird ihr schwerfallen, besonders intensive Sinneseindrücke, Veränderungen der Umwelt usw. zu verarbeiten und zu bewältigen. Daraufhin treten maladaptive Verhaltensweisen (z.B. Selbstverletzung, Bewegungsstereotypien) auf.

Beispiel
Bei einem Menschen mit geistiger Behinderung, der infolge seines emotionalen Entwicklungsrückstandes Schwierigkeiten hat, stabile Bindungen aufzubauen, werden Veränderungen in der personellen Umwelt maladaptives Verhalten auslösen. Wenn also beispielsweise seine Bezugsperson (z.B. ein Heilerziehungspfleger), den er oder sie sehr mag, wegen Urlaub oder Krankheit für längere Zeit wegbleibt, wird die Person gegenüber anderen Betreuern handgreiflich.

Beispiel
Eine Person mit Schwierigkeiten in der Entwicklung ihrer persönlichen Autonomie wird Situationen, die mehr Unabhängigkeit verlangen, als gefährlich erleben. Sie könnte daraufhin maladaptive Verhaltensweisen entwickeln, z.B. exzessiv Aufmerksamkeit suchendes Verhalten.

Zusammengefasst: Das psychosoziale Entwicklungsniveau beeinflusst, wie eine Person mit ungünstigen Umständen zurechtkommt, bestimmte Anforderungen erlebt oder verarbeitet und welche Verhaltensweisen als Reaktion oder Bewältigungsversuch eingesetzt werden. Daraus lässt sich ableiten, dass es nicht einfach darauf ankommt, das störende oder auffällige oder gefährliche Verhalten „wegzutherapieren", sondern seine Hintergründe und Bedeutung zu verstehen, um eine adäquate Lösung zu finden.

Grundlegende emotionale Bedürfnisse

Emotionale Bedürfnisse und deren Befriedigung sind für jeden Menschen von zentraler Bedeutung. Dosen teilt die emotionale Entwicklung in Phasen ein und ordnet sie den üblichen Altersstufen im Hinblick auf normal entwickelte, also nicht entwicklungsverzögerte Kinder zu (vgl. Dosen, 2010, S. 57). Dies wird in der folgenden Tabelle deutlich.

Phasen und Alterszuordnung basaler emotionaler Bedürfnisse			
Phase	**Alterszuordnung (bei normal entwickelten Kindern)**	**Emotionale Entwicklung**	**Bedürfnisse**
1	0–6 Monate	physiologische Regulation, sensorische Integration, Integration von Struktur, Raum, Zeit, Personen	Regulation physiologischer Bedürfnisse, Integration sensorischer Reize, Struktur von Ort, Zeit, Personen und Aktivitäten, Konstanz in der Umgebung, Stimulation von Bindungsverhalten
2	6–18 Monate	Bindung	körperlicher Kontakt, Bindungsperson, Bindung, soziale Stimulation, Sicherheit, Umgang mit Material
3	18–36 Monate	Abstand von unmittelbarem körperlichem Kontakt, Individuation (Autonomie)	zunehmende Distanz im Kontakt, Festigung eines bestimmten Autonomiegrades, Belohnung von sozialem Verhalten
4	3–7 Jahre	Ich-Formung	Identifikationsfigur, soziale Akzeptanz, soziale Kompetenz
5	7–12 Jahre	Ich-Differenzierung	Erkennen eigener Leistungen, Vollwertigkeit, Produktivität und Kreativität im Umgang mit der materiellen Welt, feste Regeln im Sozialverhalten

(vgl. Dosen, 2010, S. 58)

Wenn wichtige Bedürfnisse (z. B. nach Sicherheit) unbefriedigt bleiben, steigen Anspannung und Erregung. Wenn nun noch zusätzlich infolge beeinträchtigter Hirnfunktionen Anspannung und Erregung nicht kontrolliert werden können, kommt es zu unangemessenen (maladaptiven) Verhaltensweisen (z. B. zu Sachbeschädigung oder tätlichen Übergriffen).

Aus diesem hier sehr vereinfachten Wechselspiel von missachteten emotionalen Bedürfnissen einerseits und einer beeinträchtigten Steuerungsfunktion andererseits lässt sich das Problemverhalten, das hier als Beispiel herangezogen wurde, verstehen und ggf. vorbeugen. Nur aus diesem Wechselspiel lassen sich die manchmal scheinbar banalen Anlässe und die massiven Verhaltensfolgen verstehen.

Das Problemverhalten bzw. die maladaptiven Symptome von Menschen mit Entwicklungsverzögerungen lassen sich nach Dosen (vgl. Dosen, 2010, S. 60) den jeweiligen Entwicklungsstufen zuordnen. Je nach Rückstand der Persönlichkeitsentwicklung besteht eine mehr oder minder erhebliche Diskrepanz zwischen dem Entwicklungsniveau, das man aufgrund des Alters einer Person erwarten würde und dem tatsächlichen Entwicklungsniveau.

Phasen und Alterszuordnung basaler emotionaler Bedürfnisse	
Entwicklungsniveau	**Maladaptive Symptome**
Störung der Homöostase	◆ Probleme der physiologischen Regulation (z. B. des Schlafes, der Verdauung, der Nahrungsaufnahme) ◆ Probleme der sensorischen Integration ◆ Selbststimulation durch isolierte Reize ◆ Veränderungen in der Umgebung ◆ Wutausbrüche ◆ Selbstverletzendes Verhalten ◆ Stereotypien ◆ Zurückgezogenheit ◆ Passivität
Bindungsstörungen	◆ Suche nach Körperkontakt ◆ Apathie in bedrohlich erlebten Situationen ◆ Angst vor Fremden ◆ Schnelle Stimmungswechsel ◆ Impulsreaktionen bei Frustrationen ◆ Aggressivität gegenüber Bindungspersonen ◆ Selbstverletzendes Verhalten bei Frustrationen ◆ Zwanghafte Beschäftigung mit Material, Gegenständen ◆ Ritualisiertes Verhalten
Störung der Fremd-Selbst-Differenzierung	◆ Suche nach Aufmerksamkeit durch Dritte ◆ Nicht allein sein können ◆ Wenig Interesse an Material ◆ Unruhe, Hyperaktivität, chaotisches Verhalten ◆ Kein Interesse an Altersgenossen und Seinesgleichen ◆ Sture Absicht, Willen durchzusetzen, koste es, was es wolle ◆ Oppositionelles Verhalten ◆ Destruktives Verhalten ◆ Gereiztheit (missmutig, verstimmt)

Phasen und Alterszuordnung basaler emotionaler Bedürfnisse	
Entwicklungsniveau	**Maladaptive Symptome**
Störung der Ich-Strukturierung	◆ Abhängigkeit von der Anwesenheit und Beaufsichtigung wichtiger Personen ◆ Egozentrismus ◆ Autoritätskonflikte ◆ Versagensangst ◆ Wenig Interaktion mit Altersgenossen ◆ Geringe Selbststeuerung ◆ Impulsivität ◆ Kein Selbstvertrauen ◆ Flucht in Fantasiewelt ◆ Körperliche Beschwerden bei emotionaler Spannung

(vgl. Dosen, 2010, S. 60 f.)

4.4.4 Biologische, medizinisch charakterisierbare und psychologische Faktoren

Es wurde schon verdeutlicht, dass nicht allein das Entwicklungsniveau und psychologische Faktoren zur Erklärung von Entstehung und Aufrechterhaltung von Problemverhalten wichtig sind, sondern auch körperliche Faktoren. Als Erstes seien hierzu die Beeinträchtigungen wichtiger Funktionen des Organismus genannt, insbesondere Beeinträchtigungen

- der Sinnesfunktionen (Hören, Sehen, Schmecken, Riechen, Tasten),
- der motorischen Funktionen,
- des Verständnisses für Laut- und Schriftsprache (rezeptive Sprache) und des laut- oder schriftsprachlichen Ausdrucksvermögens,
- der Planungsfähigkeit für komplexe, mehrgliedrige Handlungen,
- der Kontrolle über emotionale, kognitive und mnestische (d. h. Gedächtnis-)Funktionen.

Der Einfluss körperlicher und psychologischer Faktoren lässt sich nicht immer streng voneinander abgrenzen. Manche Beeinträchtigungen lassen sich durch medizinisch-diagnostische oder psychiatrisch-diagnostische Kategorien beschreiben.

Wohlgemerkt, auch wenn Problemverhalten von psychischen Störungen im engeren Sinne strikt unterschieden werden muss, können psychische Störungen in Kombination mit psychologischen Bedingungen und Umweltbedingungen das Auftreten und die Form von Problemverhalten beeinflussen. Umgekehrt kann ein bestimmtes Problemverhalten, indem es zu ernsten Konflikten mit der sozialen Umwelt führt, auch das Auftreten psychischer Störungen fördern.

Einige Beeinträchtigungen von Körperfunktionen lassen sich durch Hilfsmittel (z. B. Hörgerät), gezielte Therapie (z. B. Sprachtherapie) oder Trainingsmethoden (z. B. Fertigkeitentraining) positiv beeinflussen. Andere muss man einfach als unbeeinflussbar hinnehmen und nach Kompensationen (z. B. unterstützte Kommunikation mit Gebärdensprache oder mit technischen Hilfsmitteln wie Talkern) suchen.

Ähnliches gilt für körperliche Erkrankungen. Auch sie können im Sinne eines Teilfaktors zusammen mit psychologischen Faktoren und Umweltbedingungen die Ausbildung oder Aufrechterhaltung eines Problemverhaltens fördern, z. B. juckende Hauterkrankungen oder schmerzhafte Gelenkerkrankungen. Umgekehrt können störende problematische Verhaltensweisen dazu führen, dass beginnende Beschwerden infolge körperlicher Erkrankungen nicht ernst genommen werden. Dadurch kann es zu Komplikationen oder schwer beeinflussbaren chronischen Verläufen kommen.

Zu den psychologischen Faktoren können die Aspekte gezählt werden, die im Zusammenhang mit dem Entwicklungsrückstand schon erläutert worden sind. Natürlich haben Besonderheiten der intellektuellen Funktionen, der Informationsverarbeitung, der Problemlösefähigkeiten, des Denkens usw. genauso Einfluss darauf, ob und wie sich Problemverhalten entwickelt und aufrechterhalten wird.

Hinzu kommen biografische Aspekte: Nicht selten haben Menschen mit Intelligenzminderung besondere belastende Erfahrungen hinter sich, z. B. lange Krankenhausaufenthalte, frühe Trennung von der Herkunftsfamilie oder sogar Gewalt- und Missbrauchserfahrungen. Außerdem sind Menschen mit geistiger Behinderung auch hinsichtlich der Bewältigung von Alltagsbelastungen und bestimmten Lebensereignissen beeinträchtigt.

Schon jetzt wird deutlich, dass die Analyse und das Verständnis von Problemverhalten kein einfaches Unterfangen sind. Viele Faktoren spielen eine Rolle, greifen ineinander und beeinflussen sich gegenseitig. Umso wichtiger ist ein interdisziplinäres Assessment mit allen Beteiligten, die unterschiedliche professionelle Sichtweisen vertreten.

4.4.5 Umweltfaktoren

Alle bisher dargestellten Gegebenheiten beziehen sich auf die betroffene Person selbst. Aber Problemverhalten wird grundsätzlich nur aus der Wechselwirkung zwischen den Merkmalen und Eigenschaften der Person einerseits und den Merkmalen und Eigenschaften der Umwelt andererseits erklärt.

Die Umwelt eines jeden Menschen hat wenigstens zwei Aspekte: den physischen und den sozialen Aspekt. Außerdem hat jeder Mensch im Grunde genommen mehrere Umwelten: eine private, eine familiäre, eine berufliche, in der Regel auch noch eine Freizeitumwelt usw. Jede dieser Umwelten bringt andere Anforderungen, Erwartungen und Bedingungen mit sich. Bei Menschen mit Intelligenzminderung ist das nicht anders. Allerdings sind sie in der Wahl von Alternativen eingeschränkt und viel mehr von anderen Menschen abhängig als Personen ohne geistige Behinderung. Auf jeden Fall wundert es nicht, wenn z. B. bei einer jungen Frau mit einer geistigen Behinderung bestimmte Verhaltensauffälligkeiten während der Arbeit in der Werkstatt für Menschen mit Behinderung auftreten, zu Hause, in der Herkunftsfamilie jedoch nie. Es liegt an den unterschiedlichen Bedingungen und Anforderungen. Es kommt nun darauf an herauszufinden, welche es sind und wie man sie verändern kann.

Merksatz
Man kann sich sogar als Faustregel merken: Wenn bestimmte problematische Verhaltensweisen in einem bestimmten Setting auftreten, in dem anderen jedoch nicht oder selten, wird der Einfluss der Umweltfaktoren deutlich. Es wird sich dann wohl kaum um eine psychische Störung im engeren Sinne, sondern vermutlich um ein Problemverhalten handeln.

Grundsätzlich sind folgende Aspekte der Umwelt zu erfassen und zu bewerten:

- *Physische Aspekte*: Hierbei sind sehr unterschiedliche Gesichtspunkte zu bewerten, z. B. Lage, Größe und Qualität der Arbeits- oder Wohnräumlichkeiten, Lärmeinwirkung, Beleuchtung, Möglichkeiten zum Rückzug, optische oder andere Orientierungshilfen. Bei der Bewertung kommt es auf die Bedingungen und die Bedürfnisse der Person an. So kann für einen Mann mit Intelligenzminderung sehr willkommen sein, wenn er sein Zimmer in der Nähe des Gemeinschaftsraumes hat, für einen anderen, der vielleicht zusätzlich eine autistische Störung hat, könnte der gleiche Raum durch den Lärm und Trubel der Wohngruppe absolut ungeeignet sein. Für den jungen Mann mit geistiger Behinderung sind die vielen Postkarten und Kinoposter an der Wand seines Zimmers sein ganzes Glück. Die junge Frau mit einer deutlichen autistischen Störung erträgt keinerlei Zimmerschmuck und zerstört ihn regelmäßig.
- *Bedeutung der Person für ihre Umwelt*: Hier kommt es darauf an herauszufinden, welchen Stellenwert die Person im Gefüge ihrer sozialen Umwelt hat. Wird sie geachtet und gemocht oder gefürchtet und ausgegrenzt – vielleicht gerade wegen des Problemverhaltens?
- *Probleme im System der Begleitung und Unterstützung*: Nicht selten werden Verhaltensweisen eines Menschen von einem Team, einer Einrichtung oder von einer Familie zum Problem erklärt, weil es Streit und Konflikte innerhalb des Teams oder der Familie gibt. Die Deklaration bestimmter Verhaltensweisen einer behinderten Person zu einem großen Problem lenkt vom eigentlichen Konflikt im Team oder in der Familie ab. Dies hilft, die längst fällige klärende Auseinandersetzung zu vermeiden. Es kann aber auch so sein, dass der Konflikt zwischen den verschiedenen Seiten auch für die betroffene Person zu einer permanenten Quelle der Verunsicherung wird und so weiteres oder stärkeres Problemverhalten hervorruft.
- *Konzeptionelle Probleme im System der Begleitung*: Verwandt mit den eben erwähnten Systemkonflikten sind konzeptionelle oder pädagogisch-konzeptionelle Probleme in Einrichtungen oder Diensten, manchmal auch in Familien. Dabei geht es beispielsweise darum, dass mehrere Beteiligte unterschiedliche Auffassungen über einen Sachverhalt haben, unterschiedliche Ziele verfolgen und in unterschiedliche, vielleicht sogar gegensätzliche Richtungen handeln. In Einrichtungen oder Diensten der Behindertenhilfe dürfte das auch immer ein ernsthaftes Leitungsproblem signalisieren.
- *Soziale Probleme und soziokulturelle Aspekte:* Nicht nur Menschen mit Behinderungen, auch Mitarbeitende wie Heilerziehungspfleger oder Familien mit behinderten Angehörigen können vor dem Hintergrund unterschiedlicher ethnischer und soziokultureller Prägungen bestimmte Verhaltensweisen sehr verschieden bewerten, Konflikte unterschiedlich lösen, Absprachen bzw. deren Verbindlichkeiten anders interpretieren.

Merksatz
Für die Entstehung und Aufrechterhaltung von Problemverhalten spielen die Merkmale, die Anforderungen und Bedingungen der sozialen und physischen Umwelt eine zentrale Rolle.

4.4.6 Entstehungsdreieck

Verhalten – auch das Problemverhalten – wird verstanden als beobachtbare Interaktion. Die Interaktion vollzieht sich zwischen der betroffenen Person und ihrer Umwelt und weist folgende Komponenten auf:

- die Person selbst
- ihre Umwelt
- die Interaktion zwischen der Person und ihrer Umwelt bzw. ihren verschiedenen Umwelten

Das Verhalten ist also das nach außen sichtbare – externalisierte – Resultat des Interaktionsprozesses zwischen der betreffenden Person und ihrer Umwelt.

Merksatz
Das sogenannte Entstehungsdreieck von Problemverhalten wird gebildet von der Person selbst, ihrer Umwelt (bzw. ihren Umwelten) und den Interaktionen.

Im Entstehungsdreieck können ungünstige Faktoren (z.B. bestehende psychische Störungen) einen wesentlichen Effekt darauf haben, wie eine Person sich zu anderen Personen in ihrer Umwelt verhält. Dies wiederum kann negative Reaktionen in der Umwelt auslösen. Solche Wechselwirkungen können zu einem besonderen Interaktionsmuster (z.B. Aggression) zwischen diesen beiden Komponenten führen. Der Fokus dieses Interaktionsmusters ist üblicherweise das Verhalten der betroffenen Person. Ähnlich kann sich ein besonderes Muster von Wechselwirkungen herausbilden, wenn ungünstige Umweltbedingungen (z.B. Veränderungen in den Lebensbedingungen) negative Folgen für die Person haben (z.B. Belastungen). In der Folge können sich die Interaktionsmuster zwischen der Person und ihrer Umwelt verändern. Das kann von einem maladaptiven Verhalten begleitet sein (z.B. Aggression).

Ein bestimmtes Interaktionsmuster kann die beiden anderen Komponenten erheblich beeinflussen. Beispielsweise kann ein aggressives Verhalten die Einstellung anderer Personen in der Umwelt negativ beeinflussen und wiederum zu negativen Rückwirkungen führen. Solche Veränderungen verschärfen den Konflikt. Die dadurch bedingten emotionalen Belastungen können – falls der Konflikt lange anhält und sehr intensiv ist – sogar zu einer psychischen Störung führen.

Natürlich ist das eine eher vereinfachende Darstellung, wie Verhaltensprobleme entstehen. Die Interaktion, das Verhalten wird bestimmt durch die Beziehung zwischen den beiden am Prozess beteiligten Systemen, nämlich der Person und ihrer Umwelt.

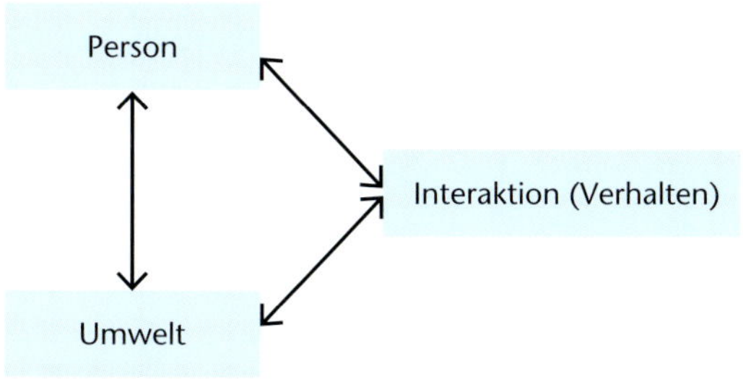

Entstehungsdreieck für Problemverhalten, Wechselwirkung zwischen der Person, ihrer Umwelt und der Interaktion von Person und Umwelt (vgl. Dosen u.a., 2010, S. 29)

4.4.7 Aufrechterhaltung und Dynamik des Problemverhaltens

Wiederholtes Problemverhalten kann man am besten verstehen, wenn es als Zusammenspiel folgender Komponenten gesehen wird:

1. Anfangsbedingungen (Der englische Begriff *instigating condition* wurde mit *Anfangsbedingung* übersetzt. Die Übersetzung mit „auslösende Bedingungen" würde nämlich unterstellen, dass eine schon latente Bereitschaft – „Anlage" – durch einen auslösenden Faktor angesprochen würde. *Instigating* meint jedoch, dass verschiedene Faktoren oder Bedingungen am Anfang der Entwicklung eines bestimmten Verhaltens zusammenkommen und auf diese Weise den Beginn des Problemverhaltens bewirken.)
2. Zentrale Verarbeitung der Anfangsbedingungen
3. Aufrechterhaltende Bedingungen

Diese Bedingungen sollten vor dem Hintergrund des oben erläuterten Entstehungsdreiecks gesehen werden. Jede der drei Komponenten des Dreiecks (Person, Umwelt und *Interaktion*) kann eine oder mehrere dieser Bedingungen enthalten. Die spezifischen Einflüsse der Anfangsbedingungen auf das Verhalten sind durch die Interaktion zwischen diesen Bedingungen und den Besonderheiten der zentralen Verarbeitung durch die Person beeinflusst (siehe auch S. 349).

Beispiel
Eine Frau mit einer geistigen Behinderung (Person) kann es nur schlecht ertragen, wenn es beim Mittagessen in der Wohngemeinschaft laut zugeht (Umwelt). Sie kann nicht anders reagieren, als ihren Teller gegen die Wand zu schleudern. Die Heilerziehungspflegerin, die das Mittagessen begleitet, schickt die Frau mit einer neuen Portion Suppe in ihr Zimmer (Interaktion). Die Frau genießt dort die Stille beim Essen.

Ein bestimmtes Verhalten kann auch auf die aktuellen Verhaltensmotivationen wirken. Dieser Effekt bestimmt die Wahrscheinlichkeit, mit der das Problemverhalten wieder auftritt. Er repräsentiert die verstärkenden oder aufrechterhaltenden Bedingungen, die zu einem anhaltenden Problemverhalten beitragen bzw. die Wahrscheinlichkeit steigern, dass das Verhalten erneut auftritt, wenn wieder ähnliche Bedingungen auftreten. Die Abfolge stellt sich folgendermaßen dar: Anfangsbedingungen – Einflüsse der zentralen Verarbeitung – Verhalten – Umweltreaktionen – Konsequenzen für die Person.

Dynamischer interaktiver Kontext

Anfangsbedingungen
Ein Problemverhalten tritt nicht zufällig oder willkürlich auf. Vielmehr erscheint ein bestimmtes Problemverhalten unter konkreten Bedingungen, die die betreffende Person belasten oder eine schon bestehende Belastung verstärken. Diese belastenden Bedingungen, entweder sozialer oder physischer Natur, sind die Anfangsbedingungen. Die Gegebenheiten der Umwelt können sich mit aktuellen psychologischen und biologischen bzw. medizinisch charakterisierbaren Bedingungen der Person kombinieren. Das kann den Einfluss der Umweltbedingungen verändern.

In anderen Fällen können die Anfangsbedingungen aus internen Zuständen entstehen. Dies zeigen Episoden von Selbstverletzungen, die unabhängig von externen Umweltfaktoren entstehen können.

4.4.8 Multimodale Fallbeschreibung und integrative Diagnose

Es versteht sich von selbst, dass ein Verständnis von Problemverhalten als Produkt der Wechselwirkungen zwischen den Merkmalen, Eigenschaften und Dispositionen der Person einerseits, den Merkmalen ihrer Umwelt(en) andererseits nicht in eine einfache Diagnose von der Art „akute Blinddarmentzündung" münden kann. Vielmehr muss die Diagnose, die doch vor allem auch die geeigneten Interventionen begründen soll, komplex und umfassend sein.

Merksatz
In einer multimodalen Fallbeschreibung oder integrativen Diagnose werden alle zu erlangenden Erkenntnisse über relevante Faktoren und ihre Wechselwirkungen für ein Problemverhalten dargestellt.

Dabei geht es um die

- Erfassung aller biopsychosozialen und entwicklungsbezogenen Elemente, die beim Problemverhalten eine Rolle spielen,
- Erfassung der Mechanismen der Entstehung und Aufrechterhaltung und
- diagnostische Beschreibung des Problemverhaltens.

4.4.9 Interventionen bei Problemverhalten

Dieser Schritt umschließt einen

- ganzheitlichen Zugang zur Wiederherstellung seelischen Wohlbefindens der Person sowie
- eine integrative Beeinflussung der Faktoren, die das Problemverhalten hervorbringen.

Nicht nur die Diagnostik gelingt besser aus dem Blickwinkel verschiedener Personen und professioneller Sichten als aus einem einzigen, notwendigerweise subjektiv begrenzten Blickwinkel. Ebenso sollte auch die Therapie – besser: der komplexe Zugang, der mehrere Interventionen in verschiedenen Bereichen umfasst – durch Vertreter mehrerer Berufsgruppen erfolgen.

Dabei ist zu unterscheiden zwischen der
- Planung der Interventionen,
- Durchführung der Interventionen und
- Evaluation der Interventionen hinsichtlich ihrer Wirkungen.

Alle drei Etappen müssen abgestimmt und in Kooperation erfolgen. Die Planung stützt sich natürlich auf die Ergebnisse der multimodalen Fallbeschreibung bzw. der integrativen Diagnostik. Im Ergebnis der Evaluation (siehe S. 360 ff.) kann dann vom interdisziplinären Team entschieden werden, ob die Interventionen fortgesetzt, verändert oder ergänzt werden müssen.

Dabei wird vor allem die Beeinflussung der sozialen und physischen Umwelt(en) im Sinne von mehr Bedarfs- und Bedürfnisgerechtigkeit in Angriff genommen: fachliche Aufklärung, Verhaltensinstruktionen für Mitarbeiter eines Teams, Beeinflussung der Haltung und Einstellung, Umgestaltung physischer Bedingungen im Wohn- oder Arbeitskontext usw. Dabei kann man erwarten, dass dadurch die betroffene Person sozio-emotionale Entwicklungsfortschritte machen, Kompetenzen entwickeln und dysfunktionale Verhaltensweisen ablegen kann. Nicht die betroffene Person wird „umgemodelt", sondern ihre Umwelt wird verändert.

Dennoch können gezielte Interventionen ergänzend auch auf der Seite der betroffenen Person ansetzen. Infrage kommen Hilfsmittel bei beeinträchtigten Sinnesfunktionen, technische Hilfsmittel zur unterstützten Kommunikation (siehe S. 365), Training zum Erwerb von Bewältigungs- und Kompensationsfertigkeiten (siehe S. 393 ff.), Behandlung von körperlichen Gesundheitsproblemen oder Psychotherapie zur Linderung oder Beseitigung psychischer Störungen, medikamentöse Behandlung von psychischen oder neurologischen Störungsbildern sowie Veränderungen nebenwirkungsreicher Arzneimittelkombinationen.

Auch Psychopharmaka sind bei Problemverhalten also nicht grundsätzlich ausgeschlossen. Allerdings muss ihr Einsatz gut begründet und immer in einen komplexen Interventionsplan eingebunden sein. Die Wahl des konkreten Psychopharmakons muss begründet sein, und diese Begründung muss dokumentiert werden.

Vor dem Hintergrund dieser Einsichten lassen sich folgende Voraussetzungen für den Einsatz von Psychopharmaka bei Problemverhalten formulieren:

- Interdisziplinäres bzw. multiprofessionelles Assessment aller Faktoren
- Integrative multimodale Diagnose mit Identifikation eines Faktors, der psychopharmakologisch beeinflusst werden kann
- Interdisziplinär bzw. multiprofessionell erarbeiteter integrativer Interventionsplan
- Explizit formulierte Begründung für das gewählte Psychopharmakon
- Abstimmung der Ziele zwischen allen Beteiligten und Übereinstimmung, wann das Ziel als erreicht gilt
- Klare Vereinbarungen über die Aufgaben und die Kooperation aller Beteiligten
- Klare Vereinbarungen über Evaluation der Interventionen
- Zeitliche Begrenzung bzw. Überprüfung des Einsatzes von Psychopharmaka

Psychopharmakotherapie ist jedoch im Allgemeinen nicht die Therapie der ersten Wahl bei Problemverhalten, schon gar nicht die ausschließliche. Es gibt jedoch auch umgekehrt keinen Grund, Psychopharmaka als Bausteine eines integrativen Interventionsplanes zur Behandlung von Problemverhalten pauschal auszuschließen.

Es muss unbedingt vermieden werden, Psychopharmaka kurzerhand ohne integrative Diagnostik und ohne Einordnung in einen integrativen Behandlungsplan einzusetzen. Anders ausgedrückt: Psychopharmaka dürfen bei Problemverhalten niemals einen komplexen diagnostischen und therapeutischen Ansatz ersetzen.

Merksatz

Psychopharmaka können im Rahmen eines komplexen Interventionsprogramms eingesetzt werden, sofern ihrem Einsatz eine plausible Begründung zugrunde gelegt werden kann. Keinesfalls dürfen Psychopharmaka ein komplexes Interventionsprogramm ersetzen.

4.4.10 Verhaltensphänotypen bei genetisch bedingten Syndromen

Unter den vielfältigen Ursachen geistiger Behinderung spielen *genetische Faktoren* eine wichtige Rolle. Neben Auswirkungen im Bereich körperlicher Funktionen und des äußeren Erscheinungsbildes (Morphologie) können genetische Ursachen die intellektuelle Leistungsfähigkeit des Gehirns und damit auch die Entwicklung auf psychosozialem Gebiet beeinträchtigen.

Neben den beiden bekanntesten und häufigsten genetisch bedingten Syndromen, zu denen eine geistige Behinderung gehört, nämlich dem *Down-Syndrom* (Trisomie 21) und dem *Fragilen X-Syndrom*, gibt es viele weitere genetisch bedingte Syndrome, z. B. das *Prader-Willi-Syndrom*, die *Phenylketonurie*, die *Neurofibromatose*, das *Rett-Syndrom*, die *Tuberöse Sklerose*, das *Lesch-Nyhan-Syndrom*, das *Williams-Beuren-Syndrom*, das *Angelman-Syndrom*.

Für all diese Syndrome gilt, dass sie durch eine unterschiedlich schwer ausgeprägte intellektuelle Beeinträchtigung (geistige Behinderung) sowie durch verschiedene körperliche Merkmale gekennzeichnet sind. Zu den körperlichen Charakteristika können neben typischen Merkmalen der Statur, der Kopf- und Gesichtsform usw. auch Fehlbildungen äußerer und innerer Organe oder überdurchschnittliche Häufigkeiten der Ausbildung bestimmter Krankheiten gehören. Ein Beispiel dafür sind die sichtbaren Kennzeichen beim Down-Syndrom. Wohl jedem sind die Eigentümlichkeiten des äußeren Erscheinungsbilds (flaches Gesicht, glattes Haar, kleine Ohren, schräg stehende Lidachsen, kurze, plumpe Finger usw.) bekannt. Darüber hinaus haben Menschen mit Down-Syndrom besonders häufig Fehlbildungen des Herz-Kreislauf- oder des Magen-Darm-Systems. Außerdem sind sie oft besonders infektanfällig und haben ein überdurchschnittliches Risiko, an Leukämie zu erkranken. In psychischer Hinsicht gibt es gleichfalls Besonderheiten. In ihrem Wesen sind Menschen mit Down-Syndrom in der Regel freundlich, kommunikativ, meist fröhlich und ausgeglichen, oft auch stur. Aber sie neigen auch überdurchschnittlich häufig zu frühen *Demenzprozessen vom Alzheimer-Typ*. Solche psychische Charakteristika sind Merkmale des sogenannten *Verhaltensphänotyps*

Einige genetische Grundbegriffe

Bevor der Begriff „Verhaltensphänotyp" und seine Geschichte skizziert wird, müssen einige Grundbegriffe der Genetik erläutert werden: Unter *Phänotyp* versteht die Genetik die Strukturen, Stoffe und Funktionen einer Zelle oder eines Organismus, die sich auf der Grundlage des *Genotyps* in Wechselwirkung mit den Faktoren der Umwelt entwickeln. Unter *Genotyp* wird die Gesamtheit der genetischen Information in den einzelnen *Genen* oder im *Genom* verstanden. Als *Genom* bezeichnet die Genetik die Gesamtheit aller in einer Zelle (im Zellkern und in den Mitochondrien) enthaltenen genetischen Informationen. Trägersubstanz der genetischen Information ist die *Desoxyribonukleinsäure* (DNS).

Es ist unbedingt festzuhalten: Eigenschaften, Merkmale oder auch krankheitswertige Abweichungen des Organismus bilden sich im Wechselspiel von Genotyp und Umweltfaktoren aus. Eigenschaften, Merkmale oder auch krankhafte Abweichungen werden also nicht unmittelbar, sondern als Genotyp, als Erb*anlage*, vererbt. Obwohl Eigenschaften, Merkmale oder auch krankhafte Abweichungen im wortwörtlichen Sinne nicht vererbt werden, haben sie dennoch eine genetische Grundlage, den Genotyp. Keineswegs alle genetisch bedingten Veränderungen werden im Wortsinne vererbt, also von einer auf die folgende Generation übertragen („Familiarität"). Die meisten genetisch bedingten Störungen treten sporadisch auf (Mutationen) und können nicht selten die Fortpflanzungsfähigkeit beeinträchtigen oder ausschließen.

Allerdings sind die genetischen Faktoren bei den verschiedenen genetisch bedingten oder mitbedingten Störungsbildern hinsichtlich ihrer „Durchschlagskraft" sehr unterschiedlich. Einige Störungsbilder sind praktisch ausschließlich genetisch determiniert; sie lassen sich durch Umweltbedingungen vor und nach der Geburt nicht wesentlich beeinflussen. Sie werden deshalb als *umweltstabil* bezeichnet. Bei anderen Störungsbildern und Krankheiten hingegen spielen hauptsächlich Umweltfaktoren eine Rolle, sie sind also *genstabil*. Aber auch dabei wirken genetisch (mit-)bedingte Faktoren im Sinne von Dispositionen mit (vgl. Körner & Witkowski, 1997, S. 14).

Der Begriff des Verhaltensphänotyps

Den Begriff *Verhaltensphänotyp* (engl.: *behavioural phenotype*) führte 1971 der Pädiater William L. Nyhan in die Fachwelt ein. Am Beispiel des nach ihm benannten Lesch-Nyhan-Syndroms mit seinen charakteristischen Selbstverstümmelungen zeigte er, dass auch bestimmte Verhaltensweisen zur Symptomatik bestimmter genetischer Störungen gehören können.

Die Psychologin Elizabeth Dykens führte eine statistische Betrachtungsweise in die Definition des Verhaltensphänotyps ein. Sie betonte ausdrücklich, nicht bei jeder Person mit einem bestimmten genetischen Syndrom müsse der Verhaltensphänotyp auftreten. Vielmehr handelt es sich dann um einen Verhaltensphänotyp bei einer genetischen Störung, wenn bestimmte Verhaltensmerkmale bei Menschen mit diesem genetischen Syndrom *deutlich häufiger* auftreten als bei Menschen ohne dieses Syndrom. Außerdem umschließt diese Definition von Verhaltensphänotypen neben dem Verhalten im engeren Sinne ausdrücklich kognitive, motorische und sprachliche Merkmale sowie die Besonderheiten der Entwicklungsabfolge. Der zuletzt genannte Gesichtspunkt ist schon deshalb bemerkenswert, weil er unterstreicht, dass bei Menschen mit geistiger Behinderung keineswegs immer bis weit ins Erwachsenenalter hinein eine lineare und harmonische Weiterentwicklung von Intelligenz, sozio-emotionalen Kompetenzen usw. stattfinden muss. Vielmehr gibt es eine Reihe von genetisch bedingten Syndromen, bei denen sehr früh im Leben das schon erreichte Entwicklungsniveau wieder verloren geht (z. B. beim Rett-Syndrom, siehe Kap. 5.12.2, S. 242) oder sich einzelne psychische Bereiche ungleichmäßig entwickeln oder sogar zurückentwickeln (z. B. beim Down-Syndrom). Dabei unterscheidet sich das Ausmaß der Besonderheiten oder die Geschwindigkeit der Veränderungen von Person zu Person, auch wenn sie am selben genetischen Syndrom erkrankt sind. Im Hinblick auf die konkreten Gründe dieser Variabilität ist noch vieles ungeklärt. Einige genetisch bedingte Syndrome (z. B. das Prader-Willi-Syndrom) können auf der Grundlage unterschiedlicher genetischer Mechanismen zustande kommen. Die betroffenen Individuen unterscheiden sich im Hinblick auf Details der Verhaltensbesonderheiten je nach dem individuellen Entstehungsmechanismus.

Der Vollständigkeit halber sei erwähnt, dass inzwischen der Begriff des Verhaltensphänotyps auch verwendet wird, wenn eine definierte, aber nicht genetische Ursache des Störungsbildes mit charakteristischen Verhaltensmerkmalen einhergeht, z. B. bei charakteristischen Verhaltensmerkmalen einer Alkoholembryopathie bzw. Alkoholfetopathie, eine der häufigsten Ursachen für geistige Behinderung.

Merksatz
Es liegt bei einer genetisch bedingten Störung ein Verhaltensphänotyp vor, wenn bestimmte Verhaltensmerkmale einschließlich kognitiver, motorischer und sprachlicher Merkmale sowie Besonderheiten der Entwicklungsabfolge bei Menschen mit diesem genetischen Syndrom häufiger auftreten als bei Menschen ohne dieses Syndrom.

Auch wenn vieles im Zusammenhang mit den Verhaltensphänotypen noch ungeklärt ist und erforscht werden muss, unterstreichen die erwähnten Tatsachen, dass auch bei genetisch bedingten Syndromen nicht nur die Gene allein wirken, sondern dass das soziale Umfeld und andere Umweltfaktoren ebenfalls einen Einfluss darauf haben, ob und wie sich ein Verhaltensphänotyp ausprägt. An dieser dynamischen Wechselwirkung der Faktoren setzt auch die therapeutische oder förderpädagogische Beeinflussbarkeit an.

Einige Verhaltensbesonderheiten sind unspezifisch. Sie treten bei verschiedenen genetisch bedingten oder nicht genetisch bedingten Störungsbildern auf, z. B. autistische oder zwanghafte Verhaltensweisen. Andere Verhaltensbesonderheiten sind so spezifisch, dass sie gewissermaßen das Störungsbild oft schon auf Anhieb erkennen lassen. Ein Beispiel dafür ist die beim Prader-Willi-Syndrom auftretende Hyperphagie, ein unstillbares Verlangen zu essen. Nicht selten werden sogar verschlossene Kühlschränke aufgebrochen oder es wird Geld gestohlen, um dieses Verlangen zu befriedigen. Die aus der Hyperphagie resultierende Adipositas ist für das Herz-Kreislauf-System, den Stoffwechsel (Diabetes mellitus), die Gelenke usw. der Betroffenen ein schwerwiegender Risikofaktor, der die Lebenserwartung erheblich verkürzt.

Ein anderes Beispiel spezifischer Merkmale sind die bis zur gravierenden Verstümmelung (z. B. Abbeißen von Lippen oder Fingern) führenden selbstverletzenden Verhaltensweisen, wie sie beim Lesch-Nyhan-Syndrom typisch sind.

Diese Beispiele belegen, dass es zynisch sein kann, wenn Verhaltensauffälligkeiten – selbst in der löblichen Absicht, Stigmatisierungen zu vermeiden – als „originelles Verhalten“, als „kreatives Verhalten“ verharmlost werden.

Aus psychiatrischer Sicht ist das Konzept der Verhaltensphänotypen in seiner Anwendung auf Menschen mit geistiger Behinderung interessant. Die Ursachen für die überdurchschnittliche Häufigkeit von psychischen Störungen bei Menschen mit geistiger Behinderung sind bekanntermaßen vielfältig. In vielen Fällen können die Auffälligkeiten des Erlebens und Verhaltens nicht mit einer üblichen psychiatrischen Diagnose in Verbindung gebracht werden. Wie eben dargestellt, können manchmal Auffälligkeiten des Verhaltens mit zugrunde liegenden genetischen Störungen in Verbindung gebracht werden.

Aber genetisch bedingte Syndrome bewirken nicht immer unmittelbar bestimmte Verhaltensauffälligkeiten, sondern erklären oft erst die genetisch bedingten oder mitbedingten charakteristischen Veränderungen der Informationsverarbeitung, der Emotionalität usw. Sie erklären, warum bestimmte Umweltreize oder Umweltanforderungen zu mehr oder minder unspezifischen Reaktionen und Verhaltensbesonderheiten führen. Hier ist auch ein Brückenschlag zum Modell des Problemverhaltens möglich.

Der Nutzen des Konzepts des Verhaltensphänotyps für die heilerziehungspflegerische Praxis zeigt sich, wenn syndromspezifische Stärken und Schwächen der Person identifiziert werden können, die dann eine „maßgeschneiderte“ Optimierung des Förderkonzepts ermöglichen. Als Beispiel kann das Williams-Beuren-Syndrom dienen. Beim Williams-Beuren-Syndrom bestehen einerseits Stärken im Bereich sprachlicher

Kommunikation, hingegen deutliche Schwächen im Bereich der visuell-räumlichen Fähigkeiten. Diese Schwächen der ZNS-Funktionen liegen offenkundig den Beeinträchtigungen lebenspraktischer Fähigkeiten und motorischer Fertigkeiten zugrunde. Die kommunikativen Stärken, oft verbunden mit einer freundlich-zugewandten Wesensart, führen leicht zur Überschätzung der intellektuellen Fähigkeiten. Sind diese Verhaltensphänotypen bekannt, kann dies Fehleinschätzungen vorbeugen.

Merksatz
Der praktische Nutzen des Konzepts der Verhaltensphänotypen liegt in der Möglichkeit, vor dem Hintergrund des Wissens über die genetischen Ursachen des vorliegenden Behinderungsbildes gezielt nach Auffälligkeiten des Verhaltens im umfassenden Sinne zu suchen und daraufhin „maßgeschneiderte" therapeutische oder förderpädagogische Maßnahmen durchzuführen.

Wenn die Anforderungen der Umwelt – ob Über- oder Unterforderung – an eine behinderte Person nicht zu ihren Fähigkeiten und Fertigkeiten passen, kann dies, wie im Modell der Erklärung von Problemverhalten dargelegt wurde, zur Ausbildung psychischer Auffälligkeiten beitragen. Beispielsweise können sich Reaktionen auf Überforderung in verschiedener Form zeigen – von Aggressivität bis Rückzug. Die sinnvolle Anwendung des Konzepts der Verhaltensphänotypen kann daher auch helfen, der Ausbildung psychischer Störungen vorzubeugen, wenn die Stärken und Schwächen der Reiz- und Informationsverarbeitung bei einem individuell gegebenen genetischen Syndrom bekannt und in der Gestaltung der Förder- und Betreuungsbedingungen ausdrücklich beachtet werden.

Wenn für ein bestimmtes Syndrom die überdurchschnittliche Häufigkeit einer bestimmten psychischen Störung bekannt ist (z. B. Demenz bei Down-Syndrom), kann eine frühe Erkennung und damit eine möglichst frühe therapeutische und heilerziehungspflegerische Intervention angestrebt werden.

Andere Beispiele, wie man sich das Wissen um die mit dem genetisch bedingten Syndrom verbundenen Risiken zunutze machen kann, sind die gehäuften Angststörungen beim *Williams-Beuren-Syndrom* oder die gehäuften Zwangsstörungen beim *Prader-Willi-Syndrom*. Eine frühestmögliche Intervention kann bei solchen Störungsbildern die Chronifizierung der psychischen Störungen verhindern. Das wiederum kann zusätzliche Belastungen für die betroffenen Menschen vermeiden.

Bei Menschen, die vom *Fragilen X-Syndrom* betroffen sind, treten überdurchschnittlich häufig Störungen aus dem autistischen Spektrum auf, ebenso Störungen der Aufmerksamkeit, die zu therapeutischen und förderpädagogischen Konsequenzen führen sollten. Es ließen sich leicht noch weitere Beispiele anführen.

Das Konzept der Verhaltensphänotypen befindet sich noch am Anfang seiner wissenschaftlichen Etablierung und praktischen Erprobung. Es muss sich erst noch im Detail zeigen, welche praktischen Konsequenzen es für die heilerziehungspflegerische Arbeit und für die psychiatrische Versorgung von Menschen mit geistiger Behinderung besitzt. Allerdings liegen aus der Praxis der Begleitung von Menschen mit genetisch bedingten Syndromen bzw. Verhaltensphänotypen Erfahrungen vor, dass „maßgeschneiderte" Therapien und Förderpädagogik die Entwicklung der Betroffenen positiv beeinflussen können (vgl. Sarimski, 2003). Nicht unerwähnt sei eine praktische Erfahrung: Nicht selten entlastet es alle Beteiligten – Betroffene, Angehörige und auch Mitarbeitende der Einrichtungen und Dienste wie Heilerziehungspfleger –, wenn ein bestimmtes Syndrom und seine Folgen identifiziert werden. Bestimmte Verhaltensweisen können so erklärt werden und die Suche nach anderen Ursachen entfällt.

Beispiel
Ein kleinwüchsiger, leicht geistig behinderter Jugendlicher fiel in seiner Wohngruppe durch eine regelrechte „Fresssucht“ auf. Die Mitarbeiterschaft hatte sich, unterstützt von einem analytisch orientierten Psychotherapeuten, an der Vorstellung „festgebissen“, er kompensiere damit ungestillte orale Bedürfnisse als Folge mutmaßlicher emotionaler Vernachlässigung in der Kindheit durch seine Eltern. Es wurden sogar Forderungen nach Sorgerechtsentzug formuliert. Als endlich die aufgekommene Verdachtsdiagnose eines Prader-Willi-Syndroms mit genetischen Methoden bestätigt worden war, konnte sich das ganze Unterstützersystem neu organisieren und orientieren. Schließlich wurde entschieden, den Jugendlichen in eine Spezialeinrichtung für Menschen mit Prader-Willi-Syndrom umziehen zu lassen.

Das Konzept der Verhaltensphänotypen darf aber auch nicht verkürzt werden auf eine pauschale Zuschreibung unveränderlicher psychischer Eigenschaften der Betroffenen. Eine solche Fehlinterpretation ist weder theoretisch so angelegt noch von den bisherigen wissenschaftlichen Befunden und praktischen Erfahrungen mit einzelnen genetischen Syndromen begründbar. Es sollte hingegen ein Element für eine umfassende Hilfeplanung für Menschen mit genetisch bedingten geistigen Behinderungen nach individuellen Gesichtspunkten sein, indem es dazu beiträgt, den spezifischen Hilfebedarf zu klären.

Merksatz
Das Vorliegen genetisch bedingter oder mitbedingter Verhaltensbesonderheiten bedeutet keinesfalls, dass Heilerziehungspfleger resignieren sollten. Erfahrungen mit gezielten und konsequenten therapeutischen oder förderpädagogischen Maßnahmen belegen, dass auch genetisch bedingte oder mitbedingte Verhaltensbesonderheiten oft erheblich beeinflussbar sind.

Manchmal wird als Kritik gegen das Konzept der Verhaltensphänotypen eingewendet, es beruhe auf einer biologistisch-reduktionistischen Herangehensweise oder beabsichtige gar die „Remedikalisierung“ der Behindertenhilfe. Solche Vorwürfe beruhen auf einem falschen Verständnis, das dem Konzept eine simple Determiniertheit von Verhalten ohne Wechselwirkung mit der Umwelt unterstellt und es sich dann mit der Kritik leicht machen kann. Dass eine solche Kritik eher auf unzulänglicher Kenntnis des Konzepts oder gar auf ideologischer Voreingenommenheit beruht, liegt auf der Hand.

4.5 Psychiatrische Diagnostik

4.5.1 Psychiatrische Diagnostik allgemein

Ziel von *psychiatrischer Diagnostik* ist eine *psychiatrische Diagnose*, die im diagnostischen Klassifikationssystem ICD-10 verzeichnet ist. Psychiatrische Diagnostik ist eine ärztliche, in der Regel psychiatrisch-fachärztliche Aufgabe. Dabei sind aber die Beobachtungen und Erfahrungen aus der Alltagsbegleitung von unschätzbarem Wert, ebenso die Erschließung von Informationen aus der Vorgeschichte.

Eine Diagnose kann mehrere Zwecke erfüllen: Sie ist Voraussetzung für eine sachgerechte Behandlung. Sie erlaubt in gewissem Umfang prognostische Aussagen. Sie begründet Leistungsansprüche gegenüber dem Gesundheitssystem. Eine Diagnose ist für die Kommunikation zwischen Fachleuten für wissenschaftliche Fragestellungen notwendig. Eine Diagnose ist nötig, um zu forensischen Fragen Stellung zu nehmen, etwa zur Geschäftsfähigkeit im Zivilrecht oder zur Schuldfähigkeit usw. im Strafrecht.

Merksatz
Das Ziel der psychiatrischen Diagnostik liegt in der Formulierung einer psychiatrischen Diagnose gemäß einem anerkannten Klassifikationssystem, in der Regel der ICD-10. Die Diagnose ist Voraussetzung der Behandlung, wird für die Einschätzung der Prognose und viele andere Zwecke gebraucht.

Das Klassifikationssystem ICD-10 verwendet die *operationalisierte Diagnostik*. Ihr liegen bestimmte Regeln (Algorithmen) zugrunde. Sie besagen, welche Symptome oder Befunde für eine bestimmte Diagnose gebraucht werden, und ebenso, welche Symptome oder Befunde eine bestimmte Diagnose ausschließen. Neben diesen Ein- und Ausschlusskriterien werden zeitliche Kriterien aufgestellt, die etwa festlegen, wie lange eine Symptomatik bestanden haben muss, bevor die Diagnose gestellt werden darf.

Die zwei Hauptsäulen der psychiatrischen Diagnostik sind die Erhebung der
- Anamnese, darunter der Vorgeschichte und des bisherigen Verlaufs der Krankheit, und
- aktuellen Befunde, Beschwerden und Symptome.

Merksatz
Die psychiatrische Diagnostik umfasst neben der Erhebung aller psychischen, neurologischen und allgemeinkörperlichen Befunde sowie vieler Labor- und apparativer Untersuchungsergebnisse auch die Erhebung einer möglichst umfassenden Vorgeschichte (Anamnese).

4.5.2 Die Erhebung der Anamnese

Die Erhebung der Anamnese umfasst nicht nur die Vorgeschichte und Entwicklung der Erkrankung, sondern auch die Herkunft und den biografischen Werdegang der Person. Nur aus einem möglichst umfassenden Bild von einer Person und ihrer Geschichte können Entstehung und konkrete Ausgestaltung einer psychischen Störung verstanden sowie ein adäquater Weg der Behandlung und Begleitung der erkrankten Person entwickelt werden. Außerdem können auch Ressourcen der Person, die der Genesung dienlich sein können, gefunden werden. Das anamnestische Interview trägt wesentlich zur Diagnose bei und liefert manchmal sogar die ausschlaggebenden Informationen.

Das anamnestische Interview sammelt folgende Informationen:

- Vorgeschichte und Entwicklung der aktuellen Beschwerden bzw. psychischen Symptomatik
- Psychiatrische Vorgeschichte (z. B. frühere psychische Erkrankungen, Sucht)
- Somatische Vorgeschichte (Schwangerschaft, Geburt, frühere oder noch bestehende körperliche Erkrankungen)

- Familienanamnese (Vorkommen von psychischen Störungen bei Familienangehörigen und Verwandten)
- Biografische Anamnese (Herkunftsfamilie, schulische und berufliche Entwicklung, Partnerschaft, Familienverhältnisse, soziale Beziehungen, außerberufliche Aktivitäten usw.)

In der Regel sind die Patienten selbst die Interviewpartner, aber auch dritte Personen (Angehörige, Heilerziehungspfleger oder gesetzliche Betreuer usw.) kommen in Betracht. Besonders bei schwer intellektuell beeinträchtigten Personen kommt es auf die Auskünfte Dritter (Fremdanamnese) an.

Mit der Erhebung der anamnestischen Auskünfte vom Patienten werden nicht nur objektive Daten erfasst. Vielmehr ist das Interview für die Ärztin oder den Arzt eine gute Gelegenheit, subjektive Wertungen von Sachverhalten durch Patienten kennenzulernen. Es kann wichtig sein zu erkennen, was er nur oberflächlich streift, was er wiederholt anspricht.

Das anamnestische Interview ermöglicht gleichzeitig, sich von der psychischen Verfassung des Patienten ein unmittelbares Bild zu verschaffen und Hinweise auf Störungen der Aufmerksamkeit, der Auffassung, der Konzentration, des Denkens oder des Gedächtnisses zu erhalten. Es dient also auch schon der Untersuchung. Wenn Patienten sich mehrfach wiederholen, Dinge vom Beginn des Interviews wieder vergessen oder ihnen die Namen wichtiger Angehöriger nicht einfallen, kann dies auf Störungen in diesen Bereichen hinweisen.

Ein anamnestisches Interview berührt sehr persönliche Sachverhalte. Deshalb ist es wichtig, im Interview und in der gesamten Untersuchungssituation ein Vertrauensverhältnis herzustellen. Das Gespräch sollte möglichst ungestört verlaufen. Es ist hilfreich, den Betroffenen die Bedeutung der umfassenden Anamnese in verständlicher Weise zu erklären.

4.5.3 Erhebung der aktuellen Befunde

Die Untersuchung, die den gegenwärtigen Zustand (*Status praesens*) des Patienten erheben soll, hat zwei wesentliche Komponenten:
- die klinischen Untersuchungen und
- die Zusatzuntersuchungen, die oft als paraklinische Untersuchungen bezeichnet werden.

Klinische Untersuchungen

Klinische Untersuchungen sind die unmittelbaren Untersuchungen eines Patienten durch den Arzt mit dessen eigenen Sinnen (Betrachten, Betasten usw.) und einfachen Hilfsmitteln (z. B. Stethoskop). Der Begriff *klinisch* kommt aus dem Griechischen und bezieht sich auf die Untersuchung am Krankenbett, der Kline.
Die klinische Untersuchung richtet sich auf die Erfassung des aktuellen
- psychischen,
- neurologischen und
- allgemeinen körperlichen Befundes.

Die neurologische und die allgemeinkörperliche Befunderhebung sind auch bei psychischen Störungen unbedingt nötig, weil eine psychische Symptomatik durch eine fassbare

Erkrankung des Nervensystems oder eine andere körperliche Erkrankung verursacht werden kann. Solche Ursachen rechtzeitig und richtig zu erkennen, entscheidet über Therapieerfolg und Prognose.

Außerdem dienen die neurologische und die körperliche Befunderhebung der Erfassung von unerkannten Zusatzerkrankungen und eventueller Kontraindikationen für bestimmte Behandlungsoptionen.

Beispiel
Eine depressive Symptomatik kann durch einen Hirntumor oder durch eine Schilddrüsenunterfunktion (Hypothyreose) verursacht sein. Der Hirntumor könnte sich in pathologischen neurologischen Befunden zeigen, die zur Untersuchung mit einem bildgebenden Verfahren (z.B. Computertomografie, Magnetresonanztomografie) führen. Eine Schilddrüsenunterfunktion wird sich wahrscheinlich in einer vergrößerten Schilddrüse, in kühler Haut und vielleicht in verminderten Muskeleigenreflexen manifestieren. Hormonuntersuchungen klären den Verdacht auf die Unterfunktion. Zur Schilddrüsenunterfunktion gehören auch Müdigkeit, Konzentrationsmangel, Kopfschmerzen. Solche Beschwerden könnten aber auch dem depressiven Beschwerdekomplex zugeordnet werden.

Die neurologische Untersuchung richtet sich auf Haltung, Gang, Muskelkraft, Muskeltonus, Sensibilität, Funktionsprüfungen der Hirnnerven, der Muskeleigenreflexe, der Fremdreflexe usw. (siehe Kap. 6.4, S. 278 ff.).

Die allgemeine körperliche Untersuchung umfasst

- Betrachtung (Inspektion) von Allgemeinzustand und Ernährungszustand, Körperhaltung, Hautbeschaffenheit (Farbe, Hämatome, Einstichstellen usw.), Bewegungsmuster usw.;
- Betastung (Palpation) des Bauchraumes usw.;
- Abklopfen (Perkussion) des Thoraxes;
- Abhören (Auskultation) des Herzens, der großen Gefäße (Halsschlagader) und des Abdomens;
- Riechen von auffälligen Gerüchen in der Atemluft (Alkohol, Aceton, Ammoniak);
- außerdem die Erfassung von Körpergröße, Körpergewicht, Blutdruck, Puls.

Bei den klinischen Untersuchungen werden einfache Hilfsmittel oder Apparate (z.B. Reflexhammer, Taschenlampe, Stimmgabel, Stethoskop) verwendet.

Paraklinische Untersuchungen

Die paraklinischen Untersuchungen können unterteilt werden in die somatisch orientierten Verfahren und in die psychodiagnostischen Zusatzuntersuchungen.

Zu den ersteren zählen vor allem

- Laboruntersuchungen von Körperflüssigkeiten: Blut, Urin, *Liquor cerebrospinalis* („Nervenwasser“, gewonnen durch Lumbalpunktion);
- elektrophysiologische Verfahren: Elektrokardiogramm (EKG), Elektroenzephalogramm (EEG), evozierte Potenziale usw.;

- bildgebende Verfahren: Röntgen, Sonografie, Computertomografie (CT), Magnetresonanztomografie (MRT).

Zu den psychodiagnostischen Zusatzuntersuchungen gehören psychopathometrische Verfahren (Tests), mit denen ein klinischer Eindruck objektiviert und die Ausprägung bestimmter Merkmale quantifiziert werden sollen (siehe auch S. 344 f.).

Hierzu gehören

- Leistungstests, die Einschränkungen kognitiver Fähigkeiten, der Konzentrationsfähigkeit, der Merkfähigkeit, der Intelligenz usw. erfassen („messen"), z. B. der d2-Test zur Erfassung der Konzentration;
- Persönlichkeitstest, die auf dem Weg der Selbstbeurteilung der Person bestimmte Persönlichkeitszüge genauer beschreiben lassen, z. B. das weitverbreitete Minnesota Multiphasic Personality Inventory (MMPI).

Zudem gibt es psychodiagnostische Instrumente, die die Ausprägungsschwere klinischer Beschwerdebilder zu einem bestimmten Zeitpunkt erfassen. Diese Fragebögen erlauben die Dokumentation des Verlaufs oder erfassen, ob eine Therapie einen Effekt hat, indem man Menschen mit psychischen Störungen bittet, sich der Untersuchung mit einem bestimmten Verfahren zu verschiedenen Zeitpunkten zu unterziehen, z. B. die Hamilton-Depressions-Skala zur Erfassung der Schwere depressiver Symptome oder die posttraumatische Diagnoseskala bei posttraumatischen Belastungsstörungen.

Verwandt sind Instrumente, die ermöglichen, die klinisch erhobenen Befunde zu allen in diagnostischer Hinsicht wichtigen Merkmalsbereichen lückenlos zu dokumentieren. Solche Instrumente geben oft eine Struktur der Untersuchung vor. Beispiel: AMDP-System der Arbeitsgemeinschaft für Methodik und Dokumentation in der Psychiatrie. Manche solche Instrumente enthalten sogar Regeln, die eine bestimmte Diagnose vorschlagen. Beispiel: Composite International Diagnostic Interview für DSM-IV/ ICD-10 (CIDI).

Solche Verfahren müssen bei Menschen mit Intelligenzminderung unter Umständen ergänzt werden oder können gar nicht zum Einsatz kommen, beispielsweise weil das Sprachverständnis oder die Kooperationsfähigkeit der Betroffenen eingeschränkt ist. Außerdem ist wichtig, dass psychische Störungen von Problemverhalten und Verhaltensphänotypen abgegrenzt werden. Nicht selten sollten genetische Untersuchungen (chromosomen- und molekulargenetische Untersuchungen) die Diagnostik ergänzen oder entwicklungsdiagnostische Untersuchungen und Abklärungen der Bedingungen und Merkmale der physischen und sozialen Umwelt erfolgen.

Im Umkreis des Begriffs *Diagnostik* gibt es den Begriff *Assessment*. Der Begriff *Diagnostik* im engeren Sinne meint, wie schon ausgeführt, den Prozess, der auf die Feststellung einer *Diagnose* zielt. Der Begriff *Assessment* kommt aus dem Englischen und bedeutet so viel wie Beurteilung, Bewertung, Einschätzung. Deshalb wird „Assessment" verwendet, um einen krankhaften Zustand, dessen Verlauf oder die Wirkungen einer Behandlung, aber auch bestimmte Umstände näher zu beschreiben, zu quantifizieren. Auf psychiatrische Fragestellungen angewendet kann beispielsweise von Assessment gesprochen werden, wenn die

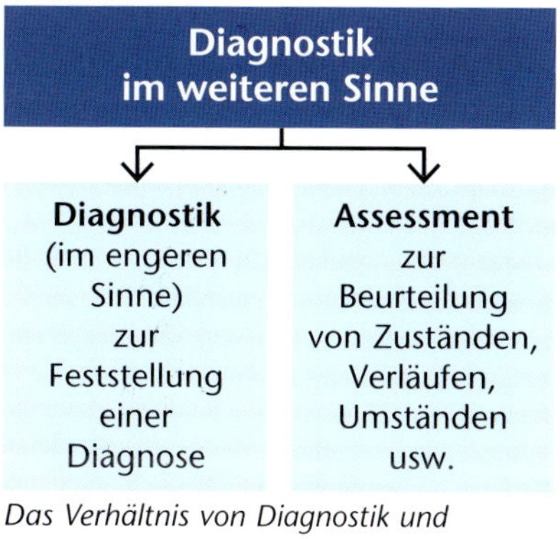
Diagnostik im weiteren Sinne
Diagnostik (im engeren Sinne) zur Feststellung einer Diagnose
Assessment zur Beurteilung von Zuständen, Verläufen, Umständen usw.
Das Verhältnis von Diagnostik und Assessment

Ausprägungsschwere einer psychischen Störung zu einem bestimmten Zeitpunkt erfasst, die Wirkung von Psychopharmaka auf eine Zielsymptomatik oder die Ausprägung von Nebenwirkung der Medikamente mittels geeigneter Verfahren dokumentiert wird. Deshalb ist Assessment als eine Form der Diagnostik im weiteren Sinne zu betrachten.

Zusammenfassung

Die psychiatrische Diagnostik umfasst die möglichst umfassende Anamnese, klinische und paraklinische Untersuchungen.

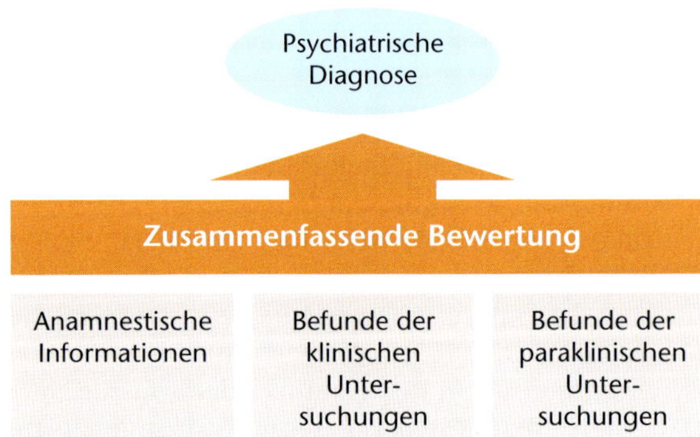

Komponenten der psychiatrischen Diagnostik

Der Weg zur Diagnose vollzieht sich über mehrere Ebenen: Zuerst werden die anamnestischen Informationen sowie Befunde, Symptome und Beschwerden gesammelt. Die psychischen Symptome können auf einer zweiten Ebene zu einem Syndrom zusammengefasst werden. Dieses Syndrom oder die psychopathologischen Symptome werden mit den anamnestischen Informationen und den Befunden der übrigen klinischen Untersuchungen zusammengebracht. Daraus entsteht erst auf der obersten Ebene die Diagnose gemäß ICD-10.

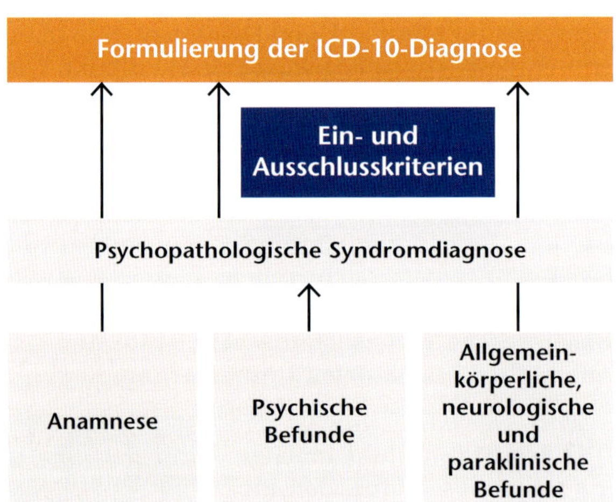

Der Weg zur psychiatrischen Diagnose

Man kann sich nicht immer sicher sein, dass die Diagnose von Anfang an schon fest steht und unveränderlich ist. Der spontane Verlauf der Störung oder der therapeutisch beeinflusste Verlauf kann Gesichtspunkte aufbringen, die die Diagnose erhärten oder zu korrigieren zwingen.

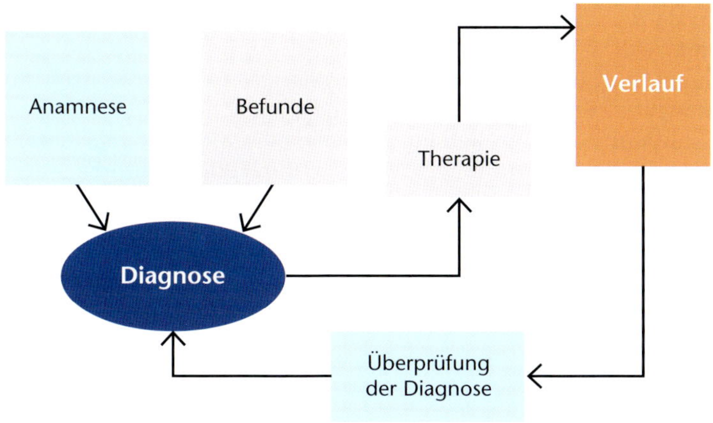

Zeitlicher Verlauf der Diagnostik

Merksatz
Die psychiatrische Diagnostik basiert stets auf der Zusammenschau möglichst umfassender anamnestischer Informationen, aller klinischen und paraklinischen Untersuchungsergebnisse. Durch Tests, Fragebögen usw. allein kann diese notwendige Komplexität des psychiatrisch-diagnostischen Prozesses nicht ersetzt werden.

4.5.4 Psychiatrische Diagnostik bei geistiger Behinderung

Grundsätzlich folgt die psychiatrische Diagnostik bei Menschen mit geistiger Behinderung den üblichen Prinzipien (siehe vorheriges Kapitel). Dennoch gibt es Besonderheiten, die umso deutlicher zutage treten, je schwerer die geistige Behinderung oder je ausgeprägter zusätzliche Kommunikationsbehinderungen sind. Die methodischen Probleme stellen keineswegs nur eine theoretische oder akademische Herausforderung dar, sondern tragen zu den bedauerlichen Mängeln der psychiatrischen und psychotherapeutischen Versorgung von Menschen mit Intelligenzminderung bei (siehe S. 323 ff.).

Overshadowing

Von *diagnostic overshadowing* (dt.: diagnostische Überschattung) spricht man, wenn Symptome einer zusätzlichen psychischen Störung nicht als solche erkannt, sondern pauschal der geistigen Behinderung zugeschrieben werden. Damit unterbleibt die möglicherweise notwendige Behandlung. *Diagnostic overshadowing* speist sich manchmal aus Unkenntnis und praktischer Unerfahrenheit mit der Manifestation psychischer Störungen bei geistiger Behinderung, manchmal leider auch aus mangelnder Achtung gegenüber behinderten Menschen usw.

Als *behavioural overshadowing* wird die Tendenz bezeichnet, auffälligen Verhaltensweisen eine Absicht (z.B. Aufmerksamkeit zu erlangen) zu unterstellen, anstatt sie als Ausdruck eines zugrunde liegenden medizinischen oder psychiatrischen Beschwerdekomplexes zu sehen.

Mangel an Kommunikationskompetenz

Ärzte, Krankenpflegekräfte und andere Mitarbeitende im medizinischen Regelversorgungssystem verfügen oft nicht über hinreichende praktische Kompetenzen, um mit Menschen mit geistiger Behinderung und zusätzlichen Beeinträchtigungen der verbalen und nonverbalen Kommunikation angemessen und effektiv zu kommunizieren. Demzufolge kommt kein tragfähiger Kontakt zustande. Angst kommt auf und wesentliche Informationen bleiben unerhoben. Für diesen Mangel an Kompetenzen sind irrationale Ängste, ein Mangel an Erfahrung und manchmal vielleicht auch Ablehnung und Geringschätzung verantwortlich. Familienangehörige oder Mitarbeitende der Einrichtungen und Dienste der Behindertenhilfe wie Heilerziehungspfleger können hier die wichtige Aufgabe der Vermittlung übernehmen. Sie kennen die Menschen mit geistiger Behinderung oft sehr gut. Sie können helfen, die Kommunikationsschwierigkeiten zu überwinden, indem sie Arztbesuche begleiten und „Übersetzungsarbeit" leisten.

Abhängigkeit von anderen Personen

Menschen mit geistiger Behinderung sind, wenn sie psychisch erkranken, im hohen Maße von anderen Menschen (Angehörige, Heilerziehungspfleger, gesetzliche Betreuer) abhängig – mehr als jeder nicht behinderte Mensch. Diese Abhängigkeit bezieht sich auf mehrere Aspekte:

- Problemwahrnehmung und Problemidentifikation
- Problemanzeige, Aufsuchen oder Vermitteln kompetenter Hilfen
- Vermittlung anamnestischer Informationen
- Beobachtung und Schilderung der Beschwerden und Symptome für die Diagnose sowie für die Verlaufsbeurteilung unter der Behandlung
- Begleitung zu Behandlungen, Case-Management

Mit dieser Abhängigkeit von Dritten kommen deren persönliche oder professionsspezifische Interpretationen ebenso zum Tragen wie gruppendynamische Mechanismen in Familien, Betreuungsteams usw. Darum ist wichtig, dass Mitarbeitende der Einrichtungen und Dienste der Behindertenhilfe wie Heilerziehungspfleger ihre Beobachtungen und Einschätzungen immer wieder untereinander abgleichen, kritisch hinterfragen und im Team diskutieren.

Besonderheiten auf der Seite der Menschen mit geistiger Behinderung

Auch auf der Seite der geistig behinderten Menschen gibt es Bedingungen, die das Gespräch und die Untersuchung, namentlich das anamnestische Interview und die Erhebung des psychopathologischen Befundes, erschweren:

- Beeinträchtigte Fähigkeiten, innere Zustände wahrzunehmen, zu beurteilen und zu kommunizieren (Introspektionsfähigkeit) und auf eher abstrakte Aspekte einzugehen (im Englischen mit *intellectual distortion* bezeichnet)
- Vermindertes Sprachverständnis sowie eingeschränktes verbales und nonverbales Ausdrucksvermögen
- „Normale" Abwandlung üblicherweise psychiatrisch-diagnostisch relevanter Merkmale (z. B. verlangsamte Sprache, karge Mimik)
- Erhöhte Basisrate auffälligen Verhaltens (z. B. Unruhe, fremd- oder selbstaggressive Verhaltensweisen). Unter Einwirkung psychischer Symptome wie Angst, Depressivität, Wahnideen usw. können bereits bestehende Verhaltensweisen zunehmen (engl.: *baseline exaggeration*).

- Modifikationen der Ausdrucksgestalt „üblicher" psychiatrischer Symptomatik: Das Fehlen breiter sozialer Erfahrungen kann den Inhalt bestimmter psychischer Symptome bestimmen (engl.: *psychological masking*).
- Bei leichter Störbarkeit, Mangel an protektiven Faktoren und geeigneten Bewältigungsmechanismen kann Stress zu desorganisierten Zustandsbildern führen, die manchmal mit Psychosen verwechselt werden (engl.: *cognitive disorganization).*

Von Menschen mit Intelligenzminderung, namentlich schwererer Formen, oder mit zusätzlichen Kommunikationsproblemen ist bekannt, dass sich körperliche Befindlichkeitsstörungen (z. B. Schmerzen) manchmal so auswirken, dass sie wie psychische Auffälligkeiten erscheinen. Umgekehrt wirken sich auch psychische Beschwerden, Ängste oder Spannungszustände bisweilen so aus, dass sie wie körperliche Erkrankungen erscheinen, z. B. werden sie als „Bauchschmerzen" bezeichnet oder gedeutet (*Somatisierung*). Oft kann die Klärung nur im Zusammenwirken mehrerer medizinischer Fachdisziplinen und von Fachleuten unterschiedlicher Professionen erfolgen.

Die psychiatrische Diagnostik verwendet die operationalisierte Diagnostik. Dazu müssen u. a. Symptome aus der Sphäre des Erlebens exploriert werden. Sie verlangen teilweise ein hohes Abstraktionsvermögen. Beispiele sind: Werden bestehende Zwänge als unsinnig erlebt? Besteht das Gefühl der Fremdbeeinflussung? Schon die Frage nach halluzinierten Stimmen kann zu schwierig sein und von einigen Menschen mit Intelligenzminderung nicht beantwortet werden.

Solche sprachlich kommunizierten Symptome fallen oft völlig oder weitestgehend aus oder müssen durch beobachtbare Äquivalente ersetzt werden. Beispielsweise kann ein auffälliges Lauschen oder Murmeln als mehr oder minder deutlicher Hinweis auf akustische Halluzinationen gewertet werden. Die Tatsache, dass die Symptome aus Beobachtungen des Verhaltens erschlossen und gedeutet werden müssen, erhöht die Gefahr von Irrtümern und Fehldeutungen. Daneben macht die Komplexität von Verhaltensbesonderheiten die Differenzierung der Symptome definierter psychischer Störungen schwierig.

Im schlimmsten Fall können sich die erwähnten diagnostischen Probleme zu einem regelrechten *diagnostischen Dilemma* steigern: Es kann so weit kommen, dass jemand unter einer bestimmten psychischen Störung (z. B. Schizophrenie) leidet, diese aber nicht oder nicht sicher diagnostiziert werden kann.

Man hat im Ausland versucht, diese diagnostischen Probleme durch *Adaptionen* der psychiatrischen Klassifikationssysteme speziell für die Zielgruppe geistig behinderter Menschen zu lösen. Abgesehen davon, dass dafür keine deutschsprachigen Übersetzungen vorliegen, können diese Adaptionen das diagnostische Problem nicht grundsätzlich beseitigen, bestenfalls lindern.

Als Ausweg bleibt, dass sich die Erhebung des Befundes schwerpunktmäßig auf beobachtetes Verhalten und seine Interpretation stützt. Es kommt darauf an, dass

- erstens alle an Diagnostik und Behandlung beteiligten Personen bzw. Berufsgruppen ihre Beobachtungen und Auffassungen mitteilen (interdisziplinäre Perspektive),
- zweitens vor allem Bezugspersonen aus dem Alltagskontext (z. B. Familienangehörige, Mitarbeitende aus Diensten und Einrichtungen der Behindertenhilfe, Heilerziehungspfleger) nach ihren Beobachtungen und ihren Deutungen der Beobachtungen gefragt und
- drittens alle verfügbaren Vorbefunde und anamnestischen Informationen herangezogen werden.

Leider liegen Unterlagen zur Anamnese und früheren Befunden oft überhaupt nicht oder nur unvollständig in Einrichtungen und Diensten der Behindertenhilfe vor. Oft erfolgt auch die medizinische Abklärung der Ursachen der Behinderung unvollkommen. Besonders bei älteren Menschen mit geistiger Behinderung wird nur selten eine vertiefte genetische Abklärung veranlasst.

Bei Menschen mit geistiger Behinderung spielt das Entwicklungsniveau für die Art und das Erscheinungsbild psychischer Störungen eine bedeutende Rolle. Das Entwicklungsniveau spielt ebenfalls eine Rolle dabei, welche Umweltbedingungen als belastend erlebt werden. Deshalb ist eine möglichst genaue Einschätzung des körperlichen, intellektuellen und sozio-emotionalen Entwicklungsniveaus wichtig. Zwei Instrumente – beide allerdings noch nicht ausreichend wissenschaftlich untersucht – zur Anwendung bei geistiger Behinderung liegen in deutscher Sprache vor (vgl. Dosen, 2010, S. 371 ff.):

- Schema der emotionalen Entwicklung (SEO) mit Interviewleitfaden
- Skala für entwicklungspsychiatrische Diagnostik (SOPD) mit Auswertungsbogen

Da psychische Störungen, vor allem die als Problemverhalten verstandenen Störungen (siehe Kap. 4.4, S. 133 ff.), stark von Umweltfaktoren abhängen, gehört zur diagnostischen Abklärung ein umfassendes Assessment der sozialen und physischen Umwelt. Dieses Assessment muss oft vor Ort und unter Beteiligung möglichst aller relevanten Personen aus dem Umfeld der betreffenden Person erfolgen.

Bei der Befragung von Bezugspersonen genügt es nicht, sich bestimmte Begriffe nennen zu lassen, denn ihre Verwendung kann irreführend sein. Beispielsweise wird dann von einem jungen Mann mit leichter geistiger Behinderung berichtet, er habe Tics. Die Nachfrage ergibt, dass er manchmal in sich hineinlacht oder bestimmte merkwürdige Verhaltensweisen zeigt.

Die Menschen, die die Person im Alltag begleiten, darunter Heilerziehungspfleger, sollten also so genau wie möglich beobachten und beschreiben: Was wird beobachtet? Wie sieht es aus? Wann tritt es auf? Was passiert danach? Wichtig ist, dass auch Angehörige dazu anhalten werden, so genau wie möglich ihre Beobachtungen zu schildern (siehe S. 349 ff.).

Das bedeutet nicht, dass Heilerziehungspfleger ihre Beobachtungen nicht interpretieren oder Angehörige nach ihren Interpretationen fragen sollen. Auch diese Informationen sind für die Diagnostik hilfreich, wenn sie als Interpretationen gekennzeichnet sind: Was denken Sie, soll das Verhalten bedeuten? Steckt eine Absicht dahinter?

Die Art der Interpretation beeinflusst, was und wie etwas wahrgenommen wird. In Teams, in Familien usw. bestehen oft nicht nur unterschiedliche Ansichten über die Bedeutung der Verhaltensweisen, es kommt sogar vor, dass ganz unterschiedliche Dinge wahrgenommen werden. Auch solche Beobachtungen sind zu dokumentieren.

Merksatz

Psychiatrische Diagnostik bei Menschen mit Intelligenzminderung umfasst eine Reihe von fachlichen und methodischen Besonderheiten, die erhebliche praktische Auswirkungen bis hin zur Unter- und Fehlversorgung haben können.

4.6 Psychiatrische Therapie

4.6.1 Allgemeine Prinzipien

Die psychiatrische Therapie wird untergliedert in
- somatische,
- psychotherapeutische und
- soziotherapeutische Verfahren.

Die therapeutischen Verfahren können miteinander kombiniert werden (*multimodale Therapie*). Welche Verfahren eingesetzt und miteinander kombiniert werden, hängt von der konkret vorliegenden psychischen Störung, ihrer Schwere und ihrem Stadium ab. Außerdem bestimmt das *Setting* der Behandlung (ambulant, teilstationär, stationär) die Therapie im Detail und ihre Intensität.

Bei der Wahl der therapeutischen Verfahren sind Aufwand und Nutzen, aber auch Risiken einzelfallbezogen abzuwägen. Dazu gehören ausdrücklich auch wirtschaftliche Aspekte. Das SGB V schreibt vor, dass die Leistungen zulasten der Krankenkassen im notwendigen und ausreichenden Umfang unter Berücksichtigung wirtschaftlicher Aspekte erfolgen müssen.

Mehr und mehr werden für die wichtigsten Störungsbilder diagnostische und therapeutische *Leitlinien* publiziert. Sie werden auf nationaler oder internationaler Ebene durch Fachleute eines bestimmten Gebietes auf der Grundlage der wissenschaftlichen Literatur erarbeitet. Dabei werden die Prinzipien der *evidenzbasierten Medizin* angewendet, indem Aussagen der wissenschaftlichen Literatur nach *Evidenzstufen* bewertet werden. Die größte Aussagekraft besitzen randomisierte Doppelblindstudien. Dabei werden zufällig zusammengesetzte Patientengruppen verglichen, ohne dass Patienten und Behandelnde jeweils wissen, welche Therapie (z. B. Medikamente, Dosierungen) bei den einzelnen Patienten eingesetzt wurden.

Leitlinien – erstellt von Fachgesellschaften – sollen dem Behandler Orientierung geben, die optimale Therapie für den Einzelfall zu finden. Die Leitlinien haben eine hohe Verbindlichkeit, aber wenn es die Umstände des Einzelfalls gebieten, kann von den Leitlinien abgewichen werden.

Grundsätzlich sind für jede Behandlung die ausreichende, verständliche Aufklärung und die Einwilligung des Patienten, bei Einwilligungsunfähigkeit ersatzweise die Einwilligung des gesetzlichen Betreuers, erforderlich. Es kommt auf ein möglichst partnerschaftliches Verhältnis zwischen Patienten und Arzt oder Ärztin an. Die Patienten sind die Auftraggeber für den Behandler.

4.6.2 Somatische Therapieverfahren

Die somatischen oder biologischen Therapieverfahren wirken unmittelbar auf die biologischen Mechanismen, die an psychischen Störungen beteiligt sind.

Psychopharmaka

Die *Psychopharmaka* sind eine heterogene Gruppe von Medikamenten. Sie wirken auf die Botenstoffe (Transmitter), die die Signalübertragung zwischen den Nervenzellen und den neuronalen Netzwerken vermitteln. Überwiegend greifen die Psychopharmaka an den Synapsen an.

Psychopharmaka können unter verschiedenen Gesichtspunkten eingeteilt werden. Die praktisch wichtigste Einteilung ist die nach den Hauptindikationen oder Wirkstoffgruppen. Die Einsatzgebiete (*Indikationen*) dieser Gruppen gehen aber oft weit über die erwähnten Haupteinsatzzwecke hinaus. So werden beispielsweise bestimmte Antidepressiva erfolgreich zur Behandlung von Zwangsstörungen eingesetzt oder bestimmte Neuroleptika zur Behandlung von Tic-Erkrankungen. Bei den Arzneimitteln muss man die Substanznamen (z. B. Haloperidol) von den Präparatenamen (z. B. Haldol©) der einzelnen Hersteller unterscheiden.

Wirkstoffgruppen	Synonyme/teilweise veraltete Bezeichnungen	Substanzen (Beispiele)
Neuroleptika	Antipsychotika	Haloperidol, Risperidon, Olanzapin
Antidepressiva	Thymoleptika	Amitriptylin, Fluoxetin, Cipramil
Stimmungsstabilisierer	Mood Stabiliser, Phasenprophylaktika, Rezidivprophylaktika	Lithium, Carbamazepin, Valproat
Antidementiva	Nootropika	Donepezil, Rivastigmin, Piracetam,
Psychostimulantien	Psychoanaleptika	Amphetamin, Methylphenidat
Tranquillanzien	Ataraktika	Diazepam, Lorazepam
Hypnotika	Schlafmittel	Benzodiazepine, Barbiturate
Anticraving-Substanzen		Acamprosat

Neuroleptika oder *Antipsychotika* lindern akute psychotische Symptome. Sie wirken vor allem auf den Dopamin-Stoffwechsel. Diese Arzneimittel werden auch zur Rückfallvorbeugung eingesetzt. Neben vegetativen Nebenwirkungen (Müdigkeit, Schwindel, Sehstörungen, Mundtrockenheit usw.) sind extrapyramidale Bewegungsstörungen (vor allem das neuroleptische bedingte Parkinson-Syndrom, siehe S. 274) und die Spätdyskinesien die wichtigsten Nebenwirkungen. Gefürchtet sind besonders die nach längerem Gebrauch auftretenden *Spätdyskinesien*. Unter anderem deshalb wurden die *atypischen Neuroleptika* (z. B. Clozapin, Risperidon) entwickelt.

Antidepressiva wirken über die Beeinflussung des Serotonin- und Noradrenalin-Stoffwechsels im Gehirn auf depressive Zustände, einige auch auf Zwangssymptome oder Schmerzen. Ihre hauptsächlichen Nebenwirkungen – vornehmlich durch Wirkungen auf andere Transmitter bedingt – sind vegetativer Art. Auch deshalb wurden die *selektiven Antidepressiva* entwickelt, die gezielt (selektiv) auf die Serotonin- und Noradrenalin-Transmission wirken.

Die *stimmungsstabilisierenden Medikamente* (Phasenprophylaktika, Rezidivprophylaktika) verhindern Rückfälle affektiver Störungen. Das älteste Medikament dieser Art ist Lithium. Später sind Carbamazepin, Valproat und andere Medikamente hinzugekommen, die ursprünglich als Antiepileptika eingeführt waren.

Sedativa, *Tranquillanzien* und *Hypnotika* lindern Erregungszustände, dämpfen Unruhe, lösen Angst und fördern den Schlaf. Gefährlich ist ihr Abhängigkeitspotenzial. Bei diesen Medikamenten kann sich schnell eine Sucht entwickeln. Deshalb sind sie sehr vorsichtig und nur zeitlich befristet einzusetzen.

Die *Psychostimulanzien* stimulieren psychische Funktionen. Das zu dieser Gruppe gehörende Methylphenidat wird gegen das *Aufmerksamkeitsdefizit-Hyperaktivitäts-Syndrom (ADHS)* eingesetzt.

Die *Antidementiva* bzw. *Nootropika* fördern den Hirnstoffwechsel und verbessern die verminderte Neurotransmission bei bestimmten demenziellen Zuständen.

Anticraving-Substanzen mindern das suchtbedingte Verlangen nach Suchtmitteln und unterstützen die Behandlung und Rehabilitation von Abhängigkeitskranken.

Psychopharmaka haben – wie alle Arzneimittel – neben den erwünschten Wirkungen auch unerwünschte Nebenwirkungen, weil sie nicht nur ein, sondern mehrere Transmittersysteme beeinflussen.

Es ist nicht berechtigt, Psychopharmaka pauschal als „chemische Keule", „chemische Zwangsjacke" usw. zu verunglimpfen. Ebenso sind Dämpfung oder Ruhigstellung weder Hauptzweck noch Hauptwirkung von Psychopharmaka. Dennoch ist ihr Einsatz angesichts der Nebenwirkungen immer kritisch zu reflektieren. Vor allem dort, wo es keine Alternativen gibt, haben sie ihren unbestrittenen Stellenwert.

Weitere somatische Therapieverfahren

Die *Elektroheilkrampfbehandlung* (Elektrokonvulsionstherapie, „Elektroschockbehandlung") ist schweren depressiven oder bestimmten schizophrenen Zustandsbildern oder Situationen vorbehalten, in denen Psychopharmaka ausgeschlossen sind. Das Verfahren ist hoch effektiv, komplikationsarm und ungefährlich – entgegen seinem katastrophalen Ruf unter Laien. Die Behandlung besteht darin, dass mittels eines speziellen Geräts unter Kurznarkose und Muskelrelaxation elektrische Impulse an das Gehirn abgegeben werden, um einen epileptischen Anfall auszulösen. Man hat Hinweise darauf, dass unter der Behandlung die Neurotransmission und andere Mechanismen des Hirnstoffwechsels beeinflusst werden.

Die *Schlafentzugsbehandlung* ist eher eine unterstützende Behandlung bei depressiven Zuständen. Dabei wird der Patient wiederholt über die ganze Nacht oder in der zweiten Nachthälfte wach gehalten. Er darf dann erst wieder am nächsten Abend zu Bett gehen. Dies wirkt sich positiv auf die Stimmung aus, jedoch oft nur vorübergehend.

Die *Lichttherapie* wird in manchen Kliniken bei depressiven Störungen eingesetzt. Sie ist gleichfalls eine ergänzende Methode. Ihre Wirkungen sind umstritten; am besten belegt sind die Erfolge bei Patienten, bei denen die depressive Verstimmung in der dunklen Jahreszeit auftritt (saisonale Depression). Die Behandlung erfolgt, indem die Patienten morgens mehrere Stunden vor große, lichtstarke Leuchtwände gesetzt werden. Zum Wirkmechanismus vermutet man u.a. eine Wirkung des Lichts auf die Epiphyse, eine Struktur im Gehirn, bzw. auf den dort vorkommenden Botenstoff Melatonin.

Eher noch im Stadium der wissenschaftlichen Erforschung befinden sich bestimmte Stimulationsverfahren mit starken Magnetfeldern.

4.6.3 Psychotherapie

Viele Therapien, auch das ärztliche Gespräch, haben psychotherapeutische Komponenten und Wirkungen. Unter *Psychotherapie* soll hier jede Behandlung verstanden werden, bei der *gezielt* und *systematisch* mit *psychologischen Mitteln* eine psychische Störung beeinflusst werden soll. Inzwischen ist das Feld der psychotherapeutischen Verfahren und Schulen unübersehbar groß.

Mittlerweile wird auch in der Psychotherapie nach wissenschaftlichen *Evidenzen* dafür gesucht, welches Verfahren bei welchem Störungsbild wirksam ist. Dabei spielen natürlich auch *gesundheitsökonomische Aspekte* eine Rolle. Vor diesem Hintergrund zeichnet sich eine Entwicklung in Richtung auf *störungsspezifische Psychotherapie* ab. Damit ist gemeint, dass für jedes Störungsbild bestimmt wird, welche Therapiemethode die am besten geeignete ist. Mehr und mehr werden auch hier für bestimmte Störungsbilder Leitlinien, Manuale usw. publiziert.

Hier sollen die gebräuchlichsten Methoden nur skizziert werden.

Tiefenpsychologische und analytische Methoden

Diese Methoden gehen von der Annahme aus, dass der psychischen Symptomatik ein unbewusster Konflikt zugrunde liegt, der über die Bewusstmachung und Durcharbeitung gelöst werden kann. Die Patient-Therapeut-Beziehung ist das therapeutische Medium. In der Therapie tauchen beim Patienten Gedankeninhalte und Gefühle auf, die er auf den Therapeuten überträgt (Übertragung). Umgekehrt lösen die Äußerungen und Verhaltensweisen des Patienten auch beim Therapeuten Gefühle und Gedanken aus (Gegenübertragung). Übertragung und Gegenübertragung werden beobachtet, reflektiert und schrittweise bearbeitet. Dies erlaubt, zu den verborgenen unbewussten Konflikten vorzudringen und sie zu lösen. Diese Verfahren sind im Allgemeinen sehr zeitaufwendig und werden hauptsächlich in Psychotherapiepraxen im ambulanten Bereich angewendet.

Verhaltenstherapeutische Verfahren

Den verhaltenstherapeutischen Verfahren liegt vereinfacht die Auffassung zugrunde, dass psychischen Symptomen, problematischen Verhaltensweisen oder psychischen Störungen Lernvorgänge zugrunde liegen. Mittels eines breiten Methodenspektrums sollen alternative Muster entwickelt und so die Symptome beseitigt oder gelindert werden. Die Methode der *Desensibilisierung* besteht z. B. darin, dass Angst auslösende Situationen, wie sie bei einer Phobie vorliegen, systematisch analysiert und Patienten unter aufsteigendem Schwierigkeitsgrad zuerst mit Vorstufen und allmählich mit der vollständigen Situation konfrontiert werden, um die Angst vor der Angst machenden Situation zu verlieren und die Situation beherrschen zu lernen.

Bei der *kognitiven Therapie* werden unangemessene Vorstellungen und Gedanken (Kognitionen) (z. B. Versagensangst) systematisch identifiziert und mit verschiedenen Techniken schrittweise durch angemessene Kognitionen ersetzt. Der Patient kann durch sein eigenes Erleben während dieses systematischen Prozesses und der Erfolge der Zwischenschritte die neuen Interpretationen bejahen.

Die verhaltenstherapeutischen Methoden haben in den letzten Jahren die meisten Belege für ihre Wirksamkeit beibringen können.

Klientenzentrierte Gesprächspsychotherapie

Bei der klientenzentrierten Gesprächspsychotherapie ermutigt und stimuliert der Therapeut mit bestimmten Techniken den Patienten, die Gedanken und Gefühle zu äußern und immer detaillierter zu durchdringen. Grundlegend ist ein empathisches und echtes Verhalten des Therapeuten, der so Selbstachtung und Selbstannahme des Patienten fördern soll.

Systemische Verfahren

Die *systemische Therapie* erklärt Probleme und psychische Symptome aus dem Zusammenhang der sozialen Systeme (Familien, Gruppen), in denen der Patient lebt oder von denen er geprägt wurde. Zugleich werden in den Systemen die Ressourcen gesucht. Die systemische Therapie verwendet keine spezielle Störungslehre. Verschiedene Interventionstechniken kommen zum Einsatz.

Hypnose

Bei der *Hypnose* wird mittels einer bestimmten Technik eine Bewusstseinseinengung erzeugt. Dann wird mit formelhaft verknappten Aussagen die gewünschte therapeutische Wirkung formuliert, z. B. „Der Schmerz ist auszuhalten".

Entspannungsverfahren

Das bekannteste Verfahren ist das *autogene Training*, bei dem der Patient lernt, selbst einen Zustand der *konzentrativen Entspannung* herbeizuführen und sich dann durch formelhaft verknappte Aussagen die gewünschte Wirkung zu suggerieren (*Autosuggestion*). Dieses Verfahren ist leicht zu lernen und eignet sich gut zur Beherrschung u. a. von Schlafstörungen.

Körpertherapieverfahren

Die verschiedenen Techniken der Körpertherapieverfahren (progressive Muskelrelaxation, funktionelle Entspannung usw.) zielen darauf, über bestimmte gezielt eingeleitete Aktivitäten (z. B. Berühren, Bewegung) die damit verbundenen Körperzustände bewusst wahrzunehmen und zu beeinflussen. Dabei bleibt eine psychische Problematik im Hintergrund.

Die Verfahren eignen sich für Patienten, die für eine klassische Psychotherapie aus bestimmten Gründen, z. B. intellektuelle Beeinträchtigungen, nicht geeignet oder nicht zu motivieren sind.

Einzel- und Gruppenpsychotherapie

Psychotherapie kann im Einzelkontakt erfolgen. Wenn mehrere Patienten gleichzeitig, also als Gruppe, an der Psychotherapie teilnehmen, hat das nicht nur wünschenswerte ökonomische Effekte; vor allem werden die gruppendynamischen *Interaktionen* zwischen den Teilnehmern unterstützend wirksam. Vor allem in tiefenpsychologischen und analytisch geprägten Therapiekonzepten wird die Gruppenpsychotherapie angewendet.

4.6.4 Weitere therapeutische Verfahren

Neben den dargestellten Verfahren gibt es weitere Therapieverfahren, die in der Klinik oder in ambulanten Behandlungssettings eingesetzt werden. Ambulant – zulasten der Krankenkassen – können Ergotherapie und physikalische Therapie verordnet werden. Sie werden in der Sprache des Sozialrechts als „Heilmittel" bezeichnet.

In den psychiatrischen Fachrankenhäusern und Abteilungen gibt es darüber hinaus noch Kunst-, Musik- oder Beschäftigungstherapie. Diese Therapieformen, auch als „kreative oder künstlerische Therapien" bezeichnet, sollen Aktivität, Selbstvertrauen und

Selbstausdruck ebenso fördern wie Ausdauer, Konzentration und Kommunikation. Während eines Klinikaufenthalts helfen sie außerdem bei der sinnvollen Strukturierung des Tagesablaufs.

Merksatz
Die psychiatrische Therapie umfasst viele verschiedene Therapieverfahren, die je nach Störungsbild und Krankheitsphase zum Einsatz kommen.

4.6.5 Psychiatrische Therapie bei geistiger Behinderung

Einerseits unterscheidet sich die psychiatrische Therapie bei Menschen mit geistiger Behinderung in ihren Grundsätzen nicht von der bei anderen Patienten, andererseits gibt es einige beachtenswerte Besonderheiten.

Auch wenn oft die rechtswirksame Einwilligung in Behandlungen durch gesetzliche Betreuer erforderlich ist, sollte nie über den Kopf von Menschen mit Behinderung hinweg entschieden und behandelt werden. Selbstverständlich haben auch sie ein Recht auf Respekt vor ihrer Person und deshalb auf einfühlsame und verständliche Aufklärung.

Wichtig sind klare Vereinbarungen zwischen Behandler einerseits, dem Patienten und den ihn unterstützenden Personen andererseits. Unterstützende Personen (Familienangehörige, Heilerziehungspfleger) müssen genau Bescheid wissen, was sie tun können und sollen. Beispielsweise gewährleisten Mitarbeitende der Dienste und Einrichtungen nicht selten die regelmäßige Medikamenteneinnahme. Unterstützende Personen sollten wissen, worauf sie achten müssen, z. B. woran sie einen Wirkungseintritt oder unerwünschte Nebenwirkungen von Medikamenten erkennen können. Diese Informationen sollten Mitarbeitende der Dienste und Einrichtungen der Behindertenhilfe wie Heilerziehungspfleger oder Angehörige vom behandelnden Arzt aktiv erfragen, wenn sie ihnen nicht angeboten werden. Vor allem wenn die Patienten nicht selbst über Nebenwirkungen oder Wirkungen Auskunft geben können, obliegt den unterstützenden Personen die sorgfältige Beobachtung und Dokumentation ihrer Beobachtungen. Überhaupt kommt es entscheidend auf das abgestimmte und verlässliche Handeln aller Beteiligten an.

Bei der medikamentösen Behandlung muss der Arzt die Komorbiditäten und u. U. resultierende Kontraindikationen für bestimmte Behandlungen oder bestimmte Arzneimittel beachten. Besondere Aufmerksamkeit verdienen die Wechselwirkungen (*pharmakokinetische* und *pharmakodynamische Interaktionen*) der zum Einsatz erwogenen Psychopharmaka mit den bereits laufenden Arzneimittelbehandlungen. Darum sollten Ärzte über alle Medikamente informiert sein, die ein Patient zu sich nimmt, also nicht nur über jene, die sie selbst verordnen.

Leider werden bei Menschen geistiger Behinderung zu rasch und zu viele Psychopharmaka verordnet und nicht selten über sehr lange Zeit. Manchmal weiß niemand mehr richtig, welchen Zweck man ursprünglich verfolgt hatte und wieso die Medikamente verordnet wurden. Besonders Benzodiazepine sind aufgrund ihres Suchtpotenzials bei einer langfristigen Einnahme problematisch.

Hinsichtlich der Psychotherapie kursiert in psychiatrischen und psychotherapeutischen Fachkreisen leider noch immer der fatale Irrtum, für Menschen mit geistiger Behinderung käme Psychotherapie nicht infrage. Dabei liegen weltweit Erfahrungen mit Psychotherapie bei geistiger Behinderung und auch einschlägige wissenschaftliche Belege vor. Grundsätzlich kommen alle Verfahren, also neben der Verhaltenstherapie auch die tiefenpsychologischen, analytischen, systemischen Therapien usw., in Betracht. Allerdings beeinflussen Schwere der intellektuellen Beeinträchtigung und ggf. weitere Kommunikationsbeeinträchtigungen die Wahl der Methode. Manchmal machen die Beeinträchtigungen es auch notwendig, dass das therapeutische Setting, der zeitlichen Rahmen usw. verändert werden müssen. Körperorientierte Psychotherapieverfahren spielen eine große Rolle.

Im Hinblick auf Patienten mit schweren Beeinträchtigungen im zwischenmenschlichen Kontakt ist die *Prä-Therapie* nach Prouty zu erwähnen. Hier geht es darum, dass über bestimmte Interventionen die Kontaktfähigkeit weiterentwickelt und damit gegebenenfalls Voraussetzungen für eine Psychotherapie geschaffen werden.

Auch bei der Psychotherapie kommt es nicht nur auf die Mitwirkung des Patienten selbst an. Mitarbeitende der Dienste und Einrichtungen der Behindertenhilfe wie Heilerziehungspfleger und auch Angehörige können und sollten Betroffene dabei unterstützen. Bei der Psychotherapie wird grundsätzlich erwartet, dass das, was der Patient in der therapeutischen Situation erfährt, erkennt und lernt, auch in den Alltag übertragen wird. Hierbei brauchen Menschen mit geistiger Behinderung oft Unterstützung.

Merksatz
Im Hinblick auf Patienten mit geistiger Behinderung sind in der Therapie viele Besonderheiten zu bedenken. Eine große Bedeutung hat die abgestimmte und instruierte Mitwirkung bzw. Unterstützung seitens der Unterstützungssysteme.

4.7 Rechtliche Aspekte psychiatrischer Behandlung

4.7.1 Einwilligung in psychiatrische Behandlung

Für eine psychiatrische Behandlung – ob ambulant oder stationär – ist wie für jede medizinische Behandlung die rechtswirksame Einwilligung des Patienten erforderlich. Eine wichtige Voraussetzung für die Rechtswirksamkeit sind die Einwilligungsfähigkeit einerseits sowie die verständliche, sachlich ausreichende und dokumentierte Aufklärung des Patienten durch den Behandler andererseits. Auf die Form der Einwilligung – schriftlich, mündlich oder durch schlüssiges Handeln (z. B. bereitwillig den Arm zur Blutabnahme hinhalten) – kommt es nicht an, dennoch sind die Anforderungen an Aufklärung und Dokumentation umso größer, je höher das Risiko der Maßnahme ist. Die *Aufklärung* durch den behandelnden Arzt umfasst insbesondere Sinn und Zweck, Risiken und Alternativen der therapeutischen Maßnahme.

Die Einwilligungsfähigkeit ist relativ; sie bezieht sich immer auf eine konkrete Fragestellung. Wenn der Patient in die konkrete Maßnahme nicht einwilligen kann, weil der Entscheidungsbedarf seine intellektuellen Möglichkeiten überfordert, muss ersatzweise die Einwilligung durch seinen gesetzlichen Betreuer eingeholt werden, sofern dieser vom Gericht zum Wirkungskreis Heilmaßnahme oder Gesundheitssorgen oder aber umfassend für alle Wirkungskreise beauftragt ist. Übrigens darf die Behandlung gegen den natürlichen Willen des nicht einwilligungsfähigen Patienten nur erzwungen werden, wenn es keine mildere Behandlungsalternative gibt und bei Unterlassen der Behandlung eine schwerwiegende gesundheitliche Schädigung zu befürchten ist.

Dabei sind bestimmte Verfahrensregeln einzuhalten. Der gesetzliche Betreuer muss seine Einwilligung in eine Behandlung gegen den natürlichen Willen vom Gericht genehmigen lassen. Dies bestimmen die Regelungen des § 1906 des Bürgerlichen Gesetzbuches. Wenn der Patient einsichtsfähig ist und sich von seiner Einsicht leiten lassen kann, darf eine Behandlung nicht gegen seinen erklärten Willen ausgeführt werden.

Wenn der gesetzliche Betreuer vor die Frage der Einwilligung gestellt ist, hat er die *Pflicht*, sich sorgfältig mit der zu entscheidenden Frage auseinanderzusetzen. Damit hat er das *Recht* auf eine verständliche und ausreichende Aufklärung. Falls die geplante Maßnahme *überdurchschnittliche Risiken* hat, die auch in der Person des Patienten liegen können, muss sich der gesetzliche Betreuer für seine Zustimmung eine *gerichtliche Genehmigung* geben lassen.

Wenn der Patient die Aufklärung und die Reichweite seiner Einwilligung versteht, ist allein seine Einwilligung gültig; es bedarf nicht der Zustimmung des gesetzlichen Betreuers. Es kommt also immer darauf an, in was der Patient einwilligen soll und welche konkreten Umstände vorliegen.

Beispiele: Sinn und Zweck einer Routineblutabnahme werden meist verstanden. Eine Einwilligung darin ist im Allgemeinen unproblematisch. Es kann aber ganz anders aussehen, wenn der Patient eine pathologische Blutungsneigung hat. Dabei müssen der Nutzen der geplanten Untersuchung und das Risiko der Blutung sorgfältig abgewogen werden.

Derselbe Patient, der in die Blutabnahme oder sogar in eine Zahnextraktion rechtswirksam einwilligen kann, könnte mit der Entscheidung über den ärztlich empfohlenen operativen Ersatz des Kniegelenks überfordert sein, Nutzen, Risiken und Alternativen abzuwägen.

4.7.2 Unterbringung in einer Einrichtung („Zwangseinweisung")

Wenn jemand wegen einer psychischen Störung oder Behinderung sich unmittelbar ernsthaft an Leib oder Leben gefährdet, kann er auf Anordnung seines gesetzlichen Betreuers – sofern dieser mit dem entsprechenden Wirkungskreis der Aufenthaltsbestimmung ausgestattet ist – im Rahmen der betreuungsrechtlichen Vorschriften gemäß § 1906 BGB in einer Einrichtung untergebracht werden. Man spricht dann im Alltag oft auch von „geschlossener Unterbringung". Der gesetzliche Betreuer muss sich seine diesbezügliche Anordnung vom Gericht genehmigen lassen.

Wenn jemand wegen einer psychischen Störung andere (Fremdgefährdung) oder sich selbst (Selbstgefährdung) unmittelbar ernsthaft an Leib oder Leben gefährdet, kann er im Rahmen einer sogenannten öffentlich-rechtlichen Unterbringung auch gegen seinen Willen in eine psychiatrische Abteilung oder Klinik aufgenommen werden. Umgangssprachlich spricht man von „Zwangseinweisung". Die Einzelheiten des Verfahrens, auch die Fragen der Beteiligung von Sachverständigen und Gerichten, regeln spezielle Landesgesetze *(Psychisch-Kranken-Gesetze – PsychKG)*. Hier gibt es von Bundesland zu Bundesland Unterschiede, aber überall sind hohe rechtliche Schranken für die Unterbringung festgelegt, um Missbrauch zu verhindern. Immerhin ist die Freiheit eines jeden Menschen ein hohes, durch das Grundgesetz geschütztes Rechtsgut. Sie kann nur unter bestimmten Umständen eingeschränkt werden. Wenn sich herausstellt, dass die Voraussetzungen für die öffentlich-rechtliche Unterbringung gar nicht oder nicht mehr bestehen, muss die Einweisung unverzüglich aufgehoben werden.

Bei aggressiven Patienten kann zur Umsetzung der Maßnahme der öffentlich-rechtlichen Unterbringung sogar polizeiliche Amtshilfe angefordert werden.

Eine öffentlich-rechtliche Unterbringung erlaubt nicht schon automatisch eine Behandlung ohne Einwilligung oder gegen den erklärten Willen. Die Behandlung gegen den Willen eines Untergebrachten ist ein eigener Schritt und bedarf der gerichtlich genehmigten Einwilligung des Betreuers.

4.7.3 Behandlung gegen den natürlichen Willen („Zwangsbehandlung")

Grundsätzlich kann eine psychiatrische oder eine somatisch-medizinsiche Behandlung auch gegen den Willen des untergebrachten Patienten erfolgen. Dies ist nur zulässig, wenn dieser wegen einer psychischen Erkrankung oder einer geistigen Behinderung nicht einsichtsfähig ist oder nicht fähig ist, sein Verhalten entsprechend seiner Einsicht zu steuern, und wenn das Unterlassen der Behandlung das Risiko einer ernsthaften gesundheitlichen Schädigung nach sich zieht. Ist der Betroffene hingegen einsichts- und steuerungsfähig und widersetzt er sich der Behandlung, ist die Behandlung gegen seinen Willen absolut unzulässig, selbst wenn die Behandlung seinen Angehörigen, Betreuern wie Heilerziehungspflegern oder sonstigen Dritten als sinnvoll, notwendig usw. erscheint. Der einzige Weg ist, Betroffene vom Sinn einer Behandlung zu überzeugen. Eine solche Behandlung gegen den natürlichen Willen setzt allerdings regelmäßig eine geschlossene Unterbringung voraus.

Eine Behandlung gegen den natürlichen Willen muss immer die allerletzte Option sein. Man soll danach streben, sie möglichst zu vermeiden. Auf jeden Fall sind alle gesetzlichen Vorschriften genau zu beachten.

Im Rahmen gerichtlicher Entscheidungen vor dem Hintergrund von Schuldunfähigkeit oder verminderter Schuldfähigkeit kann es die richterliche Auflage geben, sich einer Behandlung zu unterziehen.

4.7.4 Psychiatrische Begutachtung

Psychiaterinnen und Psychiater werden als *psychiatrische Sachverständige* herangezogen, um für gerichtliche Entscheidungen fachliche Zuarbeit aus psychiatrischer Sicht zu leisten. Sie erhalten einen *Gutachtenauftrag*, in dem sie auf Grundlage ihrer fachlichen *Expertise* zu bestimmten Fragen Stellung beziehen sollen. Der Zweig der Psychiatrie, der sich mit diesen Fragen systematisch befasst, heißt *forensische Psychiatrie*.

Aus dem riesigen Feld der psychiatrischen Begutachtung sollen hier nur zwei Aspekte herausgegriffen werden: die Frage nach der *Erforderlichkeit einer gesetzlichen Betreuung* und die Frage der *Schuldfähigkeit* bei einer strafbaren Handlung.

Erforderlichkeit einer gesetzlichen Betreuung

Das Betreuungsrecht im Bürgerlichen Gesetzbuch (BGB) regelt, dass erwachsene Menschen, wenn sie also volljährig sind, einen gesetzlichen Betreuer zur Unterstützung erhalten können, wenn sie ihre Angelegenheiten aus gesundheitlichen Gründen nicht oder nicht mehr selbst regeln können. Das kann der Fall sein bei einer psychischen Krankheit oder bei geistiger, seelischer oder körperlicher Behinderung. Bei Nichtvolljährigen liegen entsprechende Verantwortlichkeiten bei den Eltern oder Sorgeberechtigten.

Die Entscheidung, ob eine gesetzliche Betreuung nötig ist, fällt beim zuständigen Amtsgericht auf Antrag des Betroffenen oder auf Anregung Dritter. Das Betreuungsgericht legt die Aufgaben oder Wirkungskreise des gesetzlichen Betreuers fest.

Für die Errichtung einer gesetzlichen Betreuung gilt der *Erforderlichkeitsgrundsatz*. Deshalb muss durch den ärztlichen Gutachter zunächst festgestellt werden, ob eine gesetzliche Betreuung wegen einer Behinderung oder psychischen Krankheit überhaupt erforderlich ist, und dann auch, für wie lange und in welchem Umfang sie nötig ist. Neben der persönlichen Anhörung durch das Gericht gehört ein ärztliches Sachverständigengutachten zur Erforderlichkeitsprüfung und damit zu den Voraussetzungen der Betreuerbestellung. Das ärztliche Gutachten darf nur nach einer persönlichen Untersuchung erstellt werden und nicht nur aufgrund eines Gesprächs mit Dritten wie Heilerziehungspflegern oder Angehörigen. Nur unter bestimmten Umständen können stattdessen auch andere Unterlagen herangezogen werden, wenn der Betroffene einwilligt.

Die Bestellung eines gesetzlichen Betreuers kann durch den Betroffenen selbst *beantragt* oder durch Dritte (Heilerziehungspfleger, Familienmitglieder, Nachbarn, Behörden) beim Gericht *angeregt* werden.

Schuldunfähigkeit und verminderte Schuldfähigkeit

Die psychiatrisch-sachverständige Begutachtung der *Schuldfähigkeit* kommt in Strafprozessen zum Tragen. Sie ist eine anspruchsvolle forensisch-psychiatrische Aufgabe. Wenn jemand hinsichtlich einer begangenen Straftat nicht schuldfähig ist, trifft ihn an der Straftat keine Schuld. Er kann dafür nicht bestraft werden, denn wer ohne Schuld handelt, kann nicht bestraft werden.

Schuldunfähigkeit ist keine konstante Eigenschaft einer Person. Sie kann nur im Hinblick auf eine konkrete Straftat festgestellt werden. Jemand, dem hinsichtlich einer bestimmten Straftat Schuldunfähigkeit zugebilligt wurde, ist bei einer anderen Straftat nicht automatisch schuldunfähig. Schuldunfähigkeit ist kein Freibrief für strafbare Handlungen.

Das Strafgesetzbuch (StGB) definiert die Voraussetzungen der Schuldunfähigkeit. Schuldunfähig ist zunächst, wer zum Zeitpunkt der Tat noch keine 14 Jahre alt ist. Ein Jugendlicher zwischen 14 und 18 Jahren ist vor dem Strafrecht verantwortlich, wenn er gemäß seiner Reife in der Lage ist, das Unrechtmäßige seiner Tat einzusehen. Nach § 20 StGB ist ein Erwachsener *schuldunfähig*, der zum Zeitpunkt der Tat wegen

- einer krankhaften seelischen Störung,
- einer tiefgreifenden Bewusstseinsstörung,
- Schwachsinns oder
- einer anderen schweren seelischen Abartigkeit

unfähig ist, das Unrecht seiner Tat einzusehen (*Einsichtsfähigkeit*) oder nach dieser Einsicht zu handeln (*Steuerungsfähigkeit*).

Unter den Begriff der *krankhaften seelischen Störung* fallen beispielsweise organisch bedingte psychische Störungen, schizophrene Störungen, aber auch Taten unter *Vollrausch*. Zum Begriff *tiefgreifende Bewusstseinsstörungen* gehören alle Zustände, die eine Veränderung des Bewusstseins bewirken (z. B. starke Erschöpfung oder massive emotionale Erregung), die eine Tat im Affekt geschehen lassen. Im Grunde genommen handelt es sich um psychische Zustände, die bei psychisch Gesunden unter extremen emotionalen Belastungen auftreten können. Der in der übrigen Fachsprache verpönte Begriff des *Schwachsinns* bezieht sich ausschließlich auf Intelligenzminderung ohne fassbare organische Ursache. Lassen sich hingegen genetische oder andere organische Ursachen fassen, ist die Intelligenzminderung unter die krankhaften *seelischen Störungen* einzuordnen. Die *schweren anderen seelischen Abartigkeiten* umfassen eine Vielzahl von diagnostischen Kategorien wie Abhängigkeitserkrankungen, Persönlichkeitsstörungen.

Alle diese möglichen Ursachen der *Schuldunfähigkeit* aus dem Bereich psychischer Störungen oder Behinderungen stellen nur Eingangskriterien dar. Sie müssen zum Zeitpunkt der Tat vorhanden sein. Das allein genügt aber nicht. Der Gutachter muss nämlich außerdem prüfen, in welchem Zusammenhang sie zur Tat stehen. Als Erstes ist zu beurteilen, ob die Einsichtsfähigkeit infolge der psychischen Störung fehlte. Wenn sie fehlte, ist die Schuldunfähigkeit schon festgestellt. Hat jedoch Einsichtsfähigkeit bestanden, ist im nächsten Schritt die Steuerungsfähigkeit zu prüfen, d.h., es muss die Frage beantwortet werden, ob der Täter seine Taten hätte kontrollieren können. Fehlte die Steuerungsfähigkeit, besteht Schuldunfähigkeit für die Tat.

Beispiel
Ein Mann mit einer hochakuten schizophrenen Psychose hat unter der unmittelbaren Einwirkung von massiven Beeinflussungserlebnissen, Verfolgungsideen und akustischen Trugwahrnehmungen auf der Straße einen ihm unbekannten Passanten, den er für einen Verfolger hielt, niedergeschlagen und schwer verletzt. Er hat also eine Körperverletzung begangen. Aus forensisch-psychiatrischer Sicht muss zweifellos Schuldunfähigkeit festgestellt werden.

Neben der *Schuldunfähigkeit* nach § 20 StGB gibt es noch die *verminderte Schuldfähigkeit* nach § 21 StGB. Sie liegt vor, wenn aus den oben genannten Gründen die Einsichts- oder Steuerungsfähigkeit nicht völlig fehlte, aber erheblich vermindert war.

Wenn Schuldunfähigkeit oder verminderte Schuldfähigkeit vorlag, hat das Gericht zu prüfen, ob zum Zweck des Schutzes der Allgemeinheit (Sicherung) und zum Zweck der Behandlung eine Unterbringung im psychiatrischen Krankenhaus, in einer Maßregelvollzugseinrichtung (§ 63 StGB) oder – bei Abhängigkeitserkrankungen – in einer Entziehungsanstalt (§ 64 StGB) nötig ist, weil von der fortbestehenden Störung weitere Delikte, die mit der psychischen Störung zusammenhängen, zu befürchten sind. Es können auch Behandlungsauflagen erteilt werden.

5 Ausgewählte psychische Störungen

Michael Seidel

Im ersten Kapitel von Teil B, ab S. 97, wurde bereits die Gliederung des Kapitels V (F) Psychische Störungen der ICD-10 vorgestellt:
- F00–F09: Organische, einschließlich symptomatischer psychischer Störungen
- F10–F19: Psychische und Verhaltensstörungen durch psychotrope Substanzen
- F20–F29: Schizophrenie, schizotype und wahnhafte Störungen
- F30–F39: Affektive Störungen
- F40–F48: Neurotische, Belastungs- und somatoforme Störungen
- F50–F59: Verhaltensauffälligkeiten mit körperlichen Störungen und Faktoren
- F60–F69: Persönlichkeits- und Verhaltensstörungen

- F70–F79: Intelligenzminderung
- F80–F89: Entwicklungsstörungen
- F90–F98: Verhaltens- und emotionale Störungen mit Beginn in der Kindheit und Jugend

Im Folgenden werden einige psychische Störungen aus dieser Liste dargestellt. Die Systematik der Darstellung folgt aber nur begrenzt der Gliederung der ICD-10, zumal diese im Detail oft nicht hinreichend plausibel ist. Umfang und Ausführlichkeit der Darstellung orientieren sich an der praktischen Bedeutung und der Häufigkeit der Störungsbilder. Dabei werden insbesondere jene Störungen dargestellt, die eine besondere Bedeutung für Menschen mit Intelligenzminderung haben. Es wird die Linie verfolgt, zunächst die Störungsbilder allgemein darzustellen und in einem zweiten Schritt dort, wo es sinnvoll und erforderlich erscheint, unter der Überschrift „Besonderheiten bei geistiger Behinderung" zusätzliche Hinweise zu geben. Jedoch können auch diese Hinweise nicht alle denkbaren Aspekte ansprechen.

Es ist nämlich zweierlei zu bedenken:

- Jede psychische Störung weist im individuellen Verlauf Schwankungen des Schweregrads oder eine bestimmte Variabilität ihrer Symptomatik auf. Von Person zu Person unterscheidet sich die Ausgestaltung der Krankheitsbilder. Das liegt an verschiedenen Faktoren. Unter anderem beeinflusst die Persönlichkeit der Betroffenen, wie sich bestimmte Störungen darstellen.
- Auch der Schweregrad der Intelligenzminderung beeinflusst die Symptomatik erheblich. Das betrifft vor allem diejenigen Symptome, die im Erleben, d. h. im Inneren der Betroffenen, stattfinden und nur in Erfahrung gebracht werden können, wenn der Betroffene darüber Auskunft geben kann (z. B. Beeinflussungserlebnisse). Wenn jemand, der sich nicht sprachlich äußern kann, Halluzinationen erlebt, dann werden die Menschen um ihn herum das womöglich nie erfahren, weil er nicht davon erzählen kann. Die Symptomatik, die sich im Verhalten zeigt (z. B. Antriebsminderung), ist nicht so stark von der intellektuellen Beeinträchtigung überlagert. Jedoch sind vor allem Menschen mit schweren Graden der Intelligenzminderung mehrfach behindert. Sie weisen Beeinträchtigungen der Sinnesfunktionen, der Motorik, des Sprechens usw. auf. Deshalb bleibt nicht selten die Frage offen, welche Auffälligkeiten der bestehenden Behinderung und welche einer zusätzlichen psychischen Störung zuzuordnen sind. Hier kann nur weiterhelfen, das Wissen derjenigen Personen zu berücksichtigen, die mit dem einzelnen Menschen mit Behinderung und seinem Verhalten gut vertraut sind: Angehörige, Mitarbeitende der Einrichtungen und Dienste der Behindertenhilfe und damit häufig auch Heilerziehungspflegerinnen und -pfleger.

Bei der Darstellung der Störungen wird vor allem die praktische Seite beachtet. Gleichzeitig sollen und wollen die Ausführungen kein Lehrbuch der Krankenpflege oder der psychiatrischen Pflege ersetzen. Es kommt für Heilerziehungspflegerinnen und -pfleger nicht darauf an, die Differenzialdiagnostik zu beherrschen oder einzuleiten, denn dies ist ärztliche und psychotherapeutische Aufgabe. Vielmehr sollen die Lesenden eine Vorstellung von Symptomatik, Ursachen, Verlauf und Therapie der Störungsbilder bekommen. Auch sollen sie wissen, worauf sie ihre Aufmerksamkeit gezielt richten können. Genauso wird auf die Vertiefung neurobiochemischer, pathoanatomischer, genetischer oder anderer Details verzichtet. Zu solchen Fragen muss auf Lehr- und Handbücher der Psychiatrie sowie auf die übrige psychiatrische Fachliteratur verwiesen werden.

Fragen der Therapie werden gleichfalls nur allgemein und orientierend abgehandelt. Auf Angaben bestimmter Substanzen zur Behandlung von psychischen Störungen oder gar Dosierungsempfehlungen wird verzichtet.

Die ICD-10 befindet sich seit Längerem in Überarbeitung. In den nächsten Jahren ist mit einer neuen Auflage als ICD-11 zu rechnen. Wie weitreichend die Veränderungen gegenüber der ICD-10 sein werden, lässt sich noch nicht sicher abschätzen. Aber auch einer künftigen ICD-11 wird das Schicksal bestimmt sein, irgendwann, wenn die wissenschaftlichen Erkenntnisse und praktischen Anforderungen es verlangen, überarbeitet zu werden.

5.1 Organisch bedingte psychische Störungen

Heute liegen für fast alle psychischen Störungen vielzählige, manchmal sogar einander widersprechende Befunde aus struktureller und funktioneller Bildgebung, aus Neurobiochemie oder der Elektrophysiologie vor. Sie belegen, dass sich bei praktisch allen psychischen Störungen auf körperlicher Ebene irgendwelche Veränderungen finden lassen. Oft ist die Bedeutung der körperlichen Befunde bzw. der durch sie widergespiegelten Veränderungen noch nicht klar. Man weiß manchmal nicht, ob es Folgeerscheinungen des Krankheitsprozesses, vielleicht sogar Folgen vorangegangener Behandlung oder vielmehr Befunde sind, die Auskunft über die Ursache einer Störung geben. Einige Befunde finden sich nur im zeitlichen Zusammenhang mit dem Bestehen von psychischen Symptomen. Andere zeigen sich selbst noch nach Abklingen der Symptome.

Man kann allgemein sagen: Jede psychische Störung vollzieht sich im Gehirn – was aber nicht heißt, dass die neurobiologischen Veränderungen alles erklären können. Weil jede psychische Störung sich im Gehirn vollzieht, verwundert es nicht, dass sich bei gründlicher Untersuchung mit leistungsfähigen wissenschaftlichen Methoden fast immer Veränderungen im Gehirn, manchmal auch im Blut, im Liquor oder im Hormonsystem finden. Mit dem rasanten Fortschritt der Untersuchungsmöglichkeiten kommen unentwegt neue Befunde hinzu. Viele vertiefen das Verständnis der den psychischen Störungen zugrunde liegenden Mechanismen. Andere Befunde sind noch unverstanden.

Bei der Gruppe der organisch bedingten oder körperlich begründbaren psychischen Störungen verhält es sich so, dass ihr Entstehen und ihr Verlauf unmittelbar aus definierbaren bzw. konkret fassbaren körperlichen Ursachen erklärbar sind. So sind z. B. der kognitive Abbau und der Verlust der Gedächtnisfunktionen – die Demenz – bei einer Alzheimer-Erkrankung die Folge bekannter, gut beschriebener pathologischer Stoffwechselprozesse in den Hirnzellen. Diese Stoffwechselprozesse führen zum Funktionsverlust und zum Abbau des Nervengewebes im Gehirn. Mittels Computertomografie (CT) oder Magnetresonanztomografie (MRT) lässt sich auch der Schwund der Hirnsubstanz (Hirnatrophie) belegen.

Die organisch bedingten psychischen Störungen – auch als körperlich begründbare psychische Störungen bezeichnet – gehen entweder auf krankhafte Veränderungen zurück, die sich primär im Gehirn vollziehen (zerebrale Erkrankung, z. B. Alzheimer-Erkrankung), oder auf solche Veränderungen, die sich primär in anderen Organen (extrazerebrale Erkrankung, z. B. in der Leber, im Herz-Kreislauf-System) abspielen und dann erst sekundär am Gehirn auswirken (z. B. Demenz, Bewusstseinstrübung). Ist die psychische Symptomatik (z. B. Verwirrtheit oder depressive Verstimmung) die Folge einer körperlichen Krankheit, bezeichnet man dieses Störungsbild folgerichtig oft als *symptomatische psychische Störung.* Zumeist wird der Begriff der symptomatischen psychischen Störung verwendet, wenn die krankhaften Ursachen außerhalb des Gehirns – extrazerebral – liegen. Man versteht dann also die psychopathologischen Phänomene als Symptome einer anderen Krankheit.

Oft wird für die Gruppe der organisch bedingten oder für die symptomatischen psychischen Störungen der Ausdruck *hirnorganische Psychosyndrome* verwendet. Früher gab es noch Begriffe wie psychoorganische Störungen bzw. exogene Psychosyndrome. Sie werden heute eher selten verwendet.

Zerebrale und extrazerebrale Erkrankungen sind in der Lage, sehr unterschiedliche psychopathologische Symptome und Syndrome zu erzeugen. Ein und dieselbe körperliche Erkrankung kann sich ganz unterschiedlich äußern. Wie eine Störung sich psychopathologisch darstellt, ist also im Hinblick auf ihre Ursachen unspezifisch. Umgekehrt können hinter denselben psychopathologischen Symptomen unterschiedliche Ursachen stehen. Zerebrale und extrazerebrale Erkrankungen können auch bestimmte andere psychische Störungsbilder, z. B. affektive Störungen oder schizophrene Erkrankungen, vortäuschen. Unter anderem deshalb sind eine sorgfältige Anamnese sowie eine gründliche allgemeinkörperliche, neurologische und paraklinische Untersuchung notwendig (siehe Kap. 4.5, S. 155 ff.).

Anders ausgedrückt: Die Zuordnung einer bestimmten Ursache (Ätiologie) zu einer Störung ist nur aufgrund der Anamnese, des Verlaufs, des Schweregrades sowie weiterer klinischer und paraklinischer Befunde möglich. Aus dem klinisch-psychopathologischen Bild allein ist in der Regel keine sichere Zuordnung möglich.

Wie soll man die Gruppe der organisch bedingten psychischen Störungen weiter unterteilen? Diese Frage zu beantworten, ist nicht ganz einfach. Die zunächst naheliegende Einteilung in akute und chronische Störungsbilder ist nicht überzeugend, weil üblicherweise als chronisch geltende Zustandsbilder unter Behandlung durchaus gelindert oder manchmal sogar zum Verschwinden gebracht werden können. Gleichermaßen unbefriedigend ist die Einteilung in reversibel bzw. irreversibel (umkehrbar bzw. nicht umkehrbar). In letzter Zeit hat sich die Unterscheidung in *organische Psychosyndrome ersten Ranges* und in *organische Psychosyndrome zweiten Ranges* eingebürgert.

Allerdings kommen auch für diese Kategorien und ihre Unterformen vielfältige Ursachen infrage. Aus diesem Grunde kann auch die Behandlung sehr unterschiedlich sein. Wo immer möglich, wird sich die Behandlung auf die Beseitigung oder Linderung der körperlichen Ursache (kausale Behandlung) richten (z. B. Behandlung einer hormonellen Funktionsstörung). Oft ist eine kausale Behandlung nicht möglich, weil sich keine konkrete Ursache finden lässt. Manchmal wirkt sich die kausale Behandlung nicht schnell genug auf die Linderung der psychischen Symptome aus oder reicht zur Linderung der möglicherweise gefährlichen Symptomatik nicht aus. Dann kommt ersatzweise oder ergänzend eine symptomatische Behandlung in Betracht (z. B. Neuroleptika zur Beherrschung einer psychotischen Symptomatik auf der Grundlage einer Virusenzephalitis).

5.1.1 Organische Psychosyndrome ersten Ranges

Vereinfacht gesagt handelt es sich bei den *organischen Syndromen ersten Ranges* um solche psychopathologischen Syndrome, bei denen man erfahrungsgemäß bzw. wegen des Auftretens bestimmter Symptome (vor allem der Bewusstseinsstörung) in erster Linie an eine organische Verursachung denkt. Dabei gibt es eine Vielzahl solcher Syndrome, deren wichtigste vorgestellt werden.

Demenz (demenzielles Syndrom, Demenzsyndrom)

Zum Syndrom der Demenz gehören drei hauptsächliche Merkmalskomplexe:

- Beeinträchtigung der Gedächtnisfunktionen
- Beeinträchtigung der kognitiven Funktionen
- Damit verbundene – mehr oder minder ausgeprägte – Beeinträchtigung des täglichen Lebens

Die Kernsymptomatik besteht in den Beeinträchtigungen von Gedächtnis- und kognitiven Funktionen. Die beeinträchtigten Alltagskompetenzen sind eine Folge der Kernsymptomatik. In der ICD-10 heißt es prägnant: „Die wesentliche Voraussetzung [der Diagnose Demenz] ist der Nachweis einer Abnahme des Gedächtnisses und des Denkvermögens mit beträchtlicher Beeinträchtigung der Aktivitäten des täglichen Lebens" (Dilling/Mombour/Schmidt, 1994, S. 55). Dabei sind viele mentale Funktionen beeinträchtigt: Merkfähigkeit, Langzeitgedächtnis, Denkfähigkeit, Urteilsfähigkeit, Schlussfolgern, Lernfähigkeit, Rechnen, Orientierung, Auffassung, Konzentration usw. Die ICD-10 verlangt für eine sichere Diagnose Demenz, dass die Symptomatik wenigstens sechs Monate lang besteht.

Liegen die Symptome der Demenz nicht vollständig vor oder sind sie nicht so deutlich ausgeprägt, dass die Diagnose Demenz berechtigt wäre, kommt als Differenzialdiagnose eine *leichte kognitive Störung* (siehe Kap. 5.1.2, S. 185) infrage.

Die Gedächtnisstörungen zeigen sich bei leichteren Schweregraden durch eine Verminderung der Merkfähigkeit für Neues oder kurz zuvor Verabredetes, für kurz zurückliegende Ereignisse (z. B. Besuche von Freunden oder Angehörigen), bei schweren Ausprägungsgraden auch durch einen Verlust des Langzeit- oder Altgedächtnisses. Beim Verlust des Langzeit- oder Altgedächtnisses werden frühere Ereignisse zeitlich falsch eingeordnet (sogenannte Zeitgitterstörung) oder die Ereignisse werden von Betroffenen sogar ganz vergessen. Selbst wichtige biografische Daten (z. B. Schulzeit, Name der Kinder, der Ehefrau usw.) können nicht mehr erinnert werden. Wenn praktisch keine Erinnerung mehr da ist, bilden sich Orientierungsstörungen zu Zeit, Ort, Situation und zur eigenen Person aus. Bei Orientierungsstörungen, namentlich zu Ort und Situation, kann es passieren, dass die betroffene Person wegläuft, nicht zurückfindet und sich unbeabsichtigt in gefährliche Situationen begibt.

Die kognitiven Beeinträchtigungen zeichnen sich dadurch aus, dass neben ausgeprägten Störungen der Auffassung auch das Urteilsvermögen und die Fähigkeit zur Handlungsplanung herabgesetzt sind. Wenn Betroffene realisieren, dass ihre geistigen Fähigkeiten schwinden, sind sie häufig sehr frustriert. Nicht zuletzt dadurch kommt es zu Verhaltensproblemen (z. B. Fremd- oder Selbstaggressivität). Insbesondere bei schwereren Graden der Demenz ist natürlich nicht nur das abstrakte Denken in Mitleidenschaft gezogen, sondern es ist auch das formale Denken beeinträchtigt. Weitschweifiges, umständliches, haftendes Denken tritt in den Vordergrund. Betroffene äußern immer die gleichen Fragen, Gedanken oder Sorgen (Perseveration). In der Konversation wird an Gesprächsthemen starr festgehalten und neue Themen werden nicht angemessen flexibel aufgenommen. Man spricht hier von einer Erschwerung der Umstellungsfähigkeit.

Wenn bestimmte Hirnrindenareale von der Gewebsschädigung besonders betroffen sind, kann die Demenzsymptomatik von neuropsychologischen Ausfallsyndromen, also von Ausfällen höherer Hirnrindenfunktionen, überlagert sein. Das sind an erster Stelle die aphasischen Syndrome (Störung der rezeptiven und expressiven Sprache), die apraktischen Syndrome (Störung in der richtigen oder vollständigen Ausführung von Handlungen oder Handhabung von Gegenständen) und die agnostischen Syndrome (Störung der Fähigkeit, trotz intakter Sinnesfunktionen Gegenstände richtig zu erkennen). Es ist verständlich, dass die Überlagerung der Demenz durch die aphasischen, apraktischen und agnostischen Ausfälle die Demenz in den Augen Dritter dramatischer erscheinen lässt, als sie tatsächlich ist. Wenn jemand z. B. nicht mehr sprechen kann, wird ein Außenstehender vielleicht verführt, von dem Betroffenen zu denken, er verstünde gar nichts mehr von seiner Umgebung, er sei vollständig dement, obwohl das in Wirklichkeit gar nicht zutrifft. Das kann zu Nachlässigkeiten im Hinblick auf korrekte Behandlung und Rehabilitation führen.

Ähnliches gilt für eine andere Begleitsymptomatik, die zwar eigentlich nicht zum demenziellen Syndrom gehört, dennoch häufig gleichzeitig auftritt. Gemeint sind affektive Symptome (depressive, euphorische und dysphorische Stimmung, Affektverarmung), Antriebslosigkeit oder eine gestörte Impulskontrolle usw. Eine Bewusstseinstrübung gehört nicht zur Demenz, kann aber zusätzlich auftreten.

Je nach Ort der Schädigung im Gehirn können noch bestimmte neurologische Symptome hinzutreten: epileptische Anfälle, Halbseitenlähmung usw.

Merksatz
Die erwähnten Beeinträchtigungen der kognitiven und mnestischen Funktionen im Rahmen einer Demenz stellen sich immer als deutliche Abnahme eines vorher vorhandenen Leistungsniveaus dieser mentalen Funktionen dar.

Natürlich kann auch ein Mensch mit geistiger Behinderung eine Demenz – gleich welcher Ursache – bekommen. Die schwierige Abgrenzung von geistiger Behinderung und früh einsetzender Demenz wurde weiter oben (siehe Kap. 3.1, S. 111 f.) schon erörtert.

Merksatz
Bei einer Intelligenzminderung bzw. geistigen Behinderung kann sich zusätzlich eine Demenz einstellen.

Dabei können – wie im Falle der Trisomie 21 mit ihrer Disposition zur früh einsetzenden Demenz vom Alzheimer-Typ – die Ursachen von geistiger Behinderung und Demenz miteinander zusammenhängen oder voneinander unabhängig sein.

Zumeist beginnt eine Demenz erst im Erwachsenenalter. Es gibt aber auch Demenzen bzw. Demenzprozesse, die schon im Kindesalter (z. B. Speicherkrankheiten) auftreten.

Eine der wichtigsten Differenzialdiagnosen der Demenz sind die affektiven Störungen in Form depressiver Verstimmungen. Weil depressive Verstimmungen durchaus – zumal infolge ihrer charakteristischen Konzentrations- und Denkstörungen – an eine Demenz denken lassen können, ist der Begriff der *Pseudodemenz* aufgebracht worden. Gleichzeitig kommt es nicht selten vor, dass echte demenzielle Syndrome durch eine zusätzliche affektive Symptomatik gefärbt sind.

Meistens beruhen Demenzen auf einer fortschreitenden zerebralen oder extrazerebralen Erkrankung. Menschen leben heutzutage immer länger, werden immer älter. Daher spielen die altersbedingten degenerativen Erkrankungen des Gehirns (vor allem die

Alzheimer-Erkrankung) und gefäßbedingte Erkrankungen (z. B. Zerebralsklerose) des Gehirns die dominierende Rolle. Die fortschreitenden Funktionsstörungen und Veränderungen in der Hirnstruktur (Hirnatrophien) – sichtbar in der Bildgebung – bewirken natürlich eine schrittweise zunehmende Schwere der Demenzsymptomatik, einen Demenzprozess. Dadurch hat sich ein falsches Bild der Demenzen in den Vordergrund geschoben, als ob Demenzen immer fortschreiten, also in jedem Fall langsam immer schwerer oder schlimmer werden. Das ist aber keineswegs regelmäßig so, sondern hängt immer von der zugrunde liegenden Ursache ab. Verursacht beispielsweise ein Herzstillstand eine diffuse Hirnschädigung, kann praktisch schlagartig ein psychopathologisches Bild entstehen, das den Kriterien der Demenz entspricht, auch wenn dem Ereignis wahrscheinlich zunächst ein Koma folgt, das erst später in eine Demenz mündet. Wie schwer das demenzielle Bild ist, hängt u. a. von der Dauer der Hypoxie des Gehirns ab.

Entwickeln sich demenzielle Syndrome im Rahmen einer fortschreitenden Erkrankung, dann treten oft schon vor den eindeutigen Demenzsymptomen uncharakteristische (z. B. affektive Veränderungen, Antriebsminderung, Konzentrationsstörungen) und charakteristische Symptome (z. B. leichtere kognitive Störungen, Orientierungsstörungen, Gedächtnisprobleme) als Vorboten auf. Unter Umständen können sie dem Bild der leichten kognitiven Störung (siehe Kap. 5.1.2, S. 186) entsprechen.

Demenzen sind zumeist irreversibel. Sie bestehen chronisch oder schreiten sogar immer weiter fort, verlaufen also progredient. Nur sehr selten können Demenzen auch reversibel sein, sich bessern oder gänzlich verschwinden, nämlich dann, wenn ihre Ursache rechtzeitig – vor dem Eintreten bleibender Hirnschäden – behandelt wird oder sogar im Sinne der Heilung zum Verschwinden gebracht werden kann. Ein Beispiel für eine behandelbare oder reversible Demenz ist die Demenz bei Normaldruckhydrozephalus.

Nur aus den Symptomen einer Demenz allein kann man noch keine Prognose ableiten. Vielmehr sind die zugrunde liegenden Ursachen, nicht zuletzt die Lokalisation der Veränderungen im Gehirn, und die Behandlungsmöglichkeiten der zugrunde liegenden Schädigung die wesentlichen Faktoren, die über die Prognose entscheiden. Natürlich spielen Vorschädigungen des Gehirns durch andere Erkrankungen, durch Altersveränderungen usw. eine Rolle.

Damit ein Arzt oder eine Ärztin eine Demenz diagnostizieren kann, ist eine sorgfältige Erhebung der psychischen Symptome nötig. Dabei sollten die Selbstschilderungen der betroffenen Person hinsichtlich ihrer Beschwerden und des bisherigen Verlaufs unbedingt durch Angaben nahestehender Dritter ergänzt und objektiviert werden. Die Erhebung des psychischen Befundes kann durch einfache Prüffragen angereichert werden: Namen der Familienmitglieder aufzählen, Ziffernfolgen nachsprechen lassen, Unterschiede von Begriffen oder den Sinn von Sprichwörtern erklären lassen. Auch einfache Aufgaben, z. B. ein Uhrenzifferblatt aus dem Gedächtnis oder geometrische Figuren zeichnen, sind eine sinnvolle Ergänzung. Vor allem unterstützen sie, sofern sie sorgfältig dokumentiert werden, eine spätere Nachvollziehbarkeit des Verlaufs über die Zeit. Auch bei Menschen mit Intelligenzminderung ist eine Demenz zu diagnostizieren, wenn vorher eindeutig vorhandene Kompetenzen verschwinden.

Es schließen sich die allgemein-körperliche und neurologische Untersuchung sowie die paraklinischen Untersuchungen an: Bildgebung, Elektrophysiologie, Liquor- und Blutuntersuchungen usw. Insbesondere der Schwund der Hirnsubstanz (Hirnatrophie) und die Vergrößerung der liquorführenden Räume (*Hydrocephalus internus* und *Hydrocephalus externus*) sind typisch für Demenzen. Allerdings ist bemerkenswert, dass manchmal die

Demenz sehr deutlich ausgeprägt ist, aber die Hirnatrophie sich in Grenzen hält. Oder umgekehrt: Die Hirnatrophie ist sehr, die Demenz dafür erstaunlich mild ausgeprägt.

Die Ursachen der Demenz sind, wie schon erläutert, überaus vielzählig. Außerdem werden bestimmte Ausprägungen der Demenz beschrieben, die Besonderheiten der Symptomatik oder im Verlauf aufweisen. Es sei vorab erwähnt, dass es bei ein und demselben Patienten durchaus mehrere Demenzformen und -verläufe nebeneinander geben kann. So kann ein Patient mit einer Alzheimer-Demenz durchaus zusätzlich eine vaskuläre Demenz bekommen.

Demenz vom Alzheimer-Typ

Dabei handelt es sich um eine Demenz, die schleichend beginnt und vergleichsweise gleichförmig fortschreitet. Ihre Ursache liegt in einer primär degenerativen Erkrankung, die durch charakteristische neuropathologische (Plaques, Neurofibrillen in den Nervenzellen) und neurobiochemische Veränderungen gekennzeichnet ist.

Man unterscheidet Demenzen vom Alzheimer-Typ mit spätem Beginn (nach dem 65. Lebensjahr) und mit frühem Beginn (vor dem 65. Lebensjahr). Beim frühen Beginn schreitet die Verschlechterung üblicherweise rasch fort.

Vaskuläre Demenzen

Den vaskulären Demenzen liegen, wie der Name besagt, Gefäßprozesse zugrunde, die die Hirndurchblutung und damit die Hirnfunktion beeinträchtigen. Typisch für den Verlauf vaskulärer Demenzen sind ein plötzlicher Beginn, ein ungleichmäßiger Verlauf und schon früh auftretende neurologische Zusatzsymptome. Oft sind kardiovaskuläre Risiken (z. B. Bluthochdruck, Diabetes mellitus) bzw. Schädigungen und Ereignisse (z. B. Herzinfarkt, kurzzeitiger Visusverlust, transitorische ischämische Attacken) bei den betroffenen Personen bekannt. Wenn die Durchblutungsstörung sich auf einzelne Hirnareale konzentriert, zeigen sich nicht selten Akzentuierungen der Symptomatik, die das Schädigungsmuster widerspiegeln. Oft treten sogar neurologische Symptome auf, die die Schädigung bestimmter Hirnareale belegen.

Die vaskuläre Demenz kann nach einem massiven Ereignis (thrombotischer oder embolischer Gefäßverschluss, hämorrhagische Massenblutung usw.) praktisch schlagartig auftreten.

Eine besondere Form innerhalb der vaskulären Demenzen ist die Multiinfarkt-Demenz. Bei ihr lassen sich mittels Bildgebung Gewebsdefekte an mehreren Orten im Gehirn aufzeigen.

Eine andere Sonderform vaskulärer Demenzen ist die subkortikale vaskuläre Demenz (Morbus Binswanger). In der Regel bilden sich auf der Grundlage eines Bluthochdrucks vornehmlich im Marklager der Großhirnhemisphären Gewebsläsionen aus. Psychopathologisch stehen vor allem Beeinträchtigungen von Wachheit und Konzentration im Vordergrund. Gedächtnis und Denken sind vergleichsweise geringer beeinträchtigt.

Frontotemporale Demenz

Die frontotemporalen Demenzen, zu denen wiederum der Morbus Pick als Unterform gehört, haben eine Sonderstellung. Grundsätzlich unterscheiden sie sich im klinischen Bild von einer Alzheimer-Demenz wenig. Allerdings gehen vorzugsweise Nervenzellen im Stirnhirn (Frontalhirn) und im Schläfenhirn (Temporallappen) zugrunde. Dies zeigt sich auch in den Befunden der Bildgebung (CCT, MRT). Deshalb treten vor allem Symptome, die einer Frontalhirnschädigung zugeordnet werden können, in den Vordergrund: Apathie, Antriebsmangel, Enthemmung, emotionale Verflachung, Euphorie, inadäquates Sozialverhalten. Verknappt kann man sagen: Vor den Gedächtnis- und Denkbeeinträchtigungen fallen die Verhaltensauffälligkeiten auf.

Demenz bei Normaldruckhydrozephalus

Unter der Vielzahl der übrigen Demenzursachen sei die Demenz bei Normaldruckhydrozephalus hervorgehoben, weil sie, wenn sie rechtzeitig erkannt und behandelt wird, beseitigt oder wenigstens deutlich gelindert werden kann. Die charakteristische Symptomatik besteht in der sogenannten Hakim-Trias, benannt nach ihrem Erstbeschreiber: fortschreitende Demenz, Gangunsicherheit und Harninkontinenz.

Dieser Form der Demenz liegt eine fortschreitende Hirnatrophie infolge zeitweilig erhöhten Liquordrucks im Gehirn zugrunde. Lange Zeit hatte man bei den Betroffenen bei wiederholten Liquordruckmessungen normale Druckwerte gefunden. Dadurch ist der Begriff „Normaldruckhydrozephalus" zustande gekommen. Heute weiß man, dass der Liquordruck sehr wohl erhöht ist, allerdings nur von Zeit zu Zeit. Der erhöhte Liquordruck, auch wenn er nur intermittierend auftritt, schädigt das Hirngewebe in Wechselwirkung mit den Pulswellen des arteriellen Blutzuflusses. Die Folge ist eine mit der Zeit sichtbar werdende Atrophie des Gehirngewebes und natürlich die zunehmende klinische Symptomatik. Die abgebaute Hirnsubstanz wird durch Liquor cerebrospinalis ersetzt, weshalb die liquorführenden Räume, die Hirnventrikel, erweitert sind (*Hydrocephalus internus*). Die Ursache des zeitweilig erhöhten Liquordrucks ist allerdings bis heute nicht geklärt.

Für die möglichst frühe Diagnose ist die klinische Symptomatik in Form der Hakim-Trias wegweisend. Die Hirnatrophie kann im CT oder MRT belegt werden. Weitere Untersuchungen, darunter die Hirndruckmessung, erhärten die Diagnose.

Die Therapie besteht darin, dass operativ ein Shunt (eine künstliche Verbindung) eingesetzt wird, der die Druckspitzen des Liquors ins Kreislaufsystem ableitet. Je früher Diagnose und operative Behandlung erfolgen, desto besser ist die Prognose.

Metabolisch und endokrin bedingte Demenzen

Eine Reihe von Stoffwechsel- und hormonellen Erkrankungen können sich auf die Hirnfunktionen auswirken und unterschiedliche psychopathologische Symptome nach sich ziehen. Grundsätzlich gilt, dass diese Symptome im Allgemeinen unspezifisch für die Ursachen sind. Trotzdem neigen einzelne Stoffwechsel- und hormonelle Störungen vorzugsweise zu bestimmten psychopathologischen Bildern: die Schilddrüsenunterfunktion (Hypothyreose) zu depressiven Symptomen, in schweren Fällen zur Demenz, die Schilddrüsenüberfunktion (Hyperthyreose) hingegen zu Unruhe, Nervosität, affektiver Labilität, Reizbarkeit, manchmal aber eben auch zu ängstlichen und depressiven Syndromen.

Auch für die metabolischen oder endokrinen Enzephalopathien (Erkrankungen des Gehirns) gilt, dass ihre psychopathologischen Folgen vor allem mit der Behandlung der Grunderkrankungen zum Verschwinden gebracht werden können.

Es bleibt die Grundorientierung gültig, dass – wo immer möglich – die Grunderkrankung behandelt werden soll (kausale Behandlung). Aber auch bei den Demenzen, deren Ursachen bisher keiner kausalen Behandlung zugänglich sind, soll der Versuch gemacht werden, mit bestimmten Psychopharmaka oder Neuropharmaka, z. B. Antidementiva oder Nootropika, die Symptomatik zu lindern bzw. ihr Fortschreiten zu bremsen.

Bei leichteren Formen der Alzheimer-Demenz, die trotz intensiver Forschung bis heute weder verhindert noch geheilt werden kann, kann die Einnahme von Cholinesterasehemmern die Symptomatik zeitweilig lindern. Es kommt deshalb darauf an, früh genug mit der Erprobung einer solchen Behandlung zu beginnen. Beginnt die Behandlung zu spät, greift sie nicht mehr oder nicht mehr lange genug. Das Wirkprinzip der Gabe von Cholinesterasehemmern besteht in der Vermehrung des verfügbaren Acetylcholins im synaptischen Spalt mittels Abbaublockade. Auch wenn der zugrunde liegende degenerative Prozess auf diesem Wege nicht aufgehalten oder gar beseitigt werden kann, sind doch gewonnene Lebensmonate mit leidlicher Lebensqualität und Unabhängigkeit immer den Versuch einer Behandlung wert. Das gilt uneingeschränkt auch für Menschen mit Intelligenzminderung. Zu einem bestimmten Zeitpunkt des Verlaufs bricht sich dann aber die Symptomatik ihre Bahn. Die Behandlung mit diesen Medikamenten kann beendet werden.

Die psychotische oder affektive Begleitsymptomatik kann mit Neuroleptika oder Antidepressiva behandelt werden. Anxiolytika, Sedative und Hypnotika sind zurückhaltend und nur kurzzeitig anzuwenden.

Organisches amnestisches Syndrom

Dieses Zustandsbild ist vor allem durch Veränderungen des Gedächtnisses geprägt, und zwar sowohl des Kurzzeit- als auch des Langzeitgedächtnisses. Dieser Umstand bewirkt einerseits Orientierungsstörungen – vor allem im Hinblick auf die zeitliche Orientierung –, andererseits eine anterograde Amnesie. Bei einer anterograden Amnesie kann nicht gespeichert werden, was sich ab dem Zeitpunkt des Eintretens der Amnesie ereignet hat; es kann also auch nicht erinnert werden. Die Lücken des Gedächtnisses werden manchmal durch erdachte Erlebnisse und Ereignisse ausgefüllt, sogenannten Konfabulationen. Das Krankheitsbild wird dann auch als Korsakow-Syndrom oder Korsakow-Psychose bezeichnet.

Bei einer retrograden Amnesie besteht an die Zeit vor einem bestimmten Ereignis keine Erinnerung. Die kognitiven Funktionen müssen nicht wesentlich beeinträchtigt sein. Rückbildungen sind möglich und häufig.

Das organisch bedingte Syndrom ist an den Nachweis einer organischen Ursache gebunden. Dies kann beispielsweise ein Schädel-Hirn-Trauma oder ein schwerer operativer Eingriff sein. Es muss nämlich von einer dissoziativen Amnesie, die aus rein psychischer Ursache zustande kommt, abgegrenzt werden. Selbstverständlich kann ein amnestisches Syndrom zeitweilig zu einer Demenz hinzutreten.

Delir (delirantes Syndrom)

Das delirante Syndrom ist erheblich komplexer und schwerwiegender als das vorangehend behandelte amnestische Syndrom. Störungen des Bewusstseins, der Aufmerksamkeit, der Kognition, der Wahrnehmung (Illusionen, Halluzinationen besonders im optischen Bereich) sind charakteristisch. Eventuell kommt es sogar zu flüchtigen Wahnideen. Außerdem bestehen ausgeprägte psychomotorische Störungen, erhebliche motorische Unruhe, deutlicher Rededrang mit Inkohärenz, ausgeprägte Störungen des Schlaf-Wach-Rhythmus. Deutlich zeigen sich auch massive affektive Symptome (Reizbarkeit, Aggressivität, Angst, Depressivität usw.). Vor allem kann das Bild schnell schwanken.

Das Delir kann wie alle organischen Psychosyndrome auf verschiedene Ursachen zurückgehen. Als Ursachen von Delirien sind Arzneimittelvergiftungen bei versehentlicher Medikamentenüberdosierung oder massive Durchblutungsstörungen bei Exsikkose (Hitzezeiten im Sommer!) besonders zu erwähnen. Auch ein Hitzschlag kann eine Ursache sein. Allgemein bekannt sind die deliranten Syndrome bei Alkoholentzug (Entzugsdelir), die insbesondere durch optische Trugwahrnehmungen geprägt sind.

Hirnlokale Psychosyndrome

Wenn sich die Schädigung des Gehirns hauptsächlich oder ausschließlich auf bestimmte Regionen bezieht, treten bestimmte psychopathologische Auffälligkeiten – vor allem im Bereich des Verhaltens – in den Vordergrund. Sie prägen das Bild der Persönlichkeit.

Das wichtigste Bild in der Praxis ist das frontale Psychosyndrom. Es entsteht zumeist durch mechanisch-traumatische Einwirkungen (z. B. Schädel-Hirn-Trauma), massive Einblutungen (hämorrhagischer Insult), jedoch auch durch andere Ursachen (z. B. Hirntumor). Kennzeichen sind sowohl Antriebsminderung oder Hemmung als auch Antriebssteigerung und Störungen der Impulskontrolle.

Die psychopathologischen Merkmale dieses und anderer hirnlokaler Psychosyndrome haben enge Beziehungen zu den organischen Persönlichkeitsveränderungen bzw. -störungen.

Besonderheiten bei geistiger Behinderung

Geistige Behinderung ist immer Ausdruck einer Beeinträchtigung der Hirnfunktionen vor dem Hintergrund unterschiedlicher Schädigungen des Gehirns infolge verschiedenster Ursachen. Auf die grundlegenden Aspekte der Abgrenzungen wurde in Kapitel 3.1, S. 111 ff., eingegangen.

Natürlich können bei Menschen mit Intelligenzminderung alle Formen der organischen Psychosyndrome ersten Ranges auftreten. Bei schweren, deutlich ausgeprägten Psychosyndromen wird es nicht schwerfallen, die Diagnose zu stellen. Bei leichten Ausprägungsgraden des Psychosyndroms oder wenn Menschen eine schwere intellektuelle Beeinträchtigung haben, kann es schwierig sein, frühzeitig oder auch hinreichend sicher eine Diagnose zu stellen. Das ist insbesondere dann der Fall, wenn sie in ihrer Kommunikation oder zusätzlich sensorisch beeinträchtigt sind. Bei Menschen mit geistiger Behinderung zeigen sich die Symptome einer Demenz oft zuerst in den Verhaltens- und affektiven Auffälligkeiten, bevor sich die eigentliche demenzielle Kernsymptomatik nicht mehr übersehen lässt.

5.1.2 Organische Psychosyndrome zweiten Ranges

Bei den organischen Syndromen zweitens Ranges handelt es sich, vereinfacht gesagt, um solche Syndrome, die in ihrer symptomatische Gestaltung oft an andere psychische Störungsbilder (z. B. schizophrene oder affektive Störungen) denken lassen und dennoch organisch bedingt sind. Früher wurden solche Zustandsbilder, sofern sie vorübergehender Natur sind, nach Hans Heinrich Wieck als Durchgangssyndrome bezeichnet. Typische Merkmale wie Störungen des Gedächtnisses, der Kognition oder gar Bewusstseinsstörungen stehen keinesfalls im Vordergrund, sind allenfalls in leichter Ausprägung oder vorübergehend vorhanden. Aber diese Zustandsbilder können eben auch lange oder dauerhaft bestehen bleiben.

Leichte kognitive Störung

Wenn Merkmale der Demenz vorhanden, jedoch nicht vollständig oder nur vergleichsweise gering ausgeprägt sind, liegt eine leichte kognitive Störung vor. Im Mittelpunkt stehen Klagen über Konzentrationsprobleme, Vergesslichkeit, Gedächtnisprobleme und Lernschwierigkeiten. Oft entsprechen die Ausprägungen der Normabweichungen im Spiegel objektiver Testergebnisse nicht den subjektiven Beschwerden.

Eine leichte kognitive Störung kann, wenn die Grunderkrankung nicht fortschreitet, durchaus langfristig bestehen. Bei progredienter Ursache, z. B. einer Alzheimer-Krankheit, wird die leichte kognitive Störung schließlich in eine Demenz übergehen.

Die leichte kognitive Störung muss vom normalen Alterungsprozess abgegrenzt werden. Das gilt insbesondere, wenn sie als Anfangsstadium einer Entwicklung hin zur Demenz auftritt, wenn sie also sehr leicht beginnt und fortschreitet, um immer deutlicher ausgeprägt zu werden und später in die Demenz überzugehen. Die Intelligenz, die ihrerseits verschiedene Komponenten hat, altert nämlich über die Lebensspanne. Vor allem vermindert sich die geistige Verarbeitungsgeschwindigkeit. Zwischen den Menschen bestehen nicht nur Unterschiede im Hinblick auf die Ausgangslage, sondern auch hinsichtlich des Ausmaßes und Tempos des Leistungsabbaus. Auf jeden Fall bilden sich im Alter bei jedem Menschen die intellektuellen Fähigkeiten zurück. Die Abgrenzung zu krankhaften oder krankheitswertigen Zuständen kann eigentlich nur getroffen werden, indem die Fähigkeit des Betroffenen, eine bestimmte Aufgabe zu lösen (z. B. Testaufgaben), mit den Fähigkeiten seiner Altersgruppe verglichen wird. Dabei ist das Ergebnis immer mit einer geeigneten Vergleichsgruppe abzugleichen.

Organische Persönlichkeitsstörung, organische Wesensänderung

Isoliert oder eingebettet in andere chronische organische psychische Veränderungen (z. B. Demenz) können Veränderungen der Persönlichkeit auftreten, die einen deutlichen Unterschied zur Persönlichkeit eines Menschen vor der Erkrankung ausmachen. Die gewohnten Züge der Persönlichkeit spitzen sich zu – aus Selbstbewusstsein wird Rechthaberei, aus Sparsamkeit wird Geiz – oder mildern sich ab. Auch regelrecht persönlichkeitsfremde Züge können auftreten. Auf jeden Fall sind die Bereiche der Affektivität gestört, während kognitive Beeinträchtigungen nicht zur organischen Wesensänderung gehören. Aber kognitive Beeinträchtigungen können im Einzelfall zusätzlich bestehen. Dann, wegen gegebenenfalls eingeschränkter Urteilsfähigkeit, ist die Gefahr sozialer Entgleisungen erhöht.

Manchmal kommt es zu aggressiven Verhaltensweisen (z. B. Handgreiflichkeiten) und übergriffigen Handlungen (z. B. Beleidigungen, sexuelle Handlungen) gegenüber Dritten, die strafrechtlich relevant sind. In solchen Fällen steht die Beurteilung der Schuldfähigkeit (siehe Kap. 4.7.4, S. 173 f.) zur Debatte. Bei den organisch bedingten Persönlichkeitsstörungen bestehen Zusammenhänge zu den hirnlokalen Psychosyndromen. Wichtig ist, das organische Wesen der Veränderungen zu verstehen und es nicht mit moralischen Kategorien zu bewerten.

Eine Sonderform bilden die organischen dissoziativen Störungen. Auf der Grundlage einer organischen Wesensänderung treten hierbei Verhaltensweisen auf, die wegen ihrer Übertriebenheit und Theatralik hysterisch anmuten. Möglich ist auch, dass es zu dissoziativen epileptischen Anfällen, Weglaufhandlungen (Fugue), Stupores, Bewegungsstörungen oder Lähmungen kommt.

Organische asthenische Persönlichkeitsveränderung

Bei diesem zumeist vorübergehenden psychopathologischen Syndrom der organischen asthenischen Persönlichkeitsveränderung stehen eine ausgeprägte Ermüdbarkeit und Erschöpfbarkeit (Asthenie) sowie eine massive Veränderung des Gefühlslebens im Vordergrund, nämlich Affektlabilität oder Affektinkontinenz.

Weitere organische Syndrome zweiten Ranges

Eine Reihe weiterer Syndrome können auf einer fassbaren organischen Ursache beruhen. Das Besondere liegt darin, dass sie andere psychische Störungen unter Umständen täuschend echt nachahmen können. So geben vor allem erst die Anamnese, der Verlauf, die sorgfältige klinische und paraklinische Untersuchung Auskunft über das organische Wesen der Störungsbilder. Die psychopathologischen Bilder können auch gemischt auftreten.

Bei der organischen wahnhaften oder *schizophreniformen Störung* stehen Wahnsymptome im Vordergrund, bei der *organischen katatonen Störung* Symptome der Psychomotorik. Die *organische Halluzinose* ist durch optische, akustische oder andere Trugwahrnehmungen (Halluzinationen, Illusionen) gekennzeichnet. Die *organische affektive Störung* wird durch depressive oder manische Symptome im Bereich von Stimmung und Antrieb geprägt. Der *organischen Zwangsstörung* sind Zwangssymptome (Zwangsgedanken, Zwangshandlungen) zu eigen. Die *organische Angststörung* ist von einer Angstsymptomatik bestimmt.

Besonderheiten bei geistiger Behinderung

Selbstverständlich können grundsätzlich alle Störungsbilder aus der Gruppe der organischen Psychosyndrome zweiten Grades auch bei Menschen mit geistiger Behinderung auftreten. Grundsätzlich gilt das Gleiche wie für die Psychosyndrome ersten Grades.

Natürlich stellt sich auch bei Psychosyndromen zweiten Grades die praktisch-diagnostische Frage, ob die einzelnen Veränderungen, die Merkmale des jeweiligen Syndroms, vor dem Hintergrund der Intelligenzminderung deutlich oder rechtzeitig zu erkennen sind. Hier kommt es vor allem auf die differenzierte Beobachtung durch vertraute Angehörige und auch durch Heilerziehungspflegerinnen und -pfleger an.

Die Häufigkeit einzelner Syndrome hat mit den Ursachen des Behinderungsbildes (z. B. Alzheimer-Demenz bei Trisomie 21), aber auch mit den Begleiterkrankungen und deren Behandlung zu tun.

5.2 Substanzmissbrauch und Substanzabhängigkeit

Die ICD-10 führt diese Störungsbilder als *durch psychotrope Substanzen bedingte psychische Störungen* auf. Lange Zeit dachte man, bei Menschen mit geistiger Behinderung seien Missbrauch und Abhängigkeit von psychotropen Substanzen überaus selten. Mittlerweile lehren die Erfahrungen etwas anderes. Mit dem Abbau ausgrenzender Sonderwelten in Form abgelegener Anstalten und mit der zunehmenden Integration der Angebote der Behindertenhilfe in normale Wohnsettings usw. sind Menschen mit geistiger Behinderung grundsätzlich ähnlichen Versuchungen und Verführungen zum Substanzmissbrauch und damit dem Risiko einer Abhängigkeit ausgesetzt wie andere Bevölkerungsgruppen auch. Allenfalls ihre beschränkte Verfügung über ausreichende finanzielle Mittel ist ein gewisser Schutz vor illegalem Drogenkonsum.

Im Folgenden sollen zuerst grundlegende Begriffe wie psychotrope Substanzen, Intoxikation, Missbrauch, Abhängigkeit, Entzug und Entwöhnung usw. dargestellt werden, danach die wichtigste Substanz – Alkohol –, dessen Wirkungen und Gefahrenpotenzial.

5.2.1 Grundlegende Begriffe

Psychotrope Substanzen

Unter „psychotropen Substanzen" versteht man alle Substanzen, die eine Wirkung auf psychische Funktionen haben. Dabei ist es gleichgültig, ob diese Wirkungen positiv bzw. erwünscht oder negativ bzw. unerwünscht sind, ob sie gezielt gesucht oder als Nebenwirkungen hingenommen werden müssen, ob die Substanzen von den Nutzern selbst beschafft und eingenommen werden oder aus einer ärztlichen Verordnung stammen. Natürlich gehören sowohl alle Psychopharmaka als auch Alkohol, alle Rauschmittel, die Schmerz-, Beruhigungs- und Schlafmittel und alle Rauschgifte (sogenannte illegale Substanzen) in diese Substanzgruppe.

Akute Intoxikation

Unter einer akuten Intoxikation versteht man ein vorübergehendes psychopathologisches Syndrom, das nach übermäßiger Aufnahme einer psychotropen Substanz auftritt und sich in Veränderungen von Bewusstsein, Verhaltens- und Reaktionsweisen sowie weiteren psychischen und körperlichen Auffälligkeiten zeigt. Der Alkoholrausch ist ein typisches Beispiel und in seinen verschiedenen Schweregraden hinreichend bekannt.

Wenn entweder infolge einer sehr hohen Dosis oder einer herabgesetzten Empfindlichkeit (z. B. bei Vorschädigung des Gehirns oder gleichzeitiger Medikamenteneinnahme) die Intoxikation sehr schwer ist, kann sie mit Beeinträchtigungen von Bewusstsein und vegetativen Funktionen (Atmung, Puls, Erbrechen usw.) verbunden sein, die u. U. sogar zu Verletzungen führen oder lebensgefährliche Ausmaße erreichen können (z. B. „Komasaufen"). Wenn eine Intoxikation in Form eines aggressiv ausgestalteten Alkoholrausches bei verhältnismäßig niedriger Dosis auftritt, spricht man auch von „pathologischem Rausch". Überhaupt kann sich manchmal das Erscheinungsbild einer Intoxikation ganz anders darstellen, als man es vom Wirkprofil der Substanz eigentlich erwartet (z. B. enthemmte, agitierte Zustände unter Beruhigungsmitteln). Bei manchen Substanzen, z. B. bei Alkohol, verändert sich das Bild in Abhängigkeit vom Blutspiegel: Während niedrige Blutspiegel eine erheiternde und enthemmende Wirkung entfalten, führen hohe Blutspiegel zu Müdigkeit, Schläfrigkeit und erheblicher Beeinträchtigung von Orientierung, Denkfähigkeit usw. Schlimmstenfalls geht der Rausch in ein Koma über.

Die Wirkung einer Intoxikation klingt mehr oder minder rasch ab. Wie schnell das geschieht, hängt u. a. von den Stoffwechselmerkmalen der Substanz und von der körperlichen Disposition der Person ab.

Missbrauch, schädlicher Gebrauch

Wenn Stärke und Häufigkeit des Substanzgebrauchs zwar schon gesundheitliche physische und psychische Gesundheitsschädigungen und Einschränkungen der sozialen Aktivitäten bewirken, aber noch keine wirkliche Abhängigkeit vorliegt, handelt es sich um einen schädlichen Gebrauch oder Missbrauch. Eine akute Intoxikation oder *Hangover* („Kater") ist aber noch kein Beleg für einen Missbrauch oder einen schädlichen Gebrauch.

Die Ursachen und Bedingungen für die Entwicklung eines schädlichen Gebrauchs und später für die Entwicklung einer Abhängigkeit sind vielfältig. Sie reichen von Langeweile und kritiklosem Konsum von Substanzen über Verführung durch Altersgenossen, vermeintliche Mutproben und Männlichkeitsbeweise bis hin zur Suche nach Entspannung und Angstlinderung oder Suche nach besonderen Erlebnissen. Es ist nicht sinnvoll, zuerst nach einer besonderen Suchtpersönlichkeit zu fragen, weil diese Frage davon wegführt, dass im Grunde genommen jeder Mensch über einen Missbrauch in eine Abhängigkeit geraten kann. Dabei begünstigen natürlich bestimmte Persönlichkeitsmerkmale (z. B. depressive Grundstruktur, Selbstunsicherheit, Ängstlichkeit, Verführbarkeit) und gewisse Lebenssituationen (z. B. Einsamkeit, Frustrationen, Verführung im dissozialen und asozialen Milieu) eine solche Entwicklung.

Ein besonderes Problem sind Missbrauch und Abhängigkeit von bestimmten Psychopharmaka, namentlich von Benzodiazepinen und Schmerzmitteln. Eine unreflektierte ärztliche Verschreibung dieser Medikamente begünstigt oder verursacht solche Abhängigkeiten manchmal sogar. Wenn ein Schaden durch die ärztliche Behandlung ausgelöst wird, spricht man von einem *iatrogenen Schaden*. Gerade bei Menschen mit geistiger Behinderung spielen iatrogen ausgelöste Abhängigkeiten von Benzodiazepinen eine große Rolle. Diese Substanzen können langfristig auch in sehr niedriger Dosierung zu Abhängigkeiten führen. Bei Absetzversuchen kommt es dann zu psychischen Symptomen, Verhaltensauffälligkeiten (Unruhe, Schlaflosigkeit, Reizbarkeit, Angst- und Panikzustände, Verstimmungszustände, Konzentrationsstörungen, Gedächtnisstörungen usw.) und körperlichen Symptomen (grippeähnliche Symptome, Kopfschmerz, Gliederschmerz usw.).

5.2.2 Abhängigkeitssyndrom

Ein Abhängigkeitssyndrom liegt vor, wenn durch den Substanzgebrauch und die Substanzbeschaffung erhebliche negative Auswirkungen entstehen, wenn die Substanz für die Betroffenen wichtiger wird als alle anderen persönlichen, beruflichen, sozialen und sonstigen Aktivitäten.

Merksatz
Das zentrale Merkmal der Abhängigkeit ist der starke, oft übermächtige und unbeherrschbare Wunsch, die jeweilige Substanz zu konsumieren.

Ein weiteres charakteristisches Merkmal der Abhängigkeit besteht darin, dass beim Unterlassen des Substanzkonsums einzelne Entzugssymptome bzw. ein vollständiges Entzugssyndrom auftreten.

Merksatz
In Anlehnung an die diagnostischen Leitlinien der ICD-10 ist das Vorliegen von wenigstens drei der folgenden Merkmale entscheidend für die Diagnose eines Abhängigkeitssyndroms:

1. ***Starker Wunsch oder Zwang („Craving"), die Substanz zu konsumieren***
2. ***Verminderte Kontrolle über Beginn, Beendigung oder Menge des Substanzkonsums***
3. ***Substanzgebrauch mit dem Ziel, Entzugssymptome zu lindern oder zu beseitigen***
4. ***Auftreten von Entzugssymptomen bei Unterbrechung des Entzugs***

5. ***Toleranzentwicklung, die dazu führt, dass mit der Zeit immer höhere Dosen der Substanzen für den erstrebten Effekt benötigt werden***
6. ***Eingeengtes Verhaltensmuster im Umgang mit der Substanz (z. B. Missachtung üblicher Regeln hinsichtlich des Alkoholmissbrauchs über den Arbeitstag)***
7. ***Zunehmende Vernachlässigung anderer Interessen und angenehmer Aktivitäten***
8. ***Fortsetzung des Substanzkonsums trotz erkennbarer Gesundheitsschäden***

Früher hat man für Abhängigkeit auch den Begriff „Sucht" verwendet. Auch wenn dieser Begriff heute in der Fachwelt mehr und mehr an den Rand gedrängt wird, spielt er sowohl in professionellen Kreisen als auch in der Öffentlichkeit immer noch eine Rolle. Das Wort „Sucht" hat seinen Ursprung im alten deutschen Wort „siech" für „krank". Deshalb ist es oft Bestandteil in älteren, teilweise heute noch gebräuchlichen Krankheitsbezeichnungen (z. B. Gelbsucht, Fallsucht).

Natürlich gehen Missbrauch und Abhängigkeit fließend ineinander über. Die Betroffenen neigen aus Scham, aus Kritiklosigkeit oder weil sie hinsichtlich ihrer Kritik- und Urteilsfähigkeit schon erheblich geschädigt sind, zumeist dazu, ihren Zustand zu bagatellisieren und zu behaupten, allein mit der Problematik fertigzuwerden.

Die verschiedenen psychotropen Substanzen unterscheiden sich im Hinblick auf ihr Potenzial, eine Abhängigkeit zu bewirken. Außerdem sind die Dispositionen der Betroffenen, namentlich genetisch bedingte Faktoren, das Alter, aber auch Intensität und Dauer des Substanzkonsums, entscheidende Faktoren dafür, ob oder wie schnell sich eine Abhängigkeit entwickelt. Schlafmittel (Hypnotika), angstlösende Arzneimittel (Anxiolytika), Beruhigungsmittel (Sedativa) und Amphetamine sind im Hinblick auf das Suchtpotenzial im Durchschnitt riskanter als Alkohol. Übrigens haben Antidepressiva und Neuroleptika kein Suchtpotenzial. Cannabis ist im Hinblick auf die Suchtgefahr nicht so riskant wie Opiate.

Im Übrigen werden oft nicht nur einzelne Substanzen, sondern mehrere Substanzen abwechselnd oder zeitgleich konsumiert. Diesen Sachverhalt bezeichnet man auch als *Polytoxikomanie*.

5.2.3 Entzugssyndrom

Ein Entzugssyndrom tritt bei Substanzabhängigkeit auf, wenn der Substanzgebrauch unterbrochen wird. Beginn und Verlauf der Entzugssymptomatik werden von der konkreten Substanz, der Dosis und der Dauer des Konsums beeinflusst.

Ein Entzugssyndrom ist ein objektiver Beleg für eine bestehende Abhängigkeit. Es signalisiert immer höchste Dringlichkeit für die Einleitung einer Entgiftung bzw. einer Entwöhnung. Die Symptomatik kann in Abhängigkeit von Substanz, Dauer des Konsums usw. erheblich variieren. Drastische Komplikationen eines Entzugssyndroms sind delirante Syndrome oder epileptische Krampfanfälle.

5.2.4 Psychotische Störung

Wenn Halluzinationen, Wahn, Beziehungsideen und affektive Symptome im zeitlichen Zusammenhang mit dem Gebrauch einer psychotropen Substanz auftreten (innerhalb von 48 Stunden nach Einnahme), spricht man von einer substanzbedingten psychotischen Störung. Beim Alkoholmissbrauch kommt es nicht selten zum Eifersuchtswahn.

Beim Missbrauch von Stimulanzien treten psychotische Entgleisungen zumeist unter sehr hohen Dosen auf. Bei halluzinogenen Substanzen (LSD, Cannabis) stellt eine psychotische Symptomatik zumeist eine akute Intoxikation dar. Allerdings können einige Substanzen lang anhaltende psychotische Dekompensationen auslösen, die dann eine differenzialdiagnostische Abklärung gegen eine Schizophrenie erforderlich machen.

5.2.5 Weitere Psychosyndrome durch psychotrope Substanzen

Der Konsum von psychotropen Substanzen kann verschiedene psychische Folgen nach sich ziehen. Wenn Menschen durch Substanzmissbrauch oder -abhängigkeit auch noch unter weiteren Psychosyndromen leiden, erschwert dies natürlich die Behandlung und Rehabilitation erheblich.

Das hauptsächlich durch Alkohol und andere psychotrope Substanzen bedingte amnestische Syndrom ist vorrangig durch Störungen der Gedächtnisfunktionen, Konfabulationen, aber auch durch Persönlichkeitsveränderungen gekennzeichnet. Für das alkoholbedingte amnestische Syndrom wird oft der Begriff der *Korsakow-Psychose* verwendet (siehe Kap. 5.1.1, S. 184).

Wenn langfristige Persönlichkeits- und Verhaltensveränderungen im Vordergrund stehen, handelt es sich um organische Persönlichkeits- und Verhaltensstörungen. Treten langfristige kognitive und mnestische (das Gedächtnis betreffende) Veränderungen in den Vordergrund, handelt es sich um demenzielle Syndrome. Verstimmungszustände vorwiegend in depressiver, gelegentlich auch in manischer Richtung werden als „affektive Syndrome“ bezeichnet. Auch können durch Substanzmissbrauch oder -abhängigkeit verzögerte psychotische Zustände ausgelöst werden. Dabei muss man differenzialdiagnostisch zu klären versuchen, ob es sich um ein substanzbedingtes psychotisches Syndrom oder um eine lediglich durch Substanzen ausgelöste „echte“ Psychose (z.B. eine Schizophrenie) handelt. Abzugrenzen sind noch die Nachhallzustände oder Flashbacks; es handelt sich dabei um sehr kurze Episoden (einige Minuten), während derer tatsächliche Erlebnisse unter unmittelbarem Substanzeinfluss plastisch erinnert werden.

5.2.6 Körperliche Folgen von schädlichem Gebrauch und Abhängigkeit

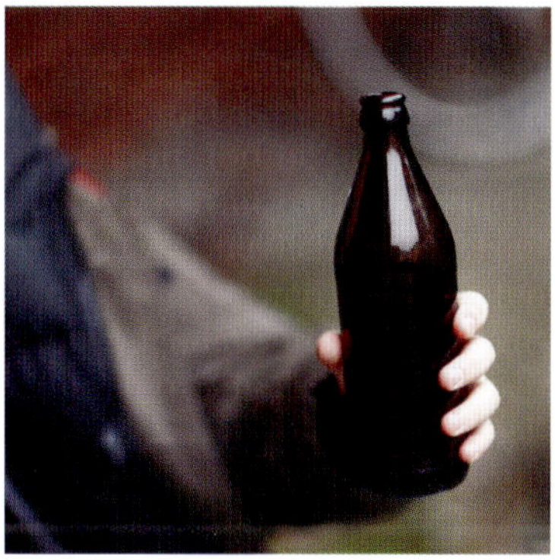

Neben den psychischen Folgen von schädlichem Gebrauch und Abhängigkeit von psychotropen Substanzen treten verschiedene körperliche Folgen auf. Das Schädigungsprofil unterscheidet sich im Hinblick auf die einzelnen Substanzen. Überdies spielen natürlich die körperlichen Dispositionen der Betroffenen, die Dauer und Schwere des Substanzkonsums eine Rolle.

Alkohol wird am häufigsten konsumiert. Neben den psychischen Syndromen schädigt Alkoholmissbrauch und -abhängigkeit das Nervensystem (z.B. Neuropathie), das Herz-Kreislauf-System (z.B. Kardiomyopathie, Hypertonie), den Verdauungstrakt (z.B. Gastritis, Pankreatitis) und natürlich die Leber (z.B. Leberzirrhose). Es kann zu Schädigungen der Fortpflanzungsorgane (z.B. Hodenatrophie) kommen oder zu einer Störung des Hormonsystems (erhöhter Östrogenspiegel). Krebserkrankungen werden ebenfalls durch Alkohol begünstigt.

Bei den illegalen Drogen spielen Infektionskrankheiten (z.B. Hepatitiden, HIV, AIDS), Abszesse, septische Erkrankungen, Organschäden, aber auch Infarkte eine Rolle. Abhängig machende Psychopharmaka schädigen vor allem die Leber.

Merksatz
Psychotrope Substanzen haben ein enormes Potenzial für psychische und körperliche Schäden. Diese Schäden stellen in volkswirtschaftlicher Sicht eine enorme Belastung dar. Aber auch für einzelne Betroffene ziehen sie erhebliche Einschränkungen in Leistungsfähigkeit, Genussfähigkeit und sozialer Teilhabe nach sich.

5.2.7 Entzugsbehandlung

Unter Entzug versteht man den Behandlungsabschnitt, der unmittelbar bedrohliche Zustände beseitigen soll und der Stabilisierung der körperlichen Funktionen dient. Die Entgiftung soll insbesondere bei der Überwindung von körperlichen Entzugssymptomen helfen. Ein Entzug ohne ärztliche Begleitung kann lebensgefährlich werden. Aus diesem Grunde ist manchmal eine Entgiftung sogar unter intensivmedizinischen Bedingungen notwendig, z.B. beim Auftreten von Alkoholentzugsdelirien. Alkoholentzug wird nicht selten von erheblichen vegetativen, ggf. lebensgefährlichen Entgleisungen und Tremor (deswegen die Bezeichnung *Delirium tremens*) begleitet.

Meist findet der Entzug im Rahmen eines Krankenhausaufenthalts statt. Wenn während des Entzugs schon gezielt die Motivationen zur Überwindung der Abhängigkeit gestärkt werden und an den individuellen Bedingungsfaktoren gearbeitet wird, handelt es sich um einen *qualifizierten Entzug*.

5.2.8 Entwöhnungsbehandlung

Die Entwöhnung als rehabilitativ angelegter Prozess erstreckt sich über mehrere Monate, meist vier bis sechs Monate. Sie dient der sozialen Wiedereingliederung bzw. Rehabilitation und schließt sich an die Phase des Entzugs an. Sie kann stationär und ambulant erfolgen. Im Zentrum stehen die körperliche Erholung und die psychische Rehabilitation. Die Entwöhnung findet häufig in spezialisierten suchtmedizinischen Kliniken statt. Die psychischen und sozialen Komponenten der Abhängigkeit werden durch psychotherapeutische, soziotherapeutische und andere Mittel bearbeitet.

Während der Rehabilitation geht es vor allem um die Vorbereitung eines Lebens ohne die suchterzeugende(n) Substanz(en), alternative Möglichkeiten der Konfliktbewältigung, eine sinnvolle Freizeitgestaltung, einen Umgang mit den alltäglichen Gefährdungen durch die Substanzen (Alkohol, Medikamente) usw. Oft schließen sich an die stationären Rehabilitationsmaßnahmen noch ambulante Nachsorgemaßnahmen zur Stabilisierung oder die Inanspruchnahme von Selbsthilfegruppen an. Die psychische Abhängigkeit bleibt meist noch über Monate und Jahre bestehen. Das sogenannte Suchtgedächtnis bleibt lebenslang erhalten und damit auch das Risiko von Rückfällen. Leider verschließen sich noch immer die meisten Rehabilitationseinrichtungen den Bedürfnissen von Menschen mit geistiger Behinderung und Suchtproblemen.

5.2.9 Spezielle Aspekte bei Alkoholmissbrauch und -abhängigkeit

Wegen seiner großen Bedeutung in unserer Gesellschaft wird hier noch einmal besonders auf den schädlichen Gebrauch und die Abhängigkeit von Alkohol eingegangen.

Auf Elvin M. Jellinek (1960) geht eine bekannte Typologie von Alkoholkonsumenten zurück:

- Der Alpha-Typ (Konflikttrinker) trinkt undiszipliniert bei Konflikten und Problemen, um Entlastung zu finden.
- Der Beta-Typ (Gelegenheitstrinker) neigt bei sozialen Anlässen (Feiern) zu übermäßigem Alkoholkonsum.
- Der Gamma-Typ (Suchttrinker) zeigt Kontrollverlust, kann aber lange eine Abstinenz einhalten; die psychische Abhängigkeit geht der körperlichen zeitlich voran.
- Der Delta-Typ (Spiegeltrinker) nimmt regelmäßig über den Tag verteilt Alkohol zu sich, um den Blutalkoholspiegel aufrechtzuerhalten. Er ist abhängig. Deshalb ist ihm keine willentliche Abstinenz möglich. Trinkt er nichts, löst dies eine Entzugssymptomatik aus.
- Der Epsilon-Typ (Quartalstrinker) trinkt in bestimmten Episoden, meist vor dem Hintergrund von Befindlichkeitsstörungen oder Verstimmungen.

Die Einteilung nach Jellinek ist nicht unwidersprochen geblieben.
(vgl. Jellinek, 1960)

Der übermäßige Konsum von Alkohol ist von großer gesundheitspolitischer Bedeutung. Er führt einerseits zu vielen psychischen, körperlichen sowie erheblichen sozialen Folgen und Komplikationen. Andererseits ist Alkohol leicht und legal zu bekommen.

Jede Behandlung der Folgen von Alkohol sollte damit beginnen, möglichst Abstinenz zu erreichen. Dabei reichen bei einer manifesten Abhängigkeit die Beteuerungen der Betroffenen, sich nunmehr einsichtig zu zeigen, sich am Riemen zu reißen und den Alkoholkonsum zu unterlassen, in der Regel nicht aus. Vielmehr sollten qualifizierte Entgiftungs- und Entwöhnungsprogramme absolviert werden. Die psychischen oder körperlichen Folgeprobleme des Alkoholkonsums sind nach den entsprechenden fachlichen Standards zu behandeln. Allerdings muss man auch nach erfolgreichen Entwöhnungen mit Rückfällen rechnen und die Betroffenen auf einen zweckmäßigen Umgang mit Rückfällen vorbereiten.

In den letzten Jahren hat der therapeutische Ansatz namens *Community Reinforcement Approach* (CRA) von sich reden gemacht. Dem umfassenden verhaltenstherapeutischen Konzept liegt die Erfahrung zugrunde, dass soziale Verstärkungen einerseits dazu beitragen, Missbrauch und Abhängigkeit aufrechtzuerhalten, andererseits auch geeignet sein können, zur Behandlung und zur Aufrechterhaltung von Abstinenz zu motivieren. Positive Verstärker vermitteln die Erfahrung, dass ein abstinentes Leben attraktiver und erfüllter ist als der Gebrauch von Rauschmitteln. Dabei wird an die individuellen Werte und Ziele des Betroffenen angeknüpft. In diesem alltagsorientierten therapeutisch-rehabilitativen Prozess kommt es entscheidend auf die aktive Kooperation der Betroffenen an.

5.2.10 Besonderheiten bei geistiger Behinderung

Bei Menschen mit geistiger Behinderung spielt hinsichtlich des Konsums psychotroper Substanzen der Alkohol die größte Rolle. Insgesamt betrifft der überdurchschnittliche Alkoholkonsum eher Personen mit leichteren Graden der Intelligenzminderung. Das liegt vor allem am leichten Zugang. Grundsätzlich unterscheidet sich die Symptomatik der verschiedenen psychischen Folgen – vom Rausch bis zur Demenz – oder der körperlichen Auswirkungen (z. B. Gastritis, Herzprobleme) nicht von der bei anderen Menschen. Allerdings könnte es sein, dass die Beschwerden verzögert mitgeteilt oder die Gesundheitsprobleme zu spät identifiziert werden.

Es gibt aber auch Besonderheiten: Menschen mit geistiger Behinderung haben oft zusätzliche Gesundheitsprobleme (z. B. Epilepsie). Diese bewirken, dass sich Alkohol besonders ungünstig auswirkt (z. B. Anfallsprovokation). Häufig müssen wegen dieser Gesundheitsprobleme bestimmte Medikamente eingenommen werden, die dann in Wechselwirkung mit dem Alkohol treten.

Nicht selten geraten Menschen mit geistiger Behinderung, die unkritisch dem Alkohol zusprechen, in Kontakt mit dissozialen und asozialen Kreisen, die sie ausnutzen und in Gefahr bringen, vor allem wenn ihr Kritik- und Urteilsvermögen eingeschränkt ist.

Allerdings zeigt sich in den letzetn Jahren, dass Menschen mit geistiger Behinderung auch mehr und mehr mit illegalen Drogen in Kontakt kommen, vor allem mit Cannabis. Abgesehen von dem Suchtpotenzial und den gesundheitlichen Risiken von Cannabis sowie der Gefahr, dass mit Cannabis der Weg zu anderen illegalen Drogen eröffnet wird, liegt die Gefahr vor allem in der speziellen Art der Beschaffung, die die Betroffenen häufig in den sozial gefährdenden Einflussbereich der Dealer bringt.

Schließlich ist noch einmal an die nicht selten unkritische ärztliche Verordnung von Anxiolytika, Sedativa und Hypnotika zu erinnern. Insbesondere das Risiko der *low-dose dependence* (Abhängigkeit bei niedrigen Dosierungen) führt in einen Teufelskreis. Vor allem die Benzodiazepine können in langfristiger niedriger Dosierung zu Abhängigkeiten führen, die dadurch gekennzeichnet sind, dass bei Absetzversuchen psychische Symptome (Unruhe, Schlaflosigkeit, Reizbarkeit, Angst- und Panikzustände, Verstimmungszustände, Konzentrationsstörungen, Gedächtnisstörungen usw.) und körperliche Symptome (grippeähnliche Symptome, Kopfschmerz, Gliederschmerz usw.) auftreten. Oft wird diesen Symptomen leider mit einer Steigerung der Psychopharmaka anstelle einer Reduzierung begegnet. Der Teufelskreis sollte so früh wie möglich mit einer planmäßigen, fachlich qualifizierten Entzugs- bzw. Entwöhnungsbehandlung unter kompetenter ärztlicher Führung unterbrochen werden.

Wenn Menschen mit geistiger Behinderung einen schädlichen Gebrauch von psychotropen Substanzen betreiben oder gar abhängig geworden sind, benötigen auch sie eine kompetente Entgiftung und vor allem die Entwöhnung. Leider gibt es kaum Einrichtungen und Programme, die für diese Zielgruppe geeignet sind. Selbst wenn eine Klinik Personen mit geistiger Behinderung nicht ausdrücklich ablehnt, sind doch die Anforderungen an die Mitarbeit und die Hürden der Methoden oft zu hoch und zu komplex. Auch Heilerziehungspflegerinnen und -pfleger können und sollten im Alltag Aspekte der Suchtprävention in die Gesundheitsförderung und -bildung einbinden.

5.3 Schizophrenien und verwandte Störungen

Die nächsten beiden Störungsgruppen, schizophrene und affektive Störungen, fielen früher im Rahmen der klassischen deutschen Psychiatrie unter die Überschrift der sogenannten endogenen Psychosen. Man wollte damit ausdrücken, dass diese Störungen eine – wenn auch noch unerkannte – körperliche Ursache haben. Diese Auffassung stützte sich unter anderem auf die Beobachtung, dass die Störungen familiär gehäuft auftreten. Dies legt eine genetische Komponente nahe. Auch die Eigendynamik der Krankheitsverläufe scheint auf die organische Ursache hinzudeuten. In den letzten Jahrzehnten ist der Begriff der Endogenität wegen seiner Unschärfe, seiner spekulativen Anteile und der ungenügenden Verankerung in der internationalen Fachwelt an den Rand gedrängt worden. Die ICD-10 vermeidet ihn gänzlich.

5.3.1 Schizophrenien

Die Unterscheidung zwischen Schizophrenien und affektiven Störungen geht auf Emil Kraepelin (1856–1926) zurück, der allerdings noch andere Bezeichnungen für diese Störungsbilder verwendete. Kraepelin hatte im Hinblick auf die häufig beobachteten und relativ früh einsetzenden Einbußen der mentalen Leistungsfähigkeit als übergreifende Gemeinsamkeit mehrerer Krankheitsformen – Paraphrenien, Katatonien und Hebephrenien – den Oberbegriff „Dementia praecox" gewählt. Einige Zeit später ersetzte Eugen Bleuler (1857–1939) diesen Begriff durch den der Schizophrenie. Allerdings verwies auch er auf die Verschiedenheit der unter diesem Oberbegriff zusammengefassten Störungen und sprach deshalb von der Gruppe der Schizophrenien.

Auch heute noch fasst man unter der Überschrift der Schizophrenien eine Reihe von Krankheitsbildern zusammen, die trotz vieler Gemeinsamkeiten hinsichtlich einer Art Kernsymptomatik eine große Verschiedenartigkeit aufweisen. Die einzelnen Störungen unterscheiden sich im Verlauf und vermutlich auch in ätiologischer oder pathogenetischer Hinsicht.

Gerade am Beispiel der Schizophrenien kann man gut sehen, was eine psychiatrische Diagnose bedeutet. Trotz unübersehbar vieler Einzelbefunde aus Neurobiochemie, Bildgebung, Elektrophysiologie, Genetik, Verlaufsforschung usw. kann man heute noch nicht wirklich sagen, worum es sich bei den Störungsbildern, die als Schizophrenien zusammengefasst werden, nun wirklich handelt. Vielmehr muss man einräumen, dass die Verabredung in der Fachwelt besteht, wenn bestimmte Merkmale vorliegen, den betreffenden Zustand mit der Diagnose Schizophrenie zu bezeichnen. Eine psychiatrische Diagnose ist also eine Konvention.

Die Schizophrenien sind eine sehr wichtige Störungsgruppe. Sie kommen vergleichsweise häufig vor. Die Prävalenz wird bis zu 1 Prozent der Bevölkerung angegeben. Beide Geschlechter sind etwa gleich häufig betroffen. Die Behandlungs- und die Folgekosten für Rehabilitationsmaßnahmen, Rente wegen Berufsunfähigkeit usw. sind in volkswirtschaftlicher Perspektive beträchtlich. Für Betroffene ist eine Schizophrenie ein schwerwiegender Einschnitt in die Biografie. Ganz besonders dann, wenn die Berufsperspektiven oder Erwerbsfähigkeit dauerhaft eingeschränkt bleiben oder unter Umständen sogar Maßnahmen der Eingliederungshilfe notwendig werden. Man kann nicht pauschal und von vornherein sagen, dass eine Schizophrenie eine ungünstige Prognose hat, wie es früher geschah. Eine Gesundung ist möglich. Dennoch wird mit der Diagnose noch oft eine schlechte oder verhängnisvolle Prognose verbunden. Darum sollte man mit der Diagnose vorsichtig umgehen.

Symptomatik

Die Symptomatik der Schizophrenien ist sehr heterogen. Im Hinblick auf die dominierenden Merkmale unterscheidet man deshalb verschiedene klinische Schizophrenieformen.

Damit ist aber noch längst nicht gesagt, dass sozusagen schon die kleinsten Einheiten der Unterteilbarkeit der Schizophrenien erreicht wären. Es ist vielmehr so, dass es auch innerhalb der gleich bezeichneten Formen noch unterschiedliche Verläufe gibt. Noch ist nicht klar, ob diese Unterschiede der Verläufe in genetischen Verschiedenheiten oder in anderen Faktoren einschließlich der Umweltfaktoren begründet sind.

Merksatz

Um innerhalb der ausgeprägten Heterogenität der Symptomatik eine Orientierung für die Diagnostik zu finden, hat man sich im Rahmen der ICD-10 darauf verständigt, mehrere Gruppen von Symptomen als besonders bedeutsam zu erklären.

1. ***Gedankenlautwerden, -eingebung, -entzug und -ausbreitung***
2. ***Kontrollwahn, Beeinflussungswahn, Gefühl des Gemachten hinsichtlich Gedanken, Bewegungen, Handlungen, Empfindungen***
3. ***Halluzinationen kommentierender oder dialogischer Stimmen, die über Betroffene sprechen, oder Stimmen, die aus dem Körper kommen***
4. ***Anhaltender Wahn***
5. ***Anhaltende Halluzinationen jeder Sinnesmodalität, begleitet entweder von Wahngedanken ohne deutliche affektive Beteiligung oder von anhaltenden überwertigen Ideen, die täglich über Wochen oder Monate auftreten***
6. ***Gedankenabreißen, Einschiebungen in den Gedankenfluss, was zu Zerfahrenheit, Danebenreden oder Neologismen führt***
7. ***Katatone Symptome wie Erregung, Haltungsstereotypien oder wächserne Biegsamkeit, Negativismus, Mutismus oder Stupor***
8. ***„Negative" Symptome wie Apathie, Sprachverarmung, verflachte oder inadäquate Affekte (Diese Symptome dürfen nicht durch Depression verursacht oder als Nebenwirkung der Medikation erklärbar sein.)***

Die ICD-10 legt fest, dass für die Diagnose Schizophrenie wenigstens ein eindeutig vorhandenes Symptom (wenn die Symptome weniger deutlich ausgeprägt sind: zwei oder mehr) aus den Merkmalsgruppen 1 bis 4 oder alternativ mindestens zwei Symptome aus den Gruppen 5 bis 8 fast ständig über wenigstens einen Monat vorliegen müssen.

Bestehen die Symptome weniger als einen Monat lang – gleichgültig ob spontan oder unter Behandlung –, dann soll zunächst eine akute schizophreniforme psychotische Störung diagnostiziert werden (schizophreniform: erscheinungsbildliche Ähnlichkeit mit einer Schizophrenie). Der Sinn dieser Regel liegt darin, sich nicht vorschnell auf die doch noch immer mit einer ungünstigen Prognose und mit einem Stigma behaftete Diagnose Schizophrenie festzulegen. Natürlich darf die Symptomatik nicht durch eine organische Ursache, beispielsweise durch eine Hirnentzündung, erklärbar sein. Das müsste durch eine sorgfältige Erhebung der Vorgeschichte sowie eine umfassende klinische und paraklinische Untersuchung geklärt werden.

Die erkrankten Personen haben häufig keine Krankheitseinsicht. Sie können ihre Krankheit nicht selbst erkennen und es auch nicht akzeptieren, wenn man ihnen mitteilt, dass sie psychisch erkrankt sind. Dieser Umstand ist wichtig für die Behandlung und Rehabilitation. Damit sind erhebliche Schwierigkeiten verbunden, Betroffene zur Mitwirkung an der Behandlung zu motivieren. Hinzu kann treten, dass sie die Behandlung als Verschwörung von Verfolgern begreifen usw.

Klinische Formen der Schizophrenie

Seit Beginn der Beschreibung der Schizophrenien wird die klinische Unterform der Erkrankung danach bestimmt, welche Symptomatik den Vordergrund des klinischen Bildes ausmacht. Trotzdem muss dabei grundsätzlich die klinische Kernsymptomatik der Schizophrenien bestehen.

Von einer *paranoiden Schizophrenie* (früher: Paraphrenie) ist die Rede, wenn die Wahnsymptomatik das Bild bestimmt. Diese klinische Form ist auch die am häufigsten diagnostizierte. Ob das tatsächlich berechtigt ist, sei dahingestellt. Die bildbestimmende Wahnsymptomatik wird von Halluzinationen, namentlich von akustischen, begleitet. Deshalb wird oft von paranoid-halluzinatorischen Schizophrenien gesprochen. Dabei kennt die ICD-10 diesen Begriff gar nicht. Vor allem sind Halluzinationen häufig und ubiquitär, also auch außerhalb der Schizophrenien anzutreffen, sodass man eigentlich auf den Begriff der paranoid-halluzinatorischen Schizophrenien verzichten sollte. Viele Menschen mit paranoiden Schizophrenien haben sich in lebenspraktischer Hinsicht erstaunlich gut mit ihrem Wahn arrangiert. Oft haben sie gelernt, die Wahnideen und Wahnvorstellungen für sich zu behalten und mehr oder minder unauffällig ihrem Alltag nachzugehen.

Wenn Veränderungen von Affektivität und Stimmung im Sinne von emotionaler Verflachung sowie Verhaltensänderungen im Vordergrund stehen, während Wahnsymptome, Trugwahrnehmungen und andere produktive Symptome, die für Schizophrenie typisch sind, im Hintergrund bleiben, liegt eine *Hebephrenie* oder hebephrene Schizophrenie vor. Für diese Form ist ein vergleichsweise früher Beginn zwischen 15 und 25 Jahren typisch.

Eine *katatone Schizophrenie* oder Katatonie liegt vor, wenn die psychomotorischen (katatonen) Symptome, auch durchaus in raschem Wechsel von Erregung und Hemmung, das klinische Bild beherrschen. Die Betroffenen nehmen vertrackte oder bizarre Haltungen (Haltungsverharren) ein, stehen in Raumecken oder an Gebäudewänden oder liegen dabei manchmal auch im Bett. Gelegentlich kann man sie passiv, ohne dass sie erkennbaren Widerstand leisten, in bestimmte Haltungen und Stellungen bringen (wächserne Biegsamkeit, *Flexibilitas cerea*), in denen sie dann weiter verharren. Manchmal existieren Hemmung und Erregung in verschiedenen Regionen nebeneinander. Die katatone Symptomatik kann auch bei organischen Hirnerkrankungen auftreten, weshalb die sorgfältige klinische Abklärung dieser Zustandsbilder unbedingt erforderlich ist, vor allem wenn sie bei einer Person zum ersten Mal auftreten. Auf jeden Fall sind solche Zustandsbilder schon äußerlich sehr auffällig. Vergleicht man die geringe Häufigkeit der Diagnose katatone Schizophrenie in heutiger Zeit mit den früheren Häufigkeiten, als die Katatonie nach Angaben einiger Autoren 25 bis 30 Prozent unter den Schizophrenien insgesamt ausmachte, schließt sich die Frage an, ob die Katatonie tatsächlich seltener geworden ist oder nur seltener diagnostiziert wird. Ohne Weiteres lässt sich diese Frage nicht sicher beantworten. Allerdings spricht vieles für die Vermutung, dass sie heute auch seltener erkannt wird. Häufig werden wohl die motorischen Auffälligkeiten, solange sie nicht absolut prägnant auftreten, den Nebenwirkungen der Neuroleptika zugeordnet und nicht als originäre Symptomatik der Katatonie aufgefasst. Für diese Interpretation des „Verschwindens der Katatonie“ spricht, dass die Häufigkeit der Katatonie-Diagnose just ab den 1960er-Jahren zurückgeht, als nämlich die Neuroleptika eingeführt wurden.

Wenn die Symptomatik schleichend voranschreitet, ohne dass es zu einer der vorgenannten eindeutigen Prägungen des klinischen Bildes kommt, aber dennoch die Verhaltensänderungen mit Leistungsversagen und einem Verlust der sozialen Kompetenzen zu finden sind, handelt es sich um eine *Schizophrenia simplex*. Bei ihr stehen die sogenannten negativen Symptome oder Minussymptome im Vordergrund. Insofern stimmt das Bild weitgehend mit dem eines sogenannten *schizophrenen Residuums* überein. Menschen mit einer solchen Symptomatik, die gerade auch für Laien nicht so offenkundig eine Psychose widerspiegelt, sind im besonderen Maße vom Risiko sozialer Ausgrenzung (z. B. Arbeitslosigkeit, Wohnungslosigkeit) betroffen.

Es sind noch andere Formen der Schizophrenie beschrieben worden, z. B. von Gerd Huber (vgl. Huber, 2005, S. 302 ff.) die *coenaesthetische Schizophrenie*. Bei ihr prägen eigentümliche und quälende Leibempfindungen, die als gemacht oder von außen beeinflusst erlebt werden, das klinische Bild. Für solche Sonderformen, die die ICD-10 nicht ausdrücklich aufnimmt, gibt es in der ICD-10 die Kategorie *andere Schizophrenien*.

Nicht immer lässt sich mit Sicherheit ausmachen, welcher klinischen Form das Bild zuzuordnen ist, obwohl an der Schizophrenie an sich kein Zweifel besteht. Dann verwendet man die Bezeichnung *undifferenzierte Schizophrenie*, um auszudrücken, dass keine Zuordnung zu einer der klinischen Formen möglich ist.

Verlauf

Die Schizophrenien unterscheiden sich nicht nur im Hinblick auf ihre symptomatische Gestaltung, sie weisen auch sehr unterschiedliche Verläufe über längere Zeitabschnitte auf.

Eine Schizophrenie kann in jedem Alter auftreten, sogar schon, wenngleich eher selten, im Kindes- und Jugendalter. Die meisten Menschen erkranken das erste Mal im jungen Erwachsenenalter, zwischen 20 und 30 Jahren. Männer erkranken nicht nur häufiger, sondern im Durchschnitt auch früher. Allerdings kommt es zu einem gewissen statistischen Nachholeffekt der Frauen nach der Menopause.

Der Verlauf kann sich in voneinander abgrenzbare Episoden gliedern. Dann spricht man von *episodischem Verlauf*. Das Gegenteil davon ist der kontinuierliche oder chronische Verlauf. Damit ist gemeint, dass die Symptomatik kontinuierlich besteht und nicht wieder verschwindet. Ein Spezialfall davon ist der chronisch-progrediente Verlauf, bei dem die Symptomatik sich immer stärker ausprägt. Aussagen über den Verlauf kann man naturgemäß erst nach längeren, in der Regel mehrjährigen Verläufen machen. Vor allem ist es nur sehr eingeschränkt möglich, in den Anfangsstadien der individuellen Erkrankung eine vorausschauende Aussage, eine Prognose, zu formulieren. Allerdings kann eine früh einsetzende und regelmäßig fortgesetzte Behandlung den Verlauf positiv beeinflussen. Das wiederum heißt nicht, dass die regelrechte Behandlung den individuellen Erkrankungsverlauf zuverlässig und nachhaltig positiv beeinflussen kann. Leider gibt es viele Betroffene, bei denen selbst bei bester Behandlung der Behandlungserfolg im Hinblick auf Schwere und Verlauf der Erkrankung unbefriedigend bleibt. Dieses Manko ist einer der Gründe, warum im Bereich der Psychiatrie wie auch in anderen medizinischen Fächern sich die Hoffnungen immer wieder auf medikamentöse Neuentwicklungen richten, von denen man sich bessere Wirksamkeit und geringere Nebenwirkungen verspricht. Leider verspricht die Arzneimittelindustrie bei ihren Innovationen oft mehr, als sie am Ende halten kann.

Bei dem zuerst genannten episodischen Verlauf kann die Episode völlig abklingen und keinerlei Symptome zurücklassen. Es erfolgt also die Wiederherstellung eines vollständig unbeeinträchtigten und symptomfreien psychischen Zustands. In der Sprache der allgemeinen Pathologie spricht man von einer *Restitutio ad integrum*. Die Alternative des Verlaufs besteht darin, dass nach den Episoden – vielleicht noch nicht nach der ersten, aber nach späteren – ein Zustand verminderter Initiative, geminderten Antriebs, affektiver Verarmung, verminderter Konzentration und beeinträchtigter Denkfähigkeit usw. zurückbleibt. Dieser Zustand, der von negativen oder Minussymptomen geprägt ist, wird *Residuum* genannt. Früher nannte man diesen Zustand „Defekt". (Dabei lehnte man sich an den allgemeinpathologischen Begriff der Defektheilung an, mit dem man sozusagen eine funktionelle Narbe charakterisieren wollte. Der Begriff des Defekts ist wegen seiner abwertenden Konnotation in der Psychiatrie mittlerweile verlassen worden.) Über längere Zeit hinweg kann das Residuum zunehmen, indem nach jeder schizophrenen Episode die negativen oder Minussymptome eine deutlichere Ausprägung zeigen. Es kann sich aber die produktive Symptomatik während der Episode auch in abgeschwächter Form über die eigentliche Episode hinaus erhalten. Dann liegt keine vollständige Remission vor. Die produktive Restsymptomatik und die Symptomatik des Residuums können sich miteinander vermischen. Manchmal wird dann vom gemischten Residuum gesprochen. Weil die Episoden der Schizophrenien oft ein Residuum zurücklassen, nannte man die Episoden früher „Schübe".

Die Residuen müssen allerdings sorgfältig von den zeitweiligen depressiven Zuständen nach den schizophrenen Episoden (postschizophrene Depression) unterschieden werden.

Wenn man auf die *Lebensgeschichte* der von einer Schizophrenie Betroffenen blickt, lassen sich nicht selten in der Vorgeschichte bestimmte Auffälligkeiten finden, die man als Vorboten der schizophrenen Psychose interpretieren kann. Allerdings ist die Symptomatik dieser Vorboten sehr unterschiedlich. Es kann sich um gewissermaßen verdünnte Ausprägungen einer Minussymptomatik handeln, wenn sich z. B. bei einem Jugendlichen unerwartet und abrupt oder auch schleichend ein Leistungsversagen oder auffällige Veränderungen der Interessen, evtl. auch der Verlust bisher vorherrschender Interessen einstellt oder wenn schrullenhafte Verhaltensweisen auftreten und diese eine bisher erfolgversprechende Entwicklung der Person vereiteln. Manchmal fallen auch schon seit Langem sonderlingshafte oder einzelgängerische oder scheue Persönlichkeitszüge auf, die als Auffälligkeiten der sogenannten prämorbiden Persönlichkeit bezeichnet werden. Diese Auffälligkeiten lassen sich nicht selten bis in die Kindheit oder in die Jugend zurückverfolgen.

Bemerkenswerterweise finden sich vor den schizophrenen Episoden oft auch Zeitabschnitte, die durch psychopathologische Symptome geprägt waren, für die man manchmal ganz andere Diagnosen fand: neurotische Zustände, Angstzustände, Zwangssymptome, hypochondrische oder depressive Zustände. Nicht selten bleibt im Rückblick unbeantwortbar, ob bei genauerem Hinsehen doch schon damals eine schizophrene Symptomatik hätte identifiziert werden können.

Die eben getroffenen Aussagen über die Verläufe gelten ganz allgemein und galten auch schon, als man noch keine speziellen Therapien für schizophrene Psychosen hatte. Heute muss man bei der Beurteilung der Verläufe schizophrener Psychosen obendrein bedenken, dass die Behandlungsmaßnahmen einerseits die erwünschten Wirkungen zeigen, andererseits durch vielfältige Nebenwirkungen im Bereich von Antrieb, Stimmung, Wachheit, Motorik usw. das Erscheinungsbild der Krankheitsbilder überformen. Längst nicht alle individuellen Verläufe können im wünschenswerten Maße durch therapeutische Maßnahmen positiv beeinflusst werden. Manche Verläufe bleiben fast unbeeinflusst, obwohl sie nach allen Regeln der Kunst behandelt werden. Früher glaubte man, dass die Residuen, die nach langen Verläufen nicht selten sind, hauptsächlich auf die nachteiligen Bedingungen während langer Krankenhausaufenthalte zurückgehen (Hospitalismus). Natürlich spielen solche negativen Faktoren eine Rolle, nur eben nicht in dem Maße, dass sie allein für die Residuen verantwortlich gemacht werden könnten.

Noch immer gilt im Hinblick auf den Verlauf, dass etwa ein Drittel der an Schizophrenie erkrankten Menschen völlig genesen oder nur leichte Residuen haben. Ein Drittel behält deutliche Residuen zurück und ein weiteres Drittel weist schwere Residuen oder kontinuierliche Verläufe auf. Damit bleibt als Herausforderung bestehen, für die beiden letztgenannten Gruppen adäquate Formen der medizinischen Versorgung und psychosozialen Unterstützung zu finden.

Zu den besonderen Risiken der Schizophrenien zählen auch Komplikationen in Form zusätzlichen Substanzmissbrauchs oder zusätzlicher Abhängigkeit. Manchmal entscheiden sich Menschen mit Schizophrenien, ihrem Leben durch Suizid ein Ende zu setzen. Gelegentlich kann es vorkommen, dass halluzinierte Befehle oder Beeinflussungserlebnisse zu Handlungen (z. B. Sprung von einer Brücke) führen, die tödlich enden.

Im Hinblick auf die allgemeine Krankheitsbelastung finden sich bei schizophren erkrankten Menschen überdurchschnittliche Komorbiditäten. Einige davon gehen auf die Vernachlässigung der eigenen Gesundheit, auf ungesunde Lebensweise oder auf die Nebenwirkungen der Psychopharmaka zurück.

Ätiologie

Die überaus vielgestaltige Symptomatik, die Vielfalt der Verläufe, auch die unterschiedliche Ansprechbarkeit auf Behandlungen usw. legen nahe – bis zum Erweis des Gegenteils –, am Postulat festzuhalten, dass es sich bei der Gruppe der Schizophrenien um eine heterogene Gruppe psychischer Störungen handelt. Heute geht man davon aus, dass genetische, biologisch-konstitutionelle, psychische und soziale Faktoren usw. bei der Entstehung schizophrener Psychosen zusammenwirken.

Die klinische Erfahrung unterstreicht den Einfluss genetischer Faktoren. Im familiären Umkreis von an Schizophrenie erkrankten Menschen finden sich nicht selten weitere Erkrankungsfälle. Auch konnte die Zwillingsforschung, die heute auf Tausende gut dokumentierter Fälle von gemeinsam und getrennt aufgewachsenen eineiigen Zwillingen zurückgreifen kann, die Rolle der genetischen Faktoren belegen. Aber bislang sind weder alle Details der genetischen Mechanismen erklärt, noch wurden immer die gleichen Ausprägungsgrade familiärer Belastungen festgestellt. Wichtig ist: Man erbt nicht die Krankheit, sondern die Anlagen dazu. Außerdem können grundsätzlich auch am genetischen Material des Embryos „neue" Veränderungen (De-novo-Mutationen) auftreten. Man geht heute davon aus, dass mehrere genetische Faktoren zusammenwirken. Jeder einzelne Faktor erbringt sozusagen einen bestimmten Beitrag zur genetischen Disposition. Diese „mitgebrachte" genetische Disposition wird im Laufe des Lebens durch erworbene körperliche Einwirkungen, psychische Einwirkungen usw. beeinflusst, ergänzt usw. Dann kommen biografische Belastungsmomente, körperliche Stressoren, Vorerkrankungen usw. hinzu. Die individuell sehr unterschiedliche Schwelle der Belastbarkeit, die sogenannte Vulnerabilität, wird überfordert und die schizophrene Erkrankung bricht aus. Zur Demonstration dieser Zusammenhänge auf allgemeiner Ebene sei auf das

Vulnerabilitäts-Stress-Modell (siehe Kap. 4.3, S. 129) verwiesen. Dieses Modell beschreibt die heutigen Vorstellungen über das Zusammenwirken verschiedener Faktoren.

Die Komplexität der heute bekannten Zusammenhänge und die Heterogenität der individuellen Erkrankungen verbieten es, einfache und pauschale Theorien über die Entstehung der Schizophrenien aufzustellen.

Entgegen manchen Hypothesen, die namentlich in den 1960er- und 1970er-Jahren kursierten, werden Schizophrenien nicht durch negative Erziehungseinflüsse, durch Fehlverhalten der Eltern (Double-bind) verursacht. Leider haben solche spekulativen Theorien viel Leid über die Eltern betroffener Menschen gebracht. Schon gar nicht sind Schizophrenien (oder andere psychische Störungen) eine Erfindung der Psychiatrie, um Menschen, die sich gesellschaftlichen Erwartungen nicht fügen, zu stigmatisieren. Im Gegenteil, es ist das Bemühen der Psychiatrie, Menschen, die infolge ihrer psychischen Erkrankungen zeitweilig oder langfristig ihren eigenen Erwartungen oder den Erwartungen der Umwelt nicht gerecht werden können, gegen Stigmatisierungen beizustehen. Diese Aufgabe darf nicht allein den Professionellen der Psychiatrie oder allein den Betroffenen überlassen werden, sondern muss als eine gesamtgesellschaftliche Aufgabe begriffen werden.

Therapie

Die Behandlung der schizophrenen Psychosen umfasst mehrere Komponenten oder Module. Deren Stellenwert und Intensität richten sich nach der Schwere und dem Stadium der individuellen Erkrankungen. Im Mittelpunkt steht die Behandlung mit Neuroleptika, um die Symptome der Schizophrenie zu lindern oder idealerweise zum Verschwinden zu bringen. Neuroleptika wirken auf die bei Schizophrenien gesteigerte dopaminerge Transmission, indem sie die Dopamin-Rezeptoren blockieren und so die Symptome unterdrücken. Auch können Neuroleptika – häufig als Depot-Neuroleptika injiziert – gegen die Wiederkehr von schizophrenen Episoden, also von Rezidiven, eingesetzt werden. Man muss einräumen, dass Neuroleptika gerade im Hinblick auf die für die soziale Funktionsfähigkeit bedeutsamen negativen Symptome (Antriebsmangel, affektive Veränderungen usw.) und auf die Symptomatik der Residuen wenig ausrichten können. Daran haben auch die sogenannten atypischen Neuroleptika wenig ändern können. Außerdem haben alle Psychopharmaka Nebenwirkungen. Diese sind von Substanzgruppe zu Substanzgruppe, von Medikament zu Medikament verschieden. Zusätzlich spielen die individuellen Eigenschaften eines jeden Menschen nicht nur für die Wirkungen, sondern auch für die Nebenwirkungen eine Rolle. Deshalb sind bei der Entscheidung der Psychopharmakotherapie hinsichtlich Art, Dosis und Behandlungsdauer die Dringlichkeit der Veränderung der Symptomatik, der erwartete Erfolg und die kurz- und langfristigen Nebenwirkungen abzuwägen. Dabei kommt dem Willen der Betroffenen grundsätzlich die zentrale Position zu. Allerdings ist die freie Willensentscheidung im Zustand der akuten psychotischen Erkrankungen erheblich beeinträchtigt. In hartnäckigen Fällen akuter Bilder, vor allem der katatonen Formen, kann die Behandlung mit der Elektrokrampftherapie (EKT) versucht werden. Die somatischen Therapieverfahren werden durch vielfältige psycho- und soziotherapeutische Verfahren ergänzt.

Merksatz
Neben der Psychopharmakotherapie spielen – je nach Symptomatik und Stadium – psychotherapeutische und soziotherapeutische Verfahren eine große Rolle. Im Abklingen der akuten Symptomatik werden mit ergotherapeutischen Verfahren Ausdauer, Konzentration, Arbeitsfähigkeit usw. trainiert. Auch können Denkstörungen mittels bestimmter Trainingsverfahren beeinflusst werden.

Eine wachsende Bedeutung haben die psychoedukativen Verfahren. Dabei erhalten die Betroffenen, aber auch ihre Angehörigen Informationen über das Krankheitsbild, seine Ursachen und Bedingungen, die Therapie, krankheitsgerechtes Verhalten usw. Vor allem sollen sie dafür gewonnen werden, zur Früherkennung von Rückfällen durch verlässliche Mitwirkung an der Behandlung zur Beherrschung und Bewältigung der Krankheit beizutragen.

Die Angehörigen sind nicht nur eine wichtige Ressource bei der Behandlung und Rehabilitation. Sie sind auch oft massiv von den Auswirkungen der Erkrankung ihres Familienmitgliedes, ihres Partners oder ihrer Partnerin betroffen. Darum müssen sie in den Therapieprozess einbezogen werden. Um das Dreieck der Kooperation zwischen Betroffenen, Angehörigen und Professionellen zu charakterisieren, spricht man vom *Trialog*.

Die Organisationen der Selbsthilfe der Betroffenen oder ihrer Angehörigen fördern in Zusammenarbeit mit Professionellen das Selbsthilfepotenzial, vermitteln wechselseitigen Rat und Unterstützung aus Betroffenenperspektive und wirken auch in den gesundheits- und sozialpolitischen Raum hinein.

Eine wichtige Frage ist, ob mit der erfolgreichen Behandlung einer Symptomatik eine vollständige Genesung eingetreten ist, ob also nie wieder „so etwas“ passiert. Diese Frage kann man naturgemäß nicht beantworten. Betroffene müssen grundsätzlich mit einem Rezidiv rechnen. Auch wenn die Verlaufsdynamik der individuellen Erkrankung den Rückgriff auf allgemeine, statistisch basierte prognostische Erfahrungen erlaubt, bleibt die prognostische Aussage im Einzelfall unsicher. Heute ist man sich in der Fachwelt bewusst, dass es in der Persönlichkeit liegende Faktoren gibt, die der Krankheit oder ihren Rezidiven Widerstand leisten. Man fasst diese Faktoren unter dem Begriff der Resilienz zusammen.

5.3.2 Vorübergehende akute psychotische Störung

In die Nachbarschaft der Schizophrenien gehört die akute psychotische Störung (ICD-10: F23). Diese Diagnose wird angewendet, wenn die Erkrankung in kurzer Zeit, innerhalb von zwei Wochen, aus einem gesunden Zustand heraus auftritt. Manchmal tauchen die Symptome sogar in extrem kurzer Zeit, gegebenenfalls innerhalb weniger Stunden, auf. Wenn die Symptomatik in weniger als 48 Stunden auftritt, spricht man von einem abrupten Beginn. Dabei entspricht es der klinischen Erfahrung, dass der Verlauf umso günstiger ist, je akuter die Psychose beginnt. Die Symptomatik kann sich einigermaßen gleichförmig darstellen, in anderen Fällen besteht eine große Dynamik, die Symptome wechseln rasch, schlagen ins Gegenteil um (z.B. Angst in Ekstase, Hemmung in Erregung) usw. Deshalb spricht die ICD-10 in solchen Fällen von einer *akuten polymorphen psychotischen Störung*. In einigen Fällen treten die Symptome einer Schizophrenie auf, in anderen fehlen sie oder sind flüchtig und instabil. Für die vorübergehende akute psychotische Störung wird manchmal auch die Bezeichnung *zykloide Psychose* verwendet.

Auch ohne Behandlung klingt die Symptomatik innerhalb weniger Wochen, manchmal sogar Tagen ab. Vor allem hinterlässt sie selten ein Residuum.

Eine vorübergehende psychotische Störung wird zumeist durch eine akute psychische (z. B. unerwarteter Partnerverlust) oder körperliche Belastung (z. B. eine Entbindung oder eine schwere Erkrankung) ausgelöst. Die Erkrankung kann rezidivieren.

Die Behandlung der Episoden besteht vor allem in Psychopharmakotherapie. Dabei stehen die Neuroleptika im Vordergrund, manchmal kommen Anxiolytika oder Antidepressiva ergänzend in Betracht.

5.3.3 Schizoaffektive Störungen

Die schizoaffektiven Störungen sind dadurch gekennzeichnet, dass sowohl Symptome einer affektiven Störung als auch Symptome einer Schizophrenie in der gleichen Krankheitsphase auftreten. Allerdings ist die Beziehung dieser Gruppe von psychischen Störungen zu den Nachbarkategorien der Schizophrenien und der affektiven Störungen umstritten. Auch ist im Einzelfall die sichere diagnostische Einordnung nicht immer leicht.

Die Verläufe sind durch die Neigung zu Rezidiven gekennzeichnet. Die Behandlung besteht in Neuroleptika, manchmal ergänzt durch Antidepressiva.

5.3.4 Besonderheiten bei geistiger Behinderung

Menschen mit geistiger Behinderung scheinen häufiger als die Durchschnittsbevölkerung an Schizophrenien und verwandten Störungen zu erkranken. Zentrale Probleme bestehen darin, dass sie oft sehr spät selbst ihre krankheitsbedingten Beschwerden ausdrücken können, dass es schwer ist, sie sachgerecht zu explorieren, dass sie namentlich Symptome wie z. B. Beeinflussungserlebnisse oder Gedankenausbreitung nicht wahrnehmen oder nicht angemessen artikulieren können. Je schwerer die geistige Behinderung ist, desto schwieriger wird die Diagnostik. Neben diesen praktischen diagnostischen Problemen sind auch manchmal schwierige differenzialdiagnostische Fragen zu klären, z. B. ob die schizophrene Symptomatik nicht vielleicht als eine organisch bedingte Psychose im Rahmen des zugrunde liegenden Syndroms oder als Komplikation einer gleichzeitigen Epilepsie zu interpretieren ist.

Im Hinblick auf die Behandlung gibt es keine grundsätzlichen Unterschiede gegenüber anderen Patientinnen und Patienten. Jedoch stellen sich immer dann Hindernisse dar, wenn es um Behandlungsverfahren geht, die bestimmte Anforderungen an die Reflexionsfähigkeit, an die Lernfähigkeit und überhaupt erhebliche intellektuelle Anforderungen stellen. Hier kommt es auf Settings an, in denen diese Verfahren angepasst an die Bedürfnisse und Fähigkeiten von Menschen mit geistiger Behinderung durchzuführen sind. Leider fehlt es aber weitgehend an entsprechenden Angeboten – nicht zuletzt, weil unter Maßgabe einer ideologisch verfälschten Interpretation des Inklusions- und Normalitätsgedankens solche Angebote behindert und sogar abgebaut werden. Deshalb kommt flexiblen Lösungen innerhalb der Systeme der Eingliederungshilfe für die Problemlagen der Menschen mit „Doppeldiagnosen“ eine große Bedeutung zu.

Bei Menschen mit geistiger Behinderung besteht häufig eine gesetzliche Betreuung für den gesundheitlichen Aufgabenbereich. Dem Betreuer obliegt im Zusammenhang mit psychotischen Störungen von Menschen mit geistiger Behinderung eine besonders große Verantwortung, falls er anstelle einer rechtswirksamen Einwilligung des Patienten stellvertretend in die Behandlungsvorschläge einwilligen soll. Gleichzeitig muss der Betreuer den Wünschen des Betreuten Rechnung tragen. Betreute wiederum sind aber mitunter infolge der Psychose in ihrer Entscheidung oder in der freien Meinungsbildung beeinträchtigt. Der Betreuer trägt sozusagen zwei Lasten, die der stellvertretenden Entscheidung infolge der geistigen Behinderung und die der stellvertretenden Entscheidung infolge der Schizophrenie. Der gesetzliche Betreuer braucht also eine sehr gut aufbereitete Grundlage für seine verantwortungsvolle Entscheidung. Er hat Anspruch auf eine sorgfältige sachliche Aufklärung über die Behandlung, ihre Alternativen und Risiken.

5.4 Affektive Störungen

Die andere große Gruppe innerhalb der früher als „endogene Psychosen" bezeichneten Störungsbilder sind die affektiven Störungen. Während man früher diese Gruppe weitgehend als eine Einheit auffasste, wird heute stärker differenziert. Das ist nicht nur von wissenschaftlicher oder theoretischer Relevanz, sondern hat auch praktische Bedeutung.

Die Gruppe der affektiven Störungen, insbesondere die depressiven Formen, hat große volkswirtschaftliche Bedeutung. Heutzutage gehören sie zu den sogenannten Volkskrankheiten. Für die Betroffenen selbst können diese Krankheitsbilder in vielerlei Hinsicht eine große Bedeutung entfalten. Zum einen begegnen den Betroffenen nicht selten Ablehnung, Vorurteile oder Stigmatisierungen. Zum anderen kann die Erkrankung, vor allem wenn sie immer wieder auftritt, erhebliche negative Auswirkungen auf Ausbildung, Beruf, Partnerschaft und soziale Beziehungen haben.

Die affektiven Störungen sind häufig. Frauen erkranken etwa doppelt so häufig wie Männer. Zu einem bestimmten Zeitpunkt (Punktprävalenz) sind etwa 2 bis 3 Prozent der Männer und 5 bis 9 Prozent der Frauen depressiv. Über die ganze Lebensspanne (Lebenszeitprävalenz) gilt, dass 5 bis 12 Prozent der Männer und 10 bis 25 Prozent der Frauen irgendwann in ihrem Leben eine depressive Episode erleiden.

5.4.1 Symptomatik

In vereinfachter Weise und aus didaktischen Gründen kann man zunächst die Vollbilder eines depressiven und eines manischen Syndroms gegenüberstellen. Doch liegen nicht in jedem Fall und nicht zu jedem Zeitpunkt alle möglichen Symptome eines depressiven oder eines manischen Syndroms vor. Erstens bauen sich die Syndrome schrittweise auf. Sie bilden sich auch wieder schrittweise zurück – sowohl im spontanen Verlauf als auch unter Behandlung. Die Patienten unterscheiden sich beträchtlich darin, über welche Beschwerden sie besonders klagen, welche Symptomatik sich in den Vordergrund drängt usw. An diese Verschiedenheit knüpft sich die Frage an, ob es sich dabei tatsächlich um verschiedene Krankheitseinheiten handelt oder ob nicht vielmehr persönlichkeitsbedingte Verarbeitungsstile und Verhaltensmuster darüber entscheiden, wie die Erkrankung sich auswirkt und erlebt wird.

Im Hinblick auf die meisten Merkmalsbereiche verhalten sich depressives und manisches Syndrom fast spiegelbildlich zueinander. So entspricht der Antriebsverminderung des depressiven Syndroms die Antriebssteigerung des manischen Syndroms. Die wichtigsten psychopathologischen Merkmalsbereiche für affektive Störungen sind die folgenden:

- Antrieb
- Stimmung und Affektivität
- Inhaltliches Denken
- Formales Denken
- Psychomotorik
- Vegetative Symptome
- Leibgefühle (einschließlich Schmerzzustände)

Depressives Syndrom

Merksatz
Das depressive Syndrom ist gekennzeichnet durch Antriebsmangel, Verlust an Energie und Schwung, Rückzug aus geselligen Aktivitäten, Unterlassen von Hobbys und gerne getätigten Aktivitäten, Stimmungsgedrücktheit, Hoffnungslosigkeit, Zukunftsangst bis hin zu Verarmungsgefühl, Mutlosigkeit, Freudlosigkeit, Interesselosigkeit, Sich-nicht-freuen-Können, Nicht-traurig-sein-Können, Selbstzweifeln, Gefühl des Ungenügens (Insuffizienzgefühle), Selbstvorwürfen, Schuldgefühlen, unter Umständen auch Schuldwahn, der auch das Einverständnis mit schlimmster Bestrafung nach sich ziehen kann. Auch kann sich eine deutliche Angst in den Vordergrund drängen, die die Betroffenen klagend umtreibt („agitierte Depression").

Den formalen Denkstörungen gehen subjektiv deutlich empfundene und auch objektivierbare (Testdiagnostik) Konzentrations- und Auffassungsstörungen voraus. Die formalen Denkstörungen können von Grübeleien und Einfallsarmut über Denkhemmung bis zur völligen Ratlosigkeit und Entleerung der Gedanken reichen.

Im Bereich der Psychomotorik kommt es zu einer Hemmung von Mimik und Gestik. Manchmal sprechen Betroffene nur noch leise und verzögert. Bei anderen fällt eine Verlangsamung der willkürmotorischen Aktivitäten auf. Im schlimmsten Falle kommt es zur völligen Reglosigkeit im Sinne des Stupors.

Die vegetativen Veränderungen sind vielgestaltig. Leicht zu erfassen sind die häufig früh auftretenden Schlafstörungen in Form von Ein- oder Durchschlafstörungen. Oft wachen Menschen mit einer Depression vorzeitig auf und können nicht wieder einschlafen. Der Appetit kann bis zum manifesten Gewichtsverlust vermindert sein. In Ausnahmen kommt es zu gesteigertem Appetit. Bei Frauen kann die Menstruation unregelmäßig oder schwächer werden, evtl. sogar ganz ausbleiben. Das sexuelle Verlangen und die sexuelle Erregbarkeit liegen danieder. Bei Männern treten Potenzstörungen auf. Im Zusammenhang mit den vegetativen Störungen sei noch auf die charakteristischen Tagesschwankungen eingegangen: Nicht selten ist ein Morgentief, d. h., dass für die Betroffenen am Morgen die depressive Symptomatik am schlimmsten ist. Im Laufe des Tages kann sich das Befinden aufhellen, um am nächsten Morgen wieder am Tiefpunkt zu sein. Es gibt, allerdings selten, auch die Umkehrung im Sinne eines Morgenhochs und Abendtiefs.

Die Leibgefühle sind in Form von Mattigkeit, Müdigkeit und Kraftlosigkeit herabgesetzt. Nicht selten treten umschriebene, manchmal fremdartig anmutende Schmerzsyndrome (Kopf, Rücken, Bauch, Unterleib usw.) auf, an die sich hypochondrische Krankheitsbefürchtungen knüpfen können. Obwohl diese Schmerzen zweifellos unbedingt medizinisch abgeklärt werden müssen, besteht die Gefahr, dass der Zusammenhang mit einer depressiven Störung übersehen oder bagatellisiert wird. Darin liegt ein großes Gefahrenpotenzial für eine verspätete psychiatrische Behandlung und natürlich für selbstschädigende und *suizidale* Handlungen.

Wenn Betroffene sehr schwer depressiv erkranken, können sich zu den dargestellten Symptomen noch Trugwahrnehmungen und Wahnideen (z. B. Schuld, Verarmung, körperliche Krankheit) hinzugesellen. Man spricht dann auch von einer psychotischen Depression oder einem psychotisch depressiven Syndrom. Dass hier die differenzialdiagnostische Abgrenzung zu einer schizophrenen Psychose besonders gründlich erfolgen muss, versteht sich von selbst.

Manisches Syndrom

Merksatz

Das manische Syndrom ist von einer Steigerung des Antriebs unterschiedlichen Grades gekennzeichnet. Dies kann von gesteigerter Initiative und für die Person unüblichem leichtsinnigem und rücksichtslosem Verhalten über gesteigerte Unternehmungslust und Geschäftigkeit bis hin zu regelrechter Umtriebigkeit und exzessiven Aktivitäten auch im sexuellen und finanziellen Bereich – mit gegebenenfalls verheerenden Folgen – führen. Viele Betroffene sind von ihrer Stimmung her heiter oder euphorisch. Nicht selten besteht aber eine gereizte Stimmung, besonders dann, wenn Betroffene auf Widerstände treffen.

Das formale Denken ist von Denkbeschleunigung unterschiedlichen Ausmaßes gekennzeichnet. Manchmal kommt es in schweren Ausprägungen zu einer Ideenflucht oder sogar Zerfahrenheit. Betroffene werden von einem Gedanken nach dem anderen „überflutet" und können keinen richtig fassen oder zu Ende denken. Das inhaltliche Denken ist nicht selten von einer Selbstüberschätzung der eigenen Person, der eigenen Kräfte und Fähigkeiten bis hin zu Größenideen oder (selten) regelrechtem Größenwahn geprägt. Mitunter denken oder sprechen Betroffene abschätzig über andere Personen und sind sozial enthemmt. Die Regeln für ein soziales Miteinander können sie nicht mehr einhalten.

Im psychomotorischen Bereich prägen lebhafte Mimik und Gestik, heftiger Bewegungsdrang, lautes und schnelles Reden das Erscheinungsbild.

Im vegetativen Bereich fallen ein vermindertes Schlafbedürfnis, gesteigerte Libido und sexuelle Ansprechbarkeit auf. Hinsichtlich der Leibgefühle dominieren Gefühle von Frische, Kraft und Unerschöpfbarkeit. Dass sich vor diesem Hintergrund weder Krankheitsgefühl noch -einsicht einstellt, ist wohl verständlich. Oft fühlen sich die Betroffenen wohl und gesund.

Auch in manische Syndrome können sich psychotische Symptome (Wahn, Trugwahrnehmungen) mischen.

5.4.2 Verlauf

Affektive Störungen können in jedem Alter auftreten, also schon – wenn auch selten – im Kindes- und Jugendalter. Wenn Menschen mit affektiven Störungen auf ihr Leben zurückblicken, lässt sich nicht selten herausfinden, dass der zweifelsfreien affektiven Episode schon früher leichtere oder unvollständige depressive oder manische Zustände vorausgegangen sind.

Im Hinblick auf den Verlauf muss man zunächst die einzelne *Episode* – früher auch als „Phase“ bezeichnet – betrachten. Eine Episode tritt spontan oder nach einer vorangegangenen Belastung psychischer oder körperlicher Natur auf. Dabei kann sich die Symptomatik langsam, schleichend, z. B. über Wochen, oder relativ rasch innerhalb weniger Tage, ausnahmsweise auch innerhalb weniger Stunden entwickeln. Manche Menschen erleben nur eine einzige Episode in ihrem Leben. Häufig kommt es aber zu wiederholten Rezidiven. Die Zeit zwischen den Episoden nennt man *Intervall*. Wenn die Rezidive stets nur als depressive Episoden auftreten – was der häufigste Fall ist (ca. zwei Drittel der Verläufe) –, spricht man von einem monopolaren oder *unipolaren depressiven Verlauf*. Vergleichsweise selten sind Menschen ausschließlich von manischen Episoden betroffen. Nur bei weniger als 10 Prozent der Betroffenen liegt ein monopolarer oder *unipolarer manischer Verlauf* vor.

Wenn sich hingegen depressive und manische Episoden abwechseln, liegt eine *bipolare affektive Störung* oder ein bipolarer Verlauf vor. Dieser ist relativ häufig; etwa ein Viertel aller Erkrankung verlaufen so. Allerdings müssen die manischen und die depressiven Episoden weder in einem 1:1-Verhältnis aufeinanderfolgen noch gleich stark ausgeprägt sein. Es kann beispielsweise sein, dass jemand zunächst jahrelang mehrere depressive Episoden erlebt und erst später erstmals eine manische Episode auftritt oder umgekehrt. Oft wird die bipolare Anlage erkennbar, wenn einer ausklingenden depressiven Episode eine leichte manische Symptomatik – ein hypomanisches Syndrom – oder einer manischen Episode eine leichte depressive Symptomatik – ein subdepressives Syndrom – folgt. Die symptomfreie Zeit zwischen den Episoden kann Wochen, Monate oder Jahre betragen. Aber es gibt auch unmittelbare Umschläge in die gegenpolige Symptomatik. Die Depression schlägt sozusagen ohne Intervall um in eine Manie oder umgekehrt.

In seltenen Fällen gelingt gar keine Zuordnung der Symptomatik zum depressiven oder manischen Syndrom, weil ein sogenannter Mischzustand vorliegt. Im Mischzustand finden sich nämlich depressive und manische Symptome gleichzeitig.

Die depressiven und die manischen Episoden im Rahmen der affektiven Störungen haben überwiegend die Neigung, nach Wochen oder Monaten – im Ausnahmefall nach Jahren – spontan zu verschwinden. Insofern haben sie eine gute Prognose. Die frühe und effektive Behandlung ist vor allem erforderlich, um eine Verschlimmerung der Symptomatik aufzuhalten. Depressionen sind für Betroffene sehr quälend und bergen einige Gefahren im gesundheitlichen Bereich (Selbstverletzungen, Suizid) sowie im sozialen Bereich (Konflikte, Arbeitsplatzverlust usw.). Auch die Manie birgt einige Gefahren; Betroffene fügen sich und anderen mitunter beträchtlichen Schaden zu.

Es gibt allerdings Ausnahmefälle, bei denen die depressive oder die bipolare Symptomatik, noch seltener die manische Symptomatik lange – unter Umständen jahrelang – anhalten kann. Ob es sich dabei um eigenständige Krankheitseinheiten oder -untereinheiten handelt, ist noch nicht endgültig entschieden. In der ICD-10 werden dafür die diagnostischen Kategorien *Zyklothymia* und *Dysthymia* vorgehalten.

Affektive Störungen verursachen häufig ganz vielfältige Schwierigkeiten: Durch die Symptomatik kommt es zu Konflikten im privaten, beruflichen und sozialen Bereich. Verhängnisvoll kann sich auswirken, wenn die Krankheit bei einer Person noch gar nicht erkannt ist oder das Krankheitsbedingte im Verhalten nicht als solches verstanden wird. Eine besonders gefürchtete Komplikation bei einer Depression ist der *Suizid*.

5.4.3 Ätiologie

In die affektiven Störungen wirken mehrere Faktoren hinein. Auch bei dieser Störungsgruppe spielen genetische Faktoren eine erhebliche Rolle. Dies belegen nicht allein Zwillings- und Adoptionsstudien weltweit, sondern auch die klinische Erfahrung, indem oft erhebliche familiäre Belastungen bestehen. Bei bipolaren Verläufen scheint die Genetik eine größere Rolle zu spielen als bei unipolaren. Heutzutage werden viele früher verwendete Kategorien (z. B. endogene affektive Störungen, reaktive depressive Störung) in der Kategorie der affektiven Störungen zusammengefasst. Daher muss man schon aus konzeptionellen Gründen unterstellen, dass sich die Ursachen für eine affektive Störung und deren Auswirkungen von Mensch zu Mensch ganz beträchtlich unterscheiden. Man wird der Faustregel vertrauen dürfen, dass eine große Anzahl von Rezidiven für eine starke biologische Fundierung spricht, während einmalige oder sehr seltene depressive Episoden sich besser mit vorwiegend psychosozialen Faktoren vereinbaren lassen.

Wie bei den Schizophrenien gibt es bei den affektiven Störungen mittlerweile eine schier unübersehbare Zahl von Befunden aus Neurophysiologie, Neurobiochemie, Neuroendokrinologie, Bildgebung usw. Hinsichtlich der Mitwirkung biologischer Faktoren an Entstehung und Ausgestaltung depressiver und manischer Bilder kann es keinen Zweifel geben. Viel schwieriger ist es, die konkrete Bedeutung der einzelnen Befunde zu interpretieren. Offen bleibt oft, ob sie auf Ursachen oder ursachennahe Prozesse hinweisen oder nur Randphänomene sind, die sekundäre Reaktionen des Organismus abbilden.

Unbestritten ist, dass bei manischen und depressiven Syndromen bestimmte Veränderungen im Transmitterstoffwechsel des Gehirns vorliegen. Bei depressiven Syndromen handelt es sich um eine Unterfunktion serotonerger und noradrenerger Transmittersysteme. Bei manischen Erkrankungen geht man von einer Überfunktion der dopaminergen Systeme aus. Darauf beruht auch die Wirkung der eingesetzten Arzneimittel: Antidepressiva gegen depressive Syndrome und Neuroleptika gegen manische Syndrome.

Manche depressiven Phasen binden sich regelmäßig an die dunkle Jahreszeit. Es handelt sich um sogenannte saisonale Depressionen. Diese belegen die Wirkung externer Taktgeber (Tageslicht), die unter anderem über die Epiphyse und das Melatonin auf den Hirnstoffwechsel zurückwirken.

Die immer wieder auftauchende Erklärung der erlernten Hilflosigkeit taugt nicht, um die Ursachen depressiver Störungen zu erklären. Schon die praktische Erfahrung, dass auch tatkräftige, leistungsbereite Menschen von Depressionen betroffen sind, belegt dies. Allerdings können Menschen, deren depressive Symptomatik langfristig anhält, mit der Zeit die Überzeugung verlieren, dass sich etwas verändern könnte und sie darauf einen Einfluss haben können. Im Hinblick auf die Aufrechterhaltung depressiver Symptome mag erlernte Hilflosigkeit eine Rolle spielen.

5.4.4 Therapie

Die Behandlung zielt zuerst auf die Beseitigung der Symptome der Episode oder wenigstens auf deren Linderung. Es geht also um eine Akut- und Erhaltungstherapie. Gegen die depressive Episode werden als Psychopharmaka die Antidepressiva eingesetzt, die nachweislich den Mangel an Serotonin und Noradrenalin in den Synapsen beseitigen. Insbesondere bei schweren Depressionen kann kein Zweifel an der Erforderlichkeit und

Wirkung der Antidepressiva bestehen. Bei Antidepressiva gibt es verschiedene Wirkmechanismen: Manche liefern vermehrt Vorstufen von Serotonin oder Noradrenalin, andere fördern die Produktion der Substanzen. Einige Medikamente hemmen die Wiederaufnahme der Transmitter aus dem synaptischen Spalt oder drosseln den Abbau der Neurotransmitter an der Synapse, sodass mehr Serotonin und Noradrenalin im synaptischen Spalt verbleiben.

Je mehr Transmittersysteme von einem bestimmten Medikament unspezifisch beeinflusst werden, desto ausgeprägter sind die verschiedenen Nebenwirkungen. Deshalb sind in den letzten Jahren solche Antidepressiva entwickelt worden, die möglichst selektiv auf die serotonergen oder noradrenergen Transmittersysteme wirken. Wenn eine ausgeprägte Angst vorliegt, kann für begrenzte Zeit (maximal vier Wochen und schrittweise ausschleichend) der zusätzliche Einsatz von Anxiolytika erwogen werden. Bei Schlafstörungen kommt eventuell der Einsatz von Hypnotika infrage. In den letzten Jahren haben sich auch bestimmte Antiepileptika (Antikonvulsiva) über ihren ursprünglichen Einsatzbereich bei Epilepsien hinaus als Psychopharmaka etabliert: Carbamazepin, Valproat, Lamotrigin usw. Zunächst wurden sie hauptsächlich dafür eingesetzt, Rezidive zu vermeiden, mittlerweile spielen sie auch in der Akut- und Erhaltungstherapie eine Rolle. Es ist wichtig zu wissen, dass der Effekt einer Behandlung mit Antidepressiva erst nach zwei bis vier Wochen einsetzt. Es kommt also stets darauf an, ausreichend lange und ausreichend hoch dosiert zu behandeln, bevor mit Effekten gerechnet werden kann. Antidepressive Medikamente bessern oft zunächst den Antrieb und erst dann die Stimmung. Das erhöht in diesem Übergang das Risiko, dass suizidale Gedanken in die Tat umgesetzt werden, wenn Betroffene wieder mehr Energie und Entschlusskraft besitzen, aber immer noch verzweifelt sind. Deshalb sollten Heilerziehungspflegerinnen und -pfleger besonders aufmerksam für Hinweise auf suizidale Gedanken sein (siehe S. 380 ff.). Die medikamentöse Therapie kann – in der Regel unter Krankenhausbedingungen – mit Licht- oder Schlafentzugstherapie unterstützt werden. In besonders hartnäckigen Fällen kann die Behandlung mit der Elektrokrampftherapie erfolgen. Die depressiven Störungen sind dafür eine anerkannte Indikation.

Neben der Somatotherapie hat die Psychotherapie nach Abklingen der schweren depressiven Symptomatik eine große Bedeutung. In sehr schweren depressiven Stadien der Erkrankung ist eine Psychotherapie weder angezeigt noch durchführbar. In leichten depressiven Zuständen bevorzugen manche Patienten und Patientinnen auch eine alleinige Psychotherapie. Weniger die analytisch fundierten Verfahren mit langer Therapiedauer, sondern verhaltenstherapeutische Formen der Behandlung wie die kognitive Therapie, die interpersonelle Psychotherapie und einige psychodynamische Kurzzeitverfahren haben sich etabliert. Sie erwiesen sich vor allem in Kombination mit der Somatotherapie als wirksam. Die kognitiven Ansätze beabsichtigen, verzerrte kognitive Schemata hinsichtlich der eigenen Person, der Umwelt und der Zukunft aufzulösen.

Neben der Akut- und Erhaltungstherapie im Zusammenhang der akuten Episoden geht es darum, erneute Episoden zu verhindern, also um die Rezidivprophylaxe. Für die Entscheidung zur Rezidivprophylaxe gibt es fachliche Regeln in Form von Leitlinien. Wie eine solche Prophylaxe aussieht, muss immer unter Abwägung aller individuellen Umstände nach gründlicher ärztlicher Beratung von den Betroffenen selbst entschieden werden.

Heute unterscheidet man strikt, ob es sich um bipolare oder unipolare Verläufe handelt. Bei unipolaren depressiven Verläufen kommen langfristig vor allem Antidepressiva zum Einsatz, bei unipolaren manischen Verläufen hingegen Neuroleptika. Bei den bipolaren Verläufen spielen Lithium und die erwähnten Antiepileptika die zentrale Rolle. Eine langfristige Gabe von Antidepressiva sollte hier ausgeschlossen werden, sie birgt das Risiko, die manische Symptomatik zu provozieren.

Mit dem vollständigen Abklingen eines Rezidivs, mit einer erfolgreichen Behandlung der Symptomatik verbindet sich verständlicherweise die Hoffnung, dass es nie wieder zu einem Rezidiv kommt. Man muss aber eingestehen, dass derartige Zusicherungen nicht möglich sind. Grundsätzlich trägt jeder, der einmal an einer affektiven Episode erkrankt ist, das Risiko eines Rezidivs. Von einer echten Genesung im Sinne endgültiger Ausheilung darf man also nicht sprechen. Selbst wenn der bisherige Verlauf und die Umstände der Auslösung der bisherigen Episoden für einen hohen Stellenwert psychosozialer Belastungsfaktoren sprechen, ist ein Rezidiv nicht ausgeschlossen. Betroffene sind auf die Notwendigkeit hinzuweisen, bei frühen Anzeichen eines Rezidivs rechtzeitig Behandlung zu suchen.

5.4.5 Besonderheiten bei geistiger Behinderung

Menschen mit geistiger Behinderung haben verglichen mit der Durchschnittsbevölkerung ein erhöhtes Risiko, an einer affektiven Störung zu erkranken. Wie auch bei der Schizophrenie muss natürlich differenzialdiagnostisch erwogen werden, ob es sich um eine organisch bedingte affektive Störung handelt. Auch hier spielen Abwägungen gegenüber den Effekten der Pharmakotherapie oder einer evtl. gleichzeitig bestehenden Epilepsie eine Rolle.

Grundsätzlich unterscheidet sich die Symptomatik nicht von der in der Durchschnittsbevölkerung. Allerdings haben Menschen mit einer geistigen Behinderung Schwierigkeiten, ihr Erleben zu artikulieren. Umso mehr kommt es auf die Beobachtung von Veränderungen im üblichen Verhalten der Person (z. B. Schlafstörungen, Rückzug, Missmut, Gewichtsverlust) an. Hierbei kommt den Personen des sozialen Umfelds (Familienangehörige, aber auch Mitarbeitende in Diensten und Einrichtungen der Behindertenhilfe) eine große Verantwortung zu. Sie sollten ihre Beobachtungen sorgfältig erfassen und dokumentieren. Gleiches gilt auch für die Dokumentation von Wirkungen und Nebenwirkungen unter einer eingeleiteten Behandlung.

Bei der Behandlung steht naturgemäß die Pharmakotherapie im Vordergrund. Aber auch ergänzende psychotherapeutische Maßnahmen, angepasst für Menschen mit eingeschränkten kognitiven Fähigkeiten methodisch, kommen infrage. Hier spielen auch Ermutigung und Stützung eine große Rolle.

Merksatz
Menschen mit depressiven Episoden sollten Rücksicht und Verständnis entgegengebracht werden.

Salopper Zuspruch („Hab dich nicht so, reiß dich am Riemen!") ist keinesfalls angebracht. Er kann den Widerspruch zu den aktuellen Handlungsmöglichkeiten noch schmerzlicher bewusst machen und die negative Selbstwahrnehmung verstärken. Doch es kann sinnvoll und hilfreich sein, bestimmte kleinere, von dem Betroffenen leistbare Aufgaben zu formulieren und die positive Rückmeldung bei Erfüllung derselben zum Abbau negativer Selbstwahrnehmungen und Gefühle von Unzulänglichkeit oder Schwäche zu nutzen.

Menschen mit geistiger Behinderung begegnen nicht selten einer Reihe negativer Lebensumstände, die sich nachteilig auf eigene Kontrollüberzeugungen und auf die Selbstwahrnehmung auswirken können: marginalisierte soziale Rolle, geringe wirtschaftliche Mittel, verminderte Kompetenzen, an altersgruppentypischen Aktivitäten teilnehmen zu können usw. Darum müssen bei dieser Gruppe auch gezielte alltagsorientierte Bemühungen, das Selbstbewusstsein und das Erfolgserleben zu fördern, eine zentrale Rolle einnehmen.

5.5 Neurotische, Belastungs- und somatoforme Störungen

In diese große Kategorie fallen sehr verschiedene Störungsbilder, die auch als „neurotische Störungen" bezeichnet werden. Es sei allerdings darauf aufmerksam gemacht, dass die ICD-10 das Konzept der Neurosen verlassen hat.

5.5.1 Phobische Störungen

Die phobischen Störungen, auch Phobien genannt, sind durch Angst vor bestimmten Objekten (z.B. Hundephobie) oder Situationen (z.B. Höhenangst, Platzangst, Angst vor engen Räumen) gekennzeichnet, wobei Art und Ausmaß der Angst nicht der objektiven Bedrohung entsprechen. Die körperlichen Begleiterscheinungen reichen von Herzklopfen über Schwitzen bis hin zu einer panischen Angst oder der Angst, zu sterben. Diese übermächtige Angst führt dazu, dass Betroffene diese Objekte oder Situationen in der Realität peinlichst vermeiden. Wenn es sich aber um allgegenwärtige Objekte (z.B. Hunde) handelt, kann das dazu führen, dass die Wohnung nur unter bestimmten Sicherheitsmaßnahmen oder schließlich überhaupt nicht mehr verlassen wird. Schon die bloße Vorstellung, angstbesetzten Objekten zu begegnen oder der angstbesetzten Situation ausgesetzt zu sein, kann zu massiver Erwartungsangst führen.

Eine Form der phobischen Störungen ist die *soziale Phobie*, bei der sich die Angst auf soziale Situationen, die Begegnung mit mehreren Menschen oder den Auftritt vor Menschengruppen bezieht. Menschen mit sozialer Phobie meiden solche Situationen nach Möglichkeit. Für Menschen, zu deren Beruf der Umgang mit Menschengruppen (z.B. Lehrer, Führungspersonen) gehört, kann eine soziale Phobie das Ende des Berufs bedeuten.

Eine andere Sonderform der Phobie ist die *Agoraphobie*; das bedeutet ursprünglich wörtlich „Platzangst". Heute wird der Begriff weiter gefasst, indem er die Angst vor sehr großen Menschenmassen (Stadien, Kundgebungen usw.), sich in die Öffentlichkeit zu begeben (z.B. Bahnhöfe, Flughäfen, Weihnachtsmärkte) oder überhaupt aus der eigenen Wohnung hinauszugehen, einschließt.

Die wichtigste Behandlung von Phobien ist die Psychotherapie. Hauptsächlich werden verhaltenstherapeutische Maßnahmen angewendet, die möglichst früh eingeleitet werden sollten, um einer Chronifizierung oder der Entwicklung einer Therapieresistenz vorzubeugen. Die Psychotherapie kann mit Anxiolytika kombiniert werden. Aber es ist auf deren kurzzeitige Gabe zu achten, weil diese Arzneimittel ein hohes Suchtpotenzial haben.

5.5.2 Angststörungen

Die Angststörungen sind eine vielgestaltige Gruppe, bei denen Angst das Hauptsymptom ist. Die Angst ist – anders als bei den Phobien – nicht auf bestimmte Umgebungssituationen oder Objekte begrenzt. Die Angst wird von massiven vegetativen Erscheinungen (Schwitzen, Pulsbeschleunigung, Herzklopfen, Erröten oder Erblassen, Erstickungsgefühlen, Durchfall usw.) begleitet.

Bei der *Panikstörung* treten unvorhersehbare Angstattacken (Panik) auf. Die Attacken dauern nur kurz, oft nur wenige Minuten. Sie werden als sehr bedrohlich, wenn nicht lebensbedrohlich erlebt. Nach etwa einer halben Stunde sind sie in der Regel abgeklungen. Wenn jemand in einer bestimmten Situation einen Panikanfall erleidet, muss er oder sie die Situation möglicherweise fluchtartig verlassen. Das kann dazu führen, dass diese oder ähnliche Situationen künftig gemieden werden. Zur Panikstörung kommt dann also noch eine phobische Symptomatik hinzu, zumal die Angst vor einer nächsten Attacke bestehen bleibt.

Die Behandlung besteht in Psychopharmaka (trizyklische Antidepressiva, selektive Serotoninwiederaufnahmehemmer) und in Verhaltenstherapie. Zumeist empfiehlt sich die Kombination. Bei einer akuten Panikattacke können Benzodiazepine hilfreich sein.

Anders als bei der Panikstörung verhält es sich bei der *generalisierten Angststörung*. Die Betroffenen leiden unter einer anhaltenden Angst, also nicht nur unter vorübergehenden Angstanfällen. Die anhaltende Angst nennt man auch „frei flottierende Angst“: Die Angst verknüpft sich mit verschiedenen Befürchtungen, Sorgen, Ahnungen und Vorstellungen hinsichtlich bevorstehender Probleme oder Unglücksfälle im Alltag usw. Die ins Unrealistische übertriebenen Sorgen und Ängste richten sich auf verschiedene Aspekte des eigenen Lebens, das Leben und die Gesundheit der Kinder, die Zukunft der Familie usw. Die ICD-10 verlangt für die Diagnose neben den Befürchtungen und der vegetativen Übererregbarkeit außerdem motorische Spannungen (körperliche Unruhe, Muskelspannung, Spannungskopfschmerz, Zittern, Angespanntheit, Reizbarkeit usw.) über einen Zeitraum von wenigstens sechs Monaten.

Oft bestehen generalisierte Angststörungen schon seit der Kindheit oder Jugend. Zwillingsstudien geben Hinweise auf eine genetische Disposition. Aber auch lang anhaltende psychosoziale Belastungssituationen scheinen die Entwicklung von generalisierten Angststörungen zu begünstigen.

Die Behandlung entspricht teilweise der Behandlung bei der Panikstörung. Als einziges Anxiolytikum ohne Suchtpotenzial ist Hydroxyzin zu erwähnen. Im Hinblick auf die Psychotherapie sind die Entspannungstechniken und Verhaltenstherapie (siehe Kap. 4.6.3, S. 167 ff.) hervorzuheben.

Besonderheiten bei geistiger Behinderung

Bei geistiger Behinderung finden sich oft ängstliche und phobische Züge, die teilweise auf negative biografische Erfahrungen (z.B. Verlusterlebnis, Gewalterfahrungen) und Erfahrungen von Benachteiligung zurückgehen. Es ist wichtig, die erlebnismäßigen Hintergründe in Erfahrung zu bringen, um evtl. im Sinne einer Traumapsychotherapie diese Themen aufzuarbeiten und vor allem auch den Reinszenierungen von dramatischen Erfahrungen zu begegnen. Für Menschen mit leichter Intelligenzminderung eignen sich verhaltenstherapeutische Maßnahmen. Bei Menschen mit schwerer Intelligenzminderung sollten die Umweltbedingungen in geeigneter Weise gestaltet werden, damit mögliche Angstauslöser vermieden werden.

5.5.3 Zwangsstörungen

Bei Zwangsstörungen leiden die Betroffenen unter wiederholten und als quälend erlebten Zwangssymptomen in Form von *Zwangsgedanken, -vorstellungen* oder *-handlungen*. In leichten Fällen kann sich der Zwang nur in unsinnigen Grübeleien manifestieren. In schweren Fällen pressen die Zwangshandlungen den ganzen Alltag ins Korsett eines starren Rituals, das keine Zeit mehr für anderes lässt. Das ist für die Betroffenen nicht nur quälend, sondern erfüllt sie oft mit Scham, die ihnen bei der Suche nach professioneller Hilfe im Wege steht. Denn in der Regel wissen sie ziemlich genau, dass ihre Zwangsgedanken oder -handlungen nach realistischen Maßstäben unsinnig sind (siehe Kap. 4.2, S. 127 f).

Mit der Zeit können sich einzelne Zwangssymptome ausweiten, häufiger und massiver werden. Sie können so schwer werden, dass sie die Erledigung der Alltagsaufgaben erschweren oder schließlich gänzlich vereiteln.

Wichtig zur Abgrenzung von ähnlichen Symptomen ist, dass die Zwangssymptome vom Betroffenen als unangenehm, aber stets als eigene Gedanken und Impulse erlebt werden, die zwar unsinnig, störend und oft regelrecht peinlich oder abstoßend sind (z. B. die Vorstellung, die Kontrolle über sich zu verlieren und sein eigenes Kind aus dem Fenster zu werfen), dennoch weder verscheucht noch ignoriert werden können. Nicht selten finden sich schon vor Auftreten der eigentlichen Störung zwanghafte Züge, die offenkundig auf eine persönliche Disposition verweisen.

Die ICD-10 gibt unter den Kriterien für eine Zwangsstörung unter anderem vor, dass wenigstens einem Zwangsgedanken oder einer Zwangshandlung noch ein versuchter Widerstand entgegengesetzt worden sein muss.

Als Therapie kommen in erster Linie Verhaltenstherapie und in schweren Fällen die Kombination von Verhaltenstherapie und Psychopharmaka (selektive Serotoninwiederaufnahmehemmer) in Betracht. Nicht selten können Psychopharmaka in verzweifelten Fällen, die bislang der alleinigen Psychotherapie getrotzt haben, eine positive Wendung bewirken.

Besonderheiten bei geistiger Behinderung

Menschen mit geistigen Behinderungen zeigen oft wiederholte und gleichförmige Äußerungen, Bewegungsabläufe oder Handlungen. Oft werden diese Verhaltensweisen im Alltag als Zwänge bezeichnet, obwohl sie im strengen Sinne der Definition von Zwang zumeist gar keine sind. Wiederholte und gleichförmige Stereotypien sind gerade bei schweren Behinderungen oder im Rahmen bestimmter Syndrome (z. B. Rett-Syndrom) anzutreffen.

Auch im Rahmen von schizophrenen Psychosen treten Stereotypien auf. Ein großes diagnostisch-praktisches Problem besteht darin, dass Menschen mit geistiger Behinderung, auch wenn sie tatsächlich einen „echten“ Zwang haben, sich davon nicht kritisch distanzieren können, was als wichtiges Merkmal gilt.

5.5.4 Akute Belastungsreaktionen

Wenn sich eine Störung von beträchtlichem Schweregrad bei einem psychisch gesunden Menschen als Reaktion auf eine außergewöhnliche psychische oder körperliche Belastung (z. B. Naturkatastrophe, Unfall, kriegerische Kampfhandlungen, Vergewaltigung) herausbildet, jedoch im Allgemeinen in kurzer Zeit abklingt, handelt es sich um eine akute Belastungsreaktion. Ob es zu solch einer Belastungsreaktion kommt, hängt unzweifelhaft mit individuellen Eigenschaften und damit zusammen, wie gut jemand außergewöhnliche, traumatische Ereignisse bewältigen kann (Coping-Fähigkeit). Dennoch spielt die Wucht des Ereignisses selbst die entscheidende Rolle. Meist folgt auf das Ereignis selbst ein Stadium, das von den Betroffenen als eine Art Betäubtheit mit Bewusstseinseinengung, verminderter Aufmerksamkeit, gestörter Orientierung und Reizverarbeitung geschildert wird. Nach einiger Zeit, zumeist nach Minuten oder Stunden, treten die eigentlichen Symptome auf: Angst, Depression, Ärger, Verzweiflung, Überaktivität oder Rückzug. Die Symptome klingen innerhalb weniger Stunden, allenfalls innerhalb weniger Tage ab.

5.5.5 Posttraumatische Belastungsstörungen

Während die akute Belastungsreaktion sofort auf das traumatische Ereignis folgt, entwickelt sich eine posttraumatische Belastungsstörung erst nach einiger Zeit. Das kann unter Umständen bis zu Monaten dauern. Dennoch muss sich der inhaltliche Zusammenhang mit dem traumatischen Ereignis in der Symptomatik zeigen.

Die posttraumatische Belastungsstörung entwickelt sich infolge eines außergewöhnlichen Ereignisses, das als unmittelbar lebensbedrohlich oder vernichtend erlebt wird: schwere Unfälle, Wohnungsbrände, Raubüberfall usw. Es kommt weniger auf die reale Gefährlichkeit an, sondern hängt vor allem davon ab, ob und wie eine Person die Lebensbedrohlichkeit erlebt. Die ICD-10 betont die Außergewöhnlichkeit des Erlebnisses. Das zielt hauptsächlich darauf ab, dass im Grunde genommen ein solches Ereignis bzw. das damit verbundene Erleben bei jedem Menschen oder wenigstens bei der Mehrzahl der Menschen eine überdurchschnittliche emotionale Erschütterung auslösen würde. Natürlich spielen bestimmte Merkmale der Persönlichkeit in die Empfänglichkeit für eine solche Traumatisierung und deren Verarbeitung hinein. Dennoch sind sie nicht erforderlich, um das Störungsbild überhaupt entstehen zu lassen. Aber es ist grundsätzlich so, dass die Diagnose einer posttraumatischen Belastungsstörung nicht auf jede Symptomatik nach einer nachweislichen Belastung angewendet werden kann.

Merksatz
Die wichtigsten Symptome der posttraumatischen Belastungsstörung sind:

- *Wiederholtes, massives Nacherleben des Ereignisses und der damit verbundenen Gefühle, Eindrücke und Gedanken (Flashbacks, Nachhallerlebnisse)*
- *Reinszenierungen der Erlebnisse in Träumen und Tagträumen*
- *Albträume*
- *Freudlosigkeit, Apathie*

- ***Gefühl des Betäubt- oder Abgestorbenseins***
- ***Gefühlsmäßige Abstumpfung***
- ***Gleichgültigkeit und Desinteresse an der Umgebung und an den Menschen um einen herum***
- ***Vorsorgliches Vermeiden von Wegen, Gesprächsthemen, Aktivitäten usw., die an das Ereignis bzw. Erlebnis erinnern oder erinnern könnten***
- ***Angst- und Panikanfälle***
- ***Vegetative Übererregbarkeit, Schreckhaftigkeit, Schlafstörungen***
- ***Depressivität***

Manche Betroffenen neigen zur „Selbstmedikation" mit Alkohol, Psychopharmaka oder illegalen Drogen, um den unangenehmen Gefühlen zu entrinnen.

Die Symptomatik kann unterschiedlich lange bestehen. Sie kann sich langsam verlieren, aber auch chronifizieren. In vielen Fällen ist eine Therapie (Psychotherapie, Pharmakotherapie) erforderlich. Es gibt noch keine Klarheit über die am besten geeigneten psychotherapeutischen Verfahren und darüber, zu welchem Zeitpunkt eine Therapie am besten hilft. Allerdings haben verhaltenstherapeutische Ansätze und EMDR (Eye Movement Desensitization and Reprocessing) in großen Studien gute Bewertungen bekommen. Bei den Psychopharmaka spielen Antidepressiva, Stimmungsstabilisierer und atypische Neuroleptika eine große Rolle.

5.5.6 Anpassungsstörungen

Unter Anpassungsstörungen versteht man psychopathologisch sehr unterschiedliche Bilder, die mit subjektivem Leiden und emotionaler Beeinträchtigung einhergehen. Es kann sich um kurze oder längere depressive Reaktionen, klinische Bilder mit einer Mischung aus depressiver Reaktion und Angst, Veränderungen anderer emotionaler Bereiche oder auch vorwiegend im Sozialverhalten auftretende Veränderungen (z.B. regressives Verhalten bei Kindern, asoziales oder dissoziales Verhalten bei Jugendlichen) handeln. Jugendliche tendieren wohl bei Anpassungsstörungen eher zum Ausagieren, Erwachsene vorwiegend zu Depressivität und Angst.

Merksatz
Allen diesen verschiedenen Bildern ist gemeinsam: Sie entstehen als psychische Reaktion auf ein sehr stark einwirkendes Ereignis, eine einschneidende Änderung der Lebensumstände (z.B. Vertreibung im Krieg) oder emotional extrem belastende Ereignisse (z.B. Ablehnung und Zurückweisung durch die Eltern, schwerwiegende Schulprobleme bei Jugendlichen, Partnerverlust, schwerwiegende Arbeitsplatzprobleme) oder bei sehr schwerer Krankheit. Das jeweilige Ereignis kann mit sozialer Entwurzelung oder einem Infragestellen der individuellen Werte verbunden sein.

Individuelle Persönlichkeitseigenschaften eines Menschen, auf den das Ereignis einwirkt, haben nur eine untergeordnete Bedeutung. Natürlich sind wie bei anderen psychischen Störungen die Einflüsse von Erlebnissen bedeutsam. Darum muss man hier hervorheben, dass im Grunde das psychopathologische Zustandsbild ohne das Ereignis nicht auftreten könnte.

Das Störungsbild entsteht innerhalb weniger Wochen auf das Ereignis oder Erlebnis. Es hält nicht dauerhaft an, sondern verschwindet innerhalb von Wochen, Monaten oder wenigen Jahren.

Besonderheiten bei geistiger Behinderung

Alle hier abgehandelten Störungsbilder – Angststörungen, akute Belastungsreaktionen, posttraumatische Belastungsstörungen und Anpassungsstörungen – können natürlich auch bei Menschen mit Intelligenzminderung auftreten. Weil sie besonders verletzlich (vulnerabel) sind und oft nur über wenige Bewältigungsstrategien verfügen, ist ihr Risiko für derartige Störungen sogar grundsätzlich höher. Vermutlich werden gerade bei ihnen die spezifischen psychopathologischen Phänomene besonders häufig entweder gar nicht wahrgenommen oder im Sinne des *diagnostic overshadowing* (siehe Kap. 4.5.4, S. 161) einfach der Behinderung zugeordnet und nicht als therapeutische Herausforderung verstanden.

Hier muss man unbedingt auf das Erklärungsmodell des Problemverhaltens im Sinne einer Diskrepanz zwischen den individuellen Bedingungen von Betroffenen im Hinblick auf ihren Entwicklungsstand einerseits und den Anforderungen der Umwelt andererseits hinweisen. Im Einzelfall ist schwer zu entscheiden, ob die auffälligen Verhaltensweisen noch den hier erörterten Störungsbildern zuzuordnen sind oder ob die individuelle Disposition eine größere Rolle als das äußere Ereignis spielt. Im Grunde genommen ist diese Diskussion unter praktischen Aspekten müßig. Es geht immer um einen ganzheitlichen Ansatz der Veränderung.

5.5.7 Dissoziative Störungen (Konversionsstörungen)

Die Gruppe der dissoziativen Störungen oder Konversionsstörungen fasst erscheinungsbildlich recht unterschiedliche Zustände zusammen. Gemeinsam ist ihnen der psychogene Mechanismus, der als *Konversion* oder *Dissoziation* bezeichnet wird.

Merksatz

Allgemeines Merkmal dissoziativer Störungen ist der Verlust der normalen Integration, die sich auf die Erinnerungen, das Bewusstsein der eigenen Identität sowie ein Bewusstsein über unmittelbare Empfindungen und die Kontrolle von Körperbewegungen bezieht. Früher hat man für diese Gruppe von Störungsbildern den Oberbegriff „Hysterie" verwendet, der wegen seiner abschätzigen Bedeutung in der Fachwelt nicht mehr in Gebrauch ist.

Menschen mit dissoziativen Symptomen haben häufig schlimme, belastende Erlebnisse hinter sich. Diese werden allerdings oft nicht benannt oder erkannt. Man geht davon aus, dass Menschen über den Mechanismus der Dissoziation auf belastende Erlebnisse, auf unerträgliche Konflikte, Kränkungen oder auf als unüberwindbar wahrgenommene Hindernisse reagieren. Die Symptomatik kann zeitweilig eine Entlastung schaffen, Zuwendung bewirken und von einer Konfrontation mit den Veränderungsnotwendigkeiten entbinden (Krankheitsgewinn).

Grundsätzlich sprechen diese Störungsbilder für eine seelische Not. Sie sind ernst zu nehmen und bedürfen der Abklärung der Hintergründe und der unbewussten Motive. Natürlich müssen körperliche Ursachen sorgfältig ausgeschlossen werden, bevor die Diagnose einer dissoziierten Störung zulässig ist.

Die Therapie liegt ausschließlich in der Psychotherapie. Psychopharmaka haben hier nichts zu suchen, schon gar nicht die Sucht fördernde Benzodiazepine usw.

Dissoziative Syndrome

Dissoziative (epileptiforme) Anfälle

Hier entstehen – nicht selten sogar neben echten epileptischen Anfällen – Anfallsbilder, die echten Anfällen täuschend ähneln. Man nennt sie auch *psychogene Anfälle* oder *Pseudoepilepsie*. Der zuletzt genannte Begriff ist nur sinnvoll, wenn es bei einem Patienten oder einer Patientin ausschließlich dissoziative Anfälle gibt, die das Bestehen einer Epilepsie vortäuschen. Allerdings kommt es bei dissoziativen Anfällen nur selten zu Komplikationen (z. B. sturzbedingten Verletzungen) wie bei echten Anfällen. Zur Differenzialdiagnostik, also zur Unterscheidung zwischen echten und psychogenen Anfällen, gehört viel Sachverstand. Oft müssen aufwendige apparative Untersuchungen helfen. Vor allem sollten nicht ungewöhnliche Ausgestaltungen echter epileptischer Anfälle dazu verleiten, das Geschehen als „hysterisch“ abzutun.

Dissoziative Amnesie

Eine dissoziative Amnesie ist ein Erinnerungsverlust von wichtigen aktuellen Ereignissen aus psychischen Motiven. Häufig handelt es sich um traumatisierende Erlebnisse, die gewissermaßen nicht ausgehalten werden können, die ins Vergessen abgedrängt werden. Die Amnesie ist selektiv. Sie umfasst in der Regel nicht alle Ereignisse einer bestimmten Zeit. Manchmal kommen mit der Zeit einzelne Teile in die Erinnerung zurück, aber ein Kern des Ereignisses oder Erlebnisses kann nicht mehr erinnert werden.

Dissoziative Fugue

Eine dissoziative Fugue ist ein Weggehen oder -laufen von einem bestimmten Ort (z. B. Wohnung, Krankenhaus). Oberflächlich gesehen wirkt der Ablauf zumeist geplant und geordnet. Das ganze Ereignis unterliegt rückwirkend der Amnesie, ist also vergessen. Die Amnesie ist hier umfassender als bei der dissoziativen Amnesie. Nähere Auskünfte über die Abläufe können nur Dritte geben, die die Abläufe beobachtet haben. Eine dissoziative Fugue kann im Extremfall so weit gehen, dass Menschen abrupt ihr bisheriges Leben abbrechen und an einem anderen Ort ein neues beginnen.

Dissoziativer Stupor

Der Begriff dissoziativer Stupor steht für ein völliges Ausbleiben aller Willkürbewegungen einschließlich sprachlicher Äußerungen (*Mutismus*) aus psychischer Ursache. Die Reaktion auf äußere Reize ist stark vermindert oder gänzlich erloschen. Allerdings zeigen Körperhaltung, Atmung, Augenöffnen, Seufzen usw., dass der oder die Betroffene wach ist.

Dissoziative Störungen der Bewegungen

Dissoziative Bewegungsstörungen können Einschränkungen der Kraftentfaltung bis hin zu völligen Lähmungen einzelner Muskelgruppen oder Extremitäten bewirken. Auch Störungen der Koordination (Ataxie) können im Rahmen der dissoziativen Bewegungsstörung nachgeahmt werden. Selten treten auch auffällige Bewegungsstörungen wie Tremor oder dyskinesieartige Bilder auf. Eine genaue neurologische Untersuchung – evtl. unter Zuhilfenahme apparativer Methoden – verrät die organische Intaktheit des Nervensystems.

Dissoziative Störungen der Sinnesempfindungen
Dissoziative Sensibilitätsstörungen oder dissoziierte Störungen der Sinnesempfindungen zeigen sich meistens in Aussagen über hypästhetische (vermindert empfindliche) Hautareale. Bei der gründlichen Sensibilitätsuntersuchung fällt oft auf, dass die Grenzen der sensibilitätsgestörten Areale nicht den bekannten Grenzen, die durch die typische Innervation vorgegeben werden, entsprechen.

Besonderheiten bei geistiger Behinderung

Selbstverständlich treten dissoziative Störungen auch bei Menschen mit geistiger Behinderung auf. Auch bei ihnen drückt eine solche Symptomatik einen unlösbaren Konflikt, persönliche Belastungen, Bedrohungsgefühle usw. aus. Sie sind also ernst zu nehmen und nicht mit Beschwichtigungen abzutun. Es geht auch bei Menschen mit geistiger Behinderung darum, eine professionelle psychotherapeutische Bewältigung zu organisieren. Nicht selten müssen vertraute Unterstützungspersonen, ob Angehörige oder professionelle Helfer, dabei mitwirken, die zugrunde liegenden Probleme aufzudecken. Häufig liegen die ursächlichen Probleme im lebensweltlichen Kontext der Betroffenen. Dann geht es darum, in einem abgestimmten Vorgehen die Rahmenbedingungen in Familie, Wohnheim, Werkstatt usw. anzupassen. Auch in diesem Zusammenhang ist auf die Darstellungen zum Problemverhalten hinzuweisen (siehe Kap. 4.4, S. 133 ff.).

5.5.8 Somatoforme Störungen

Unter somatoformen Störungen versteht man körperliche (somatische) Beschwerden, für die auch bei gründlichster organischer Abklärung keine organische Ursache auffindbar ist. Oft verlangen die Betroffenen wegen der für sie quälenden Symptome beharrlich immer weiter gehende Untersuchungen. Sie lassen sich durch ausbleibende organische Erklärungen (negative Befunde) nicht davon abbringen, die weitere Suche zu fordern. Oft sind die Persönlichkeiten der Betroffenen durch gewisse Aufmerksamkeit suchende Merkmale (histrionische Persönlichkeit) gekennzeichnet.

Somatisierungsstörungen

Als Somatisierungsstörungen bezeichnet man Bilder, bei denen immer wieder wechselnde und manchmal fast fantastisch anmutende körperliche Symptome oder Beschwerden dargestellt werden. Beschwerden im Bauchbereich und abnorme Empfindungen auf der Haut stehen an erster Stelle. Die Symptomatik kann in ihrer symptomatischen Ausgestaltung und in ihrer subjektiven Schwere schwanken. Angst und depressive Verstimmungen können die Somatisierungsstörungen begleiten. Darin liegt auch die Notwendigkeit der differenzialdiagnostischen Abgrenzung zu hypochondrisch gefärbten depressiven Störungsbildern begründet.

Oft haben die Betroffenen, übrigens überwiegend Frauen, bereits eine Odyssee durch verschiedene medizinische Fachgebiete, u. U. sogar Operationen hinter sich, bevor die Erklärung in einer psychischen Störung gesucht wird. Soziale, berufliche, partnerschaftliche Folgen der Störungsbilder sind häufig, nicht zuletzt dann, wenn Betroffene versuchen, durch „Selbstmedikationen" mit Psychopharmaka, Alkohol usw. ihrer Beschwerden Herr zu werden. Oft erfolgt die Überweisung zum psychiatrischen oder psychotherapeutischen Spezialisten nicht mit der gezielten Frage, ob eine Somatisierungsstörung vorliege, sondern weil ein Arzt oder eine Ärztin den Patienten loswerden will, weil er „nervt“ oder sich „verrückt“ verhält. Besonders gefährlich wird es, wenn solchen Betroffenen die notwendige Aufmerksamkeit vorenthalten wird, falls sich in den Beschwerden doch eine körperliche Erkrankung ausdrückt. Die tatsächliche Erkrankung wird dann unter Umständen nicht erkannt.

Die Therapie besteht aus psycho- und soziotherapeutischen Maßnahmen, die durch Pharmaka unterstützt werden können.

Besonderheiten bei geistiger Behinderung
Es ist eine Erfahrungstatsache, dass Menschen mit Intelligenzminderung, vor allem bei schwereren Graden, häufig dazu neigen, Kummer, Stress, psychische Beschwerden wie Angst, Depressivität usw. ins Körperliche zu „übersetzen“. Darum muss gerade bei ihnen von Anfang an zweigleisig gearbeitet werden. Einerseits geht es um sorgfältige Abklärung möglicher organischer Gründe für die vorgebrachten Beschwerden, die sich übrigens oft eher in Verhaltensauffälligkeiten (z. B. Unruhe, Selbstverletzungen, Rückzug) als in ausdrücklichen Schilderungen von Beschwerden äußern. Andererseits muss von Anfang an eine psychische Natur der somatischen Beschwerden gedacht werden. Bei der Aufhellung der möglichen Hintergründe und ihrer kompetenten fachlichen Interpretation ist natürlich die Einbeziehung der Erfahrungen, Beobachtungen, Interpretationen von vertrauten Personen überaus wichtig.

Hypochondrische Störung

Bei der hypochondrischen Störung steht die Beschäftigung mit Ängsten und Vorstellungen hinsichtlich bestimmter Erkrankungen, die womöglich lebensgefährlich sein könnten (z. B. Krebs), im Vordergrund. Missempfindungen, banale oder flüchtige körperliche Beschwerden werden überbewertet. Sie nähren die Krankheitsbefürchtungen, die sich zumeist in bestimmten, konkretisierten Vorstellungen äußern. Die Betroffenen begehren immer wieder aufs Neue weitreichende Untersuchungen, auch wenn bisherige ärztliche Untersuchungsergebnisse und Erläuterungen sie eigentlich beruhigen könnten. Hypochondrische Störungen sind oft chronisch. Anders als bei den Somatisierungsstörungen sind hier keine Geschlechtsunterschiede in der Häufigkeitsverteilung aufgefallen. Zur Behandlung, die oft schwierig ist, kommen Psycho- und Pharmakotherapie infrage.

Besonderheiten bei geistiger Behinderung
Die hypochondrischen Ideen werden von Menschen mit Intelligenzminderung zumeist flüchtig und vor allem nicht so systematisiert und „ausformuliert“ wie von anderen Betroffenen vorgebracht.

Somatoforme Schmerzstörung

Bei den somatoformen Schmerzstörungen stehen anhaltende und quälende heftige Schmerzempfindungen ohne organische Erklärbarkeit im Vordergrund. Diese Schmerzempfindungen dominieren das Erleben. Bei den Somatisierungsstörungen hingegen drängen Schmerzempfindungen nicht so deutlich in den Vordergrund. Nicht selten bilden ernsthafte Konflikte und schwerwiegende Probleme den Hintergrund für die somatoforme Schmerzstörung. Die Behandlung besteht aus Psycho- und Pharmakotherapie.

Besonderheiten bei geistiger Behinderung
Hier sind keine Besonderheiten bekannt. Es gibt kaum einschlägige Untersuchungen.

Somatoforme autonome Funktionsstörung

Die Schilderungen der Betroffenen wirken, als ob die Beschwerden mit Organen oder Funktionssystemen in Verbindung stünden, die durch das autonome oder vegetative Nervensystem gesteuert werden. Sie können das Respirationssystem (Hyperventilation), das Herz-Kreislauf-System (Herzschmerz), den Magen-Darm-Trakt (Durchfall) usw. betreffen. Manche Symptome belegen eine übermäßige Erregung des vegetativen Nervensystems (z. B. Schweißausbrüche, Erröten, Aufstoßen). Andere Beschwerden sind deutlich subjektiver und überdies unspezifisch (z. B. Brennen, Schweregefühl, Kloßgefühl). Auch bei diesen Störungsbildern bestehen im Hintergrund oft Konflikte und emotionale Belastungen. Die Behandlung ist schwierig. Zentral sind eine psychologisch einfühlsame Begleitung, Psycho- und Pharmakotherapie.

Besonderheiten bei geistiger Behinderung
Die Schilderung der Beschwerden ist weniger prägnant. Auch hier schiebt sich das auffällige Verhalten in den Vordergrund.

5.6 Verhaltensauffälligkeiten mit körperlichen Störungen und Faktoren

5.6.1 Essstörungen

Unter den Essstörungen spielen die *Anorexia nervosa* und die *Bulimia nervosa* die wichtigste Rolle.

Anorexia nervosa

Die *Anorexia nervosa* ist als erheblicher, selbst herbeigeführter und beibehaltener Gewichtsverlust ohne körperliche Ursache definiert. Der Gewichtsverlust kann verschiedene Ausmaße annehmen und schließlich lebensbedrohlich werden. Wenn die Störung vor der Pubertät beginnt, kann das Wachstum zurückbleiben. Die Störung, die vornehmlich im Jugend- und jungen Erwachsenenalter in Erscheinung tritt, betrifft mehr Mädchen als Jungen. Es gibt viele psychologische, psychodynamische und familiendynamische Erklärungsmodelle, auch Hinweise auf mitwirkende somatische Faktoren. Wahrscheinlich greifen viele Faktoren und Dispositionen ineinander. Auffällig ist die starke Leistungsorientierung der betroffenen jungen Menschen.

Die Betroffenen selbst schätzen das Ausmaß ihres Gewichtsverlustes und die Schwere der Veränderungen ihrer Figur erheblich geringer ein, als sie tatsächlich sind. Welche Rolle diese *Körperschemastörung* spielt, ob sie etwas mit den Ursachen zu tun hat oder eher eine bloße Folge der Störung überhaupt ist, ist noch umstritten.

Der Gewichtsverlust wird herbeigeführt durch unter Umständen exzessive Diätregimes, selbst herbeigeführtes Erbrechen, die Einnahme von Abführmitteln, übersteigerte körperliche Aktivitäten, sogar mittels Appetitzüglern und Diuretika (Medikamente zur Entwässerung). Auch im Hormonhaushalt gibt es Auswirkungen der *Anorexia nervosa*. Bei Frauen wird die Menstruation unregelmäßig oder bleibt sogar aus. Bei Männern kommt es zu Libido- und Potenzproblemen.

Bulimia nervosa

Die *Bulimia nervosa* hingegen ist durch Heißhungeranfälle (regelrechte Essattacken mit massiver Nahrungsaufnahme) und eine übertriebene Beschäftigung mit der Kontrolle des Körpergewichts gekennzeichnet. Deshalb werden die befürchteten Folgen der Essattacken mit rigorosen Maßnahmen (induziertes Erbrechen, Abführmittel usw.) gemildert. Es besteht eine ausgeprägte Furcht, zu dick zu werden. Auch diese Störung betrifft vornehmlich das Jugend- und junge Erwachsenenalter sowie mehr Mädchen als Jungen. Nicht selten gibt es im Längsschnittverlauf Kombinationen mit *Anorexia nervosa*. Auch das verweist auf ähnliche Bedingungskonstellationen für das Auftreten dieser beiden Essstörungen.

Besonderheiten bei geistiger Behinderung

Die Diagnose bei beiden Essstörungen zu stellen ist vergleichsweise einfach. Ein Problem besteht darin, dass die Personen des sozialen Umfeldes möglicherweise die Anfangsstadien übersehen.

5.6.2 Nicht organische Schlafstörungen

Die nicht organischen Schlafstörungen sind sehr verschiedenartig. Wegen ihrer Auswirkungen auf die Leistungsfähigkeit und die manchmal sogar lebensgefährlichen Folgen (z.B. beim Schlafwandeln) darf man sie keineswegs bagatellisieren. Die hier besprochenen Schlafstörungen sind alle nicht organischen Ursprungs, also solche mit emotionalen Hintergründen. Länger bestehende Schlafstörungen sind nichts Banales. Sie bedürfen jedenfalls der ärztlichen Abklärung, um einerseits ernsthafte organische Ursachen auszuschließen und andererseits geeignete Wege zur Linderung zu finden.

Schlafstörungen sind nicht selten Vorboten oder Bestandteil von psychischen Störungen. Auch das sollte man berücksichtigen.

Insomnie

Bei der Insomnie sind Dauer oder Qualität des Schlafes über einen längeren Zeitraum gestört. Namentlich im Hinblick auf die Dauer der Schlafzeit ist zu berücksichtigen, dass der Schlafbedarf zwischen den Menschen sehr stark variiert. Die meisten Probleme haben die Betroffenen beim Ein-, aber auch beim Durchschlafen. Die Insomnie entsteht nicht selten bei aktuellen Belastungssituationen, Sorgen usw. Die Schlafstörungen steigern sich zumeist, wenn sich aus der Erfahrung der Schlafstörung heraus die Befürchtung entwickelt, nicht einschlafen zu können. Überhaupt kreisen die Gedanken immer mehr um das Thema Schlafstörung, nachts im Zustand der unruhigen Erwartung und Anspannung, mit der Zeit aber auch tagsüber.

Hypersomnie

Bei der Hypersomnie leiden Betroffene tagsüber an Müdigkeit und Schläfrigkeit. Manchmal kommt es zu regelrechten Schlafanfällen. Auch verzögertes Erwachen kann zur Hypersomnie gehören. Die Hypersomnie ist für die Betroffenen eine Belastung. Sie schränkt ihre Funktionsfähigkeit im Hinblick auf Alltags- und Berufsanforderungen ein. Natürlich muss ausgeschlossen sein, dass ausgeprägter Schlafmangel die Ursache von

Müdigkeit und Schlafneigung ist. Unterschieden werden muss die Hypersomnie von der Narkolepsie und anderen organischen Störungsbildern, die noch zusätzliche Symptome aufweisen.

Störung des Schlaf-Wach-Rhythmus

Bei diesem Störungsbild ist der übliche Schlaf-Wach-Rhythmus über lange Zeit gestört. Die Betroffenen sind während üblicher Schlaf- und Ruhezeiten, also nachts, wach und können nicht schlafen. Hingegen sind sie am Tage müde. Sie schlafen während der üblichen Aktivitätszeiten, also tagsüber. Der resultierende Mangel an erholsamem Schlaf führt zu dauernder Müdigkeit und natürlich auch zur Leistungsminderung.

Schlafwandeln

Beim Schlafwandeln, einem eigenartigen Zustand zwischen Schlaf und Wachheit, der meistens im ersten Drittel der Nacht auftritt, verlassen Betroffene das Bett, laufen ziellos umher, können dabei auch auf die Straße laufen oder aus dem Fenster steigen und abstürzen. Auf jeden Fall birgt Schlafwandeln ein erhebliches Verletzungsrisiko. Am folgenden Tag erinnern sich die Betroffenen nicht an das nächtliche Ereignis.

Pavor nocturnus

Der *Pavor nocturnus* ist mit dem Schlafwandeln verwandt. Betroffene schrecken ein- oder mehrmals aus dem Nachtschlaf auf, schreien, sind motorisch und vegetativ erregt (Schwitzen, Pulsbeschleunigung usw.). Der Zustand, der nicht von außen beeinflussbar ist und vornehmlich im ersten Nachtdrittel auftritt, hält einige Minuten an. Am nächsten Tag haben die Betroffenen bestenfalls fetzenhafte Erinnerungen an das nächtliche Ereignis.

Albträume

Bei Albträumen, die vorzugsweise in der zweiten Nachthälfte auftreten, schrecken die Betroffenen aus dem Schlaf auf und erinnern sich mehr oder minder plastisch an den quälenden, schrecklichen Inhalt des Traumes (Albtraum). Die Betroffenen sind aber schnell nach dem Erwachen richtig wach und orientiert. Oft wiederholen sich die Traumthemen in weiteren Träumen.

Die Behandlung von Schlafstörungen ist nicht einfach. Der Einsatz von Schlafmitteln (Hypnotika) ist bestenfalls für sehr kurze Zeit vertretbar. Die Gefahr, dass sich eine Abhängigkeit herausbildet, ist groß. Anstelle der Hypnotika – vor allem statt der problematischen Benzodiazepine – kommen trizyklische Antidepressiva in Betracht. Das Hauptgewicht der Behandlung liegt auf der Einübung von Entspannungsverfahren (z. B. autogenes Training, progressive Muskelrelaxation) und der konsequenten Befolgung bestimmter Regeln: Einhaltung eines möglichst gleichmäßigen Tagesablaufs, körperliche Betätigung, Sport, regelmäßige Schlafenszeiten, Verzicht auf anregende Getränke (Kaffee, Tee, Cola usw.), frühes und leichtes Abendessen, Spaziergänge vor dem Zubettgehen, Reduzierung von abendlichem Fernsehkonsum, Ausschalten von Geräuschquellen usw.

Besonderheiten bei geistiger Behinderung

Die Schlafstörungen sind nicht schwer zu erkennen. Allerdings kommt es vor, dass Menschen mit geistiger Behinderung aus Langeweile oder Unterforderung einschlafen, vor allem wenn sie obendrein noch unter Psychopharmaka oder anderen die Müdigkeit fördernden Medikamenten (z. B. bestimmte Antiepileptika) stehen oder z. B. die vor Langem verordnete Brille den Anforderungen des Werkstattplatzes nicht mehr genügt und die Arbeitsaufgaben nicht ausgeführt werden können. Schließlich soll noch darauf aufmerksam gemacht werden, dass bei starkem Übergewicht die Müdigkeit besonders ausgeprägt sein kann. Dieses Zustandsbild nennt man auch *Pickwick-Syndrom*.

5.7 Persönlichkeits- und Verhaltensstörungen

Unter diese Überschrift fallen verschiedene lang anhaltende Zustandsbilder und Verhaltensmuster. Manche entwickeln sich schon früh im Leben oder zeigen sich früh in der individuellen Entwicklung. Manche der Bilder formen sich unter Einwirkung biografischer Erfahrungen erst im Laufe des Lebens aus.

5.7.1 Spezifische Persönlichkeitsstörungen

Unter spezifischen Persönlichkeitsstörungen versteht man ausgeprägte Besonderheiten des Charakters oder der Persönlichkeit in Form von Verhaltensmustern, die lange bestehen. Früher hat man solche Störungsbilder als „Psychopathien“ oder „psychopathische Persönlichkeiten“ bezeichnet.

Spezifische Persönlichkeitsstörungen lassen sich schon in der Kindheit oder in der Adoleszenz finden; sie verstärken sich oft im Erwachsenenalter. Weil sich Kinder und Jugendliche aber noch stark entwickeln, auch in ihrer Persönlichkeit, ist solch eine Diagnose in diesem Alter übrigens nur mit sehr großer Zurückhaltung zu stellen. Die auffälligen Verhaltensmuster zeigen sich in weitgehend gleichförmigen oder starren Reaktionsmustern auf unterschiedliche Anforderungen und Situationen. Definitionsgemäß dürfen sie nicht Folge einer anderen psychischen Störung oder einer Hirnerkrankung sein. Das zu betonen ist wichtig, weil es Zustandsbilder gibt, die in ihrem Erscheinungsbild den Persönlichkeitsstörungen ähneln, aber eben durch eine vorangegangene psychische Störung oder auch durch eine organische Hirnerkrankung bewirkt wurden.

Persönlichkeitsänderungen werden durch psychische Extrembelastung verursacht. Solche Belastungen müssen aber von extremer Art sein, z. B. langjährige Einzelhaft, Folter, Geiselnahme.

Sind die Zustandsbilder durch eine Hirnerkrankung verursacht, gehören sie in den Kreis der organischen Persönlichkeitsstörungen.

Wenn das Zustandsbild durch das traumatisierende Erlebnis einer schweren psychischen Erkrankung verursacht wird, nennt man es *Persönlichkeitsänderung nach psychischer Erkrankung*. Davon zu unterscheiden sind Zustandsbilder, die als Residuen oder Restsymptomatik einer anderen psychischen Erkrankung zu verstehen sind. Diese werden nämlich nicht den eben erwähnten Persönlichkeitsänderungen nach psychischer Erkrankung zugeordnet.

Merksatz
Die folgenden diagnostischen Merkmale sind gemäß der ICD-10 wichtig für Persönlichkeitsstörungen:

1. ***Die Einstellungen und das Verhalten der betroffenen Personen sind in mehreren Bereichen sehr unausgeglichen: Antrieb, Affektivität, Impulskontrolle, Wahrnehmung, Denken und Beziehung zu anderen Menschen.***
2. ***Die Verhaltensweisen sind dauerhaft.***
3. ***Das auffällige Verhaltensmuster ist tief greifend. In vielen persönlichen und sozialen Situationen ist es nicht angemessen.***
4. ***Die Störung beginnt im Kindes- oder Jugendalter.***
5. ***Die Störung bewirkt Leiden für die Betroffenen.***
6. ***Die Störung führt zu Einschränkungen der beruflichen und persönlichen Leistungsfähigkeit.***

Die ICD-10 verlangt wenigstens drei dieser Merkmale, damit die Diagnose gestellt werden kann.

Keinesfalls darf man, wenn einige dieser Merkmale sich unvollständig oder nur leicht zeigen, bei einer Person sofort eine Persönlichkeitsstörung diagnostizieren. Es handelt sich dann vielleicht nur um eine ausgeprägte Persönlichkeit. Jeder und jede von uns kennt solche Menschen mit einer ausgeprägten, markanten Persönlichkeit. Die allermeisten haben keine Persönlichkeitsstörung.

Paranoide Persönlichkeitsstörung

Die paranoide Persönlichkeitsstörung ist von der übermäßigen Neigung geprägt, sich immer wieder gekränkt, verletzt und zurückgewiesen zu fühlen. Auf Kränkungen, auf vermutete Benachteiligungen usw. reagieren die betroffenen Personen sehr nachtragend. Sie sind über die Maßen misstrauisch. Selbst in neutrale Verhaltensweisen Dritter deuten sie feindliche Absichten hinein. Sie sind immerzu in Streitereien befangen und pochen in zumeist unangemessener Weise auf ihre Rechte. Von sich selbst haben sie ein unrealistisch positives Bild und ein überhöhtes Selbstwertgefühl – dem natürlich die anderen nicht gerecht werden. An Kritikfreudigkeit gegenüber der Umwelt fehlt es nicht. Manchmal können die Betroffenen sogar regelrechte Verschwörungstheorien entfalten, um die Vorgänge, die sie als gegen sie gerichtet erleben, zu erklären.

Schizoide Persönlichkeitsstörung

Die Betroffenen mit einer schizoiden Persönlichkeitsstörung können sich kaum freuen. Ihre Persönlichkeit ist gekennzeichnet durch eine unterkühlte und distanzierte Art. Sie können für andere Personen kaum warme oder zärtliche Gefühle empfinden oder gar zeigen. Selbst Ärger auszudrücken fällt ihnen schwer. Lob und Kritik bewirken wenig. Enge oder vertrauensvolle Beziehungen zu anderen Menschen sind selten, labil oder fehlen ganz. Die Betroffenen scheinen darauf keinen Wert zu legen. Dieser Mangel an interpersonellen Beziehungen kann zu einem regelrechten Einzelgängertum bis hin zum Status eines Sonderlings führen oder zu Verhaltensweisen, mit denen gesellschaftliche Regeln und Erwartungen aufs Gröbste missachtet und verletzt werden. Nicht selten werden Menschen mit Störungen des autistischen Spektrums von unzureichend Erfahrenen für Menschen mit einer schizoiden Persönlichkeitsstörung gehalten.

Dissoziale Persönlichkeitsstörung

Bei der dissozialen Persönlichkeitsstörung besteht eine massive Diskrepanz zwischen dem Verhalten der Person und den Normen der Gesellschaft. Die betroffenen Personen zeigen sich völlig uninteressiert an den Gefühlen Dritter, besitzen keinerlei Empathie. Im Bereich der Beziehungsgestaltung steht ihr Unvermögen, Beziehungen und Partnerschaften lange Zeit aufrechtzuerhalten, im Vordergrund.

Das Verhalten ist durch Verantwortungslosigkeit und Missachtung sozialer Regeln gekennzeichnet. Eine gewisse Reizbarkeit ist immer vorhanden. Auf Frustrationen oder Zurückweisung reagieren die Betroffenen schnell und überschießend aggressiv, sogar gewalttätig. Ihre Fähigkeit, aus Erfahrung – sogar aus Bestrafungen für Fehlverhalten – richtige Schlussfolgerung für zukünftiges Verhalten zu ziehen, ist vermindert. Auch Schuldbewusstsein ist meistens nur rudimentär entwickelt. An Problemen oder vermeintlich erlittenem Unrecht sind nur die anderen Menschen schuld, so glauben die Betroffenen.

Emotional instabile Persönlichkeitsstörung, Borderline-Persönlichkeitsstörung

Die emotional instabile Persönlichkeitsstörung ist heute unter dem Namen *Borderline-Persönlichkeitsstörung* sehr bekannt. Allerdings kennt die ICD-10 zwei Unterformen der emotional instabilen Persönlichkeitsstörung: Die erste Form ist der sogenannte *impulsive Typus*, die zweite Form der eigentliche *Borderline-Typus*. Ob die Grenzen zwischen beiden tatsächlich streng zu ziehen sind, darf bezweifelt werden.

Allgemein gilt für beide Typen der emotional instabilen Persönlichkeitsstörung, dass die betroffenen Personen dazu neigen, ihre Augenblicksimpulse ohne jede Rücksicht auf Konsequenzen auszuagieren. Ihre Stimmung schwankt und wirkt nach außen oft launenhaft. Schon geringe Anlässe können zu heftiger Verärgerung, unter Umständen mit gewalttätigem Handeln gegen sich oder andere führen. Es mangelt an der Fähigkeit vorausschauender Planung.

Den impulsiven Typus prägen emotionale Labilität und fehlende Kontrolle von Handlungsimpulsen. Beim Borderline-Typus treten vor allem die Instabilität des eigenen Selbstbildes, Unsicherheit über eigene Ziele und Neigungen in den Vordergrund. Beziehungen zu anderen Menschen werden intensiv aufgebaut und nicht selten mit überhöhten Erwartungen verknüpft, scheitern aber rasch an alltäglichen Frustrationen. Selbst gewöhnliche Beziehungskrisen führen schnell zu großer Verzweiflung, Wut und Erregung. Aus Ärger, Wut oder Enttäuschung fügen sich betroffene Personen nicht selten Selbstverletzungen zu. Manche schneiden sich an Armen, Beinen oder der Brust, andere fügen sich mit Zigaretten Brandwunden zu oder schieben sich Nadeln unter die Haut. Vermutlich haben sie dabei ein verändertes Schmerzempfinden. Aber es ist auch bekannt, dass der Schmerz selbst zu Wohlgefühl und Entspannung führt. Man vermutet, dass in diese Mechanismen die schmerzbedingte Ausschüttung von körpereigenen morphinartigen Substanzen hineinspielt. Einige Betroffene berichten, dass sie sich selbst verletzen, weil sie sich innerlich leer bzw. tot fühlen und die Selbstverletzung für sie eine Möglichkeit ist, wenigstens irgendetwas zu spüren. Die Selbstverletzungen können gelegentlich unbeabsichtigt schwere bis hin zu tödlichen Folgen haben. Aber die Selbsttötung kann durchaus auch beabsichtigt sein, zumindest im Moment des Ausführens der suizidalen Handlung.

Histrionische Persönlichkeitsstörung

Die histrionische Persönlichkeitsstörung wurde früher als „hysterische Persönlichkeitsstörung" bezeichnet. Die betroffenen Personen fallen durch ihre Neigung zu übertriebenem, theatralischem Verhalten auf. Sie bringen ihre Gefühle sehr betont zum Ausdruck. Die Gefühlswelt ist oft gleichzeitig etwas oberflächlich und instabil. Die Betroffenen neigen sehr zur Selbstbezogenheit. Sie streben danach, im Mittelpunkt zu stehen, und reagieren gekränkt, wenn die erstrebte Aufmerksamkeit ausbleibt. Belastend für die Menschen ihrer Umwelt ist ihre Fähigkeit, andere mehr oder minder geschickt zu manipulieren und für eigene Interessen einzuspannen.

Anankastische Persönlichkeitsstörung

Die anankastische Persönlichkeitsstörung ist grüblerisch, selbstzweifelnd, überaus zögerlich im Umsetzen von Überlegungen, Absichten usw. Schnell drängen sich bei Entscheidungsprozessen eventuelle Risiken oder mutmaßliche Gefahren in den Vordergrund. Die Betroffenen führen deshalb ihre Vorhaben mit größter Sorgfalt bis hin zum Perfektionismus aus, wodurch alles überdurchschnittlich lange vorbereitet und auffällig langsam und umständlich ausgeführt wird. Das fällt vor allem dann auf, wenn der zeitliche Aufwand weder mit der Bedeutung der Sache noch mit den objektiven Risiken im Einklang steht. Das Spontane fehlt diesen Menschen völlig. Sie wirken auf ihre Umwelt skrupelhaft, pedantisch und oft sehr leistungsbezogen. Gleichzeitig gelingt ihnen vieles nicht, weil sie es weder rechtzeitig beginnen noch rechtzeitig abschließen können.

Auch im zwischenmenschlichen Kontakt wirken die Betroffenen starr. Sie können häufig keine spontanen oder gar warmen Gefühle ausdrücken. Wenn andere sich ihren Regeln verweigern, können sie gelegentlich sehr harsch und unduldsam reagieren, nicht ohne auch weitschweifig zu erklären, warum das Geforderte unbedingt notwendig sei. Sogar regelrechte Zwangsphänomene können auftreten, ohne jedoch die Schwere einer Zwangsstörung im Sinne der ICD-10 (siehe S. 213) zu erreichen.

Ängstliche Persönlichkeitsstörung

Die Menschen mit ängstlicher Persönlichkeitsstörung sind immerzu angespannt und voller Sorgen. Auf sich selbst bezogen sind sie voller Unsicherheit und Selbstzweifel. Sie haben eine tiefe Sehnsucht nach Anerkennung und Sicherheit. Auf Kritik oder gar Zurückweisung reagieren sie sehr empfindlich. Sie versuchen darum immer wieder, sich der Zuneigung und Akzeptanz anderer Menschen zu versichern. Ihre Gedanken kreisen oft um die gefährlichen und riskanten Seiten alltäglicher Situationen. Das kann dazu führen, dass bestimmte Aktivitäten vorsichtshalber ganz gemieden werden. Es kann ein regelrecht eingeschränkter Lebensstil gepflegt werden, um Risiken zu vermeiden. Das Störungsbild ähnelt der Angststörung.

Abhängige Persönlichkeitsstörung

Bei der abhängigen Persönlichkeitsstörung wird die Übernahme von Verantwortung so weit wie möglich vermieden. Entscheidungen werden vorzugsweise anderen überlassen. Eigene Bedürfnisse äußern die Betroffenen kaum. Schon gar nicht setzen sie sie entschlossen durch. Eigene Interessen werden den Interessen anderer, z. B. Partner oder Freunde, untergeordnet. Die Betroffenen erleben sich selbst als hilflos, schwach und inkompetent. Sie brauchen jemanden Starkes, an den sie sich anlehnen können. Sind sie allein und auf sich gestellt, plagen sie Angst und Unsicherheit. In Beziehungen peinigt sie die Angst, verlassen zu werden. Wenn sie tatsächlich verlassen werden, geht die Welt unter. Für Pannen und Missgeschicke wird die Verantwortung fast immer bei anderen gesucht.

Kombinierte Persönlichkeitsstörung

Wenn keine der spezifischen Persönlichkeitsstörungen anhand der Symptomatik und Beschwerden ausgemacht werden kann, vielmehr eine Mischung der Merkmale der verschiedenen Persönlichkeitsstörungen vorliegt, spricht man von einer *kombinierten Persönlichkeitsstörung*.

5.7.2 Behandlung

Die Behandlung der Persönlichkeitsstörungen gilt als schwierig bis unmöglich. Im Hinblick auf die tiefe Verwurzelung und Eingeübtheit der Verhaltens- und Erlebensweisen über das ganze bisherige Leben von Kindheit an ist das auch einigermaßen verständlich. In der therapeutischen Begleitung kommt es darauf an, diesen Menschen ihre Persönlichkeit verständlich zu machen, ihnen beratend und verlässlich ermutigend zur Seite zu stehen, praktische Hinweise zur Bewältigung von Belastungen und zur konstruktiven Lösung von Konflikten zu geben. Seit einigen Jahren haben sich kognitiv-behaviorale Strategien in der Behandlung von Persönlichkeitsstörungen etabliert. Für einige Störungsbilder gibt es auch Ansätze der pharmakologischen Behandlung.

Für die Behandlung von Menschen mit Borderline-Persönlichkeitsstörung gibt es mittlerweile eine gut etablierte und recht komplexe Methode: die dialektisch-behaviorale Therapie (DBT). Sie vereint verschiedene Elemente, darunter unterstützende und edukative Zugänge. Jedoch kann man auch mit dieser Methode die Betroffenen nicht „heilen". Vielmehr kommt es darauf an, Betroffenen systematisch und nachhaltig Methoden zu vermitteln, wie sie selbst adäquat mit Erregung, Anspannung, Enttäuschungen, Wut, Ärger umgehen können, ihnen Alternativen für selbstverletzendes Verhalten zu zeigen usw.

5.7.3 Besonderheiten bei geistiger Behinderung

Die Merkmale spezifischer Persönlichkeitsstörungen können auch bei Menschen mit Intelligenzminderung auftreten. Es entstehen dabei aber sowohl für die praktische Diagnostik Probleme als auch ein theoretisch-konzeptionelles Problem: Die verzögerte Persönlichkeitsentwicklung und deren Besonderheiten bei geistiger Behinderung machen es erforderlich, dies bei der Feststellung einer Persönlichkeitsstörung zu berücksichtigen. Außerdem sind viele Menschen mit geistiger Behinderung durch institutionelle Erfahrungen geprägt, die ihr Verhalten anhaltend beeinflussen. Nicht wenige haben belastende Erfahrungen gemacht, sind schon von Kind an in Heimen aufgewachsen usw. Bestimmte Verhaltensweisen sind gewissermaßen als Bewältigungsmuster ihrer institutionellen Biografien zu interpretieren. Überdies ist in Betracht zu ziehen, ob gezielt veränderte Lebenswelten nicht doch eine Entwicklung stimulieren können, damit sich über längere Zeit das Verhalten verändert. Beispielsweise im Hinblick auf die abhängige Persönlichkeitsstörung wird deutlich, dass Menschen mit geistiger und insbesondere mit schwerer oder mehrfacher Behinderung offenkundig von Dritten sehr abhängig sind. Damit verschiebt sich der Maßstab der Bewertung, was im konkreten Zusammenhang

„normal" ist. Außerdem sind lang dauernde Verhaltensprägungen durch Überbehütung und Bevormundung nicht selten, obwohl vielleicht in Wirklichkeit ein recht gutes Potenzial zur selbstbestimmten Lebensführung vorliegt.

Im Grunde genommen muss man angesichts dieser praktisch-diagnostischen Aspekte zuerst fragen, welche Konsequenz die Feststellung einer Persönlichkeitsstörung haben soll. Läuft eine Diagnose auf gezielte Therapien (z.B. DBT bei Borderline-Persönlichkeitsstörung) oder eine gezielte Förderung (z.B. Fertigkeitentraining bei ängstlicher Persönlichkeit) hinaus, ist die Formulierung einer Diagnose sinnvoll.

Wie schon erläutert, muss eine Persönlichkeitsauffälligkeit, die aus einer Erkrankung des Gehirns resultiert, als organische Persönlichkeitsstörung klassifiziert werden. Wenn Merkmale einer bestimmten spezifischen Persönlichkeitsstörung bei einer Person auftreten, deren geistiger Behinderung unstrittig eine fassbare Hirnschädigung zugrunde liegt, z.B. als sichere Folge einer Geburtskomplikation, dürfte eigentlich die Diagnose einer spezifischen Persönlichkeitsstörung nicht infrage kommen. Vielmehr müsste die Diagnose einer *organischen Persönlichkeitsstörung* gestellt werden.

Allerdings sind, wie erwähnt, bei Menschen mit geistiger Behinderung oft einzelne Züge oder auch Vollbilder einer spezifischen Persönlichkeitsstörung festzustellen. Es kommt darauf an, diese von der Intelligenzminderung abzugrenzen, um ein *diagnostic overshadowing* (siehe Kap. 4.5.4, S. 161) zu vermeiden und möglicherweise sogar eine störungsspezifische Unterstützung oder eine gezielte Behandlung planen zu können. So gibt es beispielweise schon für Menschen mit geistiger Behinderung und Borderline-Persönlichkeitsstörung adaptierte und praktisch bewährte Programme der dialektisch-behavioralen Therapie. Darin zeigt sich, dass die Diskussion, ob es sich bei dieser Konstellation um eine organische Persönlichkeitsstörung oder um eine zusätzliche – „echte" – spezifische Persönlichkeitsstörung bei Intelligenzminderung handelt, eher akademischer Natur ist. Obendrein sei daran erinnert, dass eine psychische Störung kein Ding, kein Gegenstand ist, sondern ein abgewandelter Funktionszustand, der durch eine wissenschaftlich verabredete Diagnose beschrieben wird. Insofern ist eine psychiatrische Diagnose eine Konvention oder auch ein Konstrukt, allerdings keine „Erfindung", wie die Antipsychiatrie postulierte.

5.8 Aufmerksamkeits- und Hyperaktivitätsstörung

Noch bis vor Kurzem wurde das Aufmerksamkeitsdefizit-Hyperaktivitäts-Syndrom (ADHS) praktisch ausschließlich dem Kindes- und Jugendalter zugeordnet. Mittlerweile hat sich die Erkenntnis eingestellt, dass diese Störung nicht immer an der Grenze zum Erwachsenenalter verschwindet, sondern diese Grenze überdauern kann. Es handelt sich nämlich oft um ein Störungsbild, das die Betroffenen durchaus lebenslang begleitet. Dieses Wissen ist erst seit einiger Zeit fachlicher Konsens.

Wenn die Diagnose eines Aufmerksamkeitsdefizit-Hyperaktivitäts-Syndroms erstmalig im Erwachsenenalter in Betracht gezogen wird, um Probleme mit der Bewältigung des Alltags und bestimmte Probleme im sozialen Bereich zu erklären und ggf. eine gezielte Behandlung einzuleiten, müssen die charakteristischen Symptome und Beschwerden rückblickend schon in der Kindheit und in früher Jugend nachweisbar sein. Dabei sollte vor allem nach ausgeprägter motorischer Unruhe, Zappeligkeit, „Nervosität" (also dem hyperkinetischen Syndrom), Konzentrationsproblemen, mangelnder Ausdauer, aber auch Aufsässigkeit, Wutausbrüchen, häufiger Verwicklung in Konflikte usw. gefragt werden.

5.8.1 Symptomatik

Merksatz
Die charakteristischen Symptome im Erwachsenenalter bestehen in deutlichen Konzentrationsstörungen und auffälliger Desorganisiertheit, Impulsivität und emotionaler Labilität.

Die *Konzentrationsstörungen* und die *Desorganisiertheit* zeigen sich u.a. in chaotischem Verhalten, in unstetem, manchmal planlosem Handeln, durch ein Scheitern in Situationen, die geplantes und ausdauerndes Verhalten erfordern, aber auch in vielen unabgeschlossenen Aufgaben, in Vergesslichkeit im Alltag usw. Die *Impulsivität* zeigt sich in unüberlegten Handlungen ohne ausreichende Abschätzung von Folgen und Risiken. Nicht selten zeigt sich die Impulsivität hauptsächlich unter Stress oder in emotional belastenden Situationen, in denen es dann zu überschießenden und unbeherrschten Reaktionen, Wutausbrüchen, Beschimpfungen usw. kommt.

Die *emotionale Instabilität* ist dadurch gekennzeichnet, dass leicht und manchmal ohne recht erkennbaren Anlass Stimmungsschwankungen und Reizbarkeit auftreten. Menschen mit Aufmerksamkeitsdefizit-Hyperaktivitäts-Syndrom leiden oft unter regelrechten depressiven Verstimmungen, Angst, Schlafstörungen usw. Daraus resultiert die Frage, ob diese Zustände unmittelbar zum Aufmerksamkeitsdefizit-Hyperaktivitäts-Syndrom gehören, es eigenständige komorbide Störungen sind oder es einen anderen Zusammenhang, z.B. auf genetischer Ebene, gibt.

Die Hyperaktivität im Erwachsenenalter fällt vor allem durch andauernde Rast- und Ruhelosigkeit, Vielgeschäftigkeit usw. auf. Die ausgeprägte motorische Unruhe (hyperkinetisches Syndrom), die im Kindesalter oft auffällt, tritt bei Erwachsenen zumeist nur noch leicht auf, z.B. in Form ständigen Stuhlkippelns oder Fußwippens.

Das Störungsbild kann unterschiedlich schwer ausgeprägt sein, auch im Hinblick auf die Folgen für die praktische und soziale Alltagsbewältigung. Bei einer ausgeprägten ADHS-Symptomatik kommt es nicht selten zu Konflikten mit der Umwelt, insbesondere im näheren persönlichen Umfeld.

Es kann kein Zweifel mehr bestehen, dass es sich beim ADHS um eine biologisch fundierte Störung der Hirnfunktion handelt. Dafür sprechen nicht zuletzt die familiären Häufungen, die belegen, dass es genetisch bedingte Anlagen für die Störung gibt. Allerdings muss man sich hüten, die Diagnose ADHS zu rasch und zu undifferenziert zu stellen.

5.8.2 Therapie

Die Behandlung besteht in ausgeprägten Fällen in der gut belegten Pharmakotherapie mittels Methylphenidat. Im Übrigen umfasst die Behandlung psychotherapeutische Verfahren, entspannende Verfahren und eine Beratung zur durchgreifenden Regulierung der Lebensweise (Erholungspausen, regelmäßiger und ausreichender Schlaf usw.).

5.8.3 Besonderheiten bei geistiger Behinderung

Die ADHS-Symptomatik kommt auch bei Menschen mit Intelligenzminderung vor. Sie ist namentlich bei schweren Formen der Intelligenzminderung nicht immer leicht zu identifizieren oder wird als Eigenart im Rahmen der Behinderung interpretiert und damit übersehen. Die ICD-10 kennt für hyperkinetische Störungen bei Kindern mit einem IQ unter 50 und stereotypen Verhaltensweisen sogar eine eigene diagnostische Kategorie (hyperkinetische Störung mit Intelligenzminderung und Bewegungsstereotypien).

5.9 Abnorme Gewohnheiten und Störungen der Impulskontrolle

Diese Kategorie umfasst einige auffällige Verhaltensweisen, die unterschiedliche Bereiche betreffen und betroffene Person oder andere schädigen. Gekennzeichnet sind diese Verhaltensweisen davon, dass die entsprechenden Impulse dazu nicht kontrolliert werden können.

5.9.1 Pathologisches Spielen

Das Störungsbild des pathologischen Spielens besteht darin, dass sich die Betroffenen episodenhaft dem Glücksspiel widmen. Sie erleben einen übermächtigen Drang zu spielen, den sie nicht beherrschen können. Sie setzen Beruf, Familie aufs Spiel, besonders durch die Schulden, die sie deswegen auf sich nehmen. Pathologisches Spielen wird wie die übertriebene Nutzung des Internets usw. heute auch den Verhaltenssüchten zugeordnet.

5.9.2 Pathologische Brandstiftung, Pyromanie

Wiederholte Brandstiftungen an Objekten (z. B. Mülltonnen) ohne nachvollziehbares Motiv kennzeichnen die Pyromanie oder pathologische Brandstiftung. Die Betroffenen erleben vor der eigentlichen Handlung eine anwachsende Spannung und nach dem Feuerlegen oder bei der Beobachtung der Löschaktivitäten eine – gelegentlich sexuell getönte – Erregung. Überhaupt befassen sich die Betroffenen gedanklich viel mit Feuer, Feuerlegen, Feuerwehreinsätzen usw.

Brandstiftungen, denen Rache oder andere Motive zugrunde liegen, gehören nicht hierzu.

5.9.3 Pathologisches Stehlen, Kleptomanie

Betroffene fallen dadurch auf, dass sie wiederholt vom unwiderstehlichen Drang übermannt werden, Dinge zu stehlen. Die gestohlenen Dinge werden zumeist gar nicht gebraucht oder benutzt, sondern oft sogar bald weggeworfen. Auch bei dieser Störung erleben die Betroffenen eine ansteigende Spannung vor dem Diebstahl. Viele empfinden nach der Handlung durchaus Scham und Niedergeschlagenheit. Das führt aber nicht dazu, dass sie die kleptomanen Handlungen unterlassen können.

5.9.4 Trichotillomanie

Die Trichotillomanie besteht darin, sich wiederholt und exzessiv Haare auszureißen, sodass ein sichtbarer Haarverlust entsteht. Vor der Handlung selbst steigert sich eine innere Spannung, die sich nach der Handlung erleichtert oder gänzlich legt.

5.9.5 Besonderheiten bei geistiger Behinderung

Verhaltensweisen wie pathologische Brandstiftung, pathologisches Stehlen usw. treten auch bei Menschen mit geistiger Behinderung auf und führen sie nicht selten vors Gericht. Dann ist natürlich zu klären, ob ihre Schuldfähigkeit aufgehoben oder vermindert ist. Je nach der gerichtlichen Bewertung, gestützt auf ein psychiatrisches Sachverständigengutachten, können Strafe oder Maßregelvollzug das Ergebnis sein. Auch die Trichotillomanie kommt bei Menschen mit geistiger Behinderung vor.

Solche Handlungen sind auch manchmal eine Reaktion auf Frustrationen im Alltag. Gelegentlich lässt sich auch eine gewisse Absicht des Handelns erkennen, um sich für erfahrene Kränkungen zu rächen.

5.10 Transsexualismus

Beim Transsexualismus, der bei beiden Geschlechtern vorkommt und den Störungen der Geschlechtsidentität zugerechnet wird, beherrscht die Betroffenen die Vorstellung, im Körper des falschen Geschlechts zu stecken. Die betroffene Person fühlt sich oft schon seit der Kindheit mehr dem anderen Geschlecht zugehörig. Sie verfolgt mit großer Energie den Wunsch nach einer Personenstands- und Namensänderung einerseits, nach geschlechtsumwandelnden Operationen und Hormonbehandlungen, die die äußeren Geschlechtsmerkmale ändern, andererseits. In Deutschland regelt das Gesetz über die Änderung der Vornamen und die Feststellung der Geschlechtszugehörigkeit in besonderen Fällen – kurz: Transsexuellengesetz – die Bedingungen dafür.

Wenn die Kleidung des anderen Geschlechts angelegt wird, dient das – anders als beim Transvestitismus – nicht der sexuellen Erregung, sondern stellt den Einklang zwischen innerem Erleben und äußerem Erscheinungsbild her.

Transsexualismus ist – übrigens neben Homosexualität – ein lehrreiches Beispiel dafür, wie sich über die Zeit die gesellschaftlichen Vorstellungen und Bewertungen geändert haben, was krank ist und was nicht. Während früher innerhalb der Gesellschaft und der Psychiatrie selbst sozusagen zweifelsfrei eine psychiatrische Interpretation des Transsexualismus als psychische Störung vorherrschte, gibt es zumindest in der westlichen Welt – nicht zuletzt unter dem Einfluss der Betroffenen und ihrer Selbsthilfeorganisationen – zunehmend ein Verständnis, das Transsexualismus als gleichberechtigte Daseinsform von Menschen interpretiert. Hier spielen vor allem gesellschaftliche Prozesse der Liberalisierung eine erhebliche Rolle.

Transsexuelle Menschen erleben, auch in Abhängigkeit von ihrem unmittelbaren soziokulturellen Umfeld und dessen Bewertungen, auf dem Weg zur Durchsetzung ihrer Anliegen viele Widerstände und Diskriminierungen. Nicht selten sind sie auch selbst lange im Zwiespalt über ihre inneren Gefühle. Wegen der damit verbundenen psychischen Probleme, Konflikte, psychosomatischen Beschwerden usw. benötigen sie nicht selten Beratung und Behandlung. Die Behandlung richtet sich natürlich nicht auf die Beseitigung des Transsexualismus. Transsexualismus ist nicht „heilbar".

Vom Transsexualismus muss der Transvestitismus unterschieden werden, bei dem das zeitweilige Tragen der gegengeschlechtlichen Unter- und Oberbekleidung genossen wird und in der Regel mit einer sexuellen Erregung verbunden ist.

5.10.1 Besonderheiten bei geistiger Behinderung

Transsexualismus kommt auch bei Menschen mit geistiger Behinderung vor. Ein Problem besteht darin, dass den Betroffenen oft die persönlichen Möglichkeiten oder die kompetente Unterstützung durch Dritte fehlen, ihr Anliegen durchzusetzen. Sie werden oft auch im Rahmen der erforderlichen Begutachtung benachteiligt.

Natürlich ist es infolge der kommunikativen Beeinträchtigungen nicht immer einfach, die tief gehende und anhaltende Identifizierung mit dem anderen Geschlecht herauszufinden.

5.11 Störungen der Sexualpräferenz

Störungen der Sexualpräferenz werden auch als *Paraphilien* bezeichnet. Sie sind dadurch gekennzeichnet, dass die sexuelle Erregung an bestimmte Verhaltensweisen (einschließlich die Nutzung von Gegenständen) als Bedingung gekoppelt ist oder dass bestimmte Praktiken zur sexuellen Erregung führen. Um als Störungen diagnostiziert zu werden, müssen sie längere Zeit bestehen bzw. wiederholt auftreten. Einige Paraphilien (z. B. Exhibitionismus, Pädophilie) führen zu Konflikten mit dem Gesetz.

Merksatz
Es hat sich in den vergangenen Jahren in der Sexualwissenschaft und auch zunehmend in der allgemeinen Öffentlichkeit das Verständnis etabliert, dass Sexualität viele Ausprägungsformen hat. Daher werden heute nur noch jene Sexualpräferenzen als psychische Störung betrachtet, die anderen Schaden zufügen: Das sind die Pädophilie und der Exhibitionismus.

Die frühere Gewissheit, dass bestimmte sexuelle Verhaltensweisen oder Vorlieben ausschließlich als krankhaft, verrückt oder pervers zu interpretieren seien, hat sich erheblich relativiert. Besonders dann, wenn bestimmte Sexualpraktiken vom Einvernehmen der beteiligten Partner getragen sind (z. B. Sadomasochismus) und bei ihrer Praktizierung keine gesellschaftlichen Regeln oder Gesetze (z. B. Pädophilie) verletzt werden, gelten einige Besonderheiten der Sexualpräferenz heute in der westlichen Welt weithin als Spielarten der Sexualität. Jedoch beeinflussen soziokulturelle Faktoren sowie weltanschauliche und religiöse Auffassungen die diesbezüglichen Bewertungen erheblich.

5.11.1 Fetischismus

Beim Fetischismus werden Gegenstände (z. B. Kleidungsstücke, Schuhe) als Ersatz für den körperlichen Kontakt mit einem Sexualpartner benutzt, um sich sexuell zu erregen und zu befriedigen. Fetischismus ist fast ausnahmslos bei Männern zu finden. Nicht selten werden die Gegenstände zur fetischistischen Benutzung gestohlen (z. B. Unterwäsche von einer Wäscheleine).

Nicht als Fetischismus gilt, wenn im Rahmen üblicher sexueller Praktiken zusätzlich bestimmte Kleidungsstücke vom Betroffenen oder vom Partner getragen werden, um die sexuelle Erregung zu steigern. Eine Sonderform stellt der transvestitische Fetischismus dar. Dabei werden Kleidungsstücke des anderen Geschlechts angelegt, um sexuelle Erregung zu erreichen.

5.11.2 Exhibitionismus

Exhibitionismus zeigt sich darin, dass fast ausschließlich heterosexuelle Männer wiederholt ihre eigenen Genitalien zumeist vor fremden Frauen in der Öffentlichkeit (z. B. in Parkanlagen oder einsamen Straßen) entblößen, manchmal sogar dabei masturbieren, sich jedoch in der Regel in sicherem Abstand halten. Das exhibitionistische Verhalten wird von den Betroffenen dranghaft und übermächtig erlebt. Bei manchen Männern ist es die einzige sexuelle Aktivität, bei anderen kommt es sogar neben einem üblichen Sexualleben in einer bestehenden Partnerschaft vor.

5.11.3 Voyeurismus

Der wiederholte Drang, sich sexuell zu erregen, indem andere Menschen heimlich bei Intimitäten oder sexuellen Aktivitäten beobachtet werden, wird als *Voyeurismus* bezeichnet. Nicht selten wird dabei masturbiert.

5.11.4 Sadomasochismus

Beim Sadomasochismus wird die sexuelle Erregung bzw. Befriedigung herbeigeführt oder gesteigert, indem sexuelle Aktivitäten mit der Zufügung von Schmerzen, Erniedrigungen, Wehrlosigkeit, Fesselung usw. verknüpft werden. Wenn jemand die erleidende, passive Rolle anstrebt, handelt es sich um Masochismus. Im umgekehrten Falle, wenn die aktive Rolle ausgeübt wird, handelt es sich um Sadismus. Auch im Hinblick auf sadomasochistische Praktiken hat sich ein Einstellungswandel in weiten Teilen der Gesellschaft vollzogen: Sofern die Verhaltensweisen von beiden Partnern einvernehmlich praktiziert werden, werden sie als Spielart der Sexualität toleriert.

Weil sadomasochistische Komponenten nicht selten auch im Rahmen üblicher sexueller Aktivitäten vorkommen, ist nur dann von *Sadomasochismus* zu sprechen, wenn die einschlägigen Aktivitäten die notwendige Voraussetzung der sexuellen Erregung sind.

5.11.5 Pädophilie

Pädophilie liegt vor, wenn sich überwiegend Männer, selten Frauen zum Zweck sexueller Stimulation oder Erregung an Kindern oder pubertären Jugendlichen mehr oder minder regelmäßig sexuell vergreifen. Manchmal bezieht sich das Interesse ausschließlich auf Mädchen, manchmal ausschließlich auf Jungen. Es handelt sich oft um fremde Kinder oder Jugendliche. Aber auch bei eigenen Kindern können pädophile Handlungen vorkommen. Gerade im familiären oder nachbarschaftlichen Umfeld sind pädophile Aktivitäten nicht selten. Es besteht eine große Dunkelziffer. Pädophile Handlungen stehen als sexueller Missbrauch unter Strafe.

Nicht unerwähnt bleiben darf die Beziehung dieser Störung zur kriminellen Szene der Kinderpornografie, zur Kinderprostitution und zum Menschenhandel. Das heißt aber nicht, dass jeder von pädophilen Neigungen betroffene Mensch Kontakt zu dieser Szene pflegt. Nicht wenige pädophil veranlagte Menschen sind sich der moralischen und juristischen Bedeutung ihrer Neigung bewusst. Sie leiden darunter und unterdrücken ihre praktische Ausübung.

Die Behandlung von Störungen der Sexualpräferenz ist schwierig. Natürlich setzt sie immer die Motivation der Betroffenen zur Veränderung bzw. erheblichen Leidensdruck, ggf. infolge rechtlicher Sanktionen, voraus. Im Mittelpunkt der Behandlung von Störungen der Sexualpräferenz stehen psychotherapeutische Verfahren. Sie können mit medikamentöser Therapie kombiniert werden. Es werden auch antihormonelle Behandlungen (z. B. Cyproteronacetat) oder eine Behandlung mit bestimmten Antidepressiva angewandt, um den Sexualtrieb zu mindern.

5.11.6 Besonderheiten bei geistiger Behinderung

Auffälligkeiten oder Unsicherheiten der Sexualpräferenz können sich zeitweilig bei pubertierenden Jugendlichen als Ausdruck der noch nicht abgeschlossenen psychosexuellen und Persönlichkeitsreifung zeigen. In Analogie dazu verwundert es nicht, dass auch Menschen mit Intelligenzminderung gelegentlich Verhaltensweisen – vor allem exhibitionistische und pädophile Handlungen – zeigen, die den Störungen der Sexualpräferenz ähneln. Dennoch ist mit dieser diagnostischen Beurteilung vorsichtig umzugehen, weil oft die sozio-emotionale Entwicklung von Menschen mit Intelligenzminderung nicht ihrem Lebensalter entspricht. Beispielsweise macht es keinen Sinn, den sexuellen Missbrauch eines kleinen Mädchens durch einen 20-jährigen Mann mit mittelgradiger geistiger Behinderung und dem emotionalen Entwicklungsniveau eines Zehnjährigen als pädophile Haltung im engeren Sinne zu bewerten, zumal ohnehin die Altersuntergrenze für die Diagnose Pädophilie bei 16 Jahren liegt.

Auf jeden Fall stellen solche Verhaltensweisen und überhaupt die Besonderheiten der psychosexuellen Entwicklung von Menschen mit Intelligenzminderung für die Heilerziehungspflege eine große Herausforderung dar. Die Dienste und Einrichtungen der Behindertenhilfe sollten durch zielgruppenspezifische sexualpädagogische Programme solchen Verhaltensweisen vorbeugen oder alternative Verhaltensweisen entwickeln. Natürlich sind auch zielgruppenspezifisch modifizierte psychotherapeutische Verfahren im Falle manifester Störungen gefragt.

5.12 Tiefgreifende Entwicklungsstörungen

Bei den tief greifenden Entwicklungsstörungen handelt es sich um Störungsbilder, die sich sehr früh in der Kindheit zeigen.

Merksatz
Tiefgreifende Entwicklungsstörungen sind im Wesentlichen durch qualitative Beeinträchtigungen der sozialen Interaktion und der Kommunikation sowie durch eingeschränkte Interessen und Aktivitäten gekennzeichnet.

Qualitative Beeinträchtigungen von Interaktion und Kommunikation täuschen nicht selten intellektuelle Beeinträchtigungen vor, die in Wirklichkeit nicht bestehen müssen oder leichter sind, als es den Eindruck hat. Allerdings ist es nicht ungewöhnlich, dass neben den psychopathologischen Merkmalen der tief greifenden Entwicklungsstörung tatsächlich eine Intelligenzminderung oder wenigstens eine Lernbehinderung besteht.

Auf dem Gebiet der tief greifenden Entwicklungsstörungen haben sich in den letzten Jahren erhebliche Entwicklungen vollzogen. Es gibt einerseits neue Erkenntnisse über die Zusammenhänge und Ursachen der Störungsbilder, andererseits neue Zugänge zur Systematisierung und Klassifikation der Störungsbilder. Neue Erkenntnisse über die Häufigkeit der Störungsbilder sind zustande gekommen, die zwangsläufig die Frage aufwerfen, ob die betreffenden Störungsbilder, insbesondere die Störungen des autistischen Spektrums, tatsächlich häufiger geworden sind. Es gibt für diese immer wieder auftauchende Behauptung und auch für Spekulationen über bestimmte Ursachen jedoch keinen schlagenden Beweis. Eher muss man annehmen, dass die gestiegene fachliche und allgemeine – auch publizistische und mediale – Aufmerksamkeit sowie die Verbesserung der Diagnostik die wesentlichen Ursachen für die Zunahme der Häufigkeit der tief greifenden Entwicklungsstörungen sind. Im Umkehrschluss lässt sich folgern, dass die tiefgreifenden Entwicklungsstörungen früher wohl viel zu selten erkannt wurden. Oft mögen sie als Intelligenzminderung missdeutet worden sein, zumal in vielen Fällen eine solche zusätzlich vorliegt. Mittlerweile wurden im Hinblick auf die Häufigkeit bei Kindern sogar schon Statistiken vorgelegt, denen zufolge bis zu ein Prozent der Kinder eine Störung des autistischen Spektrums aufweisen.

Oft sind tiefgreifende Entwicklungsstörungen mit bestimmten körperlichen, oft genetisch determinierten Krankheitsbildern (z. B. tuberöse Sklerose, Fragiles-X-Syndrom) verbunden. Damit verknüpft sich die folgende Frage: Handelt es sich um eine bloße Assoziation oder sind die Symptome der tiefgreifenden Entwicklungsstörung nicht häufige oder sogar regelmäßige Symptome der jeweiligen Krankheitsbilder? – Darauf wird später noch näher eingegangen. Im Hinblick auf die diagnostisch-klassifikatorische Einordnung eines Einzelfalls gilt: Wenn ein solches Krankheitsbild vorliegt, muss es zusätzlich klassifiziert werden. Gleiches gilt für das Vorliegen einer Intelligenzminderung.

Unter den tiefgreifenden Entwicklungsstörungen spielen vor allem die Störungen des autistischen Spektrums und das Rett-Syndrom eine Rolle.

5.12.1 Störungen des autistischen Spektrums

In der internationalen Klassifikation ICD-10 und in vielen Lehrbüchern sind noch der frühkindliche Autismus (Kanner-Autismus), der atypische Autismus und das Asperger-Syndrom als gesonderte diagnostische Kategorien nacheinander aufgeführt. Die wissenschaftlichen Bemühungen der letzten Jahrzehnte haben jedoch zu der Einsicht geführt, dass eine sichere Abgrenzung der damit bezeichneten Bilder oft nicht möglich ist, zumal die Betroffenen, vor allem Kinder und Jugendliche, noch Entwicklungen durchlaufen. Deshalb hat sich durchgesetzt, alle diese Bilder unter dem Oberbegriff der Störungen des autistischen Spektrums zusammenzufassen.

Im Jahr 1943 beschrieb erstmalig der Kinderpsychiater Leo Kanner (1894–1981) anhand einer Gruppe von elf betroffenen Kindern das Bild des *frühkindlichen Autismus*. Zeitgleich beschrieb der österreichische Kinderarzt Hans Asperger (1906–1980) das Bild der „autistischen Psychopathie“, das heute ihm zu Ehren als *Asperger-Syndrom* in die wissenschaftliche Literatur und in die Klassifikationssysteme eingegangen ist. Vereinfacht lässt sich sagen, dass sich Kanner-Autismus und Asperger-Syndrom darin unterscheiden, dass beim Asperger-Syndrom keine Verzögerung der Sprachentwicklung vorliegt, während sich beim Kanner-Autismus die Sprache in der Regel verspätet oder gar nicht einstellt.

Allerdings treten bei beiden Formen Eigentümlichkeiten und Auffälligkeiten des Sprechens auf. In den letzten Jahrzehnten ist ein weiterer Begriff aufgetaucht: der hochfunktionale Autismus (engl.: *high functioning autism*). Der Begriff, nicht einheitlich verwendet, zielt in der Hauptsache darauf ab, das Fehlen jedweder intellektuellen Beeinträchtigung oder sogar eine hoch entwickelte Intelligenz neben der autistischen Störung zu betonen.

Bei einer deutlich ausgeprägten Intelligenzminderung fällt es schwer, autistische Verhaltensweisen von jenen zu unterscheiden, die auf die geistige Behinderung zurückzuführen sind. Auch lässt sich nicht immer das Vorliegen der Kernsymptomatik (qualitative Beeinträchtigung der Kommunikation, qualitative Beeinträchtigung der Interaktion, eingeschränkte Interessen und repetitiv ausgeführte Verhaltensweisen) sicher nachweisen. Deshalb hat man den Begriff des atypischen Autismus geprägt. Nicht selten wird in der Praxis von autistischen Zügen gesprochen. Auch hier sei erneut daran erinnert, dass eine psychische Störung kein reelles, einfach fassbares Ding ist, sondern ein von der Norm abweichender Funktionszustand, für dessen Bezeichnung ein diagnostischer Begriff vereinbart wurde. Die Anwendung des diagnostischen Begriffs wiederum ist an das Vorliegen bestimmter Kriterien geknüpft. Insofern ist es leicht einzusehen, dass die Verwendung des Begriffs „autistische Züge" nicht unzweckmäßig ist, wenn man die Unvollständigkeit der Symptomatik ausdrücken will. Von der Norm abweichende Funktionszustände können eben unterschiedlich ausgeprägt sein. Außerdem hängt es von den situativen und altersbezogenen Anforderungen und Erwartungen ab, wann, wo und wie Auffälligkeiten sichtbar werden.

Symptomatik

Die Störungen des autistischen Spektrums stellen im Grunde ein psychopathologisches Syndrom dar, das durch Kernmerkmale im Bereich des Verhaltens definiert ist.

Merksatz

Die zentralen Merkmale sind

- ***qualitative Beeinträchtigung der Kommunikation,***
- ***qualitative Beeinträchtigung der Interaktion,***
- ***eingeschränkte Interessen und repetitiv ausgeführte Beschäftigungen.***

Diese Kernmerkmale werden schon in der frühesten Kindheit beobachtet, nämlich dann, wenn von einer normalen kindlichen Entwicklung bestimmte Verhaltensqualitäten erwartet werden können. Spätestens mit drei Jahren ist normalerweise die Symptomatik erkennbar, sofern nicht eine schwere intellektuelle oder eine komplexe Behinderung die Entwicklung verlangsamt und die Erkennbarkeit der autistischen Kernmerkmale erschwert. Es ist leicht einzusehen, dass die Chance, die autistische Störung frühzeitig festzustellen, mit dem Schweregrad der Störung wächst. Daraus erklärt sich auch umgekehrt, dass leichte Ausprägungen nicht selten erst spät erfasst werden, wenn bestimmten sozialen Anforderungen an Kommunikation und Interaktion nicht entsprochen wird.

Auf jeden Fall kann eine Störung des autistischen Spektrums nicht erst irgendwann im Leben erworben werden. Falls ähnliche Symptome erst später im Leben auftreten, muss an eine andere Ursache gedacht werden, z. B. an eine schizophrene Psychose. Wenn endlich eine autistische Störung diagnostiziert ist und die merkwürdigen Verhaltensweisen des Kindes eine Erklärung gefunden haben, findet sich im Rückblick oft der eine oder andere Hinweis auf schon früher vorhandene Symptome. Manchmal bieten Videos oder auch Erinnerungen an Verhaltensweisen bei Familienfesten, Kindergeburtstagen usw. eine gute Gelegenheit, solche frühen Zeichen zu identifizieren.

Für diagnostische Zwecke gibt es eine Reihe von lange bewährten und neueren Instrumenten, die dazu geeignet sind, im Rahmen eines Assessments die Beeinträchtigungen subtiler zu erfassen und zu quantifizieren. Die diagnostischen Kernmerkmale werden im Folgenden etwas ausführlicher erläutert.

Merksatz

1. ***Die qualitative Beeinträchtigung der Kommunikation besteht darin, dass das nonverbale Verhalten verändert ist. Die Betroffenen suchen häufig keinen Blickkontakt, er wird oft sogar regelrecht vermieden. Der mimische Ausdruck ist reduziert. Auch Körperhaltung und Gestik werden nicht für die soziale Interaktion eingesetzt. Es bestehen Schwierigkeiten, altersentsprechende partnerschaftliche Beziehungen – z. B. im Spiel – aufzunehmen. Auch besteht kein oder wenig Interesse daran, zu anderen Menschen Kontakt aufzunehmen, etwas Gemeinsames zu unternehmen. Die übliche soziale und emotionale Wechselseitigkeit (Reziprozität) fehlt oder ist erheblich vermindert. Die betroffenen Menschen wirken gewissermaßen unnahbar und abweisend. Es kann sogar sein, dass sie auf die Kontaktaufnahme durch Dritte mit Angst oder Abwehr reagieren. Insbesondere auf körperliche Berührung, Streicheln oder lautes Reden reagieren sie oft negativ.***

2. ***Die Kommunikation im engeren Sinne ist verändert. Die Ausbildung des Sprechens ist verzögert oder bleibt völlig aus. Nur das Asperger-Syndrom macht eine Ausnahme, weil bei ihm definitionsgemäß keine Sprachverzögerung besteht. Außerdem fällt es den Betroffenen von Störungen des autistischen Spektrums schwer, eine Konversation zu initiieren oder aufrechtzuerhalten. Wenn sie sprechen, verwenden sie oft stereotype Formulierungen und zeigen auch sonst eine eigentümliche, wenig modulierte und mitunter steife oder manierierte Sprechweise.***

3. ***Kinder mit einer Autismus-Störung zeigen ein fantasiearmes Spielverhalten. Sie spielen kaum, indem sie andere imitieren. An den Alltagsgegenständen oder Spielsachen interessieren sie oft in merkwürdiger Weise Details wie Schalter, Knöpfe, Oberflächenbeschaffenheit usw. Sie können sich gegebenenfalls stundenlang mit einem Objekt befassen, daran riechen, reiben usw. Wenn sie älter sind und zu lesen vermögen, können Interessen an Telefonbüchern, Fahrplänen usw. hinzukommen. Wenn solche speziellen Interessen dann gegenüber Dritten, auch Fremden, immer wieder dargelegt werden, kann das durchaus befremdlich und „nervend" wirken. Menschen mit autistischen Störungen können sich nicht in die Gefühls- und Gedankenwelt anderer Menschen einfühlen (Theory of mind) oder nonverbale Rückmeldungen in Form von Mimik, Gestik, Lautstärke oder Betonung der Stimme verstehen.***

Weitere Besonderheiten und Komorbiditäten

Zu den autistischen Störungen gehören aber noch mehr Auffälligkeiten und Besonderheiten als nur die diagnostischen Kernmerkmale. Menschen mit autistischen Störungen haben Schwierigkeiten, das in einer bestimmten Situation Erlernte im Sinne der Verallgemeinerung auf ähnliche Situationen zu übertragen. Sie müssen sozusagen jede Situation einzeln beherrschen lernen. Auch haben sie sehr konkrete, bildhafte Erinnerungen an benutzte oder gesehene Gegenstände. Auch ihr Denken ist stark bildhaft orientiert; sie denken in anschaulichen Vorstellungen und Bildern.

Eine weitere Schwierigkeit autistischer Menschen besteht darin, in komplexen Ereignissen oder Strukturen das Wesentliche und den Zusammenhang zu erkennen. Man nennt diese Fähigkeit zentrale Kohärenz. Stattdessen haben sie die Fähigkeit, in manchmal erstaunlicher Weise Details zu identifizieren. So kann also eine Schwäche – in einer bestimmten Perspektive – in einer anderen Hinsicht eine Stärke darstellen.

Menschen mit autistischen Störungen haben oft großes Interesse an technischen Geräten und Abläufen oder physikalischen Aspekten. Wenn sie eine gut ausgeprägte Intelligenz besitzen, finden sie leicht Zugang zu mathematischen, physikalischen Fragestellungen und anderen abstrakten Themen. Immer wieder machen einzelne Spezialbegabte, sogenannte *idiot savants* – wie man früher sagte –, in den Medien Furore. Sie können z. B. aus dem Kopf einmal gesehene Stadtansichten fehlerfrei nachzeichnen oder einmal gehörte Musikstücke am Klavier nachspielen. Aber das ist nur ein kleiner Teil der von autistischen Störungen Betroffenen. Der größere Anteil der Menschen mit autistischen Störungen ist intellektuell in unterschiedlichem Maße beeinträchtigt. Allerdings haben die Hoch- und Spezialbegabten unter den Autisten durch die mediale Aufmerksamkeit, die sie auf sich ziehen konnten, für die Anliegen der Menschen mit autistischen Störungen in der Öffentlichkeit eine Lanze brechen können.

Es kann sein, dass die Betroffenen immer wieder nach Art eines Rituals bestimmte Wege gehen, einen Tisch mehrmals umkreisen, bevor sie sich setzen, gegen den Rahmen einer Tür klopfen, bevor sie durchgehen usw. Solche Handlungsweisen werden als *Stereotypien* bezeichnet. Für Menschen mit autistischen Störungen liegt der Zweck dieser stereotypen Handlungen oft darin, der für sie überaus komplexen, unübersichtlichen und unvorhersehbaren Umwelt eine Struktur zu geben. Insofern ist es mehr oder minder irreführend, solche Stereotypien pauschal als dysfunktional zu bezeichnen. Gerade die Selbstauskünfte von Menschen mit autistischen Störungen vermitteln hierzu viel Wissenswertes.

Menschen mit Autismus sind vor allem in Übereinstimmung mit ihren bildhaften Denkvorgängen auf visuelle Kommunikationskanäle angelegt. Dies macht man sich bei bestimmten förderpädagogischen Zugängen – z. B. bei TEACCH – ausdrücklich zunutze, indem Bilder, visuelle Symbole usw. (siehe 240 f.) eingesetzt werden.

Wie schon angedeutet haben Menschen mit Störungen des autistischen Spektrums erhebliche Probleme, die Strukturen ihrer Umwelt zu verstehen. Dies betrifft räumliche, zeitliche Strukturen und Abläufe. Es fällt ihnen schwer, eine Tätigkeit zu beginnen und zu beenden. Manche haben es beispielsweise schwer, am Esstisch sitzend zu verstehen, was ihr Bereich ist und was dem Tischnachbarn an Essen zusteht.

Oft sind Menschen mit Störungen des autistischen Spektrums sehr geräuschempfindlich. Schon die ganz normale Unruhe einer mehrköpfigen Familie oder einer Wohngruppe kann sie überfordern. Sie ziehen sich zurück oder reagieren mit auffälligen Verhaltensweisen, wenn zu viele Eindrücke oder Reize auf sie einstürzen. Kundige Begleiter können solche Verhaltensweisen als Ausdruck der Überforderung deuten und damit entsprechend umgehen. Andererseits haben manche Betroffene wiederum ein auffälliges Interesse an bestimmten Klängen oder Geräuschen. Ebenso können bestimmte Gerüche oder Oberflächenbeschaffenheiten ihr Interesse auf sich ziehen.

Menschen mit autistischen Störungen sind oft gegenüber körperlichen Berührungen empfindlich. Es kann sein, dass sie durch ein beschwichtigend gemeintes Streicheln erst recht aufgeregt werden, weil es sie irritiert.

Menschen mit autistischen Störungen verstehen Witze, metaphorisches, gleichnishaftes Reden, Ironie usw. zumeist nicht. Die Schwierigkeiten im Bereich der Kommunikation sind konstitutiv für die Diagnose. Auch die Kompetenz, nonverbale Signale zu verstehen, ist erheblich beeinträchtigt, ebenso die Fähigkeit, sich in andere Menschen einzufühlen. Es besteht also ein Mangel an Empathie. In neuropsychologischer Hinsicht besteht hier ein Bezug zur *Theory of mind*. Das Konzept der *Theory of Mind* besagt u.a., dass Menschen ein unmittelbares Wissen – eine „Theorie" – darüber haben, dass das, was aktuell in ihrem eigenen Inneren vorgeht, nicht zwangsläufig genauso vom Gegenüber empfunden wird.

In den letzten Jahren sind viele Anstrengungen unternommen worden, auf der neuropsychologischen Ebene das Erleben und Verhalten autistischer Menschen zu erklären. Neben der erwähnten gestörten *Theory of mind* spielen hier vor allem die exekutiven Dysfunktionen und eine gestörte zentrale Kohärenz eine Rolle. Die exekutiven Dysfunktionen bestehen darin, dass komplexe, mehrgliedrige Handlungen nicht sachgerecht geplant und danach planmäßig ausgeführt werden können. Eine andere neuropsychologische Erklärung besagt, dass eine gestörte zentrale Kohärenz vorliegt. Das Konzept der zentralen Kohärenz meint die Fähigkeit, die Wahrnehmungen der Außenwelt in einen Gesamtzusammenhang zu bringen.

Im motorischen Bereich fallen zumeist mehr oder minder vergröberte Bewegungsmuster und eine feinmotorische Ungeschicklichkeit auf.

Von Anfang an war die Häufigkeit epileptischer Anfälle bei Menschen mit autistischen Störungen aufgefallen. Das stellt einen deutlichen Hinweis auf eine organische Grundlage des Störungsbildes dar. Ein anderer auffälliger Gesichtspunkt ist die deutliche Dominanz des männlichen Geschlechts. Beim mehr oder minder „reinen" Autismus beträgt das Geschlechterverhältnis männlich zu weiblich etwa 4:1. Je ausgeprägter eine Intelligenzminderung ist, desto mehr gleicht sich dieses Geschlechterverhältnis aus.

Ätiologie

Die Ursachen der Störungen des autistischen Spektrums sind überaus vielfältig. Zunächst bedarf es folgender Systematisierung: Alle Störungen des autistischen Spektrums sind durch einen charakteristischen psychopathologischen Merkmalskomplex gekennzeichnet. Dieser Merkmalskomplex stellt also ein psychopathologisches Syndrom, das autistische Syndrom, dar. Das autistische Syndrom kann wie jedes Syndrom unterschiedlich deutlich und vollständig ausgeprägt sein.

Dieses autistische Syndrom kann nun einerseits völlig isoliert vorliegen, ohne dass Hinweise auf andere Symptome oder umfassendere Störungsbilder bestehen. Das wäre gewissermaßen ein „reiner" Autismus. Andererseits kann das autistische Syndrom Bestandteil umfassender Störungsbilder sein. Dabei handelt es sich in der Regel um genetisch bedingte Syndrome oder Krankheitsbilder, z.B. tuberöse Sklerose oder das Fragiles-X-Syndrom. In solchen Fällen wird oft der Begriff *syndromaler* oder *syndromatischer Autismus* verwendet, um die Zugehörigkeit des autistischen Syndroms zu einem anderen Syndrom oder Krankheitsbild hervorzuheben.

Exkurs zum Syndrombegriff

Es sei darauf aufmerksam gemacht, dass hier zwei verschiedene Syndrom-Begriffe aufeinandertreffen. Zum einen handelt es sich um den klassischen Syndrom-Begriff, der die charakteristische Zugehörigkeit bestimmter Symptome zu einem Syndrom meint. Zum anderen handelt es sich um einen Syndrom-Begriff, wie er im Hinblick auf genetisch bedingte Störungsbilder geläufig ist. Dabei wird nämlich der Syndrom-Begriff auch dann noch verwendet, wenn für die charakteristischen Merkmale, also ein Syndrom, mittlerweile eine eindeutige Ursache gefunden wurde. Eigentlich handelt es sich im strengen Wortsinne dann nicht mehr um ein Syndrom, sondern wegen der identifizierten Ursache um eine Krankheitsentitität, um eine Krankheitseinheit.

Ein charakteristisches Beispiel für diese Entwicklung ist das Down-Syndrom. Seine Symptome wurden erstmals 1866 von dem Arzt John Langdon Haydon Langdon-Down (1828–1896) beschrieben. Er bezeichnete das Bild als „mongoloide Idiotie". Später nannte man das Bild ihm zu Ehren Down-Syndrom. Erst 1959, fast einhundert Jahre nach der Erstbeschreibung durch Langdon-Down, entdeckte Jérôme Lejeune die Ursache des Syndroms in Form der Verdreifachung des Chromosoms 21. Seither spricht man meistens von der Trisomie 21, aber auch immer noch vom Down-Syndrom (leider manchmal sogar noch von „mongoloider Idiotie" oder „Mongolismus").

Nach den Ursachen der Störungen des autistischen Spektrums, sofern sie nicht im Sinne des syndromalen Autismus zu einem übergeordneten Krankheitsbild gehören, wird intensiv geforscht. Dass eine genetische Disposition in die Entstehung hineinspielt, ist unbestritten. Dafür sprechen unter anderem die Beobachtungen über familiäre Häufungen. Außerdem finden sich im verwandtschaftlichen Umfeld vermehrt andere psychische Störungen. Dennoch kommen auch andere Faktoren als Ursachen oder Mitbedingungen infrage, z. B. das Alter der Väter oder Erkrankungen der Mütter in der Schwangerschaft.

Man kann heute ausschließen, dass eine Störung des autistischen Spektrums durch Erziehungsfehler entsteht. Leider haben frühere Behauptungen wie die von den emotional kalten Müttern („Kühlschrankmütter") als Verursacher der Störung ihres Kindes viel Leid über die betroffenen Familien gebracht.

Therapie und Förderung

Eine Behandlung im Sinne von Heilung der autistischen Störungen gibt es nicht. Vermutlich wird es diese in absehbarer Zeit schon deshalb nicht geben können, weil auch hinter dem „reinen" Autismus wahrscheinlich verschiedene Ursachen stehen. Vielleicht handelt es sich am Ende um verschiedene Krankheitsbilder.

Weder Psychopharmaka noch bestimmte Diäten konnten bisher die autistischen Kernmerkmale beeinflussen. Nur zu gut ist das Bedürfnis von Eltern zu verstehen, im Falle vorgeblicher therapeutischer Innovationen nach jedem Strohhalm zu greifen. Aber immer wieder kommt es dann zu Enttäuschungen und nicht zuletzt oft auch zum Verlust von viel Geld, das für solche sogenannten Innovationen verlangt wird.

Allerdings gibt es wirkungsvolle Interventionen aus dem heilpädagogischen oder psychotherapeutischen Bereich. Sie zielen darauf, dass die Betroffenen lernen, mit ihrer autistischen Störung umzugehen und die Störung im Hinblick auf bestimmte Auswirkungen im Alltag zu beherrschen. Wichtig ist dabei aber: Man darf sich nicht einseitig oder ausschließlich auf die Förderung der Fähigkeiten der Betroffenen konzentrieren, sondern es müssen im Sinne eines an der ICF-10 orientierten Modells von Behinderung (siehe S. 104) auch die Umweltbedingungen adäquat gestaltet werden. Dazu gehört, dass die Anforderungen und Erwartungen der Umwelt an die Möglichkeiten und Bedürfnisse der Menschen mit Autismus angepasst werden müssen.

Unter manchen Betroffenen und einigen Fachleuten hat sich der Begriff „autistische Kultur" etabliert. Er hebt auf die besondere Art des Erlebens und Lebens autistischer

Menschen ab. Der Begriff der autistischen Kultur ist mit der menschenrechtspolitischen Forderung verbunden, die Umwelt solle diese Art respektieren und als gegeben hinnehmen, anstatt zu fordern, dass Betroffene sich anpassen oder gar das „Autistische" wegtherapieren lassen.

Unter den verschiedenen bewährten Fördermethoden (z. B. Applied Behaviour Analysis, ABA; TEACCH) – oft als „Therapie" bezeichnet, was den falschen Eindruck erzeugt, Autismus sei heilbar – soll ein Beispiel näher erläutert werden. TEACCH (Treatment and Education of Autistic and Communication Handicapped Children) wurde in den USA seit den 1960er-Jahren entwickelt und etabliert. Es wird mittlerweile auch in Deutschland vielfach praktiziert. Bei TEACCH werden Zeit, Raum und Alltagsabläufe durch den umfassenden Einsatz von Visualisierungen strukturiert. Mittels dieser Strukturierungen können die Betroffenen lernen, sich besser zurechtzufinden und zunehmend von personalen Hilfen unabhängig zu agieren, ihr Selbstbewusstsein, ihre wahrgenommene Selbstwirksamkeit zu fördern usw. Der Planung der hoch individualisierten Maßnahmen geht das sorgfältige Assessment der Kompetenzen und Defizite der betreffenden Person voraus. Es wird an die individuellen Interessen und Stärken angeknüpft, um schrittweise die Kompetenzen zu erweitern und konkrete Aufgaben erfüllen zu können. Am TEACCH-Konzept kann man gut zeigen, dass es nicht allein auf die Verbesserung der Kompetenz des betroffenen Individuums ankommt, sondern auch auf die Umgestaltung der physischen und sozialen Umwelt in einem fördernden und akzeptierenden Sinne. Das wird manchmal auch als „Zwei-Wege-Zugang" bezeichnet. Auf diese Weise wird dem integrativen Modell von Behinderung der ICF mit seiner zentralen Bedeutung der Kontextfaktoren gut entsprochen (siehe Kap. 2, S. 102 ff.).

Neben den Kernmerkmalen der Störungen des autistischen Spektrums liegen oft noch weitere Störungen vor, z. B. Schlafstörungen, Angst, zwangsartige Symptome, Erregungszustände, fremd- und selbstverletzende Verhaltensweisen, ADHS. Für diese zusätzlichen Symptome und definierten komorbiden Störungsbilder haben sich mittlerweile psychopharmakologische Behandlungsmethoden auf der Grundlage einer evidenzbasierten Praxis etabliert. Jedoch ist die wissenschaftliche Datenlage zu einigen Aspekten, z. B. zur psychopharmakotherapeutischen Beeinflussung bestimmter problematischer Verhaltensweisen wie Selbstverletzung oder sehr starren Ritualen, noch nicht sehr weit entwickelt. Außerdem ist in Betracht zu ziehen, dass oft schon eine adäquate Umgestaltung der lebensweltlichen Bedingungen im Sinne von Vorhersehbarkeit, Strukturierung, Reizabschirmung usw. sehr dazu beiträgt, solche Verhaltensweisen zu reduzieren.

Es ist dringend vor der leichtfertigen Auffassung zu warnen, Menschen mit autistischen Störungen seien ohne Weiteres in Einrichtungen der Behindertenhilfe „einzupassen". Die Mitarbeitenden benötigen spezielles Wissen über Autismus und dazugehörige praktische Handlungskompetenzen. Die äußeren Bedingungen müssen adäquat gestaltet werden usw. Nicht selten resultieren Verhaltensprobleme allein daraus, dass das Betreuungssetting oder das Verhalten der Personen im Umfeld nicht passen.

Besonderheiten bei geistiger Behinderung

Es liegt auf der Hand, dass die Frage, welche Verhaltensweisen dem autistischen Spektrum und welche der Intelligenzminderung zuzuordnen sind, nicht immer leicht zu beantworten ist. Das gilt vor allem bei schwerer und schwerster geistiger Behinderung. Zur Klärung, ob eine Störung des autistischen Spektrums vorliegt, sollten immer

Fachleute herangezogen werden. Vor Laiendiagnosen ist ausdrücklich zu warnen. Leider sind auch nicht alle Ärzte und Ärztinnen mit der Diagnose hinreichend vertraut.

Es geht in der Regel vorrangig um die Frage, ob die autistischen Auffälligkeiten, allenfalls nur als „autistische Züge" diagnostizierbar, spezielle Förderung und Anpassungen der Umweltbedingungen, der Wohn- und Arbeitsbedingungen usw. verlangen. Auch für die Erschließung bestimmter Leistungsansprüche wird oft eine fachärztliche Diagnose verlangt.

5.12.2 Rett-Syndrom

Das Rett-Syndrom, dessen Erstbeschreibung und Name auf den österreichischen Kinderarzt Andreas Rett (1924–1997) zurückgeht, betrifft fast ausschließlich Mädchen. Die Jungen versterben in der Regel intrauterin. Es handelt sich um eine chronische, lebenslange Erkrankung, die nach einer anfangs unauffälligen Entwicklung der Mädchen durch das Auftreten erheblicher motorischer und psychischer Auffälligkeiten gekennzeichnet ist. Die genetische Ursache wurde erst vor wenigen Jahren entdeckt: Es handelt sich um eine Mutation eines bestimmten Gens (MeCP2; Methyl-CpG-Binding Protein 2) auf dem X-Chromosom. Die Mutation entsteht meistens in der väterlichen Keimbahn und wird an das Kind vererbt.

Zwischen siebtem Lebensmonat und zweitem Lebensjahr verliert das Mädchen nach einer Durchgangsphase eines Entwicklungsstillstands seine bereits erlernten Fähigkeiten, vor allem den Gebrauch der Hand und das Sprechen. Die Kinder hantieren nicht mehr gezielt mit Spielzeug, Besteck usw. Sehr auffällig sind die stereotypen Bewegungen der Hände, die in Höhe des Mundes oder der Brust gehalten und gewrungen werden, was an Waschbewegungen erinnert. Oft werden die Hände zum Mund geführt und bespeichelt. Es treten auch Schaukelbewegungen des Oberkörpers auf.

Das Schädelwachstum verlangsamt sich zwischen fünftem Monat und viertem Lebensjahr; bei der Geburt ist der Kopfumfang normal. Die intellektuelle Entwicklung bleibt zurück. Außerdem bilden sich Verhaltensweisen heraus, die an Autismus erinnern. Das Kontaktverhalten ist eingeschränkt. Es bilden sich ein breitbeiniger, unsicherer Gang und eine Ataxie aus. Außerdem kommen häufig epileptische Anfälle hinzu. Im Laufe der weiteren Entwicklung treten weitere Auffälligkeiten neurologischer bzw. vegetativer Art auf: Apraxie (siehe S. 266 f.), Spastizität, Skoliosen, Störungen der Atmung, Schlafstörungen usw. Schließlich sind die betroffenen Personen vollständig auf den Rollstuhl angewiesen.

Das Krankheitsbild verläuft nach heutigem Kenntnisstand über verschiedene Phasen mit charakteristischen Merkmalen und ist nicht heilbar. Die Sterblichkeit einzuschätzen ist schwierig, zumal die Verläufe interindividuell – also von Fall zu Fall – eine große Variabilität aufweisen. Gelegentlich können die Todesfälle mit der zum Rett-Syndrom gehörenden Epilepsie im Sinne des SUDEP (*sudden unexpected death*) oder mit Störungen der Atmung in Verbindung gebracht werden.

Vielfältige Therapien (z. B. Physiotherapie) sind erforderlich, um die Beeinträchtigungen zu lindern. Insgesamt haben Menschen mit Rett-Syndrom einen hohen Unterstützungs- und Pflegebedarf. Insbesondere die mit den betroffenen Mädchen vertrauten Personen wissen davon zu erzählen, dass sie mehr verstehen, als auf Anhieb zu sehen sein mag. Darum kommen Methoden der unterstützten Kommunikation (siehe S. 365 f.) in Betracht, um die Kommunikation zu erleichtern und zu fördern.

Weiterführende Literatur

Bölte, Sven (Hrsg.): Autismus. Spektrum, Ursachen, Diagnostik, Intervention, Perspektive, Bern, Huber, 2009.

Dosen, Anton/Gardner, William I./Griffiths, Dorothy M./King, Robert/Lapointe, Andre: Praxisleitlinien und Prinzipien. Assessment, Diagnostik, Behandlung und Unterstützung für Menschen mit geistiger Behinderung und Problemverhalten, europäische Edition, deutsche Übersetzung und Bearbeitung: Michael Seidel in Zusammenarbeit mit Klaus Hennicke, Knut Hoffmann, Thomas Meinert, Holger Schmidt, Tatjana Voß, Elisabeth Wilking, Materialien der DGSGB, Bd. 21, Bielefeld, DGSGB, 2010.

Dosen, Anton: Psychische Störungen, Verhaltensprobleme und intellektuelle Behinderung. Ein integrativer Ansatz für Kinder und Erwachsene, deutsche Bearbeitung von Karin Rast, Klaus Hennicke, Michael Seidel, Göttingen, Hogrefe, 2010.

Gottesleben, Eva (Hrsg.): Strukturierung und Visualisierung als Unterstützung für autistische Menschen. Praktische Umsetzung in einer Wohneinheit, Bielefeld, Bethel, 2004.

Hammer, Matthias/Plößl, Irmgard: Irre verständlich. Menschen mit psychischer Erkrankung wirksam unterstützen, 2. Aufl., Köln, Psychiatrie Verlag, 2013.

Hennicke Klaus (Hrsg.): Praxis der Psychotherapie bei erwachsenen Menschen mit geistiger Behinderung, Marburg, Lebenshilfe, 2011.

Möller, Hans-Jürgen/Laux, Gerd/Kapfhammer, Hans-Peter (Hrsg.): Psychiatrie, Psychosomatik, Psychotherapie, Bd. 1: Allgemeine Psychiatrie, Bd.2: Spezielle Psychiatrie, 4. Aufl., Berlin, Springer, 2010.

Prouty, Garry/Pörtner, Marlis/Van Werde, Dion: Prä-Therapie, 2. Aufl., Stuttgart, Klett-Cotta, 2009.

Remschmidt, Helmut: Autismus: Erscheinungsformen, Ursachen, Hilfen, 5., Aufl., München, Beck, 2012.

Schanze, Christian (Hrsg.): Psychiatrische Diagnostik und Therapie bei Menschen mit Intelligenzminderung. Ein Arbeitsbuch für Ärzte, Psychologen, Heilerziehungspfleger und -pädagogen, 2. Aufl., Stuttgart, Schattauer, 2013.

Die Website der DSGSB (www.dgsgb.de) bietet alle Bände der Reihe „Materialien der DGSGB“ zum kostenlosen Download an. Die Reihe wächst beständig und damit das verfügbare Material.

6 Neurologische Störungen

Michael Seidel

6.1 Allgemeines

Unter *Neurologie* versteht man das Teilgebiet der Medizin, das sich mit den Krankheiten des Nervensystems sowie mit den Muskelerkrankungen befasst. Abgegrenzt werden muss die *Neurochirurgie*, die mittels chirurgischer Methoden Erkrankungen des Nervensystems behandelt. Seit einigen Jahren taucht vermehrt der Begriff *Neuropsychiatrie* auf. Dieses Teilgebiet an der Schnittstelle von Psychiatrie und Neurologie befasst sich mit Krankheitsbildern, die sich sowohl in psychischen als auch in neurologischen Symptomen äußern.

Neurologie und Psychiatrie haben in Deutschland eine lange Vorgeschichte gemeinsamer Entwicklungen. Da das Wissen zu den neurologischen und psychiatrischen Erkrankungen und ihren Behandlungsmethoden aber immer mehr und immer spezieller wurde, trennte man die Fächer und auch die Ausbildungsgänge der Fachärzte für Neurologie und der Fachärzte für Psychiatrie und Psychotherapie schließlich voneinander. Nichtsdestoweniger gibt es vielfältige fachliche Berührungsstellen zwischen Neurologie und Psychiatrie.

Da Nervenbahnen im ganzen Körper präsent sind und auch über das vegetative oder autonome Nervensystem die Funktion vieler innerer Organe (z. B. Herz, Atmung, Darm) steuern, gibt es außerdem noch enge Beziehungen zur inneren Medizin.

6.2 Das Nervensystem

Das *Nervensystem* – Oberbegriff für alle Nervengewebe – ist quasi das Steuerungssystem des Organismus. Es dient der Steuerung von Organfunktionen, nimmt Informationen aus der Umgebung und aus dem Körper auf und leitet sie zum Gehirn weiter, steuert motorische Funktionen und dient der Aufrechterhaltung von Muskeltonus, Haltung, Bewegungskoordinierung usw.

Man gliedert das Nervensystem in das *zentrale Nervensystem* (ZNS) und das *periphere Nervensystem* (PNS). Hinsichtlich der unterschiedlichen Funktionen unterteilt man es noch in *willkürliches Nervensystem* – zuständig für willentlich gesteuerte Prozesse – und in *vegetatives (autonomes) Nervensystem* – zuständig für automatische, unwillkürliche Prozesse, z. B. Herzschlag.
Das Gehirn und das Rückenmark bilden das ZNS. Das Gehirn ist der Sitz aller psychischen Funktionen: Denken, Fühlen, Wahrnehmen, Entscheiden usw.

Merksatz

Das zentrale Nervensystem (ZNS) besteht aus Rückenmark und Gehirn.

6.2.1 Nervenzellen

Die *Nervenzellen*, auch *Neuronen* genannt, sind hoch spezialisierte Zellen. Sie leiten elektrische Entladungen weiter. Jedes Neuron besitzt einen *Zellkörper* (Zellkern und Zytoplasma), *Axone* oder *Neuriten* (Fortsätze des Zytoplasmas, die u. U. mehr als einen Meter lang sein können, sich verzweigen und an den Synapsen enden) und viele *Dendriten* (kürzere Verzweigungen am Zellkern). Die Axone – auch Axonterminale – leiten die elektrischen Erregungen zu den *Synapsen*. Dort werden die Erregungen über einen chemischen Zwischenschritt (*Transmission* mittels Botenstoffen, den *Transmittern*) zu den nachfolgenden Neuronen weitergeleitet. Die Dendriten dienen der Aufnahme von Erregungen von anderen Neuronen. Die Axone von vorgeschalteten Neuronen docken an den Dendriten nachgeschalteter Neuronen und auch unmittelbar an deren Zellkörpern an.

Je nach Art des Neurons können vom Neuron unterschiedlich viele Axone abgehen und unterschiedlich viele Axone an die Neuriten und den Zellkörper heranführen. An eine sogenannte Pyramidenbahnzelle führen beispielsweise etwa 60 000 Synapsen heran, an eine sogenannte Purkinje-Zelle sogar etwa 200 000.

Die *afferenten Neuronen* führen Erregungen aus der Peripherie an das zentrale Nervensystem heran. Die *efferenten Neuronen* leiten die Erregung vom zentralen Nervensystem zur Peripherie, d. h. zu Organen oder Muskeln. Die *Interneuronen* verknüpfen die Neurone im ZNS miteinander.

6.2.2 Gliazellen

Das Nervensystem benötigt ein Stütz- und Hüllsystem, das auch dem Austausch von Stoffen und der Isolation der Neuronen untereinander dient. Dieses Stütz- und Hüllsystem besteht aus den *Gliazellen*, auch die *Neuroglia* genannt (*glia*: griech. für „Leim"). Die Gliazellen machen immerhin etwa die Hälfte aller Zellen im menschlichen Gehirn aus.

Die *Neuroglia* gliedert sich in die *Makroglia* und in die *Mikroglia*.

Makroglia

Die *Astrozyten* und die *Oligodendrozyten* bilden die Makroglia. Die sternförmigen Astrozyten – sie bilden die *Astroglia* – kommen im ZNS vor. Sie verbinden die Neuronen einerseits, die Blutgefäße andererseits. Sie sind aufs Engste mit dem Stoffaustausch zwischen Nervenfasern und Blut verbunden, indem ihre Fortsätze Grenzflächen bilden. Außerdem nimmt die Astroglia auch am Informationsaustausch im Gehirn teil. Innerhalb der Kapillaren (sehr feine Röhrchen; *capillus*: lat. für „Haar") gibt es noch das *Kapillarendothel*.

Merksatz
Astrozyten und Kapillarendothel bilden gemeinsam die Blut-Hirn-Schranke. Der Zustand der Blut-Hirn-Schranke entscheidet, welche Stoffe passieren und welche zurückgehalten werden. Arzneimittel können die Blut-Hirn-Schranke überwinden oder nicht überwinden.

Die *Oligodendrozyten* – auch *Oligodendroglia* – kommen sowohl im zentralen als auch im peripheren Nervensystem vor. Im ZNS bilden sie die sogenannten *Markscheiden*.

Im peripheren Nervensystem werden die Oligodendrozyten *Schwann'sche Zellen* genannt. Die Schwann'schen Zellen umhüllen ähnlich einem Schlauch die Axone. Wenn sich die Zellen mehrfach um die Axone wickeln, entsteht aus diesem Gemisch von Eiweißen und Fett (*Myelin*) eine sogenannte *Myelinscheide*. Im zentralen Nervensystem obliegt die Bildung des Myelins den Oligodendrogliazellen.

Eine *Nervenfaser* setzt sich zusammen aus Axon und Myelinscheide bzw. Schwann'schen Zellen. Mehrere Nervenfasern, gebündelt miteinander verlaufend und von einer Bindegewebshülle schützend umschlossen, bilden einen *Nerv*.

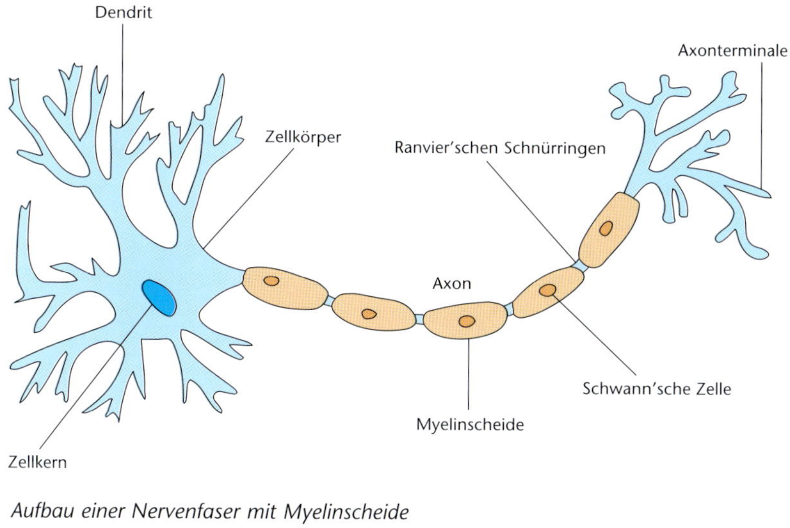

Aufbau einer Nervenfaser mit Myelinscheide

Die *Myelinscheide*, auch *Markscheide* genannt, wird in bestimmten Abständen – alle 0,2 bis 1,5 mm – von den *Ranvier'schen Schnürringen* unterbrochen. An der Stelle der Ranvier'schen Schnürringe liegt die Zelloberfläche des Axons frei und nimmt Kontakt zur Umgebung (Interzellularsubstanz) auf. Diese Struktur dient der sog. *saltatorischen* (wörtlich: springenden) *Erregungsleitung*: Die Erregung springt quasi von Schnürring zu Schnürring. Die saltatorische Erregungsleitung geht viel schneller als eine über die Oberfläche des Neurons „kriechende" *kontinuierliche* Erregungsleitung, die sich an den nicht myelinisierten Nervenfasern vollzieht.

Bei Geburt eines Menschen ist die Myelinisierung noch nicht völlig abgeschlossen. Das zeigt sich unter anderem darin, dass im Säuglingsalter noch bestimmte Reflexe auftreten – und als normal gelten –, die im Erwachsenalter normalerweise fehlen. Wenn die Reflexe im Erwachsenenalter noch vorhanden sind, gilt dies oft als pathologisches Zeichen. Bei bestimmten Erkrankungen verzögert sich die Myelinisierung. Bei manchen Krankheiten wie bei der multiplen Sklerose werden vorhandene Myelinscheiden zerstört (*Demyelinisierung*).

Das Myelin sieht im Hirnschnitt für das bloße Auge weiß aus. Daraus leitet sich der Begriff der *weißen Hirnsubstanz* ab. Dagegen sehen die Hirnareale, in denen die Nervenzellen ohne Myelin eng beieinanderliegen, grau aus: Diese Areale heißen dementsprechend *graue Hirnsubstanz*.

Mikroglia

Die Mikroglia besteht aus kleinen Zellen (*Hortega- oder H-Zellen*), die vor allem im ZNS vorkommen, ständig aktiv sind und vornehmlich dazu dienen, Krankheitserreger mittels *Phagozytose* unschädlich zu machen. Sie wirken also als Fresszellen (*phago*: griech. für „fressen"). Außerdem übernehmen sie kleinere Reparaturfunktionen im ZNS.

Ependym

Die mit *Liquor cerebrospinalis* (Rückenmarksflüssigkeit) gefüllten Räume im Gehirn (Ventrikel) und im Rückenmark (Zentralkanal) werden von einer Schicht von *Ependymzellen* ausgekleidet. Auch der *Plexus chorioideus*, ein baumartig verzweigtes Adergeflecht, besteht aus Ependymzellen. Er produziert den *Liquor cerebrospinalis* (Rückenmarksflüssigkeit).

6.2.3 Erregungsleitung

Erregungsleitung am Axon

Die elektrische Erregung bzw. die sogenannten Aktionspotenziale laufen das Axon entlang vom Zellkörper weg zum Ende des Axons hin. Die erwähnten Unterbrechungen der Myelinhülle in Form der Ranvier'schen Schnürringe dienen der schnellen Fortleitung (saltatorische Erregungsleitung) des Aktionspotenzials über das Neuron. Das Neuron selbst zweigt sich in mehrere Endigungen auf. An jeder dieser Endigungen befindet sich ein *präsynaptischer Endknopf*.

Erregungsübertragung an der Synapse

Im aufgetriebenen Ende des Axons, im *präsynaptischen Endknopf*, befinden sich *präsynaptische Bläschen* (*Vesikulae*). Die Bläschen enthalten die jeweils für das ganze Neuron einheitlichen Neurotransmitter. Die Neurotransmitter sind eine große Stoffklasse. Sie dienen dazu, dass die elektrische Erregung des einen Neurons auf chemischem Wege zu einem nachfolgenden Neuron übertragen wird.

Dies geschieht, indem die am präsynaptischen Endknopf einlaufenden Aktionspotenziale die in den synaptischen Bläschen gespeicherten Transmitter in den *synaptischen Spalt* freisetzen. Die *Vesikulae* (Bläschen) lagern sich an die Synapsenmembran an und schütten auf diese Weise die Transmittermoleküle in den synaptischen Spalt aus. Dieser Vorgang wird *Exozytose* genannt. Die ausgeschütteten Transmittermoleküle wandern dann durch den synaptischen Spalt. Sie gelangen an die Rezeptoren an einem Dendriten oder am Zellkörper des postsynaptischen Neurons. Dort lösen die damit verbundenen Veränderungen der postsynaptischen Membran Aktionspotenziale aus, die wieder fortgeleitet werden.

Dieses Auslösen eines Aktionspotenzials an der postsynaptischen Membran geschieht, indem die Transmittermoleküle sich mit den *Rezeptoren* der postsynaptischen Membran verbinden.

Merksatz
Rezeptoren sind bestimmte Eiweißmoleküle (Proteinmoleküle) in der Membran einer Synapse.

Rezeptoren besitzen sozusagen eine Passform für bestimmte Moleküle, die *Liganden,* mit denen sie sich verbinden. Im Falle der Neurotransmission handelt es sich bei den Liganden der Rezeptoren um die Neurotransmitter. Rezeptoren funktionieren quasi nach dem Schlüssel-Schloss-Prinzip, weil bestimmte Transmitter sich an bestimmten Rezeptoren anlagern.

Die Anlagerung des Transmittermoleküls öffnet Ionenkanäle in der postsynaptischen Zellmembran. Mit dem Ein- und Ausstrom von Elektrolyten an der Zellmembran kommt es zu einer elektrischen Potenzialveränderung, die in ein Aktionspotenzial münden kann.

Die freigesetzten Transmitter werden auf verschiedene Weise inaktiviert oder abgebaut: Sie können entweder wieder in die präsynaptischen Vesikeln aufgenommen werden (*re-uptake*), durch Enzyme gespalten und so abgebaut oder mit anderen Substanzen verbunden (Konjugation) und aus dem Körper ausgeschieden werden usw.

Auch am Übergang von Nervenfaser zum Muskel erfolgt eine chemische Übertragung der Erregung. Die Struktur am Muskel, die der Synapse ähnelt, heißt *Muskelendplatte*. Der Transmitter an der Muskelendplatte ist Acetylcholin.

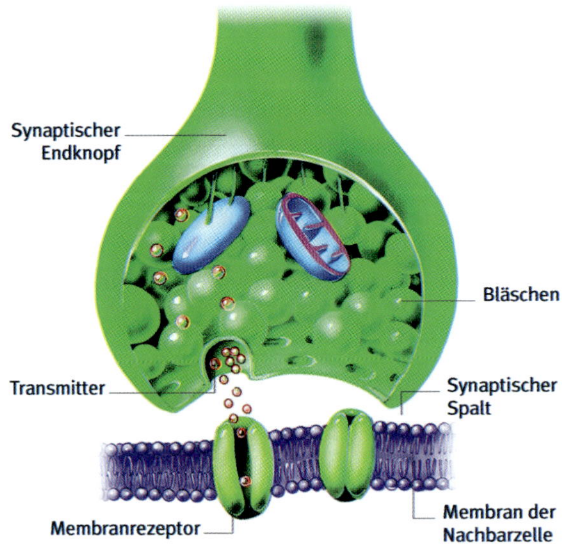

Der Aufbau einer Synapse

6.2.4 Neurotransmitter

Die Neurotransmitter bilden eine große Stoffklasse. Sie haben erregende und hemmende Eigenschaften, d.h., manche hemmen die Erregungsweiterleitung von Synapse zu Synapse, andere fördern sie. Die wichtigsten Vertreter der hemmenden Transmitter sind Gamma-Aminobuttersäure (GABA) und Glycin; der wichtigste Vertreter der erregenden Transmitter ist Glutamat.

Nach chemischen Gesichtspunkten teilt man die Transmitter ein in
- biogene Amine (Acetylcholin, Noradrenalin, Adrenalin, Dopamin, Serotonin usw.),
- Neuropeptide (Endorphine, Enkephaline, Substanz P; Insulin, Somatostatin, Glucagon),
- inhibitorische (hemmende) Aminosäuren (Gamma-Aminobuttersäure, Glycin usw.),
- exzitatorische Aminosäuren (z.B. Glutamat, Asparaginsäure, Cystein usw.),
- lösliche Gase (z.B. Kohlenstoffmonoxid, Stickstoffmonoxid).

Die Neuronenverbände, die einen bestimmten Transmitter benutzen, werden häufig nach diesen Neurotransmittern benannt. So gibt es dopaminerge, adrenerge, serotonerge usw. Neuronen.

Viele Details sind noch unbekannt. Am Beispiel des Insulins, das hauptsächlich für seine regelnde Funktion für den Glukosespiegel im Blut bekannt ist, erkennt man, dass biochemische Substanzen im Körper durchaus verschiedene Aufgaben übernehmen können.

Die Rezeptoren bzw. die Neurotransmission sind der Angriffsort der Psycho- und Neuropharmaka.

6.2.5 Das Gehirn

Das zentrale Nervensystem (ZNS) unterteilt sich in das Gehirn und in das Rückenmark. Gehirn und Rückenmark sind von knöchernen Strukturen (Schädel und Wirbelsäule) und von den Hirnhäuten umgeben.

Das Gehirn ist überaus kompliziert aufgebaut. Je tiefer man in die Feinheiten der Strukturen und Funktionen eindringt, desto unübersichtlicher, manchmal sogar widersprüchlicher werden die Sachverhalte. Das belegt, dass die Erforschung der normalen und pathologischen Funktionen des Gehirns noch längst nicht abgeschlossen ist.

Strukturen des Gehirns (Encephalon, Cerebrum) – stark vereinfacht

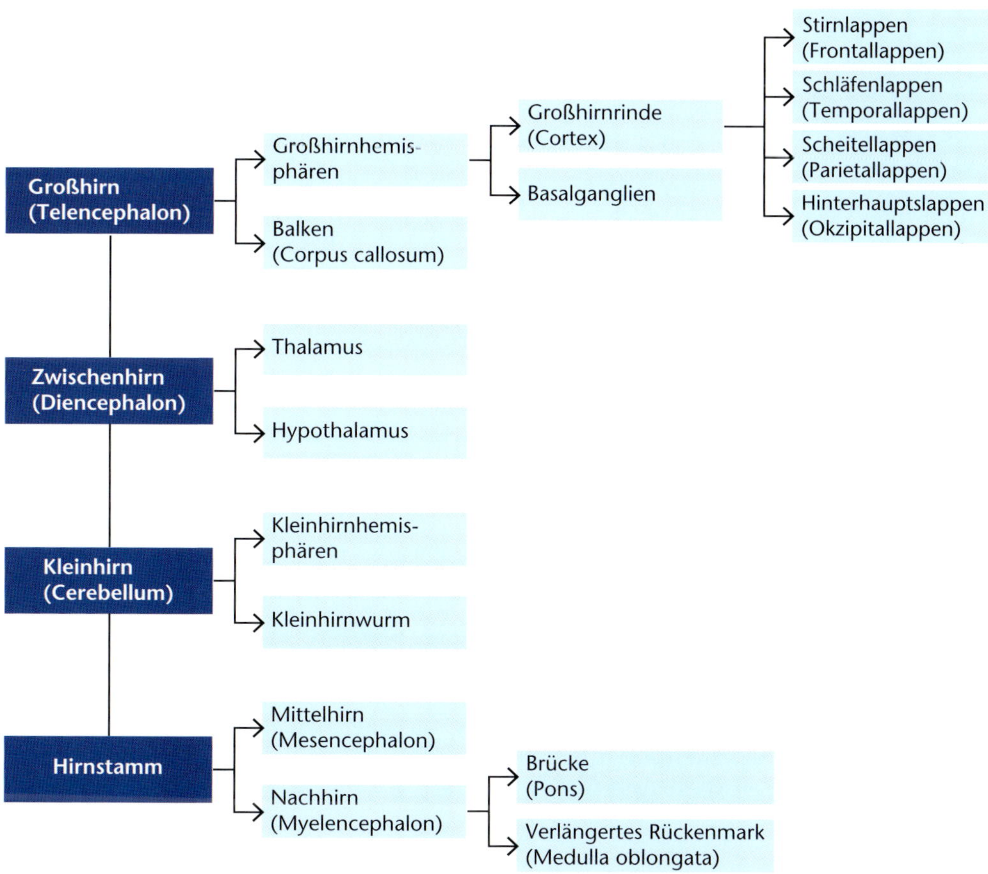

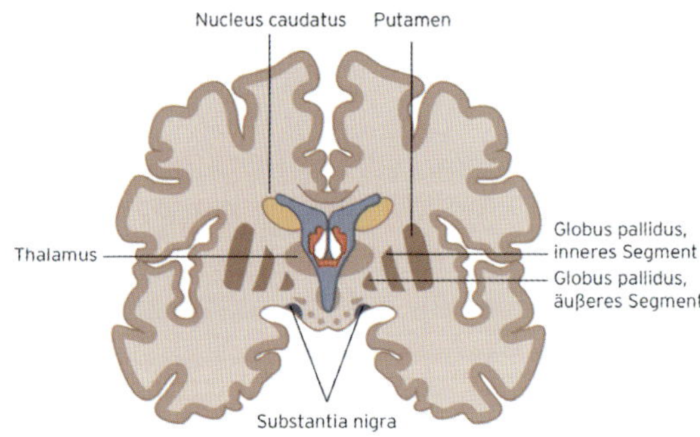

Schematischer Querschnitt (sog. Coronalschnitt) durch das Gehirn (Großhirn mit Ventrikeln und Stammganglien)

Zusätzlich scheint es auch noch so zu sein, dass sich die ohnehin komplizierte Struktur und Funktionsspezialisierung des Gehirns in Feinheiten auch noch von Person zu Person unterscheiden. Überdies spielen Entwicklungs- und Alterungsvorgänge in strukturelle und funktionelle Aspekte hinein. Obendrein gibt es *geschlechtsabhängige Besonderheiten* der Hirnorganisation. Schließlich besitzt das Gehirn eine gewisse *Plastizität* (Anpassungsfähigkeit), die es erlaubt, dass bestimmte Hirnregionen bestimmte Funktionen übernehmen, wenn die üblicherweise zuständige Hirnregion ausfällt. Diese Plastizität macht sich beispielsweise die Rehabilitation zunutze.

Früher meinte man – anknüpfend vor allem an Beobachtungen bei Menschen mit Hirnverletzungen und -erkankungen –, dass bestimmte Funktionen mehr oder minder ausschließlich an ganz bestimmten Orten des Gehirns lokalisiert wären. Heute herrscht die Erkenntnis vor, dass es zwar bestimmte Spezialisierungen von Gehirnregionen auf bestimmte Leistungen gibt, aber die meisten Leistungen unseres Gehirns an komplexe Interaktionen mehrerer Hirnregionen gebunden sind. Insofern spielen für die meisten zerebralen Funktionen regelrechte *Schaltkreise* oder *Funktionskreise* eine Rolle.

Eine mögliche, dennoch vereinfachte Gliederung des Gehirns findet sich in der Abbildung auf der vorigen Seite.

Im Folgenden sollen die wichtigsten Strukturen und ihre Funktionen näher beschrieben werden.

Wenn man über bestimmte Regionen im Gehirn spricht, benötigt man Angaben zur Lage der Regionen im dreidimensionalen Raum. In der Medizin werden lateinische Fachbegriffe verwendet, die in der folgenden Tabelle aufgelistet sind:

Lageangaben im Gehirn	
ventral	davor, zur Vorderseite hin
frontal	vorn, stirnwärts
lateral	seitlich
dorsal	dahinter, zur Rückseite hin

Großhirn

Das *Endhirn (Telenzephalon)* wird in der Regel als *Großhirn* bezeichnet. Es ist in zwei symmetrische Hirnhälften (*Hemisphären*) unterteilt, die über den *Balken (Corpus callosum)* mit seinen Kommissurenfasern miteinander *verbunden* sind. Jede Hirnhälfte ist auf bestimmte Funktionen spezialisiert.

Großhirnrinde

Die *Großhirnrinde* (Cortex) enthält Nervenzellverbände, die man auf der Grundlage ihrer Funktionen als „Rindenfelder" bezeichnet. Diese Rindenfelder sind mit bloßem Auge nicht voneinander zu unterschieden. Sie werden gemäß ihren Aufgaben in motorische, sensorische und Assoziationsfelder gegliedert. Beispielsweise gibt es ein motorisches Areal für den Zeigefinger, das für dessen Bewegung zuständig ist, und ein anderes, sensorisches Areal für den Zeigefinger, das für die Empfindungen zuständig ist.

Die Oberfläche des Gehirns weist *Furchen (Gyri)* auf, die die *Windungen (Sulci)* voneinander trennen. Diese gefurchte Gestalt bewirkt eine Oberflächenvergrößerung der Großhirnrinde. Das Großhirn lässt sich anhand der Furchung der Rinde in vier Lappen aufteilen. Diese Lappen kann man mit bloßem Auge gut voneinander unterscheiden (siehe Abbildung unten) und sie haben auch unterschiedliche Funktionen:

- *Stirnlappen* (Frontallappen, *Lobus frontalis*): motorischer Cortex, zuständig für Bewegungen
- *Schläfenlappen* (Temporallappen, *Lobus temporalis*): auditorischer Cortex, zuständig für das Hören
- *Scheitellappen* (Parietallappen, *Lobus parietalis*): somatosensorischer Cortex, zuständig für Körperempfindungen, z. B. Schmerzwahrnehmung
- *Hinterhauptslappen* (Okzipitallappen, *Lobus occipitalis*): visueller Cortex, zuständig für das Sehen

Stirn- und Scheitellappen sind durch die *Zentralfurche (Sulcus centralis)* voneinander getrennt. Zwischen Frontal- und Temporallappen liegt die *seitliche Hirnfurche (Sulcus lateralis)*, zwischen Scheitel- und Hinterhauptslappen die *Scheitel-Hinterhauptsfurche*.

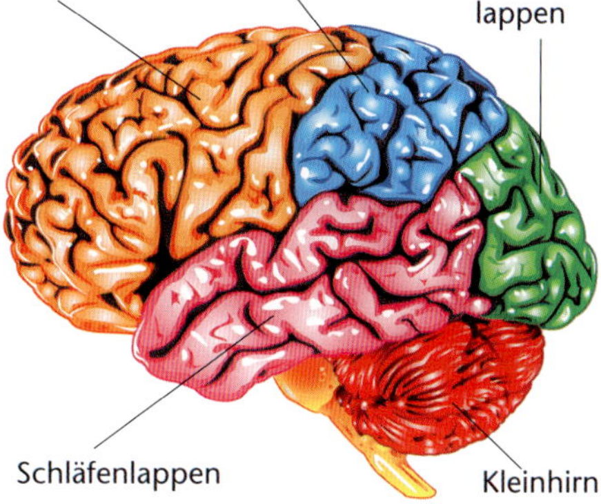

Aufbau des Gehirns: seitliche Ansicht

Die eben genannten Lappen sind auf der Hirnoberfläche sichtbar. Aber außerdem gibt es noch die an den einander zugewandten Innenwänden der Großhirnhemisphären gelegenen limbischen Lappen (*Lobus limbicus*), das Operculum sowie die Inselrinde, die in der Tiefe der Seitenfurche liegt. Auf der Oberfläche des Großhirns sind die Rindenfelder in einer charakteristischen Weise verteilt. In vereinfachter Weise kann man sagen: Die vor der Zentralfurche gelegenen Rindenfelder geben Impulse ab, die dahinter liegenden nehmen Impulse auf. Die Aktivitäten der motorischen und sensorischen Rindenfelder können über *Assoziationsfelder* zusammengeführt werden.

Stirnlappen

In der vorderen Zentralwindung, vor der Zentralfurche, liegen auf dem Stirnlappen (Frontallappen) die *primär motorischen Rindenfelder,* verantwortlich für die Steuerung der Mimik der gleichen Seite und der Willkürmotorik der Gegenseite (bezogen auf die Hirnhälften). Vor den motorischen Feldern liegen die prämotorischen und supplementär-motorischen Felder, das *frontale Augenfeld* und das eigentliche *Stirnhirn*. Außerdem liegt seitlich auf dem linken Frontallappen am Übergang zwischen motorischen, dorsolateralen und orbitofrontalen Feldern die *Broca-Sprachregion*. Sie liegt neben der Repräsentanz des Mundes.

Die Stirnhirnrinde wird heute zumeist als *präfrontaler Cortex* bezeichnet. Er wird etwas ungenau in den dorsolateralen und in den orbitofrontalen präfrontalen Cortex untergliedert. Der orbitofrontale Abschnitt steht mit Persönlichkeitsmerkmalen, Motivation und emotionalen Aspekten in Verbindung, übrigens auch mit bestimmten vegetativen Funktionen. Der dorsolaterale Abschnitt des präfrontalen Cortex steht mit Aufmerksamkeit, Antrieb, Initiative, Handlungsplanung und Umsichtigkeit in Zusammenhang. Das Stirnhirn besitzt eine asymmetrische Spezialisierung, die man auch als „Lateralisierung von Funktionen“ bezeichnet. Der linksseitige präfrontale Cortex ist mit der Aufnahme von Informationen, der rechtsseitige mit dem Abruf von Informationen verbunden.

Unter dem Stirnhirn liegen der olfaktorische Cortex und der *Bulbus olfactorius* (Riechkolben). Beide Strukturen sind zuständig für das Riechen.

Scheitellappen

Dorsal bzw. hinter der Zentralfurche auf dem Scheitellappen (Parietallappen) liegen die *primär sensorischen Rindenfelder*. Sie verarbeiten einlaufende Sinneseindrücke. In den motorischen und sensorischen Rindenfeldern sind die Körperregionen in einer besonderen Weise repräsentiert. Erstens steht die Repräsentation des Körperschemas, der sog. *Homunkulus* (siehe Abbildung unten), kopfüber; zweitens sind Hand, Arm und Mund besonders überproportional ausgedehnt. Die Zungenrepräsentation ist in der Mundregion enthalten.

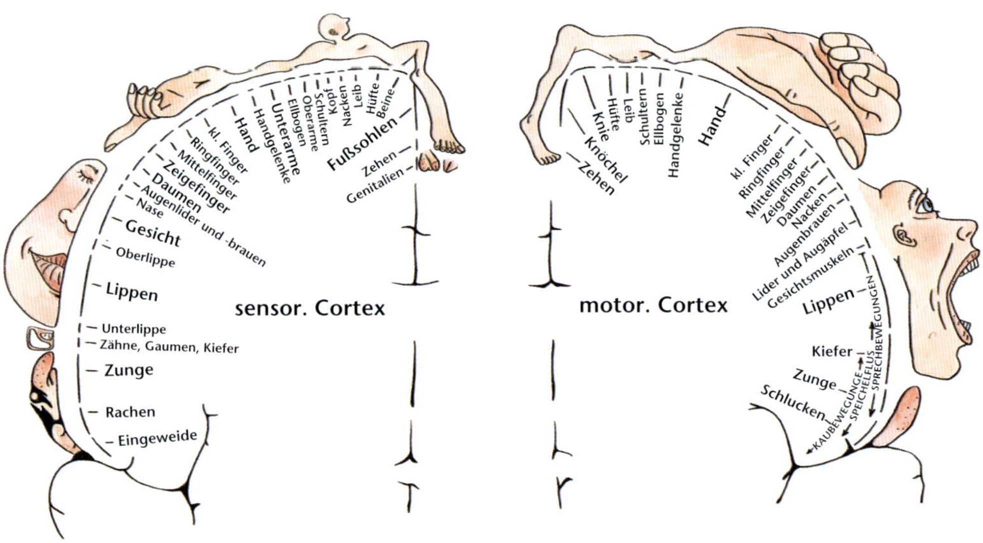

Repräsentation der Körperregionen auf der Großhirnrinde (somatosensorischer Cortext)

An den *somatosensorischen Cortex* mit seiner charakteristischen Homunkulus-Repräsentation schließen die *parietalen Assoziationsgebiete* an. Diese Regionen integrieren Informationen aus anderen Sinnesgebieten. Auch die Handlungsbereitschaft wird von diesen Gebieten des Scheitellappens beeinflusst. Bei einer rechtsseitigen Schädigung des Stirn- und des Scheitellappens kann sich das eigentümliche Syndrom des *Neglects* (Vernachlässigung einer Körperhälfte oder Gesichtsfeldhälfte in Wahrnehmen und Handeln) ausbilden (Kap. 6.3.5, S. 267).

Schläfenlappen
Der Schläfenlappen (Temporallappen) hat eine zentrale Funktion für die Wahrnehmung akustischer Reize sowie für Informationsspeicherung und -konsolidierung.

Die *primäre Hörrinde* liegt im Operculum. Es schließt sich der auditive Assoziationscortex an. In dieser Region – in der Regel linksseitig – liegt auch das Wernicke'sche *Sprachzentrum*. Im ventralen und medialen Bereich des Schläfenlappens liegen Rindenfelder, die der gebündelten Zuleitung von Informationen zum Hippocampus und der Weiterleitung von Impulsen aus dem Hippocampus an andere Hirnregionen dienen.

Hinterhauptslappen
Der Hinterhauptslappen (Okzipitallappen) hat vornehmlich visuelle Funktionen. Dort, auf dem medialen Cortex, liegt das Sehzentrum. Fällt der visuelle Cortex infolge einer Schädigung völlig aus, kommt es zur Halbseitenblindheit. Partielle Schädigungen führen zu begrenzten Gesichtsfeldausfällen (z. B. Quadrantenanopsie: Betroffene können oben und unten etwa ein Viertel des Gesichtsfeldes nicht erkennen).

Limbischer Lappen
Medial, also auf der Innenseite der Großhirnhemisphären, zieht sich um den Balken der cinguläre Gyrus herum. Er gehört zum Papez'schen Schaltkreis und erfüllt Aufgaben im Zusammenhang mit Schmerzverarbeitung und Aufmerksamkeit.

Das infolge der Myelinscheiden weiße Marklager enthält vor allem *Nervenbahnen*. Sie verbinden verschiedene Hirnareale miteinander. Die *Kommissurenbahnen* verbinden die Großhirnhemisphären untereinander. Der Balken (*Corpus callosum*) ist die größte Ansammlung solcher Kommissurenbahnen. Die *Assoziationsbahnen* verknüpfen verschiedene Rindenregionen innerhalb einer Großhirnhemisphäre. Die *Projektionsbahnen* leiten Erregungen aus dem Gehirn zur Körperperipherie und umgekehrt. Neben den Bahnen liegen noch die Basalganglien im Marklager des Großhirns.

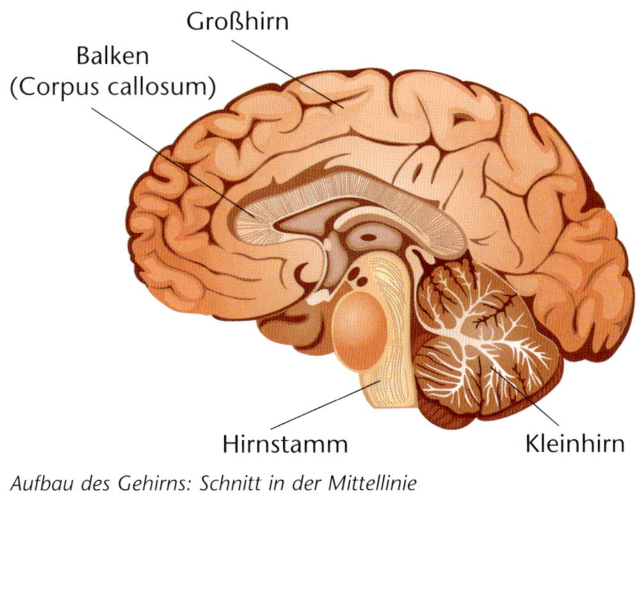

Aufbau des Gehirns: Schnitt in der Mittellinie

Die Basalganglien – auch Basalkerne genannt – sind Hirngebiete, die sich im Hirnschnitt als Ansammlungen grauer Substanz im weißen Marklager darstellen. Es handelt sich um den *Schweifkern (Nucleus caudatus)* und den *Linsenkern (Nucleus lentiformis)*. Der Linsenkern untergliedert sich seinerseits in die *Schale (Putamen)* und die *„bleiche" Kugel (Globus pallidus)*. Schweifkern und Putamen werden zusammen auch als *Streifenkern (Corpus striatum)* bezeichnet.

Die Basalganglien gehören zum extrapyramidal-motorischen System. Sie haben wichtige Funktionen im Zusammenhang mit der Aufrechterhaltung des Muskeltonus und mit den unwillkürlichen Muskelbewegungen. Vor einigen Jahren fand man heraus, dass sie auch Aufgaben im Zusammenhang mit kognitiven und anderen Funktionen haben.

Der *Mandelkern (Amygdala)* steht vornehmlich mit emotionalen und motivationalen Prozessen in Verbindung. Deshalb wird dieser Kern heute dem *limbischen System* zugeordnet. Massive Schädigungen des Mandelkerns können schwerwiegende Störungen der Persönlichkeit auslösen. Der vordere Teil des Streifenkerns, das sog. *ventrale Striatum*, verknüpft die der extrapyramidalen Motorik dienenden Basalganglien mit dem limbischen System.

Zwischenhirn

Das Zwischenhirn (Dienzephalon) umfasst den Thalamus, den Hypothalamus und die Hypophyse.

Der *Thalamus* umfasst mehrere Dutzend Einzelkerne mit jeweils speziellen Afferenzen, Efferenzen und Funktionen. Dem Thalamus obliegen zentrale Aufgaben in der Verarbeitung von Informationen aus der Umgebung und aus dem Körper. Die Informationen gelangen von dort in die Großhirnrinde und können bewusst werden. Darum wird der Thalamus häufig „Tor zum Bewusstsein" genannt.

Der *Hypothalamus* liegt, wie sein Name besagt, unterhalb des Thalamus. Er ist ein Zentrum für die Steuerung der vegetativen Funktionen. Er nimmt dadurch Einfluss auf Körpertemperatur, Nahrungs- und Flüssigkeitsaufnahme, endokrine Prozesse usw.

Die *Hypophyse* liegt unter dem Hypothalamus und ist über den Hypophysenstiel mit dem Hypothalamus verbunden. Sie produziert mehrere Hormone: das Wachstumshormon Somatotropin (STH) sowie Prolactin, überdies das follikelstimulierende Hormon (FSH), das luteinisierende Hormon (LH), die auf die Keimdrüsen wirken, sowie das die Nebennierenrinde stimulierende Adrenocorticotrope Hormon (ACTH) und das Thyroidea-stimulierende Hormon (TSH), das die Schilddrüse anregt.

Hirnstamm

Der Hirnstamm untergliedert sich in drei Abschnitte: Mittelhirn (*Mesenzephalon*), Brücke (*Pons*) und verlängertes Mark (*Medulla oblongata*).

Das *Mittelhirn* ist eine sehr schmale Struktur, die das oberhalb gelegene Zwischenhirn und die unterhalb gelegene Brücke verbindet. Im Mittelhirn liegen neben den Projektionsbahnen vom ZNS zur Peripherie und umgekehrt wichtige optische und akustische Reflexzentren und Kerne des extrapyramidalen Systems zur Steuerung von Rumpf-, Kopf- und Augenbewegungen. Eine sehr wichtige Kernsubstanz ist die *Substantia nigra* (schwarze Substanz) – auch noch den Basalganglien zugerechnet –, die beim Parkinson-Syndrom geschädigt ist. Das Mittelhirn steht nahezu aufrecht im Schädel. Dorsal liegt die zum Mittelhirn gehörende Vierhügelplatte mit ihren für das Sehen, für das Hören und die Integration von Sinnesmodalitäten wichtigen Regionen.

In der *Brücke* liegen neben den Projektionsbahnen auch einige Hirnnervenkerne (siehe Kap. 6.2.10, S. 259, und Kap. 6.3.6, S. 268 ff.).

Das *verlängerte Mark* ist der Übergang zum Rückenmark. Am Übergang zum Rückenmark kreuzt die Mehrzahl der zur Pyramidenbahn gehörenden Neuriten zur Gegenseite. Im verlängerten Mark liegen neben den Projektionsbahnen wichtige Regulationszentren für das Herz-Kreislauf-System, die Atmung usw. Das verlängerte Mark ist also der Sitz lebenswichtiger Funktionen. Wenn übergeordnete Hirnregionen gestört sind, können auf der Ebene von Zwischenhirn und verlängertem Mark noch immer basale Lebensfunktionen gesteuert werden (siehe „Syndrom der reaktionslosen Wachheit", Kap. 6.3.2; S. 262 ff.).

Über alle Ebenen des Mittelhirns bis hin zum Zwischenhirn zieht sich eine überaus bedeutsame Struktur, die *Formatio reticularis* (netzartige Bildung). Die *Formatio reticularis* ist an der Steuerung der Wachheit und damit an der Steuerung des Schlaf-Wach-Rhythmus beteiligt.

Kleinhirn und Tentorium cerebelli

Das Kleinhirn (*Zerebellum*) liegt unter dem *Tentorium cerebelli* in der hinteren Schädelgrube (im infratentoriellen Raum). Das Tentorium ist eine zeltförmige bindegewebige Struktur, gebildet aus Hirnhaut, die den darüber – im supratentoriellen Raum – liegenden Hirnstrukturen Halt in der Schädelkapsel gibt. Das Tentorium teilt die Schädelkapsel in den supratentoriellen und in den infratentoriellen Raum ein. Durch einen schmalen Schlitz im Tentorium geht der Hirnstamm hindurch. Wenn durch raumfordernde Prozesse im supra- oder infratentoriellen Raum Teile von Hirngewebe in den erwähnten Schlitz gepresst werden, wird der Hirnstamm gequetscht. Dadurch werden lebenswichtige Funktionen gefährdet.

Dem aus zwei Kleinhirnhemisphären und einer mittelständigen Struktur, dem Wurm, bestehenden Kleinhirn obliegt die Mitwirkung an der Steuerung des Muskeltonus, an der Aufrechterhaltung des Gleichgewichts und an der Koordinierung der Muskelbewegungen. Seit einigen Jahren ist bekannt, dass das Kleinhirn auch an affektiven, Verhaltens-, Lern- und Gedächtnisprozessen teilhat, möglicherweise sogar an Bewusstseinsfunktionen.

6.2.6 Das Rückenmark

Neben dem Gehirn gehört das Rückenmark zum Zentralnervensystem.

Äußerer Aufbau

Das *Rückenmark (Medulla spinalis)* schließt an die *Medulla oblongata* (verlängertes Mark) an und verlässt am *großen Hinterhauptsloch (Foramen magnum)* den Schädel. Es tritt in den in der biegsamen Wirbelsäule gelegenen Wirbelkanal über und verläuft dort bis auf Höhe des ersten bis zweiten Lendenwirbels. Die knöcherne Wirbelsäule wächst im Laufe der kindlichen Entwicklung schneller als das Rückenmark in die Länge. Da schließlich das Rückenmark kürzer als der Wirbelkanal ist und schon auf Höhe des ersten bis zweiten Lendenwirbels endet, sind die Rückenmarkssegmente gegenüber den entsprechenden Wirbelkörpern nach oben versetzt – je tiefer, desto mehr. Die unteren Spinalnerven müssen folglich noch vor ihrem Durchtritt durch die Zwischenwirbellöcher innerhalb des Wirbelkanals nach unten ziehen. Dafür bildet sich unterhalb des Endes des Rückenmarks ein Nervenfaserbündel, das an einen Pferdeschweif erinnert: die *Cauda equina*.

Aus dem Rückenmark entspringen die 31 symmetrisch angelegten *Nervenwurzeln*, die sich zu den *Spinalnerven* zusammenschließen und den Wirbelkanal verlassen.

Das Rückenmark wird in fünf Abschnitte unterteilt:

- Acht Halssegmente (Hals- oder Cervicalmark) (C1–C8): Innervation von Atemmuskulatur und Armen
- Zwölf Brustsegmente (Brust- oder Thorakalmark) (Th1–TH 12): Innervation der Brustwand
- Fünf Lendensegmente (Lenden- oder Lumbalmark) (L1–L5): Innervation der Beine, der Geschlechtsteile und des Gesäßes
- Fünf Kreuzbeinsegmente (Kreuzbein- oder Sakralmark) (S1–S5): Innervation von Beinen, Geschlechtsorganen, Blase, After
- Ein bis drei Steißbeinsegmente: Innervation der Haut der Steißbeinregion

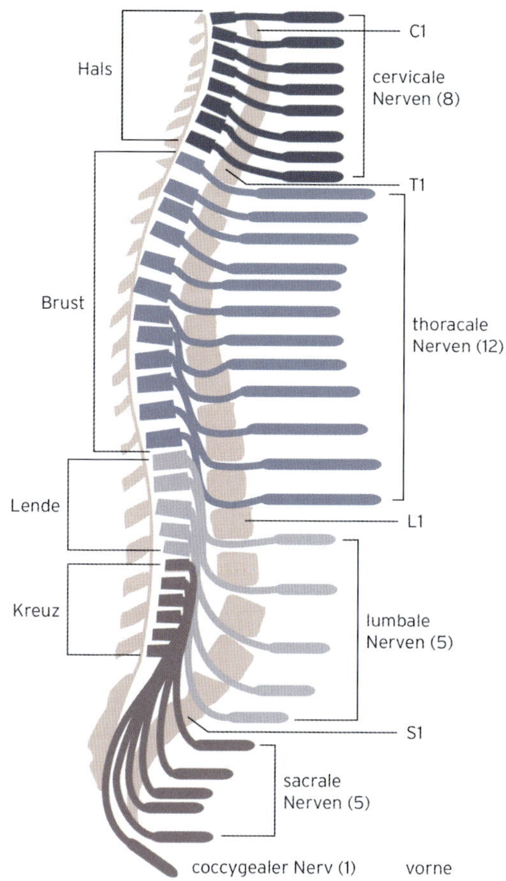

Die Spinalnerven in Beziehung zum Spinalkanal, schematische Seitenansicht.

Innerer Aufbau

Im Querschnitt des Rückenmarks liegt im Zentrum eine schmetterlingsförmige Struktur, die aus grauer Substanz gebildet wird. Im Zentrum dieser Figur liegt der *Zentralkanal*, der mit Liquor (siehe Kap. 6.2.7, S. 257 f.) gefüllt ist. Im *Vorderhorn*, paarig ausgebildet, liegen die Zellkerne der *Motoneurone*, die als motorische Nervenfaser die Willkürmuskulatur (quer gestreifte Muskulatur) innervieren und als *Vorderwurzeln* das Rückenmark verlassen. An den Motoneuronen enden die Bahnen, die aus dem Gehirn die Impulse heranführen (Pyramidenbahn und extrapyramidale Bahnen).

Im *Hinterhorn*, gleichfalls paarig ausgebildet, liegen die Nervenzellen, zu denen die sensiblen Nervenfasern Reize aus der Körperperipherie heranführen. Allerdings liegen die Zellkerne in den Spinalganglien außerhalb des Rückenmarks. Zwischen Vorder- und Hinterhorn liegt auf beiden Seiten das *Seitenhorn*. Das Seitenhorn, hauptsächlich im Brustmark und geringer im Lendenmark ausgebildet, enthält vegetative Neuronen, die zum *Sympathikus* gehören.

Die schmetterlingsförmige graue Struktur wird von weißer Substanz umschlossen. Diese enthält absteigende (zentrifugale, vom Gehirn wegführende, zumeist motorische Fasern) und aufsteigende (zentripetale, zum Gehirn hinführende, zumeist sensible Fasern) Nervenfasern mit spezialisierten Funktionen im Dienste von Motorik und Sensibilität. In der Mitte vor der grauen Substanz liegt der *Vorderstrang*. Ihm gegenüber, mittig hinter der grauen Substanz, liegt der *Hinterstrang*. Links und rechts neben der grauen Substanz liegt der *Seitenstrang*. Die Spezialisierung der auf- und absteigenden Bahnsysteme, auch die Kreuzungen zur Gegenseite, die Umschaltungen auf benachbarte Neuronen sind sehr komplex. Zu Einzelheiten muss auf ausführliche Darstellungen von Neuroanatomie und Neurophysiologie verwiesen werden.

Eigen- und Fremdreflexe

Eine besondere Leistung des Rückenmarks, die für die Diagnostik große Bedeutung hat, sind die *Reflexe*. Bei einem Reflex handelt es sich um eine schnelle, willensunabhängige, gleichförmig wiederholbare motorische Antwort auf einen Reiz. Reflexe dienen u.a. der Regulierung der Muskelanspannung in Beantwortung von Belastungen.

Reflexe laufen über sogenannte *Reflexbögen* ab. Die Reflexbögen umfassen den peripheren *Rezeptor*, die *afferenten* sensiblen Nervenfasern, ein *Reflexzentrum*, die *efferenten* motorischen Nervenfasern und das Erfolgsorgan.

Im Falle der *Eigenreflexe* sind Rezeptor- und Erfolgsorgan gleich. Die eintreffende Erregung, die über das Hinterhorn einläuft, wird auf die motorische Vorderhornzelle umgeschaltet. Weil der Reflexbogen nur eine einzige Synapse einschließt, nennt man Eigenreflexe auch *monosynaptische* Reflexe.

Ein Beispiel für einen Eigenreflex ist der *Patellarsehnenreflex*: Klopft man mit dem Reflexhammer auf die Sehne unter der Kniescheibe des gebeugten Kniegelenks, kommt es zur abrupten Dehnung der Muskelspindel als Rezeptor. Diese Erregung wird über den sensiblen und motorischen Anteil des Reflexbogens geleitet. Die Umschaltung erfolgt im Rückenmark. Es kommt reflektorisch, ohne dass die Person dies willentlich beeinflussen kann, zur Muskelkontraktion in den Oberschenkelstreckern. Der Effekt ist an einer kurzen Streckbewegung des Beines im Kniegelenk zu sehen. Eine Verminderung eines Eigenreflexes spricht für eine Schädigung des peripheren Nervs, eine Verstärkung für eine oberhalb des Rückenmarkssegments gelegene Schädigung des ZNS, weil die hemmende Einwirkung übergeordneter Bahnen auf den Reflexbogen vermindert oder aufgehoben ist.

Im Falle der *Fremdreflexe* sind der Ort des Reizes und der Ort der Reizantwort verschieden; es sind mehrere Synapsen beteiligt. Darum sind Fremdreflexe *polysynaptische* Reflexe.

6.2.7 Liquor und liquorführende Räume

Der Liquor cerebrospinalis, eine farblose, klare Flüssigkeit mit wenigen Zellen – überwiegend Lymphozyten und Monozyten –, wird im Hirninneren gebildet, genauer im *Plexus chorioideus* der Seitenventrikel (Ventrikel: Hohlräume im Gehirn). Seine Gesamtmenge bei Erwachsenen beläuft sich auf ca. 150 bis 200 ml. Im Laufe eines Tages produziert der *Plexus chorioideus* durch die Ultrafiltration von Blut etwa 500 ml Liquor. Aus diesem Mengenverhältnis ergibt sich, dass das Liquorvolumen etwa dreimal pro 24 Stunden vollständig ausgetauscht wird.

Vom Ort der Produktion in den symmetrisch angelegten Seitenventrikeln fließt der Liquor dann in den mittelständigen III. Ventrikel, von dort durch den sehr engen *Aquädukt* (lat.: Wasserleitung) in den IV. Ventrikel. Den IV. Ventrikel verlässt der Liquor schließlich durch drei *Foramina* (lat.: Öffnungen). Er verteilt sich im Subarachnoidalraum von Gehirn und Rückenmark. Über Kapillaren der weichen Hirnhäute des Gehirns und des Rückenmarks, die *Pacchioni-Granulationen*, wird der Liquor resorbiert.

Zwischen dem Kreislaufsystem und dem liquorführenden System gelegen, schützt die *Blut-Liquor-Schranke* den Liquor vor schädlichen Substanzen. Die Funktionen des Liquors sind noch nicht völlig erforscht. Auf jeden Fall hat der Liquor eine Art mechanische Polsterfunktion und Aufgaben im Rahmen der Ernährung des Hirngewebes.

6.2.8 Gefäßversorgung des Gehirns

Die arterielle Gefäßversorgung des Gehirns erfolgt zum einen über die beiden inneren *Halsschlagadern* (*Arteriae carotides internae*), zum anderen über die beiden *Wirbelschlagadern* (*Arteriae vertebrales*). Diese Gefäße sind über Verbindungsäste, die an der Hirnbasis den *Circulus arteriosus Willisii* bilden, miteinander verbunden. Damit können Ausfälle der Durchblutung einer Arterie manchmal kompensiert werden. Von den Halsschlagadern werden die abgehenden paarigen *Arteriae cerebri anterior* und die paarigen *Arteriae cerebri media* gespeist. Hauptsächlich von der Wirbelschlagader werden die paarigen *Arteriae carotis posterior* gespeist.

Der Rückfluss des Blutes aus dem Gehirn erfolgt über die Hirnvenen. Auf der Hirnkonvexität formt die Hirnhaut den *Hirnsinus*, der zur Ableitung venösen Blutes bestimmt ist.

6.2.9 Hirn- und Rückenmarkshäute

Die Hirnhäute, die *Meningen*, umfassen die *harte Hinhaut* (*Dura mater*, kurz: Dura), die *Spinnwebenhaut* (*Arachnoidea*) und die *weiche Hirnhaut* (*Pia mater*).

Die *Dura mater* ist eine feste Haut, die im Schädel am Knochen anhaftet; im Wirbelkanal befindet sich zwischen Knochen und Dura mater ein von Venen und Fett gefüllter Raum. Der Spalt zwischen Knochen und Dura mater ist der *Epiduralraum*. In ihn hinein kann es nach Unfällen bluten.

Auf die Dura folgt die *Arachnoidea*. Der Raum zwischen Dura und Arachnoidea heißt *Subduralraum*. Die Pia mater haftet direkt dem Nervengewebe an. Zwischen Arachnoidea und Pia mater ziehen sich feine, an ein Spinnengewebe erinnernde Bindegewebsfasern. Der Raum zwischen Arachnoidea und Pia mater ist der *Subarachnoidalraum*.

Die Hirnhäute formen zwischen den beiden Großhirnhälften eine bindegewebige Platte, die *Falx cerebri*, und zwischen dem Großhirn und Kleinhirn das Zelt (*Tentorium cerebelli*).

In den Ventrikeln im Inneren des Gehirns, im Zentralkanal des Rückenmarks und in den Zwischenräumen zwischen Nervengewebe und Hirnhäuten befindet sich Liquor cerebrospinalis.

6.2.10 Peripheres Nervensystem

Merksatz
Das periphere Nervensystem umfasst alle außerhalb des ZNS liegenden Nervenzellen und -bahnen. Es besteht aus den Hirnnerven und den Spinalnerven und den aus ihnen hervorgehenden Nerven.

Hirnnerven

Die Hirnnerven sind zwölf paarig angelegte Nerven, deren Kerngebiete zumeist im Hirnstamm (Ausnahme: *Nervus accessorius*) liegen und die die Schädelkapsel an verschiedenen Stellen verlassen. Auch das System der Hirnnerven ist sehr kompliziert, daher wird die Darstellung hier stark vereinfacht.

Die Hirnnerven haben motorische, sensible sensorische (die anderen Sinne betreffende) und vegetative Funktionen. Sie versorgen Gesicht, Mund, Zunge, Rachen, Schlund, Hals und Nacken, aber auch innere Organe.

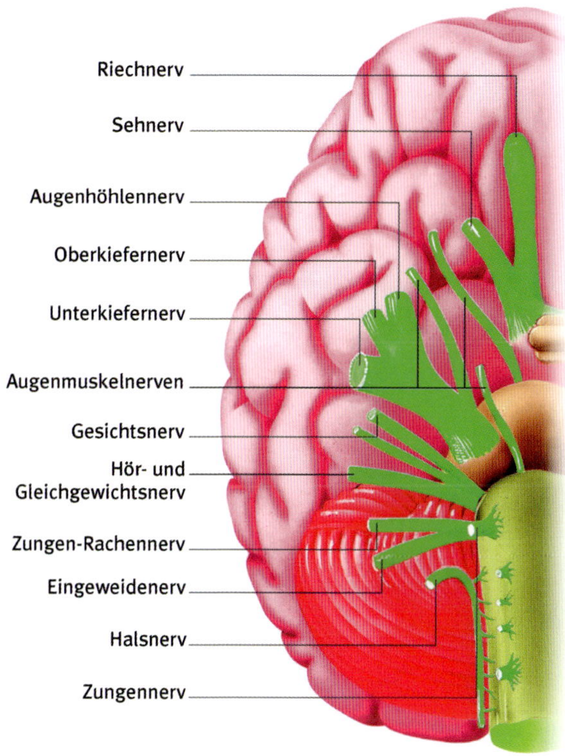

Hirnnerven und ihre Funktionen

Spinalnerven

Dem Rückenmark entspringen 31 Paare von *Vorder-* und *Hinterwurzeln* (siehe S. 256). Die Vorder- und die Hinterwurzel jeder Seite eines jeden Rückenmarkssegments kommen nach kurzer getrennter Wegstrecke zusammen und bilden den *Spinalnerv*. An dieser Stelle beginnt das periphere Nervensystem.

Die Spinalnervenpaare eines jeden Segments verlassen den Wirbelkanal über die *Zwischenwirbellöcher*. Gleich anschließend teilen sich die Spinalnerven auf: Die hinteren Äste innervieren die Haut und die tiefen Muskeln vom Nacken bis hinab zur Kreuzbeinregion. Die vorderen Äste formieren im Brustbereich die *Zwischenrippennerven* (*Interkostalnerven*), die ihrerseits Haut und Muskulatur im Bereich von Brustkorb und Bauch innervieren.

Während die Interkostalnerven aus dem Brustmark streng segmentbezogen bleiben und sich nicht verzweigen, bilden die vorderen Äste der Spinalnerven aus dem Hals-, Lenden- und Kreuzbeinmark zunächst Nervengeflechte (*Plexus*), aus denen dann erst die peripheren Nerven entspringen, die zum Zielorgan ziehen. Beispiele für solche peripheren Nerven sind der *N. radialis* (Radialnerv), der *N. ischiadicus* (Ischiasnerv) oder der *N. femoralis* (Schenkelnerv).

Plexus (Geflechte) der Spinalnerven und deren wichtigste Versorgungsgebiete

Plexus	Rückenmarksabschnitt	Motorische und sensible Versorgungsgebiete
Halsplexus (Pl. cervicalis)	C1–C4	Muskulatur von Hals und Schultern, Zwerchfell (Atmung), Haut von Hals und Hinterkopf
Armplexus (Pl. brachiales)	C5–Th1	Streckmuskulatur des Arms, Haut von Oberarm und Unterarmstreckseite sowie von Teilen der Hand Beugemuskulatur des Oberarms Haut des seitlichen Unterarms Beugemuskulatur des Unterarms, Handmuskulatur Haut des kleinen und des Ringfingers Beugemuskulatur von Unterarm und Daumen Haut von Daumen, Zeige- und Mittelfinger
Lendenplexus (Pl. lumbalis)	L1–L4	Muskulatur und Haut der unteren Bauchwand und der äußeren Geschlechtsorgane Haut der Oberschenkelaußen- und Unterschenkelinnenseite Streckmuskulatur des Oberschenkels, Haut der vorderen und mittleren Oberschenkelseite
Kreuzbeinplexus (Pl. sacralis)	L4–S3	Gesäßmuskulatur Haut von Gesäß, Damm und Oberschenkelrückseite Streckmuskulatur des Oberschenkels Beugemuskulatur des Unterschenkels, der Füße, Zehen Haut der Unterschenkelrückseite und Fußsohle Streckmuskulatur des Unterschenkels, Muskulatur des Fußrückens, Haut von Unterschenkelaußenseite und Fußrücken

6.2.11 Autonomes Nervensystem

Das *autonome* oder *vegetative Nervensystem* wird im Gegensatz zum somatischen bzw. willkürlichen Nervensystem auch *unwillkürliches* Nervensystem genannt, weil es vom Willen und Bewusstsein weitestgehend unabhängig ist. Es steuert die Funktionen innerer Organe wie Herz, Kreislauf, Atmung oder Darmtätigkeit. Es besteht aus dem *Sympathikus* (oder sympathischen Nervensystem) und dem *Parasympathikus* (oder parasympathischen Nervensystem). Sympathikus und Parasympathikus sind im ZNS miteinander verknüpft und auch sonst auf verschiedenen Ebenen miteinander verbunden. Sie haben entgegengesetzte Aufgaben. Der Sympathikus („Leistungsnerv") dominiert bei Aktivitäten des Organismus wie Anspannung, Erregung, Arbeit, Angst, aber auch bei Angriff oder Flucht. Der Parasympathikus („Erholungsnerv") beherrscht Körperfunktionen wie Ruhe, Schlaf oder Verdauung.

Der Sympathikus erweitert die Pupille, der Parasympathikus verengt sie. Der Sympathikus beschleunigt die Herzfrequenz und stärkt die Herzmuskelkontraktion, der Parasympathikus bewirkt das Gegenteil. Der Sympathikus mindert die Darmaktivität, der Parasympathikus fördert sie usw.

Sympathikus: Der periphere Anteil des Sympathikus entspringt aus den Seitenhörnern des Brust- und Lendenmarks. In der Kopf-, Hals- und Brustregion ziehen die sympathischen Axone mit dem Spinalnerv zu dem nahe gelegenen und symmetrisch angelegten *Grenzstrang*, der aus sogenannten *Ganglien* besteht. Nach Umschaltung in den Ganglien ziehen die Nervenfasern mit den Spinalnerven oder auch direkt zu den Zielorganen, z. B. zu Herz oder Lunge.

Im Bauch- und Beckenbereich erfolgt die Umschaltung in *prävertebralen Ganglien*. Diese Ganglien liegen in der Nähe der großen Bauch- und Beckenschlagadern. Nach der Umschaltung bilden sich aus den sympathischen Fasern Nervengeflechte (Plexus), die allerdings auch parasympathische Fasern aufnehmen. Diese Plexus innervieren, den Blutgefäßen folgend, die Organe des Becken- und Bauchraumes.

Parasympathikus: Der periphere Anteil des Parasympathikus entspringt teilweise in den Kerngebieten der Hirnnerven (*N. oculomotorius, N. facialis, N. glossopharyngeus, N. vagus*) und teilweise in den Seitenhörnern des Sakralmarks. Die parasympathischen Fasern ziehen gemeinsam mit den Hirnnerven oder mit den Spinalnerven zu den *parasympathischen Ganglien*. Diese parasympathischen Ganglien liegen entweder in den Erfolgsorganen oder in deren Nähe.

6.3 Neurologische Symptome und Syndrome

6.3.1 Bewusstseinsstörungen

Störungen des Bewusstseins untergliedern sich in

- *quantitative* Bewusstseinsstörungen, die die Bewusstseinshelligkeit bzw. Wachheit (Vigilanz) betreffen, und
- *qualitative* Bewusstseinsstörungen, die die Bewusstseinsklarheit (Luzidität) betreffen.

Die *quantitativen* Bewusstseinsstörungen unterteilt man in Schweregrade:

- *Benommenheit*: Jemand ist relativ wach oder sehr leicht weckbar, allerdings deutlich verlangsamt im Denken, Handeln. Die Orientierung ist in der Regel nicht gestört.
- *Somnolenz*: Jemand ist schläfrig, reagiert aber auf deutliche Weckreize und Ansprache.
- *Sopor*: Jemand ist nur mit massiven Reizen kurzzeitig weckbar.
- *Präkoma*: Jemand ist mit massiven Reizen nur zu einfachen Abwehrbewegungen zu bringen, nicht aber ansprechbar.
- *Koma*: Patient ist weder ansprechbar noch mit heftigen Reizen weckbar.

Bei *qualitativen* Bewusstseinsstörungen wissen die Patienten nicht oder nur unsicher über sich, die Situation, die aktuelle Zeit und den derzeitigen Aufenthaltsort Bescheid. Der Zusammenhang des aktuellen Erlebens und Handelns geht verloren. Darum kann der Eindruck von *Verwirrtheit* entstehen. Es liegt eine mehr oder minder ausgeprägte *Orientierungsstörung* zu Zeit, Ort, Situation oder der eigenen Person vor. Qualitative Bewusstseinsstörungen gehören zum deliranten Syndrom und ähnlichen Zustandsbildern (siehe auch Kap. 4.2, S. 121 ff.).

6.3.2 Syndrom der reaktionslosen Wachheit und Syndrom des minimalen Bewusstseins

Wenn jemand einerseits bewusstlos ist, also keinen Bewusstseinsinhalt gegenwärtig hat und mit der Umwelt nicht in Kontakt treten kann, andererseits wach ist und deshalb – wenn er nicht gerade schläft – die Augen offen hält (allerdings ohne mit dem Blick reagieren oder folgen zu können), liegt ein Zustand vor, der im Laufe der Geschichte mit verschiedenen Begriffen bezeichnet wurde. Ursprünglich hatte der deutsche Psychiater und Neurologe Ernst Kretschmer den Begriff *apallisches Syndrom* eingeführt. Andere Autoren etablierten Begriffe wie *persistent* oder *permanent vegetative state* oder *Coma vigile*. Der letztgenannte Begriff wurde mit dem irreführenden, widersprüchlichen Begriff *Wachkoma* eingedeutscht. Der englische Begriff *vegetative state* hat leider im angloamerikanischen Sprachraum teilweise zu der respektlosen Verballhornung *vegetable* (engl.: Gemüse) geführt.

In den letzten Jahren hat sich eine internationale Expertenkommission auf den Begriff *Syndrom reaktionsloser Wachheit* (*unresponsive wakefulness syndrome*) verständigt, um den Begriff des Wachkomas und andere ungenügende Bezeichnungen abzulösen. Er beschreibt die Symptomatik auf der erscheinungsbildlichen Ebene und lässt pathogenetische (die Entstehung einer Krankheit betreffende) und prognostische Kriterien außer Acht.

Dem *Syndrom reaktionsloser Wachheit* liegt eine funktionelle oder strukturelle Unterbrechung der Verbindungen zwischen Hirnstamm und Teilen des Großhirns zugrunde. Die basale Funktion der Wachheit, die an die *Formatio reticularis* gebunden ist, bleibt intakt, während höhere zerebrale Funktionen, namentlich kortikale, ausfallen. Menschen mit diesem Syndrom reagieren nicht auf Ansprache oder Reize. Die Reaktionslosigkeit – besser: das Fehlen sichtbarer Reaktionen – darf nicht darüber hinwegtäuschen, dass Menschen in diesem Zustand durchaus Dinge in ihrer Umwelt wahrnehmen, Schmerz empfinden können usw. Manchmal sind ihre Extremitäten in Beugestellung fixiert. In anderen Fällen sind nur die Arme gebeugt, während die Beine überstreckt sind. Der Muskeltonus ist gesteigert. Atmung und Kreislauf sind in der Regel ungestört, manchmal ist aber Beatmung nötig. Die Nahrungsaufnahme muss über eine Sonde erfolgen.

Das *Syndrom reaktionsloser Wachheit* kann verschiedene Ursachen haben: Blutungen im Gehirn, mechanische Traumata usw. In der Regel lagen die Menschen vorher im Koma. Das Zustandsbild, das selbstverständlich intensiver Pflege bedarf, kann Wochen, Monate, Jahre und sogar lebenslang bestehen bleiben. Maßgeblich für das Überleben in diesem Zustand sind die Qualität der Pflege und evtl. hinzukommende Erkrankungen im Sinne von Komplikationen (z. B. Harnwegsinfekte, Lungenentzündungen).

Die Prognose im Hinblick auf die Wiedererlangung des Bewusstseins oder die Wiederherstellung der übrigen körperlichen Funktionsfähigkeit hängt von der Art der Ursache, von Ausdehnung und Schwere der Schädigung des Hirngewebes und davon ab, ob sich das geschädigte Nervengewebe regeneriert. Hinzu kommt, dass natürlich die neuronalen Verbindungen zwischen Hirnstamm und Großhirn nicht isoliert betroffen sind, sondern auch Großhirnareale und Hirnstammstrukturen geschädigt sein können. Ob und in welchem Ausmaß sich ein Patient von einem *Syndrom reaktionsloser Wachheit* erholt, hängt also von vielen Faktoren ab und lässt sich nicht pauschal prognostizieren. Grundsätzlich ist eine positive Entwicklung möglich, kommt jedoch leider nur in einer Minderzahl der Fälle vor. Dass sich an diese Sachverhalte ernsthafte und schwierige ethische Fragen anschließen, liegt auf der Hand.

Einige Patienten erlangen langsam ihr Bewusstsein teilweise wieder. Das zeigt sich in der Wiederkehr elementarer, jedoch bewusster und absichtsvoller Reaktionen des Patienten auf Aufforderungen, Berührung, Streicheln, Ansprache, Zeichen wahrgenommener Gegenwart von Angehörigen usw. Dieser Zustand wird als *Zustand minimalen Bewusstseins* oder als *minimales Bewusstsein* (*minimally conscious state* oder *minimal consciousness)* bezeichnet. Der Zustand oder das *Syndrom minimalen Bewusstseins* ist von seiner Definition her vom Syndrom reaktionsloser Wachheit eindeutig zu unterscheiden. Praktisch kann die Unterscheidung beider Zustände jedoch oft schwierig sein, zumal labile Funktionszustände des ZNS durchaus gleitende und schwankende Übergänge zwischen beiden Zuständen bewirken können. Oft können aufmerksame Pflegekräfte, Heilerziehungspflegerinnen und -pfleger und Angehörige erste Hinweise auf bewusste Reaktionen in Bewegungen, Mimik beobachten. So kann sich auch eine emotionale Erregung vor dem Hintergrund bewusster oder vorbewusster Wahrnehmungen in tast-, sicht- oder hörbaren Veränderungen von Puls, Gesichtsfarbe, Atmungstiefe usw. zeigen. Gleichzeitig muss man vor allem den Angehörigen zugute halten, dass sie sehnlich auf solche Zeichen der Erholung warten und somit auch manches in das Verhalten hineininterpretieren. Dieser unvermeidbaren und menschlich verständlichen Spannung kann man nur mittels einer vertrauensvollen Zusammenarbeit zwischen Professionellen und Angehörigen gerecht werden.

6.3.3 Locked-in-Syndrom

Das *Locked-in-Syndrom* (*locked in*: engl. für „eingesperrt“) ist dadurch charakterisiert, dass einerseits ein uneingeschränktes Bewusstsein besteht, andererseits keinerlei Bewegung der Mimik und der Extremitäten möglich ist. Menschen mit Locked-in-Syndrom sind also bei vollem Bewusstsein, haben aber keinerlei Möglichkeiten, sich zu bewegen oder sprachlich und mimisch mitzuteilen. In der Regel sind allein willkürliche vertikale Augenbewegungen und ein willkürlicher Lidschluss möglich. Sensible und sensorische Funktionen sind intakt, insofern wird die Umwelt wahrgenommen.

Dem klassischen Locked-in-Syndrom liegt eine Schädigung (z. B. infolge von Blutungen, Traumata) der motorischen Bahnen (Pyramidenbahn, extrapyramidale Bahnen) im Hirnstamm oberhalb der Hirnnervenkerne zugrunde. Der Zustand ist im Allgemeinen irreversibel. Die Sterblichkeit ist im Wesentlichen von der Ursache des Zustands und von Komplikationen abhängig.

Es gibt übrigens Fälle, bei denen die Symptomatik nicht vollständig ausgeprägt ist, aber auch Fälle, bei denen sie umfassender ausgeprägt ist, also auch die vertikalen Blickbewegungen und Lidschluss einbezieht. Die Ursache für diese Variabilität liegt in der unterschiedlichen Ausdehnung der Läsionen im Hirnstamm.

Wenn ein Mensch im Locked-in-Syndrom seine Augenbewegungen oder den Lidschluss kontrollieren kann, kann unter Umständen über einen Ja-Nein-Code eine differenzierte expressive Kommunikation aufgebaut werden. Gegebenenfalls kommt auch der Einsatz von technischen Kommunikationshilfen, die mit den Augen gesteuert werden, in Betracht.

6.3.4 Hirntod

Vom Syndrom reaktionsloser Wachheit und vom Locked-in-Syndrom muss der *Hirntod* abgegrenzt werden. Der Hirntod ist als irreversibler und vollständiger Ausfall aller Hirnfunktionen (Großhirn, Hirnstamm) definiert. Er wird unterschieden vom Herz-Kreislauf-Tod. Der Hirntod wird auch als *dissoziierter Hirntod* bezeichnet, um zum Ausdruck zu bringen, dass das Gehirn schon irreversibel tot sein kann, während die Vitalfunktionen des Körpers noch durch intensivmedizinische Maßnahmen – also künstlich – aufrechterhalten werden können.

Das Phänomen Hirntod und alle damit verbundenen praktischen und ethischen Fragen sind eine Folge der Intensivmedizin. Vor Einführung der Beatmung bewirkte ein irreversibler Herzstillstand zwangsläufig den sicheren Tod. Heute erlauben die intensivmedizinischen Behandlungsmöglichkeiten, namentlich die Beatmung, die Funktion des restlichen Organismus künstlich aufrechtzuerhalten – im Grunde fast beliebig lange. An diese Diskrepanz schließen sich vielfältige ethische Fragen an, z. B. an welches Kriterium der Tod eines Menschen gebunden ist, ab wann die Beendigung oder Einschränkungen von intensivmedizinischen Maßnahmen erlaubt oder geboten sind usw. Wenn nur einem Toten Organe und Gewebe für Transplantationszwecke entnommen werden dürfen, muss die Frage beantwortet werden, was als sicheres Kriterium des Todes gilt. Nach allgemeiner medizinischer Auffassung ist tot, dessen Gehirn irreversibel tot ist. Allerdings spielt die Frage nach dem (dissoziierten) Hirntod nur unter intensivmedizinischen Rahmenbedingungen eine Rolle.

Die Feststellung des Hirntodes ist – anders als manchmal in der öffentlichen Diskussion behauptet – keineswegs willkürlich, sondern an sehr prägnant formulierte Kriterien gebunden. Mehrere klinische Symptome und Untersuchungsbefunde werden als Zeichen der erloschenen Großhirn- und Hirnstammfunktionen verbindlich verlangt:

- Koma
- Beidseits geweitete und lichtstarre Pupillen
- Fehlen des Cornealreflexes
- Fehlende Reaktion auf Schmerzreize im Trigeminusgebiet
- Fehlen des pharyngealen Trachealreflexes
- Fehlen des vestibulookulären Reflexes
- Fehlende Spontanatmung

Diese Befunde müssen von zwei erfahrenen Ärzten zu mehreren Zeitpunkten unter Berücksichtigung der Ursachen des Zustands und bestimmter klinischer Umstände erhoben, bewertet und dokumentiert werden. Wenn beispielsweise eine Vergiftung, eine Unterkühlung, eine ausgeprägte Sedierung oder eine neuromuskuläre Blockade vorliegt, darf der Hirntod nicht festgestellt werden.

Nach bestimmten Regeln wird die klinische Hirntodfeststellung mittels apparativer Zusatzuntersuchungen ergänzt: Elektroenzephalografie (EEG), evozierte Potenziale (somatosensible und frühe akustische Hirnstammpotenziale) und Dopplersonografie.

6.3.5 Neuropsychologische Syndrome

Die *neuropsychologischen Syndrome* stellen Funktionsbeeinträchtigungen höherer kortikaler Leistungen dar. Sie wurden früher oft anschaulich als *Werkzeugstörungen* bezeichnet, weil sie wichtige Funktionen betreffen, die Voraussetzung für menschliche Tätigkeiten sind.

Aphasien

Unter *Aphasien* versteht man verschiedene Störungsbilder, die den expressiven und rezeptiven Gebrauch der Sprache betreffen, also das Sprechen und das Verständnis von Sprache. Man muss die Aphasien von den Störungen der Sprechmotorik (*Dysarthrophonie,* früher: *Dysarthrie*) unterscheiden. Aphasien fallen zumeist schon beim spontanen Sprechen auf. Bei leichteren Formen und zur Differenzierung der Unterformen der Aphasien werden Sprachtests eingesetzt. Die Ausprägung der aphasischen Symptomatik kann von Situation zu Situation schwanken. Insbesondere emotional besetzte Sachverhalte können oft weniger gestört vorgebracht werden als Berichte über neutrale Sachverhalte. Auch die sprachliche Wiedergabe sozialer Floskeln ist häufig vergleichsweise wenig beeinträchtigt.

Die aphasischen Störungen hängen mit der Lateralisation der Hirnfunktionen zusammen, d. h. der Aufteilung von mentalen Prozessen auf die linke und rechte Hirnhälfte. Die meisten Erwachsenen sind Rechtshänder, nur ca. 5 Prozent sind Linkshänder. Beim Rechtshänder ist in aller Regel die linke Hirnhälfte die sprachdominante Hemisphäre. Zwar ist die linksseitige Sprachdominanz genetisch programmiert, zeigt sich aber erst im Laufe der kindlichen Entwicklung. Daraus resultiert, dass Kinder, die sehr früh eine linksseitige Hirnschädigung erleiden, in der Regel keine Aphasie zeigen (vgl. Pritzel et al. 2009). Die rechte Hemisphäre ist dann noch in der Lage, die Sprachfunktionen zu übernehmen. Im Laufe des Lebens verliert sich diese Plastizität.

Bei Linkshändern stellen sich allerdings nicht alle lateralisierten Hirnfunktionen spiegelbildlich zum Rechtshänder dar. Vielmehr werden bestimmte kraftaufwendige Handgriffe, Geschicklichkeitsleistungen usw. durchaus auch mit der rechten Seite ausgeführt. Auch die Seitenbevorzugung von Ohr oder Auge ist weder bei Rechts- noch bei Linkshändern durchgängig auf die jeweilige Seite bezogen.

Linkshänder haben also meist keine komplett ausgeprägte Lateralisierung. Demgemäß liegt auch die Sprachdominanz nicht vollständig bei der rechten Hirnhälfte. Bei etwa der Hälfte der Linkshänder ist nicht etwa die rechte, sondern doch die linke Hemisphäre sprachdominant. Bei den übrigen hat sich keine regelrecht lateralisierte Dominanz entwickelt, sodass die üblicherweise lateralisierten Leistungen zumeist bilateral, d. h. in beiden Hirnhälften, repräsentiert sind.

Bei Rechtshändern führen Läsionen der linksseitigen Stirn-Schläfen-Scheitellappen-Region regelmäßig zu aphasischen Störungen. Bei Linkshändern bilden sich aufgrund der abweichenden Gegebenheiten der Lateralisation aphasische Störungen oft besser und rascher zurück als bei Rechtshändern.

In der sprachdominanten Hemisphäre lassen sich Regionen abgrenzen, deren Schädigung durch pathologische Prozesse zu aphasischen Symptomkomplexen führt. Sie werden als *Sprachregion* bezeichnet. Die einzelnen aphasischen Syndrome (siehe unten) beziehen sich auf bestimmte lädierte Regionen des Gehirns.

Broca-Aphasie
Personen mit einer *Broca-Aphasie* (*motorische Aphasie*) sprechen spontan eher wenig. Sie müssen sich beim Sprechen sehr anstrengen. Ihre Sprache ist durch einen abgehackten telegrammartigen Stil (*Agrammatismus*) und schlechte Artikulation gekennzeichnet. Die Wörter sind durch Auslassungen von Lauten oder Silben entstellt (z. B. Handbuch statt Handtuch, Kampe statt Lampe). Man nennt dieses Phänomen *phonematische Paraphasien*. Auch beim Schreiben treten die agrammatischen und paraphasischen Auffälligkeiten zutage. Das Sprachverständnis ist zumeist nur gering beeinträchtigt. Das Sinnverständnis beim Lesen ist in der Regel gut erhalten.

Wernicke-Aphasie
Personen mit einer *Wernicke-Aphasie* (*sensorische Aphasie*) sprechen spontan viel, manchmal übermäßig viel, und einigermaßen flüssig. Es fallen aber viele *phonematische* und *semantische* (den Bedeutungsgehalt betreffende) *Paraphasien* und *Neologismen* (Wortneubildungen) auf. Die semantischen Paraphasien sind Fehlbenennungen; die falschen Wörter stammen meist aus dem Bedeutungsfeld des eigentlich gemeinten Zielwortes. Auch der Satzbau ist auffällig verändert (*Paragrammatismus*). Nicht selten erscheinen Menschen, die an einer Wernicke-Aphasie leiden, verwirrt. Aber es liegt eben in Wirklichkeit keine Störung des Denkens, sondern der Sprache vor.

Vor allem das Sprachverständnis ist gestört. Die Benennung von Gegenständen fällt schwer, ebenso die richtige Auswahl von angebotenen Bezeichnungsalternativen. Oft fehlt den Betroffenen ein Bewusstsein dafür, dass ihre Sprache verändert ist. Das kann zu Konflikten führen, wenn sie wahrnehmen, dass das von ihnen Gemeinte und vermeintlich Ausgedrückte nicht verstanden wird.

Globale Aphasie
Bei der *globalen Aphasie* sind sowohl die *expressiven* als auch die *rezeptiven* Funktionen der Sprache verändert. Menschen mit globaler Aphasie zeigen nur wenig sprachliche Initiative. Oft wiederholen sie wenige, stereotyp vorgebrachte Äußerungen.

Amnestische Aphasie
Bei der *amnestischen Aphasie* stehen Wortfindungsstörungen, infolge derer die Kommunikation leiden kann, im Vordergrund. Betroffene benutzen oft Ersatzstrategien, mittels derer sie dieses Defizit überspielen. Das Sprachverständnis und die Grammatik sind nur wenig gestört. Deshalb ist die sprachliche Kommunikationsfähigkeit im Großen und Ganzen gut erhalten.

Apraxien

Unter *Apraxien* versteht man Störungen der richtigen Abfolge von Handlungen und Bewegungselementen, sodass komplexe Abläufe gestört sind. Sie können nicht oder nur unvollständig ausgeführt werden, entgleisen im Verlauf, nachdem sie richtig begonnen wurden. Oft treten Wiederholungen von Abläufen (*Perseverationen*) auf. Dabei ist die Motorik als solche erhalten.

Bei der *ideomotorischen Apraxie* kommen in Untersuchungssituationen, also auf Aufforderung, entstellte Bewegungen (*Parapraxien*) zustande, während die Betroffenen spontane Bewegungen aus eigener Initiative problemlos ausführen können.

Die *ideatorische Apraxie* ist eine Störung des bestimmungsgemäßen Objektgebrauchs. Beispielsweise kann ein vorgehaltener Kamm nicht in die Bewegung des Kämmens eingebunden werden, obwohl er gesehen und als Kamm erkannt wird. Auch wenn Betroffene wissen, was sie tun sollen, können sie die Handlung nicht ausführen, auch dann nicht, wenn sie zur Imitation einer ihnen vorgeführten Handlung aufgefordert sind. Die ideatorische Apraxie tritt im Spontanverhalten zutage, nicht nur – wie die ideomotorische Apraxie – in einer Untersuchungssituation. Immer zeigen die Betroffenen zugleich aphasische Symptome.

Räumliche Störungen

Die räumliche Wahrnehmung erfordert eine Vielzahl von Einzelleistungen wie die Einschätzung von Abständen, Winkeln, Linien, räumlichen Bezügen von Teilobjekten und Objekten zueinander usw. Bestimmte Hirnläsionen können mehr oder minder umfassende Beeinträchtigungen dieser Leistungen bewirken.

Es lassen sich *räumlich-konstruktive* und *räumlich-perzeptive* Störungen unterscheiden. Bei der *räumlich-konstruktiven Störung* ist es den Betroffenen unmöglich, gestaltende Handlungen auszuführen (z. B. zu zeichnen, abzuzeichnen oder Elemente zu räumlichen Gebilden zusammenzufügen). Unter Umständen ist sogar das Schreiben beeinträchtigt. Bei *räumlich-perzeptiven Störungen* können die Betroffenen die räumlichen Beziehungen von Gegenständen zueinander nicht klären. Sie kommen im Raum nicht mehr zurecht, verlieren die Richtung beim Umhergehen – selbst in vertrauter Umgebung –, finden ihr Bett, ihr Zimmer, ihre Wohnung usw. nicht wieder. Nicht einmal ein Zifferblatt kann richtig abgelesen werden. Selbst die Orientierung am eigenen Körper, z. B. bei der Körperpflege, kann aufgehoben sein.

Neglect

Bei einem *Neglect* handelt es sich um die wahrnehmungsbezogene Vernachlässigung einer Körperhälfte im Hinblick auf motorische, sensible oder sensorische Funktionen bei erhaltenem Bewusstsein.

Beim *motorischen Neglect* werden die Gliedmaßen einer Körperhälfte nicht spontan, sondern nur auf Aufforderung hin bewegt.

Bei *sensiblem Neglect* werden gleichzeitige Körperberührungen an beiden Körperhälften nur einseitig – zumeist rechtsseitig – wahrgenommen. Rein einseitige taktile Stimulationen werden auf beiden Seiten wahrgenommen. Beim *visuellen Neglect* nimmt der Betroffene visuelle Stimuli des linken Außenraumes nicht wahr. Das zeigt sich auch im Verhalten, wenn z. B. beim Lesen die ersten Wörter wegfallen, der Teller nur zur Hälfte leer gegessen oder ein Blatt Papier nur zur Hälfte beschrieben wird. Beim *multimodalen Neglect* liegt eine Kombination der skizzierten Neglectformen vor.

Agnosie

Eine *Agnosie* ist eine Störung des Erkennens eines Gegenstandes trotz intakter Sinnesorgane. So wird z. B. ein vorgehaltener Kugelschreiber nicht als solcher erkannt. Auch wenn er in die Hand gegeben wird und damit bestimmungsgemäß hantiert werden soll, misslingt das. In der Alltagssituation kann aber durchaus korrekt mit dem Gegenstand umgegangen werden.

Anosognosie

Eine *Anosognosie* liegt vor, wenn Betroffene gesundheitliche Einschränkungen, z. B. vorhandene Lähmungen, verleugnen oder sich so verhalten, als ob die Beeinträchtigung nicht vorliege. Manchmal wird eine funktionelle Beeinträchtigung angegeben, die gar nicht besteht.

Störungen exekutiver Funktionen

Komplexe Defizite, die sich auf Planung, Steuerung, Kontrolle und richtige Ausführung von mehr oder minder komplexen Handlungen – also auf die *exekutiven Funktionen* – beziehen, werden als *dysexekutives Syndrom* bezeichnet. Traditionell wird für diese Auffälligkeiten oft pauschal der Begriff des Frontalhirnsyndroms verwendet. Das ist insofern irreführend, weil auch andere Regionen als das Frontalhirn an exekutiven Funktionen beteiligt sind und deshalb auch Läsionen in anderen Hirnregionen ein dysexekutives Syndrom bewirken können.

6.3.6 Störungen der Hirnnerven

Da die Hirnnerven in unterschiedlichem Umfang motorische, sensible, sensorische und vegetative Aufgaben haben (siehe Kap. 6.2.10, S. 259), werden nachfolgend die wichtigsten Ausfallerscheinungen der einzelnen Hirnnerven in der Abfolge der Nummerierung der Hirnnerven skizziert.

Den Hirnnerven ist gemeinsam, dass ihre Kerne zumeist im Hirnstamm liegen. Die Kerne und die ihnen entspringenden (*efferenten*) oder zu ihnen hinführenden (*afferenten*) Fasern können durch Krankheitsprozesse, die das Gehirn oder das periphere Nervensystem generalisiert oder selektiv befallen, geschädigt werden.

Störungen des Riechnervs (N. olfactorius)

Schädigungen des Riechnervs (*N. olfactorius, N. I*) bewirken Verminderungen der Geruchswahrnehmung (*Hyposmie*), im schlimmsten Fall den völligen Ausfall (*Anosmie*). Da ein wesentlicher Teil dessen, was als Geschmack des Essens wahrgenommen wird, in Wirklichkeit Geruchsempfindungen sind, ist auch das Geschmacksempfinden erheblich in Mitleidenschaft gezogen.

Störungen des Sehnervs (N. opticus) und des visuellen Systems

Der *N. opticus (N. II)*, der Sehnerv, bildet sich aus den dritten Neuronen der Netzhaut. Der Sehnerv zieht zum Gehirn. Im *Chiasma* kommt es zu einer teilweisen Kreuzung der Fasern. Die Fasern aus der jeweils nasenseitigen Netzhauthälfte gehen zur Gegenseite. Die schläfenseitigen Optikusfasern bleiben auf der gleichen Seite.

Die Fasern der einander korrespondierenden Netzhauthälften verlaufen zum *Corpus geniculatum laterale* im Hirnstamm. Dort erfolgt die Umschaltung der Erregung auf die *Sehstrahlung*, die dann zur *Sehrinde* im Hinterhauptslappen verläuft.

Störungen des Sehnerven (*N. opticus, N. II*) beeinträchtigen das Sehen. Das Schädigungsmuster hängt davon ab, wo im Verlauf des Sehnervs bzw. der Sehbahn die Läsion liegt. Erfolgt eine einseitige Schädigung des Sehnervs noch vor dem Chiasma und der

Kreuzung der nasalen Retinafasern, besteht auf dem gleichseitigen Auge eine Minderung der Sehkraft (*Visusminderung*) – unter Umständen bis hin zur Blindheit (*Amaurose*).

Eine Schädigung erst hinter der Kreuzung führt zu einem halbseitigen Gesichtsfeldausfall auf beiden Augen (*homonyme Hemianopsie*). Der Gesichtsfeldausfall richtet sich zur Gegenseite der Schädigung: Eine Schädigung des linken Sehnervs führt zur rechtsseitigen Hemianopsie; eine Schädigung des rechten Sehnervs führt zur linksseitigen Hemianopsie. Betrifft die Schädigung sogar direkt die Kreuzung der Fasern im Chiasma, tritt eine Hemianopsie der beiden schläfenseitigen Gesichtsfelder (*bitemporale Hemianopsie*) auf. Schädigungen im weiteren Verlauf der Sehbahn beeinträchtigen das Gesichtsfeld beider Augen je nach Lage und Ausdehnung der Läsion. Der Ausfall kann von punktförmigen Ausfällen (*Skotome*) über *Quadrantenanopsien* bis zur kompletten *Hemianopsie* führen. Der Gesichtsfeldausfall liegt wieder auf der Gegenseite der Läsion. Eine Schädigung der Sehrinde führt zur sogenannten *Rindenblindheit*.

Störungen der okulomotorischen Nerven (N. oculomotorius, N. trochlearis und N. abducens)

Die okulomotorischen Nerven (*N. oculomotorius, N. III; N. trochlearis, N. IV; N. abducens, N. VI*) sind für die Bewegung des Augapfels (Bulbus) und damit für Blickfolgebewegungen verantwortlich, außerdem für die Hebung des Augenlides (*N. oculomotorius*) und für die parasympathische Innervation der Pupillenmuskulatur (*N. oculomotorius*).

Die Pupille wird parasympathisch und sympathisch innerviert. Da der Parasympathikus den Pupillenringmuskel und den Ziliarmuskel innerviert, führt ein Überwiegen des Parasympathikus zur Pupillenverengung (*Miosis*). Das Überwiegen des Sympathikus – auch durch Ausfall der parasympathischen Innervation auslösbar – führt hingegen zur Weitstellung (*Mydriasis*) der Pupille. Da der Sympathikus auch an der Lidhebung beteiligt ist, führt dessen Schädigung zu einer *Ptose (Lähmung des Augenlides)*, die man angedeutet auch bei Müdigkeit – einem Zustand, der vom Überwiegen des Parasympathikus gekennzeichnet ist – bei sich selbst beobachten kann.

Der *Pupillenreflex* oder *Lichtreflex* ist ein diagnostisch sehr wichtiger Reflex. Sein Reflexbogen ist kompliziert. Der Lichteinfall auf die Retina eines Auges bewirkt, vermittelt über ungekreuzte Fasern, einen *direkten Reflex*, indem sich die Pupille sofort verengt. Über gekreuzte Fasern kommt es zum *konsensuellen Reflex* des anderen Auges, das sich gleichfalls sofort verengt. Verzögerungen oder ein Wegfall des direkten und des konsensuellen Lichtreflexes geben Hinweise auf den Ort einer Schädigung des Reflexbogens.

Mit dem erläuterten Reflexbogen steht die *Konvergenzreaktion* der Pupillen im Zusammenhang: Wenn ein nahe liegender Gegenstand mit beiden Augen fixiert wird, konvergiert die Blickrichtung beider Augäpfel. Unter Einfluss des *Konvergenzzentrums* im Mittelhirn kommt es normalerweise beidseits zur Miosis, wodurch – der Fotolinse vergleichbar – die Blende verkleinert und das Bild scharf gestellt wird.

Eine Schädigung des *N. oculomotorius* führt zu einem herabhängenden Augenlid (Ptosis) sowie zur Abweichung des Bulbus nach außen und unten. Die Pupille ist weit (*Mydriasis*) und lichtstarr; die Akkommodationsfähigkeit der Augenlinse geht verloren. Eine Läsion des *N. trochlearis* hat zur Folge, dass der Augapfel leicht aufwärts gedreht ist. Die schräg stehenden Doppelbilder nehmen beim Blick nach unten zu. Eine Lähmung des *N. abducens* bewirkt eine leichte Abweichung des Augapfels nach innen, weshalb Betroffene nebeneinanderstehende Doppelbilder sehen.

Störungen des Trigeminusnervs

Der Trigeminusnerv („Drillingsnerv") (*N. trigeminus, N. V*) versorgt die Haut von Gesicht und Kopfvorderseite (bis etwa zu einer Linie, die schräg von oben übers Ohr zum Kinn führt), die Schleimhäute von Mund, Gaumen, Nase und Nasennebenhöhlen sowie Anteile der harten Hirnhaut. Außerdem innervieren motorische Fasern im dritten Ast des Trigeminus die Kaumuskulatur.

Schädigungen von Anteilen des Trigeminus im peripheren Verlauf oder im Bereich der Kerne führen zu Sensibilitätsausfällen oder bei Reizung zu Missempfindungen oder Schmerzen. Eines der bekanntesten neurologischen Krankheitsbilder ist die *Trigeminusneuralgie,* bei der es zu heftigsten Schmerzattacken – meist im Bereich des Ober- oder Unterkieferastes – kommt. Die einseitigen, reißenden und sehr heftigen Schmerzen setzen blitzartig ein und dauern nur kurz. Sie können sich nach wenigen Minuten wiederholen. Oft lösen Berührung, Kauen oder Sprechen die Schmerzattacken aus.

Außerdem ist bei Schädigungen des dritten Astes des Trigeminusnervs die Kaumuskulatur gelähmt.

Störungen des N. facialis

Der Gesichtsnerv (*N. facialis, N. VII*) innerviert alle mimischen Muskeln und das Platysma (Hautmuskel am Hals), außerdem den sehr kleinen Muskel (*M. stapedius*) im Mittelohr (Paukenhöhle) und einige Zungenbeinmuskeln. Ausfälle des Gesichtsnervs verursachen Lähmungen, die vor allem im Bereich der mimischen Muskulatur und des Mundschlusses auffallen. Eine komplette Fazialisparese ist vor allem durch fehlenden Lidschluss („Hasenauge", *Lagophthalmus*), mangelnden Mundschluss mit hängendem Mundwinkel sowie Ausfall der Mimik gekennzeichnet. Außerdem besteht infolge des Ausfalls der Innervation der Muskeln im Mittelohr eine unangenehm gesteigerte Hörempfindung.

Störungen des N. vestibulocochlearis und des N. statoacusticus

Bei einer Schädigung des Hör-Gleichgewichtsnervs (*N. vestibulocochlearis* oder *N. statoacusticus, N. VIII)* treten eine *Hypakusis* (Schwerhörigkeit) auf der betroffenen Seite sowie Schwindel auf.

Störungen des N. glossopharyngeus

Eine Schädigung des Zungen-Rachen-Nervs (*N. glossopharyngeus, N. IX)* zeigt sich in einer Minderung der Sensibilität des Rachens, Störungen des Würgereflexes, Schluckstörungen und einem Ausfall der bitteren Geschmacksqualität.

Störungen des N. vagus

Bei einer Störung des *N. vagus (N. X)* – oft nur kurz Vagus genannt – kommt es zu Heiserkeit (bei einseitiger Schädigung) oder zu Stimmlosigkeit (*Aphonie*) (bei beidseitiger Schädigung) sowie Schluckstörungen. Der Würgereflex ist gleichfalls gestört.

Störungen des N. accessorius

Zum Bild eines gestörten *N. accessorius (N. XI)* – des zusätzlichen Nervs – gehören Lähmungen der Nackenmuskeln (*M. trapezius, M. sternocleidomastoideus*). Damit sind die Kopfbeugung und die Kopfwendung beeinträchtigt.

Störungen des N. hypoglossus

Schädigungen des *N. hypoglossus (N. XII)* sind durch Lähmungen der Zungenstreckung charakterisiert. Bei einseitiger Schädigung weicht die herausgestreckte Zunge zur erkrankten Seite hin ab.

6.3.7 Schwindel

Beim *Schwindel (Vertiligo)* handelt es sich um eine Störung des Orientierungsempfindens des eigenen Körpers im Raum. Dabei kommt es zur Wahrnehmung von in Wirklichkeit nicht vorhandenen Scheinbewegungen der Umwelt.

Physiologischer Schwindel tritt auf, wenn man das Gleichgewichtssystem heftig stimuliert, etwa durch vielmaliges schnelles Drehen um die Körperachse.

Beim *pathologischen Schwindel* kommt es zu Schwindelphänomenen aus krankhafter Ursache. Beim *unsystematischen Schwindel* hat der Schwindel keine bestimmte Richtung und Form; er wird oft ungenau beschrieben. Er tritt bei Kreislauflabilität, Blutunterdruck usw. auf. Beim *systematischen Schwindel* hat der Schwindel eine bestimmte Richtung und Form. Betroffene fühlen sich zu einer bestimmten Richtung hingezogen oder wie auf einem Karussell. Es kann zu Dreh-, Schwank- oder liftartigen Empfindungen kommen. Dem systematischen Schwindel kann eine Störung im Innenohr (*peripher-vestibulärer Schwindel*) oder eine Störung im Hirnstamm (*zentral-vestibulärer Schwindel*) zugrunde liegen.

6.3.8 Kopfschmerz

Kopfschmerz ist ein vielgestaltiges und vieldeutiges Symptom. Einerseits gibt es eigenständige Kopfschmerzsyndrome bzw. vorrangig durch Kopfschmerz gekennzeichnete Krankheitsbilder (z. B. Clusterkopfschmerz). Andererseits sind Kopfschmerzen oft Symptome anderer Krankheitsbilder (z. B. zu geringer Blutdruck). Dabei reicht das Spektrum von psychosomatischen Zuständen und depressiven Störungen über degenerative Wirbelsäulenveränderungen bis hin zu Hirnentzündungen und Hirntumoren (Hirndrucksymptomatik). Die Schmerzsymptomatik kann einseitig oder beidseitig, kontinuierlich, attacken- oder anfallsartig auftreten. Der Schmerz kann verschiedene Qualitäten haben: dumpf, reißend, schneidend, bohrend usw. Nebenbei bemerkt, es kommen bei Kopfschmerzen differenzialdiagnostisch auch Entzündungen der Nasennebenhöhlen als Ursache infrage.

6.3.9 Lähmungen

Unter Lähmungen versteht man die Verminderung oder gänzliche Aufhebung der Bewegungsfähigkeit. Im Falle der Verminderung der Kraftentfaltung bzw. der Bewegungseffekte spricht man von *Parese*, im Falle gänzlicher Aufhebung derselben von *Paralyse* oder *Plegie*.

Befällt die Lähmung nur eine Gliedmaße oder allein einen Teil einer Gliedmaße, liegt eine *Monoparese* bzw. *Monoplegie* vor. Ist eine ganze Körperhälfte betroffen, spricht man von einer *Hemiparese* bzw. *Hemiplegie*. Sind zwei symmetrische Gliedmaßen betroffen, handelt es sich um eine *Paraparese* bzw. *Paraplegie*. Sind sogar alle vier Gliedmaßen gelähmt, liegt eine *Tetraparese* bzw. *Tetraplegie* vor.

Die Ursachen einer Lähmung können verschieden sein. In der Mehrzahl handelt es sich um organische Ursachen, viel seltener um psychogene auf dissoziativer Grundlage (siehe Kap. 5.5.7, S. 216 ff.). Ebenso kann die Störung auf verschiedenen Ebenen des Nervensystems lokalisiert sein. Nach der Ebene der Lokalisierung unterscheidet man bei den organisch bedingten Lähmungen *zentrale, periphere* und *myogene* Lähmung.

Zentrale Lähmung

Einer *zentralen Lähmung* liegt eine Schädigung des *ersten motorischen Neurons* (Motoneuron) zugrunde, das in der primär-motorischen Hirnrinde entspringt und über die *Pyramidenbahn* zu den Vorderhörnern des Rückenmarks zieht. Es endet je nach Erfolgsorgan der intendierten Bewegung auf einer bestimmten Höhe des Rückenmarks, um dort umzuschalten auf das zweite, das periphere Neuron.

Eine Schädigung der Pyramidenbahn lässt die Schaltkreise der Muskeleigenreflexe des Rückenmarks unbeeinträchtigt, mindert aber die hemmenden Impulse auf die Eigenreflexe. Folgen sind neben der kontralateralen (gegenseitigen) Lähmung eine Steigerung der Muskeleigenreflexe, eine Erhöhung der Muskelgrundspannung – die als *Spastik* bezeichnet wird – und die Auslösbarkeit pathologischer Reflexe. Eine Muskelatrophie hingegen tritt nicht auf. Wegen der Gleichzeitigkeit von Lähmung und Spastik spricht man von einer *spastischen Lähmung*.

Der weitaus größte Anteil der Pyramidenbahnfasern kreuzt im verlängerten Mark (siehe Kap. 6.2.6, S. 255) zur Gegenseite. Deshalb betrifft bei einer linksseitigen Hirnschädigung – z. B. durch eine Schlaganfall – die Lähmung die rechte Körperhälfte (*kontralaterale Hemiparese* bzw. *Hemiplegie*).

Eine Schädigung der Pyramidenbahn kann nicht nur im Gehirn erfolgen, sondern auch im Rückenmark. Bei einer völligen Durchtrennung der Pyramidenbahn – einem kompletten Querschnittsyndrom – treten unterhalb des zerstörten Segments beidseitige spastische Lähmungen (Paraplegie) auf. Wenn auch die Vorderhornzellen auf der Höhe des geschädigten Segments lädiert sind, folgt daraus eine schlaffe Lähmung.

Natürlich sind Querschnittsschädigungen des Rückenmarks durch zusätzliche sensible und vegetative Ausfälle gekennzeichnet.

Periphere Lähmung

Einer peripheren Lähmung liegt eine Schädigung des *zweiten oder peripheren motorischen Neurons* zugrunde. Die Schädigung kann sich auf das Vorderhorn beziehen, auf Teile des motorischen Nervs (z. B. bei mechanischer Schädigung durch eine Verletzung) oder den ganzen Verlauf des motorischen Nervs (z. B. Neuropathie) bis zur Muskelendplatte betreffen.

Folgen der verminderten oder ganz ausgefallenen motorischen Innervation sind eine *schlaffe Lähmung*, die schrittweise Ausbildung einer *Muskelatrophie* und die Verminderung bzw. das Verschwinden der Muskeleigenreflexe. Pathologische Reflexe treten aber nicht auf.

Myogene Lähmung

Bei einer myogenen Lähmung liegt die Ursache in einer gestörten Funktion der Muskelendplatte (z. B. *Myasthenia gravis*) oder der Muskulatur (z. B. *Myositis*). Die Auswirkungen sind denen einer schlaffen Lähmung recht ähnlich.

6.3.10 Weitere Bewegungs- und Koordinationsstörungen

Tremor

Unter einem *Tremor* versteht man ein unwillkürliches Zittern, das durch die abwechselnde Innervation antagonistischer – gegensätzlich wirkender – Muskeln ausgelöst wird.

In Abhängigkeit vom Bewegungsausschlag unterteilt man in fein-, mittel- und grobschlägigen Tremor. Er kann bei der Ausführung von feinmotorischen Tätigkeiten, die eine ruhige Hand erfordern, erheblich stören. Tremor hat verschiedene organische Ursachen. Außerdem kann er unter emotionaler Anspannung oder Erregung auftreten.

Man unterscheidet den *Ruhetremor* vom *Aktionstremor*. Ruhetremor kommt, wie der Name besagt, in Ruhe vor; unter gezielten Bewegungen kann er sich sogar lindern. Ruhetremor tritt vor allem an den Händen auf, kann aber auch Füße, Gesicht, Hals, Bein oder Rumpf betreffen. Ein bekanntes Beispiel ist der Tremor beim Parkinson-Syndrom (siehe S. 274), der hauptsächlich Zeigefinger und Daumen befällt und deshalb zu den geldzählartigen Bewegungen führt, die man bei an einem Parkinson-Syndrom erkrankten Menschen häufig beobachten kann.

Der Aktionstremor gliedert sich in *Haltetremor* und *Intentionstremor*. Der Haltetremor zeigt sich, wenn die Gliedmaßen gegen die Schwerkraft gehalten werden (z. B. beim Armhalteversuch). Er ist meistens hochfrequent (6–10 Hz). Der *Intentionstremor*, vergleichsweise niederfrequent (ca. 5 Hz), tritt bei absichtlichen Bewegungen auf. Er nimmt mit der Annäherung an das zu ergreifende oder zu berührende Ziel zu.

Eine häufige – und oft familiär gehäufte – Tremorform stellt der *essenzielle Tremor* dar, der meist als beidseitiger Halte- und Intentionstremor imponieren kann. Er bessert sich unter geringen Alkoholmengen sogar.

Ataxie

Als *Ataxie* wird ein unkoordinierter – verwackelter – Bewegungsablauf bezeichnet, der durch eine unzulängliche Feinabstimmung der Muskelbewegungen bedingt ist. In der Regel liegt eine Schädigung des Kleinhirns, des Rückenmarks oder der peripheren Nerven zugrunde.

Bei einer kleinhirnbedingten Ataxie (*zerebelläre Ataxie*) treten eine *Rumpfataxie* und eine *Gangataxie* auf. Die Rumpfataxie bewirkt ein Umfallen nach hinten oder zur Seite. Die Gangataxie bewirkt einen breitbeinigen und taumelnden Gang. Ob die Augen offen oder geschlossen sind, hat wenig Einfluss auf die Kontrolle der Ataxie.

Wenn eine Schädigung der Hinterstränge die Ursache für die Ataxie (*Hinterstrangataxie, spinale Ataxie*) ist, fehlt den Betroffenen die Rückmeldung über die Stellung ihrer Körperteile und den Untergrund aus der Peripherie. Dieses Defizit kann durch Augenkontrolle einigermaßen ausgeglichen werden, während die Symptomatik bei Augenschluss deutlicher wird. Daneben bestehen natürlich Sensibilitätsstörungen.

Spastik

Als *Spastik* (griech.: Krampf) wird ein erhöhter Muskeltonus bezeichnet, bei dem der passiven Dehnung der Muskelgruppen ein deutlicher Widerstand entgegengesetzt wird, der allerdings im Verlauf der passiven Bewegung abnimmt. Für diese Beobachtung wird auch der beschreibende Begriff *Taschenmesserphänomen* verwendet. Die Ursache liegt in einer Schädigung des ersten Motoneurons, infolge derer die Eigenreflexe enthemmt werden. Spastisch einschießender Widerstand kann bei vorsichtigen und langsamen Bewegungen vermieden werden.

Rigor

Neben der Spastik gehört der *Rigor* (lat.: Steifheit) ebenfalls zu den *Tonussteigerungen*. Seine Ursache liegt in einer Störung des extrapyramidalen Systems. Im Gegensatz zur Spastik tritt der Widerstand gegen passive Bewegungen allerdings gleichförmig über den ganzen Bewegungsverlauf auf. Manchmal zeigt sich ein zahnradartiger Bewegungswiderstand (*Zahnradphänomen*).

Hypokinese und Akinese

Eine *Hypokinese* ist eine Bewegungsarmut, die sich vor allem im Gesicht durch eine mimische Verarmung, an den Extremitäten im Fehlen der normalen mitschwingenden Bewegungen und in einem kleinschrittigen Gang zeigt. Eine *Akinese* hingegen ist eine völlige Bewegungslosigkeit. Eine *Bradykinese* ist eine verlangsamte Bewegung.

Parkinson-Syndrom

Das *Parkinson-Syndrom* umfasst Hypokinese, Bradykinese, Rigor und Tremor. Wenn ein Mensch mit Parkinson-Syndrom plötzlich in der Bewegung innehalten will, gelingt ihm das nicht ohne Weiteres. Es kommt zu einer Vorwärtsbewegung. Bei plötzlichen Bewegungsstopps oder auch beim Anschubsen können ungenügend abgebremste Bewegungen zur Seite, nach hinten oder vorn auftreten: *Latero-*, *Retro-* oder *Propulsion*.

Ballismus

Ballismus bezeichnet das Phänomen, dass der davon Betroffene infolge einer extrapyramidalen Schädigung unwillkürliche schleudernde Bewegungen ausführt. Die ballistischen Phänomene können einseitig (*Hemiballismus*) oder nur an einer Extremität auftreten.

Athetose

Athetosen sind unwillkürlich ablaufende, träge und langsame schraubende oder „wurmförmige“ Bewegungen (*Hyperkinesen*), weil Agonisten und Antagonisten (gegensätzlich wirkende Muskelgruppen) gleichzeitig aktiv sind. Nicht selten treten diese Symptome bei Menschen mit *infantilen Zerebralparesen* auf. An den Extremitäten, vor allem in deren distalen (körperfernen) Abschnitten (Fingern, Zehen), kommt es zu wechselnden, teilweise bizarren Bewegungen. Kopf und Rumpf werden manchmal torsionsdyston verdreht; das Gesicht wird grimassenhaft verzerrt. Das Sprechen wird durch die athtetotischen Impulse in der Sprechmuskulatur behindert.

Choreatisches Syndrom

Das *choreatische* Syndrom (*choreia*: griech. für „Tanz“) umfasst rasche, flüchtige, zuckende Bewegungen, die sich unter Anspannung oder bei einer Bewegungsabsicht steigern. Schwerpunkt und Beginn der choreatischen Bewegungsunruhe liegen in distalen Extremitätenabschnitten, also in Händen und Füßen. Die Unruhe greift mit der Zeit auch auf proximale (rumpfnahe) Extremitätenabschnitte über.

Dystonien

Unter *Dystonien* versteht man unwillkürliche *tonische* Muskelkontraktionen, die zu oft schmerzhaften ziehenden und drehenden Bewegungen führen. Ihnen liegen Funktionsstörungen der Basalganglien (siehe Kap. 6.2.5, S. 254) zugrunde.

Es gibt *generalisierte* und *lokalisierte Dystonien*. Bei den generalisierten Dystonien kommt es zu Dystonien hauptsächlich an Hals und Rumpf. Bekannte Beispiele lokalisierter Dystonien sind der *Schiefhals (Torticollis spasticus)* oder der *Blepharospasmus* als Dystonie der Augenschließmuskeln, der das Sehvermögen unter Umständen massiv – bis hin zur funktionellen Blindheit – beeinträchtigen kann.

Dysarthrie und Dysphagie

Bei einer *Dysarthrie* handelt es sich um eine Störung der Sprechmotorik, die eine massive Beeinträchtigung des lautsprachlichen Ausdrucksvermögens nach sich ziehen kann. Natürlich ist – anders als bei einer Aphasie – der schriftliche Ausdruck nicht verändert. Der Dysarthrie können Schädigungen der Hirnnervenkerne, der Hirnnerven, des Kleinhirns, des extrapyramidal-motorischen Systems oder der Pyramidenbahn zugrunde liegen. Das Störungsbild ist je nach Ursache bzw. Ebene der Schädigung verschieden.

Unter einer *Dysphagie* versteht man eine Störung der Schluckmotorik. Auch diesem Störungsbild können Schädigungen verschiedener Strukturen bzw. auf verschiedenen Ebenen infolge bestimmter Ereignisse oder Krankheiten (z. B. Schlaganfall, Entzündungen) zugrunde liegen. Dysarthrie und Störungen des Kauens, Schluckens und der Mimik treten oft miteinander assoziiert auf.

Myoklonien

Myoklonien sind unregelmäßig auftretende und kurzdauernde unwillkürliche Muskelkontraktionen mit oder ohne Bewegungseffekt. Sie können verschiedene Ursachen haben. Der Ursprung der Myoklonien kann in der Hirnrinde, im Hirnstamm oder im Rückenmark liegen.

Tics

Unter *Tics* versteht man plötzlich auftretende und kurzdauernde einfache oder komplexe Bewegungen. Nur kurzzeitig können sie willkürlich unterdrückt werden. Sie können als *motorische Tics* einzelne Muskelgruppen mit Bewegungseffekten (z. B. Blinzeln, Schulterzucken) oder mehrere Muskelgruppen mit Bewegungseffekten (z. B. Rumpfbeugen) betreffen. Wenn die Tics die Rachen-, Schlund- oder Mundmuskulatur erfassen, kann es zu *Vokalisationen* (Lautäußerungen) in Form *vokaler Tics* kommen.

6.3.11 Sensibilitätsstörungen

Sensibilitätsstörungen sind Störungen der sensiblen Reizwahrnehmung. Die Ursache kann in einer Schädigung der Sinnesrezeptoren, der sensiblen Nervenfasern oder der zentralnervösen Verarbeitung liegen.

Bei Schädigungen der Rezeptoren, vor allem aber der Weiterleitung über die sensiblen Nervenfasern innerhalb peripherer Nerven handelt es sich um periphere *Sensibilitätsstörungen.*

Schädigungen der Nervenfasern in Rückenmark (Hinterstränge), Gehirn oder sensiblen Hirnrindenfeldern bewirken *zentrale Sensibilitätsstörungen.*

Sensible Reizsymptome

Als *sensible Reizsyndrome* werden Schmerzen oder gesteigerte Schmerzempfindung (*Hyperalgesie*), unangenehme Wahrnehmung (*Dysästhesie*) eines an und für sich harmlosen Reizes (z. B. bloße Berührung), spontane Missempfindungen ohne auslösenden Reiz (*Parästhesien*) verstanden. Die Ursachen für solche Störungsbilder können vielfältiger Natur sein.

Sensible Ausfallsymptome

Unter den *sensiblen Ausfallsymptomen* ist im Wesentlichen die verminderte oder aufgehobene Empfindung für Berührung (*taktile Hypästhesie* oder *Anästhesie*), Temperatur (*Thermohypästhesie* oder *Thermanästhesie*) und Schmerz (*Hypalgesie* oder *Analgesie*) aufzuführen. Daneben gibt es noch die Verminderung oder Aufhebung der Tiefensensibilität (*propriozeptive Sensibilität*), die die Koordinierung der Körperstellung beeinträchtigt.

6.3.12 Vegetative Syndrome

Die Störungsbilder des vegetativen Nervensystems sind komplex und kompliziert. Hier sollen nur die wichtigsten dargestellt werden.

Störungen der Pupillomotorik

Die Störungen der Pupillomotorik, obwohl über das vegetative Nervensystem bewirkt, werden traditionsgemäß unter den Störungsbildern der Hirnnerven erläutert (siehe Kap. 6.3.6, S. 268 ff.).

Blasen- und Darmfunktionsstörungen

Die normale Entleerung von Blase und Darm ist an intakte sensible Bahnen aus Blase und Darm, an intakte motorische Bahnen zu den Schließmuskeln von Darm und Blase sowie an intakte Fasern des sympathischen und parasympathischen Nervensystems gebunden.

Schädigungen dieser Anteile beeinträchtigen die Blasen- und Darmentleerung. Es kommt zum unter Umständen schmerzhaften *Harn-* oder *Stuhlverhalt.* Andernfalls kommt es zur *Harn-* oder *Stuhlinkontinenz*, bei der Harn oder Stuhl nicht gehalten werden kann.

Bei einer Schädigung der zuständigen Hirnrindenareale bildet sich eine *kortikal enthemmte Blase* aus, bei der schon eine Blasenwanddehnung durch geringe Harnfüllung einen imperativen Harndrang verursacht. Restharn bleibt nicht zurück. Die willkürliche Miktion (Blasentleerung) ist gestört.

Bei einer Querschnittsschädigung des Rückenmarks oberhalb des Reflexzentrums der Blase kommt es – nach einer Anfangsphase der schlaffen Blase mit Harnverhalt – schrittweise zur *spastischen Blase*. Bei Füllung kontrahiert und entleert sich die Blase über die Aktivierung des spinalen Reflexbogens, ohne dass Harndrang empfunden wird. Weil gleichzeitig der Schließmuskel aktiviert ist, wird ein Teil des Harns als Restharn zurückgehalten. Eine willkürliche Entleerung der Blase (Miktion) ist hingegen nicht möglich.

Sind die peripheren Nerven oder das spinale Reflexzentrum geschädigt, bewirken Blasenwanddehnungen über die Ganglienzellen der Blasenwand Kontraktionen der Blasenwandmuskulatur. Der Harn entleerende Effekt der Kontraktionen einer solchen *autonomen* oder *denervierten Blase* ist unvollständig; es bleibt immer mehr Restharn zurück. Dadurch kommt es zu einem Überlaufeffekt, weshalb man auch von einer *Überlaufinkontinenz* spricht. Willkürliche Miktion ist nicht möglich.

Zu *Stuhlverhalt* und *Stuhlinkontinenz* können Schädigungen des Sakralmarks oder der sakralen Spinalwurzel führen. Die mangelnde Steuerung des inneren Darmschließmuskels lässt den reflektorischen Darmverschluss ausfallen.

Störungen der Sexualfunktionen

Die sexuellen Funktionen beruhen auf einem Wechselspiel vieler Funktionen und Komponenten des peripheren und zentralen Nervensystems sowie psychischer Funktionen. Eine wichtige Rolle auf peripherer Ebene spielt das vegetative Nervensystem. Die Erektion und die Ejakulation beim Mann, die Lubrikation (Feuchtwerden) der Scheide sowie die Scheiden- und Uteruskontraktionen bei der Frau spiegeln reflektorische Prozesse auf vegetativer und ZNS-Ebene wider. Deshalb können Veränderungen auf verschiedenen Ebenen, nicht zuletzt psychische Faktoren, Funktionsstörungen verursachen.

Bei Querschnittslähmungen kommt es zu Lähmungen der Gefäßinnervation. Bei Männern kann dadurch eine Erektion ohne sexuellen Reiz zustande kommen. Der spinale Reflex kann ohne sexuelles Empfinden zu Erektionen und Ejakulationen bei Männern bzw. zu Kontraktionen von Scheide und Uterus bei Frauen führen.

Störungen der Schweißsekretion

Schädigungen des sympathischen Nervensystems können die Schweißsekretion verändern. Es kommt im Bereich der entsprechenden Versorgungsareale – also lokal oder generalisiert – zu Steigerung oder Minderungen der Schweißsekretion. Bei der Minderung der Schweißsekretion ist die Haut warm und gerötet. Auf Kältereize bleibt die Aufrichtung der Hauthaare („Gänsehaut“) aus.

Störungen der Herz-Kreislauf-Regulation und der Atmung

Der Blutdruck wird u.a. von der *Formatio reticularis* im Hirnstamm gesteuert. Die Herztätigkeit wird von Hirnstamm und Kerngebieten des *N. vagus* über sympathische und parasympathische Fasern gesteuert. Der Hypothalamus und bestimmte Rindenareale sind dieser Steuerung übergeordnet.

Ebenfalls vom Hirnstamm aus, vom Atemzentrum, wird die Atmung reguliert. Dabei kontrollieren übergeordnete Zentren sowie limbisches System und vegetative Zentren ihrerseits das Atemzentrum. Schädigungen aller dieser Komponenten des Nervensystems können den Blutdruck und die Atmung beeinträchtigen und evtl. eine künstliche Beatmung erforderlich machen.

6.3.13 Rückenmarkssyndrome

Ein *komplettes Querschnittsyndrom* liegt vor, wenn das Rückenmark in seinem ganzen Querschnitt durchtrennt ist. Ein *inkomplettes Querschnittsyndrom* besteht, wenn nur ein Teil des Querschnitts durchtrennt ist. Danach richtet sich auch die Symptomatik.

Beim kompletten Querschnittsyndrom bestehen eine spastische Lähmung (mit Pyramidenbahnzeichen) unterhalb der Schädigungshöhe, fehlende Tiefensensibilität, ausgefallene Berührungs-, Schmerz- und Temperaturempfindlichkeit sowie Blasen- und Darmstörungen. Auf der Höhe des geschädigten Segments liegt eine schlaffe Lähmung vor. Außerdem bestehen *trophische Störungen* (Ernährungsstörungen) der Haut mit einem erhöhten Risiko für *Dekubitalulzera* (Druckgeschwüre) als Folge der gestörten vegetativen Innervation. Wenn das Halsmark geschädigt ist, besteht eine spastische Tetraplegie. Schädigungen oberhalb des vierten Halsmarkssegments (C4) sind besonders bedrohlich, weil sie den *N. phrenicus* einbeziehen, der das Zwerchfell innerviert. Ein Funktionsausfall des *N. phrenicus* bewirkt eine Ateminsuffizienz. Auch unterhalb von C4 können Querschnittsschädigungen eine Ateminsuffizienz bewirken, weil über die Interkostalnerven die Atemhilfsmuskulatur versorgt wird. Die zwangsläufigen Beeinträchtigungen der Eigenbewegungen bei hohen Querschnittsyndromen bilden neben den trophischen Störungen ein erhebliches Risiko für Druckgeschwüre.

Brustmarkschädigungen bewirken eine Paraparese bzw. Paraplegie der Beine, während Arme und Hände benutzt werden können. Schädigungen des Lendenmarks führen zu peripheren Lähmungen der Beine und Sensibilitätsstörungen im Beinbereich.

Bei *inkompletten Querschnittsyndromen* hängen die Ausgestaltung der Symptomatik bzw. der Erhalt bestimmter Funktionen davon ab, wo am Rückenmark – vorn, hinten oder seitlich – und in welchem Umfang die Schädigung in die Tiefe des Rückenmarks geht. So können auch halbseitige oder inkomplette Lähmungen, Sensibilitätsstörungen und vegetative Störungen entstehen.

6.4 Neurologische Untersuchungsmethoden

Die neurologische Diagnostik hat wie jede psychiatrische Diagnostik zwei Hauptsäulen:

- die Erhebung der Anamnese, darunter der Vorgeschichte und des bisherigen Verlaufs der Krankheit, und
- die Erhebung der aktuellen Befunde, Beschwerden und Symptome.

Merksatz
Die neurologische Diagnostik umfasst neben der Erhebung aller psychischen, neurologischen und allgemeinen körperlichen Befunde (klinische Untersuchung) sowie vieler Labor- und apparativer Untersuchungsergebnisse (paraklinische Untersuchungen) auch die Erhebung einer möglichst umfassenden Vorgeschichte (Anamnese). Die Anamnese umfasst auch hier die Angaben des Patienten oder der Patientin (Eigenanamnese) und Angaben Dritter (Fremdanamnese).

Die *klinische Untersuchung* zielt ab auf die Erfassung des aktuellen

- allgemein-körperlichen Befundes,
- neurologischen Befundes und
- psychischen Befundes.

Hinsichtlich der Erhebung der allgemeinen körperlichen und der psychischen Befunde sowie der Anamnese wird auf die Ausführungen in Kap. 4.5, S. 155 ff., verwiesen.

Im Hinblick auf die neurologischen Krankheitsbilder sollen im Folgenden die wichtigsten klinisch-neurologischen und paraklinischen (apparativen und technischen) Untersuchungsmethoden skizziert werden. Es braucht an dieser Stelle keine Instruktion zur praktischen Durchführung gegeben werden, da diese eine ärztliche Aufgabe ist. Vielmehr soll Grundwissen vermittelt werden.

6.4.1 Klinisch-neurologische Untersuchung

Die Erhebung des neurologischen Befundes stützt sich auf die Sinne des Untersuchers oder der Untersucherin. Eingesetzt werden außerdem Taschenlampe, Reflexhammer, Stimmgabel, Nadeln, Pinsel usw., gegebenenfalls auch Fläschchen mit Riechsubstanzen und Röhrchen mit kaltem und warmem Wasser.

Die übliche Untersuchung beginnt mit der Prüfung der motorischen, sensorischen, sensiblen und vegetativen Funktionen der Hirnnerven. Dazu gehören die Prüfung der Pupillenweite, des Lichtreflexes, der Blickbewegungen, mimischer Bewegungen, Geschmackstests mit geeigneten Substanzen usw.

Die Beobachtung der spontanen oder der verlangten Bewegungen und Haltungen der Extremitäten und des Rumpfes, namentlich des Gangbildes und des Standes mit offenen und geschlossenen Augen, zielen ab auf die Erhebung motorischer Einschränkungen. In den Mitbewegungen der Arme beim Gehen bzw. deren Auffälligkeiten drückt sich ggf. eine gestörte Extrapyramidalmotorik aus. Auch wird nach weiteren motorischen Auffälligkeiten wie Tremor, Myoklonien, Tics oder Dystonien gesucht.

Die Untersuchung der Muskeleigenreflexe prüft, ob die afferenten und efferenten Anteile des Reflexbogens intakt sind, und sie gibt Hinweise auf Schädigungen des 1. Motoneurons (Pyramidenbahn). Diese zeigen sich gegebenenfalls in Steigerungen (Enthemmungen) der Eigenreflexe. Auch die Prüfung auf Pyramidenbahnzeichen (z. B. Babinski-Reflex) dient der Suche nach Schädigungen der Pyramidenbahn.

Über Zeige-, Steh- und Gehversuche mit offenen und geschlossenen Augen werden die Koordination und die Intaktheit der Tiefensensibilität geprüft. Mittels einer Stimmgabel kann die Tiefensensibilität untersucht werden. Mit Berührungs- und Temperaturreizen werden weitere Aspekte der Sensibilität genauer untersucht. Eine weitere Möglichkeit, die Sensibilität einzuschätzen, ist, wenn man die untersuchten Personen bittet, mit den Fingern auf die Haut geschriebene Buchstaben oder Zahlen zu identifizieren.

Unter intensivneurologischen oder -medizinischen Bedingungen, vor allem im Hinblick auf die Prüfung der Hirnfunktionen bei Bewusstlosigkeit oder die Feststellung des Hirntodes, werden bestimmte Hirnstammreflexe geprüft. Falls entsprechende Fragestellung oder Beobachtungen vorliegen, werden die neuropsychologischen Funktionen im Hinblick auf Aphasie, Apraxie, Agnosie usw. gezielt untersucht.

Überhaupt richtet sich der ggf. über eine orientierende Standarduntersuchung hinausgehende Umfang der Untersuchung nach den aufgeworfenen Fragestellungen. Die Befunde werden sorgfältig dokumentiert, nicht zuletzt um Anhaltspunkte für eine Beurteilung des Verlaufs einer Krankheit zu gewinnen oder den Effekt einer Behandlung einzuschätzen.

6.4.2 Liquoruntersuchungen

Der Liquor cerebrospinalis wird gewöhnlich mittels *Lumbalpunktion*, eher selten mittels *Subokzipitalpunktion* gewonnen. Dazu wird nach vorheriger Hautdesinfektion eine Hohlnadel in den *Duralsack* eingeführt. Über diese Hohlnadel werden wenige Milliliter Liquor gewonnen.

Der gewonnene Liquor wird inspiziert auf Verfärbungen, Hinweise auf Blut usw. Im Labor wird er mittels verschiedener Methoden auf Eiweißgehalt und -zusammensetzung, auf Zellen und Erreger usw. untersucht. Dadurch können entscheidende Hinweise auf die krankheitsursächlichen Prozesse gewonnen werden.

6.4.3 Neurophysiologische Untersuchungen

Die wichtigsten neurophysiologischen Untersuchungen sind das Elektroenzephalogramm (EEG), die Elektromyografie (EMG), die Elektroneuronografie (ENG), die evozierten Potenziale und die Dopplersonografie.

Elektroenzephalogramm (EEG)

Normale und pathologische Funktionszustände des Gehirns spiegeln sich in bestimmten Mustern der hirnelektrischen Aktivitäten wider. Diesen Sachverhalt macht sich die *Elektroenzephalografie* zunutze.

Bei dieser völlig schmerzfreien Untersuchung werden auf der Kopfhaut mehrere Elektroden angebracht. Das Verteilungsmuster der Elektroden über die Schädeloberfläche kann der Fragestellung angepasst werden. Die abgeleiteten Hirnströme werden im EEG-Gerät als EEG-Kurve aufgezeichnet.

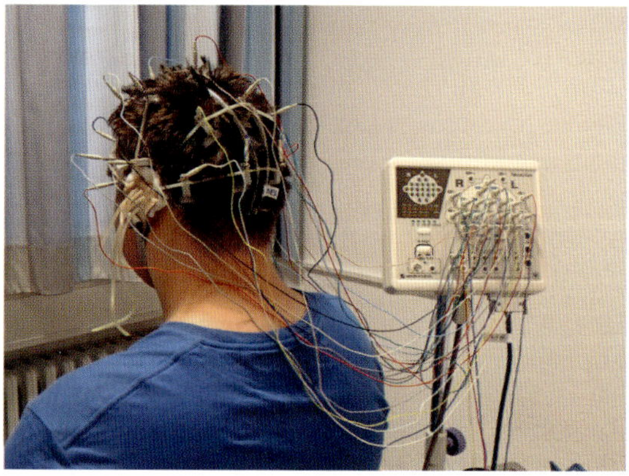

EEG-Ableitung: Dem Patienten wurden die Elektroden nach einem festgelegten Schema angelegt. Die Kabelverbindungen leiten die Hirnstrompotenziale von den Elektroden zum EEG-Gerät.

Das Muster der Potenzialschwankungen über die Schädeloberfläche dient dem Rückschluss auf die Hirnfunktion. Im Wachzustand bei geschlossenen Augen werden normalerweise typische *Alpha-Wellen* mit einer Frequenz von 8–13/sec abgeleitet. Bei Augenöffnung verändert sich im normalen Zustand die Frequenz; es werden *Beta-Wellen* mit einer höheren Frequenz von 13–30/sec dargestellt. Im Schlafzustand hingegen treten die *Theta-Wellen* mit 4–7/sec auf. *Deltawellen* zeigen eine Frequenz unter 4–5/sec.

Als pathologisch hingegen gelten die *Allgemeinveränderungen der Hirnstromkurve*. Sie stellen sich meist als Frequenzverlangsamung über alle Ableitungspunkte dar. In der Regel weisen sie auf Veränderungen hin, die das gesamte Gehirn betreffen: Entzündungen, Vergiftungen oder abnorme Stoffwechselzustände. Stellen sich hingegen in bestimmten

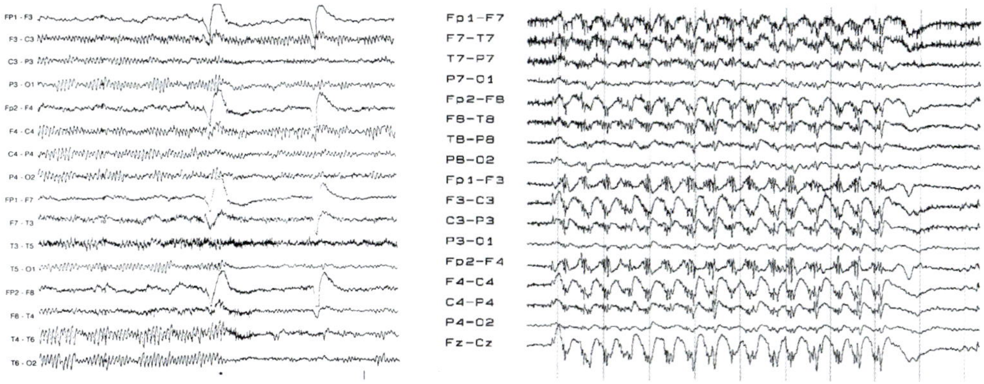

Gesunde, „normale" EEG-Kurve im Wachzustand (links) und pathologische EEG-Kurve (Polyspike-Wave-Komplexe) bei einer Epilepsie (rechts)

Regionen Frequenzveränderungen dar, spricht man von *Herdbefunden*. Sie deuten auf lokale Krankheitsprozesse, z. B. einen Hirntumor, hin. Hinweise auf epileptische Aktivitäten und deren Verteilungsmuster im Gehirn geben charakteristische Muster, die *Spikes und Waves* (Spitzen und Wellen). Für die Hirntoddiagnostik spielt die Feststellung von fehlender hirnelektrischer Aktivität (*Nulllinien-EEG*) eine Rolle.

Bestimmte *Provokationsmethoden* (z. B. Schlafentzugs-EEG, Photostimulation) können zur Vertiefung der Diagnostik herangezogen werden. Eine Sonderform, das *Video-EEG* oder die *Doppelbildaufzeichnung*, nimmt einerseits mittels EEG die hirnelektrischen Aktivitäten, andererseits mittels Videografie das sichtbare Verhaltens- und Bewegungsmuster des Patienten auf. Somit können die Zusammenhänge und Hintergründe der epileptisch bedingten Verhaltens- und Bewegungsauffälligkeiten aufgeklärt werden.

Elektromyografie (EMG)

Die Muskelaktivität und die Übertragung der elektrischen Impulse vom Nerv auf den Muskel an der Muskelendplatte sind von messbaren bioelektrischen Phänomenen begleitet. Bei der *Elektromyografie* wird über in den Muskel eingeführte Nadelelektroden die elektrische Aktivität am EMG-Gerät untersucht. Man untersucht sowohl die spontane Muskelaktivität als auch die Muskelaktivität unter Aktivierung des Muskels. Mit dieser Untersuchungsmethode sind Differenzierungen zwischen myogener und neurogener Lähmung (siehe S. 271 f.), die Erfassung der Ausbreitung von Lähmungsmustern unter den Muskelgruppen einer Körperregion, die Erfassung von Störungen der Reizüberleitung vom Nerv auf den Muskel, aber auch die objektive Erfassung der Zunahme oder Rückbildungen einer Schädigung möglich.

Elektroneurografie (ENG)

Die Erregung eines Nervs wird von elektrischen Aktionspotenzialen getragen (siehe Kap. 6.2.3, S. 246 f.). Die *Elektroneurografie* erlaubt über Oberflächenelektroden die Registrierung dieser *Aktionspotenziale* peripherer Nerven. Die Ermittlung der motorischen und sensiblen *Nervenleitgeschwindigkeit* und anderer Parameter sind ebenfalls möglich. Markscheidenschädigungen verlangsamen die Nervenleitgeschwindigkeit. Schädigungen des Axons spiegeln sich hauptsächlich in Amplitudenverminderung der Muskel- und Nervenantwortpotenziale wider.

Evozierte Potenziale

Periphere sensible oder sensorische Reize lösen im ZNS eine Reizantwort aus. Diese Tatsache macht sich die Ableitung *evozierter Potenziale* zunutze. Die elektrischen Potenzialschwankungen der interessierenden Region werden mittels Elektroden an der Schädeloberfläche abgeleitet und über einen Computer ausgewertet.

Je nach Reiz und gereizter Region des Gehirns unterscheidet man *visuell evozierte, akustisch evozierte* und *somatosensible Potenziale*. Die Charakteristika der evozierten Potenziale erlauben Rückschlüsse auf Lokalisation und Ausmaß der Schädigung. Bei den *motorisch evozierten Potenzialen* werden Hirnrindenareale, Hirnnerven oder eine Nervenwurzel von außen magnetisch stimuliert. Die Muskelreaktion kann über Hautelektroden erfasst werden.

6.4.4 Bildgebende Untersuchungen

Bildgebende Untersuchungen werden hauptsächlich in der Neuroradiologie durchgeführt, aber schon längst nicht mehr nur mittels Röntgenstrahlen. Überhaupt befinden sich die Verfahren der Bildgebung in rascher Entwicklung. Dies kommt sowohl der Patientenversorgung als auch der Wissenschaft sehr zugute. Die Investitionskosten für die Geräte und der Aufwand der fortschrittlichsten Verfahren sind sehr hoch. Das erklärt die noch sehr begrenzte Verbreitung. Im Folgenden werden die für die Praxis wichtigsten Techniken dargestellt.

Röntgenuntersuchungen

Die *Röntgenaufnahme* der knöchernen Strukturen des Schädels oder der Wirbelsäule zeigt pathologische Veränderungen wie Frakturlinien (Brüche), Wirbeleinbrüche, Metastasen, zerebrale Verkalkungen usw. Im Bereich der Wirbelsäule können auch degenerative Veränderungen dargestellt werden, die z. B. erklären können, warum Spinalnerven gereizt oder ausgefallen sind. Weichteilveränderungen, also beispielsweise des Hirngewebes oder des Rückenmarks, sind auf Röntgenbildern nicht sichtbar. Insofern kann eine normale Röntgenaufnahme (Röntgenleeraufnahme) nicht viel zur Aufklärung von Funktionsstörungen des Gehirns beitragen. Zur Steigerung der Aussagekraft können *Kontrastmittel* eingesetzt werden, die allerdings nicht ganz ohne Risiken sind (allergische Reaktionen, thyreotoxische Krisen bei Schilddrüsenüberfunktion, Nierenversagen bei vorgeschädigter Niere, Komplikationen bei der Gefäßpunktion), sodass einerseits eine sorgfältige Anamnese, andererseits eine gute Begründung (Indikation) erforderlich sind.

Myelografie

Wenn es um die Frage geht, ob der Spinalkanal eingeengt ist, kann eine Röntgenaufnahme mit Kontrastmittelinjektion in den spinalen Subarachnoidalraum Klarheit verschaffen. Allerdings kann diese Methode heute – auch im Hinblick auf die Vermeidung von Risiken und Belastungen – durch eine Computer- oder Kernspintomografie weitestgehend ersetzt werden.

Zerebrale Angiografie

Wenn die Frage nach Gefäßveränderungen im Raum steht, die durch die Dopplersonografie nicht ausreichend geklärt werden kann, kommen eine *zerebrale* oder eine *spinale Angiografie* infrage. Dabei wird ein Kontrastmittel in das Gefäßsystem eingebracht. Allerdings ist auch diese Untersuchung nicht risikofrei.

Die Belastungen und Risiken können durch minimalinvasive Untersuchungen mittels *Computertomografie (CT-Angiografie)* oder *Kernspintomografie (MR-Angiografie)* durchgeführt werden.

Eine sehr aussagekräftige Untersuchung der Gefäße ist die *intraarterielle digitale Subtraktionsangiografie.* Dabei werden Röntgenaufnahmen vor und nach einer Kontrastmittelinjektion (Nativaufnahme) durchgeführt. Das Kontrastmittel wird über die Beinschlagader (*Arteria femoralis*) über einen Katheter, der bis zur interessierenden Region vorgeschoben wird, eingebracht (*transfemorale Katheterangiografie*). Die Bilder der kontrastmittellosen Aufnahmen (native Aufnahme) werden im Computer von den Bildern mit dem Kontrastmittel abgezogen (subtrahiert). Dadurch können die kontrastmittelgefüllten Gefäße ohne Überlagerungen durch die Gewebe dargestellt werden.

Mit den heutigen Techniken sind nicht nur diagnostische Aufschlüsse zu gewinnen. Im Rahmen *interventionell-neuroradiologischer* Verfahren kann man auch therapeutische Maßnahmen durchführen. So können Thromben aufgelöst (Fibrinolyse) sowie Gefäßverengungen oder Aneurysmen (Gefäßwandaussackungen) behandelt werden.

Computertomografie

Die *Computertomografie* (CT) liefert Schichtaufnahmen des Körpers bzw. von Körperregionen, die durch eine ausgefeilte Abtastung der untersuchten Region mittels ringförmig kreisender Röntgendurchstrahlung der Gewebe und anschließende Verarbeitung im Computer erzeugt werden. Die Bilder besitzen eine hohe Auflösung und dadurch eine hohe Aussagekraft.

Der Patient oder die Patientin liegt im *Computertomografen* auf einer waagerechten Auflage, die schrittweise vorgeschoben wird, während der Ring mit den Sensoren den Körper umkreist. Die Person muss völlig ruhig liegen. Es können alle Körperregionen untersucht werden. Für die Neurologie sind die *zerebrale* (CCT) und die *spinale Computertomografie* relevant. Ihre hohe Aussagekraft hat die neuroradiologische Diagnostik erheblich vorangebracht und vor allem auch die Belastungen der Patienten erheblich reduziert.

CT-Untersuchungen können Tumore, Blutungen, Entzündungen, Gewebszerstörungen nach Schädel-Hirn-Traumata, Verlagerungen oder Verformungen der Ventrikel, Hirnatrophien, Bandscheibenvorfälle usw. darstellen.

Im Computertomogramm (CT) zeigen sich Knochen weiß, Liquor bzw. liquorführende Räume schwarz, Hirn- und Rückenmarksgewebe grau. Pathologische Gewebsveränderungen (z. B. Einblutungen, Entzündungen, Entmarkungsherde, Infarkte oder Ödeme) zeigen sich in Abstufungen der Graufärbung und heben sich so vom normalen Gewebe ab. So können sie lokalisiert und im Hinblick auf ihre Ausdehnung, aber auch auf Veränderungen oder Rückbildungen im spontanen Verlauf oder unter Behandlung dokumentiert werden.

Durch Kontrastmittel kann die Auflösung der CT-Bilder gesteigert werden. Die Kombination der Computertomografie mit der Myelografie heißt *Myelo-CT.*

Magnetresonanztomografie, Kernspintomografie

Die *Magnetresonanz- (MRT)* oder *Kernspintomografie* erstellt ähnlich wie die Computertomografie im *Magnetresonanz-* oder *Kernspintomografen* Schichtbilder der untersuchten Region. Allerdings erfolgt hier die Untersuchung nicht mittels Röntgenstrahlen, sondern unter der Einwirkung von Magnetfeldern. Dadurch wird die Strahlenbelastung vermieden. Die

Magnetresonanz- oder Kernspintomografie ist technisch erheblich aufwendiger als die Computertomografie, hat aber eine höhere Auflösungsfähigkeit und oft eine bessere Aussagekraft. Die Weichteilkontraste sind nämlich stärker ausgeprägt. Dadurch werden insbesondere auch sehr kleine und diskrete Veränderungen leichter darstellbar.

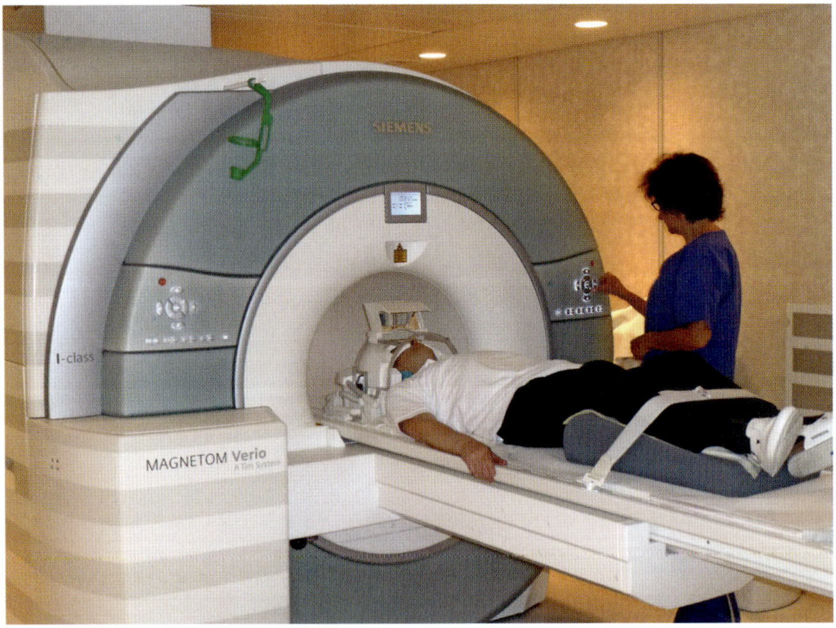

Untersuchungssituation bei einer Magnetresonanztomografie

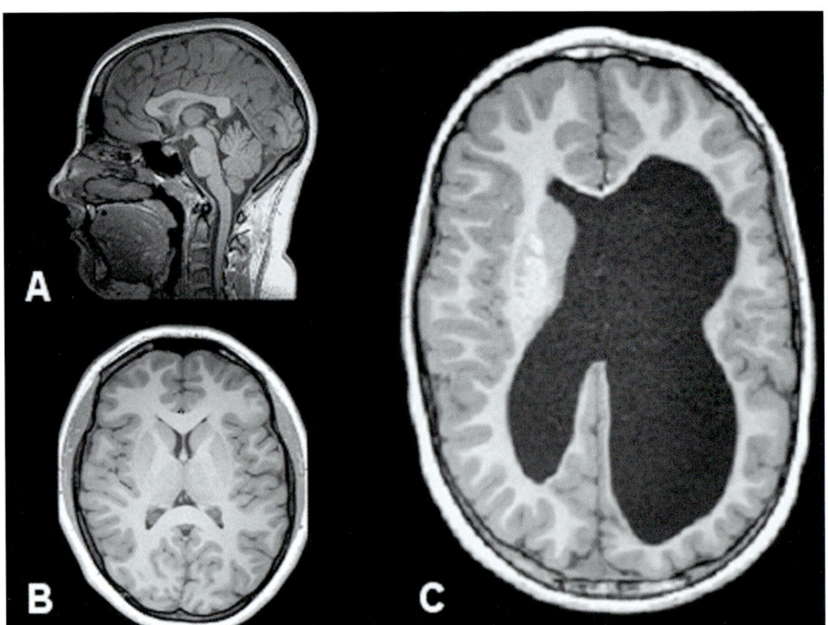

A und B: gesunder, „normaler" MRT-Befund; C: pathologischer MRT-Befund bei einem Hydrozephalus internus

Sogar Gefäßuntersuchungen sind heute mittels MRT möglich. Eine besondere Rolle – auch im Hinblick auf wissenschaftliche Fragestellungen – spielen Funktionsuntersuchungen des Gehirns (*funktionelle MRT, fMRT*).

Der Nutzen für die Diagnostik liegt auf der Hand. Wegen der Magnetfelder können allerdings nicht alle Patienten – z. B. solche mit ferromagnetischen Implantaten wie Gelenkprothesen, Herzschrittmacher – mit MRT untersucht werden.

Single-Photon-Emissions-Computertomografie und Single-Positronen-Emissions-Tomografie

Bei der *Single-Photon-Emissions-Computertomografie* (SPECT) und der *Single-Positronen-Emissions-Tomografie* (PET) werden die Techniken der Szintigrafie und der Computertomografie kombiniert. Es werden schwach radioaktiv markierte Substanzen (Radionuklide), die sich in bestimmten besonders stoffwechselaktiven Geweben (z. B. Tumorgeweben) vermehrt anreichern, in den Körper eingebracht. Die Strahlungen, die von sich im Körper verteilenden Radionukliden ausgehen, werden mittels Detektoren aufgenommen.

Die Haupteinsatzgebiete von SPECT und PET sind degenerative Erkrankungen, Durchblutungsstörungen und Epilepsien. Sie werden nicht zuletzt wegen der Kosten und des Strahlenschutzes sehr gezielt eingesetzt und zählen insofern nicht zur Routinediagnostik.

Dopplersonografie

Die *Dopplersonografie* (auch *Duplexsonografie* genannt) ist ein nicht invasives Verfahren, das mittels Ultraschall die Strömungsrichtung und -geschwindigkeit des Blutes in Arterien oder Venen erfasst. Mit der Dopplersonografie sind Gefäßprozesse – Verengungen oder Verschlüsse – darstellbar.
Nicht allein große *extrakraniell* (außerhalb des Schädels) gelegene, sondern auch intrakranielle Gefäße können mittels Ultraschall untersucht werden. Die *Duplexsonografie* macht die kombinierte bildgebende Darstellung von Gefäßprozessen und Strömungsverhältnissen möglich.

6.4.5 Weitere Untersuchungen

Biopsien

Um Veränderungen an Nerven- oder Muskelgewebe histologisch untersuchen zu können, kann peripheres Nerven- oder Muskelgewebe mittels einer *Biopsie* entnommen werden. Sehr selten wird auch Hirngewebe mittels Hirnbiopsie entnommen, um beispielsweise ein verändertes Gewebe im Interesse der Therapiefindung untersuchen zu können.

Stereotaktische Gewebeentnahmen

Bei den wegen ihres Risikopotenzials nur sehr selten durchgeführten stereotaktischen Gewebeentnahmen wird die Biopsienadel mittels einer speziellen Technik und Apparatur – die mit einem Ring am Kopf des Patienten fixiert wird – über ein kleines Bohrloch in der Schädeldecke gezielt in eine bestimmte Region des Gehirns geführt. So soll gesundes Gewebe möglichst geschont und Schädigungen im Gehirn möglichst vermieden werden. Es werden kleinste Mengen von Hirngewebe entnommen und neuropathologisch untersucht. Angesichts ihrer Risiken muss die *stereotaktische Operation* selbstverständlich durch einen erheblichen Nutzen des Untersuchungsergebnisses im Hinblick auf die Therapieplanung gerechtfertigt sein. Viel häufiger wird Hirngewebe im Rahmen von Operationen entnommen, um Gewebe näher charakterisieren zu können (z.B. Tumorgewebe).

Intrakranielle Druckmessung

Im Interesse von therapeutischen Entscheidungen kann es notwendig werden, den Hirndruck bzw. dessen Schwankungen über die Zeit zu erfassen. Zu diesem Zweck wird ein Messkatheter über ein kleines Bohrloch entweder ins Hirngewebe (*parenchymatöse Hirndruckmessung*) oder in einen Ventrikel (*intraventrikuläre Hirndruckmessung*) eingeführt. Der aufgenommene Druck wird in ein Messgerät geleitet.

6.5 Ausgewählte neurologische Krankheitsbilder

In diesem Kapitel sollen einige wenige neurologische Krankheitsbilder vorgestellt werden. Mit der getroffenen Auswahl soll die Bandbreite der Krankheitsbilder exemplarisch beleuchtet werden. Sie berücksichtigt vor allem auch solche Krankheitsbilder, die nicht selten bei Menschen mit geistiger Behinderung vorkommen und damit im Alltag der heilerziehungspflegerischen Begleitung eine Rolle spielen.

6.5.1 Epilepsien

Epilepsien sind Erkrankungen des Nervensystems, die sich in der Regel in wiederholten epileptischen Anfällen äußern. Das Gebiet der Epileptologie als Teilgebiet der Neurologie ist heute sehr differenziert und komplex. An dieser Stelle kann nur ein sehr knapper Einblick gegeben werden.

Bei den Epilepsien handelt es sich um vergleichsweise häufige Erkrankungen. Die Häufigkeit von Epilepsien in Deutschland wird mit ca. 1 Prozent angegeben. Bei Menschen mit geistiger Behinderung kommen Epilepsien erheblich häufiger vor als in der Durchschnittsbevölkerung. Die Zahlenangaben in der Literatur variieren und liegen um die 30 bis 40 Prozent. Auch hier gilt, dass die Häufigkeit von Epilepsien einerseits stark von der Ursache des Störungsbildes beeinflusst wird, sich andererseits sehr allgemein formulieren lässt, dass eine Epilepsie umso wahrscheinlicher ist, je schwerer die Intelligenzminderung ist.

Merksatz
Bei Menschen mit Intelligenzminderung treten Epilepsien sehr häufig auf. Je schwerer die Intelligenzminderung, desto wahrscheinlicher ist auch das Auftreten epileptischer Anfälle.

Die Epilepsien sind eine sehr heterogene Gruppe von Krankheitsbildern. Ihre Gemeinsamkeit besteht darin, dass – aus unterschiedlicher Ursache – abnorm synchronisierte elektrische Aktivitäten im Gehirn auftreten, die sich in den Anfällen verschiedener Form äußern. Die Epilepsien werden oft auch als „epileptische Anfallsleiden“ oder überhaupt nur als „Anfallsleiden“ bezeichnet. Dabei ist zu beachten, dass es noch andere Krankheitsbilder (z. B. Narkolepsie, Synkopen, Hyperventilationstetanie) gibt, bei denen ebenfalls Anfälle auftreten. Ihnen liegen jedoch andere pathophysiologische Vorgänge zugrunde. Derartige Anfälle bezeichnet man demgemäß auch als „nichtepileptische Anfälle“. Die Unterscheidung, ob es sich im Einzelfall um epileptische oder nichtepileptische Anfälle handelt, ist manchmal nicht einfach.

Merksatz
Epileptische Anfallsleiden sind von nichtepileptischen Anfallsleiden zu unterscheiden. Nicht selten treten neben den epileptischen auch nichtepileptische Anfälle psychogener (dissoziativer) Genese auf.

Ein differenzialdiagnostisch anspruchsvoller Fall sind die psychogenen epileptiformen Anfälle. Sie beruhen nicht auf einer „echten" hirnelektrisch charakterisierbaren Funktionsstörung des Gehirns, sondern auf psychologischen Mechanismen. Die Anfälle können aber dennoch den epileptischen Anfällen täuschend ähneln. Sie werden den dissoziativen psychischen Störungen (siehe Kap. 5.5.7, S. 216 ff.) zugeordnet und benötigen eine psychotherapeutische Behandlung. Bei ein und demselben Patienten können sowohl „echte" epileptische als auch dissoziative Anfälle nebeneinander auftreten.

Merksatz
Es sind die Krankheit Epilepsie und die epileptischen Anfälle als deren Symptomatik zu unterscheiden.

Man muss unterscheiden zwischen der Krankheit Epilepsie und den epileptischen Anfällen als ihrer Symptomatik. Man spricht sinnvollerweise erst dann von einer Epilepsie, wenn wenigstens zwei Anfälle aufgetreten und diese nicht auf einen fassbaren Auslöser (z. B. Fieber) oder eine unmittelbar behandlungsbedürftige Ursache (z. B. einen Hirntumor) zurückzuführen sind. Man schätzt, dass bis zu 10 Prozent der Menschen irgendwann im Leben einen epileptischen Anfall erleiden. Damit leiden sie aber gemäß den vorausgegangenen Erläuterungen noch nicht zwangsläufig an einer Epilepsie.

Der Begriff Epilepsie umfasst sehr unterschiedliche klinische Krankheitsbilder oder Epilepsiesyndrome. Die Unterschiede zwischen ihnen bestehen in Ursache, Symptomatik, Verlauf, elektroenzephalografischen Merkmalen usw. Nicht zuletzt hat die Differenzierung Auswirkungen auf die Wahl der Therapie und die Prognose. Die Epileptologen sprechen im Rahmen ihrer komplizierten internationalen Terminologie auch von Epilepsiesyndromen. In den letzten Jahren sind, dank neuer wissenschaftlicher Erkenntnisse, althergebrachte Vorstellungen verworfen und neue Erkenntnisse gewonnen worden. Damit ging einher, dass die tradierte Terminologie, bestimmte Konzepte und Klassifikation der Anfälle und der Epilepsie kritisch hinterfragt und in mancherlei Hinsicht verlassen wurden, soweit neue Gesichtspunkte eingeführt wurden.

Ursachen

Im Hinblick auf die Ursachen der epileptischen Funktionsstörung unterschied man noch bis vor wenigen Jahren herkömmlicherweise die *symptomatischen Epilepsien* (Folge einer fassbaren körperlichen Erkrankung oder Schädigung des Gehirns), die *traumatischen oder posttraumatischen Epilepsien* (Folge eines Hirntraumas vor kürzerer oder längerer Zeit, Spezialfall der symptomatischen Epilepsien) und die *idiopathischen Epilepsien* (früher auch genuine oder essenzielle Epilepsie genannt).

Merksatz
Unter Berücksichtigung der Ursachen werden die Epilepsien heute folgendermaßen untergliedert:

- ***Genetische Epilepsien***
- ***Epilepsien aus strukturellen und metabolischen Ursachen***
- ***Epilepsien aus unbekannter Ursache***

Der klassische Begriff der *idiopathischen Epilepsie* sollte besagen, dass die Epilepsie nicht auf anderweitige Hirnerkrankungen zurückführbar ist, sondern eigenständige Ursachen hat. Heute wird stattdessen der Begriff der genetischen Epilepsien verwendet. Zumeist liegen diesen Epilepsien nämlich bekannte oder vermutete genetische Defekte zugrunde.

Der Fortschritt der Wissenschaft und die Entwicklung der diagnostischen Möglichkeiten (insbesondere der bildgebenden Verfahren) erlauben heute, viele früher als idiopathisch beurteilte Epilepsien auf fassbare krankhafte Veränderungen zurückzuführen. In den letzten Jahren sind insbesondere zu den entzündlich bzw. durch Autoimmunprozesse bedingten Epilepsien viele neue Erkenntnisse gewonnen worden.

Wie schon erläutert, wurden als *symptomatische Epilepsien* solche Krankheitsbilder bezeichnet, die auf eine fassbare Ursache zurückgehen. Bei ihnen ist die Epilepsie ein Symptom der Erkrankung, Störung usw. – gegebenenfalls neben anderen Symptomen. Heute, in der aktuellen Terminologie (Berg et al., 2010), werden sie als *Epilepsien aus strukturellen und metabolischen Ursachen* bezeichnet. Als Ursachen kommen insbesondere in Betracht:

- Hirnschädigungen vor, während oder kurz nach der Geburt (prä-, peri- und postnatal),
- Fehlbildungen der Hirnrinde (z. B. kortikale Dysplasien),
- Neurokutane Syndrome (z. B. Sturge-Weber-Syndrom),
- Fehlbildungen der Hirngefäße (Hämangiome, Aneurysmen),
- Schädel-Hirn-Traumata (traumatische bzw. posttraumatischc Epilepsien),
- Entzündungen des Gehirns (Enzephalitiden) durch Erreger (Viren, Bakterien, Pilze) sowie immunologisch vermittelte Prozesse,
- Stoffwechselkrankheiten.

Merksatz
Die Ursachen von Epilepsien sind vielgestaltig.

Als *kryptogene Epilepsien* bezeichnete man bis vor Kurzem Epilepsien, wenn zwar vermutet wurde, dass die Epilepsie symptomatischer Natur ist, jedoch die konkrete Ursache (noch) nicht identifiziert war.

Neben den Anfällen im Rahmen eigentlicher Epilepsien gibt es noch die Gelegenheitsanfälle oder -krämpfe, bei denen nachweisbare Faktoren oder Umstände die Anfälle auslösen. Oft spielt hier auch eine individuell niedrige Krampfschwelle eine Rolle. Auslöser oder Ursachen für Gelegenheitskrämpfe können Fieber (Fieberkrämpfe bei Kindern), Schlafentzug, Alkoholentzug und Alkoholvergiftung, Vergiftungen, Arzneimittel (u. a. bestimmte Psychopharmaka) und Flackerlicht sein. Ein Gelegenheitsanfall rechtfertigt noch nicht automatisch die Diagnose Epilepsie.

Auch bei Menschen mit Epilepsie können übrigens Alkoholgenuss, Schlafentzug oder Flackerlicht Anfälle auslösen. Dies zu wissen und Betroffene hinsichtlich der Vermeidung solcher Auslöser zu instruieren, ist für die Prävention von Anfällen wichtig.

Merksatz
Gelegenheitsanfälle sind von eigentlichen Epilepsien zu unterscheiden.

Epileptische Anfälle und Epilepsiesyndrome

Die epileptischen Anfälle sind die zentrale Symptomatik von Epilepsien. Es handelt sich um kurzdauernde Funktionsstörungen des Gehirns mit unterschiedlichen Auswirkungen. Jedem epileptischen Anfall liegt eine zeitweilige abnorme hirnelektrische Aktivität zugrunde. Die Anfälle äußern sich in plötzlich auftretenden, kurzzeitigen Veränderungen im Bewusstsein, Denken, der Bewegung, Verhalten, Erleben, Empfinden usw. Je nach Beteiligung bestimmter Hirnregionen am Anfallsgeschehen im Verlauf sehen die Anfälle unterschiedlich aus und dauern auch unterschiedlich lange.

Das Spektrum der Anfallsformen ist sehr vielgestaltig. Es ist auch möglich, dass bei ein und derselben Person mehrere Anfallsformen oder -typen auftreten. Oft verändern sich unter antiepileptischer Behandlung die Häufigkeit, die Schwere, die Dauer der Anfälle oder das Anfallsmuster, also die Art der auftretenden Anfallsformen.

Merksatz
Es gibt sehr unterschiedliche epileptische Anfälle. Bei ein und derselben Person können verschiedene Anfallstypen nebeneinander auftreten.

Ein epileptischer Anfall ist ein zeitlich begrenztes Ereignis, das höchstens einige wenige Minuten dauert. Dauern die Anfälle ohne Unterbrechung länger als 20 bis 30 Minuten, spricht man von einem *Status epilepticus*. Das ist im Falle eines Status tonisch-klonischer Anfälle (Grand-mal-Status) immer ein Notfall, der unverzügliches ärztliches Handeln verlangt. Vor allem wenn es sich um einen Grand-mal-Status handelt, besteht Lebensgefahr oder wenigstens die Gefahr irreparabler Hirnschädigung. Folgen die Anfälle mit zwischenzeitlich wiederkehrendem Bewusstsein sehr rasch aufeinander, liegt eine Anfallserie vor. Auch das ist ein potenziell gefährlicher Zustand.

Merksatz
Eine Aura ist ein Vorbote eines epileptischen Anfalls.

Den Anfällen kann eine Aura (Plural: Auren) von verschiedener Gestalt (z. B. abnorme Sinnesempfindungen, Schwindelgefühle, vom Magen aufsteigende „komische Gefühle") vorausgehen. Manche Menschen mit Epilepsie können sich auf das Auftreten von Auren hin sogar auf den nahenden Anfall einstellen. Den Anfällen können Müdigkeit, Schlaf oder Verwirrtheit bzw. eine Phase der verzögerten Reorientierung folgen.

Die im Sprachgebrauch als Aura benannten Zustände werden heute übrigens selbst als fokale Anfälle verstanden.

Merksatz
Die Internationale Liga gegen Epilepsie hat die Definition der generalisierten und der fokalen Anfälle aktualisiert (Berg u. a., 2010, S. 227):
„Generalisierte Anfälle sind Anfälle, die von einem bestimmten Punkt eines beide Großhirnhemisphären beteiligenden neuronalen Netzwerkes ausgehen und sich rasch ausbreiten. Solche bilateralen Netzwerke können kortikale und subkortikale Strukturen umfassen. Generalisierte Anfälle können asymmetrisch sein.
Fokale Anfälle gehen von einem Punkt eines neuronalen Netzwerkes aus, das sich nur auf eine Hemisphäre beschränkt. Sie können sehr eng umschrieben oder weiter ausgedehnt sein."

Merksatz
Die epileptischen Anfälle werden in fokale und in generalisierte Anfälle unterschieden. Der Hauptunterschied besteht darin, dass bei den generalisierten Anfällen immer ein Bewusstseinsverlust eintritt.

Epileptische Anfälle werden grob unterteilt in

- fokale Anfälle,
- generalisierte Anfälle,
- unbekannte Anfälle.

Es gibt aber auch Anfälle, die weder sicher als fokal noch als generalisiert klassifizierbar sind.

Die fokalen Anfälle gliedern sich traditionell in

- einfach-fokale Anfälle und
- komplex-fokale Anfälle.

Einfach-fokale Anfälle verlaufen bei vollem Bewusstsein, also ohne Bewusstseinstrübung. Sie zeigen sich z. B. als sich ausbreitende Missempfindungen in einer Körperregion (sensibler fokaler Anfall) oder in einer sich schrittweise über eine Körperregion ausbreitenden motorischen Aktivität (motorischer fokaler Anfall). Daneben gibt es viele andere fokale Anfälle. So können sich die Anfälle darauf beschränken, dass nur vegetative Symptome (z. B. Schwitzen, Erröten, Pupillenerweiterung) oder kurzdauernde Störungen des Denkens und der Sprache (iktale Aphasie, *speech arrest*) oder Angst auftreten.

Die Patientinnen und Patienten können den Ablauf der Anfälle und ihre zeitliche Entwicklung in der Regel beobachten und berichten. Den einfach-fokalen Anfällen liegen umschriebene Läsionen einer Hirnregion zugrunde. Sie werden manchmal auch als „kleine Anfälle" oder „Herdanfälle" bezeichnet. Die *komplex-fokalen Anfälle* hingegen verlaufen mit Bewusstseinstrübung, die minutenlang anhalten kann. Die Betroffenen können sich an das meiste von dem, was sich während des Anfalls ereignet, nicht erinnern. Komplex-fokale Anfälle gehen oft vom Temporallappen aus Sie kündigen sich oft durch eine Aura an. Auch können sich vorher Veränderungen der Wahrnehmung (Derealisation, Déjà-vu-Erscheinungen usw.) einstellen. Die Anfälle selbst sind durch motorische Automatismen (z. B. Nesteln oder gesteigerte ziellose Bewegungen, Hantierungen) und orale Automatismen (z. B. Schnaufen, Räuspern, Grunzen, Schmatzen) gekennzeichnet. Vegetative Symptome (z. B. Pupillenerweiterung, Gesichtsverfärbung, Speichelfluss, veränderte Atmungs- und Pulsfrequenz) begleiten diese Phase. Nach Abschluss dieser Phase setzt schrittweise die Reorientierung ein.

Einfach-fokale Anfälle und komplex-fokale Anfälle können in generalisierte Anfälle übergehen. Dieser Sachverhalt wird als *sekundäre Generalisierung* bezeichnet.

Auf der Ebene der Internationalen Liga gegen Epilepsie hat man sich darauf festgelegt, die traditionelle Unterscheidung in einfach-fokale und komplex-fokal Anfälle aufzuheben. Allerdings ist es eben unter praktischen Gesichtspunkten wichtig, die Vielgestaltigkeit der Anfallsabläufe zu kennen. Deshalb wurden sie noch in der alten Terminologie beschrieben. Außerdem ist die neue Terminologie noch lange nicht allgemein bekannt

Auch die *generalisierten Anfälle*, die also beide Hirnhemisphären erfassen, sind überaus vielgestaltig. Generalisierte Anfälle sind immer von Bewusstseinsverlust begleitet. Ihre motorische Symptomatik zeigt sich in beiden Körperhälften, weil beide Hirnhemisphären beteiligt sind. Es gibt darunter die Anfälle mit im Vordergrund stehenden massiven motorischen Entäußerungen, aber eben auch die manchmal fast unauffälligen Anfälle, die nur durch sehr kurzen Bewusstseinsverlust (Absencen) gekennzeichnet sind.

Manche Anfallsformen besitzen eine Bindung an das Lebensalter, d. h., sie treten nur während einer bestimmt Lebensphase auf. Generalisierte Anfälle können genuin sein, aber auch symptomatisch, wenn ihnen eine massive frühe Hirnschädigung zugrunde liegt.

Die wichtigsten generalisierten Anfallsformen oder -typen sind die

- tonisch-klonischen Anfälle,
- Absencen,
- myoklonischen Anfälle,
- klonischen Anfälle,
- tonischen Anfälle,
- atonischen Anfälle.

Merksatz
Die häufigste und bekannteste Form der epileptischen Anfälle sind die (generalisierten) tonisch-klonischen Anfälle, oft auch als „große Anfälle" oder „Grand-mal" (Plural: Grand maux) bezeichnet.

Tonisch-klonische Anfälle treten als primär generalisierte Anfälle auf oder gehen über den Mechanismus der sekundären Generalisierung – also einer Ausbreitung der epileptischen Aktivität – aus einem fokalen Anfall hervor.

Dabei treten nacheinander bestimmte Erscheinungen auf. Der typische tonisch-klonische Anfall beginnt mit einer tonischen Phase der Anspannung (Versteifung) der Muskulatur von Armen und Beinen, die vom Bewusstseinsverlust begleitet wird. Als Folge der Muskelanspannung kann ein Stöhnen oder sogar eine Art Aufschrei zu hören sein. Die Person stürzt zumeist nieder – dabei kann sie sich verletzen. Diese tonische Phase dauert etwa zehn bis 20 Sekunden. Ihr folgt die klonische Phase, in der ausgeprägte Myoklonien (Zuckungen) – der Wechsel von Anspannung und Erschlaffung der Muskulatur – in den Armen, Beinen, Gesicht usw. das Geschehen prägen. Die klonische Phase dauert eine halbe Minute oder länger, manchmal bis zu zwei Minuten. Die zumeist offenen Augen können verdreht sein. Verstärkter Speichelfluss und heftiges Atmen können zur Schaumbildung vor dem Mund führen. Wenn ein Zungenbiss hinzukommt, färbt sich der Schaum blutig. Nach dem Abklingen der klonischen Phase folgt die Terminalphase, die durch einen mehr oder minder ausgeprägten Tiefschlaf geprägt ist. Im Verlauf dieser minutenlangen, möglicherweise aber auch mehrstündigen Schlafphase werden die Betroffenen immer leichter erweckbar, sind aber oft desorientiert oder gereizt. Bei manchen Betroffenen können diffuse Beschwerden wie Unwohlsein, Müdigkeit, Schwindel, Kopfschmerzen, Muskelkater nach einem Anfall unter Umständen lange anhalten.

Absencen – in sich wieder eine vielgestaltige Gruppe – sind kurzzeitige Zustände der „Abwesenheit", also des Bewusstseinsverlustes. Die Betroffenen unterbrechen plötzlich und für kurze Zeit – zumeist wenige Sekunden, nicht länger als eine halbe Minute – ihre Handlung, ihr Gespräch; sie starren leer vor sich hin. Manchmal führen sie ihre Handlungen in entstellter Form weiter, z. B. indem anstelle des eben ausgeführten Schreibens plötzlich ein mechanisches Kritzeln ausgeführt wird. Wenn die Absence abgeklungen ist, können die Betroffenen oft sofort mit der unterbrochenen Tätigkeit oder Unterhaltung fortfahren. Absencen können von Tonusauffälligkeiten, Myoklonien usw. begleitet werden. Bei vorliegenden oder auch selbst bei anamnestisch bekannten, aber längst abgeklungenen Absencen kann sich ein Absencen-Status ausbilden.

Bei den *myoklonischen Anfällen* treten kurze Zuckungen von Muskelgruppen mit Bewegungseffekten auf, die sich unregelmäßig wiederholen können. Die Myoklonien aus dem Formenkreis der epileptischen Anfälle verlangen eine differenzialdiagnostische Abklärung gegenüber den nichtepileptischen Myoklonien. Bei den *klonischen Anfällen* treten Kloni (Muskelzuckungen) auf, die zu entsprechenden Bewegungseffekten führen. Bei den *tonischen Anfällen* treten für kurze Zeit – fünf bis zwanzig Sekunden – tonische Anspannungen bestimmter Muskelgruppen auf. Bei den *atonischen Anfällen* geht der Muskeltonus verloren. Die Betroffenen sacken in sich zusammen.

Epileptische Enzephalopathie

Bei einigen Personen treten nicht nur sehr häufig Anfälle auf, sondern es werden psychische Funktionen, namentlich die kognitiven und die mnestischen (das Gedächtnis betreffende) Funktionen und Verhaltensmuster zerstört, wohl infolge einer progredienten Störung der Hirnfunktionen infolge der Anfälle (vgl. Krämer 2012, S. 403). Dies kann sich als Abbauprozess bisher vorhandener Leistungsfähigkeit und in Form von massiven Verhaltensauffälligkeiten zeigen. Wenn Kinder sehr früh betroffen sind, bleiben sie in ihrer mentalen Entwicklung zurück und entwickeln eine geistige Behinderung. Dieses Zustandsbild nennt man *epileptische Enzephalopathie*. In Abhängigkeit von der konkreten Erkrankung, ihrer Schwere, ihren Anfällen, aber eben auch infolge unterschiedlicher Ursachen der Epilepsie sind solche epileptischen Enzephalopathien unterschiedlich ausgeprägt.

Diagnostik

Die Diagnostik der Epilepsie liefert die Grundlagen für die Auswahl der Behandlung, für die Prognose usw. Die Diagnostik geht nicht nur der Frage nach Art und Ursache der epileptischen Anfälle und der Einordnung in die Epilepsiesyndrome nach, sondern auch der differenzialdiagnostischen Abklärung gegenüber dissoziativen Anfällen sowie den anderen Anfällen nichtepileptischer Natur.

Merksatz
In der Begleitung von Menschen mit einer Epilepsie kommt es darauf an, den Ablauf der Anfälle, ihre Symptome im Hinblick auf Bewusstsein, Bewegungen und Verhaltensweisen, aber auch ihre Häufigkeit und ihre tageszeitliche Bindung zu erfassen und eindeutig zu dokumentieren. Die Wahl der exakten fachlichen Bezeichnung ist eine ärztliche Aufgabe.

Ausgangpunkt der Diagnostik der Epilepsien sind wie immer die genaue Erhebung der Anamnese und die sorgfältige Erfassung des Erscheinungsbildes der Anfälle. In der Regel bekommt ein behandelnder Arzt oder eine behandelnde Ärztin die Anfälle gar nicht zu Gesicht. Deshalb kommt es darauf an, dass die Menschen, die Zeugen eines oder gar mehrerer Anfälle bei der von ihnen begleiteten Person werden, möglichst genau beobachten und auch dokumentieren, was sie gesehen haben. Eine Reihe von Gesichtspunkten sind wichtig, unter anderem:

- Was ging dem Anfall voran?
- War vor dem Anfall schon etwas Auffälliges zu beobachten?
- Wie ging der eigentliche Anfall los?
- Welche Erscheinungen folgten in welcher Reihenfolge?
- Verlor die Person das Bewusstsein?
- Nässte die Person ein?
- Biss sich die Person im Anfall auf die Zunge?

- Führte die Person bestimmte Bewegungen aus?
- Gab die Person bestimmte Geräusche von sich?
- Konnte die Person sich die Wörter merken, die man ihr während des Anfalls zurief?
- Wie lange dauerte es, bis die Person wieder bei sich war?
- Folgte dem Anfall eine Schlafphase?

Die Zeugen des Anfallgeschehens, falls sie nicht ausgesprochene epileptologische Spezialisten sind, tun gut daran, nicht vorschnell eine vermeintlich zutreffende und möglicherweise irreführende Anfallsbezeichnung zu verwenden, sondern sich auf eine sorgfältigste Anfallbeschreibung zu konzentrieren.

Die spezielle Diagnostik der Epilepsien ist Aufgabe von Fachärztinnen und -ärzten für Neurologie – möglichst epileptologisch versiert – und spezialisierten Epilepsiezentren.

Die klinisch-neurologische Untersuchung und die Anamnese werden ergänzt durch technische Untersuchungsverfahren: Elektroenzephalografie (EEG), bildgebende Verfahren (Computertomografie, Magnetresonanztomografie usw.), kombinierte Anwendung von EEG und Videoaufzeichnungen der Anfälle, biochemische, genetische u. a. Laboruntersuchungen – je nach Gesichtspunkten des Einzelfalls. Gerade erstmalige Anfälle bedürfen der gründlichsten Diagnostik, oft unter stationären Bedingungen. Hinter einem ersten Anfall, insbesondere im Erwachsenenalter, kann nämlich eine sehr ernsthafte Ursache stehen, die der rechtzeitigen Behandlung (z. B. bei Hirntumoren) bedarf.

Die Diagnostik kann der Frage nachgehen, ob die Ursache einer bestehenden Epilepsie operativ beseitigt werden kann. Leider ist nur bei einem kleinen Teil der Betroffenen die Epilepsie neurochirurgisch zu behandeln, indem das für die pathologischen hirnelektrischen Aktivitäten verantwortliche Hirngewebe operativ entfernt wird. Bei der prächirurgischen Diagnostik kommt es darauf an, den Ausgangspunkt der pathologischen hirnelektrischen Aktivitäten exakt zu erfassen. Es kann dabei sogar notwendig werden, in einem weiteren Schritt mittels auf die freigelegte Hirnoberfläche angelegter Elektroden oder sogar ins Hirngewebe vorgeschobener Tiefenelektroden Aufschluss über den Ausgangspunkt bzw. den Weg der Erregung im Hirngewebe zu erhalten. Dann muss entschieden werden, ob der epileptogene Bereich des Hirngewebes ohne gravierende Auswirkungen für wichtige Hirnfunktionen operativ beseitigt werden kann.

Therapie

Im Mittelpunkt der Therapie der Epilepsien steht die medikamentöse Behandlung mit Antiepileptika (Antikonvulsiva). Die medikamentöse Behandlung ist bei der überwiegenden Mehrzahl der Betroffenen wirksam, also bei etwa drei Viertel der an Epilepsie erkrankten Personen. Das Ziel der antiepileptischen Behandlung besteht in der Minderung von Zahl und Schwere der Anfälle, möglichst in der völligen Unterdrückung der Anfälle (Anfallsfreiheit). Vollständige oder auch nur eine zufriedenstellende Anfallskontrolle kann jedoch leider nicht bei allen Patientinnen und Patienten erreicht werden.

Für die medikamentöse Behandlung steht heute eine große Palette von Substanzen und Darreichungsformen zur Verfügung. Grundsätzlich richtet sich die Auswahl der Antiepileptika nach der Form der Anfälle bzw. dem vorliegenden Epilepsiesyndrom. Die Auswahl obliegt dem Arzt oder der Ärztin. Die antiepileptischen Medikamente unterscheiden sich in ihren Wirkprinzipien. Deshalb kommt bei Wirkungslosigkeit einer bestimmten Substanz, sofern diese ausreichend hoch dosiert und lange genug gegeben wurde, der Umstieg auf eine Substanz mit einem anderen Wirkprinzip in Betracht.

Merksatz
Die wichtigste und häufigste Therapie der Epilepsien liegt in der medikamentösen Behandlung mit Antiepileptika (Antikonvulsiva). Die Wahl des Medikaments richtet sich nach der Art der Anfälle und dem Epilepsiesyndrom. Ziel ist die Verminderung der Anzahl der Anfälle, am besten die Anfallsfreiheit.

Leider weisen Antiepileptika – wie alle Arzneimittel – nicht nur Wirkungen, sondern auch Nebenwirkungen auf. So kann es schlimmstenfalls vorkommen, dass im Einzelfall ein an und für sich eindeutig wirksames Antiepileptikum wegen nicht tolerierbarer Nebenwirkungen reduziert oder sogar abgesetzt werden muss. Bei der Klärung der Frage, ob die Arzneimittel ausreichend oder zu hoch dosiert sind oder es offenkundig zu Unregelmäßigkeiten der Einnahme gekommen ist, spielt die Blut- oder Plasmaspiegelkontrolle der Antiepileptika eine Rolle. Anzumerken ist noch, dass nicht die Beeinflussung der pathologischen Merkmale des EEG, sondern die Beeinflussung der klinischen Symptomatik im Mittelpunkt steht.

Einer der heikelsten Aspekte der antiepileptischen Arzneimitteltherapie liegt in den Wechselwirkungen (Interaktionen) der Antiepileptika mit anderen Arzneimitteln. Diese Wechselwirkungen können zu Senkungen oder Erhöhungen der Antiepileptika-Konzentration im Blut oder umgekehrt zur Beeinflussung der Wirkungen anderer Arzneimittel durch die Antiepileptika führen

In manchen Fällen kommen therapeutische Alternativen zur medikamentösen Behandlung in Betracht: Bei der Epilepsiechirurgie wird das epileptogene Hirngewebe operativ entfernt. Natürlich ist diese Methode nur sinnvoll, wenn sich ein klar umschriebener Herd, von dem die epileptische Erregung ausgeht, lokalisieren lässt. Außerdem muss der Herd so gelegen sein, dass er ohne große Risiken entfernt werden kann.

Seltener eingesetzt wird die *Vagusnervstimulation* (VNS), bei der der Vagusnerv durch eine implantierte Elektrode stimuliert wird.

Oft, vor allem bei komplizierten, schweren und chronisch verlaufenden Epilepsien, kommen auch psycho- und soziotherapeutische Verfahren ergänzend in Betracht. Insbesondere bei der Behandlung dissoziativer oder pseudoepileptischer Anfälle sind psychotherapeutische Verfahren relevant.

Eine wachsende Bedeutung gewinnen in der Epilepsiebehandlung *psychoedukative Verfahren* (z. B. das PsychoEdukative Programm Epilepsie für Menschen mit Lern- und geistiger Behinderung PEPE, Huber & Seidel, 2003). Dabei soll der kompetente Umgang der Betroffenen mit ihrer individuellen Erkrankung einschließlich einer adäquaten Lebensführung im Sinne des Empowerments gefördert werden.

Merksatz
Die Behandlung der Epilepsien ist komplex. Sie umfasst je nach den individuellen Gegebenheiten medikamentöse, epilepsiechirurgische und andere somatische, psychosoziale und psychotherapeutische Verfahren.

Psychosoziale Aspekte

Menschen mit Epilepsie müssen oft Einschränkungen ihrer schulischen Belastbarkeit und Leistungsfähigkeit, Arbeits- und Erwerbsfähigkeit, Fahrtüchtigkeit, Frühberentung usw., aber auch im Freizeitbereich (z. B. Fahrradfahren, Schwimmen) hinnehmen. Dies trifft insbesondere zu, wenn die Epilepsie aktiv ist, also noch Anfälle auftreten, oder die Antiepileptika erhebliche Nebenwirkungen haben.

Merksatz

Menschen mit Epilepsien sind nicht selten völlig ungerechtfertigten Vorurteilen oder auch unzutreffenden Fehlbeurteilungen ihrer Fähigkeiten, beruflichen Eignung usw. ausgesetzt. Dennoch sind bestimmte berufliche oder Freizeitaktivitäten immer hinsichtlich möglicher Gefährdungen durch die Anfälle zu bedenken. Dazu benötigen die Betroffenen gezielte Beratung und Anleitung.

Oft sind es aber bloße Vorurteile oder Bequemlichkeit, die dazu führen, dass die Bedingungen und Anforderungen am Arbeitsplatz oder in der Schule nicht an die Bedürfnisse und Bedingungen der Betroffenen angepasst sind. Leider wird auch noch oft pauschal die berufliche Einsatzfähigkeit von Menschen mit Epilepsien bezweifelt. Dabei kommt es darauf an, die konkrete Situation, namentlich die Art und Häufigkeit der Anfälle, zu bewerten.

Im Hinblick auf die psychosozialen Komplikationen spielen leider auch heute noch Stigmatisierungen durch gesellschaftliche Vorurteile, überholte Bestimmungen usw. eine sehr nachteilige Rolle.

Psychische Störungen

Die epileptische Enzephalopathie wurde bereits erläutert. Aber bei Personen, die an Epilepsie erkrankt sind, können zeitweilig weitere psychische Störungsbilder auftreten. Manchmal kommt es im Vorfeld von Anfällen zu depressiven oder gereizten Verstimmungszuständen. Auch nach den Anfällen können sich derartige Syndrome zeigen. Es kann auch vorkommen, dass unter forcierter und erfolgreicher Anfallsbehandlung affektive oder psychotische Symptome (sog. Alternativpsychosen) auftreten. Man vermutet als Ursache eine zu rasche Normalisierung der gestörten hirnelektrischen Aktivitäten. Nicht selten werden kurzzeitige Verhaltensauffälligkeiten, die Ausdruck epileptischer Anfälle sind, nicht hinsichtlich ihrer epileptischen Natur erkannt.

Merksatz

Psychische Störungsbilder wie psychotische oder depressive Episoden bei Menschen mit Epilepsien können auf die gestörte Hirnfunktion zurückgehen oder eine Auswirkung der Behandlung, aber auch Ausdruck ihrer oft enormen psychosozialen Belastung sein.

Psychische Störungen können auch als Folge überbehütender Erziehung, erlebter Zurücksetzung oder erlebter sozialer Einschränkungen wegen der Epilepsie entstehen. Resignation, mangelndes Selbstwerterleben, regelrechte depressive Verstimmungen, neurotische Verarbeitungsmuster bis hin zu dissoziativen Anfällen können die Folge sein.

Nicht zuletzt sollte man an die psychischen Nebenwirkungen der Antiepileptika (z. B. Reizbarkeit, Müdigkeit, psychotische Symptome) denken.

Weitere Aspekte

Auch die Anfälle selbst können zu erheblichen Komplikationen führen. Stürze verursachen nicht selten erhebliche Verletzungen, schlimmstenfalls mit Todesfolge. Im Wiederholungsfall ist die Nutzung eines Schutzhelms für Betroffene zu prüfen und gegebenenfalls anzuraten. Auch besteht bei unerwarteten Anfällen beim Baden oder Schwimmen die Gefahr des Ertrinkens. In Fällen großer Anfallsgefährdung ist vom unbeaufsichtigten bzw. unbegleiteten Schwimmen und Baden abzuraten. Unter Umständen muss auch das Wannenbad von Betroffenen begleitet werden.

Eine seltene, jedoch besonders dramatische Komplikation bei Epilepsien liegt in den plötzlichen unerklärlichen Todesfällen (*SUDEP = Sudden unexpected death in epilepsy*), die leider immer wieder vorkommen. Dabei werden die Betroffenen zumeist morgens in ihrem Bett tot aufgefunden, ohne dass man die Todesursache in Ersticken oder in anfallsbedingten Verletzungen fände. Die Mechanismen, die einem SUDEP zugrunde liegen, sind noch nicht ausreichend aufgeklärt. Man nimmt an, dass es sich um einen Zusammenbruch autonomer Funktionen handelt. Nicht zuletzt deshalb ist es derzeit kaum möglich, einem SUDEP wirksam vorzubeugen. Allerdings gelten u.a. jüngeres Alter, männliches Geschlecht, symptomatische Epilepsien, häufige tonisch-klonische Anfälle, unregelmäßige Medikamenteneinnahme, ausgeprägter Alkoholgenuss, Polypharmazie in statistischer Hinsicht als Risikofaktoren. Allein die verhaltensbedingten Faktoren kann man beeinflussen und so vielleicht zur Minderung des SUDEP-Risikos beitragen.

Spezielle Aspekte bei geistiger Behinderung

Bei Menschen mit geistiger Behinderung treten Epilepsien überdurchschnittlich häufig auf. Für Menschen mit einer leichten Intelligenzminderung liegt die Häufigkeit zwischen 6 bis 20 Prozent, bei Personen mit schweren Graden zwischen 20 und 35 Prozent (vgl. Krämer, 2012, S. 1093). Bei Menschen mit schwerster geistiger Behinderung ist die Häufigkeit sogar noch höher.

Wenn eine prä-, peri- oder postnatale Hirnschädigung die Ursache der geistigen Behinderung ist, handelt es sich zumeist um symptomatische Epilepsien. Aber auch genetisch bedingte Epilepsien können bei Menschen mit Intelligenzminderung auftreten, zumal im Rahmen genetisch bedingter Behinderungssyndrome.

Menschen mit geistiger Behinderung sind in der Regel bei der Erkennung, Dokumentation der Anfälle, Befolgung bzw. Umsetzung ärztlicher Verordnungen sowie bei der Beobachtung von Wirkungen und Nebenwirkungen der Behandlung auf die verantwortungsbewusste und sorgfältige Unterstützung durch Angehörige, Mitarbeitende der Dienste und Einrichtungen der Behindertenhilfe, darunter Heilerziehungspflegerinnen und -pfleger, angewiesen. Die optimale Behandlung der Epilepsie ist ein wichtiger Beitrag zum gesundheitlichen Wohlbefinden, zur Lebensqualität und zur Förderung der gesellschaftlichen Teilhabe. Eine unzureichende oder inadäquate Behandlung der Anfälle kann die Teilhabechancen zusätzlich beeinträchtigen.

Merksatz
Menschen mit Intelligenzminderung benötigen im Umgang mit ihrer Epilepsie, in der zuverlässigen Behandlung (Arzneimittel) und bei der Bewältigung der mit dem Anfallsleiden verbundenen Probleme besondere Unterstützung und Anleitung. Dies trifft insbesondere auf die Vermeidung von zusätzlichen verhaltensbedingten Risiken (z.B. bei Schlafentzug, Alkoholgenuss) zu.

6.5.2 Infantile Zerebralparesen

Infantile Zerebralparesen als Oberbegriff

Der Begriff der *infantilen Zerebralparesen* (Synonyme: zerebrale Kinderlähmung, infantile Paralyse, Little'sche Krankheit) ist ein Oberbegriff für prä-, peri- oder postnatal entstandene Störungsbilder, die durchaus unterschiedlich ausgestaltet sind. Die Gemeinsamkeiten liegen in Bewegungsstörungen unterschiedlicher Gestalt und Lokalisierung und häufig in zusätzlichen Störungen der Körperhaltung liegt. Die zumeist vorherrschende Steigerung des Muskeltonus in Form von Spastik, Rigidität, aber auch Athetose, Ataxie und Tremor prägen das Bild. Die auffällige Spastik hat dazu geführt, dass die betroffenen Menschen manchmal abwertend „Spastiker“, schlimmer noch „Spastis“ genannt werden.

Merksatz
Infantile Zerebralparesen (ICP, zerebrale Kinderlähmung, infantile Paralyse, Little'sche Krankheit) sind sehr vielgestaltig. Der Begriff der infantilen Zerebralparese ist ein Oberbegriff für unterschiedliche prä-, peri- oder postnatal entstandene Störungsbilder, deren Gemeinsamkeiten in Bewegungsstörungen unterschiedlicher Gestalt und Lokalisierung und häufig in zusätzlichen Störungen der Körperhaltung liegen.

Formen und Symptomatik

Unter den klinischen Ausprägungen der infantilen Zerebralparesen sind zu nennen:

- die diplegische Zerebralparese,
- die paraplegische Zerebralparese,
- die hemiplegische Zerebralparese,
- die tetraplegische Zerebralparese,
- die ataktische Zerebralparese und
- die athetotische bzw. dyskinetische Zerebralparese.

Bei der *diplegischen Form* als der häufigsten Form sind die Beine mehr als die Arme von der Lähmung betroffen. Adduktorenspasmen sind typisch. Sie wirken sich in überkreuzten Beinen aus. Bei der *paraplegischen Form* sind beide Beine (nicht hingegen die Arme und die Gesichtsmuskulatur), bei der *hemiplegischen Form* Arme und Beine einer Körperhälfte betroffen. Im Falle der *tetraplegischen Form* umfasst das Bild Bewegungsbeeinträchtigungen von Armen und Beinen. Bei *ataktischen Formen* stehen Symptome der gestörten Gleichgewichts- und Koordinationsfunktionen im Vordergrund. Bei *athetotischen bzw. dyskynetischen Formen* prägen unwillkürliche und überschießende Bewegungen das Bild.

Schon in der frühen Kindheit der Betroffenen zeigen sich erhebliche Auffälligkeiten. Neben Störungen wichtiger physiologischer Funktionen wie der Atmung, der Saug- und Schluckakte, Beeinträchtigungen des körperlichen Gedeihens usw. verzögert sich vor allem die statomotorische Entwicklung der Betroffenen. Auffälligkeiten der Haltungs- und Stellreflexe treten auf. Wenn die Schädigung weniger schwerwiegend ist, kann die pathologische Abweichung auch erst später auffallen. Das ist besonders nachteilig, weil die Prognose und die Bewältigung der Beeinträchtigungen maßgeblich von einer früh einsetzenden Therapie abhängen.

Durch den veränderten Muskeltonus infolge der beeinträchtigten Gliedmaßenkoordination und aufgrund der erzwungenen Haltungen des Körpers und der Extremitäten haben Betroffene häufig Schmerzen und Kontrakturen in den Gelenken. Die Tonussteigerungen können zur Über- und Fehlbeanspruchung des Bewegungsapparates mit verschiedenen Folgen, z. B. Sehnenentzündungen, Gelenkabnutzungen (Arthrosen) oder -entzündungen (Arthritiden), führen.

Zusätzliche Funktionsdefizite wie Schielen, Störungen des Sprechens und der Sprache sowie Hörminderung können von Anfang an das Gesamtbild komplizieren. In manchen Fällen kann auch die Intelligenz im Sinne einer Lern- oder einer geistigen Behinderung verschiedener Schweregrade vermindert sein. Allein aus dem Vorliegen einer infantilen Zerebralparese kann man allerdings nicht auf eine Intelligenzminderung schließen.

Psychopathologische Auffälligkeiten in Form einer hirnorganischen Symptomatik oder psychische Störungen als Reaktion auf erlebte Zurücksetzung oder wahrgenommene Beeinträchtigungen der Teilhabe können gleichfalls vorhanden sein. Auch symptomatische Epilepsien sind möglich.

Merksatz
Neben den Bewegungsstörungen treten weitere Symptome einer ZNS-Schädigung auf. Kognitive Beeinträchtigung bis hin zur Intelligenzminderung können, müssen aber nicht zu einer infantilen Zerebralparese gehören.

Ursachen

Den verschiedenen Bildern liegen pränatale, perinatale oder postnatale Hirnschädigungen infolge verschiedener Ursachen zugrunde. Bei den zahllosen Ursachen kann es sich etwa um eine Plazenta-Insuffizienz oder Infektionskrankheit während der Schwangerschaft, unreife Frühgeburten, Sauerstoffmangel bei der Geburt oder andere Geburtskomplikationen handeln. Eine weitere Ursache kann ein Kernikterus infolge einer Rhesusfaktoren-Unverträglichkeit sein. Die Lokalisierung und Ausdehnung der geschädigten Hirnregionen bestimmen maßgeblich das klinische Bild, seine Schwere und die zusätzlichen Symptome.

Psychosoziale Aspekte: Die Symptomatik der infantilen Zerebralparesen bringt in Abhängigkeit von der klinischen Form und Schwere der Bewegungsstörungen und natürlich der Zusatzsymptomatik (Komorbiditäten) erhebliche Beeinträchtigungen der Aktivitäten und der sozialen Teilhabe mit sich. Oft erleben die Betroffenen wegen ihrer manchmal bizarren Bewegungsauffälligkeiten auf dem Spielplatz, in der Schule, später in Ausbildung, Studium und Beruf Spott, Hänseleien und Ausgrenzungen. Nicht selten wird ihnen unterstellt, sie wären intellektuell beeinträchtigt, auch wenn das gar nicht der Fall ist. Dazu trägt insbesondere die Beeinträchtigung der lautsprachlichen Kommunikation bei.

Therapie

Im Mittelpunkt der Therapie steht bei infantilen Zerebralparesen eine möglichst frühzeitig einsetzende, umfassende und langdauernde physiotherapeutische Behandlung. Die Physiotherapie soll Bewegungsabläufe, Gelenkbeweglichkeit, Haltung, Stabilität, Kraft u. a. fördern. Dabei dominieren zwei Behandlungsmethoden: nach Vojta und nach Bobath. Beide Methoden nehmen für sich in Anspruch, auf neurophysiologischer Grundlage entwickelt zu sein. Die seinerzeit formulierten theoretischen Begründungen beider Verfahren sind heute infrage gestellt. Dennoch erfreuen sich beide Methoden dank ihrer Erfolge großer Anerkennung und großen Zuspruchs.

Merksatz
Im Zentrum der Behandlung stehen physiotherapeutische Verfahren. Je nach Symptomatik können weitere Behandlungen sowie die Versorgung mit Hilfsmitteln erforderlich sein. Auf jeden Fall müssen die Maßnahmen in einen systematischen Behandlungsplan eingebunden sein.

Je nach Symptomatik kommen logopädische und ergotherapeutische Behandlungen hinzu. Häufig wird die Spastik mit Medikamenten – einschließlich Botulinustoxin-Injektionen – gelindert. Orthopädische Hilfsmittel (z.B. Orthesen, Stützen, Rollstühle) und unter Umständen auch operative Eingriffe am Bewegungsapparat (Sehnen, Nerven, Muskeln) kommen gegebenenfalls infrage. Die Beeinträchtigungen der lautsprachlichen Kommunikation machen neben logopädischen Maßnahmen oft den Einsatz von Methoden und technischen Hilfsmitteln zur unterstützten Kommunikation (siehe Kap. 2.2.3, S. 366 f.) notwendig, z.B. Talker oder Gebärdensprache. Die vielfältigen Probleme können die Erschließung des kindlichen Erfahrungsraumes und die altersgerechte Entwicklung der Persönlichkeit behindern.

Es ist wichtig, dass die komplexe Behandlung, die ihrem Wesen nach nur eine symptomatische Behandlung sein kann, unter der Regie kompetenter Fachleute der Interdisziplinären Frühförderstellen und der Sozialpädiatrischen Zentren (SPZ) systematisch an präzise formulierten Zielen ausgerichtet und in multiprofessioneller Kooperation verwirklicht wird. Natürlich benötigen die Betroffenen selbst und auch ihre Angehörigen Beratung in vielen medizinischen Fragen, zu sozialmedizinischen Aspekten, Schule, Berufswahl usw.

Große versorgungspraktische Probleme stellen sich in der Regel ein, wenn die Betroffenen mit dem Erreichen der Altersgrenze von 18 Jahren aus der Zuständigkeit der SPZ oder erfahrener Neuropädiater herausfallen und damit ihr bewährtes, eingespieltes System therapeutischer Unterstützung verlieren. Für das Erwachsenenalter gibt es kaum vergleichbar qualifizierte und ausgestattete Angebote.

6.5.3 Schlaganfall

Der Schlaganfall – auch Apoplex, apoplektischer Insult, Hirnschlag, zerebraler Insult, *stroke* (engl.) usw. – ist ein vergleichsweise häufiges Ereignis und eine der häufigsten Todesursachen. Grundsätzlich sind drei Formen zu unterscheiden:

- Akute Durchblutungsminderung: *ischämischer Insult*
- Blutung in das Hirngewebe: intrazerebrale Blutung, Hirnmassenblutung, *hämorrhagischer Insult*
- Die *Subarachnoidalblutung* gehört ebenfalls in den Kreis der vaskulär bedingten Ereignisse, es handelt sich um eine Blutung in den Subarachnoidalraum (siehe Kap. 6.2.9, S. 258).

Merksatz
Als Schlaganfälle werden akute Durchblutungsminderungen (ischämischer Insult) und Blutungen ins Gehirngewebe (hämorrhagischer Insult) bezeichnet. Auch die Subarachnoidalblutung gehört zu den vaskulär bedingten Ereignissen.

Die drei Formen sind in absteigender Reihenfolge ihrer Häufigkeit aufgeführt. Allein der ischämische Insult macht schon mehr als drei Viertel aller Fälle aus.

Ischämischer Insult

Ursachen und Risikofaktoren

Bei einem ischämischen Insult ist infolge der Minderdurchblutung der Stoffwechsel in einem mehr oder minder ausgedehnten Areal des Gehirns gestört. Vor allem die mangelnde Sauerstoff- und Glukoseversorgung des Hirngewebes ist problematisch. Die Folge eines komplexen Geschehens mit Ödembildung usw. ist schlimmstenfalls der irreversible Zelluntergang (Nekrose).

Nur über eine begrenzte Zeit – im Allgemeinen nicht länger als drei Minuten – kann das Gehirn das Fehlen der Sauerstoffversorgung tolerieren. Das Hirngewebe ist überhaupt das Gewebe des Körpers, das am empfindlichsten auf Sauerstoffmangel reagiert. Bestimmte Teile des Gehirns sind besonders empfindlich für den Sauerstoffmangel: Teile des Kleinhirns und das Ammonshorn. Je nach Schwere und Dauer der Unterbrechung des Blutflusses oder der Sauerstoffsättigung tritt eine hypoxische oder anoxische Hirnschädigung ein.

Einem ischämischen Insult bzw. einer akuten arteriellen Minderdurchblutung bestimmter Hirnregionen können verschiedene Faktoren zugrunde liegen:

- Gefäßverschluss einer Hirnarterie oder einer hirnversorgenden Arterie durch eine Thrombose
- Gefäßverschluss durch einen Embolus, der aus arteriosklerotischen Arterien oder aus dem Herzen stammt
- Blutdruckabfall vor dem Hintergrund arteriosklerotisch verengter Hirngefäße
- Gefäßverengung als Folge einer entzündlichen Gefäßerkrankung

Merksatz
Es gibt viele verschiedene Ursachen für Minderdurchblutungen (ischämische Insulte) des Hirngewebes.

Minderdurchblutungen vergleichbarer Art können übrigens nicht nur am Gehirn, sondern auch am Rückenmark, an inneren Organen oder Extremitäten vorkommen.

Risikofaktoren für einen ischämischen Insult sind Gefäßalterung, arteriosklerotische und anderweitige Gefäßveränderungen, die begünstigt werden durch Diabetes mellitus, Fettstoffwechselstörungen, Bluthochdruck, Rauchen usw.

Vorboten

Einem ischämisch bedingten Schlaganfall mit seiner ausgeprägten Symptomatik können vorübergehende Funktionsausfälle bestimmter Hirnregionen vorausgehen. Bei diesen zeitweiligen Funktionsausfällen infolge Minderdurchblutung gibt es zwei Formen:

Bei den *transitorischen ischämischen Attacken* (TIA) zeigen sich für einige Stunden Symptome wie Sprachstörungen, Sehstörungen, Lähmungen usw. Sie klingen aber innerhalb einiger Stunden klinisch folgenlos ab. Im MRT hinterlassen solche Ereignisse dennoch oft bleibende Spuren in Form von Gewebsuntergang.

Dauert das Abklingen der Symptomatik jedoch länger als 24 Stunden, nennt man den Zustand *prolongiertes reversibles ischämisches neurologisches Defizit* (PRIND).

Auf jeden Fall sind TIA und PRIND ernste Warnzeichen. Sie verlangen eine sorgfältige diagnostische Abklärung und können therapeutischen Konsequenzen nötig machen. Sie ernst zu nehmen kann helfen, den Eintritt eines folgenschweren Insults zu verhindern.

Merksatz
Transitorische ischämische Attacken (TIA) oder prolongierte ischämische neurologische Defizite (PRIND) sind Hinweise für eine Beeinträchtigung der Hirndurchblutung und insofern Warnzeichen für ein drohendes massiveres Ereignis. Sie verlangen eine konsequente Diagnostik.

Symptomatik

Beim Vollbild des ischämischen Insults treten deutlich massivere Symptome auf. Wenn die Minderdurchblutung nicht schnellstens beseitigt werden kann, bleiben die Symptome bestehen oder gehen doch wenigstens in eine deutliche Residualsymptomatik über. Charakteristisch für den ischämischen Insult ist der plötzliche Beginn durch einen schlagartigen Ausfall von Hirnfunktionen. Das konkrete klinische Bild und seine Schwere hängen davon ab, welche Hirnregion von der Minderdurchblutung betroffen ist.

Häufig ist das Stromgebiet der *Arteria cerebi media* von einer Minderdurchblutung bzw. einem Gefäßverschluss betroffen. Dann stellen sich hauptsächlich folgende Symptome ein:

- Bewusstseinstrübung bis hin zum Koma
- Verwirrtheit
- Aphasie (nur bei Ischämie der sprachdominanten Hemisphäre, meist links) und andere neuropsychologische Syndrome (Dyslexie, Akalkulie, Anosognosie usw.)
- Kontralaterale Hemianopsie (Blindheit auf einer Seite)
- Kontralaterale Gesichtslähmung
- Kontralaterale (gegenseitige) Halbseitenlähmung (anfangs schlaff, später spastisch)
- Kontralaterale halbseitige Sensibilitätsstörungen
- Harninkontinenz oder Harnverhalt

Der Begriff *kontralateral* meint, dass bei einem linksseitigen Insult die gegenüberliegende, also die rechte Körperhälfte die motorischen und sensiblen Symptome aufweist. Bei einem Insult in der rechten Hirnhälfte ist die linke Körperhälfte von den Symptomen betroffen. Die Kontralateralität ist in der Kreuzung der Pyramidenbahn von der Gegenseite und der sensiblen Nervenbahnen von der Gegenseite begründet.

Nach einem Schlaganfall bleibt häufig ein Zustandsbild bestehen, das u.a. durch eine Gesichtslähmung, Armbeugung, Fingerbeugung und gleichzeitig eine Streckung des Beines und des Fußes (Spitzfuß) gekennzeichnet ist. Beim Gehen wird das gelähmte Bein halbkreisförmig nach vorn geführt. Das Bild wird auch als *Wernicke-Mann-Lähmung* bezeichnet.

Merksatz
Die konkrete individuelle Symptomatik des ischämischen Insults hängt davon ab, welches Hirngebiet von der Durchblutungsstörung betroffen ist und wie schwer die akute Minderversorgung war.

Diagnostik

Die Diagnostik muss so schnell wie möglich erfolgen. Von ihr hängen die weiteren Schritte ab, was wiederum direkte Auswirkungen auf die Prognose hat. Die Diagnostik umfasst neben der Anamnese eine gründliche klinisch-neurologische Befunderhebung und eine umfassende paraklinische Abklärung. Dabei steht die Bildgebung (MRT, CT, Sonografie), gegebenenfalls mit sehr speziellen Verfahren (z. B. Subtraktionsangiografie), im Mittelpunkt der paraklinischen Diagnostik. Ergänzt wird sie durch eine umfangreiche Labordiagnostik, evtl. inklusive Liquoruntersuchungen. Die Befunde, die die einzelnen Untersuchungsmethoden zutage fördern können, hängen teilweise vom Untersuchungszeitpunkt ab. So bildet sich beispielsweise ein frischer Hirninfarkt nicht sofort im normalen CT ab.

Selbst medizinische Laien können noch vor Eintreffen des Notarztes feststellen, ob wahrscheinlich ein Schlaganfall vorliegt. Sie müssen nur die betroffene Person, falls sie kooperieren kann, einige einfache Aufgaben nach der sogenannten FAST-Regel, ursprünglich aufgestellt von amerikanischen Neurologen, ausführen lassen.

Merksatz
Mit der Anwendung der FAST-Regel können Heilerziehungspflegerinnen und -pfleger und medizinische Laien auf einen wahrscheinlichen Schlaganfall schließen und unverzüglich notärztliche Hilfe rufen. Die FAST-Regel erfasst Lähmungen des Gesichts und der Extremitäten und Sprachausfälle:
Face (Gesicht): Fordern Sie den Betroffenen zum Lächeln auf. Eine Gesichtslähmung zeigt sich in einer einseitigen asymmetrischen Bewegung der Gesichtsmuskulatur (in einem schiefen Gesicht).
Arm (Arm): Fordern Sie die betroffene Person auf, den Arm zu heben. Eine Lähmung zeigt sich in der Unfähigkeit, den Arm zu heben, oder darin, dass er nicht oben gehalten werden kann, sondern absinkt.
Speech (Sprache): Aufforderung, einen Satz nachzusprechen. Gänzliche Unfähigkeit, dies zu tun, oder eine verwaschene Sprache weisen auf eine Schädigung des Sprachzentrums oder am Sprechen beteiligter Hirnregionen hin.
Time (Zeit): Wenn die vorstehenden Auffälligkeiten vorliegen, ist keine Zeit zu verlieren, den Notarzt zu rufen.

Sobald ein Schlaganfall vermutet wird, sollte die betroffene Person mit leicht erhöhtem Oberkörper gelagert werden. Trinken und Essen sind wegen der Gefahr des Erbrechens und der Aspiration unbedingt zu vermeiden.

Therapie und Rehabilitation

In therapeutischer Hinsicht stehen Maßnahmen im Vordergrund, die geeignet sind, die Minderdurchblutung bzw. den Gefäßverschluss so schnell wie möglich zu beseitigen. Die Sicherstellung der Vitalfunktionen (Atmung, Herz- und Kreislauffunktionen usw.), zumeist anfangs unter intensivmedizinischen Bedingungen und am besten in einer spezialisierten Klinikabteilung (*Stroke unit*), gehört dazu.

Die konkrete Behandlungsstrategie des Gefäßverschlusses richtet sich nach Ursache und Ausbreitung des Infarkts. Die *Fibrinolyse* oder *Thrombolyse* dient dazu, Thromben aufzulösen. Dazu werden Medikamente verwendet. Die Methode ist nur in den ersten Stunden nach Eintritt des Gefäßverschlusses sinnvoll, bevor das Gerinnsel bindegewebig organisiert ist. Sie kann als *systemische Lyse* (venöse Applikation des Medikaments) oder als *lokale Lyse* (gezieltes Heranbringen des Medikaments an die Thrombose über einen Gefäßkatheter) ausgeführt werden. Seltener werden Embolien oder Thromben operativ entfernt.

Um Wiederholungen der Gefäßverschlüsse zu vermeiden, werden ebenfalls Medikamente verordnet (z. B. Acetylsalizylsäure, Gerinnungshemmer), der Blutdruck korrigiert usw.

Merksatz
Die Akuttherapie des ischämischen Insults zielt – soweit noch möglich – auf die Beseitigung der Durchblutungsstörung und die Stabilisierung der Vitalfunktionen.

Schon rasch nach dem Eintreten eines ischämischen Insults stellen sich hohe fachliche Anforderungen an die Pflege. So früh wie möglich, eigentlich vom ersten Augenblick an, muss die Pflege das rehabilitative Potenzial der Betroffenen mobilisieren, um die bleibenden Defizite so gering wie möglich zu halten. Den Betroffenen sollte Hoffnung vermittelt und so ihre Motivation zur Mitwirkung am rehabilitativen Prozess gefördert werden. Natürlich besteht die Rehabilitation nicht allein in der Pflege, sondern in physikalisch-therapeutischen, ergotherapeutischen und logopädischen Maßnahmen. Diese Maßnahmen sind in einen systematischen, ärztlich verantworteten Gesamtplan eingebettet. Je nach Einzelfall sind dabei wichtige Details zu beachten.

Merksatz
Akuttherapie und Rehabilitation gehen fließend ineinander über.

Je nach Gegebenheit des Einzelfalls werden für die stationäre und ambulante Rehabilitation im Anschluss an den akutklinischen Aufenthalt verschiedene Einrichtungen und Dienste der Rehabilitation in Anspruch genommen.

Hämorrhagischer Insult

Ursachen und Risikofaktoren

Während einem ischämischen Insult eine Minderdurchblutung zugrunde liegt, handelt es sich bei einem hämorrhagischen Insult um eine mehr oder minder ausgedehnte, spontane arterielle Einblutung ins Hirngewebe. Eine Massenblutung, der eine Ruptur eines Gefäßes zugrunde liegt, ist strikt von einer traumatisch bedingten Blutung zu unterscheiden. Das sich ins Hirngewebe hineinwühlende Blut – ein *intrazerebrales Hämatom* – beeinträchtigt die Sauerstoffversorgung und den übrigen Stoffwechsel des Hirngewebes. Vor allem wirkt sich das Hämatom raumfordernd aus. Dies erhöht den Hirndruck, der durch die Kompression der Gefäße zu einer weiteren Beeinträchtigung des Hirnstoffwechsels führt.

Merksatz
Es gibt viele verschiedene Ursachen für Einblutungen in das Hirngewebe. Die Einblutungen sind die Grundlage eines hämorrhagischen Insultes.

Die Ursachen des hämorrhagischen Insults überlappen sich teilweise mit denen des ischämischen Insults. Im Vordergrund stehen

- Bluthochdruck (arterielle Hypertonie, bei ca. drei Viertel der Betroffenen),
- Gefäßfehlbildungen, insbesondere Aneurysmen (Aussackungen der Gefäßwand) und
- Blutungen bei laufender Behandlung mit Gerinnungshemmern.

Natürlich spielen auch hier Schädigungen der Gefäßsystems durch individuelle Risikofaktoren (z. B. Gefäßerkrankungen, Fettstoffwechselstörungen) oder risikobehaftetes Verhalten (z. B. Rauchen, Alkoholmissbrauch) eine Rolle.

Symptomatik

Auch die Symptomatik kann derjenigen des Hirninfarktes gleichen. Sicher unterscheiden, ob ein ischämisches oder ein hämorrhagisches Ereignis zugrunde liegt, kann nur die bildgebende Diagnostik.

Merksatz
Die konkrete Symptomatik des hämorrhagischen Insults ist von der Lokalisierung und dem Umfang der Einblutung (Hämatom) abhängig. Insgesamt ist die Schwere der Symptomatik bei den Hirnblutungen ausgeprägter als bei den ischämischen Insulten, und ihre Prognose ist schlechter.

Auch im Falle der Hämorrhagie beeinflussen Lokalisation und Ausdehnung der Blutung das klinische Erscheinungsbild und natürlich den weiteren Verlauf. Weil die Gefäßwände in verschiedenen Hirnregionen des Gehirns unterschiedlich dick und robust sind, gibt es besondere Vorzugsbereiche für Massenblutungen unter Bluthochdruck: Basalganglien, subkortikales Marklager, Thalamus und Brücke.

Die Massenblutungen treten im Allgemeinen noch massiver und abrupter in Erscheinung als die ischämischen Hirninfarkte: massive Kopfschmerzen, Bewusstseinstrübungen bis hin zum Bewusstseinsverlust, Halbseitenlähmung, (symptomatische) epileptische Anfälle usw. Die durch das Hämatom bewirkte Raumforderung manifestiert sich in den typischen Symptomen des Hirndrucks: Erbrechen, Kopfschmerz, Übelkeit, Schluckauf usw. Überhaupt sind die vegetativen Symptome (Herz-Kreislauf) so ausgeprägt, dass nicht selten an einen Herzinfarkt gedacht wird.

Hirnblutungen haben in der Regel keine Vorboten, sodass die Symptome äußerst plötzlich zum Vorschein kommen.

Diagnostik

Die Diagnostik folgt hier den gleichen Prinzipien wie beim ischämischen Hirninfarkt.

Therapie und Rehabilitation

Die Therapie beginnt mit der intensivmedizinischen Phase, bei der es vor allem um die Sicherstellung der Vitalfunktionen (u. a. Beatmung) geht. In den folgenden Phasen werden die neurologischen Symptome wie beim hämorrhagischen Insult in interdisziplinärer Form behandelt. Natürlich muss die Beeinflussung der speziellen Risikofaktoren – z. B. der erhöhte Blutdruck – zügig und konsequent in Angriff genommen werden, damit sich der hämorrhagische Insult möglichst nicht wiederholt. Auf der Grundlage einer sorgfältigen Diagnostik ist die Hirnblutung vom Hirninfarkt zu unterscheiden. Gerinnungshemmende und blutverdünnende Medikamente sind kontraindiziert.

In einigen Fällen ist eine chirurgische Entfernung des Hämatoms zur Entlastung durchführbar. Die Entscheidung darüber erfordert sowohl die Bewertung der Gesamtsituation des Patienten als auch die Abschätzung der Riskien der Behandlung.

Merksatz
Eine Hirnblutung ist ein Notfall und verlangt unverzügliche medizinische Maßnahmen.

Wie beim Hirninfarkt ist bei der Einleitung der Behandlung und dem gleitenden Übergang in die Rehabilitation keine Zeit zu verlieren.

Leider haben die Massenblutungen eine sehr schlechte Prognose: Die Folgezustände sind häufig gravierend, viele Menschen sterben an einem hämorrhagischen Insult.

Subarachnoidalblutung

Die Subarachnoidalblutung (SAB) tritt viel seltener auf als der Hirninfarkt oder die Hirnblutung. Gelegentlich verläuft sie unter leichten Symptomen und sogar unerkannt. Eine SAB tritt im Allgemeinen ohne Vorboten auf. Manchmal ist ihr eine massive körperliche Anstrengung (Heben, Steigen) vorausgegangen. Natürlich erhöht ein Bluthochdruck das Risiko für eine SAB.

Merksatz
Bei der Subarachnoidalblutung reißt eine Gefäßwand oder eine Gefäßaussackung (Aneurysma). Das Blut gelangt in den Liquorraum.

Manchmal liegt dem Ereignis eine Gefäßmissbildung zugrunde. Das Blut gelangt in den Liquorraum, der das Gehirn umschließt, und vermischt sich dort mit dem Liquor. Im CT oder MRT ist die Einblutung sichtbar. In manchen Fällen findet sich mittels bildgebender Diagnostik sogar der Ursprung der Blutung.

Die Symptomatik ist abhängig vom Ausmaß der Einblutung. Heftigste, bislang unbekannte Kopfschmerzen, Übelkeit, Schwindel, Erbrechen, gegebenenfalls Bewusstseinstrübung (manchmal bis zum Koma) oder Verwirrtheit und Desorientiertheit sind typisch. Vegetative Symptome markieren oft den Anfang: Erbrechen, Schweißausbrüche, Blutdruckveränderungen, Schwankungen der Körpertemperatur, Anomalien von Puls und Atemfrequenz. In der Untersuchung fällt Nackensteifigkeit (Meningismus) auf.

Etwa ein Drittel der Betroffenen verstirbt sofort. Je schwerer die anfängliche Symptomatik ist, desto schlechter sind die prognostischen Aussichten.

Die Diagnostik stützt sich auf den Nachweis der Blutung durch Bildgebung (CT, MRT, Angiografie, ggf. Sonografie) und Liquorpunktion, falls nicht schon in der Bildgebung die Blutung identifiziert werden konnte.

Die Behandlung zielt darauf, die Blutung so schnell wie möglich zu stoppen bzw. die Blutungsquelle auszuschalten. Dies geschieht entweder auf operativem Weg oder interventionell-radiologisch. Auf jeden Fall ist zumeist eine intensivmedizinische Behandlung unumgänglich. Es geht um Stabilisierung des Zustands, Sedierung und Schmerzbehandlung. Wenn sich der Zustand stabilisiert hat, kommen schrittweise die interdisziplinären Maßnahmen der Rehabilitation in Betracht.

6.5.4 Erkrankungen des Rückenmarks

Das Rückenmark kann durch verschiedene Mechanismen, Krankheitsprozesse usw. geschädigt werden. Folgen sind komplette oder inkomplette oder halbseitige Querschnittsyndrom. Ebenfalls ist möglich, dass nicht nur ein einzelnes Segment des Rückenmarks (z. B. durch eine Wirbelfraktur oder einen Tumor), sondern mehrere Segmente des Rückenmarks (z. B. durch Entzündung, Blutung) oder das ganze Rückenmark über seine Längsausdehnung geschädigt sind.

Merksatz

Die Ursachen für Erkrankungen oder Schädigungen des Rückenmarks sind vielgestaltig. Sie führen zu Ausfällen der aufsteigenden und der absteigenden Nervenbahnen. Es können komplette und inkomplette Querschnittsyndrome auftreten.

Ein komplettes Querschnittsyndrom tritt auf, wenn das Rückenmark in seinem ganzen Querschnitt geschädigt ist, ein inkomplettes, wenn es sich nur um eine teilweise Schädigung des Rückenmarksquerschnitts handelt.

Schädigungen des Rückenmarks sind durch Funktionsausfälle der afferenten (aufsteigenden) und efferenten (absteigenden) Nervenbahnen gekennzeichnet. Unterhalb des geschädigten Rückenmarkssegments kommt es deshalb zu Lähmungen, Ausfällen der Sensibilität sowie Störungen vegetativer Funktionen, vor allem der Blasen- und Mastdarmkontrolle.

Der qualitative Umfang der Symptomatik hängt von dem Ausmaß ab, wie tief der schädigende Mechanismus in den Querschnitt des Rückenmarks eindringt. Bei akut einsetzenden Schädigungen, z. B. durch eine traumatisch bedingte Fraktur, tritt oft anfangs eine schlaffe Lähmung als Ausdruck eines spinalen Schocks auf, die nach einiger Zeit in eine spastische Lähmung übergeht.

In welcher Höhe des Körpers die Ausfälle in Richtung untere Körperhälfte beginnen, hängt von dem Segment des Rückenmarks ab, das durch den pathologischen Prozess oder traumatischen Faktor geschädigt wird.

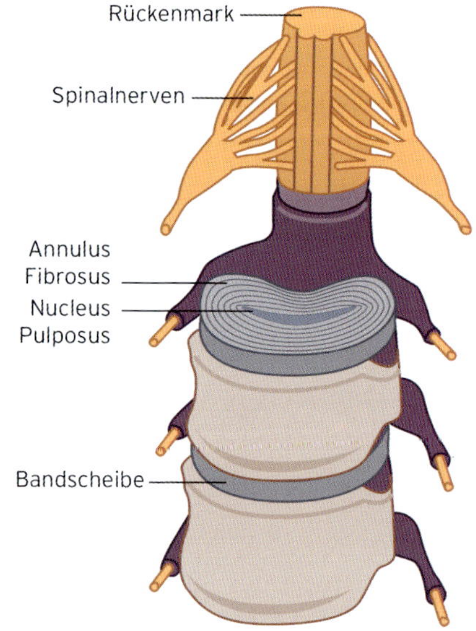

Die Bandscheiben in ihrer Beziehung zum Spinalkanal und zum Rückenmark.

Die Faktoren oder Krankheitsprozesse, die auf das Rückenmark einwirken und dort die entsprechenden Ausfälle erzeugen, können akut auftreten oder chronisch verlaufen. Es sind insbesondere

- Wirbelfrakturen mit Schädigung des Rückenmarks,
- Tumore des Wirbelkanals, der Rückenmarkshäute und des Rückenmarksgewebes,
- Entzündungen des Rückenmarks (z. B. Virusmyelitiden, multiple Sklerose, Neurolues),
- vaskuläre Defekte, Blutungen der das Rückenmark versorgenden Gefäße,
- Durchblutungsstörungen des Rückenmarks,
- angeborene Fehlbildungen,
- mediale Bandscheibenvorfälle.

Beispiel: Querschnittssymptomatik infolge eines Bandscheibenvorfalls

Unter den vielfältigen Erkrankungen des Rückenmarks soll stellvertretend eine einzelne Form herausgegriffen werden, nämlich die Querschnittssymptomatik infolge eines Bandscheibenvorfalls (Prolaps).

Merksatz
Ein Bandscheibenvorfall kann eine Querschnittssymptomatik bewirken.

Zwischen den Wirbelkörpern liegen die Zwischenwirbelkörper, die aus einem gallertartigen Kern (*Nucleus pulposus*) bestehen, der von einem faserigen Ring umschlossen wird. Wenn nun – aus welchem Grund auch immer, z. B. infolge beanspruchungsbedingter Abnutzung – unter einer mehr oder minder ausgeprägten Belastung dieser Faserring reißt, wird der *Nucleus pulposus* aus dem Spalt zwischen dem über und dem unter ihm liegenden Wirbelkörper herausgepresst. Werden nur das Band und die Dura vorgewölbt, spricht man von einer *Bandscheibenprotrusion* (Vorwölbung). Durchdringt der Kern diese Strukturen, handelt es sich um einen *Bandscheibenprolaps* (Bandscheibenvorfall).

Pathogenese
Tritt der Kern seitlich aus – *lateraler Prolaps* –, trifft er in der Regel auf einen Spinalnerv. Der Druck auf den Spinalnerv bewirkt Schmerzen motorische Ausfälle (Lähmungen) und/oder sensible Ausfälle (Hypästhesie, Anästhesie). Die Reflexe, die über den geschädigten Spinalnerv verlaufen, sind auf der Seite des Vorfalls gemindert. Die motorischen und sensiblen Ausfälle korrespondieren mit den Versorgungsgebieten der jeweils über den betroffenen Spinalnerv innervierten Gebiete. Das Krankheitsbild gehört in den Formenkreis der Erkrankungen des peripheren Nervensystems.

Tritt hingegen der Kern, z. B. im Hals oder Brustwirbelbereich, direkt nach hinten – also mittelständig – aus, handelt es sich um einen *medialen Prolaps*. Er wölbt sich in den hinter den Wirbelkörpern liegenden Spinalkanal vor und kann das Rückenmark quetschen. Es kommt dabei neben den Schmerzen zu Funktionsausfällen der afferenten (aufsteigenden) und efferenten (absteigenden) Nervenbahnen im Sinne eines Querschnittsyndroms. Unterhalb des gequetschten Segments kommt es deshalb zu spastischen Lähmungen, Ausfällen der Sensibilität und vegetativen Funktionen. Der Umfang der Symptomatik hängt davon ab, wie tief der Prolaps in die Rückenmarkssubstanz eindringt. In der Regel entsteht eine *inkomplette Querschnittssymptomatik*.

Wie hoch am Körper in Richtung untere Körperhälfte die Ausfälle beginnen, hängt von dem Segment des Rückenmarks ab, das durch den Bandscheibenprolaps komprimiert wird. Besonders häufig von Bandscheibenprotrusionen und -vorfällen ist der Lendenwirbelbereich betroffen. Ein medialer Bandscheibenvorfall in dieser Höhe erzeugt ein Kauda-Syndrom, kein Querschnittsyndrom. Davon Betroffene leiden unter Sensibilitätsstörungen der Analregion und der Innenseite der Oberschenkel (Reithosenanästhesie), schlaffen Lähmungen der Beine, Beeinträchtigungen der Blasen-, Mastdarmkontrolle sowie – betroffene Männern – an Impotenz.

Ein medialer Bandscheibenvorfall im Hals- oder Brustbereich komprimiert das Rückenmark und bewirkt ein inkomplettes Querschnittsyndrom. Anfangs ist die Lähmung schlaff; sie wird später spastisch. Sowohl beim Kauda- als auch bei einem Querschnittsyndrom handelt es sich um einen Notfall, der dringend der chirurgischen Behandlung bedarf.

Diagnostik
Die Diagnostik eines Bandscheibenvorfalls besteht neben der Erhebung der Anamnese aus der gründlichen neurologischen Befunderhebung. Ein Magnetresonanztomogramm (MRT) rundet die Untersuchung zumeist ab. Bei speziellen Fragestellungen kommen des Weiteren Myelografie oder Myelo-CT in Betracht.

Therapie

Bei einer leichten, symptomarmen medialen Bandscheibenprotrusion genügt in der Regel eine konservative Behandlung: Schmerzlinderung, entzündungshemmende Mittel, Wärme, geeignete Lagerung, Physiotherapie.

Bei einem medialen Bandscheibenvorfall mit Querschnittssymptomatik oder mit Kauda-Syndrom ist hingegen keine Zeit zu verlieren, um das Rückenmarksgewebe durch einen operativen Eingriff zu entlasten – in der Hoffnung, dass noch keine oder nur geringe bleibende Ausfälle eingetreten sind.

Merksatz
Ein Bandscheibenvorfall mit Querschnittssymptomatik oder Kauda-Syndrom ist ein Notfall, der unverzüglich diagnostische und therapeutische Maßnahme verlangt.

6.5.5 Erkrankungen des peripheren Nervensystems

Das periphere Nervensystem kann aus verschiedenen Ursachen erkranken oder geschädigt werden. Die Symptomatik kann begrenzt (lokal) oder generalisiert sein.

Bei den vielgestaltigen Ursachen kann es sich handeln um

- mechanisch-traumatische Faktoren (z. B. traumatische Durchtrennung, Kompression durch Bandscheibenvorfall),
- Fehl- oder Mangelernährung (z. B. Vitamin-Resorptionsstörungen),
- akute oder chronische entzündliche Prozesse (z. B. Virusinfektion, Lepra, HIV, Borreliose),
- immunologische Faktoren (z. B. multiple Sklerose),
- metabolische Störungen (z. B. bei Diabetes mellitus, Hypothyreose, Urämie),
- toxische Faktoren (z. B. Alkohol, Medikamente, Schwermetalle),
- genetische Faktoren (z. B. hereditäre motorische und sensible Neuropathien der Charcot-Marie-Tooth-Gruppe, bei Porphyrie) usw.

Merksatz
Erkrankungen und Schädigungen des peripheren Nervensystems haben viele verschiedene Ursachen.

Die Erkrankungen des peripheren Nervensystems können unterteilt werden in

- Polyneuropathien,
- Polyneuritiden,
- Erkrankungen einzelner Spinalnerven,
- Erkrankungen einzelner peripherer Nerven,
- Erkrankungen einzelner Hirnnerven.

Von der Schädigung oder Erkrankung des oder der peripheren Nerven können alle Qualitäten (motorisch, sensibel, sensorisch) betroffen sein. Die Ausfälle bestimmter Qualitäten können akzentuiert sein oder es können überhaupt nur einzelne Qualitäten einbezogen sein.

Ausgewählte Beispiele

Beispiele für Polyneuropathien und -neuritiden
Bei *Polyneuropathien* und *Polyneuritiden* (Nervenentzündungen) handelt es sich um generalisierte Erkrankungen des peripheren Nervensystems. Wie schon erläutert, können einzelne, einige oder alle Qualitäten betroffen sein. Damit sind ihre Kernsymptome schlaffe Lähmungen, sensible Reizerscheinungen (z. B. Schmerzen, *Kribbelparästhesien*), sensible Ausfallserscheinungen (z. B. fehlende Berührungs-, Temperatur- oder Schmerzempfindung), gestörte vegetative Innervation (z. B. Ödeme, Störungen der Schweißsekretion, Tachykardie). Am häufigsten zeigen sich distale und an den unteren Extremitäten betonte Lähmungen und strumpf- oder handschuhförmige Sensibilitätsstörungen. Die Muskeleigenreflexe sind vermindert oder ganz ausgefallen.

Die Behandlung zielt auf die Beseitigung der Ursache und die Linderung der Symptomatik ab. Zur Schmerzbehandlung werden häufig bestimmte Antiepileptika und Antidepressiva verwendet. Häufige Ursachen für Polyneuropathien sind Stoffwechselstörungen, für Polyneuritiden immunologisch vermittelte Erkrankungen oder chronische Infektionen (z. B. Borreliose).

Die Diagnostik erfolgt mittels klinischer und paraklinischer Untersuchung. Eine umfassende internistische Abklärung der möglichen Ursachen gehört ebenfalls dazu. Die paraklinische Diagnostik umfasst unter anderem die Elektromyografie, Elektroneurografie, Labordiagnostik, ggf. Nerven- und Muskelbiopsien.

Ein besonderer Fall ist das *Guillain-Barré-Syndrom*. Es handelt sich um eine autoimmunologisch vermittelte Abwehrreaktion des Körpers gegen körpereigenes Nervengewebe. Das Syndrom kann sich verschieden ausgestalten und unterschiedlich verlaufen – je nach Ursache. Zumeist kommt es in Europa als akute inflammatorische (entzündliche), demyelinisierende Polyneuropathie vor. Betroffen sind häufiger junge Männer. Die Erkrankung schließt sich oft an einen Infekt an. Das Syndrom entwickelt sich rasch innerhalb weniger Tage und umfasst Lähmungen, Sensibilitäts- und vegetative Störungen. Es folgt eine Plateauphase; danach bildet sich das Syndrom langsam weitestgehend oder völlig zurück. Allerdings ist es ein sehr gefährliches Krankheitsbild mit einer hohen Mortalität im akuten Zustand. Darum verlangt es intensivmedizinische Behandlung.

Erkrankungen einzelner Spinalwurzeln
Ein typisches Beispiel für den Befall einer einzelnen Spinalwurzel ist die Schädigung einer Nervenwurzel im Lendenwirbelbereich durch einen akuten lateralen (seitlichen) Bandscheibenvorfall. Der prolabierte Kern der Bandscheibe trifft auf die Spinalwurzel und bewirkt eine *radikuläre Symptomatik*.

Merksatz
Läsionen einzelner Spinalnerven verursachen radikuläre Symptome.

Altersbedingte oder durch Überlastung hervorgerufene Veränderungen der Wirbelsäule, des Bandapparates und der Zwischenwirbelscheiben machen Personen anfällig für ein solches Ereignis. Oft kommt das eigentliche Ereignis unter bestimmten akuten Überlastungen zustande, z. B. schweres Heben oder plötzliche Bewegungen.

Schmerzen, motorische Ausfälle (Lähmungen) und sensible Ausfälle im jeweiligen Versorgungsgebiet des Nervs (Dermatom) sind typisch. Der Schmerz führt zu Muskelverspannungen, die ihrerseits die Symptomatik verschärfen. Deshalb sind im Rahmen konservativer Behandlungen Schmerzbehandlung, Wärme, Krankengymnastik angezeigt. In ausgeprägten Fällen ist eine chirurgische Behandlung unumgänglich.

Zur Rückfallprophylaxe sind Rückenschulung und rückenkräftigende Sportarten unbedingt zu empfehlen. Gerade auch Mitarbeitenden in Pflegeberufen ist unter dem Aspekt des Arbeits- und Gesundheitsschutzes ein zweckmäßiger und geschulter Umgang mit Heben und Tragen unbedingt zu empfehlen.

Erkrankungen einzelner peripherer Nerven

Vor allem durch mechanische Faktoren (z. B. Einklemmungen, traumatische Zertrennung), aber auch Entzündungen können einzelne periphere Nerven (z. B. *Nervus radialis,* Radialnerv, oder der *N. ischiadicus,* Ischiasnerv) geschädigt werden. Man kann dann – im Gegensatz zur Polyneuropathie oder Polyneuritis – auch von einer *Mononeuropathie* oder einer *Mononeuritis* sprechen.

Merksatz

Werden einzelne periphere Nerven geschädigt, handelt es sich um eine Mononeuropathie, im Falle einer entzündlichen Erkrankung um eine Mononeuritis.

Die Diagnostik umfasst klinische und paraklinische Methoden. Hinsichtlich der paraklinischen Diagnostik ist auf das diagnostische Repertoire bei Polyneuropathien hinzuweisen. Die Prioritäten der diagnostischen Maßnahmen müssen an den Besonderheiten des Einzelfalls ausgerichtet werden.

Falls eine regelrechte Durchtrennung des peripheren Nervs vorliegt, kommt eine mikrochirurgische Wiederherstellung infrage. Im Falle der erhaltenen Kontinuität des Nervs ist konservative Therapie die Methode der Wahl. Dass, wenn möglich, ursächliche Faktoren beseitigt werden, liegt auf der Hand. In das Behandlungsrepertoire gehören die Physio- und die Ergotherapie.

In den Kreis der Schädigungen der peripheren Nerven gehört der Phantomschmerz, bei dem nach Amputation einer Gliedmaße Missempfindungen oder Schmerzen im amputierten Körperteil wahrgenommen werden. Man erklärt sich dieses Syndrom damit, dass noch immer Reize von den Endigungen der durchtrennten Nervenfasern zum Gehirn gelangen und dort den entsprechenden Herkunftsregionen zugeordnet werden. Insofern entsteht in der mentalen Repräsentation die Wahrnehmung eines tatsächlich nicht mehr vorhandenen Körperteils.

Erkrankungen einzelner peripherer Hirnnerven

Erkrankungen einzelner Hirnnerven sind ein Spezialfall der Erkrankungen einzelner peripherer Nerven. Allerdings spielen hier in pathologischer Hinsicht häufiger als bei anderen peripheren Neuropathien oder Neuritiden pathologische Prozesse im Bereich der Hirnnervenkerne im Hirnstamm eine Rolle.

Merksatz

Auch Hirnnerven können isoliert erkranken. Erkrankungen der Hirnnervenkerne gehören ebenfalls in diesen Zusammenhang.

Wegen ihrer Häufigkeit sei stellvertretend die Fazialisparese vorgestellt. Es handelt sich bei der Lähmung des Gesichtsnerven (*N. facialis*) um eine halbseitige Lähmung der von diesen Nerven versorgten Gesichtsmuskulatur. Da das Auge nicht ganz geschlossen werden kann, stellt sich ein Lagophthalmus (Hasenauge) ein. Bei der Absicht, das betroffene

Auge zu schließen, wird eine Wendung des Augapfels nach oben sichtbar (Bellsches Zeichen). Manchmal kommen noch Störungen des Geschmackssinnes, der Tränen- und Speichelsekretion und ein einseitig übersteigertes Hörempfinden dazu.

Die Diagnostik umfasst wie immer klinische und paraklinische Methoden. Sie zielt auf die Erhebung der Ursachen wie virusbedingte Entzündungen (z. B. *Herpes*).

In den meisten Fällen von Fazialisparese handelt es sich um eine idiopathische Fazialislähmung, die wahrscheinlich infektiöser oder parainfektiöser Natur ist. Sie entwickelt sich innerhalb von wenigen Tagen. Unter Behandlung mit Glukokortikoiden bildet sich das Bild in den meisten Fällen völlig oder bis auf diskrete Reste zurück.

Im therapeutischen Vorgehen ist sowohl bei der idiopathischen als auch bei allen anderen Formen der Fazialisparese besonders wichtig, dass die Gesichtsmuskulatur durch gezielte Übungen trainiert wird.

6.5.6 Erworbene Hirnschäden

Erworbene Hirnschäden hier zu besprechen hat zwei Gründe: Erstens müssen die unter diesem Begriff anzutreffenden Störungsbilder von einer geistigen Behinderung abgegrenzt werden, auch wenn im Segment der postnatalen Hirnschädigung eine Überlappung vorliegt. Zweitens können aus verschiedenen Ursachen heraus auch Menschen, die seit Geburt an geistig behindert sind, im Laufe des Lebens noch zusätzliche Hirnschäden erwerben.

Merksatz
Die erworbenen Hirnschäden sind eine heterogene Gruppe von mehr oder minder langdauernden und komplexen Störungsbildern mit neurologischen und psychopathologischen Symptomen. Gemeinsam ist ihnen, dass die Schädigung nach der Geburt, im Laufe des Lebens erfolgt.

Der Begriff der erworbenen Hirnschäden als ein Ober- oder Sammelbegriff umfasst alle mehr oder minder lang dauernden klinischen Zustandsbilder, die auf eine Schädigung des Gehirns nach der Geburt zurückgehen und durch eine mehr oder minder komplexe neurologische und psychopathologische Symptomatik gekennzeichnet sind. Die Klassifikationssysteme wie die ICD-10 kennen dafür keine spezielle Kategorie. Vielmehr müssen die Bestandteile des komplexen Zustandsbildes einzeln als diagnostische Kategorien dargestellt werden.

Ein solcher Hirnschaden kann grundsätzlich in jeder Lebensphase erworben werden, im Säuglings- oder Kleinkindalter, in Kindheit, Jugend, Erwerbsalter und im Seniorenalter. Manche Autoren verwenden den Begriff auch für Zustandsbilder, die durch pränatale Noxen (schädigende Faktoren, z. B. intrauterine Infektionen) oder unter der Geburt (perinatale Schädigung) entstehen. Im Sinne der wortwörtlichen Bedeutung von „erworben“ spricht nichts dagegen, aber offenkundig gibt es dann eine breite Überlappung mit dem Begriff „angeborene Hirnschäden“. Deshalb ist es vernünftig, den Begriff des erworbenen Hirnschadens auf jene Zustandsbilder zu beschränken, die nach der Geburt erworben werden. Es gibt natürlich trotzdem bestimmte Unregelmäßigkeiten, wenn sich beispielsweise klinische Bilder nach der Geburt, eventuell sogar erst in der Kindheit entwickeln, obwohl die Ursache in Form eines genetisch bedingten Syndroms angeboren ist (z. B. beim Rett-Syndrom). In solch einem Fall wird nur die konkrete Bezeichnung des Krankheitsbildes helfen, Missverständnisse zu vermeiden.

Ursachen

Die Ursachen erworbener Hirnschäden sind denkbar vielfältig.

Grundsätzlich jede Noxe, die primär auf das Gehirn (z. B. mechanische Gewalt, Hirnblutungen) einwirkt, sowie alle Ereignisse, die sekundär das Gehirn schädigen (z. B. Herzinfarkt mit Kreislaufstillstand, Hypoxie (Sauerstoffmangel) durch Strangulation bei unvollendetem Suizid, Unterkühlung), können zu erworbenen Hirnschäden führen.

Merksatz
Ganz verschiedene Ereignisse können das Gehirn schädigen und dadurch mehr oder weniger dauerhaft einen erworbenen Hirnschaden bewirken.

Die verschiedenen Ursachen kommen je nach Lebensalter unterschiedlich häufig vor. So sind im Kindesalter Schädel-Hirn-Traumata oder Entzündungen des Gehirns häufige Ursachen. Im Erwachsenenalter dominieren die Folgen von Schlaganfällen und Hirnschäden wegen eines Sauerstoffmangels bei Kreislaufstillständen (z. B. nach Herzinfarkt, Suizidversuch) sowie Schädel-Hirn-Traumata.

Ob die erwähnten Faktoren nun überhaupt einen erworbenen Hirnschaden auslösen, wie schwer dieser ist und welche Prognose er hat, hängt davon ab, wie massiv die Einwirkung des schädigenden Faktors ist, welche Hirnregionen sie trifft und wie tiefgreifend die Schädigung des Hirngewebes ist.

Trifft beispielsweise ein mechanisches Trauma hauptsächlich das Frontalhirn, wird die Symptomatik von den Ausfallerscheinungen dieser geschädigten Region bestimmt. Eine hypoxische – durch Sauerstoffmangel bewirkte – Hirnschädigung hinterlässt ein deutlich diffuseres Bild, weil das gesamte Gehirn betroffen ist.

Symptomatik und Verlauf

Die Symptomatik kann, wie schon ausgeführt, sehr unterschiedlich sein. Im Mittelpunkt stehen insbesondere die Symptome, die Ausdruck der Hirnsubstanzschädigung sind. Es handelt sich vor allem um

- kognitive Defizite,
- mnestische Defizite,
- Störungen der räumlichen Orientierung,
- Störungen von Auffassung und Konzentration,
- Auffälligkeiten im Bereich der Affektivität (Reizbarkeit, Aggressivität),
- Auffälligkeiten des Antriebsverhaltens,
- Störungen der Impulskontrolle, auch im sexuellen Bereich,
- Veränderungen der Persönlichkeit,
- neuropsychologische Defizite (Aphasie, Apraxie, Agnosie, Neglect usw.).

Weitere neurologische Symptome und Syndrome können hinzukommen: Schwindel, Gleichgewichtsprobleme, Lähmungen, epileptische Anfälle, Sehstörungen, Hörminderung, sexuelle Dysfunktionen usw.

Für den Alltag sind oft die psychischen Symptome (Impulskontrollstörungen, emotionale Labilität) besondere Herausforderungen.

Merksatz
Je nach Ursache und Ausmaß der Schädigung des Hirngewebes unterscheiden sich Komplexität und Schwere der Symptomatik.

Menschen, die eine Hirnschädigung erleiden, werden aus ihrem bisherigen Leben herausgerissen. Nicht selten zerstört die Hirnschädigung beispielsweise ein erfolgreiches Berufsleben, aber auch sonst kann die soziale Teilhabe tief greifend beeinträchtigt sein. Es geht ein Riss durchs Leben der Betroffenen. Sie haben oft erhebliche Schwierigkeiten, die neue Situation, vielleicht sogar die lebenslange Behinderung, zu akzeptieren. Die resultierende Resignation oder gar eine depressive Verarbeitung dieses Erlebens vermindert oft lang anhaltend die Motivation, an den therapeutischen Maßnahmen aktiv mitzuarbeiten. Es kann Ausdruck des Hirnschadens selbst sein, dass die Beeinträchtigungen nicht wahrgenommen werden können. Auch psychische Mechanismen – Verleugnung und Verdrängung – können dazu beitragen, eine unrealistische Sicht auf die Situation und die Prognose zu haben.

Merksatz
Der Vergleich zwischen dem früheren Leben und der jetzigen, beeinträchtigten Situation führt bei Betroffenen und ihren Angehörigen nicht selten zu einer schwer zu bewältigenden Resignation und Sinnkrise. Insofern spielen nicht nur körperliche Beschwerden und Defizite, sondern auch die psychischen Reaktionen darauf eine große Rolle. Auch kann durch den Hirnschaden selbst die Einschätzung der Beeinträchtigung beeinflusst sein.

Welchen Verlauf die Krankheitsbilder nehmen, kann nicht pauschal beantwortet werden. Manche Funktionsausfälle sind irreversibel, weil für die Funktion zuständige Hirnregionen sehr spezialisiert sind und ihre Funktion nicht durch andere Regionen übernommen werden kann. Auf Ausfälle anderer Hirnregionen kann das Gehirn reagieren, indem – insbesondere unter rehabilitativer Therapie – unbeeinträchtigte Hirnregionen die Aufgaben der ausgefallenen übernehmen. Daraus folgt auch, dass die Prognose wesentlich davon beeinflusst wird, wie umfassend oder lokalisiert die Schädigung des Hirngewebes ist und wie intensiv, qualifiziert und gezielt die Therapien erfolgen.

Diagnostik

Die Diagnostik besteht neben der Anamneseerhebung natürlich aus der umfassenden klinischen Befunderhebung sowie aus paraklinischen Untersuchungen (EEG, Bildgebung usw.). Ein sorgfältiges psychopathometrisches Assessment ist unentbehrlich. Um zu einer Einschätzung zum Verlauf zu kommen bzw. den Erfolg der therapeutischen Maßnahmen und die Prognose zu beurteilen, sind die Untersuchungen zu wiederholen.

Therapie

Die Therapie von erworbenen Hirnschäden beginnt in der akutklinischen Behandlung und setzt sich fort über die Frührehabilitation bis hin zu späteren Phasen der medizinischen, beruflichen und sozialen Rehabilitation. Kurative (heilende) und rehabilitative Schwerpunktsetzungen gehen ineinander über.

Je nach der vorliegenden Symptomatik umfassen die interdisziplinär entwickelten und umgesetzten Behandlungspläne unter ärztlicher Gesamtverantwortung eine Reihe von Maßnahmen: neuropsychologische Behandlungen und Trainings – vor allem als alltagorientiertes Training –, physikalische Therapie, Ergotherapie, Logopädie, Musiktherapie usw. Es kommen medikamentöse Behandlungen in Betracht, z. B. bei epileptischen Anfällen, Spastik oder depressiven Verstimmungen.

Merksatz
Erworbene Hirnschäden verlangen nach der akutmedizinischen Versorgung eine komplexe Rehabilitation, die im Rahmen eines ärztlich gesteuerten Rehabilitationsprozesses verschiedene therapeutische Maßnahmen und Trainings interdisziplinär zusammenführt.

Grundsätzlich gibt es zwei Mechanismen, auf die die Rehabilitation aufbaut: Bei der *Restitution* wird die Funktion wieder hergestellt oder der vorhandene Funktionsrest verbessert. Bei der *Kompensation* wird versucht, mit vorhandenen Fähigkeiten ausgefallene Funktionen auszugleichen.

Die Beurteilung der langfristigen Prognose erfordert viel Erfahrung und setzt eine kontinuierliche Erhebung der Behandlungsfortschritte einerseits und die systematische Zusammenschau aller klinischen und paraklinischen Befunde andererseits voraus. Diese Aufgaben müssen im interdisziplinären Zusammenwirken aller Beteiligten – Patient, Angehörige, Ärzte, Pflegende, Physiotherapeuten, Ergotherapeuten, Logopäden usw. – erfolgen.

Oft ist es für Menschen mit erworbenen Hirnschäden schwer, sich im ambulanten Bereich die notwendigen Therapien zu beschaffen. Häufig fehlt es dort an einem Behandlungs- bzw. Rehabilitationsplan, der die einzelnen Maßnahmen in sinnvoller Weise aufeinander bezieht und koordiniert.

Es ist leicht einzusehen, dass die Angehörigen der Betroffenen durch die psychischen, körperlichen, sozialen und wirtschaftlichen Auswirkungen des Hirnschadens erheblich belastet sind. Gleichzeitig sind sie eine wichtige Ressource im Prozess der Rehabilitation. Insofern sind einerseits eine gezielte Unterstützung der Angehörigen, andererseits ihre Einbeziehung in Entscheidungen und in die Durchführung von Maßnahmen überaus sinnvoll und notwendig.

Psychosoziale Aspekte

Nicht selten wird trotz aller Motivation und therapeutischen Bemühungen die frühere Leistungsfähigkeit nicht wieder erreicht. Dann müssen insbesondere im beruflichen Bereich alternative Möglichkeiten gesucht werden, unter Umständen in einer Werkstatt für Menschen mit Behinderungen (WfbM, siehe Kap. 7.2.2, S. 89). Manchmal ist nicht einmal das mehr möglich.

Grundsätzlich ist bei der Rehabilitation nicht allein die Restitution oder Kompensation der Funktionsausfälle anzustreben, sondern auch eine geeignete Anpassung der zukünftigen Wohn- und Arbeitsbedingungen usw. (Lebensweltorientierung). Eine große Rolle spielt die Ausstattung mit individuell angepassten Hilfsmitteln.

Merksatz
Der Erfolg der rehabilitativen Maßnahmen hängt vom individuellen Rehabilitationspotenzial einerseits und von Qualität und Intensität der rehabilitativen Maßnahmen andererseits ab.

Manchmal machen es Verhaltensauffälligkeiten oder die Schwere der Symptomatik unmöglich, dass Betroffene in ihrem häuslichen, familiären Umfeld bleiben können bzw. ambulante professionelle Unterstützung ausreicht. Dann ist unter Umständen die Aufnahme in eine Einrichtung erforderlich, vielleicht sogar mit einer geschlossenen Unterbringung (gerichtliche Genehmigung erforderlich!). Sich damit abzufinden, fällt den

Betroffenen natürlich besonders schwer. Sie erleben das Leben in einem Wohnheim mit geistig behinderten Menschen oder die Arbeit in einer WfbM als kränkende Konfrontation mit ihrer Behinderung. Insofern und auch aus Gründen der fachlichen Ausrichtung sind spezialisierte Angebote für Menschen mit erworbenen Hirnschäden den üblichen Einrichtungen der Eingliederungshilfe oder Pflege vorzuziehen. Dort können und müssen auch die Mitarbeitenden in besonderer Weise für die Aufgaben der Begleitung und Unterstützung der Menschen mit erworbenen Hirnschäden qualifiziert werden.

Weiterführende Literatur

Bonse, Martin: Neurologie und neurologische Pflege. Lehrbuch für Pflegeberufe, Stuttgart, Kohlhammer, 2010.

Frommelt, Peter/Lösslein, Hubert (Hrsg.): NeuroRehabilitation. Ein Praxisbuch für interdisziplinäre Teams, Berlin, Springer, 2010.

Grunst, Stephan/Sure, Ulrich (Hrsg.): Pflege konkret. Neurologie Psychiatrie, 4. Aufl., Urban & Fischer, 2010.

Hacke, Werner: Neurologie, 13. vollständ. überarb. Aufl., Berlin, Springer, 2010.

Krämer, Günter: Lexikon der Epileptologie, Bad Honnef, Hippocampus, 2012.

Mattler, Heinrich/Mumenthaler, Marco: Kurzlehrbuch Neurologie, 3. Aufl., Stuttgart, Thieme, 2011.

Pritzel, Monika/Brand, Matthias/Markowitsch, Hans J.: Gehirn und Verhalten. Ein Grundkurs der physiologischen Psychologie, Heidelberg, Spektrum, 2009.

7 Entwicklungspsychologische Aspekte im Kontext von Intelligenzminderung

Vivian Keim

Entwicklungsprozesse des Menschen folgen einer Logik und haben bestimmte Abfolgen, die nicht beliebig veränderbar sind. Jede Entwicklungsstufe erzeugt ihre eigenen Möglichkeiten und Bedürfnisse, ihre eigenen Krisen und speziellen Zugänge zur Welt. In der entwicklungspsychologischen Auseinandersetzung mit erwachsenen Menschen mit Intelligenzminderung werden die beiden Ansätze der kognitiven Entwicklung von Jean Piaget (1896–1980) und der sozial-emotionalen Entwicklung von Erik H. Erikson (1902–1994) zugrunde gelegt. Beide beschrieben unterschiedliche Perspektiven von „normaler" Entwicklung – also Entwicklungsprozesse bei nicht behinderten Kindern. Wenn diese Ansätze auf erwachsene Menschen mit geistiger Behinderung übertragen werden, dann keineswegs um sie damit zu „verkindlichen".

Piaget unterschied vier Entwicklungsstadien und ging davon aus, dass die Entwicklung in einer sequenziellen Abfolge verläuft. „Sequenziell" bedeutet, dass die einzelnen Stufen aufeinander aufbauen und Fähigkeiten einer vorherigen Stufe erworben sein müssen, um die nächste Entwicklungsstufe erreichen zu können. Es wird angenommen, dass diese Entwicklungsschritte von allen Menschen in ähnlicher Form vollzogen werden. Bei Menschen mit geistiger Behinderung kann das Durchlaufen der einzelnen Phasen jedoch länger dauern; manche Menschen können nicht alle Niveaus erreichen; wieder andere erwerben einzelne kognitive Fähigkeiten in abweichender Reihenfolge oder die Fähigkeiten können sogar wieder verloren gehen (vgl. Senckel, 2005, S. 92–103).

Menschen mit geistiger Behinderung können somit eine stärkere Diskrepanz zwischen den Entwicklungsbereichen aufweisen als Menschen ohne geistige Behinderung. Bei vielen Menschen mit spezifischen Syndromen ist zudem bekannt, dass sie insbesondere strukturelle und seltener sequenzielle Veränderungen aufweisen. Strukturelle Veränderungen zeigen sich beispielsweise bei Menschen mit Autismus.

Zudem ist davon auszugehen, dass bei Menschen mit geistiger Behinderung häufiger eine größere Diskrepanz zwischen der kognitiven und der sozial-emotionalen Entwicklung vorliegt. Menschen mit Down-Syndrom weisen beispielsweise oftmals eine hohe sozial-emotionale Kompetenz auf, während die kognitiven Fähigkeiten stärker eingeschränkt sein können. Bei Menschen mit Autismus liegen hingegen erhebliche Beeinträchtigungen in der sozial-emotionalen Entwicklung vor, während die kognitiven Fähigkeiten zumeist weiter entwickelt sind. Eine Diskrepanz zwischen beiden Entwicklungsbereichen kann eine Erklärung für die Ausbildung von Verhaltensauffälligkeiten und psychischen Störungen darstellen (vgl. Dosen, 2010, siehe auch Kap. 4.4.3, S. 139 ff.).

Deutliche Besonderheiten bei Menschen mit geistiger Behinderung ergeben sich dadurch, dass eine Person z. B. schon über 30 Jahre alt ist und scheinbar mit der Logik eines Kleinkindes arbeitet. Im Gegensatz zu einem Kleinkind hat die Person jedoch zahlreiche Lebenserfahrungen gesammelt. Auf dieser Grundlage konnte sie andere Fertigkeiten erwerben, die ein Kleinkind nicht beherrscht (z. B. allein mit öffentlichen Verkehrsmitteln fahren), und unterscheidet sich auch insofern von einem Kleinkind, da sie andere Interessen und Fähigkeiten, Verhaltensweisen sowie eine andere körperliche Entwicklung aufweist. Entwicklungsäquivalente Angaben, d. h. die Zuordnung des Entwicklungsalters eines Erwachsenen mit geistiger Behinderung zu dem eines Kindes, sollten aus diesem Grund vermieden werden (vgl. Irblich, 2011).

Merksatz
Gerade bei Menschen mit geistiger Behinderung ergeben sich große Unterschiede in den Ausprägungen der Fähigkeiten und umweltabhängigen Entwicklungsmöglichkeiten. Vorhersagen über Grenzen der Entwicklung sind daher kaum möglich. Auch erwachsene Menschen mit geistiger Behinderung entwickeln sich im Sinne des lebenslangen Lernens in ihrem eigenen Tempo und ihren Möglichkeiten entsprechend weiter. Entwicklung endet nicht im frühen Erwachsenenalter. Dies bedeutet auch, dass durch entwicklungsförderliche Umweltbedingungen Einfluss auf die Entwicklung genommen werden kann (vgl. Nußbeck, 2008).

Viele Menschen mit geistiger Behinderung, vor allem wenn sie auch in ihrer Kommunikation eingeschränkt sind, bleiben oft auf aktive Angebote ihrer Mitmenschen angewiesen.

Folgt man dem Modell der kognitiven Entwicklung nach Piaget, erreichen Menschen mit geistiger Behinderung die höheren Niveaus häufig nicht. Das betrifft insbesondere das Entwicklungsniveau der formalen Operationen, also des abstrakten Denkens. Wenn Heilerziehungspflegerinnen und -pfleger dies nicht berücksichtigen, kann es zur Überforderung der Person kommen, die beispielsweise zu negativen Sanktionen oder einer Fehlförderung der Person führt. Verhalten wird dann z. B. als egoistisch, stur, unsozial oder zwanghaft interpretiert, entspricht jedoch dem Denken der präoperationalen Phase, das gerade dadurch gekennzeichnet ist, dass es eben nur den eigenen Blickwinkel gibt und Regeln und Normen unflexibel angewendet werden. Ebenso sind Überforderungen häufig, wenn Einsicht, z. B. in die Situation von anderen, verlangt wird, oft verbunden mit hypothetischen Sätzen, wie: „Stell dir vor, du wärst dein Nachbar ..."

Die entwicklungspsychologische Einschätzung soll demnach dazu beitragen, den Menschen in seinem So-Sein zu verstehen und die Lebenswelt so zu gestalten, dass sie den Möglichkeiten der Person gerecht wird. Darüber hinaus dient sie im Zusammenhang mit psychischen Störungen auch dazu, Symptome der Störung unterscheiden zu können von Verhaltensweisen, die dem jeweiligen Entwicklungsniveau entsprechen.

Wenn wir die Ausprägungen von Intelligenzminderung entwicklungspsychologisch „übersetzen" – also deutlich machen, mit welchem kognitiven und sozial-emotionalen Niveau die geistige Behinderung verbunden ist –, werden diese diagnostischen Einstufungen vorstellbarer und konkreter.

Die folgende Tabelle wie auch die nächsten Kapitel stellen idealtypische Konstrukte dar. Zur Veranschaulichung werden die kognitiven Entwicklungsstufen nach Piaget denen der sozial-emotionalen Entwicklung nach Erikson gegenübergestellt. Das bedeutet nicht, dass die Entwicklung immer bei allen Menschen auf diese Art und Weise verläuft. Sie dürfen nicht als normative Vorgabe verstanden werden, da bislang zu wenige Untersuchungen für Menschen mit geistiger Behinderung vorliegen, in denen der kognitive und der sozial-emotionale Entwicklungsstand zeitgleich erhoben wurden (siehe dazu auch S. 344 f.).

Idealtypischer Vergleich: kognitives und sozial-emotionales Entwicklungsniveau

Intelligenzminderung	IQ	Alter	Kognitives Niveau	Sozial-emotionales Niveau
schwerste	bis 20	bis 2. Lebensjahr	sensomotorisch	Urvertrauen
schwere	20–35	2.–4. Lebensjahr	präoperational symbolisch	Autonomie
mittelgradige	35–50	4.–7. Lebensjahr	präoperational anschaulich	Initiative
leichte	50–70	7.–11. Lebensjahr	konkrete Operationen	Werksinn

7.1 Sensomotorisches Urvertrauen

Intelligenzminderung	IQ	Alter	Kognitives Niveau	Sozial-emotionales Niveau
schwerste	bis 20	bis 2. Lebensjahr	sensomotorisch	Urvertrauen

Bei Menschen mit schwerster Intelligenzminderung wird davon ausgegangen, dass sie vornehmlich über direkte Erfahrungen – motorisch oder sensorisch – denken. Ihr Denken basiert auf dem Erleben und findet wahrscheinlich nicht vorstellungsgeleitet statt. Es gibt also vermutlich kein inneres Probehandeln. Zwischen eigenem und fremdem Eigentum wird nicht unterschieden. Möglicherweise wurde keine stabile Objektpermanenz erlangt, was bedeuten würde, dass die Person nicht um Dinge und Personen weiß, die sich außerhalb des direkten Erlebens befinden. Es gibt dann z. B. kein Bewusstsein über Menschen, die nicht zu sehen oder zu hören sind.

Die Abhängigkeit von der Präsenz anderer Menschen bestätigt sich sozial-emotional auf dem Niveau des Urvertrauens. Menschen auf diesem Entwicklungsniveau sind nicht nur existenziell, sondern auch sozial-emotional auf andere angewiesen. Bezugspersonen, die bereit und in der Lage sind, sich auf die jeweilige Person einzustellen bzw. „einzuschwingen" und Nähe anzubieten, sind also erforderlich.

Ein Aufschub von Bedürfnisbefriedigung, z. B. das Bedürfnis nach Nähe oder Nahrung, kann oft schwer ausgehalten werden. Botschaften wie „Ich komme später" erreichen die Person nicht. Angesichts der fehlenden Lautsprache sind Menschen mit geistiger Behinderung auf diesem Niveau darauf angewiesen, verstanden zu werden, ohne sich selbst hinreichend verständlich machen zu können. Häufig lautieren die Personen, geben bei Freude oder Ärger Töne und Geräusche von sich, die meist nur von vertrauten Bezugspersonen gedeutet werden können.

Bedeutung für die heilerziehungspflegerische Praxis

Da meist umfangreiche Hilfen bereits im Rahmen lebenspraktischer Tätigkeiten in Anspruch genommen werden, sollten diese im Sinne einer Begegnung stattfinden. Körpernahe Situationen können Möglichkeiten bieten, den Menschen immer wieder Erfahrungen über den eigenen Körper zu vermitteln. Hierzu können Elemente der basalen Stimulation genutzt werden (siehe S. 364), wie z. B. kräftige Einreibung oder gezielte Massage des Körpers bzw. von Händen und Füßen. Zudem können Heilerziehungspflegerinnen und -pfleger immer wieder bestimmte (wiederkehrende) Gerüche, Musikstücke (auch gesungene), Geräusche und Materialien (Sand, Knete, Stoff) zur Verfügung stellen, sodass Informationen auf verschiedenen Wahrnehmungsebenen über unterschiedliche Reize ermöglicht werden (siehe auch Kap. 2.3.3, S. 393 ff.). Tagesstrukturierende Einheiten und Angebote, die von Bezugspersonen begleitet und in das Lebensmilieu integriert werden, können hier sehr wirkungsvoll sein.

7.2 Präoperationale Autonomie

Intelligenzminderung	IQ	Alter	Kognitives Niveau	Sozial-emotionales Niveau
schwere	20–35	2.–4. Lebensjahr	präoperational symbolisch	Autonomie

Das präoperational-symbolische Niveau ermöglicht bereits ein inneres Probehandeln, ein Denken vor dem Handeln, wenn auch die Sensomotorik immer noch von Bedeutung ist. Sprachlich können gezielte, hinweisende Äußerungen formuliert werden, die sich jedoch auf konkrete Aspekte beziehen.

Geld wird jetzt als Zahlungsmittel identifiziert, ohne dass dies jedoch mit einem Verständnis von Zahlen oder Werten einhergeht. So kann es passieren, dass Wechselgeld weggeworfen wird bzw. lediglich Scheine oder lediglich Münzen akzeptiert werden. Die Menschen sind in der Regel auf die Gutwilligkeit und Zuverlässigkeit von Verkäuferinnen und Verkäufern angewiesen. Sie lernen manchmal über begleitete Erfahrungen, welche Waren sie jeweils von ihrem Taschengeld bezahlen können.

Die Aufmerksamkeit richtet sich zunehmend auf die zu erobernde Welt, die jedoch nur bedingt verstanden werden kann. So kommt es zu sogenannten animistischen oder magischen Erklärungen, die auf bisherigen logischen Erfahrungen bzw. dem Prinzip der eigenen Lebendigkeit basieren. Dies kann sich darin zeigen, dass ein Mann sich von einem Auto mit „Tschüss, Auto“ verabschiedet oder erst dann akzeptieren kann, dass ein Puzzle in der Tagesförderstätte bleibt, wenn ihm die Erklärung angeboten wird, es schlafe und warte hier. Das magische Denken hängt sicherlich auch damit zusammen, dass es auf diesem Niveau der Denkentwicklung keine zuverlässige Trennung zwischen Realität und Fantasie gibt – beides existiert gleichberechtigt nebeneinander. Deswegen ist es z. B. schwer einzuschätzen, ob jemand wirklich lügt.

Im Erleben der Menschen auf diesem Niveau gibt es nur eine einzige Perspektive, nämlich die eigene. Dies wird als „Egozentrismus“ bezeichnet und bedeutet, dass es keine Idee davon gibt, dass andere Menschen andere Perspektiven haben, also anders wahrnehmen und empfinden. So merken diese Menschen zwar beispielsweise, dass andere ungehalten reagieren, wenn sie ihnen etwas wegnehmen. Sie können aber nicht nachvollziehen, dass dies mit dem eigenen Verhalten zu tun hat.

Merksatz
Die fehlende Internalisierung von Regeln wirkt sich auch auf das Sozialverhalten aus. Es kann davon ausgegangen werden, dass Menschen auf diesem Entwicklungsniveau mit schwerer geistiger Behinderung kein Bewusstsein darüber haben, was man darf und was nicht. Das kann dazu führen, dass Gegenstände entwendet werden, ohne dass man von einem Diebstahl reden kann, denn das Bewusstsein für die Regel „von anderen oder aus Geschäften nimmt man nichts weg“ fehlt.

Das Bewusstsein über sich selbst ist noch undifferenziert. Das betrifft auch die eigene Geschlechtlichkeit. Die Person hat inzwischen gelernt, ein Mann bzw. eine Frau zu sein, aber hat dazu keine ausgeprägte, sichere Identität (siehe auch „Herr Grohte kennt seine Grenzen nicht“, Kap. 2.3, S. 429 ff.).

Bedeutung für die heilerziehungspflegerische Praxis

Heilerziehungspflegerinnen und -pflegern kommt im Kontakt mit Menschen auf diesem Entwicklungsniveau häufig die Aufgabe zu, in Auseinandersetzungen regulierend und schlichtend einzugreifen und entsprechende *Interaktionen* zu unterstützen.

Merksatz
Wenn Regeln nicht internalisiert werden, ist es immer wieder notwendig, Grenzen zu setzen, ohne die persönlichen Grenzen des Klienten oder der Klientin zu überschreiten. Dabei sind Klarheit und Deutlichkeit ebenso wichtig wie geeignete Konsequenzen, während moralische Argumentationen und entsprechende Vorwürfe sinnlos sind.

Menschen auf diesem Entwicklungsniveau sollte ein zweites Milieu, z. B. der Besuch einer Tagesförderstätte, angeboten werden. Dies schafft eine Tagesstruktur und ermöglicht sinnstiftende Tätigkeiten. Es dürfen jedoch keine Anforderungen an die Produktivität (im Hinblick auf Tempo und Effektivität) gestellt werden. Die Leistungsbereitschaft und Motivation sind abhängig vom jeweiligen Interesse an der Tätigkeit und von der Beziehung zum Heilerziehungspfleger oder zur -pflegerin, der oder die an die Tätigkeit heranführt, unterstützt und ermuntert.

7.3 Präoperationale Initiative

Intelligenzminderung	IQ	Alter	Kognitives Niveau	Sozial-emotionales Niveau
mittelgradige	35–50	4.–7. Lebensjahr	präoperational anschaulich	Initiative

Die Logik und die Erklärungen der Personen sind jetzt weniger magisch, basieren aber noch nicht auf allgemeingültigen logischen Konzepten (z. B. Mengen, Entfernungen, Zeit ...), sondern unterliegen der Anschauung.

Beispiel
Ein Bewohner eines Wohnheims lehnte das Angebot, in eine eigene, nahe gelegene Wohnung zu ziehen, ab mit dem Argument, es sei ihm zu weit weg. Erst als eine Heilerziehungspflegerin den Weg mit ihm zu Fuß zurücklegt und nicht wie sonst den Pkw nimmt, kann er sich die Entfernung vorstellen – und einen Umzug akzeptieren.

Da nicht in systematischen Kategorien gedacht wird, fällt es z. B. schwer, Ordnungssysteme herzustellen. Dies zeigt sich oft in der Ordnung im eigenen Wohnraum. Hier kann nicht selten eine vorgegebene Ordnung zwar aufrechterhalten, aber kaum selbst hergestellt werden. Auch das Sortieren der Wäsche (Was wird wie heiß mit welcher Wäsche zusammen gewaschen?) gelingt zunächst nicht, indem die Beschaffenheit (Farbe und Gewebe) eingeschätzt wird, sondern bedarf der Übung und Erfahrung. Geld kann in kleinen Beträgen selbst eingeteilt werden. Es gibt schon ungefähre Vorstellungen von Mengen, und beim Einkauf beziehen sich die Menschen dann auf Erfahrungswerte (Wie viel kann man dafür kaufen?). Ebenso ist es mit der Zeiteinteilung. Zwar können Uhrzeiten und Termine ungefähr erfasst werden. Eine eigene zeitliche Planung (Wie viel Zeit brauche ich wofür?) ist jedoch kaum möglich und gelingt vornehmlich in einer Routine.

Bekannte Wortbilder können als solche erkannt und abgeschrieben werden – ein selbstständiges Erlesen gelingt jedoch nicht. Im Rahmen eines regelmäßigen Trainings, z. B. während der Schulzeit, gelingen auch komplexere Tätigkeiten, die dann jedoch ohne die Fortführung des Trainings wieder untergehen.

Letztendlich ist das Denken anschauungsgebunden, d.h., es zählt vor allem das, was man sieht. So ist wichtig, was eine Person tut, und nicht, was sie sich dabei denkt. Der Egozentrismus wird allmählich überwunden. Es gibt eine Idee von anderen Perspektiven, aber noch nicht die Möglichkeit, sie nachzuvollziehen bzw. einzuschätzen. Personen auf diesem Entwicklungsniveau können erkennen, wie sich andere fühlen, sind aber nicht in der Lage, sich vorzustellen, wie die Welt bzw. eine konkrete Situation aus deren Perspektive aussieht.

Die geschlechtliche Identität als Mann bzw. Frau ist jetzt entwickelt und auch das Selbstbild ist differenzierter. Basierend darauf sind die Personen ab diesem Entwicklungsniveau nicht mehr (ausschließlich) darauf angewiesen, dass sich andere (fürsorglich) zur Verfügung stellen, sondern können sich im Kontakt mit den eigenen Qualitäten anbieten (also z.B. anderen aufmerksam zuhören, Interesse am Erleben von anderen zeigen oder auch Hilfe anbieten). Auf dieser Grundlage werden Freundschaften geknüpft und aktiv nach einer Partnerschaft gesucht bzw. entsprechende Wünsche geäußert. Das soziale Gefüge (Wer gehört wie mit wem zusammen?) und damit auch die „Rangordnung“ (Wer hat wie viel zu sagen?) werden erfasst.

Merksatz

Regeln und Normen werden jetzt internalisiert, aber teilweise nicht wirklich verstanden und daher eher rigide angewandt. Das kann dazu führen, dass ein Abweichen von Regeln kaum ausgehalten wird (siehe dazu „Herr Bergmann will nicht mehr ins Stadion“, Kap. 2.4, S. 442 ff.).

Bedeutung für die heilerziehungspflegerische Praxis

Heilerziehungspflegerinnen und -pfleger haben die Aufgabe, die Welt zu erklären, wenn sie nicht verstanden wird. Das bezieht sich auf Aspekte der Umwelt und des Sozialraumes, aber auch und gerade auf Beziehungen zu anderen Menschen. Wichtig sind eine Unterstützung des Bemühens um den angemessenen Platz in der Gruppe und eine angemessene Übernahme von Verantwortung. Hier kommt es leicht zu Überforderungen von Personen auf diesem Entwicklungsniveau. Die Fähigkeit zur Einfühlung ist nur ansatzweise vorhanden. So kommt es häufig zu Konflikten, weil es zu wenig Möglichkeit des Verstehens und des Sicherklärens gibt.

7.4 Konkrete Operationen im Werksinn

Intelligenzminderung	IQ	Alter	Kognitives Niveau	Sozial-emotionales Niveau
leichte	50–70	7.–11. Lebensjahr	konkrete Operationen	Werksinn

Auf diesem Entwicklungsniveau steht eine allgemeine Logik zur Verfügung und damit die Möglichkeit, theoretische Prinzipien als solche zu erfassen und anzuwenden. Folglich ist der Erwerb von Kulturtechniken möglich, d.h., die Personen können lesen, schreiben (unabhängig von korrekter Rechtschreibung) und gewisse mathematische Funktionen (addieren, subtrahieren) erlernen und anwenden.

Merksatz
Die egozentrische Perspektive rückt in den Hintergrund und weicht einem Bemühen darum, andere Blickwinkel zu verstehen und zu erfassen. Somit können mehrere Faktoren eines Problems bzw. einer Situation berücksichtigt werden. Dies ermöglicht eine weitreichende Selbstständigkeit im Alltag.

Geld kann selbst eingeteilt und verwaltet, der eigene Haushalt geführt werden. Das zweite Milieu bzw. eine Arbeitsstelle ist obligatorisch. Menschen auf diesem Entwicklungsniveau können ihre Bedürfnisse zugunsten ihrer Aufgaben zurückstellen („Erst die Arbeit, dann das Vergnügen") und Aufgaben auch dann erledigen, wenn sie nicht als lustvoll erlebt werden bzw. keinen Spaß machen. Diese Menschen wollen und können sich jetzt über Tätigkeit und die erbrachte Leistung definieren. Sie entwickeln Ehrgeiz, stecken sich berufliche wie private Ziele – und leiden unter dem eigenen Versagen. Da Leistung jetzt unter allgemeinen Kriterien beurteilt werden kann, erkennen die Menschen auch, wenn sie selbst bestimmte Leistungen nicht erbringen können.

Bedeutung für die heilerziehungspflegerische Praxis

Die leichte Intelligenzminderung geht damit einher, dass sie von den Betroffenen als solche wahrgenommen wird. Daraus kann Leiden resultieren, dessen Verarbeitung unterschiedlich gut gelingt und das einen spezifischen Assistenzbedarf nach sich zieht. Heilerziehungspflegerinnen und -pflegern kommt die Aufgabe der psychosozialen Begleitung zu sowie weitere Unterstützung in der Auseinandersetzung mit Behörden, Kostenträgern etc. So geht es häufig um unerfüllte Wünsche nach einer Partnerschaft, erlebte Einsamkeit, das Erleben von zu wenig Teilhabe und das Verstehen von Konflikten. Schwierigkeiten in diesen Bereichen können dann auch dazu führen, dass die eigenen Fähigkeiten nicht hinreichend gesehen und deswegen auch nicht genutzt werden können. Darüber hinaus sind die Erschließung des Sozialraumes und die Erweiterung von Lebenswelten von besonderer Bedeutung. Hier gilt es im Sinne von Empowerment, die Menschen in ihrer Selbstbestimmung zu unterstützen (siehe S. 412 ff. und S. 421 ff.).

Beide Entwicklungstheorien – von Piaget und von Erikson – sind hilfreich dabei, einige Besonderheiten von erwachsenen Menschen mit geistiger Behinderung besser zu verstehen, und bieten die Möglichkeit, Ideen für das praktische Handeln abzuleiten. Einschränkungen des Entwicklungsmodells nach Piaget beziehen sich u. a. darauf, dass die angegebenen Altersnormen und Erklärungen zum Teil durch empirische Untersuchungen widerlegt werden konnten. Außerdem wurden soziale Faktoren, z. B. eine entwicklungsförderliche Umwelt, sowie Sinnesbeeinträchtigungen, z. B. Blindheit oder Gehörlosigkeit, die ebenfalls einen Einfluss auf die Entwicklung nehmen, nicht berücksichtigt. Zusätzlich zeigte sich, dass nicht immer alle Vorläuferkompetenzen erworben werden müssen, um die nächste Entwicklungsstufe zu erreichen (vgl. Wilkening/Krist, 2002, S. 413–435; Sodian, 2002, S. 436–447).

Weiterführende Literatur

Metzinger, Adalbert: Entwicklungspsychologie kompakt 0–11 Jahre für sozialpädagogischen Berufe, 2. Aufl., Köln, Bildungsverlag EINS GmbH, 2011.

Stahl, Burkhard/Irblich, Dieter: Medizin bei Menschen mit geistiger und mehrfacher Behinderung, 8, Johann Wilhelm Klein-Akademie, edition bentheim, 2011, S. 13–23.

8 Versorgungssystem und Versorgungssituation

Pia Bienstein

8.1 Das psychiatrische Versorgungssystem

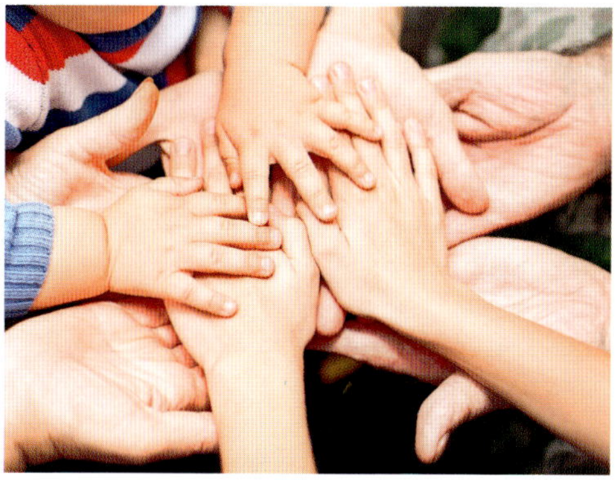

Das heute bestehende psychiatrische Versorgungssystem ist das Ergebnis der mit der Psychiatrie-Enquête 1975 begonnenen Psychiatriereform. Diese hatte die flächendeckende Umstrukturierung des psychiatrischen Versorgungssystems für Menschen mit psychischen Störungen zum Ziel (siehe Kap. 2, S. 37 f.). So konnten in den letzten drei Jahrzehnten deutliche Verbesserungen erreicht werden. Hierzu zählten der Abbau der Bettenzahl in den psychiatrischen Kliniken, eine getrennte Versorgung von psychisch erkrankten Menschen und Menschen mit geistiger Behinderung (ohne psychische Störung), eine bessere personelle Ausstattung und Qualifizierung des Personals, der Aufbau von ambulanten Angeboten (u.a. sozialpsychiatrische Dienste, niedergelassene Psychotherapeuten, tagesstrukturierende Einrichtungen, rehabilitierende Angebote, Selbsthilfegruppen) und betreute Wohnmöglichkeiten (u.a. in Wohngemeinschaften oder durch das einzelbetreute Wohnen).

Durch den regionalen Aufbau von stationären und ambulanten Angeboten (z.B. Einrichtung von psychiatrischen Abteilungen an Allgemeinkrankenhäusern vor Ort) und deren Einbindung in die Regelversorgung wurde eine gemeindenahe Versorgung weitestgehend sichergestellt bzw. optimiert. All diese Maßnahmen sowie die bessere Vernetzung der Angebote sorgten dafür, dass sich auch die Aufenthaltsdauer der Menschen im stationären Kontext erheblich verringerte.

Merksatz
Das psychiatrische Versorgungssystem zur Behandlung von Menschen mit psychischen Störungen ist heute in drei Bereiche gegliedert: die stationäre, teilstationäre sowie ambulante Versorgung. Darüber hinaus bieten im gemeindenahen Versorgungssystem unterschiedliche Träger Hilfen zur Teilhabe am gesellschaftlichen Leben und am Arbeitsleben (SGB IX) an.

Die *(voll-)stationäre Versorgung* erfolgt in psychiatrischen Kliniken, Allgemeinkrankenhäusern mit zusätzlichen psychiatrischen Abteilungen oder in Fachkliniken (z.B. geriatrische Abteilungen, Forensik, Psychiatrie, Suchtklinik). Die Versorgung ist rund um die Uhr gewährleistet, es handelt sich um eine sogenannte klassische Krankenhaus*behandlung*. Neben Verpflegung und Unterkunft umfasst sie die psychiatrische Behandlung, therapeutische Angebote (u.a. Psychotherapie, Ergotherapie), Pflege sowie tagesstrukturierende Maßnahmen. Indikation für eine vollstationäre Behandlung ist das Vorliegen einer akuten Krise (z.B. bei Fremd- oder Selbstgefährdung) sowie der besondere Schweregrad der psychischen Störung, sodass alternative Behandlungsangebote (teilstationär oder ambulant) zum aktuellen Zeitpunkt als nicht ausreichend für die Person erachtet werden.

Die *teilstationäre Versorgung* (sog. Tages- bzw. Nachtkliniken) ist auf Angebote am Tag oder in der Nacht begrenzt. Die *teilstationäre Behandlung* kommt in Betracht, wenn eine vollstationäre Unterbringung und Versorgung der Person aus psychiatrischer Sicht nicht (mehr) notwendig ist. Ziel des teilstationären Angebots ist somit u. a. die Vorbeugung oder Verkürzung eines vollstationären Aufenthalts und eine verbesserte Nachsorge der Menschen im Anschluss an eine stationäre Behandlung. Einzelne Tageskliniken sind störungsspezifisch ausgerichtet, d. h., die Angebote richten sich ausschließlich an Menschen beispielsweise mit Autismus, Suchterkrankung, Depression oder Demenz.

Die *ambulante Behandlung* von psychisch erkrankten Menschen wird durch niedergelassene Psychiater oder Psychotherapeuten sichergestellt. Psychotherapeuten bieten – im Gegensatz zu Psychiatern – in der Regel einmal in der Woche stattfindende Therapien von mindestens 45-minütiger Dauer an. Die Behandlung kann sich – je nach Psychotherapieausrichtung (z. B. Verhaltenstherapie, Psychoanalyse), Ressourcen und Schweregrad der Störung – über mehrere Monate bis Jahre erstrecken. In den ergotherapeutischen Praxen werden zudem ambulante psycho-funktionelle Behandlungen für Menschen mit psychischen Störungen angeboten.

Ambulante Beratung und Hilfen für Menschen mit (drohender) psychischer Störung und ihre Angehörigen bieten die sozialpsychiatrischen Dienste (SpDi).

Weitere Hilfen umfassen Angebote für die Bereiche Freizeit, Wohnen und Beruf, z. B. Teestuben, Kontaktstellen, Übergangswohnheime, therapeutische Wohngemeinschaften, Pflegeheime, integrative sowie beschützte Arbeitsplätze, Berufsbildungs- und Förderungswerke, Rehabilitationseinrichtungen für psychisch Kranke (RPK) und berufliche Trainingszentren (BTZ).

Die Versorgung von Kindern, Jugendlichen und Erwachsenen mit psychischen Störungen erfolgt durch unterschiedliche Berufsgruppen.

Die Psychiatrie ist ein Fachgebiet der Medizin, das sich mit der Epidemiologie, der Behandlung und Erforschung von psychischen Störungen auseinandersetzt. Der *Psychiater* (von griech. *psychē* „Seele, Leben" und *iatros* „Arzt") bzw. die Psychiaterin hat eine mehrjährige Facharztausbildung zur Psychiatrie und Psychotherapie im Anschluss an sein oder ihr Medizinstudium absolviert. Neben der medizinischen Abklärung von körperlichen Ursachen kann er oder sie auch psychotherapeutisch behandeln. Zudem obliegt ihnen die medikamentöse Behandlung. Eng verwandt sind Psychiatrie und Neurologie (ehemals als „Nervenheilkunde" beide Bereiche umfassend). Die Neurologie (von griech. *neuron* „Nerv" und *logia* „Lehre") befasst sich mit Erkrankungen des Nervensystems (Gehirn, Rückenmark, peripheres System) und behandelt somit Menschen mit neuroimmunologischen Erkrankungen (z. B. multiple Sklerose), zerebrovaskulären Erkrankungen (Schlaganfall, Durchblutungsstörungen), Parkinson, HIV-Infektionen, Schmerzsyndromen oder Demenz.

Psychotherapeutinnen und *Psychotherapeuten* haben ebenfalls eine mehrjährige Ausbildung im Anschluss an ihr Studium (z. B. der Psychologie für die Behandlung von Erwachsenen, für Kinder- und Jugendliche auch der Pädagogik oder Sozialpädagogik) absolviert und sind auf die „Feststellung, Heilung oder Linderung von Störungen mit Krankheitswert [nach ICD-10], bei denen Psychotherapie indiziert ist", (PsychThG §1 Satz 3) spezialisiert. Nach dem Psychotherapeutengesetz (PsychThG) wird zwischen Kinder- und Jugendlichenpsychotherapeuten (Patienten bis zur Vollendung des 20. Lebensjahres) und psychologischen Psychotherapeuten (Patienten ab dem 18. Lebensjahr) unterschieden. Zu den anerkannten Psychotherapieverfahren, die über die Krankenkassen abgerechnet werden können, gehören die Verhaltenstherapie, die Psychoanalyse und die Tiefenpsychologie. Liegt keine psychische Störung mit „Krankheitswert“ im Sinne der *Internationalen Klassifikation psychischer Störungen* vor, so kann eine Beratung (z. B. bei Erziehungs- oder Eheschwierigkeiten) durch andere Berufsgruppen beispielsweise durch Psychologen oder Pädagogen ohne die Qualifikation zum Psychotherapeuten übernommen werden.

8.2 Die psychiatrische Versorgungssituation

Die bisherigen Daten zur stationären und ambulanten Versorgung von Menschen mit psychischen Störungen sind noch unvollständig, über die Versorgungssituation von Menschen mit geistiger Behinderung, Migrationshintergrund oder älteren Menschen mit psychischen Störungen liegen so gut wie keine Angaben vor.

Versorgung von Erwachsenen

Die Ergebnisse des vierten Bundesgesundheitssurvey (BGS, vgl. Belach, 1999, S. 555–5222) zur psychischen Gesundheit ergaben vor etwas mehr als zehn Jahren, dass von den 15,6 Millionen Menschen mit psychischer Erkrankung im Alter von 18 bis 64 Jahren lediglich 36 Prozent professionelle Hilfe in Anspruch nahmen. Hierbei handelte es sich jedoch in lediglich 10 Prozent der Fälle um adäquate Behandlungsangebote und es bestanden gravierende Versorgungslücken, insbesondere in den ländlichen Regionen (vgl. Wittchen, 2000, S. 3).

Ob sich die Versorgungssituation seit der letzten Erhebung in Deutschland verbessert hat, werden die Ergebnisse der zwischen 2008 bis Ende 2011 durchgeführten Studie zur Gesundheit Erwachsener in Deutschland (DEGS, Fortsetzung des BGS) zeigen. Erstmals wurden auch ältere Menschen berücksichtigt, sodass repräsentative Ergebnisse über die Inanspruchnahme von stationären und ambulanten Angeboten auch für diese Altersgruppe vorliegen werden.

Für den ambulanten Bereich besteht tendenziell eine allgemeine Unterversorgung. Die Deutsche Psychotherapeuten Vereinigung (DPtV) führte beispielsweise 2010 eine bundesweite Befragung von psychologischen Psychotherapeuten und Kinder- und Jugendlichenpsychotherapeuten durch. Danach bestanden durchschnittliche Wartezeiten von mehr als zwei Monaten und die bewilligten Therapiestunden reichten für zwei Drittel der Patienten wegen der Schwere ihrer Störung nicht aus (vgl. Walendzik u. a., 2011, S. 68). Ähnliche Ergebnisse liegen auch für die sozialpsychiatrische Versorgung von Menschen mit Migrationshintergrund vor, für die es in Deutschland bislang nur wenige migrationsgerechte Versorgungsstrukturen gibt. Dieses betrifft insbesondere die erschwerte Zugänglichkeit von Hilfsangeboten sowie die geringe interkulturelle (u. a. sprachliche) Kompetenz der Mitarbeitenden in den entsprechenden Einrichtungen (vgl. Kimil/Salman, 2010, S. 111).

Versorgung von Kindern und Jugendlichen

Äquivalent zur Erwachsenenstudie (BGS) wurde zwischen 1994 und 1999 für den Raum München eine Erhebung zur Versorgungssituation für Jugendliche im Alter von 14 bis 17 Jahren durchgeführt (EDSP, Early Developmental Stages of Psychopathology). Weniger als ein Fünftel der psychisch erkrankten Jugendlichen wurde behandelt, d. h., die Versorgung war noch schlechter als die der Erwachsenen.

Die Bella-Studie zum seelischen Wohlbefinden und Verhalten weist etwas optimistischere Zahlen auf. Die Studie ist Bestandteil des Jugendgesundheitssurvey (KiGGS), die durch das Robert Koch-Institut von 2003 bis 2006 deutschlandweit bei knapp 3000 Familien durchgeführt wurde. Annähernd die Hälfte der Kinder mit psychischer Störung befand sich in Behandlung bzw. benötigte diese nach Einschätzung der Eltern (vgl. Hölling u.a., 2007, S. 876). Trotz der Verbesserung gegenüber den Vorjahren ist festzuhalten, dass über die Hälfte der Kinder und Jugendlichen keine adäquate Versorgung erhalten.

Merksatz
Die psychiatrische Versorgung von Menschen mit geistiger Behinderung ist bislang unbefriedigend. Für Menschen mit stärkerer geistiger Behinderung, die über keine bzw. nur eingeschränkte Lautsprache verfügen, ist sie als absolut unzureichend, wenn nicht sogar als katastrophal zu bezeichnen. Bislang mangelt es an ausreichenden und professionellen Angeboten für diesen Personenkreis, sodass die Betroffenen und ihr betreuendes Umfeld u.a. aufgrund der wenigen spezialisierten Angebote in Deutschland oftmals auf sich alleine gestellt sind.

Kinder mit geistiger Behinderung und psychischer Störung

Menschen mit geistiger Behinderung haben im Vergleich zu geistig nicht behinderten Menschen ein drei- bis viermal so hohes Risiko, an einer psychischen Störung zu erkranken (siehe S. 129). Aus internationalen Studien wissen wir, dass lediglich ein Drittel der psychisch erkrankten bzw. verhaltensauffälligen Kinder und Jugendlichen von einem Psychiater untersucht wurde (vgl. Hennicke, 2013, S. 228). Noch seltener wurden diese Kinder bei einem Psychotherapeuten vorstellig. Eine 2004 durchgeführte Befragung in Kinder- und Jugendpsychiatrien, Ambulanzen und Tageskliniken in Deutschland ergab, dass 6 Prozent der Patienten geistig behindert waren. Lediglich 14 Prozent der Einrichtungen verfügten jedoch über ein spezielles ambulantes und/oder stationäres Behandlungsangebot für diese Gruppe, obwohl die Mehrzahl der Befragten dieses für notwendig erachtete (vgl. Hennicke, 2005, S. 21).

Erwachsene mit geistiger Behinderung und psychischer Störung

Für Erwachsene ist anzunehmen, dass der Großteil in den Einrichtungen der Behindertenhilfe (u.a. in den regulären Wohngruppen) oder durch Allgemeinmediziner versorgt wird. Es muss davon ausgegangen werden, dass angesichts der fehlenden therapeutischen Angebote die psychopharmakologische Behandlung dieser Menschen überproportional hoch ist (vgl. Schanze, 2005, S. 46). In den letzten Jahren wurden zahlreiche Anstrengungen unternommen (u.a. durch die *Bundesarbeitsgemeinschaft Ärzte für Menschen mit geistiger oder mehrfacher Behinderung* sowie die *Deutsche Gesellschaft für seelische Gesundheit bei Menschen mit geistiger Behinderung*), auf die dramatischen Missstände in der Versorgung hinzuweisen.

Es werden noch viele steinige Wege zu gehen sein, bis Menschen mit geistiger Behinderung und psychischer Störung (sowie ihre Angehörigen) die (multi-)professionelle und regionale Versorgung erhalten, die ihnen zusteht.

Weiterführende Literatur

Brückner, Burkhart: Basiswissen: Geschichte der Psychiatrie, Bonn, Psychiatrie Verlag, 2010.

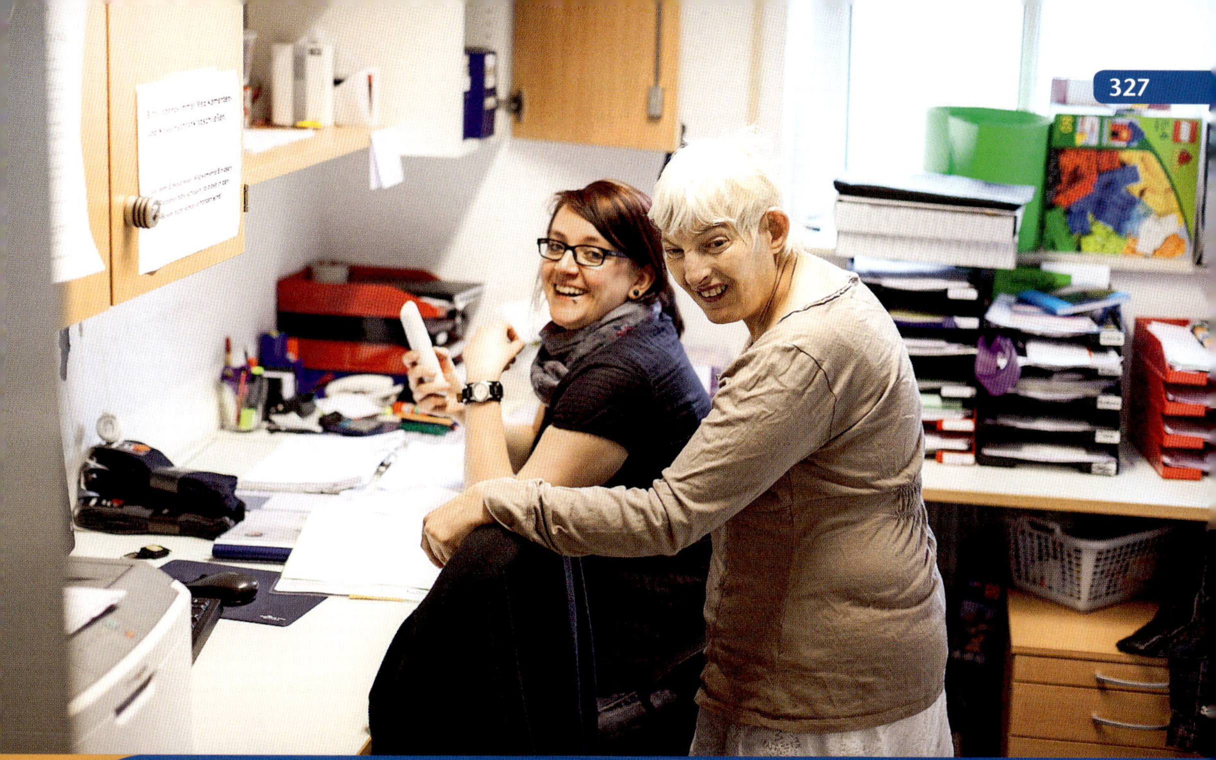

Teil C: Spezifische Grundlagen der Heilerziehungspflege

1 Berufliches Selbstverständnis und Handlungsprinzipien

Gabriele Fischer-Mania

Das Berufsbild Heilerziehungspfleger bzw. -pflegerin birgt mehrere Fachdisziplinen in sich. *Heilen, Erziehen* und *Pflegen* als Kern des beruflichen Selbstverständnisses sind aus der historischen Entwicklung des Berufsbildes zu verstehen. Der Berufsverband Heilerziehungspflege in Deutschland e. V. umschreibt den Beruf folgendermaßen: „Heilerziehungspfleger/-innen sind sozialpädagogisch und pflegerisch ausgebildete Fachkräfte, die sich für die Assistenz, Beratung, Begleitung, Pflege und Bildung von Menschen mit einer Behinderung im ambulanten und stationären Bereich einsetzen“ (Berufsverband Heilerziehungspflege, 2013).

Im ersten Teil dieses Kapitels wird das berufliche Selbstverständnis mit seiner spezifischen Ausprägung im Bereich der Arbeit mit Menschen mit einer Behinderung oder psychischen Erkrankung dargestellt. Der Einfluss der Organisation auf das berufliche Handeln wird differenziert und die professionelle Beziehung im Sinne eines Arbeitsbündnisses umrissen. In der Heilerziehungspflege prägen verschiedene Handlungsprinzipien, die sich im Laufe der Entwicklung des Berufsbildes verändert haben, das berufliche Selbstverständnis. Nach deren Darstellung im zweiten Teil wird im dritten Teil das Pflegeverständnis der Heilerziehungspflege dargelegt.

1.1 Berufliches Selbstverständnis

Ein *Beruf* ist gekennzeichnet durch ein Bündel von Tätigkeiten, die nach einer bestimmten Regelhaftigkeit ausgeführt und unter der Berufsbezeichnung zusammengefasst werden (z. B. Maurer, Frisör, Programmierer). Der Begriff *Profession* geht über diesen Begriff hinaus. Bei der Entwicklung einer Profession handelt es sich um gesellschaftlich notwendige Tätigkeiten, die von der Familie, von ehrenamtlich engagierten Bürgern unbezahlt ausgeführt wurden. Im Laufe der Zeit konnten aus unterschiedlichen Gründen die Aufgaben nicht mehr in zufriedenstellendem Maß auf diese Art und Weise erfüllt werden. Es entwickelten sich besondere Fachkräfte – dann beruflich Tätige –, die in der Regel Geld für ihre Tätigkeit bekamen.

Die Heilerziehungspflege vereint Wissen aus mehreren Professionen wie die der Pädagogik, Psychologie, Soziologie, Medizin und des Rechts. Wissenschaftliche Forschung findet in diesen Disziplinen statt. Neben der Wissenschaft ist die Praxis – das konkrete Handeln, die Ausgestaltung der Tätigkeiten – die zweite Größe im Professionsbegriff. Professionalisierungsprozesse sind gekennzeichnet von umfangreichen Ausbildungen mit verbindlich geltenden Inhalten. Dem beruflichen Handeln einzelner Berufsinhaber liegt ein verbindliches Werte- und Normensystem zugrunde. Sowohl die beruflich Tätigen selbst, z. B. innerhalb ihres Berufsverbandes, als auch die Ausbildungsinstitute führen eine Selbstkontrolle durch, um die Standards des fachlichen Wissens und Handelns aufrechtzuerhalten und weiterzuentwickeln.

Merksatz
Unter „Professionalität“ versteht man ein auf gesichertem Fachwissen basierendes und an verbindlichen Werten orientiertes berufliches Handeln. Die Mitglieder der Profession unterliegen einer organisierten Form der Selbstkontrolle durch berufsständische Vertretungen.

Verbindlich zur Profession Heilerziehungspflege gehörend ist der Sachverhalt, dass sie dem Gemeinwohl verpflichtet ist. Dieser Auftrag wird im Bereich der Behindertenhilfe und in der sozialpsychiatrischen Versorgung überwiegend durch Organisationen in freier oder staatlicher Trägerschaft übernommen. Heilerziehungspflegerinnen und -pfleger arbeiten momentan fast ausschließlich in Organisationen, selbstständig sind nur wenige. Der Vertrag zur Erbringung einer Dienstleistung im Bereich der Behindertenhilfe oder der sozialpsychiatrischen Versorgung wird in der Regel zwischen dem Menschen mit einem Unterstützungsbedarf bzw. dessen gesetzlicher Vertretung und der Organisation geschlossen.

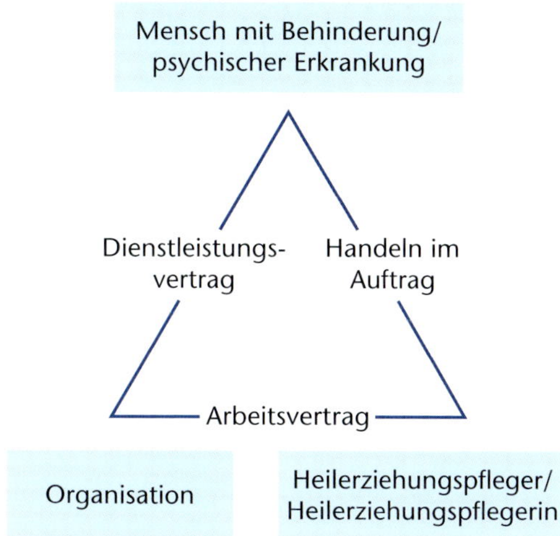

Berufliches Handeln in der Organisation

Die beiden Vertragspartner, die Organisation und der Mensch mit einer Behinderung oder psychischen Erkrankung, bestimmen idealerweise Inhalt, Qualität und Umfang der zu erbringenden Dienstleistung im Rahmen eines Betreuungsvertrags. Diese Definitionshoheit nimmt wesentlichen Einfluss auf das berufliche Handeln in der Heilerziehungspflege. Die Fachkraft handelt im Auftrag der Organisation und ist somit an deren Wertmaßstäbe, Normen, interne Abläufe und Strukturen gebunden.

Die Organisation selbst ist ebenfalls nicht in Gänze frei in der Gestaltung ihrer Dienstleistung. Vor dem Hintergrund der bislang noch vorrangigen Finanzierungsform in der Eingliederungshilfe – dem sogenannten sozialhilferechtlichen Dreieck – nimmt der Kostenträger der Eingliederungshilfe Einfluss auf die Standards der Organisation. Die Werte, Kultur, Strukturen und wirtschaftlichen Effizienzerfordernisse können im Widerstreit mit diesem Selbstverständnis stehen und erzeugen ein dauerhaftes Spannungsfeld.

Merksatz

Berufliches Handeln in der Heilerziehungspflege ist Handeln im Kontext der Organisation. Der Heilerziehungspfleger bzw. die -pflegerin handelt in einer beruflichen Rolle basierend auf den Werten, Regeln, fachlichen Anforderungen und Verhaltenserwartungen der Organisation.

Neben der Prägung des beruflichen Selbstverständnisses durch die Organisation stellt die Beziehung zu dem Menschen mit Behinderung den wesentlichen Kern des professionellen Selbstverständnisses dar.

Ulrich Oevermann (vgl. Oevermann, 1996, S. 70 ff.) hat in seiner Professionalisierungstheorie für pädagogische und pflegerische Berufe den Aspekt der Beziehungsgestaltung in den Mittelpunkt gestellt. Bei Sozialbeziehungen unterscheidet er grundlegend zwischen der

- *diffusen Sozialbeziehung*, in der sich die Menschen als *„ganze Menschen"* begegnen, und
- *spezifischen Sozialbeziehung*, in der die Begegnung rollenförmig, ausschnitthaft gestaltet ist.

Er unterscheidet in seiner Theorie die beiden Begriffe *Gemeinschaft* und *Gesellschaft*. Mit *Gemeinschaft* bezeichnet er eine Sozialform, in der die Begegnung ganzer *Menschen* stattfindet. Prototyp der Gemeinschaft ist die Triade zwischen Mutter, Vater und Kind. Die Beziehungsgestaltung zwischen den einzelnen Personen innerhalb des Dreiecks (Mutter–Vater; Mutter–Kind; Vater–Kind) bezeichnet er als *diffuse Beziehungen*. Vier Merkmale kennzeichnen diese Beziehung:

- Sie beinhaltet wesenhaft die Körperbasis, d. h., die Personen haben – in unterschiedlicher Gestaltung – körperlichen Kontakt zueinander.
- Zum Zeitpunkt der Begründung der Beziehung ist diese auf Dauer angelegt, sie ist unkündbar.
- Das Vertrauen ist nicht an Bedingungen gebunden, es gilt der ganzen Person um ihrer selbst willen.
- Es besteht eine umfassende affektive Bindung.

Diffuse Beziehungen sind unverwechselbar.

Der Begriff „Rolle" bezeichnet in der Soziologie ein Bündel von Verhaltensformen, Rechten und Pflichten, die aus den Erwartungen der relevanten Bezugsgruppe an den Inhaber einer bestimmten sozialen Position resultieren. Den Erwartungen liegen soziale Normvorstellungen zugrunde. Menschen beeinflussen sich in der Ausgestaltung ihrer Rolle wechselseitig (vgl. Kraimer, 2007, S. 780). Innerhalb eines Teams in einer Wohngruppe z. B. erwarten die Kollegen bzw. Kolleginnen voneinander, dass man pünktlich ist und sachgerechte Informationen von Arbeitsabläufen zeitnah weitergibt. Von der Teamleitung wird darüber hinaus erwartet, dass sie die Arbeitsprozesse steuert. Würde ein Teammitglied diese Steuerung ungefragt übernehmen, würde er sozusagen aus der Rolle fallen. Die *spezifische Sozialbeziehung* ist rollenförmig angelegt. Personen begegnen sich *ausschnitthaft* mit einem bestimmten für diese Rolle relevanten Anteil ihrer Person. Im Gegensatz zur diffusen Beziehung, in der der Ausschluss von Themen der Begründung bedarf, ist das Charakteristische für spezifische Sozialbeziehungen, dass begründet werden muss, wenn Themen aufgenommen werden. Beispielsweise gibt es in der Beziehung zum Angestellten der Bank, von dem man sich über eine Geldanlage oder einen Kredit beraten lässt, eine bestimmte Erwartung von beiden Seiten (Offenlegung der Finanzverhältnisse, wahrheitsgemäße Auskünfte). Gleichzeitig gibt es Themen, die in dieser Konstellation definitiv nicht besprochen werden, wie z. B. Eheprobleme. Spezifische, rollenförmige Sozialbeziehungen sind von ihrer Struktur her austauschbar – im genauen Gegenteil zu den diffusen Sozialbeziehungen.

Die Differenzierung von *Gemeinschaft* und *Gesellschaft* ist vor dem Hintergrund der Professionalisierung sozialer Berufe relevant. Der Mensch ist in seiner Entwicklung zu einem autonomen Subjekt darauf angewiesen, dass in der ersten Gemeinschaft – seiner Herkunftsfamilie – von allen beteiligten Personen Loslösungsprozesse gestaltet werden müssen. Diese Loslösung ist mit Krisen verbunden, durch deren positive Bewältigung die Fähigkeit zur autonomen Gestaltung der eigenen Lebenspraxis entwickelt werden kann.

Der Prozess zur Autonomieentwicklung kann „durch Beschädigung der leiblichen und psychosozialen Integrität eingeschränkt" (Oevermann, 1996, S. 114) sein. Eine Schädigung des Gehirns oder eine psychiatrische Erkrankung kann eine solche Beschädigung im Sinne Oevermanns darstellen. Ist der betroffene Mensch aus eigener Kraft oder mithilfe des privaten Umfelds nicht in der Lage, die Integrität (wieder) herzustellen, wird Hilfe in vorbeugender oder begleitender Form erforderlich.

Merksatz
Die Unterstützung des Menschen mit einer eingeschränkten Integrität muss in der konkreten Beziehungspraxis der diffusen Sozialbeziehung geschehen, um wirksam zu werden. Die Beziehung zwischen Heilerziehungspfleger bzw. -pflegerin und dem Menschen mit Behinderung oder psychischer Erkrankung innerhalb der Organisation, die die Hilfestellung erbringt, ist per Definition jedoch eine Beziehung innerhalb der beruflichen Rolle und somit eine spezifische Sozialbeziehung.

Es besteht also ein Widerspruch: Heilerziehungspflegerinnen und -pfleger haben es in ihrem beruflichen Alltag gleichzeitig mit diffusen und spezifischen Sozialbeziehungen zu tun. Den Widerspruch kann man nicht einfach aufheben, sondern muss ihn auf Dauer ausbalancieren. Ein rein rollenförmiges Handeln gegenüber dem Menschen mit Behinderung hätte eine Technologisierung zur Folge, indem Menschen mit Behinderungen zum Objekt werden; eine ausschließlich diffuse Beziehungsgestaltung hätte eine Intimisierung zur Folge, die der Realität nicht gerecht wird und gleichzeitig die Asymmetrie der Beziehung leugnet. Die Asymmetrie resultiert aus der Ungleichheit in der beruflichen Beziehung zwischen Heilerziehungspfleger bzw. -pflegerin, der oder die für die Tätigkeit bezahlt wird, und den Menschen mit Behinderung. Der achtsame Umgang mit dieser Asymmetrie kann nicht allein im individuellen Handeln der Einzelnen gelingen, sondern bedarf der Einbettung in die Konzeption einer Organisation.

Die Unterstützung von Menschen mit Behinderung hin zu mehr Autonomie und Integrität bedarf einer reflektierten und belastbaren Beziehungsgestaltung zwischen dem Heilerziehungspfleger bzw. der -pflegerin und dem Menschen mit Behinderung.

Merksatz
Professionelles Handeln erfordert die zeitgleiche Gestaltung einer diffusen und einer spezifischen Sozialbeziehung. Als Begriff für diese Art der Beziehung gebraucht Oevermann das Arbeitsbündnis. Die Ausgestaltung dieses Arbeitsbündnisses geschieht in einem dauerhaften Balanceakt.

1.2 Handlungsprinzipien

Ziel des beruflichen Handelns in der Heilerziehungspflege ist das Empowerment von Menschen mit Behinderung (siehe Kap. 4, S. 54 ff.). Kontrollfrage für jedes Handlungsprinzip ist: Wie kann diese Handlungsweise dazu beitragen, Menschen in ihrer Autonomie und Selbstbestimmung zu unterstützen?

1.2.1 Inklusion und Teilhabe

Mit Inkrafttreten des SGB IX im Jahr 2001 ist die Zielsetzung aller Angebote für Menschen mit einer Behinderung, ihnen eine möglichst selbstbestimmte Lebensführung und die Teilhabe am Leben in der Gesellschaft zu ermöglichen. Mit der 2008 in Deutschland ratifizierten UN-Konvention über die Rechte behinderter Menschen verpflichtet sich der Staat, Menschenrechte und Grundfreiheiten für alle Menschen mit Behinderung sicherzustellen und zu fördern. *Inklusion* und *Teilhabe* beinhalten verschiedene Sichtweisen in der Angebotsgestaltung.

In Abgrenzung zum Begriff *Integration*, der sich auf die Wiedereingliederung von zuvor aus gesellschaftlichen Prozessen (Schule/Bildung/Arbeit) ausgeschlossenen Personen bezieht, verbindet sich mit Inklusion der Aufbau von Strukturen, Angeboten, Prozessen, die den Ausschluss von Menschen aufgrund ihrer Andersartigkeit verhindern (siehe auch „Inklusion oder Integration?", Kap. 1.5, S. 27 f.).

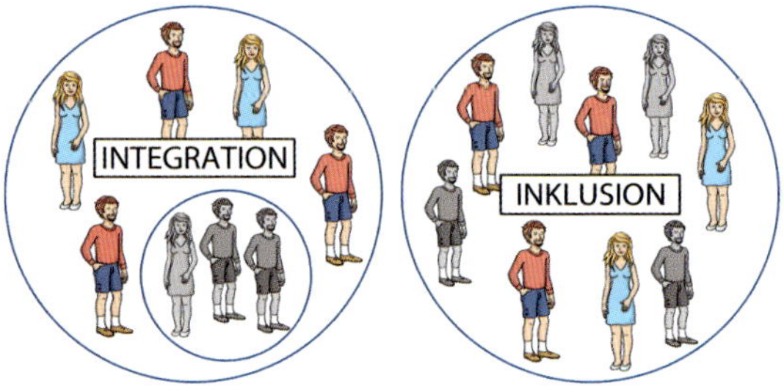

Integration vs. Inklusion

Menschen mit Behinderung werden nicht als Hilfeempfänger deklariert, denen bestimmte Unterstützung zustehen, sondern sie sind Bürger eines Staates mit Rechtsansprüchen. Die Ansprüche beziehen sich auf individuelle Unterstützungen, um die Teilhabe an gesellschaftlichen Prozessen zu ermöglichen. Gleichzeitig beinhaltet Inklusion die Forderung an die Verantwortlichen auf politischer Ebene, Strukturen zu gestalten, die einen Zugang ohne Barrieren für alle Menschen ermöglichen (z. B. zu Bildung, Gebäuden, Verkehrsmitteln, Informationen). Spannungsfelder in der beruflichen Praxis bestehen zwischen diesem Anspruch und den vorhandenen Angebotsstrukturen, die hinsichtlich der Entwicklung zur Inklusion noch in den Anfängen stecken. Die Annäherung dieser Widersprüchlichkeiten erfordert komplexe Veränderungsprozesse sowohl innerhalb der bestehenden Unterstützungsangebote als auch in den kommunalen Versorgungsstrukturen. Primär ist es Aufgabe der Träger der Unterstützungsangebote und der Städte und Gemeinden, die Veränderungsprozesse einzuleiten. Im Alltag von Heilerziehungspflegerinnen und -pflegern besteht die Möglichkeit, z. B. verstärkt auf die örtlichen Vereine, Volkshochschulen oder auch kommerziellen Freizeitangebote zuzugehen und nicht zusätzliche spezielle Angebote zu schaffen.

Merksatz
Inklusion beinhaltet den Auftrag, Strukturen und Angebote innerhalb der Gesellschaft so zu gestalten, dass ein Ausschluss von Menschen aufgrund einer Behinderung verhindert wird. Teilhabe beinhaltet den ungehinderten Zugang des einzelnen Menschen zu allen gesellschaftlich wichtigen Aspekten mit der ggf. erforderlichen Unterstützung.

1.2.2 Sozialraumorientierung

Gemeindepsychiatrische Versorgung, Sozialraumorientierung und Community Care sind unterschiedliche Begriffe, deren Wurzeln auf die Gemeinwesenarbeit als eine Form der Sozialarbeit aus den 1950er-Jahren zurückzuführen sind. Kernpunkt der Begriffe ist die Intention, die Teilhabeplanung auf die konkrete Situation innerhalb des Quartiers – eben des Gemeinwesens, in der eine Person lebt – auszurichten. Unterstützung kann nicht individualisiert, lediglich auf den „Fall" bezogen, sondern muss mit dem „Feld" verbunden werden, um zwei Begriffe aus der Sozialraumorientierung zu nutzen.

Die Sozialraumorientierung als Arbeitsprinzip hat sich in unterschiedlichen Feldern der sozialen Arbeit zu verschiedenen Zeitpunkten etabliert – die längsten Erfahrungen bestehen im Bereich der Jugendhilfe. In der sozialpsychiatrischen Versorgung hat die Orientierung in die Gemeinde – hier auch „gemeindepsychiatrische Versorgung“ oder „gemeindenahe Psychiatrie“ genannt – mit der Verabschiedung der Psychiatrie-Enquête 1975 und dann in den 1980er-Jahren mit der Auflösung der großen Langzeitpsychiatrien eingesetzt. Die Orientierung in die Gemeinde und mit ihr der Begriff „Community Care“ taucht zu Beginn dieses Jahrhunderts auf.

Wolfgang Hinte (vgl. Hinte, 2008, S. 15 ff.) macht das Konzept der Sozialraumorientierung in der Jugendhilfe auch für die Arbeit mit Menschen mit Behinderung nutzbar. Er nennt fünf Prinzipien, die das Konzept prägen und an denen sich Heilerziehungspflegerinnen und -pfleger ausrichten sollten.

- *Orientierung am Willen des Menschen*: Auftrag von Heilerziehungspflegerinnen und -pflegern ist es, herauszufinden, was jemand will, und zu unterscheiden zwischen Wunsch und Wille. Der Wille ist Grundlage für die Ziele.
- *Unterstützung von Eigeninitiative und Selbsthilfe*: Auftrag der Profis ist es, herauszufinden, was jemand selbst tun kann, und dies zuzulassen. Das eigene Handeln ist zurückzustellen und der Profi hat stellvertretend für die Person zu handeln, wenn diese nicht in der Lage ist, ihren Willen in Aktivität umzusetzen.
- *Konzentration auf Ressourcen*: Auftrag des Profis ist es, die Ressourcen des „Feldes“ – das sind die Menschen mit Behinderung selbst und der Sozialraum – und den Bedarf der Menschen mit Behinderung intelligent zu verknüpfen.
- *Zielgruppen- und bereichsübergreifende Sichtweise*: Heilerziehungspfleger und -pflegerinnen müssen das Milieu kennen und unabhängig von der Zielgruppe, für die sie arbeiten, Ressourcen des Sozialraumes erkennen.
- *Kooperation und Koordination*: Auftrag der Profis ist die Kooperation und Koordination mit allen Beteiligten in der Kommune, auch unabhängig vom direkten fachlichen Auftrag und auch wenn der direkte Nutzen (noch) nicht erkennbar ist (vgl. Hinte, 2008, S. 15 ff.).

Um die Teilhabe am Leben in der Gesellschaft zu realisieren, ist Sozialraumorientierung als Handlungsprinzip in der Arbeit von Heilerziehungspflegern und -pflegerinnen unabdingbar. Die Realität der Organisationen, der Finanzierungssysteme und des Sozialraumes ist bislang eher konträr zu diesem Ansatz ausgerichtet. Veränderungen von Organisationen sind aber durchaus durch verändertes fachliches Handeln möglich (siehe auch Kap. 2.2.7, S. 377 ff.).

1.2.3 Personenzentrierung

Der personenzentrierte Ansatz geht zurück auf den amerikanischen Psychologen Carl Rogers (1902–1987). Der Ansatz basiert auf einem humanistischen Menschenbild. Er wurde für verschiedene Bereiche der therapeutischen und sozialen Arbeit mit Einzelpersonen und Gruppen weiterentwickelt und findet aktuell seinen Niederschlag in den Bestrebungen der Kostenträger der Eingliederungshilfe, die Personenzentrierung als Grundlage der Steuerung der Hilfeplanung zu etablieren (siehe Kap. 2.1.6, S. 356 ff.).

Im personenzentrierten Ansatz sind die grundsätzliche Werthaltung des beruflich Tätigen und dessen „Respekt vor dem Individuum“ (Rogers, 1972, S. 35) von zentraler Bedeutung: Jeder Mensch ist einzigartig, unverwechselbar und wertvoll, unabhängig von Kompetenzen, Zugehörigkeiten und Beeinträchtigungen.

Wesentlich für Rogers' Ansatz ist die Überzeugung, dass jeder Mensch in sich die Fähigkeit zur Selbstaktualisierung bzw. Selbstverwirklichung trägt. Das Verhalten des Menschen ist – auch wenn es unverständlich erscheint – innerhalb der Realität der Person sinnvoll, um die von der Person erlebten Bedürfnisse zu befriedigen.

Drei Begriffe kennzeichnen die personenzentrierte Haltung:

- *Empathie* ist die Fähigkeit, das Erleben und die Gefühle des Gegenübers genau zu erfassen.
- *Wertschätzung* bedeutet, die andere Person zu akzeptieren, ohne zu werten.
- *Kongruenz* bedeutet, in Übereinstimmung mit den eigenen Gefühlen und Wahrnehmungen innerhalb der Beziehung zu handeln. Die Fachkraft muss in Abhängigkeit vom Auftrag innerhalb des Arbeitsbündnisses abwägen, was sie an Offenlegung eigener Gefühle konstruktiv verantworten kann (vgl. Pörtner, 1996, S. 25).

Der personenzentrierte Ansatz hat in einer auf Selbstermächtigung und Selbstbestimmung ausgerichteten Unterstützung eine zentrale Funktion.

In dieser zentralen Funktion birgt der personenzentrierte Ansatz bereits ein grundlegendes Spannungsfeld. Manche Menschen nehmen nicht aus freier Wahl und in Übereinstimmung mit ihrem Selbstkonzept Hilfsangebote wahr. Könnten sie in voller Autonomie entscheiden, wären sie zum Teil nicht in die für sie gestalteten Hilfeprozesse eingebunden.

Ein weiteres Spannungsfeld sind nicht selten die Rahmenbedingungen der Organisation. Alltagshandeln findet häufig in Gruppen statt und berufliches Handeln ist somit eingebunden in die Wahrnehmung von mehreren Individuen mit ihren ganz eigenen Realitäten. Aus Gründen der wirtschaftlichen Effizienz in Organisationen und der individuellen Ressourcen der Fachkräfte sind Routinen erforderlich, die ggf. einer personenzentrierten Arbeitsweise entgegenstehen.

Merksatz
Eine personenzentrierte Haltung hilft dabei, gemeinsam mit dem Menschen mit einer geistigen Behinderung oder psychischen Erkrankung dessen Wünsche, Interessen und Absichten zu entdecken. Die Haltung muss sich in den wiederkehrenden Abläufen der Alltagsbewältigung der hauswirtschaftlichen Tätigkeiten und der pflegerischen Unterstützung verfestigen, um wirksam zu werden.

1.2.4 Dialogische Beziehungsgestaltung

In der Personenzentrierung liegt der Fokus auf dem inneren Erleben des einzelnen Menschen. In der dialogischen Beziehungsgestaltung geht es um den Blick auf den Menschen in seiner Verbindung mit anderen. Das zugrunde liegende dialogische Prinzip geht auf den Philosophen Martin Buber (1878–1965) zurück.

Seine anthropologische Grundaussage lautet, dass der Mensch als Einzelwesen nicht existieren kann und über das „Du zum Ich“ wird. Erst in der Begegnung mit dem anderen Menschen konstituiert sich also das eigene Sein. Ein echter Dialog ist für Buber die tatsächliche, im Ergebnis offene Begegnung zweier oder auch mehrerer Menschen. In der Begegnung selbst kann eine neue Qualität der Beziehung und der Ichwerdung entstehen, die Entwicklung ermöglicht.

Merksatz
Die dialogische Beziehung ist eine Begegnung auf Augenhöhe, bei der für die beteiligten Menschen eine neue Qualität der Beziehung und des eigenen Erlebens möglich wird.

In der Heilerziehungspflege soll die Entwicklung der Menschen mit Behinderung ermöglicht werden. Voraussetzung dafür ist, dass Heilerziehungspflegerinnen und -pfleger akzeptieren, dass ihr Gegenüber grundsätzlich die Fähigkeit und das Recht besitzt, für sich selbst einzutreten. Den Menschen in dieser Fähigkeit zu unterstützen und mit der Person herauszufinden, was das Eigene ist, ist eine grundlegende Aufgabe.

Um mit einem anderen Menschen in Dialog zu treten – sei es mit oder ohne Sprache –, ist Vertrauen nötig. Der Dialog ist nicht einseitig herstellbar. Gleichwohl liegt es zunächst in der Verantwortung der Fachkraft, diesen Vertrauensbildungsprozess in Gang zu setzen. Menschen mit geistiger Behinderung oder psychischer Erkrankung sind in ihrer personalen Integrität häufig verletzt und haben je nach Biografie und Erfahrung in Einrichtungen zahlreiche Beziehungsabbrüche erlebt.

Diese Vertrauensarbeit, damit verbundene mögliche Zurückweisungen und die daraus resultierenden Verletzungen sind für beide Seiten auch ein Spannungsfeld in der Zusammenarbeit. Neben den oben genannten individuellen Komponenten erzeugen häufig die Personalstruktur in der Einrichtung, Schichtwechsel, die Befristung von Arbeitsverhältnissen oder Personalmangel eine Realität, die die Herstellung eines verlässlichen Raumes für Begegnungen erschwert.

1.2.5 Ganzheitlichkeit

Ganzheitlichkeit ist eine grundlegende anthropologische Setzung in der Pädagogik: Körper, Geist und Seele sind keine unabhängig voneinander bestehenden Größen. Sie befinden sich in ständiger Wechselwirkung.

Das Schaubild auf S. 336 verdeutlicht die unterschiedlichen Entwicklungsbereiche des Menschen. Die einzelnen Bereiche entwickeln sich aber nicht getrennt voneinander und werden auch nicht einzeln wahrgenommen. Sowohl in der Entwicklung als auch im Hier und Jetzt sind die Bereiche eine Einheit. An der Abbildung auf der nächsten Seite wird deutlich, dass sich zum Beispiel körperliche Beeinträchtigungen auf die emotionale Verfassung auswirken und dass eingeschränkte oder ausbleibende Sozialkontakte in der Entwicklung des Kindes die Kognition beeinflussen können.

Die Verbundenheit bezieht sich gleichzeitig auf das soziale Umfeld eines Menschen. In der gesamten Entwicklung vom Säugling zum Erwachsenen besteht ein ständiger Austausch mit der Umwelt. Dabei beeinflusst eine Person selbst die sie umgebenden Menschen und wird gleichermaßen selbst beeinflusst.

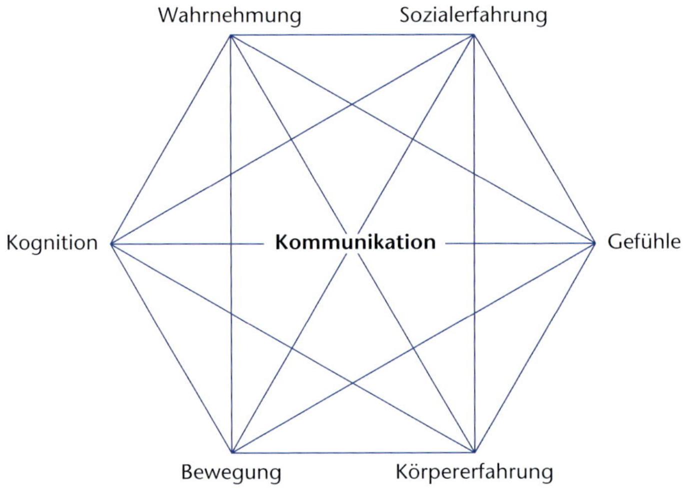

Entwicklungsbereiche des Menschen (Fröhlich, 1991, S. 156)

Für das Handeln in der Heilerziehungspflege bringt die Berücksichtigung der Ganzheitlichkeit ein hohes Maß an Komplexität mit sich.

Merksatz
In der Wahrnehmung und im Verstehen von Einzelpersonen und von Prozessen in Gruppen gibt es keine einfachen monokausalen Erklärungen, sondern eine sorgsam zu ergründende Vielschichtigkeit.

1.2.6 Lebensweltorientierung

Der Begriff „Lebenswelt" geht auf den Philosophen Edmund Husserl (1859–1938) zurück.

Das Handlungsprinzip Lebensweltorientierung versucht zu erfassen, dass jeder Mensch sein soziales Umfeld und inneres Erleben ganz subjektiv wahrnimmt. Husserl spricht von *äußeren Erfahrungen*, die sich auf die dinglichen Phänomene beziehen, wie z. B. Häuser, Bäume oder Gegenstände des täglichen Lebens. *Innere Erfahrungen* nennt Husserl das Erleben der persönlichen Gefühle, Gedanken und Wünsche.

In unserer westlichen Kultur werden die Lebenswelten Wohnen, Arbeit, Freizeit und Bildung unterschieden. Jeder dieser Lebenswelten wird ein besonderer Wert für den Menschen beigemessen. Sie unterliegen bestimmten Normen und Intentionen, die zur Sinnstiftung für den Einzelnen innerhalb unserer Kultur beitragen.

Die Lebenswelten sind jedoch nicht statisch bestehende Gebilde, die von allen identisch erfahren werden. Das Erleben der Lebenswelt ist ein hoch subjektiver Vorgang. Ob ein Phänomen als angenehm oder belastend, sinnstiftend oder verletzend erlebt wird, liegt in der Wahrnehmung und Bewertung der einzelnen Person. Manchen Menschen ist die Arbeit besonders wichtig. Für andere bedeutet Arbeit lediglich Gelderwerb, um die Lebenswelt Freizeit gut gestalten zu können. Gleichzeitig gestaltet die Person durch ihr

Handeln – z. B. in der eigenen Wohnung, in der Arbeitsgruppe – die aktuelle Lebenswelt für sich und andere mit.

Neurologische Beeinträchtigungen oder psychische Erkrankungen verändern nicht selten die Wahrnehmung der Betroffenen. Sie prägen, wie Betroffene ihr Umfeld erleben, und beeinträchtigen die Lebensqualität. Die Gestaltung der Wohnung, der Lärmpegel am Arbeitsplatz, also die Art und Intensität der einströmenden Reize aus der Umgebung können von Heilerziehungspflegerinnen und -pflegern angenehm erlebt werden. Für den Menschen mit einer Angststörung oder jemanden mit einer Störung aus dem autistischen Spektrum kann dagegen das vermeintlich gleiche Phänomen, dieselbe Umgebung eine gänzlich andere Qualität haben.

Auftrag von Heilerziehungspflegerinnen und -pflegern ist es daher, dass sie die individuelle Ausdeutung der Lebenswelt des Einzelnen erfassen und im Sinne der persönlichen Lebensqualität des Klienten gestalten. Mehrheitlich geltende Normen, wie etwas zu sein hat, um es positiv zu bewerten (z. B. Raumgestaltung, soziale Kontakte), sind hier eher einengend denn bereichernd (siehe auch S. 373 f.).

1.2.7 Reflexives Handeln

Im oben ausgeführten Verständnis von Profession ist die Eigenkontrolle der Standards durch die Berufsgruppe selbst ein wesentliches Merkmal. Ein verbindlicher Standard in allen sozialen Berufen ist die Reflexion des beruflichen Handelns.

Reflexion im beruflichen Handeln bedeutet in der Heilerziehungspflege Prozesse und eigenes berufliches Tun aus verschiedenen Perspektiven zu betrachten, zu analysieren und Schlussfolgerungen für weiteres Handeln zu ziehen.

Reflexives Handeln in der Heilerziehungspflege ist aus folgenden Gründen unverzichtbar:

- Heilerziehungspflegerinnen und -pfleger gehen ein komplexes Arbeitsbündnis ein, in dem sie die Balance zwischen diffuser und spezifischer Sozialbeziehung herstellen müssen. Sie handeln als ganze Menschen und als Rollenträger.
- Heilerziehungspflegerinnen und -pfleger arbeiten kontinuierlich in Spannungsfeldern sowohl in der Beziehungsgestaltung als auch innerhalb von Organisationsstrukturen.
- Die Lebenssituation von Menschen mit Behinderungen oder psychischen Erkrankungen birgt hohe emotionale Belastungen für Heilerziehungspflegerinnen und -pfleger. Reflexion hat an dieser Stelle eine entlastende Funktion, um den Beruf langfristig ausüben zu können.

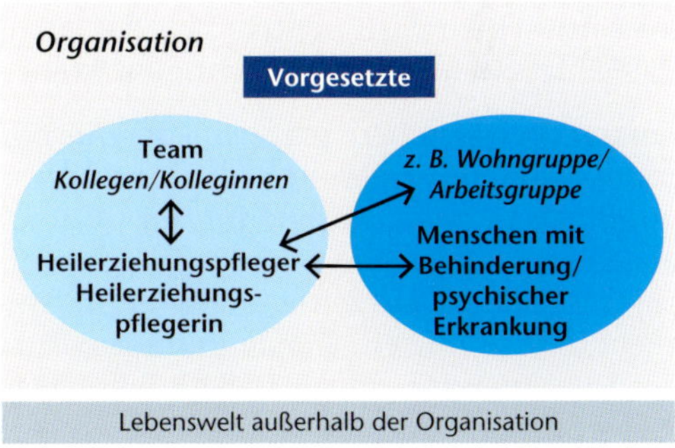

Inhalte von Reflexion und Kontexte des beruflichen Handelns

Gegenstand von Reflexion können alle Bezüge und Inhalte des beruflichen Handelns sein.

Reflexion kann mithilfe von externer Beratung oder Supervision und im kollegialen Austausch stattfinden, z. B. während einer Übergabe zwischen Früh- und Spätdienst.

Merksatz
Zielsetzung beruflicher Reflexion sind die Entwicklung des beruflichen Selbstverständnisses, die individuelle Entlastung, der Erkenntnisgewinn über die aktuelle Situation, die Optimierung der personenzentrierten Teilhabeplanung und letztlich immer die Verbesserung der Lebensqualität des Menschen mit Behinderung.

Eine fehlerfreundliche Kultur innerhalb von Organisationen und das Wissen um die zum Teil belastenden Prozesse in der Arbeit sind Voraussetzung für eine Umsetzung strukturierter Reflexion.

Weiterführende Literatur

Speck, Otto: System Heilpädagogik. Eine ökologisch-reflexive Grundlegung, 6. Aufl., München, Ernst Reinhardt, 2008.

Pörtner, Marlies: Ernstnehmen – Zutrauen – Verstehen. Personenzentrierte Haltung im Umgang mit geistig behinderten und pflegebedürftigen Menschen, 6. Aufl., Stuttgart, Klett-Cotta, 2008.

Hinz, Andreas/Körner, Ingrid/Niehoff, Ulrich (Hrsg.): Von der Integration zur Inklusion, Marburg, Lebenshilfe, 2008.

1.3 Heilerziehungspflege und Pflege

Christel Bienstein

Der Kontakt zwischen der Heilerziehungspflege und der allgemeinen Pflege war und ist bis heute nicht selbstverständlich. Viele Jahrzehnte richtete sich der Fokus der Krankenpflege auf die gesundheitlichen Defizite pflegebedürftiger Menschen. Zu wenig wurden die vorhandenen Fähigkeiten der Patienten wahrgenommen und gefördert.

Im Unterschied dazu richtete sich der Fokus der Heilerziehungspflege entschiedener auf die Fähigkeiten der beeinträchtigten Menschen und die Förderung derselben.

Entsprechend stehen schon in der Ausbildung zur Heilerziehungspflege Themen der pädagogischen Förderung von Menschen mit Behinderungen deutlich mehr im Mittelpunkt, als es in der Ausbildung zur Gesundheits- und Krankenpflege zu finden ist. Heilerziehungspflegerinnen und -pfleger unterstützen Menschen mit kognitiven oder psychischen Beeinträchtigungen darin, ihre Fähigkeiten und Möglichkeiten zu entwickeln und zu nutzen. Genau in diesem Zusammenhang ist es die vordringliche Aufgabe der Heilerziehungspflege, neben dem pädagogischen Schwerpunkt auch im Bereich der Pflege Sorge dafür zu tragen, Schmerzen, Kontrakturen, Ernährungs- und Ausscheidungsprobleme in einem Rahmen zu halten, der es ermöglicht, dass Menschen mit Behinderung an Lebensaktivitäten teilhaben können.

Nicht zuletzt die Zunahme chronischer Erkrankungen in Europa erfordert neben der pädagogischen Förderung auch eine systematische pflegerische Unterstützung. Ein Mensch, der zu wenig Luft bekommt oder durch seine Schluckstörung immer wieder in lebensbedrohliche Situationen gelangt, ist nicht in der Lage, an Aktivitäten teilzuhaben, die sich auf die Förderung seiner Persönlichkeit beziehen.

Merksatz
Die Aufgabe der Heilerziehungspflege besteht darin, den Einzelnen mit seinen individuellen Fähigkeiten wahrzunehmen und dessen Entwicklung zu unterstützen. Dabei orientiert sie sich an pädagogischen Grundlagen und gleichermaßen auch an pflegerischen Handlungsgrundsätzen.

Pflege von Menschen mit geistiger Behinderung

Heilerziehungspflegerinnen und -pfleger sind in ihrer tagtäglichen Arbeit primär mit Menschen in Kontakt, die aufgrund ihrer kognitiven Beeinträchtigung Unterstützung und Förderung benötigen. Hierbei handelt es sich sowohl um Kinder und Jugendliche, die bereits seit der Geburt an kognitiven und/oder körperlichen Beeinträchtigungen leiden, sowie um Erwachsene bis hin zu Menschen mit demenziellen Prozessen oder Behinderungen nach schweren Hirnverletzungen. Inzwischen ist die Heilerziehungspflege immer häufiger auch in den interdisziplinären Teams der außerklinischen Einrichtungen für Menschen mit psychischen Störungen und Behinderungen vertreten.

Besonders Menschen, die sich aufgrund unterschiedlicher Ursachen selbst verletzen und sich damit gefährden, bedürfen einer gezielten Unterstützung. Dem gemeinsamen Erfassen des Zeitpunkts, wann und unter welchen Bedingungen dieses Verhalten auftritt, muss höchste Aufmerksamkeit gewidmet werden. Eine besondere Herausforderung stellen Kinder, Jugendliche oder Erwachsene dar, die alle möglichen Gegenstände verschlucken (Schrauben, Nadeln, Winkel etc.). Nicht nur die Mundhöhle, sondern besonders Speiseröhre, Magen und Darm können dadurch schwer geschädigt werden.

Menschen, die bereits seit ihrer Geburt an Beeinträchtigungen leiden, müssen zumeist tagtäglich deutliche Wahrnehmungsverluste erleben. Hierbei ist die eingeschränkte Bewegung das zentrale gemeinsam verbindende Element. Gerade Menschen mit schweren körperlichen Beeinträchtigungen sind vielfach nicht in der Lage, ihre Position selbstständig zu verändern. Durch eine Bewegungseinschränkung kann es zu einer Kau- und Schluckstörung kommen, die Ausscheidung kann beeinträchtigt sein. Obstipation (Verstopfung) und Inkontinenz sind hier deutliche Auswirkungen. Auch die Atmung kann durch mangelnde Bewegung deutlich beeinträchtigt sein: Entweder ist ein tiefes Durchatmen erschwert oder es gelingt kein ausreichendes Abhusten von Sekret oder verschluckten Substanzen. Mangelnde Bewegung führt zu Kontrakturen, diese wiederum zu Schmerzen, ebenso wie die zuvor geschilderten Beeinträchtigungen zu Schmerzen führen können.Vielfach sind diese Menschen nicht in der Lage, ihren erlebten Problemen sprachlich Ausdruck zu verleihen.

Dies alles bedeutet, dass Heilerziehungspflegerinnen und -pfleger eine besondere Aufmerksamkeit entwickeln müssen, um diese schwerwiegenden Beeinträchtigungen frühzeitig zu erkennen. Damit können im Vorfeld Schmerzen und Krankenhauseinweisungen reduziert werden.

Jede vermiedene Krankenhauseinweisung ist von zentraler Bedeutung, da sie bei Menschen mit Behinderungen sehr problematisch ist, vor allem wenn kognitive Einschränkungen vorliegen. Aus diesem Grund ist es unabdingbar, dass Heilerziehungspfleger und -pflegerinnen über ein besonders gutes Beobachtungs- und Beurteilungsvermögen verfügen. Hierbei können verschiedene Instrumente (zumeist Skalen) eine große Hilfe sein. Diese dienen u. a. der Erfassung von Bewegungsbeeinträchtigungen (z. B. Braden-Skala, FIM, Barthel-Index) oder von Schluckstörungen (vgl. Reuther, 2008, S. 162 ff.) sowie von Schmerzen bei Menschen (z. B. ZOPA, Schmerzcheckliste für nicht kommunizierende Kinder, NCCPC-R) die diesen keinen sprachlichen Ausdruck verleihen können. Allerdings ersetzen alle Skalen und Assessmentinstrumente (umfassende Einschätzungsinstrumente zur Erfassung des Unterstützungsbedarfs) nicht den guten Blick einer pflegenden Person. Besonders gemeinsame Fallbesprechungen zeigen, dass eine gute Unterstützung dann gelingen kann, wenn alle Beteiligten ihre Beobachtungen und Erfahrungen zusammentragen. Hieraus kann ein individueller Förderplan entwickelt werden.

Merksatz
Heilerziehungspfleger und -pflegerinnen müssen somatische und psychische Einschränkungen bei Menschen mit geistiger Behinderung frühzeitig erkennen können und über entsprechende Handlungskonzepte verfügen. Ein gutes Beobachtungsvermögen und eine fundierte pflegefachliche Kompetenz sind Voraussetzung für notwendiges präventives und akutpflegerisches Handeln.

Weiterführende Literatur

Halek, Margareta/Bartholomeyczik, Sabine: Verstehen und Handeln. Forschungsergebnisse zur Pflege von Menschen mit Demenz und herausforderndem Verhalten, Hannover, Schlütersche, 2006.

Schewior-Popp, Susanne/Sitzmann, Franz/Ullrich, Lothar: Thiemes Pflege. Das Lehrbuch für Pflegende in der Ausbildung, 12. Aufl., Stuttgart, Thieme, 2012.

Roser, Jens/Budroni, Helmut/Schnepp, Wilfried: Entwicklung einer Zielvereinbarung zur barrierefreien Krankenhausversorgung von Menschen mit Mehrfachbehinderungen, Düsseldorf, 2011, abgerufen unter: http://bvkm.de/dokumente/media/Aktuelles/2011-12-09/Abschlussbericht barrierefreies Krankenhaus.pdf [20.04.2013].

Schädle-Deininger, Hilde: Fachpflege Psychiatrie, Frankfurt/Main, Mabuse, 2010.

2 Ausgewählte Konzepte und Arbeitsansätze

2.1 Zielorientierte Hilfeplanung in der Heilerziehungspflege

Pia Bienstein

2.1.1 Diagnostisches Handeln

Auf dem Weg zur Hilfeplanung

Der Begriff „Diagnostik" leitet sich vom griechischen *diagnōstikós* ab und umfasst das gründliche Kennenlernen, Entscheiden und Beschließen (vgl. Fisseni, 2004, S. 4). Diagnostik ist ein fortlaufender Prozess der Erkenntnisgewinnung zur Feststellung, Prüfung und Klassifizierung von bestimmten Merkmalen, Zuständen, Verhaltensweisen oder Krankheiten, an dem meist mehrere Berufsgruppen, Personen und Professionen beteiligt sind. Diagnostik unterliegt keinem Selbstzweck, sondern verfolgt das Ziel, die gewonnenen Informationen in ein Gesamtbild zu integrieren und das Handeln zu optimieren. Diagnostisches Handeln ist ein Bestandteil verschiedener Berufsdisziplinen – u. a. der Medizin, Psychologie, (Heil- und Sonder-)Pädagogik, (Heilerziehungs-)Pflege, Logopädie, Physiotherapie – mit verschiedenen Schwerpunktsetzungen und zum Teil unterschiedlichen Methoden und Verfahren. Der diagnostische Prozess ist der „Ausgangspunkt für die Feststellung des Hilfebedarfs und für die Planung der Behandlung" (Dosen, 2010, S. 83).

Interdisziplinäre Zusammenarbeit

Im Kontext von psychischen Störungen obliegt die Federführung der Diagnostik dem behandelnden Arzt (Psychiater) und dem Psychotherapeuten. Für die Diagnostik werden so viele Informationen wie nötig gesammelt und zu einem Gesamtbild geordnet mit dem Ziel der Klärung oder Erklärung von Verhaltensauffälligkeiten oder psychischen Störungen. Die Sammlung und Einordnung der Informationen sollten interdisziplinär erfolgen (vgl. Dosen, 2010, S. 80; siehe auch S. 149 bzw. Kap. 4.5, S. 155 ff.). Dies bedeutet, dass das diagnostische Handeln in der Zusammenarbeit unterschiedlicher Professionen besteht (z. B. zwischen Arzt, Psychologe und betreuendem Umfeld), um ein möglichst genaues und zuverlässiges Bild von den Symptomen und Ursachen der Störung zu erhalten. Auch mit Blick auf die weitere Behandlungs- und Förderplanung und deren Umsetzung im Alltag ist die interdisziplinäre Zusammenarbeit von hoher Relevanz.

Merksatz
Interdisziplinarität ist nicht das bloße Zusammenfügen von Befunden unterschiedlicher Berufsgruppen, sondern bedeutet, „einen interdisziplinären Diskurs zu führen, in dem Befunde miteinander in Beziehung gesetzt und daraus Handlungsschritte in gegenseitiger Abstimmung abgeleitet werden" (Irblich, 2005, S. 464).

Die folgende Abbildung veranschaulicht den Austausch unterschiedlicher Personen, die am Prozess beteiligt sein können.

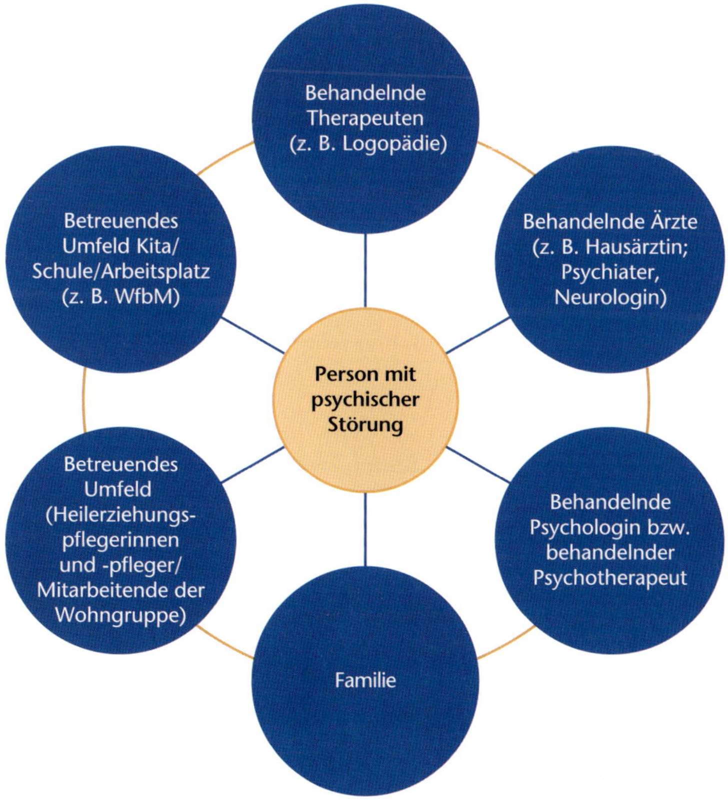

Interdisziplinäre Zusammenarbeit im Kontext von psychischen Störungen

Multimodale Diagnostik

- *Verhaltens- und Psychodiagnostik* wird von erfahrenen Praktikern durchgeführt, die über umfangreiche Kenntnisse zum Personenkreis (z. B. Menschen mit geistiger Behinderung) sowie über testtheoretische und -diagnostische Kenntnisse verfügen. Sie ist multimodal ausgerichtet. Das bedeutet, dass unterschiedliche Ebenen bzw. Quellen und Methoden zur Befunderhebung berücksichtigt und miteinander in Beziehung gesetzt werden.
- In der *Mehrebenendiagnostik* werden u. a. kognitive, emotionale sowie physiologische Aspekte (z. B. medizinischer, physiologischer, logopädischer Befund) erhoben.
- *Multimethodale Diagnostik* beinhaltet die Durchführung und Verwendung unterschiedlicher methodischer Zugangswege zur Erfassung eines möglichst umfassenden Bildes (z. B. Beobachtung, Anamnese, Intelligenztestung, Selbst- und Fremdeinschätzung durch Fragebögen).
- *Situationsspezifische Diagnostik* bezieht sich auf die Durchführung von Verhaltensbeobachtungen in den verschiedenen Lebensbereichen der Person (z. B. in Schule, Elternhaus, Wohngruppe).
- *Individualisierte Diagnostik* hat die persönlichen Ziele der Person (z. B. was soll sich ändern) und den aktuellen Leidensdruck im Fokus (vgl. Döpfner/Petermann, 2008, S. 20).

Den Beschreibungen und Einschätzungen der Heilerziehungspflegerinnen und -pflegern (z. B. im psychiatrischen Gespräch, anhand von Fragebögen sowie Verhaltensbeobachtungen) kommt innerhalb des diagnostischen Prozesses eine wichtige Bedeutung zu. Sie sind diejenigen, die tagtäglich im Kontakt zur Person stehen, den Lebensalltag begleiten und (mit-)gestalten, Entwicklungsverläufe dokumentieren und bewerten und somit auch oftmals die Ersten sind, die Veränderungen im Verhalten und Erleben der Person feststellen.

Die diagnostischen Ergebnisse werden zusammengetragen und mit allen beteiligten Personen besprochen. Aus den Ergebnissen werden dann Therapie- bzw. Behandlungsschritte (einschließlich möglicher Betreuungsstrategien für den Alltag) abgeleitet. Diese Schritte werden dann umgesetzt und im weiteren Verlauf evaluiert, d. h. danach beurteilt, welche Wirkung sie haben (sog. behandlungsbezogene Diagnostik). Selbstverständlich sollte die betroffene Person sowie ihre Eltern bzw. ihr näheres Umfeld über die Ergebnisse informiert werden. Dies ist in der Regel Aufgabe des Psychiaters bzw. Psychotherapeuten. Er sollte Vor- und Nachteile der Behandlung bzw. Therapie aufzeigen und darüber informieren, welche Umgangsweisen und Maßnahmen im Alltag nützlich sind, um die Person – mit Blick auf die psychische Störung – adäquat und entsprechend ihren Kompetenzen und Möglichkeiten bestmöglich zu unterstützen.

2.1.2 Gespräche und Interviews

Wichtige Informationen werden häufig im Gespräch mit der betroffenen Person selbst oder über den Austausch mit anderen Personen gewonnen.

Beispiel

Max' Mutter berichtet der Heilerziehungspflegerin im Kindergarten, dass er am Wochenende viel geweint, kaum gegessen und wenig geschlafen hat.

Die Klassenlehrerin erzählt der Wohngruppenmitarbeiterin beim Abholen von Tobias, dass er heute sehr unruhig war, ein anderes Kinder heftig schlug und immer wieder seine Hände waschen musste.

Der Sozialpädagoge der WfbM schildert seiner Kollegin, dass sich der Beschäftigte Herr Jürgens am Morgen stark gebissen und mit Kot geschmiert hat und zum Nachmittag weglaufen wollte.

Am Montagmorgen erzählt Paul Brandt der Heilerziehungspflegerin, die Frühschicht im betreuten Wohnen hat, dass er am Wochenende so traurig war, dass er gar nicht aufgestanden ist.

Solche Informationen aus unterschiedlichen Lebensbereichen sollten aufgeschrieben und im Team besprochen werden, da sie wichtige Informationen u. a. über das aktuelle Befinden der Person enthalten. Wenn sich Menschen mit psychischen Störungen bei Psychiatern oder Psychotherapeuten das erste Mal vorstellen, werden in einem ausführlichen anamnestischen Gespräch systematisch Informationen erhoben (siehe S. 155 ff.).

Merksatz

Die Anamnese (griech.: Erinnerung) umfasst vielfältige Aspekte zur Biografie der Person mit dem Ziel, einen umfangreichen Eindruck zu erhalten und das vorliegende Problem (z. B. psychische Störung) vor dem Hintergrund der Entwicklung verstehen und einordnen zu können. Die Anamneseerhebung wird mit der Person selbst (Eigenanamnese) oder mit engen Vertrauten (Fremdanamnese) in Form eines Interviews durchgeführt.

Eine Fremdanamnese erfolgt bei Kindern und oftmals bei Personen mit geistiger Behinderung. Nur so ist es möglich, alle relevanten Informationen auch bei Personen, die sich nicht ausreichend mitteilen können, in Erfahrung zu bringen.

Die Anamnese umfasst u. a.

- die Entwicklungsgeschichte (z. B. Geburtsdaten, Erreichen der Meilensteine wie Laufen, erste Worte, Sauberkeit);
- Informationen zu schulischen oder beruflichen Leistungen, Interessen und Kompetenzen;
- Informationen zum familiären und sozialen Hintergrund, zum aktuellen Lebensumfeld;
- Informationen zu Beginn, Art und Ausmaß der psychischen Beschwerden oder Auffälligkeiten (z. B. in Bezug auf Interaktion, Aufmerksamkeit, Affekt, Denken, Gedächtnis, Orientierung, Bewusstsein, Essverhalten, Ängste oder Zwänge);
- Informationen zu unmittelbaren Auslösern und aufrechterhaltenden Bedingungen für das beschriebene Problem;
- Informationen zu bereits unternommenen Bewältigungsversuchen;

- Informationen zu Konsequenzen, die durch das Problem auftreten bzw. Folgen des Problems sind (z. B. Stigmatisierung, sozialer Rückzug, Arbeitsplatzverlust)
- einschneidende Lebensereignisse (z. B. Tod einer wichtigen Bezugsperson)
- medizinische Aspekte (z. B. Epilepsie) sowie
- aktuelle Belastungen des Umfeldes (z. B. finanzielle Sorgen) und Erwartungen an die Therapie bzw. Behandlung (siehe auch Kap. 4, Teil B, S. 156)

2.1.3 Intelligenz- und Entwicklungstests

Obwohl im Alltag oft und viel von der Intelligenz gesprochen wird, gibt es bislang für diesen Begriff keine allgemein akzeptierte und einheitliche Definition. „Intelligenz [wird] als Fähigkeit verstanden, sich neuen Gegebenheiten der Umwelt anzupassen, zugleich aber als Fähigkeit, die Umwelt zu verändern" (Oerter, 2002, S. 234, nach Sternberg, 1997).

Merksatz
Intelligenz ist das Ergebnis grundlegender Denkprozesse. Diese Denkprozesse werden durch Umwelteinflüsse beeinflusst, z. B. vom kulturellen Hintergrund, Lebensalter und dem Lebensumfeld und somit auch davon, was eine Person bislang gelernt hat.

Es wird zwischen der *fluiden* und *kristallinen Intelligenz* unterschieden. Die fluide Intelligenz meint die Fähigkeit, Informationen schnell und sicher zu verarbeiten und sich auf neue Situationen flexibel einzustellen, ohne auf Gelerntes zurückgreifen zu müssen. Sie ist von den Erfahrungen der Person weitestgehend unabhängig, angeboren bzw. genetisch bedingt. Die kristalline Intelligenz ist hingegen stark sozialisationsabhängig und hängt mit Lernerfahrungen der Person zusammen (z. B. angeeignetes Wissen, Alltagsfertigkeiten).

Mit der *Intelligenztestung* wird das Ziel verfolgt, eine Einschätzung der intellektuellen Fähigkeiten vorzunehmen und individuelle Stärken und Schwächen einer Person zu erfassen, zu dokumentieren und diese u. a. für die therapeutische Behandlung und pädagogische Förderung nutzbar zu machen (vgl. Süss-Burghart, 2005, S. 50).

Merksatz
Intelligenztests können wichtige Informationen darüber bieten, in welchem Verhältnis Anforderungen und Möglichkeiten der Person zueinander stehen, ob beispielsweise die sprachlichen oder aufgabenbezogenen Anforderungen (z. B. in der Schule oder der Wohngruppe) die Person (aktuell) überfordern.

Intelligenztests

Bei Intelligenztests kann zwischen ein- und mehrdimensionalen Tests unterschieden werden. Eindimensionale Tests erfassen einen einzelnen Aspekt von Intelligenz, z. B. die visuelle und auditive Merkfähigkeit oder logisches, abstraktes Denken. Mehrdimensionale Tests decken dagegen viele verschiedene Einzelfähigkeiten ab, z. B. räumliches Gedächtnis, Merkfähigkeit, Wortschatz, logisches Schlussfolgern, abstraktes Denken und allgemeines Wissen. Ein Vorteil der mehrdimensionalen Tests besteht darin, dass sie differenziertere Aussagen über die allgemeine kognitive Leistungsfähigkeit einer Person ermöglichen. Für Menschen mit Sprachbeeinträchtigungen (z. B. bei geistiger Behinderung) sollten sogenannte sprachfreie Intelligenztests verwendet werden, sodass eine bestmögliche Erfassung der kognitiven Fähigkeiten (d. h. weitgehend unabhängig vom Sprachverständnis oder der Sprachfähigkeit) möglich ist. Hierzu eignet sich beispielsweise der mehrdimensionale Snijders-Oomen Nonverbale Intelligenztest (SON-R, für 2½ bis 7 Jahre, vgl. Tellegen/Laros/Petermann, 2007; oder für 6 bis 40 Jahre, vgl. Tellegen/Laros/Petermann, 2012). Ein Überblick findet sich in Döpfner (2008) sowie in Sarimski (2007).

Auf die Testleistung können diverse Aspekte Einfluss nehmen und sich ungünstig auf das Testergebnis auswirken. Hierzu zählen u. a. Konzentrationsschwierigkeiten, Sinnes- und Körperbeeinträchtigungen, soziale Ängstlichkeit, wenig Schlaf, geringe Motivation zur Testbearbeitung sowie diverse äußere Aspekte (z. B. Lärm, Hitze, Tageszeit, Medikation).

Entwicklungstests

Entwicklungstests erlauben Aussagen über das Niveau der sprachlichen, kognitiven sowie motorischen Entwicklung von Kindern. Mehrdimensionale Tests umfassen unterschiedliche Entwicklungsbereiche und differenzieren diese stärker. Erhoben werden beispielsweise Informationen zu Grob- und Feinmotorik (z. B. Handgeschicklichkeit), Sprachverständnis (rezeptive Sprache) und Sprachausdruck (expressive Sprache), Informationsverarbeitung, Selbstständigkeit oder auch sozial-emotionalem Verhalten. Zur Beschreibung der Kompetenzen und (noch) vorhandenen Schwierigkeiten werden manche Entwicklungstests auch für ältere Kinder mit schwererer geistiger sowie schwerstmehrfacher Behinderung eingesetzt (vgl. Sarimski, 2005, S. 413).

Zu den gängigen Entwicklungstests im Säuglings- und Kleinkindesalter zählen z. B. der Bayley-Entwicklungstest (vgl. Reuner u. a., 2008), der Wiener Entwicklungstest (WET, vgl. Kastner-Koller/Deimann, 2002) sowie der Entwicklungstest 6-6 (ET 6-6; vgl. Petermann/Stein/Macha, 2008). Darüber hinaus existieren andere Verfahren, mit denen Aussagen über spezifische Fähigkeiten (z. B. Sprache, Motorik, visuelle Perzeption oder lebenspraktische Fähigkeiten) erfasst werden können (vgl. Süss-Burghardt, 2005, S. 60; Döpfner/Petermann, 2008, S. 29). Die Entwicklungsdiagnostik erlaubt somit die Bewertung und Dokumentation von Entwicklungsverläufen, -potenzialen und -prognosen.

Merksatz
Im Kontext der „Entwicklungsdiagnostik interessiert vornehmlich der Erwerb von Kompetenzen, die für die Bewältigung alterstypischer Anforderungen wichtig sind" (Süss-Burghart, 2005, S. 49).

Für Heilerziehungspflegerinnen und -pfleger bieten die diagnostischen (Test-)Ergebnisse wichtige Hinweise u. a. dahingehend, Förderbedarfe und Prioritäten zu identifizieren und umzusetzen sowie notwendige Rahmenbedingungen herzustellen und auf weitere Versorgungsangebote hinzuweisen bzw. diese sicherzustellen (z. B. Logopädie).

2.1.4 Fragebögen

Durch die Verwendung von z. B. vollstrukturierten Fragebögen mit vorformulierten Fragen und vorgegebenen Antwortmöglichkeiten können zudem weitere Informationen zur Person gesammelt werden (z. B. zu Symptomen und Ausmaß der psychischen Störung). Eine Einschätzung kann durch den Jugendlichen oder Erwachsenen selbst (Selbstbeurteilung) oder durch andere vertraute Personen (Fremdbeurteilung) vorgenommen werden. Eine Fremdbeurteilung sollte immer durch unterschiedliche Personen erfolgen, also z. B. sollten die Eltern und die Heilerziehungspflegerin im Wohnbereich befragt werden. Denn oftmals verhalten sich Menschen in verschiedenen Lebensbereichen unterschiedlich oder ein Verhalten wird von verschiedenen Personen unterschiedlich wahrgenommen. Es muss nicht zwangsläufig so sein, dass das Verhalten im Elternhaus beispielsweise in gleicher Weise oder genauso häufig zu beobachten ist wie in der Schule, der Wohngruppe oder auf einer psychiatrischen Station.

Einige Fragebögen sind *störungsübergreifend* ausgerichtet, mit ihnen werden Symptome unterschiedlicher Störungen, wie z. B. affektive, somatische und Essstörungen erfasst. Andere sind hingegen *störungsspezifisch* und erfragen Informationen zu einem bestimmten Störungsbild, z. B. zu einer Depression oder zum Grad der Suizidalität.

Die Auswertung und Interpretation der Fragebögen unterliegen in der Regel dem Psychotherapeuten, Psychologen oder Psychiater. Die eigentliche Einschätzung und Beurteilung des Verhaltens erfolgen jedoch durch Heilerziehungspflegerinnen oder -pfleger. Einige Fragebögen und insbesondere Beobachtungsbögen (siehe S. 349 ff.) sind explizit für die Anwendung und Auswertung durch Fachkräfte in Gesundheits- bzw. Sozialberufen vorgesehen.

Merksatz

Mithilfe von Fragebögen werden Informationen über Art und Häufigkeit von bestimmten Verhaltensweisen oder zum Schweregrad psychischer Störungen ermittelt. Diese Informationen können hilfreich sein zur Interventions- und Förderplanung. Zudem können zusätzliche Hinweise zur differenzialdiagnostischen Abklärung gewonnen werden, sodass beispielsweise überprüft werden kann, ob das beobachtbare Verhalten eher ein Hinweis auf eine beginnende Demenz oder auf eine Depression ist. Fragebögen sind häufig eine sinnvolle Ergänzung, ersetzen jedoch nicht das klinische Urteil.

Die folgende Tabelle umfasst einige Fragebögen zur Erfassung einzelner Symptome und Symptomkomplexe psychischer Störungen bei Kindern, Jugendlichen und Erwachsenen mit und ohne geistige Behinderung. Ausführlichere Beschreibungen unterschiedlicher Instrumente finden sich z. B. in Sarimski/Steinhausen (2007), Döpfner/Steinhausen (2008) sowie Fisseni (2004).

Selbst- und Fremdbeurteilungsfragebögen für Menschen ohne geistige Behinderung (Erfassung von psychischen Störungen/Verhaltensauffälligkeiten)	
Verfahren	**Inhalt**
Strukturiertes klinisches Interview für DSM-IV (SKIDI-II, vgl. Wittchen/Zaudig/Fydrich, 1997)	*SKID-I:* Interview zur Erhebung der auf Achse I des DSM-IV aufgeführten psychischen Störungen: affektive, psychotische, Angst-, somatoforme, Ess- und Anpassungsstörungen sowie Störungen, die durch psychotrope Substanzen verursacht wurden *SKID-II:* Interview und Fragebogen zur Erfassung der auf Achse II und im Anhang des DSM-IV beschriebenen 12 Persönlichkeitsstörungen
Elternfragebogen über das Verhalten von Kindern und Jugendlichen (CBCL, vgl. Arbeitsgruppe Kinder-, Jugendlichen- und Familiendiagnostik, 1998)	Elternfragebogen für Kinder bzw. Jugendliche im Alter von 4 bis18 Jahren: Fragen zu sozialem Rückzug, körperlichen Beschwerden, Ängstlichkeit/Depressivität sowie sozialen Problemen, schizoid/zwanghaftem Verhalten, Aufmerksamkeit, aggressivem und delinquentem Verhalten

Selbst- und Fremdbeurteilungsfragebögen für Menschen ohne geistige Behinderung (Erfassung von psychischen Störungen/Verhaltensauffälligkeiten)	
Verfahren	**Inhalt**
Lehrerfragebogen über das Verhalten von Kindern und Jugendlichen (TRF, vgl. Arbeitsgruppe Kinder-, Jugendlichen- und Familiendiagnostik, 1994)	Lehrerfragebogen für Schüler zwischen 5 und 18 Jahren; analog zum Elternfragebogen (CBCL) aufgebaut: 27 zusätzliche Fragen, die direkt auf die Schulsituation und das Lehrer-Schüler-Verhältnis gerichtet sind
Fragebogen für Jugendliche (YSR, vgl. Arbeitsgruppe Kinder-, Jugendlichen- und Familiendiagnostik, 1994)	Selbstbeurteilungsfragebogen für Kinder und Jugendliche im Alter von 11 bis 18 Jahren, analog zur CBCL aufgebaut; Beispielitems: „Ich habe nicht genug Energie", „Ich bin unglücklich, traurig oder niedergeschlagen" (sozialer Rückzug), „Ich glaube, ich muss perfekt sein und alles gut können", „Ich fühle mich wertlos oder unterlegen" (Angst/Depressivität), „Ich habe mein Leben schon verlebt" (schizoid/zwanghaftes Verhalten), „Ich habe Schwierigkeiten, mich zu konzentrieren oder aufzupassen" (Aufmerksamkeitsprobleme), „Ich fluche oder gebrauche unanständige Worte" (delinquentes Verhalten), „Ich streite häufig oder widerspreche", „Ich gehorche in der Schule nicht" (aggressives Verhalten)
Diagnostiksystem für psychische Störungen nach ICD-10 und DSM-IV für Kinder und Jugendliche (DISYPS-II, vgl. Döpfner u. a., 2008)	Diverse Selbst- und Fremdbeurteilungsfragebögen (z. B. für Eltern, Erzieher, Lehrer) zu einzelnen Störungsbildern (z. B. Depression, Angst, Hyperaktivität, Sozialverhalten)

Fremdbeurteilungsfragebögen (Eltern/Bezugsbetreuer) für Menschen mit geistiger Behinderung (Erfassung von psychischen Störungen/Verhaltensauffälligkeiten)	
Verfahren	**Inhalt**
Psychiatric Assessment Schedule for Adults with Developmental Disabilities Checklist (PAS-ADD, vgl. Weber/Fritsch, 2001)	25 Aussagen zur Häufigkeit und Intensität von Symptomen, um affektive/neurotische, organische sowie psychotische Störungen anhand von sechs Hauptbereichen (u. a. Depression, Angst, Schlafstörung) zu identifizieren
Verhaltensfragebogen für Kinder mit Entwicklungsstörungen (VFE; vgl. Einfeld, 2006)	Für Kinder/Jugendliche im Alter von 4 bis 17 Jahren: 96 Aussagen, die Informationen darüber bieten, ob das Kind/der Jugendliche außergewöhnlich viele Auffälligkeiten zeigt und möglicherweise eine Störung des Sozialverhaltens, eine Autismus-Spektrum-Störung oder eine Kommunikationsstörung vorliegt

Fremdbeurteilungsfragebögen (Eltern/Bezugsbetreuer) für Menschen mit geistiger Behinderung (Erfassung von psychischen Störungen/Verhaltensauffälligkeiten)	
Verfahren	**Inhalt**
Inventar für Verhaltensprobleme (IVP, vgl. Rojahn u. a., 2001)	Beurteilung der Auftretenshäufigkeit und des Schweregrades von 52 Symptomen stereotypen, aggressiven und selbstverletzenden Verhaltens von Kindern, Jugendlichen und Erwachsenen (siehe Teil D, S. 429 und S. 449 ff.)
Inventar zur funktionellen Erfassung selbstverletzenden Verhaltens (IfES, vgl. Bienstein/Nußbeck, 2010)	24 Aussagen zu unterschiedlichen Situationen, in denen selbstverletzendes Verhalten von Kindern, Jugendlichen und Erwachsenen auftreten kann; Beurteilung, ob das Verhalten zur Vermeidung von Anforderungen, aufgrund situativer Überforderung, zur Erlangung eines beliebten Gegenstandes/einer Aktivität, zur Stimulation oder aufgrund körperlicher Beschwerden eingesetzt wird (siehe Teil D, S. 449 ff.)
Nisonger Beurteilungsbogen für das Verhalten von behinderten Kindern (NCBRF; vgl. Aman u. a., 1996, deutsche Übersetzung in Sarimski/Steinhausen, 2007)	71 Aussagen zu oppositionell-aggressivem, zwanghaftem oder selbstverletzendem Verhalten, Reizempfindlichkeit, sozialer Unsicherheit und Hyperaktivität
Questions About Behavioral Function Skala (QABF, vgl. Matson u. a., 1996)	Einschätzung von aggressivem und selbstverletzendem Verhalten bei Kindern, Jugendlichen und Erwachsenen anhand von 25 Aussagen. Es werden Informationen darüber erhoben, ob das Verhalten durch äußere Umwelteinflüsse oder biologische Aspekte ausgelöst und aufrechterhalten wird (siehe Teil D, S. 449 ff.)

Neben den Selbst- und Fremdbeurteilungsbögen zur Erfassung psychischer Symptome gibt es eine Vielzahl an standardisierten Fragebögen, die unterschiedliche Aspekte berühren: zu Lebenszufriedenheit, Partnerschaft, Belastungserleben, sozial-emotionalen sowie lebenspraktischen Kompetenzen etc.

Speziell für Menschen mit geistiger Behinderung wurden bislang generell jedoch nur sehr wenige Fragebögen entwickelt und untersucht (für einen Überblick vgl. Sarimski/Steinhausen, 2007, sowie Schanze, 2007).

Für die heilerziehungspflegerische Arbeit ist u. a. die Erfassung der individuellen Kompetenzen der Person von Bedeutung. Hierfür eignet sich beispielsweise das *Heidelberger Kompetenz-Inventar für geistig Behinderte* (HKI; Holtz u. a., 2005). Das HKI wurde für Kinder und Jugendliche im Alter von 7 bis 16 Jahren entwickelt und umfasst 152 Aussagen zu drei Hauptbereichen:

- Praktische Kompetenzen, z. B. Essen, An- und Auskleiden, Hygiene und Sicherheitsverhalten
- Soziale Kompetenzen, z. B. Lern- und Arbeitsverhalten, Selbstbehauptung, Kooperation mit sozialen Regeln
- Kognitive Kompetenzen, z. B. Sprachproduktion und -verstehen, zeitliche Orientierung, Umgang mit Geld sowie einfache Lese- und Schreibfähigkeiten

Die neue Version mit insgesamt 250 Items umfasst noch weitere Bereiche wie den Umgang mit Medien, Freizeit, Gesundheit und Wohlergehen und soll in Kürze veröffentlicht werden. Weitere Fragebögen die unterschiedliche Kompetenzbereiche erfassen und für Menschen mit geistiger Behinderung untersucht wurden, sind die Vineland Adaptive Behaviour Scales (Vineland-II, Sparrow u. a. 2005) sowie das Adaptive Behavior Assessment System-Second Edition (ABAS-II, Harrison u. a., 2008).

Sozial-emotionale Fähigkeiten lassen sich auch über Fragebögen erheben und umfassen beispielsweise Einfühlungsvermögen, Kooperations- und Hilfsbereitschaft, Selbstwahrnehmung und Regulation von Gefühlen, positive Selbstbehauptung und Durchsetzungsfähigkeit.

Einige Entwicklungstests sowie Fragebögen ermöglichen eine erste Einschätzung der sozial-emotionalen Entwicklung anhand einzelner Testitems bzw. Fragen.

Zu diesen Fragebögen zählen beispielsweise der *Verhaltensbeurteilungsfragebogen für Vorschulkinder* (Erzieherfragebogen; VBV-ER, vgl. Döpfner u. a., 1993) oder der *Emotionale-Kompetenz-Fragebogen* (EKF, vgl. Rindermann, 2009). Beide für Kinder ohne geistige Behinderung entwickelt.

Bislang gibt es noch keinen geeigneten Fragebogen zur Erfassung der sozial-emotionalen Kompetenz von Menschen mit geistiger Behinderung. Das *Schema zur emotionalen Entwicklung* (SEO, vgl. Dosen, 2010; siehe auch Kap. 4.4.3, S. 139 ff.) ist ein in Deutschland noch in der Erprobung stehendes Verfahren, sodass Empfehlungen zur Anwendung noch abzuwarten sind. Zur Einschätzung des sozial-emotionalen Entwicklungsstandes ist der Untersucher insbesondere auf die Beobachtung der Person und die Befragung der Bezugspersonen angewiesen.

2.1.5 Beobachtungen

Die Beobachtung gehört zu den ursprünglichsten und informativsten Datenerhebungsmethoden der Sozialwissenschaft. Beobachtungen dienen dazu, Informationen über Verhalten zu sammeln, sodass auf Grundlage der Ergebnisse therapeutische Interventionen und (Förder-) Maßnahmen geplant, umgesetzt und durch weitere Beobachtungen im Verlauf überprüft werden können. Das ist ein klarer Vorteil im Vergleich zu Fragebögen. Diese erlauben beispielsweise keine Aussagen über Verläufe in konkreten Situationen, Reaktionen und Gegenreaktionen, sodass der Beobachtung eine zentrale Bedeutung zur Klärung von diagnostischen Fragestellungen insbesondere in der Arbeit mit Menschen mit geistiger Behinderung zukommt.

Merksatz
Eine gute Verhaltensbeobachtung durchzuführen ist sehr anspruchsvoll, erweist sich jedoch von unschätzbarem Wert – nicht nur für die Praxis von Heilerziehungspflegerinnen und -pflegern, sondern auch für medizinische und psychologische Fragestellungen.

Da der behandelnde Arzt, Psychologe oder Psychotherapeut kaum die Zeit dazu finden wird, eine Person über einen längeren Zeitraum oder in unterschiedlichen Lebensbereichen (WfbM, Wohngruppe, Station) zu beobachten, ist er auf Unterstützung des betreuenden Umfelds angewiesen.

Im Gegensatz zur Alltagsbeobachtung zeichnet sich die wissenschaftliche Beobachtung (und damit auch die pädagogische; vgl. Greving, 2009, S. 313) durch eine zielgerichtete, kontrollierte Herangehensweise, systematische Planung und differenzierte Aufzeichnung aus. Sie ist somit weniger dem Zufall überlassen. Bei einer guten Beobachtung kommen beispielsweise zwei Beobachtende für ein und dieselbe Situation zu ähnlichen bzw. im Idealfall zu identischen Ergebnissen.

Merksatz
Gute Beobachtungen gelingen am ehesten, wenn vorher genau festgelegt wird, *was, wo, wann* ***und*** *wie* ***beobachtet wird.***

Grundlagen

Bei der Beobachtung wird zwischen der freien (explorierenden) und der systematischen Beobachtung unterschieden. Freie Beobachtungen werden häufig eingesetzt, wenn man einen ersten Eindruck von einer Person in unterschiedlichen Kontexten gewinnen will. Diese Beobachtungen sind dann die Basis, um überprüfbare Arbeitshypothesen aufzustellen. Arbeitshypothesen sind Vermutungen, die über ein bestimmtes Verhalten angestellt werden, z. B.: „Herr Winter hat Angst, wenn er von fremden Personen angesprochen wird, den Aufzug nehmen soll oder nicht selbst zubereitete Nahrung essen soll." Die Vermutungen sind dann Ausgangspunkt für systematische Verhaltensbeobachtungen.

Leider existieren nur wenige Beobachtungssysteme mit bereits operationalisierten Merkmalen zu unterschiedlichen Verhaltensweisen, sodass Beobachtende oftmals ein eigenes Beobachtungssystem entwickeln müssen. Sie müssen beispielsweise festlegen, wie Angst definiert wird, in welche beobachtbaren Merkmale das Verhalten unterteilt werden kann. Manchmal ist es hilfreich, auf Fragebögen oder Klassifikationssysteme wie die ICD oder ICF (siehe Kap. 1, S. 97 ff., und Kap. 2, S. 102 ff.) zurückzugreifen, in denen beobachtbare Items aufgeführt sind. Darüber hinaus liegen verschiedene, spezielle Beobachtungssysteme bzw. -bögen vor. Hierzu zählen z. B.

- die *Entwicklungsbeobachtung und -dokumentation* (EBD, für 3 bis 48 Monate, vgl. Koglin/Petermann/Petermann, 2008, oder für das Alter von 48 bis 72 Monaten, vgl. Koglin/Petermann/Petermann, 2013);
- die *pädagogische Analyse und Curriculum der sozialen und persönlichen Entwicklung* (PAC, vgl. Günzburg, 1977) zur Erfassung des Sozialverhaltens, adaptiver Kompetenzen und der Selbstständigkeit von Menschen mit geistiger Behinderung;
- das *Beobachtungssystem zur Analyse aggressiven Verhaltens im schulischen Setting* (BASYS, vgl. Wettstein, 2008);
- das *Dortmunder Entwicklungsscreening für den Kindergarten* (DESK 3-6, vgl. Tröster/Flender/Reineke, 2004) zur Motorik, Sprache, Kognition und sozialen Entwicklung oder
- der *Beobachtungsbogen für 3- bis 6-jährige Kinder* (BBK 3-6, vgl. Frey u.a., 2008) zur Erfassung von unterschiedlichen Fähigkeiten wie Kommunikation, Aufgabenorientierung, Feinmotorik, Grobmotorik, Sprachentwicklung, Spielintensität, Aggression und Schüchternheit.

Beispiel
Die Heilerziehungspflegerinnen Ulla Schmidt und Melanie Meyer beobachten Manuel über den Nachmittag in seiner Wohngruppe im Kinderheim. Sie wollen wissen, wie häufig er sich aggressiv verhält. Hierzu wählen sie eine Definition von Aronson u.a. (2004, S. 440), die Aggression als ein intendiertes Verhalten beschreiben, das auf die Verletzung eines anderen Menschen oder die Schädigung eines Gegenstands abzielt. Sie operationalisieren den Begriff anhand von Merkmalen, die sie beobachten können. Sie legen also ganz konkret fest, woran sie aggressives Verhalten bei Manuel ausmachen: mit der Hand schlagen, dem Fuß treten, beißen, kratzen. Beide Heilerziehungspflegerinnen erstellen ein einfaches Beobachtungsprotokoll zur Auftretenshäufigkeit des Verhaltens.

Name der (zu beobachtenden) Person: Manuel Beobachtungszeitraum insges.: 1.–7. November

Beobachtung durchgeführt von Ulla Schmidt

Uhrzeit	Montag	Dienstag	Mittwoch	Donnerstag	Freitag	Samstag	Sonntag	Gesamt
15.00–15.30	III	III		I	III	I		11
15.30–16.00	II	I	I		I	I		6
16.00–16.30								0
16.30–17.00								0
17.00–17.30								0
17.30–18.00	II	I	I		II	II	I	9
18.00–18.30	I			I				2
Gesamt	9	5	2	2	6	4	1	

* Aggressives Verhalten bedeutet für uns = schlagen, treten, beißen und kratzen einer anderen Person

Protokoll zur Auftretenshäufigeit von aggressivem Verhalten

Bei solch einer Definition von aggressivem Verhalten fällt auf, dass es gerade bei der Beobachtung von Menschen mit schwerer geistiger Behinderung, die sich möglicherweise lautsprachlich nicht äußern können, sehr schwer bzw. nicht möglich sein wird zu erfassen, ob das Verhalten tatsächlich absichtlich eingesetzt wird, um eine andere Person zu verletzen. Dies bleibt spekulativ. Aus diesem Grund sollten drei Regeln unbedingt eingehalten werden:

- zurückhaltend sein mit Erklärungen über die Ursache des Verhaltens;
- schwammige und interpretierende Ausdrücke vermeiden und stattdessen
- das Verhalten anhand von beobachtbaren Merkmalen beschreiben.

Innere Zustände wie beispielsweise Freude, Angst, Zwang, Unruhe oder Schmerz drücken sich in beobachtbaren Verhaltensweisen, Mimik, Gestik, Lautäußerungen oder Körperhaltung aus, die beschrieben werden können.

Beschreiben wir beispielsweise, dass einer Person etwas gut tut und sie z. B. das Eincremen der Haut genießt und sich hierbei entspannt, dann sollten wir angeben, woran wir dies festmachen. Wie sieht Entspannung beispielsweise bei der Person aus und wie unterscheidet sich diese von Anspannung. Ist bei Anspannung beispielsweise der Kopf überstreckt, bei Entspannung nicht? Versteift sich der Körper bei Anspannung oder presst sie Hände oder Augen zusammen? Äußert die Person in angespanntem Zustand ein monotones Brummen?

Beispiel

Anhand der Ergebnisse der freien Beobachtung stellen Ulla Schmidt und Melanie Meyer fest, dass Manuel sich anscheinend eher dann aggressiv verhält, wenn alle Kinder zusammen sind, also zur Spielzeit zwischen 15 und 16 Uhr und zum Abendbrot zwischen 17.30 und 18.30 Uhr. Sie sind sich jedoch nicht sicher, ob dies mit der höheren Lautstärke zusammenhängen könnte, die Manuel evtl. zu viel ist. Ihnen beiden ist nämlich aufgefallen, dass sich das Verhalten häufiger gegen Sabine und zwei andere Kinder der Gruppe zu richten scheint, wenn diese Manuel zu nahe kommen. Sie hatten nicht den Eindruck, dass Manuel das aggressive Verhalten zum Kontaktaufbau einsetzt, denn sie konnten beiläufig beobachten, dass er zu brummen beginnt, die Augen zusammenkneift und sich eine Zornesfalte zwischen seinen Augen bildet. Das ist bei Manuel eher ein Zeichen dafür, dass er wütend ist und etwas nicht will.

Im nächsten Schritt wählen die Heilerziehungspflegerinnen spezifische Ausschnitte bzw. Situationen aus, um ihre Vermutungen durch die systematische Beobachtung zu überprüfen. Dazu bieten sich die gemeinsame Spielzeit am Nachmittag und die Essenssituation am Abend an, da hier alle Kinder anwesend sind. Sie möchten überprüfen, ob Manuel tatsächlich immer dann zuschlägt, wenn sich die drei Kinder zu nah bei ihm aufhalten. „Zu nah" definieren sie als einen bzw. weniger als einen Meter Entfernung. Das entspricht in etwa Manuels Armlänge. Da sie selber im Gruppengeschehen eingebunden sind und hier immer viel los ist, entscheiden sie sich für eine teilnehmende Beobachtung. Um nicht zeitgleich ihre Beobachtungen aufschreiben zu müssen und sich die Situationen später in Ruhe anschauen zu können, nutzen sie nach Absprache mit der Einrichtungsleitung und den Eltern eine Videokamera und platzieren diese auf einem Regal, erst im Gruppenraum während der gemeinsamen Spielzeit und dann im Essensraum zum Abendbrot.

Für die Auswertung der Videos erstellen sie das folgende Protokoll:

Auswertung der Videoaufnahmen		
Namen (der Kinder, mit denen Manuel Kontakt hat)	**Entfernung (eine Armlänge und weniger): ja/nein?**	**Aggressives Verhalten (schlagen, kratzen, beißen): ja/nein?**

Die Heilerziehungspflegerinnen stellen fest, dass ihre Vermutung zutrifft und Manuel tatsächlich dazu neigt, aggressives Verhalten zu zeigen, wenn ihm die drei Kinder zu nahe kommen. Bei anderen Kindern kommt das nicht vor, obwohl es mit ihnen ebenfalls nähere Kontakte gibt. Ulla Schmidt und Melanie Meyer könnten in einem nächsten Schritt, indem sie sich die Videos noch einmal ansehen, analysieren, ob z. B. Unterschiede in der Art der Kontaktaufnahme zwischen den Kindern (die von ihm geschlagen bzw. nicht geschlagen werden) bestehen. Möglicherweise finden sie so heraus, woran es liegt, dass Manuel genau jene Kinder schlägt.

Aspekte der Beobachtung	
Rahmenbedingungen der Beobachtung	*Personelle Ebene*: Die Beobachtungen werden im Idealfall zeitgleich von unterschiedlichen Personen durchgeführt. *Räumliche Ebene*: Die Beobachtungen finden unter möglichst variierenden räumlichen/örtlichen Bedingungen statt (z. B. Schule, Wohngruppe, eigenes Zimmer, Wohngruppenraum). *Zeitliche Ebene*: Die Beobachtungen müssen, um verlässliche Ergebnisse zu bringen, unter vergleichbaren Bedingungen und an unterschiedlichen Tagen wiederholt durchgeführt werden.

Aspekte der Beobachtung	
Systematik der Beobachtung	*Explorativ*: einen ersten Eindruck verschaffen, allgemeine Situation, steht oft am Anfang eines diagnostisch-therapeutischen Vorhabens (Eindrücke sammeln, Vermutungen formulieren; Anregungen für systematische Beobachtungen sammeln) *Systematisch*: mit vorherigem Plan, nach bestimmten inhaltlichen oder zeitlichen Kriterien (standardisiert, kontrolliert, strukturiert); wird eingesetzt, um detaillierte Informationen für die Beantwortung einer konkreten Frage zu sammeln sowie um Vermutungen zu überprüfen (u. a. Wenn-dann-, Je-desto-Beziehungen, z. B.: Wenn Frau X am Entspannungstraining teilnimmt, dann wirkt sie den Tag über entspannter und weniger ängstlich.)
Setting der Beobachtung	*Feldbeobachtung*: Erfassung des Verhaltens im Kontext natürlicher Bedingungen (z. B. im Elternhaus, in der Wohngruppe); Vorteil: realistisch, unbeeinflusst; Nachteil: Vielzahl an Einflüssen, eingeschränkte Kontrollmöglichkeit *Laborbeobachtung*: Nicht naturalistische Beobachtung (z. B. in der Arzt- oder Psychotherapiepraxis); Vorteil: hohe Kontrollierbarkeit, da weniger Einflüsse, zuverlässigere Ergebnisse; Nachteil: wirkt künstlich, kleine Ausschnitte
Zeitpunkt der Beobachtung	*Verzögert*: Protokollierung erfolgt im Anschluss an die Beobachtung; nachträgliche Betrachtung der Situation, z. B. durch Video; Vorteil: zuverlässigere Ergebnisse durch Möglichkeit, die Beobachtung mehrmals anzuschauen und ggf. zuvor übersehene Aspekte berücksichtigen zu können; Nachteil: höherer Zeitaufwand *In vivo*: Protokollierung erfolgt zum Zeitpunkt der Beobachtung; deutlich höhere Anforderungen an Beobachtende; Vorteil: weniger zeitaufwendig; Nachteil: weniger zuverlässige Ergebnisse, Betrachtung derselben Situation nicht mehr möglich (außer es wird zeitgleich Video eingesetzt)
Status der Beobachtung	*Aktive Teilnahme*: Beobachtende treten in Interaktion mit der zu beobachtenden Personen. *Passive Teilnahme*: So wenig Interaktion zwischen Beobachtenden und zu beobachtender Person wie möglich *Nichtteilnahme*: Beobachtung erfolgt aus größerer Entfernung (aus der Ecke des Aufenthaltsraumes oder durch Einwegscheibe). Es findet keine Interaktion zwischen Beobachtenden und der zu beobachtenden Person statt.

Aspekte der Beobachtung	
Arten der Beobachtung	*Offene Beobachtung*: Beobachtete Person weiß, dass sie beobachtet wird; Vorteil: Informiertheit der Person; Nachteil: kann sozial erwünschtes Verhalten (durch z. B. adäquates Benehmen) herleiten *Verdeckte Beobachtung*: Beobachtete Person weiß nicht, dass sie beobachtet wird (z. B. durch Einwegscheibe); Vorteil: ggf. keine „Verstellung der Person; Nachteil: ethisch bedenklich
Technik der Beobachtung	*Apparativ*: Videoaufnahmen; Vorteil: zuverlässigere Ergebnisse durch wiederholte Ansichtsmöglichkeit; Nachteil: ggf. stärkere Verzerrung aufgrund „sozialer Erwünschtheit" *Nicht apparativ*: Vorteil: keine Technik notwendig; Nachteil: Aspekte werden schnell übersehen, aufgrund Fülle von Informationen
Methode der Beobachtung	*Beobachtungssystem*: Kategorien und Zeichensystem *Beobachtungseinheiten*: Intervall- und Ereigniskodierung *Stichprobenplan*: Ratingverfahren, Zeitstichproben, Ereignisstichproben

Neben der Verwendung von Beobachtungsprotokollen, z. B. zur Häufigkeit oder zum Ausmaß eines bestimmten Verhaltens, kann eine *Verhaltensanalyse* mit dem ABC-Schema durchgeführt werden. Das ABC-Schema soll Informationen darüber liefern,

- was dem Verhalten vorausgeht (A = Auslöser bzw. engl.: *antecedence*),
- wie das Verhalten (B = engl.: *behavior*) aussieht und
- was dem Verhalten folgt (C = engl.: *consequence*).

Hierdurch können mögliche Zusammenhänge zwischen dem Verhalten und Umweltereignissen identifiziert werden.

Im ersten Schritt A wird der Auslöser für das daran anschließende Verhalten dargestellt. Hierbei wird möglichst genau die Situation beschrieben, die vor Auftreten des Verhaltens bestand.

Beispiel
Die Besucher der Tagesstätte Herr Braun und Frau Schulz sitzen ruhig zusammen und unterhalten sich. Herr Braun äußert sich negativ über das Aussehen von Frau Schulz: „Du siehst heute echt scheiße aus."

Der zweite Schritt B beschreibt das konkrete zu beobachtende Verhalten der Person, das im Anschluss an den Auslöser auftritt.

Beispiel
Frau Schulz steht unmittelbar nach der Äußerung von Herrn Braun auf, geht in die Küche und schneidet sich mit einem Stück Glas in die Oberarme.

Schritt C beschreibt die Konsequenz, die auf das Verhalten folgt.

Beispiel
Frau Schulz wird von dem Heilerziehungspfleger Tom medizinisch versorgt, nach einem kurzen Gespräch kehren die beiden wieder in den Gruppenraum zurück.

Durch eine weitere Spalte kann dokumentiert werden, wie die Person auf die Konsequenz reagiert.

Beispiel
Das Schneiden sowie das Gespräch mit dem Heilerziehungspfleger führten zur sichtlichen Entspannung von Frau Schulz.

Verhaltensanalyse anhand des ABC-Schemas				
Ausgefüllt für (Name):				
Tag/Uhrzeit	***A (Antecedence)*** **Vorausgehende Situation: Wie sah die Situation aus? Was ist konkret passiert?**	***B (Behavior)*** **Verhalten bzw. Reaktion der betroffenen Person**	***C (Consequence)*** **Reaktion des Umfeldes, z. B. durch andere Personen auf das Verhalten**	**Reaktion der betroffenen Person auf die Konsequenzen**

Es können verschiedene Beobachtungsfehler auftreten, die Einfluss auf unsere Wahrnehmung und damit auf das Ergebnis der Beobachtung nehmen. Einen Überblick zu den verschiedenen Beobachtungsfehlern finden Sie bei Greving/Niehoff (2009) und im Glossar auf S. 468 ff.

Weiterführende Literatur

Bartholomeyczik, Sabine/Halek, Margareta: Assessmentinstrumente in der Pflege. Möglichkeiten und Grenzen, 1. Aufl., Hannover, Schlütersche, 2009.

Im Netz: www.entwicklungsdiagnostik.de

Bienstein, Pia: Hier sind wir – Kinder mit seltenen genetischen Syndromen. Dokumentation, 2013, Informationen unter: www.zedif.de (2014).

2.1.6 Förder- und Interventionsplanung

Marion Schubert

Hilfeplanung

Die Auflagen des Sozialgesetzes fordern das Vorhandensein von individuellen Förder- und Hilfeplanungen. Die Hilfeplanung ist somit ein zentrales Instrument in der Begleitung und Betreuung von Menschen mit Behinderungen oder psychischen Störungen.

Die Kostenträger der Eingliederungshilfe haben je nach Bundesland oder Region für die Hilfeplanung unterschiedliche Instrumente entwickelt: in Hessen die Integrierte Teilhabeplanung (ITP, siehe S. 357 ff.) oder im Rheinland die Individuelle Hilfeplanung 3 (IHP3, siehe Kap. 2.4, „Herr Bergmann will nicht mehr ins Stadion“, S. 444 ff.), die Teilhabeplanung (THP) in Rheinland-Pfalz und in vielen Bundesländern den auf Menschen mit psychischen Behinderungen ausgerichteten Integrierten Behandlungs- und Rehabilitationsplan (IBRP). Diese Instrumente sollen den Verlauf eines Hilfefalls planbar, transparent und nachvollziehbar machen.

Auch Träger von Einrichtungen und Dienste der Eingliederungshilfe haben sich dem Thema Hilfeplanung zugewandt und im Sinne der Qualitätssteigerung und -sicherung eigene Methoden zur Gestaltung des Hilfeplanprozesses entwickelt. So wird beispielsweise in vielen Einrichtungen der Diakonie das Verfahren GBM, Gestaltung der Betreuung von Menschen mit Behinderungen des Bundesverbandes Evangelische Behindertenhilfe, eingesetzt (Bundesverband Evangelische Behindertenhilfe e. V., 2004).

Die Instrumente der Hilfeplanungen sind sowohl bei Kosten- und Leistungsträgern zunehmend nach der ICF (siehe Kap. 2, S. 102 ff.) ausgerichtet und orientieren sich an den dort genannten Teilhabebereichen:

- Lernen und Wissensanwendung
- Allgemeine Aufgaben und Anforderungen
- Kommunikation
- Mobilität
- Selbstversorgung
- Häusliches Leben
- Interpersonelle Interaktionen und Beziehungen
- Bedeutende Lebensbereiche
- Gemeinschafts-, soziales und staatsbürgerliches Leben

(vgl. DIMDI, 2005, S. 157–217)

Die Hilfeplanung gewinnt in der praktischen Begleitung und Assistenz und seitens der Kostenträger zunehmend an Bedeutung. Damit wird nicht zuletzt aus der Sicht der zu assistierenden Personen eine gute personenzentrierte Hilfeplanung zu einem wichtigen Qualitätsmerkmal.

Über sein Leben zu entscheiden und zu wissen, wo man hin will, ist für jeden Menschen zentral. Ziele für das eigene Leben zu entwickeln bedeutet aber auch, sich darüber bewusst zu werden, was man bereits im Leben erreicht hat und welche Pläne man weiterhin verfolgen möchte. Jeder Mensch stellt sich zu unterschiedlichen Zeiten grundsätzliche Fragen des Lebens. Die Beantwortung dieser Fragen führt zu Entscheidungen und der Vorstellung darüber, was wir ändern und was wir beibehalten wollen.

Merksatz
Gute Hilfeplanung sollte unbedingt die Perspektive des Menschen mit Behinderung widerspiegeln: Es sollten seine Ziele, Bedürfnisse und Interessen erfasst werden.

Zunächst stehen in der Hilfeplanung die Erarbeitung und Verschriftlichung der Wünsche und Ziele für das eigene Leben im Mittelpunkt. Im nächsten Schritt geht es darum, dass sich eine Fachkraft und die Person mit Behinderung oder psychischer Störung über die zu erbringende Hilfeleistung abstimmen. Eine regelmäßige Reflexion und eine kontinuierliche Überprüfung der Zielformulierungen und der Inhalte der Assistenz runden den Prozess jeder Hilfeplanung ab.

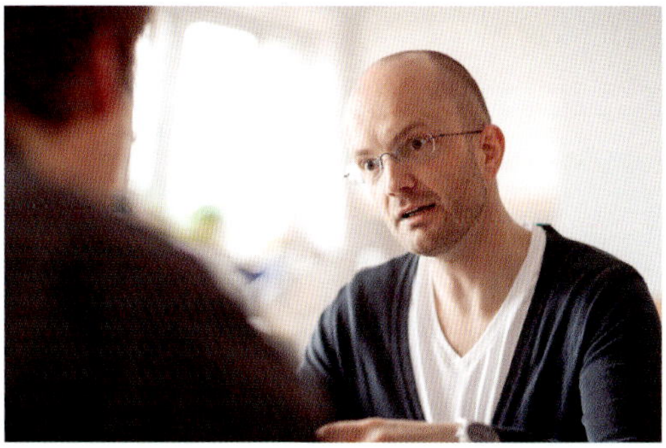

Ein Beispiel: die Integrierte Teilhabeplanung (ITP)

Peter Weber

Die Integrierte Teilhabeplanung (ITP) ist ein Instrument, mit dem Heilerziehungspflegerinnen und -pfleger gemeinsam mit Menschen mit Behinderung Unterstützungsleistungen planen können. Dazu werden personengenaue Ziele benannt und entsprechende Handlungsschritte festgelegt. Damit soll „künftig [...] eine Behinderung nicht mehr dazu führen, dass Menschen aus der Gesellschaft ausgeschlossen und in Sonderformen betreut werden“ (Landeswohlfahrtsverband Hessen (LWV), 2010, S. 2).

Mit der Einführung der ITP wird eine prozessbezogene Zielorientierung gesetzlich vorgeschrieben. Da das Erreichen der Ziele immer wieder überprüft wird, ist auch die Wirksamkeit der heilerziehungspflegerischen Maßnahmen nachweisbar (evidenzbasiert). Durch die konsequente Orientierung an der Systematik der ICF (siehe Kap. 2, S. 102 ff.) ist der Blick neben einer strukturierten Problembeschreibung immer auch auf die Ressourcen des behinderten Menschen gerichtet. Zusätzlich erweitert die Berücksichtigung der Umweltbedingungen und der personenbezogenen Faktoren die Perspektive. Damit werden die für die Heilerziehungspflege elementaren Grundlagen einer beziehungsorientierten und inklusiven Arbeit in den Mittelpunkt gestellt. Die ITP bezieht sich auf dialogische und trialogische Prozesse und unterstützt die persönliche Zukunftsplanung von Klientinnen und Klienten. Meist wird ein Zeitrahmen über ein Jahr angelegt, der einerseits lang genug ist, um wirkungsvolle Maßnahmen planen zu können, und andererseits kurz genug, um frühzeitig notwendige Änderungen erkennen und durchführen zu können (Prozessorientierung).

Insgesamt ist die IPT ein übersichtliches Instrument, das eine gute Orientierung gibt, leicht auszufüllen und im Arbeitsalltag gut einzusetzen ist.

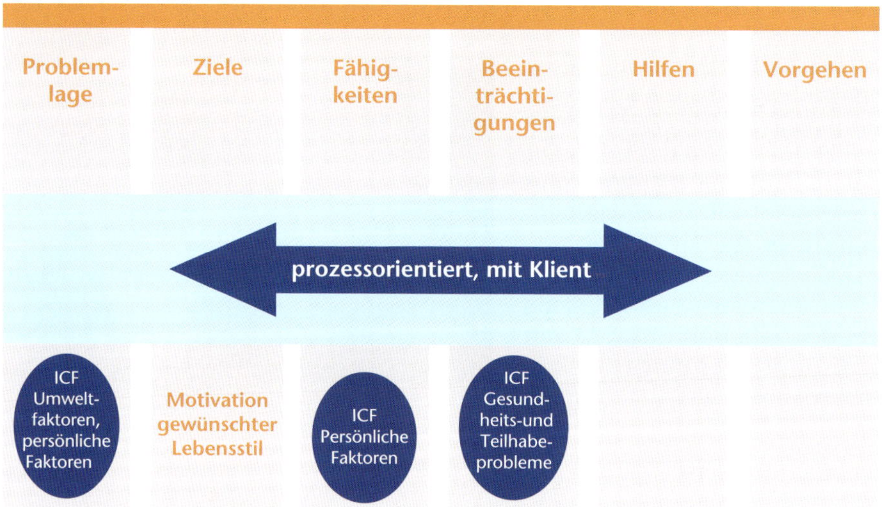

Das Modell der Integrierten Teilhabeplanung (Gromann, o. J., S. 7)

Inhalte der Integrierten Teilhabeplanung sind

- Angaben zur Person,
- Angaben zur Lebenssituation,
- persönliche Wünsche und Ziele,
- Fähigkeiten, die zur Erreichung der Ziele vorhanden sind,
- Barrieren, die beim Erreichen der Ziele im Weg stehen,
- Förderfaktoren, die beim Erreichen der Ziele unterstützen können,
- Leistungen der Eingliederungshilfe oder anderer Leistungsträger, die erforderlich sind, damit die Ziele erreicht werden können, und
- der zeitliche Umfang, der für diese Leistungen erforderlich ist.

(vgl. Landeswohlfahrtsverband Hessen (LWV), 2010, S. 6)

Die Fragestellungen der ITP-Bögen werden mit den Klienten und Klientinnen zusammen besprochen und die Ergebnisse schriftlich fixiert.

Merksatz
Die ITP wird möglichst immer gemeinsam mit den Klienten und Klientinnen entwickelt. Bei schwerster geistiger Behinderung geschieht dies über die Mitarbeit von Assistenzpersonen oder der Eltern bzw. des gesetzlichen Betreuers.
Damit ist gewährleistet, dass in der Teilhabeplanung immer die Wünsche und Ziele des Menschen mit Behinderung im Mittelpunkt stehen.

Wenn die Kommunikation von Menschen mit Behinderung deutlich beeinträchtigt ist, sollten Heilerziehungspflegerinnen und -pfleger über den Einsatz von Kommunikationshilfen nachdenken, sofern die Person solche nicht ohnehin schon nutzt (siehe „Unterstützte

Kommunikation", S. 366 f.). Manchmal empfiehlt es sich, bestimmte Fragestellungen mithilfe von Ja-/Nein-Fragen, Beispielen oder Symbolen verständlich zu machen. Hier die richtige Entscheidung zu treffen, erfordert konkrete Kenntnisse über die realen Möglichkeiten des Klienten oder der Klientin, wie z. B. kognitive oder motorische Fähigkeiten, das Maß der Selbstständigkeit und der Orientierung (siehe S. 340 ff.).

Anregungen zum Thema *persönliche Zukunftsplanung* und Anleitungen für eine „leichte Sprache" finden sich im Internet und hier im Buch unter „Weiterführende Literatur" weiter unten.

Nachdem die Teilhabeplanungsgespräche geführt wurden, werden die Bögen ausgefüllt. Für diese Gespräche dient der Bogen als eine Art Leitfaden. Wie bei allen neuen Instrumenten muss am Anfang mehr Zeit für die Gespräche und das Ausfüllen der Bögen einkalkuliert werden. Der Landeswohlfahrtsverband Hessen (vgl. 2010, S. 5) empfiehlt auch, für den Anfang in der Hilfeplankonferenz einen kürzeren Zeitraum, z. B. drei oder sechs Monate, zu vereinbaren. Zusätzlich kann es unter Umständen nützlich und hilfreich sein, sich für die ersten Abläufe von einer qualifizierten Person beraten zu lassen.

Die Gespräche sollten so geführt werden, dass die Situation für den jeweiligen Menschen mit Behinderung am günstigsten ist. So kommt der eine Klient sehr gut damit klar, den Bogen direkt von Hand auszufüllen, während es einer anderen Klientin leichter fällt, die einzelnen Punkte beim Spaziergang zu besprechen. Bisherige Erfahrungen haben gezeigt, dass die Bearbeitung am PC eher hinderlich ist. „Grundsatz ist dabei, das ‚Setting' weitgehend am Klienten zu orientieren" (Landeswohlfahrtsverband Hessen, 2010, S. 5). Damit ist es wichtig, zuvor zu überlegen, wann und wo dieses stattfindet und welche Personen teilnehmen.

Der ITP

- ist ein Verfahren für alle (Zielfokus: Interdisziplinarität),
- bietet eine einheitliche Sprache (Terminologie der ICF),
- führt zu einer Verknüpfung von individuellem Bedarf, professionellem Aufwand und Kosten,
- ist ein Verfahren, das regionale Kooperation und Vernetzung erfordert und fördert,
- ist ein übersichtliches und gut handhabbares IT-gestütztes Instrument,
- kann gut als Basis für regionale Bedarfsplanung, Controlling und Benchmarking genutzt werden.

(vgl. Kronenberger, 2011, www.bildungswerk-irsee.de)

Weiterführende Literatur

Landeswohlfahrtsverband Hessen (Hrsg.): Integrierter Teilhabeplan – Formular, Version 2.1, 2010, abgerufen unter: www.lwv-hessen.de/files/272/ITP_Hessen_Version_2.1.pdf [12.03.2013].

Gromann, Petra: Manual: Integrierter Teilhabeplan – Anforderungen und Lösungen für Hilfeplanverfahren Version 2.1, 2010, abgerufen unter: www.lwv-hessen.de/files/272/Manual__Handbuch__fuer_den_ITP_Hessen.pdf [15.10.2011].

Der Integrierte Teilhabeplan (ITP) Hessen – Ein Instrument zur Planung der Unterstützungsleistungen für Menschen mit Behinderungen in Hessen, Broschüre, abgerufen unter: www.lwv-hessen.de/files/266/A5_Broschuere_neu.pdf [15.09.2011].

Verlag der Bundesvereinigung Lebenshilfe: Persönliche Zukunftsplanung, abgerufen unter: www.lebenshilfe.de/de/suche/index.php?listLink=1&ilspr=&searchTerm=persönliche+zukunftsplanung [17.03.2013].

Netzwerk und Beratung zur Unterstützen Kommunikation, abgerufen unter: www.isaac-online.de [20.04.2013].

Mensch zuerst – Netzwerk People First Deutschland e. V.: Leichte Sprache, abgerufen unter: www.people1.de/was_halt.html [12.03.2013].

2.1.7 Evaluation

Pia Bienstein

Evaluation bedeutet Bewertung, beispielsweise von Maßnahmen. Mit der Planung von Interventionen, Fördermaßnahmen oder Hilfen im Alltag ist der diagnostische Prozess nämlich noch lange nicht abgeschlossen. Das eigene Handeln sollten Heilerziehungspflegerinnen und -pfleger fortlaufend und immer wieder kritisch reflektieren und überprüfen. Alle Maßnahmen sollten vor dem Hintergrund des theoretischen Konzepts auf ihre Wirksamkeit überprüft werden: Für welchen Personenkreis ist das Konzept entwickelt worden, was soll mit dem Konzept erreicht werden und werden die gesetzten Ziele mit dem Einsatz von euthymen Verfahren, der sensorischen Integration, dem Snoezelen usw. erreicht? Können durch die ausgewählten Maßnahmen beispielsweise Verbesserungen in der Lebensqualität, im Wohlbefinden, im Aufbau von Kompetenzen oder beim Reduzieren von psychischen Symptomen erzielt werden? Zur Beantwortung dieser Fragen können dieselben diagnostischen Methoden, d. h. Fragebögen und Beobachtungsprotokolle, wie zu Beginn eingesetzt werden. So lassen sich Veränderungen im Verhalten oder Erleben von Menschen mit psychischen Störungen feststellen.

Beispiel

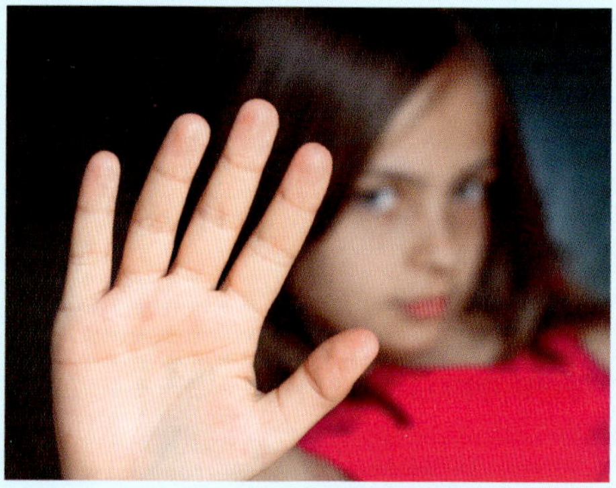

Im Beispiel von S. 350 stellen die Heilerziehungspflegerinnen Ulla Schmidt und Melanie Meyer fest, dass Manuel genau jene Kinder schlägt, die ihm immer wieder zu nahe kommen. Sie entscheiden sich dagegen, in Zukunft vermehrt darauf zu achten, dass die drei Kinder mehr Abstand halten, die besonders häufig von Manuel geschlagen werden. Stattdessen unterstützen sie Manuel darin, dass er lernt, sein Bedürfnis nach Abstand mitzuteilen. Die anderen Kinder könnten darin unterstützt werden, die Signale von Manuel wahrzunehmen und sein Bedürfnis zu respektieren. Nach vier Wochen führen die Heilerziehungspflegerinnen nochmals Beobachtungen über mehrere Tage durch und halten sie in dem vorher verwendeten Beobachtungsprotokoll fest.

Bei der Auswertung stellen Ulla Schmidt und Melanie Meyer fest, dass Manuel seit zehn Tagen kein Kind mehr geschlagen hat. Stattdessen konnten sie mehrfach beobachten, dass er sein Bedürfnis nach mehr Abstand dadurch mitteilt, dass er seine Hand als Stop-Signal ausstreckt.

Weiterführende Literatur

Julius, Henri//Schlosser, Ralf W./Goetze, Herbert: Kontrollierte Einzelfallstudien. Eine Alternative für die sonderpädagogische und klinische Forschung, Göttingen, Hogrefe, 2000.

Greving, Heinrich/Niehoff, Dieter: Bausteine der Didaktik und Methodik. Praxisorientierte Heilerziehungspflege, 3. Aufl., Troisdorf, Bildungsverlag EINS, 2009.

Mutzeck, Wolfgang: Förderplanung. Grundlagen, Methoden, Weinheim, Beltz, 2009.

2.2 Arbeitsansätze in der Heilerziehungspflege

Kai Uwe Schablon

Unter dem Begriff „Arbeitsansätze" wird im Folgenden ein Plan, ein Programm oder ein Entwurf verstanden, mit dessen Hilfe sich Heilerziehungspflegerinnen und -pfleger einer bestimmten Aufgabe oder einem Problem zuwenden können. Die ausgewählten Arbeitsansätze beziehen sich primär auf Heilerziehungspflegerinnen und -pfleger, die erwachsene Menschen mit psychischen Störungen in ihrem Lebensalltag begleiten, fördern oder unterstützen.

2.2.1 Beziehungsgestaltung

In der Arbeit mit Menschen mit psychischen Störungen und geistigen Behinderungen müssen Heilerziehungspflegerinnen und -pfleger immer wieder mit Zurückweisungen, Kränkungen oder auch unangemessenen Annäherungen rechnen. Sie müssen professionell damit umgehen und sich immer wieder erneut auf den Menschen mit psychischen Störungen einlassen. Aufgabe von Heilerziehungspflegerinnen und -pflegern ist, die Beziehungen zu Menschen mit Behinderung oder psychischer Störung flexibel und individuell zu gestalten.

In der Fachliteratur wird zwischen *funktionalen* und *persönlichen* Beziehungen unterschieden (vgl. Asendorpf/Banse, 2000, S. 1). In funktionalen Beziehungen gehen die Beziehungspartner nicht als Individuum, sondern als Rollenträger miteinander um. Persönliche Beziehungen entstehen zwischen Personen und nicht zwischen Rollen. Heilerziehungspflegerinnen und -pfleger müssen sich diesem Spannungsfeld reflektierend aussetzen: Einerseits gehen sie einer bezahlten und institutionell geregelten Tätigkeit nach, andererseits sind aber die persönliche Beziehung, die aktive Zuwendung und individuelle Nähe notwendige Rahmenbedingungen zur Unterstützung von Menschen mit psychischer Störung. Dieses Spannungsfeld ist immer wieder neu unter der Fragestellung der Teilhabe- und Lebensqualitätssteigerung zu reflektieren.

Für eine Beziehungsgestaltung ist es bedeutsam, selber beziehungsfähig zu sein und mit anderen Menschen in Kontakt treten zu können. Dazu benötigt der Mensch die Fähigkeit, sich getrennt von seinem Gegenüber als selbstständige Person anzuerkennen.

Die Grundhaltung der Beziehungsarbeit als professionellem Arbeitsansatz auch für die Heilerziehungspflege kann auf den jüdischen Religionsphilosophen Martin Buber (1878–1965) zurückgeführt werden. In seinem Modell vom *dialogischen Prinzip* führt

Buber aus, dass zwischenmenschliche Beziehungen eine Bedingung für die Selbstwerdung des Menschen darstellen (vgl. Buber, 1973). In seiner bekannten Aussage, dass *„der Mensch erst am Du zum Ich wird"* (Buber, 1973, S. 20) konkretisiert sich dieses Beziehungsverhältnis. In der Reaktion des Gegenübers kann die eigene Wirkung auf andere und damit auch das eigene Selbst erkannt werden.

Bedeutung für die Heilerziehungspflege

Bei der Beziehungsarbeit geht es um die Herstellung tragfähiger pädagogischer Beziehungen. Beziehungen zwischen Heilerziehungspflegerinnen und -pflegern und Menschen mit psychischer Störung oder geistiger Behinderung sind allerdings in der Regel nicht symmetrisch, also nicht gleichberechtigt: Meist haben Heilerziehungspflegerinnen und -pfleger einen Wissensvorsprung, mehr institutionelle Macht und die Beziehung wird von den Menschen mit Behinderung häufig nicht freiwillig eingegangen. Darum ist es von hoher Bedeutung, sich seiner eigenen Gefühle, ethischen Werte und der Wirkung des eigenen Handelns auf das Gegenüber bewusst zu sein.

Psychische Störungen können die Beziehungsaufnahme und -gestaltung erschweren. Das trifft besonders bei Angststörungen, sozialen Phobien, Anpassungs- und Bindungsstörungen zu. Eine differenzierte Betrachtung ist bei Lange (2010, S. 33–80) nachzulesen. Hier bietet eine subjektive Verstehensdiagnostik Möglichkeiten, trotz schwieriger Verhaltensweisen in eine Beziehung zu treten.

Merksatz
In der Beziehungsgestaltung zeigt die Heilerziehungspflegerin bzw. der -pfleger, was sie oder er über den Klienten, aber auch über sich selbst denkt. Das „Ich-Du-Verhältnis" besteht aus einer Vielzahl von Relationen. Es ist daher notwendig, über die eigene Haltung und deren Bedeutung für das professionelle Handeln nachzudenken.

2.2.2 Ansätze zur Wahrnehmungsförderung und musisch-kreative Arbeitsansätze

Kai-Uwe Schablon

Im Folgenden werden Ansätze skizziert, die durch eine intensivierte Wahrnehmung und eine musische Förderung die Lebensqualität der Klienten erhöhen können. „Musisch" wird hier aus der griechischen Mythologie (Musen: Töchter des Zeus) abgeleitet und umschließt neben der Musik auch die Bewegung und das bildnerische Gestalten.

Sensorische Integration

Das von der Entwicklungspsychologin Anna Jean Ayres (1920–1989) entwickelte Modell der sensorischen Integration (SI) geht davon aus, dass ein gelingendes Zusammenspiel der basalen Sinnessysteme für die leiblichen, emotionalen und kognitiven Fähigkeiten eines Menschen von sehr großer Bedeutung ist. Mit den basalen Sinnessystemen sind gemeint

- das taktile Sinnessystem, d. h. der Tastsinn,
- das propriozeptive Sinnessystem, d. h. das Wahrnehmen von Körperbewegung und Körperlage im Raum,
- das vestibuläre Sinnessystem, d. h. der Gleichgewichtssinn, und
- die Bewegungssteuerung.

In der sensorischen Integration geht man davon aus, dass das Lernvermögen eines Menschen davon abhängig ist, inwieweit er Informationen aus der Umwelt aufnehmen, verarbeiten und für die Planung und Organisation des eigenen Verhaltens nutzen kann. Hieraus ergeben sich Kompetenzen im sozialen, emotionalen und kognitiven Bereich.

Beispiel

Bei Menschen mit psychischen Störungen oder geistiger Behinderung ist die sensorische Integration nicht selten beeinträchtigt. Heilerziehungspflegerinnen und -pfleger können die sensorische Integration beispielsweise dadurch fördern, dass sie bewusst gestaltete Alltagserfahrungen, wie intensives Kneten von Brotteig, lautes oder leises gemeinsames Musizieren oder individuelle Sportprogramme, anbieten.

Psychomotorik

Die Psychomotorik ist ein weiteres entwicklungsorientiertes Konzept zur Wahrnehmungs- und Bewegungsförderung, das auf den Pädagogen Ernst J. Kiphard (1923–2010) zurückgeführt wird. In den Weiterentwicklungen der Psychomotorik, dem *kompetenzorientierten Ansatz* von Friedhelm Schilling oder dem *verstehenden Ansatz* von Jürgen Seewald, wird ein Zusammenhang zwischen mangelnder Bewegungskompetenz und der Entstehung psychischer Schwierigkeiten gesehen. „Psychomotorik ist im Grunde ein Versuch, die in der langen Geschichte der Menschen immer wieder auftauchende Trennung zwischen Leib und Seele zu überwinden“ (Schoch, 2011, S. 93). Ein zentraler Aspekt der Psychomotorik ist der Rhythmus: „Rhythmus ist Leben und alles, was lebt, ist in Bewegung“ (Schoch, 2011, S. 96). Das bedeutet, dass jeder Mensch seinen eigenen Rhythmus hat und sein eigenes Tempo. Heilerziehungspflegerinnen und -pfleger sollten also jedem Menschen Raum für sein eigenes Tempo geben.

Beispiel

Im Alltag können Heilerziehungspflegerinnen und -pfleger versuchen, mehr Bewegung in das Alltagsleben von Menschen mit psychischer Störung oder Behinderung einzubinden. Das kann durch ganz einfache, niederschwellige Veränderungen gelingen: Treppen steigen statt Fahrstuhl benutzen, zu Fuß gehen statt mit dem Auto fahren oder beispielsweise auch gemeinsam Wäsche aufhängen.

Snoezelen

Beim Begriff *Snoezelen* handelt es sich um eine Zusammensetzung der niederländischen Worte für „schnuppern“ und „schlummern“. Bei diesem Arbeitsansatz geht es um die Gestaltung von Entspannungsräumen. In speziell eingerichteten Räumen werden durch Lichteffekte, angenehme Materialien, Gerüche und Musik die Sinnesorgane stimuliert. Snoezelen wird als therapeutisches Medium bei psychischen Problemen wie Magersucht und Stress, bei physiologischen, emotionalen und Aufmerksamkeitsproblemen gesehen (vgl. Mertens, 2004, S. 167). Es richtet sich insbesondere an Klienten mit höherem Unterstützungsbedarf.

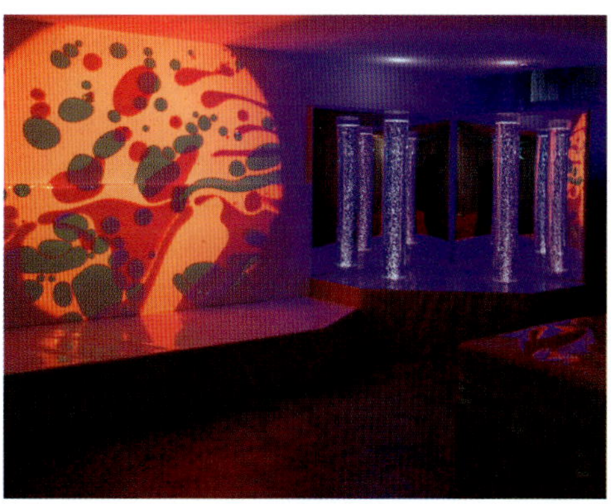

Snoezelen-Räume sind meist mit einem Wasserbett, einer Musikanlage und Lichteffekten ausgestattet.

Basale Stimulation

Das Konzept der Basalen Stimulation wurde ab 1975 von dem Sonderpädagogen Andreas Fröhlich entwickelt und wird überwiegend bei Menschen mit hohem Unterstützungsbedarf und in Pflegekontexten eingesetzt (vgl. Bienstein/Fröhlich, 2003). Bei der Basalen Stimulation werden alle fünf Sinne konkret angesprochen bzw. stimuliert. Dadurch werden Körper- und Bewegungserfahrungen möglich und Menschen mit schweren, auch körperlichen Einschränkungen erleben durch diese nonverbalen Mitteilungsformen ihre Eigentätigkeit.

Ähnlich wie beim Snoezelen sind auch hier eine angenehme Raum- bzw. Situationsgestaltung und eine entspannte Atmosphäre von großer Bedeutung. Diese kann zum Beispiel durch Singen, Summen, Massagen und die sprachliche Begleitung von Handlungen erreicht werden. Auch die bewusste Gestaltung der Nahrungsaufnahme und Körperpflege und die Stimulation durch eine wechselnde Lagerung des Körpers sind Grundelemente der Basalen Stimulation.

Musisch-kreative Arbeitsansätze

Angebote aus den Bereichen Musik, Bewegung, Spiele und bildnerisches Gestalten können Heilerziehungspflegerinnen und -pfleger zur Beziehungs-, Interaktions- und Kommunikationsgestaltung nutzen. Experimentieren, eigene Grenzen erfahren und die eigene Befindlichkeit reflektieren sind nur einige der kooperativen Erfahrungen, die durch musisch-kreative Arbeitsansätze erreicht werden können. Die hohe Bedeutung der Medien Musik, Rhythmik und Bewegung für ein kooperatives Verhältnis zwischen Heilerziehungspflegerin bzw. -pfleger und Klienten im Kontext der aktuellen Teilhabeforschung erläutert Georg Feuser (vgl. Feuser, 2011, S. 7) anhand des Wirkens von Mimi Scheiblauer (1891–1968), die die Rhythmik in der Heilpädagogik etabliert hat. Da materialistisch gesehen, die „Be-Hinderung" der Klienten mit einer Doppeldiagnose geistige Behinderung und psychische Störung primär im Ausschluss von der Teilhabe am gesellschaftlichen Leben, von Bildung und Kultur liegt, kann durch einen aktiven und gemeinsam gestalteten musisch-kreativen Prozess „tatsächlich vermittelte Teilhabe" (Bartelheimer, 2004, S. 53) ermöglicht werden.

Als Beispiel für einen musisch-kreativen Arbeitsansatz soll nun das *bildnerische Gestalten* skizziert werden.

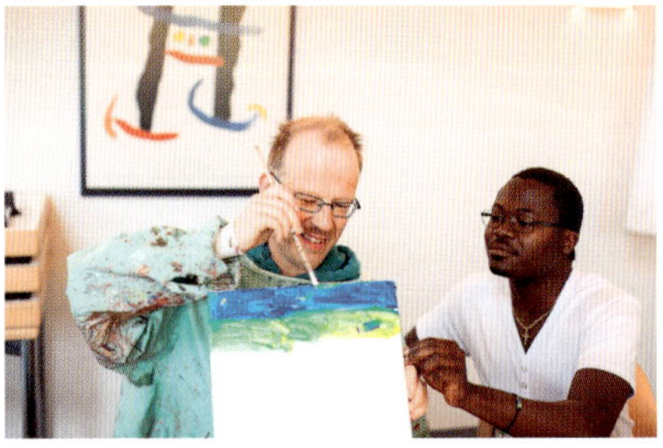

Hierzu zählen malerische oder zeichnerische Medien, plastisch-skulpturale Gestaltungen oder auch fotografische Medien. Heilerziehungspflegerinnen oder -pfleger ermuntern die Menschen mit psychischer Störung, über diese künstlerischen Zugänge innere und äußere Bilder auszudrücken, kreative Fähigkeiten zu entwickeln und dadurch die eigene sinnliche Wahrnehmung auszubilden. Als „heilpädagogische Kunsttherapie" (vgl. Menzen/Overdick, 1994, S. 94 f.) hat sich das bildnerische Gestalten bereits seit Beginn der 1980er-Jahre in psychiatrischen, psychosomatischen und psychosozialen Praxisfeldern etabliert.

Bedeutung für die Heilerziehungspflege

Musisch-kreative Ansätze und Ansätze zur Wahrnehmungsförderung können auch bei psychischen Störungen ein weiterer Zugang zum Klienten oder zur Klientin sein. Der

Ansatz der sensorischen Integration und ein auf den Alltag bezogenes Verständnis von Psychomotorik liefern einen großen Ideenschatz an Bewegungs- und Erfahrungsangeboten. Daneben dienen sie auch einer körperbezogenen Diagnostik: „Wie wir uns in Räumen bewegen, verrät viel über uns" (Schoch, 2011, S. 93). Das Gleiche gilt für das Snoezelen und die Basale Stimulation bei Menschen mit hohem Unterstützungsbedarf.

Heilerziehungspflegerinnen und -pfleger sollten in der Alltagsgestaltung ganz bewusst Wahrnehmungserfahrungen ermöglichen, z. B. bei der Körperpflege durch Eincremen und kleine Massagen, durch Treppensteigen statt Aufzugnutzung etc. Dabei ist wichtig, dass Bewegung nicht nur als Leistung vermittelt oder als anstrengend empfunden wird. Bewegung soll zum positiven Erlebnis werden.

Merksatz
Wissen über wahrnehmungsbezogene und musisch-kreative Arbeitsansätze und deren Transfer in die täglichen Arbeitsabläufe ist eine grundlegende Schlüsselqualifikation jeder Fachkraft in der Heilerziehungspflege.
Die Ansätze bieten über den Körper als Medium einen zusätzlichen sinnlichen Zugang für die Beziehungsgestaltung und lassen sich auf vielfältigste Art und Weise in den Arbeitsalltag integrieren.

2.2.3 Arbeitsansätze zur Kommunikation

Kai-Uwe Schablon

„Kommunikation vermittelt als Tätigkeitsform Sinn und Bedeutung zwischen Subjekten" (Jantzen, 2010, S. 228). Kommunikation ist die Basis für ein Leben miteinander und die Grundlage des alltäglichen und zielgerichteten Handelns in heilpädagogischen Berufen. Die professionelle Gestaltung von Kommunikation orientiert sich an dem Modell der fünf Axiome der Kommunikation von Paul Watzlawick (1921–2007), dem Kommunikationsquadrat von Friedemann Schulz von Thun und den Grundlagen der personenzentrierten Kommunikation nach Carl Rogers (1902–1987). In der Kommunikation mit Menschen mit psychischen Störungen kann es notwendig sein, diese auf seine oder ihre speziellen Bedürfnisse abzustimmen. Hierzu sollen die skizzierten Arbeitsansätze eine erste Orientierung bieten (vgl. Schanze, 2007, S. 198).

Verhalten als Kommunikation

Auch Verhalten ist Kommunikation: sich abwenden, die Hände über dem Kopf zusammenschlagen, die Stirn runzeln – all dies übermittelt genauso Botschaften wie das gesprochene Wort. Im Sinne von Watzlawicks erstem Axiom „Man kann nicht nicht kommunizieren" (Watzlawick, 1996, S. 53) gelten auch Körpersprache, Mimik und Gestik von Menschen als eine basale Form von Kommunikation.

Bei der Deutung von nonverbaler Kommunikation kann es leicht zu Missverständnissen kommen. Gerade wenn es sich um eine problematische Reaktion bzw. Antwort handelt, fordert Klaus Dörner dazu auf, dieses Handeln anhand folgender Bedeutungsaspekte zu reflektieren (vgl. Dörner u. a., 2009, S. 81):

Kann das gezeigte Verhalten auch als

- Ausdruck biologischen Mangels,
- Auswirkung ungünstiger psychosozialer Bedingungen,

- Äußerungen im Kontext von Angst und Scham,
- Versuch der Bewältigung und Kompensation, um die eigene Situation kontrollieren zu können, oder
- Abwehr, Vermeidungsverhalten oder Überkompensation gesehen werden?

Mit der Überprüfung dieser Interpretationsmöglichkeiten kann eine zu schnell getroffene Deutung des Verhaltens (z. B.: „Der Klient will mich ärgern", „Die Klientin reagiert aggressiv" ...) vermieden werden.

Leichte Sprache

Menschen mit Lernschwierigkeiten bzw. geistiger Behinderung fordern, aufgrund der subjektiv erlebten Ausgrenzung durch die komplexe Alltagssprache zu Recht die Verwendung von leichter Sprache. Leichte Sprache unterliegt bestimmten Regeln zu Grammatik, Gliederung, Wortwahl und Einsatz von Bildern und Symbolen. Diese sind auf den Homepages des Netzwerks Leichte Sprache (www.leichtesprache.de) und von Mensch zuerst (www.people1.de) genauer aufgeführt. Die Herausforderung für Heilerziehungspflegerinnen und -pfleger besteht darin, komplizierte Sachverhalte so aufzubereiten, dass sie zum einen für Menschen mit psychischen Störungen und kognitiven Einschränkungen verstehbar sind, dass die „Übersetzungen" aber gleichzeitig nicht an inhaltlicher Aussagekraft einbüßen. Konkret bedeutet dies, dass sich die Heilerziehungspflegerinnen und -pfleger in der Alltagsgestaltung bemühen, sich verständlich auszudrücken, um Mitsprache und Partizipation zu ermöglichen.

Unterstützte Kommunikation

Einen weiteren Arbeitsansatz stellt die Unterstützte Kommunikation (UK) dar. Kommunikation wird in der Heilpädagogik in vier Ebenen unterteilt: paraverbale, verbale, nonverbale und Unterstützte Kommunikation. Im beruflichen Alltag mit Menschen mit unterschiedlichen Behinderungen und psychischen Störungen stößt man häufig an Grenzen der lautsprachlichen Kommunikation. Dann es ist hilfreich, über die Möglichkeiten der Unterstützten Kommunikation informiert zu sein. Es stehen elektronische und nicht elektronische Hilfsmittel zur Verfügung sowie die Methoden der basalen bzw. körpereigenen Kommunikation.

Bei den elektronischen Kommunikationshilfen (vgl. Boenisch, 2009, S. 130) wird unterschieden zwischen

- einfachen und primär leicht bedienbaren technischen Hilfen (z. B. der *Bigmack*);
- komplexen Kommunikationsgeräten mit dynamischem Display (z. B. *ALADINtalk*, *DynaVox* etc.);
- komplexen Kommunikationsgeräten mit dynamischem Display, ergänzt durch die linguistische Codierungsstrategie *Minspeak*. Minspeak ist eine Codierungsstrategie, bei der zu bestimmten Bildern assoziierte Begriffe angeboten werden, z. B. Sonne = warm, gelb oder lachen. Die Geräte heißen z. B. AlphaTalker, MinTalker, Power Talker.

Der Aufbau dieser Kommunikationshilfen ist prinzipiell gleich und orientiert sich an einer hierarchisch und dynamisch aufgebauten Kommunikationsoberfläche, die individuell gestaltet werden kann. Das Kern- und Randvokabular der Kommunikationsoberfläche wird durch handlungsweisende Fragen ausgewählt (vgl. Boenisch/Sachse, 2007, S. 131).

Nicht elektronische Kommunikationshilfen umfassen Zeichensysteme mit dynamischen, häufig selbst erstellten und nur vorübergehend existierenden Symbolen wie Gesten, Mimik oder statischen Symbolen (reale Objekte, grafische Symbole). Weitere Informationen liefert die Homepage der Gesellschaft für Unterstützte Kommunikation www.isaac-online.de.

Der Begriff *basale Kommunikation* (vgl. Mall, 2005, S. 404 ff.) oder *basaler Dialog* (vgl. Zieger, 2005, S. 390 ff.) steht für einen voraussetzungslosen kommunikativen Arbeitsansatz, bei dem Kommunikation mittels Gestik, Mimik, Augenbewegung, Körperhaltung und Atmung ermöglicht wird. Die basale Kommunikation versteht Bewegungen, Laute und Rhythmen als kleinste Einheiten des Austauschs mit der Umwelt. Sie setzt diese z. B. durch Imitation oder gemeinsames Tun in einen gemeinsamen Dialog um. Zeichen und Handlungen des Klienten werden mit Bedeutungen versehen und in einen zeichenvermittelten Ja-/Nein-Verständigungscode überführt. So wird beispielsweise ein schnelleres Atmen als „Ja" auf die Frage „Möchtest du eine Pause machen?" gesetzt. Als Arbeitsansatz kann diese sehr einfache Kommunikationsmethode auch bei Menschen mit psychischen Störungen in schweren Krisen sehr hilfreich sein.

Die *Gestützte Kommunikation (facilitated communication (FC))* wurde durch die Mutter des Autisten Birger Sellin (vgl. Sellin, 1993, S. 164 f.) bekannt und wird heute häufig in Schulen mit dem Förderschwerpunkt geistige Entwicklung angewandt (vgl. Probst, 2009, S. 101). Bei dieser Methode stützt eine Vertrauensperson den Klienten an der Hand, dem Handgelenk oder einem anderen Körperteil, stabilisiert die Bewegung und ermöglicht dadurch das Ansteuern eines Buchstabens auf einer Tastatur. Der Unterstützende gibt hierbei emotionale und physische Unterstützung, ohne die Bewegung selbst zu beeinflussen. Gestützte Kommunikation wird primär mit Menschen mit Autismus oder geistiger Behinderung (vgl. Nußbeck, 2009, S. 444 ff.) in Verbindung gebracht. In vielen Untersuchungen und Evaluationsstudien (vgl. Alfaré/Huber-Kaiser/Janz, 2010, S. 172 ff.) konnte allerdings gezeigt werden, dass die Unterstützer die Aussagen des Klienten manipulieren. Aus diesem Grund sollten andere Kommunikationshilfen die erste Wahl sein.

Beispiel

Das PECS (Picture Exchange Communication System) heißt übersetzt „Bild-Austausch-Kommunikationssystem". Es wurde in den 1980er-Jahren in den USA von der Sprachtherapeutin Lori Frost und dem Verhaltenstherapeuten Andy Bondy entwickelt. Die beiden entwickelten das Konzept ursprünglich für autistische Kinder; mittlerweile nutzen es viele Menschen mit unterschiedlichen Behinderungen. Bei dieser Kommunikationsmethode wird der Klient aufgefordert, seinen Wunsch, z.B. ein Spielzeugauto zu bekommen, durch das Überreichen und Benennen einer Bildkarte, auf der das Objekt abgebildet ist, auszudrücken. Mithilfe einer zweiten Person wird der Klient dann animiert, die Bildkarte in die Hand des Unterstützers zu geben und diese gegen die gewünschte Sache zu tauschen. Die unterstützende Person benennt dann das jeweilige Objekt. Ihre Aktivität wird nach und nach zurückgenommen. Die Anzahl der Bildkarten wird erhöht und dem Klienten auf einem Kommunikationsbrett oder in einem -buch angeboten. Wenn der Klient etwas möchte, nimmt er die Bildkarte und tauscht sie gegen die gewünschte Sache. Das Ziel besteht darin, dass der Klient lernt, dass sich Kommunikation lohnt und er durch den Erfolg bzw. die Bedürfnisbefriedigung im Laufe der Zeit ermutigt wird, mit dem Sprechen zu beginnen. Der PECS-Ansatz wird methodisch durch sechs aufeinander aufbauende Phasen vermittelt. Das Material kann im Internet (www.pecs-germany.com/pecs.php) bezogen und selbstständig verändert werden. Die Verwendung von PECS ermöglicht es den Klienten, soziale Kontexte zu verstehen und selbst zu gestalten.

TEACCH (Treatment and Education of Autistic and related Communication handicapped Children)

TEACCH steht für einen Arbeitsansatz, der sich primär an Menschen mit Autismus wendet und nach Anne Häußler (2005, S. 1) „ein ganzheitlich pädagogisch-therapeutischer Ansatz ist": Menschen mit Autismus werden durch ein strukturierendes und visualisiertes Methodenrepertoire bei der Bewältigung ihres Alltags unterstützt. Zentraler Aspekt ist die Strukturierung des räumlichen Umfelds, der zeitlichen Abläufe und der einzelnen Handlungsschritte: Durch Karten, Piktogrammtafeln, Ablaufpläne, To-do-Listen etc. sowie Raumaufteilung, Reizabschirmung und getrennte Arbeits- und Pausenbereiche wird die Welt für betroffene Personen übersichtlicher und strukturierter. Die Vorgaben und Strukturierungen sollen Sicherheit und Orientierung bieten und regelmäßig bedarfsgerecht weiterentwickelt und der jeweiligen Lebenssituation angepasst werden. Der TEACCH-Ansatz wird mittlerweile auch für Menschen mit geistiger Behinderung unabhängig vom Alter und dem geistigen oder sprachlichen Niveau erfolgreich in Kindergärten, Schulen, Wohngruppen, Arbeitsplätzen und Familien eingesetzt.

Bedeutung für die Heilerziehungspflege

Da sich zwischenmenschliche Beziehungen primär über Kommunikation konkretisieren, sind Kommunikationsansätze ein wichtiger Zugang zu Menschen mit psychischer Störung. Um deren Verhalten als konstruktiven Kommunikationsversuch interpretieren zu können, sind die von Dörner benannten Interpretationsebenen hilfreich. Über die hier skizzierten Arbeitsansätze hinaus steht Heilerziehungspflegerinnen und -pflegern ein vielseitiges Instrumentarium zur Kommunikationssteigerung zur Verfügung. Ergänzend haben sich in der Praxis zwei heilpädagogische Grundannahmen im Kontext nonverbaler Kommunikation als hilfreich erwiesen (vgl. Schablon/Niehoff, 2005, S. 79 f.):

- *Jedes* Verhalten ist subjektiv betrachtet sinnvoll und
- Handeln ist als Kommunikation basaler, grundlegender als eine verbale Aussage (die mehr der Anpassung oder der „erlernten Hilflosigkeit" (vgl. Seligmann, 1979) geschuldet sein kann).

Merksatz

Kommunikation ist die Basis von Beteiligung und Selbstbestimmung. Daher ist es eine Kernaufgabe von Heilerziehungspflegerinnen und -pflegern, jedem Menschen mit passenden kommunikativen Arbeitsansätzen begegnen zu können.

2.2.4 Pflegeorientierte Arbeitsansätze

Christel Bienstein, Kai Uwe Schablon

Die WHO betrachtet Pflege als einen gesellschaftlichen Ansatz, der Menschen helfen soll, ihr physisches, psychisches und soziales Potenzial bestimmen und verwirklichen zu können (vgl. WHO, 1993, S. 15). Die Pflege in der Arbeit mit Menschen mit Behinderungen und psychischen Störungen ist keine Sonderpflege, sondern orientiert sich an den Ergebnissen der Pflegewissenschaft. Pflege versteht sich in der Heilerziehungspflege als interaktiver Prozess, der den Anspruch aller Menschen auf Selbstbestimmung, Selbstversorgung und Unabhängigkeit unterstützt. Die Bundesarbeitsgemeinschaft für Heilerziehungspflege

(BAG HEP) sieht im pflegeorientierten Arbeitsansatz eine konzeptionelle, lebensbezogene, wissensgeleitete und integrierte professionelle Dienstleistung. Pflegerische Assistenz versteht sich hier immer eingebunden in die pädagogischen Angebote. Die hohe Bedeutung von heilpädagogischer Pflege wurde in verschiedenen Studien (vgl. Dalferth, 1997, S. 344 ff.) deutlich, in denen gezeigt wurde, dass es durch fehlende pflegepädagogische Unterstützung im Kontext von falsch verstandener Ambulantisierung zu verheerenden Erkrankungen kommen kann.

Im Kontext von Pflege sollten Heilerziehungspflegerinnen und -pfleger unterschiedliche Symptome psychischer Störungen in Abhängigkeit zur Ausprägung der geistigen Behinderung kennen. Einflussfaktoren von Gesundheit inklusive der potenziellen Problemfelder des Essverhaltens und der Ernährungserziehung sollten bekannt sein und gesundheitsfördernd gestaltet werden.

Heilerziehungspflegerinnen und -pfleger sollten das Modell der Gesundheitsbalance (Belastungen und Ressourcen) kennen und dazu nutzen, zusammen mit ihren Klientinnen und Klienten weitere Vorschläge zur Verbesserung selbstbestimmter Alltagsabläufe zu erarbeiten. Außerdem können u. a. die alltägliche Körperpflege und Nahrungsaufnahme als heilerziehungspflegerische Aushandlungs- und Situationsgestaltungsprozesse verstanden und genutzt werden.

Merksatz
Menschen mit Behinderungen haben ein Anrecht auf eine differenzierte Begleitung. Einzelne lebensnotwendige Bedürfnisse wie Atmen, Ernährung oder Bewegung bilden die Grundlage, um darauf weitere fördernde Möglichkeiten zu entwickeln.

Inzwischen wurden umfängliche praxisorientierte Konzepte entwickelt, die über einzelne menschliche Bedürfnisse hinausgehen, und diese in ihr Konzept integriert. Hierzu gehört auch das Konzept der Kinästhetik, der Basalen Stimulation oder das Konzept von Böhm und viele andere mehr. Für die heilerziehungspflegerische Arbeit ist es sinnvoll, verschiedene Konzepte zu kennen und mit den menschlichen Grundbedürfnissen in Beziehung zu setzen.

Sich bewegen können

Viele Menschen mit schweren kognitiven Beeinträchtigungen sind nicht in der Lage, ihre Bewegungen so zu koordinieren, dass sie unabhängig von der Unterstützung Dritter sind. Sich bewegen zu können oder Bewegung zu erfahren ermöglicht aber erst, sich selber, seine Größe, Schwere und Umfang spüren zu können und die Möglichkeiten seines Körpers wahrzunehmen.

Bewegungsmangel erhöht darüber hinaus die Gefahr, dass sich Druckgeschwüre und Kontrakturen entwickeln, besonders bei Untergewichtigkeit. Auch einschießende Spastiken können dazu beitragen, dass einzelne Körperpartien mit viel Körperspannung belastet werden. Bis heute wissen wir, dass mangelnde Bewegung und zu viel Körpergewicht auf einer kleinen Fläche dazu führen, dass ein Dekubitus entsteht (vgl. Bienstein u. a., 2006, S. 123). Diese Gefahr besteht vor allem, wenn zu lange Zeit im Sitzen ohne Bewegung verbracht wird. Das gesamte Gewicht des Oberkörpers ruht dann auf den Sitzbeinhöckern und dem Sakralbereich. Es ist wichtig, dass beim Sitzen möglichst viel Gewicht auf den Rücken verlagert wird, Oberschenkel und Füße Gewicht übernehmen und somit der Sakralbereich entlastet ist.

Vielfach sind Menschen mit schweren Beeinträchtigungen bei verschiedenen Bewegungen auf Unterstützung angewiesen. Dieses trifft nicht nur auf die Veränderung der Lage im Bett zu, sondern vor allem beim Transfer auf die Toilette, einen Stuhl oder den Fußboden. In den vergangenen Jahren hat sich eine bestimmte Art der Förderung von Bewegung als besonders hilfreich herausgestellt. Sie nennt sich *Kinästhetik* und wurde von Frank Hatch und Lenny Maietta entwickelt.

Merksatz
Kinästhetik wird als Lehre der Bewegungsempfindung beschrieben. Zentrales Thema ist der bewegungsorientierte Umgang mit den Klientinnen und Klienten. Sie sollen erfahren bzw. erlernen, sich so zu bewegen, dass die Schwerkraft zusammen mit der eigenen Anatomie eine Hilfe zur Selbsthilfe sein kann. Sie sollen die eigenen Bewegungsmöglichkeiten entdecken und einsetzen können, z. B. durch eine Rolltechnik oder eine Ziehhilfe selber aus dem Bett kommen (vgl. Asmussen, 2010, S. 31 ff.).

Anders als andere Bewegungsunterstützungen geht Kinästhetik davon aus, dass Menschen nur jene Bewegungen ausführen sollen, zu der sie selbst imstande wären, wären sie gesund. Mit der Anwendung der Kenntnisse ist es möglich, dass Heilerziehungspflegerinnen und -pfleger Menschen in ihrer Bewegung unterstützen. Das Konzept ermöglicht es, dass fast kein Mensch getragen, gerobbt oder geschoben werden muss. Wichtige Leitlinien des Konzepts sind:

- Bewege nur den Körperteil, auf dem kein Gewicht mehr liegt.
- Unterscheide zwischen Körperteilen, die statisch oder beweglich sind.
- Mute Menschen nur die Bewegung zu, die sie auch alleine hätten durchführen können, läge keine Erkrankung oder Behinderung vor.

Wir wissen heute leider noch zu wenig über die Entwicklung von Kontrakturen (vgl. Gnass/Bartoszek/Thiesemann/Meyer, 2010, S. 10). Alle bisherigen Thesen zur Entstehung einer Kontraktur sind Vermutungen und lassen sich nicht belegen. Ergebnisse der Weltraumforschung zeigen, dass das Körpergewicht wohl eine große Rolle spielt. Je weniger jemand sein Körpergewicht fühlt, desto rascher neigt er offensichtlich dazu, Kontrakturen zu entwickeln. Das spricht dafür, dass Menschen möglichst häufig andere Positionen einnehmen sollten (Sitzen, Laufen, Liegen). Kontrakturen schränken Menschen in ihren Bewegungsmöglichkeiten drastisch ein und sind häufig auch schmerzhaft.

Beispiel
Beobachten Sie sich doch einmal, wie Sie im Bett liegen: Sind Ihre Füße angewinkelt oder liegen sie entspannt? Sehen Sie auf die Fußstellung anderer Menschen, wenn sie Ihnen gegenübersitzen. Sind die Füße angewinkelt oder sind diese entspannt? Sie werden bemerken, dass in einem entspannten Zustand die Füße nicht im rechten Winkel stehen, sondern die Fußspitzen locker nach unten zeigen. Besonders beim Sitzen im Rollstuhl muss darauf geachtet werden, dass die Füße das Gewicht der Beine übernehmen, damit diese nicht in eine Spitzfußstellung gehen. Hierauf müssen Heilerziehungspflegerinnen und -pfleger regelmäßig achten.

Merksatz

- ***Menschen sollten nur jene Bewegungen vollziehen, die sie selbst ausführen könnten, wenn sie nicht beeinträchtigt wären.***
- ***Bewege nie ein Körperteil, auf dem Gewicht liegt.***
- ***Lege nie einen Menschen auf die Stelle, die bereits Anzeichen eines Dekubitus zeigt.***

Ungehindert Atmen können

Keine Beeinträchtigung nimmt so umfassend auf die Gestaltung des Lebensalltags Einfluss wie eine eingeschränkte Atmung. Menschen, die nach Luft ringen, die immer wieder von Sekret befreit werden oder Sauerstoff erhalten müssen, schränken ihre Bewegungen ein. Zu wenig Luft für das eigene Leben zu haben, wird als lebensbedrohlich erlebt. Die sich daraus ergebenden Maßnahmen sind oftmals schmerzlich und äußerst beeinträchtigend. Die eingeschränkte Atemsituation kann vielfältige Ursachen haben und psychischer wie somatischer Natur (siehe S. 218 ff.) sein. Darüber hinaus können Umgebungsfaktoren ebenfalls zu einer Atembeeinträchtigung führen (zu enger Rollstuhl, abgeknickte Sitzposition, für den Betroffenen unangenehme Gerüche etc.). Eine ständige Sauerstoffzufuhr und die damit verbundene Verkabelung schränken den Aktionsradius ein; Absaugungen verursachen Schmerzen und erhöhen die Atemnot sowie die Infektionsgefahr. Lungenentzündungen können die Folge sein. Dem Grund der Atemeinschränkung muss gezielt nachgegangen werden, damit eine effektive Hilfe entwickelt werden kann.

Gründe für die Atembeeinträchtigung können ganz verschiedene Erkrankungen sein. Aber auch Schluckstörungen können zu schweren Atemproblemen führen.

Immer wenn Atemprobleme vorliegen, muss danach gesehen werden, welche Körperhaltung Betroffenen hilft, diese zu verringern. Dabei stellt die Rückenlage zumeist ein großes Hindernis dar. Weiterhin ist die Zahnpflege im Liegen für Betroffene oftmals eine große Gefahrensituation, wenn sie über einen reduzierten Schluckreflex verfügen, besonders dann, wenn der eigene Speichel ungehindert in die Luftröhre gelangt. Es ist erforderlich, dass bei bestehender Schluckstörung die Zahnpflege im Sitzen oder in einer überdrehten Seitenlage erfolgt. Auf jeden Fall dürfen keine Getränke oder Nahrungsmittel gereicht werden, wenn der Mund sich nicht deutlich über dem Körperbecken befindet bzw. eine aufrechte, möglichst weit nach vorne gebeugte Sitzhaltung eingenommen wurde.

Um Sekret aus der Lunge zu entfernen, müssen Lagerungen durchgeführt werden, die den Abfluss des Sekrets ermöglichen. Dabei müssen sich die Lagerungen der Betroffenen an der Anatomie der Lungenlappen und der Verläufe der Bronchien orientieren. Man nennt dies „atemdrainierte Lagerung und Positionierung". Einreibungen und Vibrationen im Sitzen haben keinen Einfluss auf die Vermeidung einer Lungenentzündung, die zumeist durch das Einfließen von Speiseresten oder Speichel entsteht.

Dieses ist u. a. besonders bei der nächtlichen Lagerung zu bedenken. Menschen, die ihren eigenen Speichel nicht aktiv schlucken können, dürfen am Tag und in der Nacht nicht flach auf dem Rücken gelagert werden. Sie sind nicht in der Lage, das Einfließen des Speichels zu vermeiden, und gelangen allein auf dieser Grundlage in eine sehr bedrohliche Atemsituation.

Beispiel

Putzen Sie sich doch einmal die Zähne in Rückenlage und nehmen Sie einen Schluck Wasser in Rückenlage zu sich, ohne Ihren Kopf anzuheben. Was nehmen Sie wahr?

Merksatz
Um eine gelingende Atmung zu erreichen, ist eine aufrechte Körperhaltung erforderlich. Das Anreichen von Nahrung, Zahnpflege etc. darf ebenfalls nur in aufrechter Oberkörperhaltung erfolgen. Menschen mit Schluckstörungen dürfen nicht in eine Rückenlage gebracht werden.

Essen muss Spaß machen

Bei vielen Menschen mit schweren Beeinträchtigungen liegt eine Ernährungsstörung vor. Diese zu identifizieren ist vordringliche Aufgabe von Heilerziehungspflegerinnen und -pflegern. Meist sind als Ursache Schluckstörungen zu finden. Manche Menschen mit Behinderung sind deshalb nicht in der Lage, selber zu essen. Sie erhalten in der Regel eine sogenannte PEG (Percutane Endoskopische Gastrostomie), sprich, sie werden mittels einer Sonde durch die Bauchdecke ernährt, zumeist mit Sondennahrung.

Besonders Eltern von Kindern entschließen sich nicht selten, ihre Kinder trotz PEG normal zu ernähren. Sie streichen Brote, kochen Kakao und normales Mittagessen. Die Nahrung wird dann mit einem effizienten Küchenmixer ganz klein püriert und dem Kind durch die Sonde zugeführt. Diese Vorgehensweise ist auch im Bereich der Versorgung von Menschen im Wachkoma zu finden. Für Wachkomapatienten, die an keiner spezifischen Erkrankung leiden, einer Diät oder anderer spezieller Zubereitung aufgrund von hormonellen oder organischen Leiden bedürfen, gibt es inzwischen verschiedene Möglichkeiten der Ernährung (siehe www.sondenkinder.de). Hersteller bieten mittlerweile normale Nahrung an, die den Betroffenen gegeben werden kann (siehe www.blf.de); gute Mixer ermöglichen, dass alles verabreicht werden kann, was zu Hause von allen Familienmitgliedern gegessen wird. Dies führt zu einer deutlichen Normalisierung des Alltags und bietet zahlreiche optische wie olfaktorische Stimulationen. Auch mit einer Magensonde wird so Genuss möglich.

Eine PEG kann bei vielen Menschen nicht vermieden werden. Das sollte jedoch nicht bedeuten, dass die Betroffenen ihr Leben lang immer die gleiche eintönige Nahrung erhalten. Sie sollten teilhaben daran, wenn gekocht wird, etwas zum Schmecken in den Mund erhalten, den Geruch von Gekochtem wahrnehmen dürfen und beim Aufstoßen der Nahrung diese auch schmecken können. Nur in spezifischen Fällen, wie organischen oder hormonellen Problematiken, ist es erforderlich, auf industriell synthetisch hergestellte Sondenkost zurückzugreifen. Eine spezifische Spülung der PEG mittels Tee oder stillem Mineralwasser ist Pflicht nach jeder Sondenkostgabe.

Beispiel
Trinken oder essen Sie etwas, das Ihnen nicht schmeckt. Stellen Sie sich vor, diese Lebensmittel würden Ihnen über Monate zugeführt. Wie würden Sie reagieren?

Merksatz
Menschen mit Schluckstörungen haben das Recht, natürliche Nahrung zu sich zu nehmen und am sozialen Geschehen teilzuhaben. Die Art und Weise der Ernährung ist ein kulturelles Gut; hieran teilzuhaben bedeutet Gemeinschaft zu erleben. Damit dies gelingt, müssen Wege und Möglichkeiten gefunden werden.

Bewegung, Atmung und Essen stellen wichtige Basisbausteine der pflegeorientierten Ansätze innerhalb der Heilerziehungspflege dar. Hinter diesen für sich einzeln bedeutsamen Handlungsansätzen steht aber ein einzigartiger Mensch mit seiner eigenen

Geschichte. Aus dem neueren Pflegeverständnis heraus sollten Heilerziehungspflegerinnen und -pfleger die biografischen Daten und die persönliche Geschichte ihrer Klientinnen und Klienten mit berücksichtigen. Hierzu ist das psychobiografische Pflegemodell nach Böhm ein möglicher Handlungsansatz.

Als Persönlichkeit gesehen werden

Erwin Böhm (vgl. Böhm, 2001), der als Pflegewissenschaftler selbst lange in der Psychiatrie tätig war und aufgrund seines Handelns nicht unumstritten ist, geht davon aus, dass Körper, Geist, Seele, soziales Umfeld und die persönliche Geschichte sich gegenseitig bedingen. In einem von ihm entwickelten Stufenmodell werden im Rahmen eines neuen Pflegeverständnisses viele biografische Aspekte berücksichtigt und pädagogisch eingesetzt. Zu den biografisch-pflegerischen Methoden dieses Arbeitsansatzes gehört es, die individuelle Sozialisation („regionale Geschichtsprägung"), Eigenarten, Macken, Rituale und erfahrene Prägungen („Normalisierungsprinzip") des Klienten zu berücksichtigen und bewusst daran anzukoppeln. Böhm fordert auch dazu auf, Humor („Mutterwitz") und Intuition – etwa Märchen, Aberglaube, religiöse Bilder –, die dem Klienten vertraut sind, als Methoden in der Pflege mit einzusetzen.

2.2.5 Alltagsorientierte Arbeitsansätze

Kai-Uwe Schablon

Lebenswelt und Lebenslagenorientierung

Als „lebensweltorientiert" bezeichnet man in der sozialen Arbeit einen Arbeitsansatz, der sich seit den 1970er-Jahren gegen Institutionalisierung und Professionalisierung wendet. In lebensweltorientierten Arbeitsansätzen sieht man die individuellen Probleme der Klienten in deren Alltags- und Lebenssituation begründet und bemüht sich, den bisher gezeigten Problembewältigungsversuchen, z. B. dem bisher erfolglosen Überwinden einer Sucht, mit besonderem Respekt zu begegnen. Der Begriff „Lebenswelt" umfasst die alltäglichen zwischenmenschlichen Beziehungen und die Lebensweltbereiche Arbeit, Wohnen, Freizeit und Bildung. Die Problembewältigungsversuche der Klientinnen und Klienten sollen phänomenologisch („aus dem Leben heraus" und ohne ein vorgefasstes Theoriekonstrukt) analysiert und unter Berücksichtigung der von sozialer Ungleichheit gekennzeichneten Lebenslage (vgl. Beck, 2003, S. 848 f.) betrachtet werden. Ausgehend davon, dass Menschen mit psychischer Störung meist nicht über die notwendige Ausstattung zur Bewältigung ihres Lebensalltags verfügen, stellt sich die Frage, ob man sie als Verursacher ihrer Probleme sehen kann. Die Lebenswelt wird hier häufig mit einer Bühne im Theater verglichen, auf der sich zwar das Leben abspielt. Bestimmt wird es aber durch die Vorgaben hinter den Kulissen. Das bedeutet, dass sich Menschen mit Behinderung oder psychischer Störung in einer von anderen vorgeprägten Welt wiederfinden.

Beispiel
Bewohnerinnen und Bewohner einer Wohngruppe erleben ihren Alltag als „normal": Der Zeitpunkt des Mittagessens ist festgelegt, genauso wie das Gericht, das auf den Tisch kommt. Insgesamt ist der überwiegende Teil des Tagesablaufs fremdbestimmt.

Die lebensweltorientierten Arbeitsansätze nähern sich dem Problem, ohne gleich eine theoriegeleitete oder zweckmäßige, funktionale Lösung vorzuschlagen. Der Lebenswirklichkeit (Armut, Bildungsniveau oder Erfahrungen) der Klienten wird mit viel Respekt begegnet. Der Klient wird als Experte für sein Problem gesehen. Hans Thiersch (vgl. Thiersch, 2009, S. 23 f.) definiert es so:

Lebensweltorientierte Arbeit

- versteht sich als professionell und selbstkritisch handelnd,
- zielt auf soziale Gerechtigkeit ab,
- mischt sich ein in die Gestaltung der Rahmenbedingungen,
- balanciert Respekt und Provokation aus, ist dabei parteilich für die Klienten und Klientinnen,
- arbeitet mit den Methoden Aushandeln und Verhandeln,
- stärkt dafür methodisch fundiert die Position der Klientinnen und Klienten.

Da sich die Heilerziehungspflege in den letzten Jahren nach den Leitbildern der Inklusion, Teilhabesteigerung und Sozialraumorientierung ausrichtet, können aus den lebensweltorientierten Arbeitsansätzen wichtige Grundannahmen entnommen und auf die Lebenslage der Menschen mit psychischen Störungen und Behinderungen übertragen werden.

Leitlinien der Rehabilitation

Die Leitlinien der sozialen Rehabilitation wurden von verschiedenen Fachleuten für das Qualitätsinstrument „Lebensqualität in Wohnstätten für erwachsene Menschen mit geistiger Behinderung“ (LEWO II) erarbeitet. Hier sind zwölf Zielsetzungen aufgeführt, die gerade für das Wohnen im stationären Kontext sehr bedeutsam sind und einen konstruktiven Kriterienkatalog für die heilerziehungspflegerische Arbeit abbilden. Im Folgenden werden die zwölf Leitlinien kurz benannt (vgl. Schwarte/Oberste-Ufer, 2001, S. 28 ff.):

- Bei der *Bedürfnisorientierung* (1) wird das Bedürfnis der Klientinnen und Klienten nach Sicherheit und Schutz, aber auch die Bedeutung von Tätigkeit und Selbstdarstellung erläutert.
- Unter dem Aspekt der *Individualisierung* (2) wird die Forderung nach Respekt vor der Einmaligkeit eines jeden Menschen benannt.
- Unter *Selbstbestimmung* (3) werden das Erlangen eines größtmöglichen Entscheidungsspielraumes und das Erschließen von natürlichen, also nicht professionellen Hilfsquellen erklärt.
- Dann folgt die Forderung nach der *Erweiterung des Rollenbildes* (4) der Klientinnen und Klienten, mit dem Ziel ein positives Bild in der Gesellschaft zu ermöglichen, z. B. durch Kleidung oder das Vermeiden des Auftretens von großen Gruppen von Menschen mit Behinderung.
- Die *Förderung des Ansehens* (5) durch positive, sozial anerkannte Rollen und *die Förderung der Kompetenz* (6) der Klienten und Klientinnen durch *alltagsbezogene Lernmöglichkeiten* sowie die Anbahnung von Kontakten zu Nachbarn im Gemeinwesen sind zwei weitere Leitlinien.

- Die Leitlinie *Alters- und Kulturangemessenheit* (7) weist auf die Bedeutung positiver, für die Integration förderlicher Lebensstile hin.
- Danach folgt eine Leitlinie zur *Entwicklungsorientierung* (8), in der aufgezeigt wird, dass besonders handlungsbezogene Lernangebote zur Entwicklung beitragen – Angebote, die aus der subjektiven Perspektive für den Klienten oder die Klientin selbst bedeutsam sind.
- Die Förderung der *Integration* (9) durch regelmäßige Kontakte zu nicht behinderten Menschen und ein Arbeitsplatz in der Gemeinde sowie *Schutz und Rechte* (10) auf einen angemessenen Lebensstandard und auf eine aktive Mitgestaltung des Lebensumfelds sind weitere pädagogische Zielsetzungen.
- Abschließend wird ein *partnerschaftlicher Umgang* (11) unter *Berücksichtigung der besonderen Verletzlichkeit* (12) von Menschen mit geistiger Behinderung gefordert. Gemeint ist hier, dass sich Menschen mit Behinderung immer einer großen Überzahl nicht behinderter Menschen gegenübersehen und dass sie als Objekt von Mitleid und Wohltätigkeit häufig besonders verletzlich (geworden) sind.

Die hier skizzierten Leitlinien sind ein theoretisch gut untermauertes Arbeitskonzept, in dem differenzierte Zielsetzungen für das heilerziehungspflegerische Handeln benannt werden.

Bedeutung für die Heilerziehungspflege

Der Arbeitsansatz der Lebensweltorientierung und die Leitlinien der sozialen Rehabilitation verdeutlichen, dass sich Heilerziehungspflegerinnen und -pfleger auf die individuellen Bedürfnisse, subjektive Realität und Lösungsideen der Menschen mit Behinderung einlassen sollten. Zum anderen verdeutlichen beide Ansätze die hohe Bedeutung der Befähigung der Klienten zur Kooperation mit den Bürgern im Gemeinwesen.

Merksatz
Von den Heilerziehungspflegern und -pflegerinnen wird ein hohes Maß an kritisch-reflektierter Bewertung ihrer Arbeitsausrichtung und ihrer Rolle in der Lebenswelt des Klienten erwartet.

2.2.6 Lebensgeschichtlicher Arbeitsansatz: Biografiearbeit und Rehistorisierung

Kai-Uwe Schablon

Die folgenden Arbeitsansätze stellen das Individuum und seine Geschichte in den Fokus der Betrachtung. Über die Aufarbeitung der eigenen Sozialisation und das Erkennen der gegenwärtigen Situation können neue Perspektiven zur Zukunftsgestaltung entdeckt werden.

Biografiearbeit

Ziel der Biografiearbeit ist, die Eigenverantwortung des Klienten oder der Klientin vor dem Hintergrund seiner bzw. ihrer Sinn- und Wertewelt zu stärken.

In diesem Arbeitskonzept liegen viele Chancen:

- Die eigene Lebenssituation aufarbeiten und besser verstehen können
- Lebensumbrüche aufarbeiten
- Dem Leben eine neue Richtung geben, sich an Ereignisse erinnern und darüber sprechen

Häufig entsteht aus der Biografiearbeit heraus der Wunsch bzw. die Chance, den Kontakt zu Angehörigen wieder aufzunehmen.

In der Heilpädagogik wird noch einmal unterschieden zwischen *Biografiearbeit mit einzelnen Klienten, biografischer Gruppenarbeit* und *Biografieorientierung im Rahmen der Enthospitalisierung* (vgl. Lindmeier, 2004, S. 24 f.).

Generell gliedert sich die Biografiearbeit in drei Arbeitsschritte:

- Vergangenheit verstehen (Stichwort *life review* = Lebensrückschau)
- Gegenwart erkennen
- Zukunft gestalten

In der Gestaltung der Biografiearbeit werden drei, auch kombinierbare Schwerpunkte unterschieden: die eher *gesprächsorientierte Biografiearbeit* (Gespräche über Erinnerungen an Feste, Urlaub, Schulzeit, Familienleben), die *aktivitätsorientierte Biografiearbeit* (sich gemeinsam an alte Lieder und Sprichwörter erinnern, Alltagshandlungen wie Tischdecken und Kochen nachahmen, Vor-Ort-Besuche machen) und die *dokumentationsorientierte Biografiearbeit* (alte Fotos, Akten, Andenken, Gegenstände zusammen analysieren und bearbeiten).

Die Auswahl der Themen und der Methoden richtet sich nach den Ressourcen, Vorlieben und Interessen der Klientinnen und Klienten. In der Literatur werden hierzu viele Anregungen gegeben:

- *Erinnerungsreise* anhand von Kinderspielzeug, Schulartikeln und Haushaltsgeräten
- *Musikalische Zeitreise* mit verschiedenen Kinderliedern, alten Schlagern oder Kirchenliedern
- *Kollektive Erinnerung* (mit mehreren Teilnehmenden): Fotografien ansehen, Denkmäler besuchen, Märchen vorlesen, Lyrik oder alte Poesiealben hinzuziehen und über Herkunftsorte und alte Tätigkeiten reden, z. B. den Beruf oder den Wehrdienst, Assoziationssignale wie einen vertrauten (Glocken-)Klang, Gewürze, Handschriften oder Dialekte einbinden usw.

Sehr wichtig erscheint auch der Hinweis von Rainer Hirt (vgl. Hirt, 2003, S. 3), der auf die besondere Bedeutung der „Oral History“ eingeht – dem freien Erzählen von Zeitzeugen: Dadurch, dass die Erzählenden den Zuhörenden einen subjektiven Einblick in ihre Lebensrückschau ermöglichen, wird die Geschichte durch Zeitzeugen erleb- und dokumentierbar. Die nationalsozialistische Vergangenheit, Fremdbestimmung oder Infantilisierungen werden durch die Erlebnisberichte Betroffener viel authentischer und emotionaler. Gerade für Heilerziehungspflegerinnen und -pfleger ist dies bedeutsam: aus berufsethischer Betrachtung, zur Wahrung und Verbesserung der humanisierten Lebenslagen.

Rehistorisierung

Die Rehistorisierung ist eine Methode heilpädagogischer Biografiearbeit. Sie basiert auf Grundannahmen der materialistischen Behindertenpädagogik (vgl. Jantzen, 2010), in der eine Behinderung primär in der gesellschaftlichen Sozialisation des Menschen verortet wird: Man ist nicht behindert, sondern wird be-hindert. Mit dem Arbeitsansatz der

Rehistorisierung (vgl. Weber, 2008; Kraft, 2005; Jantzen, 1996) wird versucht, den Menschen mit Behinderung dabei zu unterstützen, sich in seine Geschichte zurückzuversetzen und sie sich erneut anzueignen.

Das Ziel einer Rehistorisierung liegt nicht primär in der Änderung eines „auffälligen" Verhaltens, sondern darin, Krisen oder Symptome aus ihrer Entstehung und unter Berücksichtigung der individuellen Lebensgeschichte heraus zu verstehen, um dann möglichst gemeinsam eine geeignete Hilfeplanung erstellen zu können.

Rehistorisierung beginnt meist mit einem Fachgespräch über die aktuelle Problematik, dann folgt eine Annäherung an die Biografie des Klienten oder der Klientin. Hierzu werden Akten und Gutachten eingesehen und Gespräche mit Akteuren im Feld geführt. Abschließend werden gemeinsam mit dem Klienten oder der Klientin Ideen erarbeitet, wie Situationen dialogisch, sozial und kulturell entwicklungsförderlich angereichert werden können.

Bedeutung für die Heilerziehungspflege

Mit den skizzierten biografischen Arbeitsansätzen können Heilerziehungspflegerinnen und -pfleger Menschen mit Behinderung oder psychischer Störung bei der Aufarbeitung ihrer Lebensgeschichte unterstützen. Daraus entstehen nicht selten konstruktive Ideen für die Alltags- und Zukunftsgestaltung. Begegnung auf Augenhöhe und ein tieferes Verständnis für den Klienten oder die Klientin und deren Handeln sind weitere positive Effekte. Heilerziehungspfleger und -pflegerinnen müssen sich hierbei ihrer Eingriffstiefe bewusst sein, vorsichtig nachfragen, Respekt vor unangenehmen Erinnerungen zeigen und gegebenenfalls auch Trauer ermöglichen und begleiten.

„Das Leben behält einen Wert, solange man durch Liebe, Freundschaft, Empörung oder Mitgefühl am Leben der anderen teilnimmt. Dann bleiben auch Gründe, zu handeln oder zu sprechen."
(Simone de Beauvoir, 1977, S. 464)

2.2.7 Sozialraumorientierung und Community Care

Kai-Uwe Schablon

Sozialraumorientierung

Aufgrund verschiedener aktueller Veränderungen in der Behindertenhilfe und Sozialpolitik (ICF, SGB IX, UN-Konvention, Leitbilder der Inklusion und Teilhabe, vgl. Beck, 2009, S. 334) ist eine sozialraumorientierte Ausrichtung professioneller heilerziehungspflegerischer Hilfen grundlegend. Sozialraumorientierung ergänzt die bisher dominierende personenzentrierte Betrachtung.

Was ist Sozialraum? Sozialraum kann individuell sein: „Mein Sozialraum ist da, wo ich soziale Kontakte habe." Er kann örtlich als sozialer Nahraum verstanden werden: „Mein Sozialraum ist da, wo ich wohne" oder auch als sozialplanerische Größe, z. B. als Stadtteil.

Als Arbeitsmodell hat sich die Sozialraumorientierung in der Jugendhilfe bereits seit den 1990er-Jahren etabliert (vgl. Hinte, 2007, S. 18–44). Eine umfassende Modifikation des Ansatzes für die Heilerziehungspflege steht bisher noch aus (vgl. Franz/Beck, 2007, S. 61). Konkret kann man aber den Arbeitsansatz übergreifend an den vier folgenden pädagogischen Prinzipien festmachen (vgl. Hinte, 2008, S. 15 ff.):

- Sozialraumorientiertes Arbeiten orientiert sich primär am Willen des Klienten bzw. der Klientin.
- Die Eigeninitiative der Klientin oder des Klienten sollte stets vor dem stellvertretenden Handeln stehen.
- Eine multiperspektivische, verschiedene Akteure berücksichtigende Sichtweise wird als bereichernd gesehen.
- Eine Ressourcenorientierung am Klienten und am Sozialraum ist der Ausgangspunkt der sozialräumlichen Arbeit. Sie lebt von der Bereitschaft des Zusammenarbeitens aller Akteure.

Im *SONI-Schema* (Früchtel/Cyprian/Budde, 2007, S. 13–16) werden vier aufeinander aufbauende Dimensionen genannt:

- S: Ebene der Sozialstruktur, z. B. Mitarbeit und Zusammenarbeit mit dem Stadtrat, Schulen oder Unternehmen
- O: Ebene der Organisation, z. B. Zusammenarbeit und Vernetzung mit anderen Anbietern sozialer Dienste (Kooperationsprojekte schaffen)
- N: Ebene des Netzwerks, z. B. Verknüpfung mit den Bürgern, Nachbarn und Freunden
- I: Ebene des Individuums, z. B. sich am Willen des Nutzers orientieren, ihn in seinem Expertenkreis stärken (ihm „Heimspiele" ermöglichen)

Typische Methoden in der sozialraumorientierten Arbeit sind das Erstellen von Netzwerkanalysen, das Arbeiten mit den Indizes für Inklusion (Handreichung mit verschiedenen Fragebögen), das Organisieren von Unterstützerkreisen, die Nutzung von Ressourcen des Klienten bzw. der Klientin sowie die Ausrichtung am S.M.A.R.T.-Modell und das Anfertigen von Eco-maps und Genogrammen (vgl. Früchtel/Budde/Cyprian, 2010, S. 91 ff.; Schablon, 2010, S. 259 ff.). Übergeordnetes Ziel der Sozialraumorientierung ist, zusammen mit den Klienten und Klientinnen neue Sozialräume zu erschließen und diese nutzbar zu machen.

Community Care

Community Care ist innerhalb der heilpädagogischen Sozialraumorientierung ein konkreter Arbeitsansatz, der seinen Ursprung Ende der 1980er-Jahre in den USA und Schweden hat (vgl. Aselmeier, 2008, S. 22 ff.). Seit dem Jahr 2000 wird Community Care auch in Deutschland umgesetzt (vgl. Schablon, 2010, S. 84 ff.). Ziel ist, dass Bürgerinnen und Bürger, z. B. Nachbarn, gemeinsam mit den regulären Anbietern von Dienstleistungen dem Menschen mit Behinderung „ein Leben so normal wie möglich" (Thimm u. a., 1984) machen. Unterstützungspotenziale in der Nachbarschaft (Community) sollen hierzu genutzt werden, ohne dabei die benötigte Achtsamkeit (Care) für alle Akteure aus den Augen zu verlieren.

Damit Community Care gut gelingen kann, sollten mehrere Voraussetzungen (vgl. Schablon, 2010, S. 301 f.) gegeben sein: Die Heilerziehungspflegerinnen und -pfleger sollten selbst hinter der Idee der Inklusion stehen und bereit sein, eng mit den Bürgern und anderen Institutionen zusammenzuarbeiten. Sie müssen Vertrauen in ihre Klientinnen und Klienten setzen und die Bereitschaft haben, eigene Aufgaben an Bürgerinnen und Bürger abzugeben. Das Arbeitsfeld verlagert sich sowohl inhaltlich in Richtung

Case-Management als auch örtlich hin zu Tätigkeiten im Umfeld des Menschen mit Behinderung. Heilerziehungspflegerinnen und -pfleger übernehmen dann quasi als Sozialraumgestaltende eher typische sozialpädagogische Aufgaben, ohne jedoch ihre Fachkompetenz (z. B. den Blick auf behinderungsbedingte Einschränkungen) aufzugeben.

Dadurch sollen Menschen mit Behinderung oder psychischer Störung als Bürgerinnen und Bürger der Gemeinde akzeptiert werden. Um dies zu ermöglichen, ist so viel Normalität wie möglich anzustreben, sowohl in den Lebensbedingungen als auch in ihrem Rollenverständnis. Konkret wird dies, wenn Menschen mit Behinderung durch einen Freundeskreis (Netzwerk) unterstützt werden, eine sinnstiftende Arbeit übernehmen und dadurch Chancen zur sozialen und politische Partizipation wahrnehmen.

Außerdem beinhaltet Community Care die Möglichkeit, dass Menschen mit Behinderung oder psychischen Störungen etwas an die Gesellschaft zurückgeben und Bürgerinnen und Bürgern in normalen Kontexten begegnen (vgl. Schablon, 2009, S. 34). Man nennt dies Interdependenz oder auch Teilhabe. Es muss einen Raum geben, in dem Begegnungen zwischen Menschen mit und ohne Behinderung stattfinden können.

Bedeutung für die Heilerziehungspflege

Die Sozialraumorientierung fordert Heilerziehungspflegerinnen und -pfleger dazu auf, ihren Blickwinkel zu erweitern: vom Individuum und dessen Verhaltensproblemen hin zu einer Sozial- und Umfeldperspektive. Damit die Lebenssituation von Menschen mit Behinderung oder psychischer Störung „normalisiert" werden kann, ist eine enge Zusammenarbeit mit anderen Akteuren im Feld erforderlich, z. B. der Pfarrgemeinde, Nachbarn etc. Um dieser neuen Rolle als Brückenbauer ins Gemeinwesen gerecht werden zu können, müssen bestimmte professionelle Fertigkeiten (z. B. personenzentrierte und sozialräumliche Netzwerkarbeit) erlernt bzw. vertieft werden.

Merksatz
In der Sozialraumorientierung sind Heilerziehungspflegerinnen und -pfleger Brückenbauer zwischen ihren Klientinnen, Klienten und der Gemeinde. Die schwierigen professionellen Anforderungen liegen in einer gelingenden Vermittlung zwischen den individuellen Ansprüchen und Bedürfnissen aller Akteure im Gemeinwesen.

Weiterführende Literatur

Fischer, Heidi/Renner, Michael: Heilpädagogik. Heilpädagogische Handlungsansätze in der Praxis, Freiburg/Breisgau, Lambertus, 2011.

Hatch, Frank/Maietta, Lenny: Kinästhetik. Gesundheitsentwicklung und menschliche Funktionen, 2. Aufl., München, Urban & Fischer, 2003.

Lingg, Albert/Theunissen Georg: Psychische Störungen und Geistige Behinderung. Ein Lehrbuch und Kompendium für die Praxis, 5. Aufl., Freiburg/Breisgau, Lambertus, 2008.

2.2.8 Umgang mit Selbst- und Fremdgefährdung

Michael Eink

Deeskalationskompetenz

Im Sozialbereich und Gesundheitswesen werden Pflegende häufiger Opfer von Gewalt als alle anderen Berufsgruppen zusammen (vgl. Schmalz, 2008, S. 6). Die Auseinandersetzung mit Zwang und Gewalt ist für die Heilerziehungspflege besonders wichtig, sowohl im Hinblick auf die Gefahr von Übergriffen durch Klientinnen und Klienten als auch in Bezug auf das Arsenal von Sanktionen, mit denen sie als Profis im Pflegealltag Menschen zu ihrem „Glück" zwingen. Wie schwierig und emotional belastend die Konfrontation mit Gewalt sein kann, hat eine Pflegeschülerin bei der Veröffentlichung ihrer Tagebuchnotizen deutlich gemacht. Sie schildert die Furcht vor einzelnen Patienten, das Erschrecken über Fixierungen in der Psychiatrie und berichtet von Albträumen „und das Schlimmste ist, dass ich momentan nach dem Dienst erst mal totale Ruhe brauche und niemanden sehen möchte" (Christina K., 2008, S. 4).

Deeskalationstraining

Zur Vermeidung von Gewalt durch Pflegende und gegen Pflegende sowie zur Bewältigung von Gewalterfahrungen sind Fortbildungen zur Deeskalation hilfreich, die viele Einrichtungen für ihre Mitarbeiterinnen und Mitarbeiter anbieten. Häufig werden dabei mehrtägige Veranstaltungen durchgeführt, in denen zunächst zu klären ist, was alles unter „Gewalt" verstanden werden kann. Wenn nicht nur körperliche Übergriffe, sondern jede „vermeidbare Beeinträchtigung menschlicher Grundbedürfnisse" (Hirsch/ Vollhardt, 2001, S. 12) in den Blick genommen wird, eröffnet dies auch ein Verständnis für die einschränkenden Lebensbedingungen von Klientinnen und Klienten. Als weiterer Themenschwerpunkt zur Förderung von Deeskalationskompetenz ist eine *(selbst)-kritische Reflexion von Milieubedingungen* sinnvoll. Wie stark wird die Privatsphäre in der Einrichtung eingeschränkt? Welchen Reglementierungen ist der Klient ausgesetzt? Dies sind Beispiele für wichtige Fragen zum Verständnis der Entstehung von Gewalt. Positiv lassen sich Merkmale der *Milieugestaltung* formulieren, mit denen das Ausmaß von Gewalt reduziert werden kann, etwa Rückzugsmöglichkeiten, kleine Wohneinheiten, Tagesstruktur, Bezugspflege u. Ä.

Grundlegende Handlungsorientierungen für Mitarbeiterinnen und Mitarbeiter (siehe die „10 Gebote", S. 382 f.) können ebenso hilfreich sein wie die Einführung in Selbstverteidigungstechniken für die Situationen, in denen Deeskalation nicht gelingt und es zu körperlichen Übergriffen kommt. Einen zentralen Stellenwert bei der Deeskalation hat die *kommunikative Kompetenz* der Profis. Hier können in der Fortbildung Orientierungen gegeben und an Praxisbeispielen eingeübt werden.

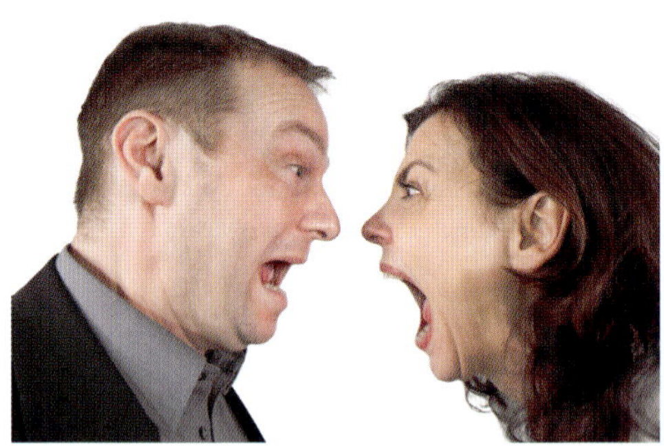

Viele Eskalationen können durch Gespräche im Vorfeld vermieden werden.

Voraussetzung eines professionell kompetenten Umgangs mit der (Deeskalation von) Gewalt ist die Einsicht, dass es meistens spezifische Einflussfaktoren gibt, aus denen sich Gewalt entwickelt (oder eben nicht). Oft ist sie Ausdruck von Überforderung und die „Fortsetzung der Kommunikation mit anderen Mitteln" (Rupp/Rauwald, 2004, S. 12). Für die Wahrscheinlichkeit von Klientengewalt gibt es einerseits durchaus bekannte Risikofaktoren (junger Mann, Komorbidität, geringes Bildungsniveau, früheres gewalttätiges Verhalten etc.). Auf der anderen Seite gelten viele Risikofaktoren gleichermaßen für Klienten und Profis, z. B. geringe Kommunikationskompetenz, provozierender Interaktionsstil und schlechte räumliche Bedingungen, unter denen beide Personengruppen leiden. So dürfen wir uns nicht mit der Frage begnügen, auf welche Klientinnen und Klienten besonders aufgepasst werden muss, sondern können präventiv handeln, etwa mit der Frage: „Wie kann ich mit Milieugestaltung und Kommunikation die gewalttätige Eskalation von Konflikten vermeiden?" Notwendig sind dafür Reflexionsräume und Handlungskonzepte, die auf die Alltagssituation und den Umgang mit Klientinnen und Klienten ausgerichtet sind.

Gewalt ist (oft) vermeidbar

Die gute Nachricht ist: Gewalt ist kein Naturereignis, das sich allein durch die Störung eines Betroffenen entwickelt und für uns unbeeinflussbar ist. Stattdessen ist Gewalt – nicht immer, aber oft – ein interaktiver Prozess, an dem Profis aktiv beteiligt sind.

Nur so ist zu erklären, warum es auf zwei benachbarten Psychiatriestationen oder in zwei Wohnbereichen für Menschen mit geistigen Behinderungen trotz jeweils vergleichbarer Klientel oft in sehr unterschiedlichem Maß zu gewalttätigen Übergriffen kommt. Neben der Gestaltung des Umfelds sind es auch Merkmale des Mitarbeiterteams, die einen bedeutsamen Einfluss auf die Atmosphäre haben. In einem guten Team besteht eine wertschätzende Grundhaltung zu den Klientinnen und Klienten; die Mitarbeitenden sind motiviert und engagiert; die Zusammenarbeit wird als spannungsarm erlebt. Im günstigsten Fall setzt sich das Team zusammen aus einer guten Mischung von Männern und Frauen, Älteren und Jüngeren sowie verschiedenen Berufsgruppen. Einen besonderen Einfluss auf den Stil des Hauses und die Atmosphäre hat die Leitung der Einrichtung. Ein demokratischer Leitungsstil, bei dem Mitarbeitende Respekt und Anerkennung erfahren, färbt sich unweigerlich ab auf die Stimmung und den Umgangston der Profis im Kontakt zu den Klientinnen und Klienten. Aus der Praxis wird zudem oft berichtet, dass Menschen mit geistigen Behinderungen oder seelischen Störungen besonders feine Antennen für Atmosphären zu haben scheinen und davon stark beeinflusst werden.

Merksatz

Gewalt ist kein Naturereignis, das sich ausschließlich aus der Behinderung oder seelischen Störung entwickelt. Heilerziehungspflegerinnen und -pfleger können oft durch Milieugestaltung und kompetente Kommunikation positiven Einfluss nehmen.

Die Beziehungsarbeit mit den Klientinnen und Klienten und die Fähigkeit, auch in schwierigen Situationen deeskalierend zu handeln, stellt hohe Anforderungen an die Heilerziehungspflege. Gelingen kann dies am ehesten, wenn die Profis das eigene Handeln immer wieder kritisch hinterfragen und versuchen, sich in die Situation des Gegenübers hineinzuversetzen. Anstelle der modischen Leitlinie „Distanz, Distanz, Distanz!" ist eine Grundhaltung hilfreich, bei der Mitarbeitende sich regelhaft die Frage zumuten, wie es ihnen selbst gehen könnte, wenn sie Klienten der eigenen Einrichtung wären. Zu entdecken sind dabei asymmetrische Rollenentwürfe und Machtverhältnisse, bei denen sich Klienten komplexen Normen und Anforderungen unterwerfen müssen, die Mitarbeitende so beschlossen haben. In Mitarbeiterkreisen werden diese Herrschaftsverhältnisse gern mit wohlklingenden Begriffen wie „Beziehungsarbeit", „Begegnung" oder „therapeutischen

Absprachen“ verdeckt (wobei mit dem Klienten faktisch oft nichts abgesprochen wird). Die Grenzen zwischen Einladungen an Klientinnen und Klienten, Angeboten im eigentlichen Wortsinn und Drängen, Unter-Druck-Setzen und Zwang sind in vielen Bereichen fließend. Andererseits kann es keine Alternative sein, nichts zu tun und Klientinnen und Klienten einfach in Ruhe zu lassen. „Die Erkenntnis, dass [...] Nicht-Handeln (gelegentlich als ‚Freiheit zur Verwahrlosung‘ thematisiert) auch Gewalt bedeuten kann, entschärft den Konflikt kaum“ (Eink, 2007, S. 136). Ohne diese Ambivalenz im Kopf und die Verunsicherung in der Reflexion des eigenen Handelns ist wirkliche Kompetenz wohl nicht zu haben.

Merksatz

Auch Pflegende üben Gewalt aus, etwa durch rigide Vorschriften, denen sich Klientinnen und Klienten unterwerfen müssen.

Die Brisanz dieser Diskussion zeigt sich auch in der aktuellen Debatte um die ethische Fundierung von Inklusion und Assistenz: „Der deutsche Begriff der Sorge bzw. der Fürsorge transportiert durchaus ambivalente Bedeutungen. Diese reichen von Überwachung, Bevormundung und Kontrolle bis zu Schutz, Förderung, Achtsamkeit und Unterstützung. [...] In der US-amerikanischen Ethikdebatte wird der Begriff Care als ‚menschliche Bezogenheit aufeinander‘ und ‚Angewiesenheit des Menschen auf den anderen‘ und auf dessen achtsame Zuwendung verstanden“ (Wunder, 2010, S. 33).

Für eine gelingende Alltagspraxis der Heilerziehungspflege im Bereich von Deeskalation sollen abschließend einige Grundgedanken präsentiert werden:

Merksatz

Die 10 Gebote der Deeskalation

1. ***Versuchen Sie, zu jedem Klienten eine tragfähige Beziehung aufzubauen und aufmerksam seine psychische Verfassung wahrzunehmen. Ohne (zumeist) gelingende Beziehungsarbeit gäbe es deutlich häufiger Eskalationen und Übergriffe.***
2. ***Gerade in schwierigen Situationen ist Kommunikation Ihr wichtigstes Handwerkszeug. Lassen Sie den Klienten spüren, dass Sie Verständnis für ihn und seine Situation haben. Verwenden Sie Ich-Botschaften, um als Person sichtbar zu sein, die auch verletzt oder verärgert sein kann.***
3. ***Praktizieren Sie aktives Zuhören (Nicken, Wiederholen des Gehörten, ohne gleich eigene Sichtweisen zu formulieren). Manche Hintergründe von Frust und Ärger bei Klienten können wir Profis nachempfinden und dürfen das auch sagen. („Ich kann gut verstehen, dass Sie das Leben im Doppelzimmer manchmal nervt.“)***
4. ***Achten Sie gerade in Konfliktsituationen auf Ihre eigene Ausstrahlung und Körpersprache. Versuchen Sie, offen und ruhig zu bleiben ohne hektische Bewegungen. Je aufgeregter der Klient erscheint, desto wichtiger wird es, nicht mitzuagieren, z. B. zurückzuschreien.***
5. ***Lassen Sie den Klienten jederzeit spüren, dass Sie ihn ernst nehmen. Vermeiden Sie provozierendes und aggressives Auftreten. Zeigen Sie im Konfliktfall Grenzen auf und machen Sie deutlich, dass Sie nicht die Person, sondern nur das gegenwärtige Verhalten des Klienten ablehnen.***
6. ***Achten Sie auf eine verständliche Ausdrucksweise, weil Eskalationen nicht selten durch Missverständnisse entstehen. Sprechen Sie in schwierigen Situationen langsam und in kurzen Sätzen. Offene Fragen (nicht mit Ja/Nein beantwortbar) können helfen, ins Gespräch zu kommen, bei dem der Klient zunächst seine persönliche Sichtweise darstellen kann.***

7. *Denken Sie bei Eskalationen immer auch an die eigene Sicherheit und den Schutz der anderen Mitarbeitenden und Klienten. Mancher Kampf kann nicht gewonnen werden. Gelegentlich hilft es, einen aufgebrachten Klienten einen Augenblick in Ruhe zu lassen und in einem zweiten Anlauf eine Klärung zu schaffen. „Faustregel" für den körperlichen Sicherheitsabstand sind zwei Armlängen.*
8. *Auch kompetenten Kolleginnen und Kollegen gelingt Deeskalation nicht immer. Wer Kollegen oder Vorgesetzte zur Unterstützung hinzuzieht, ist nicht inkompetent, sondern klug. Je nach Konflikt und institutionellem Rahmen sind manchmal Grenzsetzungen in verschiedenen Formen unvermeidbar.*
9. *Jeder körperliche Übergriff muss ernst genommen und nachbesprochen werden. In einem kompetenten Team wird es am ehesten möglich sein, auch eigenes Fehlverhalten in der erlebten Konfliktsituation kritisch zu reflektieren. Ein Nachgespräch mit dem Klienten kann ihm die Möglichkeit schaffen, sich zu entschuldigen. Im günstigsten Fall können gemeinsam Verhaltensmöglichkeiten für eine evtl. wieder auftretende Eskalation besprochen werden.*
10. *Die Förderung von Deeskalationskompetenz ist ein Qualitätsmerkmal von pflegerischen und sozialen Einrichtungen. Supervision für die Mitarbeitenden ist ebenso unverzichtbar wie Fortbildungsangebote zum Thema.*

Professionelles Handeln bei suizidalen Krisen

Besonders hohe fachliche und emotionale Anforderungen erleben Heilerziehungspflegerinnen und -pfleger im Kontakt zu Menschen, die das eigene Leben beenden wollen. Trotz der Selbsttötung von prominenten Bürgern, wie von Altkanzlergattin Hannelore Kohl oder Nationaltorwart Robert Enke, werden viele der ca. 10 000 Suizide pro Jahr in Deutschland weiterhin tabuisiert.

Auch wenn die Suizidrate bei Menschen mit seelischen Störungen besonders hoch ist, sind nicht alle krank, die am Leben verzweifeln. Die individuellen Hintergründe sind so vielfältig wie die Menschen selbst. Häufig geht es um Konflikte im Bereich sozialer Beziehungen (Einsamkeit, Trennung, Liebeskummer, Verlusterfahrungen etc.), um nachvollziehbare persönliche Belastungen (Krankheit, Arbeitslosigkeit, Schulden, Suchtprobleme etc.), manchmal ist die Quelle der Verzweiflung aber von außen schwer nachvollziehbar oder nur mit Mühe nachzuempfinden (z. B. bei jugendlichen Krisen wegen der Trennung einer Popgruppe).

Suizidalität bei seelischen Störungen

Das Risiko für Suizide und Suizidversuche ist bei Menschen mit seelischen Störungen besonders hoch. 20 bis 60 Prozent aller depressiv Erkrankten unternehmen im Krankheitsverlauf Suizidversuche, ähnlich häufig 30 bis 50 Prozent aller Schizophrenie-Betroffenen. Erfolgreiche Selbsttötungen erleben wir bei jedem siebten schwer depressiv Erkrankten (vgl. Wolfersdorf, 2010, S. 206). Die erhöhte Gefährdung entwickelt sich zum Teil aus den spezifischen Merkmalen der Erkrankung, bei Depressionen etwa einer verzerrt negativen Wahrnehmung der eigenen Person (Selbstentwertung) und der Lebensentwicklung (Hoffnungslosigkeit), einem depressiven „Tunnelblick ins schwarze Loch" (siehe S. 205 f.).

Beispiel
Der Biograf Ronald Reng schreibt über den Torwart Robert Enke: „In seinem Tagebuch begann beinahe jeder Eintrag mit demselben Gedanken: ‚Ich habe das Gefühl, es wird jeden Tag schlimmer'" (Reng, 2010, S. 216).

Mindestens genauso bedeutsam ist jedoch ein professionelles Verständnis der gesund bilanzierenden Anteile suizidaler Verzweiflung bei Menschen mit psychischer Erkrankung. Die Gefährdung ist deshalb besonders groß, wenn jemand mit einer Schizophrenie wieder stabiler wirkt und realistischer denkt, Betroffene mit Depressionen aus dem tiefsten Loch heraus sind und wieder mehr Antrieb verspüren. Wenn die Krankheitssymptome nicht mehr akut zugespitzt sind, wächst vielfach die angemessen traurige Auseinandersetzung mit den psychosozialen Auswirkungen der Erkrankung. In der Alltagspraxis gilt es hier den Fehler zu vermeiden, bei psychopathologischer Besserung des Krankheitserlebens weniger aufmerksam zu sein und suizidale Krisen zu übersehen.

Merksatz
Menschen mit seelischen Störungen haben ein erhöhtes Risiko für Suizidalität. Neben krankheitsspezifischen Einflüssen muss die subjektive Bilanzierung der realen Krankheitsfolgen aufmerksam wahrgenommen werden.

Grundvoraussetzung einer fachkompetenten Unterstützung von Klientinnen und Klienten in suizidalen Krisen ist das Erkennen von Suizidalität. Weil die Profis in der Arbeit mit Menschen, die an seelischen Störungen leiden, keine eindeutigen Befunde wie bei Röntgenbildern haben, sind manchmal Verhaltensbeobachtungen und Hypothesenbildungen (siehe Kap. 2.1.5, S. 349 ff.) notwendiges Handwerkszeug. Im Folgenden sind einige Verhaltensmerkmale aufgelistet, die beim Erkennen von suizidalen Krisen hilfreich sein können:

Merksatz

Hinweise auf Suizidalität

- ***Direkte oder indirekte sprachliche Äußerungen (z. B. „Sie brauchen sich keine Mühe mehr mit mir zu geben", „Bald ist alles vorbei", „Ich will das alles nicht mehr")***
- ***Sozialer Rückzug***
- ***Selbstentwertung (z. B. „Ich bin doch zu blöd für alles")***
- ***Hoffnungslosigkeit und Resignation (z. B. „Das wird mit mir sowieso nichts mehr")***
- ***Intensive Beschäftigung mit dem Thema Tod und konkrete Suizidgedanken***
- ***Verschenken von wichtigen Gegenständen oder Haustieren, Rückzahlung von Schulden bei Bekannten***
- ***Scheinbare Entspannung nach quälender Phase heftiger Suizidgedanken: „Ruhe vor dem Sturm", weil die Person nun eine klare Entscheidung getroffen hat***

Für die Gestaltung eines Gesprächs gibt es keine einfache Checkliste, die ewig gleich abgearbeitet werden könnte. Zu unterschiedlich sind die Konfliktthemen und Merkmale der inneren Not, die Persönlichkeit des Menschen mit Suizidabsichten und der Pflegeperson, das Ausmaß der suizidalen Verzweiflung und viele andere Faktoren, die in der

Krisensituation von Bedeutung sind. Einige Grundregeln sollen dennoch benannt werden, an denen sich Heilerziehungspflegerinnen und -pfleger orientieren können:

Suizidalität im Gespräch

- Bei Verdacht auf Suizidalität, den Klienten immer (!) darauf ansprechen (Der Gedanke, dass man keine schlafenden Hunde wecken soll, ist Unsinn.)
- Vorschnellen Trost vermeiden, die Gefühle des Klienten ernst nehmen (statt: „Das wird schon wieder" oder „Auf Regen folgt Sonnenschein")
- Geduldig und vorsichtig nachfragen, zunächst aussprechen lassen
- Keinen (zusätzlichen) Druck ausüben (wie z. B.: „Reißen Sie sich doch zusammen" oder „Das können Sie doch Ihren Kindern nicht antun")
- Authentisch und ehrlich sein („Niemand kann Sie dauerhaft daran hindern, sich umzubringen")
- Mit dem Klienten nach Alternativen suchen („Wie können Sie die nächste Nacht überleben?")
- Hilfemöglichkeiten klären (Kontakt zu Freunden oder anderen Profis vermitteln, Wünsche an mich?)
- Ressourcen und Selbsthilfepotenziale thematisieren („Wie haben Sie die letzte Krise bewältigt, als es Ihnen ähnlich schlecht ging?")
- Eigene Verantwortung mit dem Klienten und Kollegen bzw. Vorgesetzten teilen (auch zur eigenen Entlastung)
- In Kontakt bleiben (Absprachen treffen, neuen Termin vereinbaren)

Auch wenn die Profis nichts falsch machen, können sie nicht jeden Suizid verhindern. Wünschenswert ist dabei, sowohl der Allmachts- als auch der Ohnmachtsfalle zu entgehen. Im ersten Fall herrscht ein Selbstverständnis vor, nach dem ein professionell kompetenter Umgang alle Selbsttötungen verhindern kann (wenn es dann doch passiert, muss es die Schuld des Mitarbeiters sein). Im zweiten Fall hat der oder die Helfende ein Ohnmachtsgefühl, nach dem letztlich kein Mensch am Suizid gehindert werden kann, was das eigene Engagement überflüssig erscheinen lässt. Zwischen diesen weitverbreiteten Extremen bewegt sich ein professionell kompetenter Umgang mit suizidgefährdeten Klientinnen und Klienten (vgl. Eink, 2010, S. 18 f.)

Gefährdete Mitarbeiter

Der kluge Leitsatz „Nehmen Sie jeden Klienten sehr ernst, so ernst wie sich selbst" gilt bei der Arbeit mit suizidalen Klientinnen und Klienten in besonderer Weise. Bei aller notwendigen Konzentration auf das innere Erleben des Klienten erleben die Heilerziehungspflegerinnen und -pfleger hier oftmals insgeheim die Grenzen der eigenen Belastungsfähigkeit. Die Konfrontation mit einem befürchteten oder gar erlebten Suizid bedrückt sie vielfach wegen der Verantwortung, die auf ihnen lastet. Angesichts der drastischen Zunahme seelischer Störungen bei Pflegenden und anderen Mitarbeitern helfender Berufe (vgl. Ließmann/Zoike, 2010, S. 35) haben Selbstsorge, kollegiale Beratung und Supervision eine herausragende Bedeutung für alle, die Menschen in suizidalen Krisen begleiten und unterstützen.

Weiterführende Literatur

Dorrmann, Wolfram: Suizid. Therapeutische Interventionen bei Selbsttötungsabsichten, 6. Aufl., Stuttgart, Klett-Cotta, 2009.

Eink, Michael: Gute Menschen, schmutzige Arbeit? 6 Fragen zur psychiatrischen Gewalt, in: Soziale Psychiatrie, Nr. 2, 2007, S. 12–16.

Eink, Michael/Haltenhof, Horst: Umgang mit suizidgefährdeten Menschen, 4. Aufl., Bonn, Psychiatrie Verlag, 2012.

Heinrich, Johannes: Akute Krise Aggression. Lebenshilfe, 3. Aufl., Marburg, Bundesvereinigung Lebenshilfe, 2005.

Ketelsen, Regina/Schulz, Michael/Zechert, Christian (Hrsg.): Seelische Krise und Aggressivität. Der Umgang mit Deeskalation und Zwang, Bonn, Psychiatrie Verlag, 2004.

Schirmer, Uwe/Mayer, Michael/Vaclav, Jörg/Papenberg, Wolfgang/Martin, Veronika/Gaschler, Franz/Özköylü, Seli (Hrsg.): Prävention von Aggression und Gewalt in der Pflege. Grundlagen und Praxis des Aggressionsmanagements für Psychiatrie und Gerontopsychiatrie, 3. Aufl., Hannover, Schlütersche, 2012.

Steinert, Tilman: Umgang mit Gewalt in der Psychiatrie, Bonn, Psychiatrie Verlag, 2008.

Voß, Tatjana: Krisenintervention, in: Bienstein, Pia/Rojahn, Johannes (Hrsg.): Selbstverletzendes Verhalten bei Menschen mit geistiger Behinderung, hrsg. von Pia Bienstein und Johannes Rojahn, Göttingen, Hogrefe, 2013, S. 216–227.

Wolfersdorf, Manfred/Etzersdorfer, Elmar: Suizid und Suizidprävention, Stuttgart, Kohlhammer, 2011.

2.3 Arbeitsansätze aus dem psychiatrischen Arbeitsfeld

2.3.1 Grundlegende verhaltenstherapeutische Methoden

Pia Bienstein

In der Arbeit mit Menschen mit geistiger Behinderung haben sich zum Aufbau und zur Förderung von praktischen Kompetenzen oder erwünschten Verhaltensweisen (z. B. eigenständiges Essen oder im Bus zur WfMB ruhig sitzen bleiben) einige verhaltenstherapeutische Techniken bewährt.

Prompting

Der Begriff *Prompting* bezieht sich auf das Wort *prompt* (unmittelbar, direkt). Prompts sind also unmittelbare Hilfestellungen, die verbal oder durch die physische Begleitung von Heilerziehungspflegerinnen und -pflegern erfolgen. Prompts sollen einerseits helfen, die Aufmerksamkeit einer Person auf ihr Verhalten zu richten, andererseits unterstützen sie die Person bei der Bewältigung einer Anforderung.

Prompts können beispielsweise aus dem Vormachen eines gewünschten Verhaltens oder aus verbalen Hinweisen bestehen, z. B. an Regeln erinnern („Beim Essen stehen wir nicht auf, wir warten, bis alle fertig sind"), Rückmeldungen geben, über den nächsten Schritt informieren oder auch konkretes Verhalten loben („Du bist schön sitzen geblieben, bis alle fertig waren").

Es gibt unterschiedliche Arten von Prompts.

- Verbale Prompts: sprachliche Hinweise zur Unterstützung
- Visuelle Prompts: ein Bild zur Unterstützung (z. B. des nächsten Schritts), zur Kennzeichnung eines Raumes etc. (siehe TEACCH, S. 368 und 241)
- Gestische Prompts: eine Geste zur Unterstützung (z. B. Kopfnicken, Daumen hoch oder Stoppsignal mit der Hand)
- Positionsbezogene Prompts, z. B. das Heranrücken einer Tasse, sodass die Person besser an diese herankommt
- Materialbezogene Prompts bzw. die Verwendung geeigneter Materialien, z. B. ein grifffester Löffel, sodass die Person diesen besser halten kann
- Modellbezogene Prompts: das Vormachen des gewünschten Verhaltens oder nächsten Schritts
- Physische Prompts: körperliche Unterstützung zur Umsetzung des Verhaltens (z. B. leichtes Führen der Hand oder Antippen der Schulter)

Die unterschiedlichen Arten können selbstverständlich miteinander kombiniert werden. Die Verbindung von einem verbalen und visuellen Prompt könnte beispielsweise darin bestehen, die Person zu fragen: „Was brauchst du?“ oder „Was ist der nächste Schritt?“, um dann auf eine entsprechende Bildkarte hinzudeuten (z. B. mit dem Symbol für Hilfe).

Es muss von Person zu Person unterschieden werden, welche Prompts hilfreich sind. Dabei sollten Heilerziehungspflegerinnen und -pfleger immer jenen Prompt wählen, der gerade ausreicht, damit eine Aufgabe bewältigt werden kann, sprich, es ist darauf zu achten, welches Verhalten eine Person in einer bestimmten Situation bereits zeigt und wo noch Schwierigkeiten bei der Bewältigung bestehen.

Beispiel
Kann eine Person beispielsweise den Löffel selbst halten, hat jedoch Schwierigkeiten, ihn zum Mund zu führen, so würde der physische Prompt nicht darin bestehen, die gesamte Hand der Person zu fassen. Denn der Löffel kann ja bereits alleine gehalten werden. Ein leichtes Antippen der Schulter oder eine leichte Berührung des Oberarms ist womöglich ausreichend, um die Person darin zu unterstützen, den Löffel zum Mund zu führen. Aber reicht das aus oder benötigt die Person mehr Unterstützung, z. B. durch eine leichte Berührung des Oberarms? Oder besteht der geringste notwendige Prompt vielleicht noch im Anfassen und Führen der Hand zum Mund? Vielleicht benötigt die Person bei der Führung der Hand zum Mund nicht auf dem gesamten Weg Unterstützung, sondern kann, wenn die Hand in Höhe des Gesichtes ist, den Löffel eigenständig in den Mund führen.

Es geht somit nicht darum, einer Person die Aufgabe abzunehmen, sondern Prompts sollen die Person befähigen, eine Handlung selbst durchzuführen. Ein Ziel von Prompts ist damit immer auch ihr schnellstmögliches Ausblenden, d.h. das Weglassen des Prompts, um die Selbstständigkeit der Person zu fördern.

Beispiel
Nach mehreren Wochen ist es vermutlich nicht mehr nötig, die Hand der Person zu umfassen und zum Mund zu führen, sondern jetzt wäre nur noch das leichte Berühren des Oberarms notwendig. Nach zwei Monaten reicht dann womöglich das Antippen der Schulter aus, bis schließlich der physische Prompt ganz zurückgenommen werden kann.

Shaping

„Shaping" bedeutet Verhaltensformung. Es geht dabei um die schrittweise Annäherung an ein gewünschtes Verhalten. Handlungen werden in Teilschritte untergliedert und jede erfolgreiche Bewältigung eines Schrittes wird belohnt.

Beispiel
Eine Heilerziehungspflegerin beobachtet, dass ein Besucher der Tagesstätte immer dann aggressiv gegen sie wird, sie bespuckt und beschimpft, wenn sie ihn auffordert, den Tisch zu decken. Sie vermutet, dass er dadurch versucht, der Situation zu entgehen, weil er mit der Bewältigung der Aufgabe überfordert ist. Daher gliedert sie die Handlung „Tisch decken" in kleine Teilschritte. Zuerst stellt sie die Teller bereit, die dann durch den Besucher auf den Tisch gelegt werden, als Nächstes die Tassen, hiernach die Löffel usw. Jeden Schritt belohnt sie, indem sie den Besucher ausdrücklich lobt.

Shaping ist dann sinnvoll, wenn man davon ausgehen kann, dass Personen Hilfe – in Form von Teilschritten – benötigen, um immer näher an das gewünschte Verhalten zu kommen bzw. die Aufgabe alleine zu bewältigen. Insbesondere in der Arbeit mit Menschen mit schwerer geistiger Behinderung oder Autismus hat es sich als hilfreich erwiesen, die einzelnen Teilschritte auch bildlich darzustellen (z. B. TEACCH, vgl. Häußler, 2005; siehe auch S. 241 und 368). Grundsätzlich muss immer darauf geachtet werden, ob die Person die gestellte Anforderung bewältigen kann.

Chaining

Beim Chaining (engl.: Verkettung) werden mehrere Teilschritte miteinander verknüpft. Man unterscheidet zwischen dem sogenannten Vorwärtslernen und dem Rückwärtslernen. Das *Vorwärtslernen* umfasst die Belohnung von einzelnen Teilschritten ausgehend vom ersten Reiz.

Beispiel
Beim eigenständigen Anziehen der Jacke könnten die Teilschritte z. B. darin bestehen, erstens die Jacke zurechtzulegen, zweitens den linken und drittens den rechten Ärmel anzuziehen usw. Angenommen, eine Person hat keine Schwierigkeiten mehr in der Umsetzung ab Schritt 3, dann könnte die Hilfestellung zurückgezogen werden und die Person vervollständigt die Aufgabe eigenständig bis zum Abschluss.

Das Vorgehen ähnelt somit dem Shaping, wobei nur die ersten Schritte bis zur sicheren und eigenständigen Umsetzung unterstützt und belohnt werden.

Das *Rückwärtslernen* beginnt hingegen mit dem letzten durchzuführenden Teilschritt.

Beispiel
Bei dem Beispiel „Jacke anziehen" wäre dies also, die Kapuze überzuziehen. Beim Rückwärtslernen wird die Person bei der Durchführung der vorherigen Schritte unterstützt, z. B. Jacke zurechtlegen, erst den linken, dann den rechten Arm überziehen. Erst der letzte Schritt in der Verhaltenskette soll eigenständig ohne größere Hilfe durchgeführt werden. Beherrscht die Person den letzten Schritt sicher, kann zum vorletzten Teilschritt in der Verhaltenskette (z. B. den Reißverschluss der Jacke zumachen) übergegangen werden, bis auch dieser Schritt sicher bewältigt wird usw.

Lernen in drei Schritten

Das *Lernen in drei Schritten* ist dann hilfreich, wenn es um den Aufbau bzw. die Erweiterung von Verhalten geht. Es beinhaltet folgendes Vorgehen:

Der erste Schritt ist immer eine entsprechende verbale Aufforderung, z. B. „Stell bitte die Tasse auf den Tisch" oder „Zieh bitte deine Jacke an". Reagiert die Person, die das Verhalten erlernen soll, hierauf nicht bzw. kommt der Aufgabe nicht nach, wird sie im zweiten Schritt durch ein Modell unterstützt. Der Heilerziehungspfleger oder die -pflegerin macht vor, wie es geht. Er oder sie stellt die Tasse auf den Tisch und sagt „Stell die Tasse auf den Tisch, so wie ich es mache". Danach wird die Ursprungssituation wiederhergestellt, die Tasse also zurückgestellt, sodass die Person die Aufgabe umsetzen kann. Folgt keine Reaktion auf den zweiten Schritt, so wird im dritten Schritt die Handlung gemeinsam umgesetzt. Die Person wird bei der Umsetzung physisch unterstützt, indem beispielsweise die Hand der Person zur Tasse geführt und diese auf den Tisch gestellt wird (z. B. durch leichte Berührung des Arms, siehe „Prompting", S. 386). Auch dieser Schritt wird wieder sprachlich begleitet. Die eigenständige Umsetzung der Handlung nach Schritt 1 oder 2 wird belohnt, z. B. durch Lob, Schritt 3 dagegen nicht.

Funktionelles Kommunikationstraining (FCT)

Das Funktionelle Kommunikationstraining wurde im schulischen Kontext für Kinder und Jugendliche entwickelt, die über keine bzw. nur geringe sprachliche Ausdrucksfähigkeiten verfügen und aggressives oder selbstverletzendes Verhalten zeigen. Dabei geht man davon aus, dass sowohl das aggressive als auch das selbstverletzende Verhalten eine bestimmte Funktion für die Person erfüllt, z. B. etwas Bestimmtes zu bekommen, sei es einen Gegenstand oder „nur" Aufmerksamkeit oder zur Vermeidung von Anforderungen eingesetzt wird. Das Training zielt darauf ab, alternatives Verhalten aufzubauen. Es wird die Frage gestellt, was die Person anstelle des aggressiven Verhaltens tun kann, um ihr Ziel zu erreichen.

Innerhalb des Trainings werden daher Möglichkeiten vermittelt, diese Bedürfnisse alternativ durch einfache Sätze, Gebärden, Bildkarten oder elektronische Kommunikationshilfen mitzuteilen (siehe S. 365 f.). Die Person lernt beispielsweise Zuwendung oder Unterstützung bei einer Aufgabe einzufordern, indem sie ihrem Gegenüber eine Symbolkarte mit dem Bild für „Hilf mir", „Spiel mit mir" oder „Ich brauche eine Pause" gibt. Von Bedeutung für das Training ist, dass auf die Äußerung oder die Überreichung der Symbolkarte (siehe PECS, S. 366) sofort reagiert wird, d. h., die Person erhält sofort Unterstützung, mit ihr wird sofort gespielt, eine Pause wird sofort ermöglicht, sodass die Person unmittelbar erlebt, dass ihr neues Verhalten wirksam ist. Das neue Verhalten muss genauso schnell zur Befriedigung bzw. zum Ziel führen, wie zuvor das aggressive oder selbstverletzende. Zudem müssen die Kommunikationsinhalte mit den Bedürfnissen (z. B. Erhalt von Aufmerksamkeit) übereinstimmen (vgl. Bienstein/Rojahn, 2013, S. 142). Das Training wird unwirksam bleiben, wenn eine Person eigentlich Zuwendung haben will und stattdessen in ihr Zimmer geschickt wird.

Die Umsetzung des Kommunikationstrainings muss durch einen ausgebildeten Verhaltenstherapeuten oder eine andere Person, die mit dem Training vertraut ist, geplant und begleitet werden. Dem Training geht eine ausführliche Diagnostik voraus, um u. a. die Funktionen des aggressiven oder selbstverletzenden Verhaltens zu identifizieren. Zudem müssen diverse Aspekte beim Training beachtet werden, damit es nicht zur falschen Anwendung und zum vermehrten Auftreten des Verhaltens kommt. Beispielsweise sollte darauf geachtet werden, dass alle Beteiligten mitarbeiten und aufrechterhaltende Faktoren für ein unerwünschtes Verhalten gelöscht werden.

Weiterführende Literatur

Egger-Agbonlahor, Ingrid: Verhaltensauffällige Kinder – Anregungen zum Umgang im Unterricht, abgerufen unter: www.schulpsychologie.lsr-noe.gv.at/downloads/wenn_lob_allein_nicht_reicht.pdf [28.02.2013].

Sarimski, Klaus/Steinhausen, Hans Christoph: Psychische Störungen bei geistiger Behinderung, Göttingen, Hogrefe, 2008.

Theunissen, Georg: Positive Verhaltensunterstützung. Eine Arbeitshilfe für den pädagogischen Umgang mit herausforderndem Verhalten bei Kindern, Jugendlichen und Erwachsenen mit Lernschwierigkeiten, geistiger Behinderung und autistischen Störungen, Marburg, Lebenshilfe, 2008.

2.3.2 Unterstützung von Aktivitäten des täglichen Lebens

Peter Weber

Was sind Aktivitäten des täglichen Lebens (ATL)?

Als „ATL“ bezeichnet man all jene Aktivitäten, die notwendig sind, um alle Anforderungen des Alltags selbstständig zu bewältigen. Es sind Aktivitäten, die in der Regel von allen Menschen ausgeführt werden.

Damit wird klar, dass ATL unmittelbarer Bestandteil des Alltags von uns allen sind. Ein Leben ohne Alltag ist kaum denkbar, auch wenn viele Menschen die Bedeutung ihrer Alltäglichkeit nicht wirklich wahrnehmen. „Alltag ist das Normale, das Übliche, das Unspektakuläre, das problematisch werden kann. Der Mensch ist ohne die darin geltenden Regeln und Konventionen nicht handlungsfähig“ (Obert, 2001, S. 123).

„Solange ein erwachsener Mensch gesund ist, verfügt er über alle Selbstpflegefähigkeiten und führt die Selbstpflegehandlungen mit individuellen Prioritäten aus. Er nimmt sich als Ganzheit wahr, bemerkt Veränderungen und Störungen und kann darauf angemessen reagieren. Er kennt seine Neigungen und Schwächen, trifft autonome Entscheidungen und ist in der Lage, sich das erforderliche Wissen zur Vorbereitung der Entscheidungen anzueignen und anzuwenden. Er hat oder erwirbt sich die Fertigkeiten, Selbstpflegehandlungen durchzuführen. Er teilt sich seine Kräfte ein, weiß, womit er überfordert ist und wie er an Hilfe oder Dienstleistungen kommt. Er bringt die nötige

Energie auf, um seinen Alltag zu gestalten auch bei wesentlichen Aufgaben, die ihm schwer fallen. Er verfügt über die Fähigkeit, sich Auseinandersetzungen und Konflikten zu stellen."
(Schädle-Deininger/Villinger, 1997, S. 188)

Welchen Einfluss haben psychische Störungen auf die ATL?

Psychische Störungen führen immer wieder dazu, dass die Fähigkeiten zur Bewältigung der täglichen Alltagsanforderungen nicht mehr verlässlich funktionieren. Die Betroffenen merken dies entweder selbst oder es fällt den Menschen in ihrer Umgebung auf.

So kann z. B.

- die notwendige Energie fehlen, um morgens aufzustehen;
- ein Mensch nur noch negativ fühlen und seine Umgebung damit ratlos und hilflos machen;
- ein Mensch die Übersicht über seinen Haushalt verlieren und jegliche Versuche, Ordnung zu schaffen, misslingen;
- ein Mensch der Arbeit unentschuldigt fernbleiben, weil er sich den Anforderungen nicht gewachsen fühlt, obwohl ihm klar ist, dass seine Probleme dadurch nur noch größer werden;
- ein Mensch plötzliche ungeahnte Fähigkeiten in sich spüren und entsprechend handeln und damit seine Umgebung stark verunsichern, die sich dies nicht erklären kann;
- ein Mensch völlig ratlos und verzweifelt sein, weil er den Weg nach Hause nicht mehr findet.

(vgl. Schädle-Deininger/Villinger, 1997, S. 188)

In all diesen Fällen wird es deutliche Auswirkungen auf die Abläufe des Alltags geben, die einer Unterstützung bedürfen. Wenn Menschen schon einmal in einer Krise Hilfe durch Profis erfahren haben und diese positiv erlebten, dann nehmen sie in neuen Krisen häufig rechtzeitig Hilfe in Anspruch.

Welche Unterstützungskonzepte gibt es bei Einschränkungen der ATL?

In der Heilerziehungspflege werden im Rahmen der Hilfeplanung die Selbstpflegefähigkeiten und -defizite eines Menschen erhoben. Das sind die wesentlichen Zielbereiche der ATL; gleichzeitig machen sie einen großen Bereich der heilerziehungspflegerischen Arbeit aus.

Fragestellungen zur Identifizierung der Hilfen sind: Welche Hilfen werden gebraucht, um Selbstpflegefähigkeiten zu erweitern und -defizite zu reduzieren? Welche Hilfen werden gebraucht, um zu lernen, mit Selbstpflegedefiziten umzugehen?

Mithilfe einer ATL-Systematik (z. B. in Form von Fragebögen oder Checklisten) kann überprüft werden, in welchen Bereichen welcher Hilfebedarf besteht. So wird kein Bereich aus den Augen verloren, es erleichtert die Systematisierung und fördert die Ganzheitlichkeit beim Erstellen der Hilfeplanung.

Ein Beispiel für eine systematische Erhebung der ATL-Fähigkeiten findet sich im *Integrierten Behandlungs- und Rehabilitationsplan* der Aktion psychisch Kranke e. V. Hier wird eine Matrix angeboten, die sich an der ICF (siehe Kap. 2, S. 102 ff.) orientiert. Einerseits ermöglicht die Matrix eine Erhebung der Fähigkeiten und Beeinträchtigungen bei der Teilhabe, andererseits werden mögliche aktivierbare nicht psychiatrischen Hilfen und die Art der psychiatrischen Hilfen berücksichtigt.

Beispiel

Auszug aus dem Integrierten Behandlungs- und Rehabilitationsplan: Fähigkeiten und Fähigkeitsstörungen in den Lebensfeldern Selbstsorge/Wohnen, Arbeit/arbeitsähnliche Tätigkeiten/Ausbildung, Tagesgestaltung/Freizeit/Teilhabe am gesellschaftlichen Leben	
(a) Ernährung	(b) Körperpflege/Kleidung
(c) Umgang mit Geld	(d) Wohnraumreinigung und -gestaltung
(e) Mobilität	(f) körperliche Aktivitäten
(g) sprachliche Ausdrucksfähigkeit	(h) Tag-Nacht-Rhythmus
(i) Inanspruchnahme psychiatrischer Hilfen	(k) Inanspruchnahme medizinischer/sozialer Hilfen
(l) Aufnahme einer Beschäftigung/Arbeit/Ausbildung	(m) Erfüllung der Arbeits-/Ausbildungsanforderungen
(n) Gestaltung frei verfügbarer Zeit	(o) Teilnahme am gesellschaftlichen Leben

(vgl. Aktion psychisch Kranke e. V., 2007)

In der praktischen Umsetzung lassen sich zwei Richtungen beschreiben: eine sozialpädagogisch, sozialpsychiatrisch begründete Vorgehensweise (vgl. Obert, 2004) und eine aus der Pflege entwickelte ATL-Systematik (vgl. Schewior-Popp, 2009). Beide beziehen sich in ihren Inhalten und Strukturen auf psychiatrische Versorgungsangebote, sind aber für die Arbeit mit geistig behinderten Menschen zu nutzen.

Nach Obert kennzeichnen die folgenden sechs Dimensionen die Arbeit im psychiatrischen Arbeitssetting (vgl. Obert, 2004, S. 313):

- Aufbau von Kontakten und Entstehung von Beziehungen
- Umgang mit der psychischen Erkrankung
- Strukturierung des Raumes: Erhalt und Gestaltung der Wohnung sowie Erweiterung des Lebensraumes
- Strukturierung der Zeit: Tätigsein, Arbeit, Beschäftigung, Tages- und Wochengestaltung
- Strukturierung der Kontakte, Beziehungen, Kommunikation und des sozialen Gefüges
- Fortsetzung, Pausierung oder Beendigung der Betreuung

Zusätzlich beschreibt Obert noch die zunehmende Bedeutung der Erschließung von Ressourcen, der alltagspraktischen Hilfen in Form von konkreter Unterstützung im Alltag („Strukturierung des Banalen", Obert, 2004, S. 313) und nicht zuletzt des Umgangs mit Geld.

Innerhalb der Pflegewissenschaften steht der Begriff „ATL" für einen Kernbegriff aus einem Pflegemodell, das 1971 von Juliane Juchli entwickelt wurde (vgl. Kessler/Knobel,

2009, S. 4). In diesem Modell beziehen sich alle Aktivitäten auf die alltäglichen Verrichtungen und die Grundbedürfnisse eines Menschen. Die ATL sind häufig miteinander vernetzt und verknüpft und können somit nicht einzeln betrachtet werden. Man geht davon aus, dass Klienten immer von unterschiedlichen Faktoren beeinflusst werden, wie z. B. dem psychisch-biologischen Status, der soziokulturellen Einbindung, der Lebensumgebung und seelisch-geistigen Faktoren. Das von Juchli entwickelte ATL-System bestimmt heute weitgehend die Pflegeausbildung und orientiert sich an zwölf Aktivitäten.

Merksatz
Psychische Störungen haben häufig Auswirkungen auf die Bewältigung des Alltags. Heilerziehungspflegerinnen und -pfleger können die Systematik der ATL zur Hilfeplanung nutzen. Damit fällt es leichter, den Überblick zu behalten über Ressourcen und Hindernisse von Menschen mit psychischen Störungen bei der Alltagsbewältigung.

Weiterführende Literatur

Schädle-Deininger, Hilde: Basiswissen: Psychiatrische Pflege, Bonn, Psychiatrie Verlag, 2008.

2.3.3 Euthyme Verfahren: Genießen lernen

Peter Weber

Ein gutes Essen, der Duft einer Rose, der Klang eines Orchesters – solche Dinge genießen zu können steigert das Wohlbefinden und die Lebensqualität. Gerade bei psychischen Erkrankungen ist die Fähigkeit zu genießen häufig eingeschränkt. Seit einigen Jahren gibt es in unterschiedlichen psychosozialen Arbeitsfeldern Angebote, bei denen die Genussfähigkeit im Mittelpunkt steht. In vielen psychosomatischen Kliniken gehören diese sogenannten euthymen Verfahren inzwischen zum Standardangebot. Indikation sind z. B. Depression, Zwangsstörungen, neurologische Erkrankungen (z. B. bei chronischen Schmerzen), Schizophrenie, Alkoholabhängigkeit, psychosomatische Erkrankungen (vgl. Lutz, 2008, S. 352–355).

Was sind euthyme Verfahren?

„Genussfähigkeit und -fertigkeit wie z. B. ‚Freude, Lachen, Wohlfühlen, Glücksmomente, Entspannung, Tagträumen und vieles mehr (täglich) erleben zu können‘ kann ‚in einer Zeit, [sic] wo Herausforderungen, Zeitdruck, Leistungsanforderungen zum Alltag gehören und neben Beruf auch Familie, Haushalt und Kindererziehung energieintensive Bereiche darstellen, [...] vor negativen Auswirkungen vieler Stressoren schützen."
(Handler, 2012, S. 1)

Die Unfähigkeit oder Einschränkung, genussvoll leben zu können, ist manchmal ein Ausdruck oder eine Begleiterscheinung einer seelischen Erkrankung oder kann sich aus einer schwierigen Lebensgeschichte begründen. Als „euthymes Verhalten und Erleben" (von griech. *eu* „gut" und *thym* „Seele", „Gemüt") wird alles Verhalten und Erleben bezeichnet, das „gut für das Gemüt bzw. die Seele ist". Es geht um all die Situationen und Aktivitäten im Leben, bei denen wir Freude, Vergnügen oder Lust empfinden, also all diese guten Gefühle, die Wohlbefinden auslösen (vgl. Handler, 2012, S. 1).

Genusstraining und sogenannte Genussgruppen haben ihre Wurzeln in der Verhaltenstherapie. Der Fokus liegt immer darauf, eine differenzierte Wahrnehmung einzuüben, einzelnen Sinneswahrnehmungen Aufmerksamkeit zu schenken, sie bewusst zu erforschen und Genuss fördernde Lebenseinstellungen zu vermitteln. Die gedanklichen Vorstellungen und das Fantasieren stehen im Mittelpunkt.

Merksatz
Euthyme Verfahren werden in der Therapie, aber auch in Betreuungssettings eingesetzt, wenn gezielt positives Erleben gefördert werden soll.

Die „Kleine Schule des Genießens"

Das von Rainer Lutz und Eva Koppenhöfer schon 1983 entwickelte Programm „Kleine Schule des Genießens" (Koppenhöfer, 2004) bietet eine bis heute aktuelle, inhaltlich fundierte und gut strukturierte Basis für die Anwendung von euthymen Verfahren.

Es handelt sich um ein Gruppenprogramm für eine geschlossene Gruppe von sechs bis zehn Teilnehmenden, die sich zweimal pro Woche treffen. Das Programm startet immer mit der Vorstellung sogenannter Genussregeln. Wichtig ist, dass es hierbei nicht um Vorschreibungen geht, sondern um Anleitungen, die dem Prinzip der Wenn-dann-Logik folgen: Wenn ich genießen will, dann muss ich mir dafür Zeit nehmen. Diese Logik führt automatisch auch zu den bestehenden Lebenskonzepten der Teilnehmenden und damit beispielsweise zur Frage, ob sie sich den gerade vorgestellten Genuss überhaupt erlauben dürfen (vgl. Lutz, 2007, S. 64).

Genussregeln:

- „Genuss braucht Zeit.
- Genuss muss erlaubt sein.
- Genuss geht nicht nebenbei.
- Weniger ist mehr.
- Genuss: aussuchen, was dir gut tut.
- Ohne Erfahrung kein Genuss.
- Genuss ist alltäglich."

(Lutz, 2009, S. 554)

Bei den folgenden fünf Terminen steht jeweils einer der fünf Sinne im Mittelpunkt. Bewährt hat sich die Reihenfolge *Riechen – Tasten – Schmecken – Sehen – Hören*. Die ersten Übungen zum Riechen rufen schnell gute und positive Erinnerungen hervor, die sich dann förderlich auf die Motivation zur Teilnahme am Programm auswirken (vgl. Lutz, 2009, S. 552). „Die Patienten werden gebeten, die Materialien zu erkunden, auszuprobieren und auf sich wirken zu lassen. Sie sollen das aussuchen, was ihnen in diesem Augenblick angenehm ist. Zwischen den Sitzungen sind die Patienten gehalten, ihre Umwelt zu erkunden und positive Sinnesanregungen zu entdecken" (Lutz, 2007, S. 64).

Der Zusammenhang von Lebensgeschichte und Genussfähigkeit wird im Ablauf des Programms immer wieder deutlich. Gewohnheiten (z. B. jeden Abend im Bett noch eine Praline essen) und Gepflogenheiten (z. B. abends wird im Bett nicht mehr genascht) werden über die Übungen Gegenstand einer Eigenreflexion, die zu einer Verhaltens- und

Einstellungsänderung führen kann (vgl. Lutz, 1999, S. 39–73). In diesem Zusammenhang können allerdings starke Emotionen auftreten. Diese werden aber nicht innerhalb der Gruppe vertieft, sondern, sofern noch notwendig, im Einzelsetting nachbesprochen. Aus den bisherigen Erfahrungen mit euthymen Verfahren hat sich gezeigt, dass eine geringe oder keine Gruppenfähigkeit und akute Krisen, z. B. bei Wahn, Schmerz, Trauer, sozialer Phobie, kontraindiziert sind.

Euthyme Verfahren in der Heilerziehungspflege

Auch wenn die bisherigen Untersuchungen noch keine eindeutigen Nachweise einer günstigen Wirkung (Evidenz) erbrachten, sind die Rückmeldungen und Ergebnisse aus den praktischen Anwendungen durchweg positiv (vgl. Lutz, 1999, S. 39–73).

Inzwischen wird die „Kleine Schule des Genießens" als Baustein multimodaler Behandlungspläne in psychosomatischen und neurologischen Fachkliniken, Rehabilitationseinrichtungen und psychiatrischen Krankenhäusern angewendet (vgl. Lutz, 2009, S. 555). Wegen der positiven Erfahrungen in der Arbeit mit chronisch schizophren erkrankten Menschen (vgl. Lutz, 2009, S. 555) werden Genussgruppen zunehmend auch in psychosozialen Einrichtungen, wie z. B. in sozialpsychiatrischen Tagesstätten oder Wohnheimen, angeboten.

In der Arbeit mit Menschen mit geistiger Behinderung finden sich euthyme Elemente schon lange wieder. So ist beispielsweise das Konzept des Snoezelens auf Sinneswahrnehmungen und Genussempfindungen ausgerichtet. Generell ist es denkbar, dass Heilerziehungspflegerinnen und -pfleger Genussgruppen leiten. Bei Menschen mit stärkerer kognitiver Einschränkung müsste die Anleitung intensiver und noch strukturierter sein, auch sind dann kürzere Gruppeneinheiten günstiger.

Weiterführende Literatur

Koppenhöfer, Eva: Kleine Schule des Genießens, Lengerich, Pabst, 2004.

Lutz, Rainer u. a. (Hrsg.): Beiträge zur Euthymen Therapie, Freiburg/Breisgau, Lambertus, 1999.

Handler, Beate: Mit allen Sinnen leben, Wien, Goldegg, 2012.

Allwinn, Sabine: Entdecken, was gut tut, München, Kösel, 1996.

2.3.4 Soziales Training und interaktionelle Gruppen

Peter Weber

Soziale Kompetenzen

Zufriedenstellende soziale Beziehungen eingehen zu können ist eines der Grundbedürfnisse von Menschen. Zudem fordert die gegenwärtige Informations- und Kommunikationsgesellschaft in fast allen Bereichen des Lebens immer mehr soziale Kompetenz. Teilhabe ohne ein Mindestmaß an sozialer Kompetenz ist daher nur schwer umsetzbar, und eine unzureichende soziale Kompetenz kann zu erheblichen psychischen Belastungen führen. Es ist aber auch möglich, dass die Kontakt- und Kommunikationsfähigkeit bei Menschen mit psychischen Störungen gerade wegen der Erkrankung eingeschränkt ist.

Fast alle psychischen Störungen wirken sich auf das Sozialverhalten aus, in den meisten Fällen geht es um krankheitsbedingtes dysfunktionales Verhalten.

Beispiel
Ein schizophren erkrankter Mensch zieht sich panisch zurück, isoliert sich und vermeidet jeden Kontakt mit der Außenwelt, weil seine Wahninhalte ihm das gebieten. Ebenso kann ein Mensch mit einer schweren Depression seine Versagensängste nur dann kontrollieren, wenn er sich strikt von anderen Menschen fernhält und dabei z. B. seine Einkäufe über einen Lieferservice abwickelt.

Um anderen Menschen zu begegnen und für die Kommunikation sind bestimmte kognitive Fähigkeiten eine notwendige Voraussetzung. Diese sind beispielsweise bei Menschen mit einer schizophrenen Psychose, aber auch bei Menschen mit geistiger Behinderung nur begrenzt vorhanden. Dann kann es von Vorteil sein, wenn Begegnungen und Kommunikation eingeübt werden.

Ziele

Grundsätzlich geht es um die Förderung der Fähigkeit, soziale Kontakte in unterschiedlichen Situationen zu gestalten. Dabei stehen sowohl der Zuwachs an Selbstbehauptungsfähigkeit als auch eine verbesserte Selbstwahrnehmung im Vordergrund.

Klientinnen und Klienten sollen in der Lage sein,

- Kontakt zu einzelnen Personen aufzunehmen, z. B. begrüßen, konkret ansprechen, nach Alltäglichem fragen, auf Alltägliches antworten etc.;
- innerhalb von kleineren Gruppen in Kommunikation zu treten, z. B. sich auf mehrere Personen beziehen, an einem gemeinsamen Thema teilhaben, Eigenes beitragen etc.;
- sich in größeren Gruppen zu bewegen, z. B. mitreden, eigene Meinung vertreten, Kleingruppen wechseln;
- sich in öffentlichen Situationen sicher zu bewegen, z. B. beim Einkaufen, im Restaurant, in der Straßenbahn etc.

Innerhalb dieser konkreten Situationen sind jeweils Grundfähigkeiten wie Selbstvertrauen, Selbstwertgefühl, Selbstsicherheit, Selbstwahrnehmung und Selbstbild sowie Durchsetzungsvermögen vonnöten.

Inzwischen gibt es viele Interaktions-, Kommunikations- und Sozialkompetenztrainings, die diese grundlegenden Faktoren in ihren Ablaufstrukturen berücksichtigen. Die meisten sind verhaltenstherapeutisch orientiert und liefern ein handlungsorientiertes Konzept. In der Arbeit von Heilerziehungspflegerinnen und -pflegern spielt der Aufbau der *sozialen Kompetenz* bei Menschen mit Behinderung oder psychischen Störungen häufig eine große Rolle.

Unterschiedliche Trainings

Im psychiatrischen Arbeitsfeld wird seit Jahren das *Gruppentraining sozialer Kompetenzen (GSK)*, entwickelt von Rüdiger Hinsch und Jürgen Pfingsten (2007), mit Erfolg eingesetzt. Das verhaltenstherapeutisch aufgebaute Programm greift dysfunktionale Bewältigungsstrategien auf. Teilnehmende werden dabei unterstützt, alternative Handlungsmöglichkeiten zu entwickeln und auszuprobieren. Das Programm bietet Arbeitsmaterialien für

Übungen und ein Manual für den Gruppenablauf. Mithilfe von Rollenspielen und Filmsequenzen werden ungünstiges Verhalten identifiziert, günstiges trainiert und damit Prozesse für ein Coping in Gang gesetzt. Ein Schwerpunkt ist die Differenzierung von aggressivem, unsicherem und selbstsicherem Verhalten.

Das GSK ist inzwischen für unterschiedliche Therapie- und Betreuungssettings weiterentwickelt und spezifiziert worden. Die GSK-Homepage (www.gsk-training.de) vermittelt einen guten Überblick. Auch für den Einsatz im Bereich der Menschen mit einer Lernbehinderung gibt es erste Erfahrungen (vgl. Brattig, 2012, www.gsk-training.de).

Störungsspezifische Sozialtrainings im Bereich der Kinder- und Jugendpsychiatrie sind z. B.:

- „Lars- und Lisa-Programm" bei Depressionen (Pössel u. a., 2004)
- „Training mit sozial unsicheren Kindern" bei Angstsyndromen (Petermann, 2009)
- „Fit for Life – Module und Arbeitsblätter zum Training sozialer Kompetenz für Jugendliche" (Jugert u. a., 2009)
- „Therapieprogramm für Kinder mit aggressivem Verhalten (THAV)"; das THAV wurde entwickelt für die Behandlung von *Kindern* im Alter von 6 bis 12 Jahren mit aggressivem Verhalten besonders gegenüber Gleichaltrigen (Görtz-Dorten/Döpfner, 2010).

Sozialtrainings speziell geeignet für Heilerziehungspflegerinnen und -pfleger
Für die Bereiche Vorschule bzw. Schule:

- „Lubo aus dem All – Programm zur Förderung sozial-emotionaler Kompetenzen" (Hillebrand u. a., 2010)
- „Faustlos": für Schulen und Kindergärten entwickeltes, hochstrukturiertes und wissenschaftlich evaluiertes Gewaltpräventionsprogramm (siehe www.faustlos.de)
- „Locker bleiben": soziales Kompetenztraining für Schüler mit sonderpädagogischem Förderbedarf, handlungsorientierte Methoden zum sozialen Lernen und zur Gewaltprävention, Lebenshilfe Augsburg, abgerufen unter: www.locker-bleiben-online.de [17.04.2013]

Für den Bereich der Menschen mit geistiger Behinderung und Lernbehinderung relevant sind die *Gruppenprogramme zur Förderung Sozialer Kompetenzen, SOKO*, die es beispielsweise in einer speziellen Version für die Zielgruppe der autistischen Menschen gibt (Häußler u. a., 2008) und in einer Version für das Training mit lernbehinderten Jugendlichen (Nestler/Goldbeck, 2009).

Im SOKO Autismus finden sich Ansätze des TEACCH-Programms wieder. „Es handelt sich nicht um einen ausgearbeiteten Trainingskurs in Sozialverhalten, sondern um die individuelle Gestaltung eines Erfahrungsraumes, in dessen Mittelpunkt zwischenmenschliche Begegnungen stehen" (Häußler u. a., 2008, S. 9). Das SOKO Autismus arbeitet in Gruppen, die sich in der Regel alle zwei Wochen treffen; der Betreuungsschlüssel Mitarbeiter – Teilnehmende beträgt 1 : 2. Die Gruppen arbeiten langfristig, teilweise über einen Zeitraum von mehr als einem Jahr (Häußler u. a., 2008, S. 23).

Ebenfalls für Menschen mit Autismus wurde von Aarons und Gitters das *Soziale Training für Kinder und Jugendliche ab drei Jahren* entwickelt (Aarons/Gittens, 2005). Das Training ist auf Kinder mit normalen oder nur wenig eingeschränkten kognitiven Fähigkeiten ausgerichtet. Zielfokus ist eine Verbesserung der grundlegenden sozialen Einschränkung durch die autistische Störung. Das Training besteht aus einem gezielt entwickelten Lernprogramm, in dem zum einen die basalen sozialen Fähigkeiten (z. B. Blickkontakt, zusammen handeln etc.) und zum anderen auch fortgeschrittene soziale Fähigkeiten (z. B. Wahrnehmung von Gefühlen und körpersprachlicher Äußerungen anderer Menschen etc.) in konkrete Übungseinheiten eingebunden sind.

Weiterführende Literatur

Häußler, Anne/Happel, Christina/Tuckermann, Antje/Altgassen, Mareike/Adl-Amini, Katja: SOKO Autismus – Erfahrungsbericht und Praxishilfen, 2. Aufl., Dortmund, Modernes Lernen, 2008.

Hillenbrand, Clemens/Hennemann, Thomas/Hens, Sonja: Lubo aus dem All – Programm zur Förderung sozial-emotionaler Kompetenzen, 2. Aufl., München, Ernst Rheinhardt, 2013.

Nestler, Judith/Goldbeck, Lutz: Soziale Kompetenz: Training für lernbehinderte Jugendliche SOKO, Weinheim, Beltz, 2009.

Schatz, Herbert/Bräutigam, Dorothea: Locker Bleiben. Sozialtraining für Schüler mit sonderpädagogischem Förderbedarf, Dortmund, Borgmann, 2012.

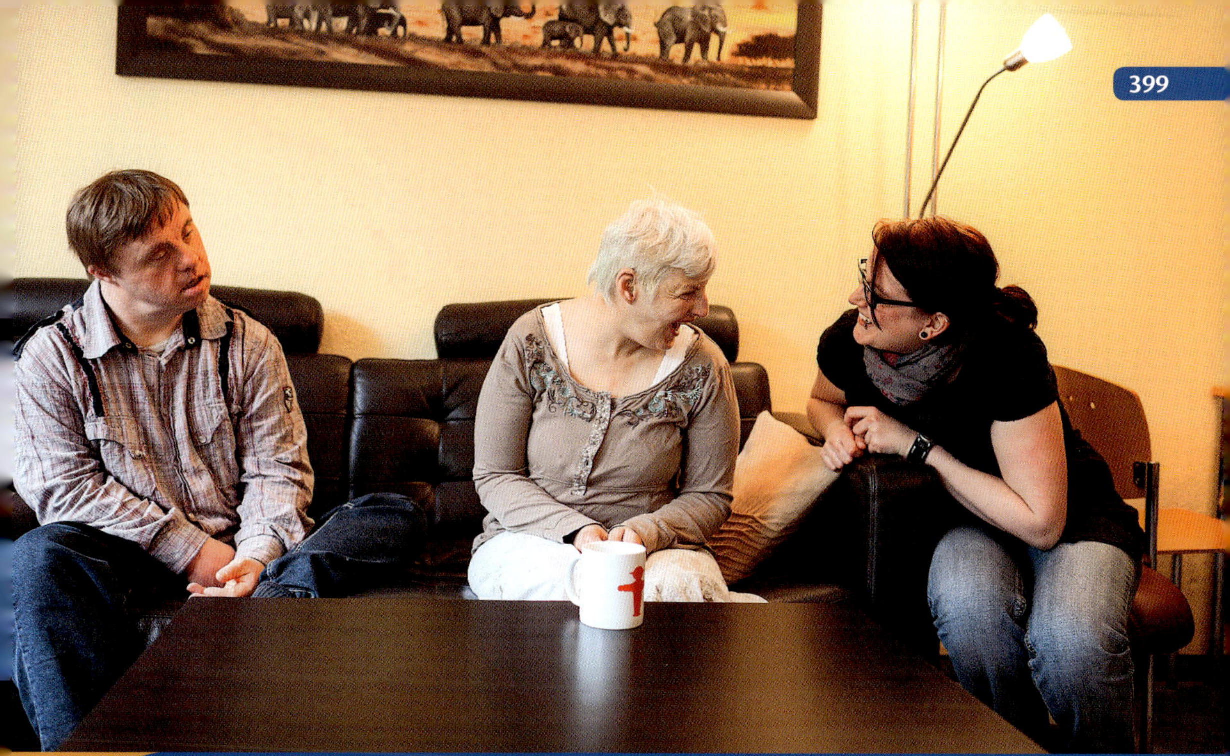

Teil D: Beispiele aus der Praxis

1 Menschen mit einer psychischen Störung

1.1 Maria Kern sucht ihren Vater

Peter Weber, Vivian Keim

Maria Kern ist heute 22 Jahre alt, mittelgroß und leicht adipös. Sie hat lange dunkle Haare und macht insgesamt einen gepflegten Eindruck. Ihre Kleidung ist alters- und situationsentsprechend. Frau Kern hat eine aufrechte Körperhaltung und wirkt dabei oft angespannt. Sie spricht klar und deutlich.

Ihre Eltern hatten sich während des Studiums kennengelernt und waren nicht verheiratet. Der Vater war portugiesischer Herkunft. Er trennte sich von der Mutter, als Maria vier Jahre alt war. Die Mutter heiratete ein zweites Mal und bekam zwei weitere Kinder. Maria schloss die Schule mit dem Realschulabschluss ab. Sie zog nach Hamburg und begann eine Buchhändlerlehre, die sie mit Mühe, aber erfolgreich beendete. Anschließend war sie arbeitslos, reiste nach Portugal, um ihren Vater zu suchen. Ein Jahr später wurde sie dort in eine psychiatrische Klinik eingewiesen. Es wurde folgende Diagnose gestellt: schizophrene Psychose mit einer ausgeprägten paranoid-halluzinatorischen Symptomatik (F20.0).

Frau Kern wurde vor 1,5 Jahren von ihrer Mutter nach Deutschland zurückgeholt. Die portugiesischen Behörden hatten sie vorher darüber informiert, dass ihre Tochter, nachdem man sie obdachlos und in verwahrlostem Zustand aufgegriffen hätte, seit drei Monaten stationär in der Psychiatrie untergebracht sei. Der Besitzer eines Cafés, in dem sie bekannt gewesen sei und wo man ihr für Gelegenheitsarbeiten auch öfter eine Mahlzeit ausgegeben habe, hätte schließlich die Behörden informiert, nachdem er sich zunehmend Sorgen um Frau Kern gemacht hatte.

Sie habe stundenlang dort gesessen und nur vor sich hingestarrt, sei kaum noch ansprechbar gewesen. Aufgetragene Arbeiten erledigte sie gar nicht mehr; man hatte das auch in Zusammenhang mit einer eigentümlichen Haltung des Oberkörpers gebracht, den sie seitlich nach vorn gebeugt hielt. Wenn sie gesprochen hätte, dann völlig unverständlich. Im Krankenhaus gab sie später an, es sei ein alter portugiesischer Dialekt, den auch ihr Vater spreche, sie habe das im Blut. Manchmal habe sie sich unvermittelt auf fremde Männer gestürzt und diese angesprochen, an anderen Tagen hätte sie mit Personen geredet, die gar nicht da waren. Sie sagte, sie sei im Kontakt mit ihren portugiesischen Vorfahren, die sie verstehen würden.

Zurück in Deutschland wird Frau Kern in ihrer Heimatstadt stationär in der Psychiatrie aufgenommen und behandelt. Der fast einjährige Aufenthalt in der Klinik wurde vor 5 Monaten beendet. Bei der Entlassung aus der Klinik wurde ihr ein schizophrenes Residuum F 20.5 diagnostiziert.

Nach ihrer Entlassung zieht sie nach Frankfurt, wo ihre Schwester wohnt. „Irgendwo musste ich doch hin", sagt sie. Sie lebt dort in der Außenwohngruppe eines psychiatrischen Wohnheims (siehe S. 85 ff.) und besucht seit Kurzem eine sozialpsychiatrische Tagesstätte (siehe S. 93 ff.).

1.1.1 Aktuelle Problemstellung

Maria Kern nimmt immer noch relativ hoch dosiert antipsychotisch wirkende Medikamente ein, deren extrapyramidale Nebenwirkungen sie deutlich beeinträchtigen.

Merksatz

Neuroleptika oder Antipsychotika gehören zur Medikamentengruppe der Psychopharmaka und werden primär im Bereich der Behandlung von Psychosen eingesetzt. Sie werden in nieder- und hochpotente Neuroleptika eingeteilt. Die sogenannten niederpotenten Neuroleptika mit ihrer eher geringen antipsychotischen Wirkung werden vorwiegend als sedierendes Mittel bei z. B. Schlafstörungen und Unruhe eingesetzt (z. B. Melleril, Atosil). Die hochpotenten Neuroleptika haben eine deutliche antipsychotische Wirkung und finden Einsatz vorwiegend bei paranoid-halluzinatorischen Syndromen (z. B. Neurocil, Decentan oder Haloperidol). Sie haben eine hemmende Wirkung auf Wahn und Halluzinationen. „Klassische Neuroleptika sind zu einem hohen Prozentsatz durch motorische bzw. extrapyramidale Nebenwirkungen charakterisiert. Dazu gehören das Parkinsonoid, die Frühdyskinesien und die oft irreversiblen Spätdyskinesien" (Rahn/Mahnkopf, 2005, S. 134). Zusätzlich kann es zu Sitzunruhe kommen. Mit der Entwicklung der sogenannten atypischen Neuroleptika in den 1990er-Jahren wird es möglich, eine psychopharmakologische Behandlung durchzuführen, die einerseits ohne die klassischen extrapyramidalen-motorischen Nebenwirkungen auskommt, andererseits aber eine hohe Wirkung auf die kognitiven psychotischen Symptome hat (z. B. Risperdal, Zyprexa, Seroquel und Leponex). Sie werden, obwohl um ein Vielfaches teurer, inzwischen weit häufiger verschrieben. Auch diese neuen Neuroleptika gehen mit teilweise erheblichen Nebenwirkungen einher (siehe dazu www.psychiatrie.de/psychopharmaka/neuroleptika/#c2250 und Kap. 4.6, S. 165 ff.).

Frau Kern leidet immer noch unter psychotischen Restsymptomen, die sie in ihrer Lebensgestaltung stark einschränken.

Die Mitarbeitenden der Tagesstätte berichten, dass sie immer sehr pünktlich ist. Auffallend sind das ständige Reiben von Daumen und Zeigefinger und Dauerbewegungen am Mund (häufiges Öffnen und Schließen). Es ist anzunehmen, dass es sich dabei um Nebenwirkungen des Medikaments handelt. Die Gesten könnten aber auch ein Zeichen einer permanenten Unruhe und Anspannung sein.

Frau Kern beginnt so gut wie nie von sich aus ein Gespräch. Auf Fragen antwortet sie mit kurzen Sätzen, die meist thematisch nicht ganz geordnet sind. Es ist nicht möglich, dauerhaft in einen richtigen Dialog mit ihr zu treten. Sie lässt niemanden wirklich an sich heran. Rückmeldungen hört sie sich zwar an, es bleibt aber unklar, ob sie diese auch wirklich aufnimmt.

Den anderen Teilnehmern begegnet Frau Kern freundlich, aber distanziert. Sie verhält sich im Kontakt eher passiv und wartet, bis jemand anderes die Initiative übernimmt. Ohne Aufforderung erzählt sie kaum persönliche Dinge. Auch zu den Mitarbeitern der Tagesstätte ist sie freundlich. Wenn sie mit einer Aufgabe überfordert ist, geht sie dem Problem aus dem Weg, indem sie beispielsweise den Raum abrupt verlässt. Sie leidet immer wieder unter einer sehr starken Unruhe und muss dann auf und ab gehen. Ihre Bewegungen wirken wenig geschmeidig, das Gangbild erscheint ein wenig steif und plump. Außerdem wird ein deutlich verminderter Antrieb beobachtet. Sie selbst gibt an, morgens lange zu brauchen, bis sie aufstehen kann und in die Gänge kommt.

Frau Kern ist es zurzeit nicht möglich, eine komplexere Tätigkeit selbstständig zu planen und durchzuführen. Nur einfache, sehr deutlich und klar strukturierte Arbeitsanweisungen, wie das Ausräumen der Spülmaschine oder das Decken des Tisches, kann sie bewältigen.

Wenn Frau Kern auf ihre Psychose angesprochen wird, zeigt sich, dass es ihr noch nicht wirklich gelungen ist, einen Bezug zu ihrer Krankheit und Krankheitseinsicht zu entwickeln. Sie betrachtet ihre Psychose als eine „Krankheit", deren Ursache mit bestimmten ungenannten Abläufen in Portugal zu tun hat.

In wenigen Wochen steht eine Hilfeplankonferenz an, in der der Hilfebedarf und die endgültige Finanzierung der Maßnahme besprochen und beschlossen werden sollen. Die für Frau Kern zuständige Bezugspflegerin der Tagesstätte, die Heilerziehungspflegerin Frau Finger, erhält den Auftrag, die Hilfeplankonferenz vorzubereiten.

1.1.2 Biografie

Frau Kerns Eltern trennten sich, als sie vier Jahre alt war. Nach der Trennung des Vaters von der Familie lebten Mutter und Tochter in verschiedenen Wohngemeinschaften, dort immer auch mit anderen Kindern zusammen. Manchmal waren sie auch monatelang im Ausland unterwegs. Frau Kern beschreibt diese Zeit als „teilweise schön und aufregend", kann sich aber auch erinnern, dass es manchmal schlimm für sie war: *„Wissen Sie, dann mussten wir auf dem Spielplatz auf die Eltern warten – aber die kamen nicht und keiner wusste, wo die sind oder wann sie kommen. Und ich hab mich dann verantwortlich gefühlt, weil ich ja die Älteste war, aber ich konnte ja nichts tun, oder?"*

Als Frau Kern eingeschult wurde, bekam ihre Mutter eine zweite Tochter und heiratete den Vater des Kindes. Sie lebten als Familie zusammen, bis die Ehe nach drei Jahren auseinanderging. Aufgrund finanzieller Probleme zog die Mutter mit ihren beiden Töchtern zu ihren Eltern, wo sie unter beengten, aber offensichtlich herzlichen Bedingungen lebten. Frau Kern beschreibt dies als eine schöne Zeit, man habe in dörflicher Gegend gelebt, die Kinder konnten spielen, die Großmutter kochte.

Als Frau Kern 14 Jahre alt ist, heiratet die Mutter erneut und zieht mit den Töchtern zu dem neuen Partner zurück in die Großstadt. Die Umschulung auf das dortige Gymnasium führt zu einer enormen Krise. Sie wiederholt zunächst eine Klasse, kann aber trotzdem den Leistungsstand nicht erreichen und sich kaum an die neuen Mitschüler gewöhnen. Maria Kern fühlt sich sehr fremd, während sich ihre jüngere Schwester sofort und begeistert integrieren kann. *„Ich fand das alles einfach nur öde – mich, die Schule, die anderen und natürlich auch meine Mutter und Fred, den Neuen. Das wurde auch nicht besser, als der Kleene [der kleine Bruder] kam."*

Nachdem sich die schulischen und familiären Probleme häuften, wurde Frau Kern in einem Internat angemeldet, wo sie das Abitur machen sollte. Nach zwei Jahren verließ sie es mit der mittleren Reife.

Anschließend zieht Maria Kern nach Hamburg, wo sie eine Lehre als Buchhändlerin beginnt, und bezieht dort mit einer anderen Frau eine gemeinsame Wohnung. *„In Hamburg hab ich eben einen Ausbildungsplatz bekommen, und die Svea hab ich da gleich kennengelernt, die war auch neu und suchte. So kam das eben. Das war ja eigentlich mein Glück, ehrlich, ohne die hätte ich das alles gar nicht geschafft! Aber die hatte so was Energisches, da hat sie mich immer mitgerissen, mich morgens aus dem Bett getrieben und mit mir gelernt. Die* *war auch sonst so aktiv, hat gleich 'ne Menge Leute kennengelernt, die haben oft als Clique was unternommen. Aber das war nichts für mich; nicht, dass ich die nicht mochte, aber irgendwie war mir das echt zu viel."*

Es gelingt Frau Kern mit Mühe, die Lehre zu beenden. Sie wird aber vom Buchhändler nach der Lehre nicht übernommen. *„Der war nicht wirklich zufrieden mit mir, obwohl er eigentlich ganz nett war. Aber dem war ich wohl nicht verkaufstüchtig genug. Überhaupt war ich eigentlich immer froh, wenn keine Kundschaft kam. So im Lager und mit den Bestellungen, das mochte ich gern, aber die Leute zu beraten – was weiß ich denn, was die lesen wollen?"*

Frau Kern ist nun arbeitslos. Sie bricht den Kontakt zu Familie und Bekannten ab, löst ihren Besitz auf und geht nach Portugal. *„Was sollte ich denn noch in Hamburg? Und zurück in meine Heimatstadt? Nee, ich bin dann nach Portugal, dachte, vielleicht könnte ich ja meinen Vater treffen. Davon hab ich immer geträumt. Bin da durch die Gegend gefahren, viel getrampt, hab mich so durchgeschlagen und geguckt, ob ich meinen Vater irgendwo sehe. Dachte, der muss doch irgendwo sein, bestimmt erkennt er mich."*

1.1.3 Frau Kerns Situation unter der Perspektive des Vulnerabilitäts-Stress-Modells

Nach dem Vulnerabilitäts-Stress-Modell (siehe S. 130) entwickelt sich eine individuelle Vulnerabilität (Verletzbarkeit) aus dem Zusammenwirken von biologischen und psychosozialen Bedingungsfaktoren. Vor diesem Hintergrund kann es unter Stressbedingungen zu einer psychotischen Reaktion kommen.

Wenn man den Blick auf die psychosozialen Bedingungsfaktoren richtet, fällt in Frau Kerns Biografie auf, dass sie seit früher Kindheit mit wenig verlässlichen, unklaren Strukturen konfrontiert war. Angesichts der sich immer wieder verändernden Konstellationen von Lebensgemeinschaften (Wohngemeinschaften, wechselnde Lebenspartner der Mutter) und Wohnorten war es kaum möglich, sichere soziale Bezüge zu erleben. Dies zeigt sich beispielhaft und bezeichnend in der von ihr beschriebenen Szene auf dem Spielplatz: Es ist nicht klar, wann welche Eltern wiederkommen. Auch die neuen Familiengründungen fordern das Kind in starkem Maß, sich immer wieder neu einzulassen und einzustellen – ohne ein hinreichendes Gerüst an Stabilität und Sicherheit. Zwar war die Mutter von Maria Kern eine kontinuierliche Bezugsperson, aber deren unsteter Lebensstil lässt erahnen, dass sie mehr auf der Suche nach der für sie richtigen Lebensform war und damit ihrer Tochter nur wenig Orientierung bieten konnte. In der Zeit der Pubertät (neuer Partner der Mutter, Geburt des kleinen Bruders, Umzug in die Großstadt) zeigen sich erste Schwierigkeiten und führen zum Internatsaufenthalt.

Für biologische Bedingungsfaktoren liegen keine ausdrücklichen Hinweise vor. Hier kann lediglich spekuliert werden, ob es genetische Dispositionen aus der väterlichen Familie gibt.

Insbesondere vor dem Hintergrund der psychosozialen Bedingungen kann man sich leicht vorstellen, dass es für Maria Kern schwer war, eine stabile Identität und damit ein belastbares Fundament für die Lebensbewältigung zu entwickeln. Es resultiert die individuelle Vulnerabilität von Frau Kern. Prämorbide (also vor Ausbruch der Psychose) liegt bei Betroffenen häufig eine spezifische Informationsverarbeitungsstörung vor, die sich insbesondere in der erschwerten Erfassung sozialer Strukturen und Interaktionen äußert (siehe S. 123). Frau Kern beschreibt eindrucksvoll die eigene Zurückhaltung im Vergleich zu ihrer Mitbewohnerin und dass sie selbst lieber im Lager gearbeitet habe als Kunden zu beraten. Damit zeigt sie deutlich, dass sie sich in der Interaktion, in der es darum geht, eine Idee von der anderen Person und deren Erwartung zu bekommen, leicht überfordert sah *(„[...] was weiß ich denn, was die lesen wollen?“)*, während sie sich bei der ordnenden Tätigkeit im Lager sicher fühlte. Nachdem Frau Kern nach der Lehre nicht übernommen wird, verliert sie jegliche Halt gebende Struktur. Sie hat keinen Plan und ist völlig auf sich selbst gestellt.

Nach dem Vulnerabilitäts-Stress-Modell wird eine Psychose dann ausgelöst, wenn eine Person Stress erfährt, der die Vulnerabilitätsgrenze überschreitet, also nicht bewältigt werden kann.

Man kann Frau Kerns Lebens- und Krankheitsgeschichte so deuten, dass sie durch den Verlust von Struktur – den Verlust des Arbeitsplatzes – großem Stress ausgesetzt war. Sie selbst ist nicht in der Lage, diesem Stress mit Bewältigungsstrategien (Coping) zu begegnen, sondern flieht. Ihre Idee auszuwandern, um den Vater zu suchen, ist zum einen eine Flucht aus der belastenden Situation, kann aber auch bereits als erste unrealistische Aktion interpretiert werden. Denn es ist ja völlig unwahrscheinlich, den Vater auf diesem Weg zu finden. Im Zuge der weiteren, vermutlich belastenden Erfahrungen in Portugal kommt es dann zum psychotischen Zusammenbruch (vgl. Wienberg, 2003, S. 31–93).

1.1.4 Teilhabeplanung und Hilfeplankonferenz

Frau Finger, die für Frau Kern zuständige Heilerziehungspflegerin der Tagesstätte, stellt die für die Teilhabeplanung (auf der Basis des ITP Hessen, siehe S. 357 ff.) notwendigen Basisinformationen zusammen.

Merksatz
Der ITP ist kein Ersatz für natürlich notwendige umfangreiche Einschätzungen der bisherigen Lebens- und auch Krankheitsgeschichte. Informationen aus den Akten, beispielweise aus Betreuungssituationen, von Krankenhausaufenthalten, Gutachten oder Familienanamnesen sollten – sofern vorhanden – immer für die Teilhabeplanung hinzugezogen werden.

Frau Finger findet in der Akte der Tagesstätte eine ausführliche Biografie, den kurzen Aufnahmebericht der Tagesstätte und einen Abschlussbericht der psychiatrischen Klinik, inkl. einer Sozial- und Familienanamnese. Nachdem Frau Kern sie von der Schweigepflicht entbunden hat, holt Frau Finger noch Informationen von dem zwischenzeitig zuständigen sozialpsychiatrischen Dienst ein, der diese in einem Kurzbericht zusammenfasst und an die Einrichtung sendet.

Zum ersten Gesprächstermin erscheint Frau Kern sehr aufgeregt. Obwohl schon vorher über den ITP und dessen Zweck informiert wurde, wiederholt Frau Finger eingangs noch einmal, was es mit dem ITP auf sich hat und wie der geplante Ablauf ist.

Da sich Maria Kern nicht so lange konzentrieren kann und ihr Gespräche schwerfallen, hat sich Frau Finger entschlossen, den ITP in mehreren kleinen Schritten und zeitlich kürzeren Terminen zu erarbeiten. Für den ersten Termin haben sie sich Punkt 1 – *Sozialdaten*, Punkt 2 – *Bisherige und aktuelle Behandlungs- und Betreuungssituation* und die Punkte 3–5 *Ziele; Aktuelle Situation und Umweltfaktoren* sowie *Vereinbarte Zielbereiche der Hilfen* vorgenommen.

1 ITP Hessen – Integrierter Teilhabeplan für: Frau/Herrn: Maria Kern

Aktenzeichen LWV:

Neuplanung

für den Zeitraum vom 01.10.2011 bis 31.03.2012

1. Sozialdaten

Nachfragende Person:

Name: Kern	Vorname: Maria
Straße: Wiesenstraße 13a (Außenwohngruppe Wohnheim)	
Postleitzahl: 60594	Wohnort: Frankfurt
Telefon: 069/2345670	
geboren am: 25.02.1991	Geburtsort: Hamburg

Nächste/-r Angehörige/-r (bzw. Nächste Bezugsperson)

Name: Sylvie Kern	Verwandtschaftsstatus: Schwester
Straße: Waldstraße 25	Telefon: 069/1234565
Postleitzahl: 60138	Wohnort: Frankfurt

Wurde ein gesetzlicher Betreuer bestellt oder einer nahestehenden Person Vollmacht erteilt?

☑ nein

ja, und zwar:
☐ gesetzl. Betreuer
☐ Bevollmächtigung

Wenn ja:

Name: | Vorname:

Die Angaben zu den Sozialdaten wurden von Frau Finger schon den Akten der Tagesstätten entnommen und eingefügt, ebenso die bisherigen Behandlungen bzw. Betreuungssituationen.

2. Bisherige und aktuelle Behandlungs- / Betreuungssituation

In den letzten 6 Monaten in Anspruch genommene Leistungen:
Krankenkassenleistung für die psychiatrische Krankenhausbehandlung
Grundsicherung

Gewohnt mit wem?:
In Klinik, dann kurz bei der Schwester und aktuell in einer Außenwohngruppe eines psychiatrischen Wohnheimes

Gab es bisher über Familien bzw. Einrichtungen hinausgehende Abstimmungen bzgl. Situationseinschätzung, Ziele, Vorgehen?
☐ ja ☑ nein

Wenn ja, folgende Dienste / Einrichtungen waren beteiligt:

Die Abstimmung erfolgte (ggf. mehrfach ankreuzen):
☐ schriftlich ☐ mündlich

wo:

Häufigkeit der einrichtungs-/dienstübergreifenden Abstimmung, Stichworte zu Absprachen:

War eine koordinierende Stelle / Person für die Teilhabeplanung benannt?
☐ ja ☐ nein

Wenn ja, folgende Stelle/Person:

Vorrangige Behinderung:
☐ körperliche Behinderung
☐ geistige Behinderung
☑ seelische Behinderung
☐ Suchterkrankung

Zusätzliche begleitende Behinderung:
☐ körperliche Behinderung
☐ geistige Behinderung
☐ seelische Behinderung
☐ Suchterkrankung

ggf. Erläuterungen:

☑ noch kein sozialmedizinisches Gutachten vorhanden

(Landeswohlfahrtsverband Hessen (LWV))

Im Gespräch werden diese Daten noch einmal zusammen mit Frau Kern überprüft und teilweise ergänzt. Mit Frau Kern wird vereinbart, dass der ITP vorerst für ein halbes Jahr gelten soll. Frau Finger betont an dieser Stelle, dass die Planungen keine absoluten Festlegungen sind, sondern immer wieder auch diskutier- und veränderbar sind.

Mit dem Punkt 3 des ITP, *Ziele von Frau Kern*, beginnt die eigentliche Teilhabeplanung.

Zum Thema Wohnsituation macht Frau Kern deutlich, dass sie im Planungszeitraum wahrscheinlich nicht aus der Wohngruppe ausziehen wird, dies allerdings langfristig ein klares Ziel für sie ist. Frau Kern ist zwar momentan arbeitslos, ihre aktuelle Tagesstruktur ist durch den Besuch der Tagesstätte jedoch klar geregelt. Sie glaubt nicht, dass sie im nächsten halben Jahr eine Arbeit aufnehmen kann. Langfristig kann sie sich aber durchaus eine Teilzeittätigkeit auf dem ersten Arbeitsmarkt vorstellen.

3. Ziele von Herrn/Frau Maria Kem

Frau Kern möchte wieder im Buchhandel im Lager arbeiten

Bitte auswählen:

	Wohnsituation	Arbeitssituation/Tagesstruktur
Aktueller Stand	Wohnen in einer Einrichtung - Kleingruppe	Arbeitslos
Veränderungen im Planungszeitraum	Wohnen in einer Einrichtung - Kleingruppe	häusliche oder andere Beschäftigung
Langfristig geplante Veränderungen	selbstständiges Wohnen - allein	Teilzeittätigkeit - 1. Arbeitsmarkt

Im Gespräch zur aktuellen Situation und den Umweltfaktoren berichtet Frau Kern, dass sie sich noch sehr fremd in der Stadt fühlt, nur ab und zu ihre Schwester besucht und in der Wohngruppe noch keinen richtigen Kontakt gefunden habe.

Als aktuelle Probleme nennt Frau Kern zum einen ihre desolate finanzielle Situation, die aber wegen ihres Wohnheimaufenthalts keine große Rolle spielt. Zum anderen nimmt sie ihre Konzentrationsprobleme und Schlappheit (Restsymptome der Schizophrenie) deutlich als Einschränkung ihrer Lebensqualität wahr. Frau Finger fügt in Absprache mit ihrem Team noch Frau Kerns fehlende Krankheitseinsicht, Compliance und die Zurückgezogenheit hinzu. Diese Aspekte sind für Frau Kern nicht wahrnehmbar und im Gespräch auch nicht so recht nachvollziehbar. Sie hat aber auch nichts dagegen, dass Frau Finger dies in den ITP aufnimmt. Frau Kern erlebt die Wohngruppe und die Tagesstätte als hilfreiche Unterstützung. Ebenso kann sie die psychopharmakologische Behandlung akzeptieren, obwohl sie immer wieder mit starken Nebenwirkungen zu tun hat. Natürlich ist der Kontakt zur Schwester ebenfalls eine große Unterstützung. Vom Team wird noch die unklare familiäre Gesamtsituation als Problembereich benannt, da kein Kontakt mehr zur Mutter besteht.

4. Stichworte zur aktuellen Situation/ Umweltfaktoren

a) Übergreifende persönliche Situation:

Ist neu in der Stadt, hat nur die Schwester als Kontaktperson, lebt in einer betreuten Wohngruppe, ist zur Zeit noch sehr zurückgezogen und nimmt kaum Kontakt auf.

Bei Überforderungen geht sie dem Problem aus dem Weg, indem sie bspw. den Raum abrupt verlässt, sie kann nur einfache sehr deutlich und klar strukturierte Arbeitsanweisungen bewältigen.

b) Aktuelle Probleme der Teilhabe

Aus den Bereichen: Biografische Faktoren, Lebenssituation, sozioökonomischer Status, körperliche/ psychische Faktoren, Lebensstil, Einstellung zu Gesundheit/Krankheit, soziale Kompetenz und soziales Wohlbefinden.

- unklare familiäre Situation (Patchworkfamilie);
- lebt von Grundsicherung;
- kann keine Beziehung zu ihrer Krankheit herstellen und zeigt keine Krankheitseinsicht, beginnt so gut wie nie von sich aus ein Gespräch, lässt niemanden wirklich dicht an sich heran, verhält sich aber freundlich;
- Restsymptomatik der Schizophrenie (verlangsamtes Denken, eingeschränkter Antrieb, Konzentrationsprobleme und Auffassungs schwierigkeiten

(Landeswohlfahrtsverband Hessen (LWV))

Nun unterbricht Frau Finger das Gespräch für eine kleine Pause von 15 Minuten. Anschließend ist Frau Kern wieder besser konzentriert und kann die Fragestellungen zu möglichen eigenen Zielbereichen bearbeiten. Es ist für sie sehr wichtig, irgendwann wieder in einer eigenen Wohnung zu leben. Beim Thema Arbeit ist außerdem immer noch der Buchhandel ihre Perspektive. Sie hat sich überlegt, nicht mehr im Kundengeschäft tätig sein zu wollen, sondern dass eher eine Lagertätigkeit in Teilzeit infrage kommt. Beides sieht sie als längerfristige Ziele an, sodass aktuell eine eigenständigere Lebensführung und eine Bewältigung der Anforderungen in der Tagesstätte von ihr angestrebt werden (Indikatoren).

Konkret kann Frau Kern sich vorstellen, zukünftig in der Wohngruppe mehr hauswirtschaftliche Arbeiten und auch das Reinigen ihres Zimmers und das Waschen ihrer Kleidung zu übernehmen.

Der offensichtliche Schwerpunkt ihrer Ziele liegt aber in der Arbeit. Bei diesem Thema ist Frau Kern im Gespräch sehr interessiert und fragt viel über Möglichkeiten nach. Sie kann sich gut vorstellen, dass sie, um sich auf eine Arbeit im Buchhandel vorzubereiten, auch in der Tagesstätte regelmäßige Arbeitsaufträge übernimmt. So wäre es für sie denkbar, an drei Tagen in der Woche im Kiosk-Beschäftigungsprojekt der Tagesstätte mitzuarbeiten (Indikator). Nach insgesamt 90 Minuten ist das erste Gespräch beendet. Sonst ist Frau Kern ja nicht sehr gesprächig, heute hat sie aber die gesamte Zeit sehr gut mitgearbeitet. Sie sagt, sie fühle sich zwar ein wenig erschöpft, sei aber insgesamt zufrieden. Es scheint sie zu beleben, über ihre Perspektiven und Ziele nachzudenken und zu reden.

Die im ITP nun folgenden Punkte 6 – *Personenbezogene Ressourcen*, 7 – *Fähigkeiten und Beeinträchtigungen*, 8 – *Vorhandene und zu aktivierende Hilfen im Umfeld* und 9 – *Art der erforderlichen professionellen Hilfen* wurden innerhalb der letzten Teamsitzung in der Tagesstätte ausführlich besprochen und die Ergebnisse wurden von Frau Finger in den Bogen eingearbeitet.

5. Vereinbarte Zielbereiche der Hilfen:

Bitte einen Zielbereich auswählen und in dem Textfeld stichwortartig jeweils ein konkretes Ziel und einen konkreten Indikator für das jeweilige Ziel eintragen:

a) Übergreifende persönliche Ziele:

Ziel: Frau Kern lebt in einer eigenen Wohnung und kann die alltägliche Lebensführung selbstständig übernehmen.
Indikator: Frau Kern benötigt in der Lebensführung keine Hilfe, erkennt anfallende Arbeiten und erledigt diese selbstständig.
Ziel: Frau Kern arbeitet im Buchhandel im Lager.
Indikator: Frau Kern bewältigt die Anforderungen in der Tagesstätte erfolgreich.

b) Selbstversorgung/Wohnen:

Ziel: Frau Kern ist in der Wohngruppe für konkrete hauswirtschaftliche Aufgaben zuständig.
Indikator: Frau Kern übernimmt zweimal pro Woche den Einkauf für das Abendessen und dessen Zubereitung.
Ziel: Frau Kern übernimmt die Reinigung ihres Zimmers und das Waschen ihrer Kleidung selbst.
Indikator: Frau Kern erstellt sich einen Plan, an welchem Wochentag sie die Reinigung und das Waschen durchführt.

(Landeswohlfahrtsverband Hessen (LWV))

Wesentlich erscheint dem Team, dass Frau Kern mit dem Realschulabschluss und der abgeschlossenen Buchhändlerlehre gute Voraussetzungen für einen beruflichen Wiedereinstieg mitbringt. Die Tatsache, dass Frau Kern in ihrer Vergangenheit schon früh selbstständig war und Verantwortung für sich übernommen hat, wird sich heute bestimmt auch förderlich auf die gewünschte selbstständige Lebensführung auswirken, so die Einschätzung des Teams.

6. Personenbezogene Ressourcen Stichworte zu den angegebenen Fähigkeiten der Person und/oder im Umfeld zur Kompensation/Bewältigung/Stabilisierung:	- Realschulabschluss und abgeschlossene Buchhändlerlehre: fördert das Ziel zum Wiedereinstieg in den Beruf; - Selbstständiges Handeln und Verantwortung schon in der Vergangenheit/Kindheit: fördert das Ziel der selbstständigen Lebensführung und des Wiedereinstiegs in den Beruf

(Landeswohlfahrtsverband Hessen (LWV))

Aus den bisherigen Erfahrungen in der Zusammenarbeit mit Frau Kern stehen im Wesentlichen die Restsymptome der Schizophrenie als Beeinträchtigungen im Vordergrund. Im Bereich der sensorischen Funktionen, der Mobilität und der Hygiene bestehen keine Schwierigkeiten.

7. Fähigkeiten und Beeinträchtigungen

Erläuterungen

–	keine Beeinträchtigung
•	leichte Ausprägung
••	mäßig ausgeprägte Beeinträchtigung
•••	erheblich ausgeprägte Beeinträchtigung
••••	voll ausgeprägte Beeinträchtigung
Ø	nicht spezifiziert/nicht anwendbar

☑ **Fähigkeiten**

1. Fähigkeiten (☑) oder Beeinträchtigungen der Teilhabe durch die chronische Erkrankung/Behinderung (ICF)

Fähigkeit			Bewertung
☐	a)	Antrieb (b130 ff)	••
☐	b)	Psychische Stabilität (b 1263)	••
☐	c)	Emotionales Erleben (b 152)	••
☐	d)	Inhalt und Kontrolle des Denkens (b 160 ff)	••
	e)	Drang nach Suchtmitteln (b 1303)	–
☐	f)	Impulskontrolle (Selbst-/Fremdschädigung) (b 1304)	–
☐	g)	Funktionen des Gehens (b 770)	•
☐	h)	Feinmotorischer Handgebrauch (d 440)	–
☑	i)	Orientierung räumlich/zeitlich (b 114)	–
☑	j)	Funktion des Sehens (b 210)	–
☑	k)	Funktion des Hörens (b 230)	–
☑	l)	Artikulation und Sprechen (b 320, b 167)	–
	m)	Beeinträchtigung Körperfunktionen	
☐	n)	Höhere kognitive Funktionen (b 164)	•••
☐	o)	Aufmerksamkeit (b 140)	•••
☐	p)	Gedächtnis (b 144)	••
☑	q)	Lesen und Schreiben (d 166, d 170)	–
☑	r)	Rechnen, Zahlenverständnis (d 172)	–

(Landeswohlfahrtsverband Hessen (LWV))

Im Umfeld von Frau Kern könnte einzig die Schwester als Hilfe aktiviert werden. Für das Team ist klar, dass für Frau Kern gezielte Anleitung und Rückmeldungen nötig sind. Durch die noch deutlich vorhandene und einschränkende Restsymptomatik werden auch begleitende und übende Unterstützungsstrukturen notwendig sein.

Zwei Tage später findet das zweite Gespräch statt. Heute geht es im Wesentlichen um das von Frau Kern als primären Zielbereich festgelegte Gebiet der Arbeit. Im ITP findet sich dazu unter Punkt 10 *Klärung des Bedarfs im Bereich Arbeit/ Beschäftigung/Tagesstruktur* eine Liste mit Fragen.

Zu Beginn wurden von Frau Finger die Formulierungen aus der ersten Besprechung zum vereinbarten Zielbereich *Arbeit, Beschäftigung und Tagesstruktur* und den vorhandenen Ressourcen noch einmal vergegenwärtigt. Danach schildert Frau Kern ihre aktuelle Situation in der Tagesstätte. Sie berichtet, dass sie schwierigen und komplizierten Aufgaben nicht gewachsen sei. Immer wenn etwas nicht gleich gelinge, wolle sie sofort alles hinschmeißen. In der Arbeitssituation und vor allem in den Pausen sei sie immer noch sehr alleine, habe Skrupel, auf andere zuzugehen. *„Was soll ich denn da reden?“*, fragt sie.

9. Art der erforderlichen professionellen Hilfen

–	keine Hilfe erfordarlich
•	Information, Orientierung, Anleitung
••	Erschließung von Hilfan im Umfeld/Kompensation
•••	individuelle Planung, Beobachtung, Anleitung und Rückmeldung
••••	begleitende, übende Unterstützung
•••••	regelmäßige, individualle Hilfe

Bezogen auf die Beeinträchtigungen/ Gefährdungen der-Teilhabe durch die chronische Erkrankung/ Behinderung

•••
•••
•••
•••

–
•
–
–
–
–
–

••••
••••
••••
–
–

(Landeswohlfahrtsverband Hessen (LWV))

Es ist für sie klar, dass sie zurzeit noch eine beschützte tagesstrukturierende Situation braucht. Gemeinsam mit Frau Finger bespricht Frau Kern ihre konkret auf die Arbeitssituation bezogenen vorhandenen Fähigkeiten und Beeinträchtigungen und trägt die Einschätzungen in den Bogen ein.

e) Fähigkeiten (☑) und Beeinträchtigungen

☑	Hilfe	Fähigkeit/Beeinträchtigung	☑	Hilfe	Fähigkeit/Beeinträchtigung
✓	–	Transportmittel benutzen (d 470)		••	Einzelaufgaben übernehmen (d 210)
	•••	Vorbereitung auf Erwerbstätigkeit (d 840)		•••	Mehrfachaufgaben übernehmen (d 220)
	•••	Anforderungen des Arbeitsplatzes erfüllen (d 845 ff)		••	Tägliche Routine durchführen (d 230)
	••	Antrieb (b 130 ff)		•••	Mit Stress und psych. Anforderungen umgehen können (d 240)
	•••	Aufmerksamkeit (b 140)		•••	Entscheidungen treffen (d 177)
	–	Feinmotorischer Handgebrauch (d 440)		••	Gegenstände tragen, bewegen, handhaben (d 430)

(Landeswohlfahrtsverband Hessen (LWV))

Für den Planungszeitraum wird Frau Kern innerhalb der Tagesstätte ihre Belastungsfähigkeit ausbauen. Nach dem halben Jahr kommt eventuell ein Praktikum in einer Buchhandlung infrage.

Als Unterstützung könnte die Schwester von Frau Kern einbezogen werden, indem sie sich wöchentlich am Samstag treffen. Abschließend wird das konkrete Vorgehen besprochen und formuliert. Frau Kern wird in den Arbeitsablauf des Kiosk-Beschäftigungsprojekts eingebunden. Zu Beginn könnte sie an drei Tagen vorerst assistierend tätig sein. In der Folge sollte sie dann einzelne Aufgaben selbst übernehmen und schließlich komplett verantwortlich sein.

Die konkreten Anforderungen werden in einem Gespräch zwischen der für das Kiosk-Beschäftigungsprojekt zuständigen Ergotherapeutin, Frau Kern und Frau Finger abgestimmt und der Ablauf besprochen. Um genauere Kenntnisse über die bisherigen Arbeitserfahrungen von Frau Kern zu erlangen, erstellt die Ergotherapeutin mit ihr eine Arbeits- und Berufsanamnese.

h) Vorgehen

Gespräche zu Zielabsprachen mit Frau Kern in der Tagesstätte. Frau Kern wird in den Arbeitsablauf des Kiosk-Beschäftigungsprojektes der TS eingebunden. Zu Beginn könnte sie assistierend tätig sein, um dann einzelne Teile selbst zu übernehmen und dann schlißlich komplett verantwortlichzu sein.
Absprache mit der Ergotherapeutin, die Anforderungen an Arbeit mit Frau Kern gezielt zu bestimmen und den Ablauf zu besprechen.
Erstellung einer Arbeits- und Berufsanamnese durch die Ergotherapeutin.

(Landeswohlfahrtsverband Hessen (LWV))

Damit endet das zweite Gespräch mit Frau Kern. Wieder ist sie nach gut 60 Minuten etwas erschöpft, aber auch zufrieden. Frau Finger teilt ihr abschließend mit, dass nun das Team der Tagesstätte und das Team der Wohngruppe sich absprechen, wie sie Frau Kern gut unterstützen können. Die Ergebnisse sollen dann in einem dritten und abschließenden Gespräch gemeinsam besprochen und beschlossen werden.

Seite 5 ITP Hessen – Integrierter Teilhabeplan für: *Frau/ Herrn* Maria Kern

Aktenzeichen LWV:

11. Vorgehen in Bezug auf die Bereiche: Angeben, ob Einzelangebot oder Gruppenangebot	**12. Zeitlicher Umfang und Erbringung durch** Benennung: Einrichtung/Dienst/Mitarbeiter/ Umfeldhilfen, Angabe in Minuten pro Woche. Bereiche Wohnen/Freizeit bzw. Arbeit/ Tagesstruktur angeben
a) übergreifende persönliche Ziele inklusive Koordination	a)
Kontakte zur Schwester herstellen, zum Gespräch einladen, mit Frau Kern das Gespräch vorbereiten;	Schwester, Heilerziehungspflegerin (Tagesstätte, Bezugspflegerin): 1 x 45 Min.
Kontakt zum behandelnden Psychiater wegen den Nebenwirkungen;	Wohnheim, Nervenarzt
Teilnahme am Gruppenangebot Sozialtraining und am Psychoedukationsprogramm;	Sozialpädagoge (Tagesstätte): wöchentlich 120 Min.
Teilnahme am Psychoedukationsprogramm im Wohnheim;	Sozialarbeiterin (Wohnheim): 90 Min. wöchentlich
Teilnahme am kognitiven Training "Cogpack" der Tagesstätte	Ergotherapeut (Tagesstätte): 3 x wöchentlich 45 Min.
b) Selbstversorgung/Wohnen	b)
Wohnheim: Gespräch über Struktur zur Erledigung der hauswirtschaftlichen Aufgaben Betreuung beim Abendessen bereiten (Kleingruppe 3 Bewohner)	Wohnheim-HEP (Bezugspflege): 2 x wöchentlich 60 Min.
Gemeinsame Planung der Zimmerreinigung, des Wäschewaschens und Nachbesprechung	1 x 60 Min. In der regelhaften Besprechung nachfragen 2–3 x wöchentlich 10 Min.
c) Arbeit/Beschäftigung/Tagesstruktur	c)
Gespräche zu Zielabsprachen mit Frau Kern in der Tagesstätte. Frau Kern wird in den Arbeitsablauf des Kiosk-Beschäftigungsprojektes der TS eingebunden. Zu Beginn assistiert sie, um dann einzelne Teile selbst zu übernehmen und dann schließlich komplett verantwortlich zu sein.	Heilerziehungspflegerin (Tagesstätte): vorerst 3 x wöchentlich 45 Min., dann 5 x wöchentlich.
Absprache mit der Ergotherapeutin, die Anforderungen an Arbeit mit Frau Kern gezielt zu bestimmen und den Ablauf zu besprechen. Erstellung einer Arbeits- und Berufsanamnese durch die Ergotherapeutin.	Ergotherapeut (Tagesstätte): 2 x 45 Min. 1 x 90 Min.
d) Freizeit/Persönliche Interessen/Teilhabe am gesellschaftlichen Leben	d)
Teilnahme an den regelmäßigen Freizeitaktivitäten der TS (Gruppe 12–18 TN)	Heilerziehungspflegerin (Tagesstätte): 1x wöchentlich 2–5 Std.
Gespräch über Möglichkeiten der Freizeitgestaltung und Durchführung eines Interessenchecks	Heilerziehungspflegerin (Tagesstätte): 2 x 45 Min.
Gemeinsames Gespräch mit der Schwester zum Thema der Unterstützung bei möglichen Freizeitaktivitäten	Heilerziehungspflegerin (Tagesstätte): 1 x 45 Min.
e) kompensatorische Leistungen der Grundpflege	e)
☐ Nachtwache ☐ Bereitschaftsdienste nachts	

Bitte Zusatzblatt benutzen, falls mehr Platz benötigt wird.

LWV Hessen: Integrierter Teilhabeplan-Stand 10-2010 Version 2.1

(Landeswohlfahrtsverband Hessen (LWV))

In den Teams werden nun alle relevanten Inhalte zu Punkt 11 – *Vorgehen in Bezug auf die Bereiche* festgelegt und unter Punkt 12 – *Zeitlicher Aufwand und Erbringung durch …* die dazu notwendigen Zeiten festgelegt und beides in den ITP eingetragen.

Anhand der Angaben planen die Teams der Tagesstätte und der Wohngruppe nun die konkrete Umsetzung im jeweiligen Tages- und Wochenablauf.

Im dritten und abschließenden Gespräch werden noch einmal die bisherigen Ergebnisse von Frau Finger im Überblick thematisiert und die in den Teams überlegten Vorgehensweisen vorgestellt. Dabei wird deutlich, dass im Prinzip alle Aussagen, die sich auf die schizophrene Restsymptomatik beziehen, von Frau Kern kritisch betrachtet werden. Sie kann als Beispiel zwar ihre Konzentrationsprobleme benennen, tut dies aber ab und verharmlost diese. „Das wird schon wieder“, sagt sie. Im Gespräch vereinbaren Frau Finger und Frau Kern, dass diese Problembereiche Thema in den zweiwöchentlichen Reflexionsgesprächen sein werden, ohne dass der Bezug zur Erkrankung in den Vordergrund gestellt wird. Trotz ihrer doch sehr abwehrenden Haltung ist Frau Kern aber interessiert, das Angebot der übergreifenden Psychoedukation im Wohnheim kennenzulernen. Frau Kern verabredet mit der zuständigen Sozialarbeiterin einen Informationstermin. Diese Vereinbarung wird auch noch im ITP aufgenommen unter dem Punkt *Ggf. abweichende Sichtweisen in Bezug auf aktuelle Situation, Ziele, Bedarf und Hilfen beschreiben, Kompromissbildung skizzieren.*

Weiterführende Literatur

Wienberg, Günther/Walther, Christoph/Berg, Michaela: PEGASUS. Psychoedukative Gruppenarbeit mit schizophren und schizoaffektiv erkrankten Menschen, 6. Aufl., Köln, Psychiatrie Verlag, 2013.

2 Menschen mit geistiger Behinderung und einer psychischen Störung

2.1 Frau Renken ist nicht mehr orientiert

Vivian Keim, Peter Weber

Susanne Renken ist 48 Jahre alt. Sie wurde mit einer Trisomie 21 geboren, die eine geistige Behinderung zur Folge hat. Darüber hinaus wurde aktuell ein demenzieller Abbauprozess diagnostiziert. Bis zu ihrem 36. Lebensjahr lebte sie mit ihrer Mutter zusammen und zog dann in eine Wohngruppe für Menschen mit einer geistigen Behinderung, in der sie bis heute lebt.

Frau Holler ist Heilerziehungspflegerin und für Frau Renken als Bezugspflegerin in der Wohngruppe zuständig. Weil sich Frau Renken momentan mit dem Zusammenleben in der Wohngruppe sehr schwertut, stellt Frau Holler sie der Psychologin der Einrichtung, Frau Johannsen, vor.

Frau Renken ist eine kleine, deutlich übergewichtige Frau. Sie hat kurze, graue Haare, ist zweckmäßig gekleidet und zeigt die äußeren Merkmale der Trisomie 21. Während sie äußerlich eher älter und etwas kraftlos wirkt, stehen ihre sehr wachen und freundlichen Augen hierzu fast im Gegensatz und strahlen Vitalität aus. Ihr linker Arm ist durch eine leichte Spastik in der Bewegung eingeschränkt.

Als Frau Johannsen sie in der Wohngruppe besucht, hat Frau Renken keine Probleme, ihr Zimmer zu zeigen. Sie begrüßt Frau Johannsen mit Händedruck und Handkuss, setzt sich dann in ihren Sessel und beobachtet. Als sie gebeten wird, ihre elektrische Orgel anzustellen, blickt sie sich suchend nach Frau Holler um, reagiert aber sonst nicht.

Während des folgenden Gesprächs im Tagesraum wendet Frau Renken sich wiederholt umarmend und küssend der Heilerziehungspflegerin zu, die neben ihr sitzt. Gleichzeitig scheint sie das Gespräch aber aufmerksam zu verfolgen. Fragen beantwortet sie manchmal leise oder fordert Frau Holler mit Blicken auf, für sie zu antworten.

Insgesamt entsteht bei Frau Johannsen der widersprüchliche Eindruck einer zugewandten, aber gleichzeitig zurückgezogenen Frau.

Merksatz
Bei Demenz handelt es sich um degenerative Veränderungen im Gehirn, die mit einem Verlust von Fähigkeiten einhergeht. Der Abbauprozess ist charakterisiert durch den Verlust von Gedächtnis und intellektuellen Fähigkeiten, Orientierungsstörungen, Urteilsschwäche und Persönlichkeitsveränderungen. Im Vordergrund stehen Störungen der kognitiven Funktionen, die sich insbesondere im Nachlassen der Merkfähigkeit zeigen. Dabei ist zunächst vornehmlich das Kurz-, später auch das Langzeitgedächtnis betroffen.
Die Orientierungsfähigkeit ist in allen Dimensionen massiv erschwert, nämlich zur Zeit (Was für ein Tag ist heute, welche Tageszeit?), zum Raum (Wo bin ich?) und zur Person (Informationen zur eigenen Person, z. B. Name, Geburtstag und -ort gehen verloren). Die Orientierungsstörungen treten meist in der genannten Reihenfolge auf. Die Beeinträchtigung intellektueller Fähigkeiten kann sich in der Einschränkung von Sprachvermögen und -verständnis, aber auch in Störungen beim Lesen, Schreiben und Rechnen zeigen. Möglich sind auch sogenannte Apraxien, die sich darin äußern, dass bestimmte komplexe Handlungsabläufe (z. B. sich anziehen, stricken) nicht mehr vollzogen werden können (siehe S. 266 f.).

2.1.1 Aktuelle Problemstellung

Seit Beginn des Jahres wurde von den Mitarbeitenden der Wohngruppe ein starkes Nachlassen ihrer Leistungsfähigkeit beobachtet. Beim Lesen und Schreiben, aber auch beim An- und Ausziehen benötigte Frau Renken jetzt intensive Hilfe. Immer häufiger war sie zeitlich desorientiert, äußert z. B. am späten Abend den Wunsch, die Wohngruppe zu verlassen, kann aber nur selten ein Ziel benennen. In der Nacht ist sie oft unruhig, kann nicht mehr durchschlafen. Aus der Werkstatt wurde berichtet, dass es zunehmend schwieriger werde, ihr eine Arbeit zuzuweisen, die sie auch bewältigen kann. Vom behandelnden Psychiater wurde schließlich eine Demenz diagnostiziert.

Vor drei Monaten gab Frau Renken ihre Tätigkeit in der WfbM auf und wechselte in die nahe gelegene Tagesförderstätte. Hier wird sie zwar noch als zurückhaltend, aber auch aufgeschlossen und erreichbar erlebt, wenngleich auch hier die Anforderungen von ihr nur bedingt bewältigt werden können. Ein Förderschwerpunkt lässt sich zurzeit nicht festlegen. Für den Herbst ist ein Umzug der gesamten Wohngruppe in neu errichtete Häuser auf demselben Gelände geplant. Die Mitarbeitenden der Wohngruppe befürchten, dass für Frau Renken mit dieser Veränderung große Probleme entstehen werden.

Aus diesem Grund wird ein entwicklungspsychologisches Gutachten erstellt mit dem Ziel, Frau Renken besser verstehen und begleiten zu können.

2.1.2 Biografie

Über die Kindheit und Jugend von Susanne Renken liegen kaum Informationen vor, lediglich einige Angaben ihres Cousins, der bis heute auch ihr gesetzlicher Betreuer ist. Bis zur Einschulung habe die Mutter mit Susanne in einer Kleinstadt gelebt und sei dann in eine Großstadt gezogen. Damit wollte sie ihrer Tochter eine bessere Förderung ermöglichen, aber wohl auch sozialen Schwierigkeiten als alleinerziehende Mutter eines behinderten Kindes entgehen. Mit der weiteren Verwandtschaft gab es einen guten Zusammenhalt und die Mutter engagierte sich sehr für ihre Tochter; die beiden schienen sehr verbunden. Frau Renken besuchte eine Schule für geistig Behinderte und arbeitete ab 1985 in einer WfbM. Dort wurde sie als „tüchtig und pflichtbewusst" eingeschätzt.

Als Susanne Renken etwa Mitte 30 war, besuchte sie die Werkstatt jedoch recht unregelmäßig, schließlich gar nicht mehr. Eine Nachbarin und der Cousin bemerkten einen zunehmend desolaten Zustand der Mutter, versuchten diesen über längere Zeit zu kompensieren, indem sie sich um die beiden Frauen kümmerten. Schließlich entschieden sie gemeinsam, dass Mutter und Tochter professionelle Hilfe bräuchten. Es gelang ihnen, in räumlicher Nähe sowohl einen Platz in einem Altenheim für die Mutter als auch einen Wohnplatz in einer Behinderteneinrichtung für Frau Renken zu finden. Seit diesem Zeitpunkt hatte Susanne Renken keinen Kontakt mehr zur Mutter. Unklar ist, von wem dies ausging.

Frau Holler erinnert sich, dass Frau Renken etwa ein halbes Jahr benötigt habe, um sich in der Wohngruppe einzuleben. Sobald Anforderungen an sie gestellt wurden, habe sie sich am Anfang ganz verschlossen. Nur beiläufig erwähne sie, was sie wirklich wolle. Häufig schreibe sie etwas in großen Druckbuchstaben auf, statt es zu verbalisieren, z. B. ihre Wünsche für den Geburtstag (einen CD-Player, Bücher).

Ein Versuch der Wiedereingliederung in die WfbM scheiterte zunächst. Dann fand Frau Renken aber einen Arbeitsplatz in der Waschküche des Wohnhauses, wo sie sich in dem kleinen, überschaubaren Arbeitsbereich offensichtlich wohlfühlte und aktiv mitarbeitete. Zu ihrem Geburtstag habe sie sogar alle Kolleginnen eingeladen; mit einer Mitbewohnerin der Nachbargruppe traf sie sich gelegentlich zum Kaffeetrinken.

Aus den Berichten geht hervor, dass Frau Renken im darauffolgenden Jahr gern an Unternehmungen teilnahm, einmal wöchentlich in den Sportverein ging und sich mit Musikhören, Handarbeiten oder Lesen von Tageszeitungen beschäftige.

Im Kontakt zu den Mitbewohnern sei sie eher zurückhaltend, zu den Mitarbeitenden teilweise sehr herzlich. Sie spreche allerdings wenig, am ehesten in Einzelsituationen mit einem Mitarbeiter. Bei ihren Aufgaben wurde sie als sehr pflichtbewusst erlebt, auch helfe sie gern und geschickt beim Kochen. Der Cousin telefoniert regelmäßig mit ihr und besucht sie mehrmals im Jahr.

Als Susanne Renken 40 Jahre alt war, verstarb ihre Mutter. Der Cousin berichtet, dass sie nach der Trennung von ihrer Mutter nie wieder nach ihr gefragt hätte und auch auf den Tod fast teilnahmslos reagierte. Er erlebte sie in dieser Zeit insgesamt als in sich eingekapselt.

Nachdem die Hauswirtschaft in der Wohngruppe geschlossen wurde, wechselte Frau Renken in die WfbM, zunächst in eine Gemüseputzgruppe, dann in eine Gruppe für Verpackungen. Das sich aus ihrem Einkommen ergebende Taschengeld verwaltete sie mit geringer Hilfe selbstständig. Vor etwa zehn Jahren wurde bei Frau Renken eine Schilddrüsenunterfunktion festgestellt und medikamentös eingestellt. Insgesamt wurde in der letzten Zeit ein starker Rückzug mit zunehmender Sprachverarmung beobachtet. Da Frau Renken immer schon Interesse und Freude an Musik und Bewegung gezeigt hatte, wurde eine Musiktherapie begonnen.

2.1.3 Entwicklungspsychologische Perspektive

(Auszug aus dem Gutachten von Frau Johannsen)

Susanne Renken ist heute 48 Jahr alt. Sie wurde mit einer Trisomie 21 geboren, die eine Intelligenzminderung zur Folge hatte. Darüber hinaus wird ein demenzieller Abbauprozess beobachtet. Die aktuellen Befunde entsprechen also nicht unbedingt dem maximal erreichten Entwicklungsstand, sondern der Demenz. Diese Ebenen gilt es zu differenzieren.

Da über den maximal erreichten Entwicklungsstand nur annähernde Beobachtungen aus der Vergangenheit vorliegen, können hier lediglich Vermutungen formuliert werden.

Motorisch wurde die Entwicklung wahrscheinlich verzögert und beeinträchtigt vollzogen. Frau Renken konnte aber umfangreiche grob- und feinmotorische Kompetenzen entfalten und die Spastik weitgehend kompensieren.

In der sprachlichen Entwicklung wurde vermutlich eine Kompetenz erworben, die es Frau Renken ermöglichte, sich umgangssprachlich über konkrete Begebenheiten auseinanderzusetzen und auch grammatikalische Regeln anzuwenden.

Die Informationen zur kognitiven Entwicklung deuten darauf hin, dass Frau Renken das Niveau der konkreten Operationen (nach Piaget, siehe Kap. 7.4, S. 321 f.) erreicht hatte. Basierend darauf konnte sie die Kulturtechniken erwerben und z. B. Zeitung lesen und mit Einschränkung das eigene Geld verwalten.

Auf dieser Stufe waren ihr weitgehende alltagspraktische Tätigkeiten möglich, die zur Organisation ihres Lebens und ihrer Arbeit verhalfen. Auch konnte sie alltägliche, sich wiederholende Handlungsabläufe gedanklich vorwegnehmen und diese mit Einschränkungen planen und somit strategisch vorgehen. Demgegenüber dürften Schwierigkeiten hinsichtlich weniger routinierter Aktionen, beim Abstrahieren und einem Perspektivwechsel vorgelegen haben. Frau Renken war vermutlich auf klare, sicherheitsgebende Strukturen angewiesen, die sie über all die Jahre bei ihrer Mutter ja auch vorgefunden hatte.

Insbesondere die Hilflosigkeit, die Frau Renken angesichts der Veränderungen ihrer Mutter zeigte, machen dies deutlich. So konnte sie im Hinblick auf die Gebrechlichkeit der Mutter niemanden von sich aus um Hilfe bitten.

Hinsichtlich der sozial-emotionalen Entwicklung dürfte die Stufe des Werksinns (nach Erikson, siehe Kap. 7.4, S. 321 f.) zutreffend sein. Frau Renken verfügte über ein ausgeprägtes Verantwortungsbewusstsein. So kam sie freiwillig am Samstag zur Arbeit, nachdem sie zuvor mitgehört hatte, wie sich die Kolleginnen über die hohe Arbeitsbelastung aufgrund des Krankenstandes unterhalten hatten. Sie hatte offensichtlich auch Ehrgeiz entwickelt, Dinge zu lernen und Fertigkeiten zu erwerben. Auch war trotz aller Zurückhaltung bei Frau Renken ein deutliches Bemühen um Integration und ein Funktionieren in der Gruppe zu beobachten, wenn sie z. B. an gemeinsamen Aktionen teilnahm und ausgeprägt kooperierte.

Heute werden bei Frau Renken viele Beeinträchtigungen beobachtet, die vor dem Hintergrund der Demenz zu betrachten sind.

Die Merkfähigkeit von Frau Renken unterlag früher keinen Einschränkungen, heute liegen hier deutliche Minderungen vor, die insbesondere das Neuzeitgedächtnis betreffen und sich in einem massiven Vergessen äußern. Daraus ergeben sich auch räumliche Orientierungsstörungen, die zum einen auf einem Vergessen von Gegebenheiten, aber auch einem Nichterkennen von Orten bzw. Gegenständen beruhen (sog. Agnosie).

Beispiel

Frau Renken fand ihren Sitzplatz in der WfbM teilweise nicht wieder, begrüßte den Gruppenleiter mehrfach und fand den Bus für die Heimfahrt nicht, wenn sie nicht direkt hingebracht wurde. Demgegenüber konnte Frau Renken in einem Ausflugslokal, das sie von früher kannte, spontan richtig die Toiletten finden.

Als zeitliche Orientierungsstörungen können die sehr typischen Verwirrtheitszustände gelten, die anfangs abends und nachts auftraten, wenn Frau Renken nicht ins Bett, sondern weggehen wollte. Der Verlust z. B. der Kulturtechniken, Beeinträchtigungen der Auffassungsgabe und der Konzentrationsfähigkeit sind ebenfalls als demenzielle Symptome zu interpretieren, ebenso die Einbußen feinmotorischer Fähigkeiten. Frau Renken ist nicht mehr in der Lage, komplexe, differenzierte Vorgänge zu leisten, und kann deshalb nicht mehr handarbeiten oder sich selbst anziehen (Apraxien).

Hinsichtlich der sprachlichen Fähigkeiten sind frühere Kompetenzen in Ansätzen auch heute noch vorhanden, wenn sie selbst einen ihrer wenigen Sätze formuliert bzw. auf Gehörtes reagiert. Da Frau Renken aber seit dem Einzug in die Wohngruppe kaum noch gesprochen hat, ist kaum einzuschätzen, ob bei ihr auch eine Sprachverarmung vorliegt, wie sie im Zuge einer Demenz häufig vorkommt.

Die beschriebenen Veränderungen entsprechen einem komplexen Werkzeugverlust und dürften für Frau Renken eine enorme Verunsicherung darstellen. Die Möglichkeiten, die ihr bisher zur Auseinandersetzung mit der Umwelt und zur Bewältigung der Lebensaufgaben zur Verfügung standen, gingen allmählich und für sie deutlich spürbar verloren. Darauf hat sie zunächst – wie auch schon in der Vergangenheit – mit Rückzug reagiert. Insbesondere am Anfang demenzieller Prozesse nehmen die Betroffenen sehr deutlich ihre Defizite wahr, und die Verzweiflung angesichts der erlebten eigenen Unzulänglichkeit wird meist durch Scham darüber potenziert. So lässt sich das Verhalten von Frau Renken erklären, als sie Hilfe kaum zulassen konnte oder auf entsprechende Angebote abweisend reagierte. Heute realisiert sie vermutlich ihre Verluste nicht mehr als solche, sondern nimmt Hilfsbedürftigkeit als gegeben hin, was zwar auf das Weiterschreiten der Demenz hinweist, sich aber entspannend auf den Kontakt auswirkt.

Der erreichte Entwicklungsstand und die erworbenen Verluste lassen sich somit entwicklungspsychologisch und psychiatrisch erklären und verstehen.

2.1.4 Aktueller Status

(Erstellt von der Heilerziehungshelferin Frau Holler, nach Gesprächen im Team der Wohngruppe, in der Tagesförderstätte und mit der Psychologin)

Momentan dominieren im Umgang mit Frau Renken die demenziell bedingten Verhaltensweisen und Verluste von Fähigkeiten, weniger die zugrunde liegenden Entwicklungsniveaus.

Lebenspraktischer Bereich

- *Mahlzeiten*: Manchmal überfordert die Essenssituation Frau Renken und sie ist dann auf Hilfe angewiesen, z. B. beim Eingießen und Brotschmieren. In der Werkstatt hat sie mitunter gar kein Mittagessen eingenommen, da es ihr nicht möglich war, sich in der Kantine eines zu holen.
- *Körperpflege*: Den Ausstieg aus der Badewanne kann sie nicht mehr bewältigen. Auch beim Duschen benötigt sie Hilfe. Die Wassertemperatur wird für sie eingestellt und das Waschen, welches sie unvollkommen erledigt, ergänzt. Bei der Zahnpflege treten manchmal Irritationen der Handlungsabläufe auf, sie kann dann mit der Zahnbürste nichts anfangen (Apraxie).
- *Toilettengang*: Sie muss zum Toilettengang aufgefordert werden, um ein Einnässen zu verhindern. Manchmal wird sie zur Toilette gebracht. Nachts und bei längeren Ausflügen benötigt sie eine Windel.
- *Kleidung*: Garderobe auswählen und sich anziehen geschieht mit Unterstützung, manche Handgriffe müssen übernommen werden.
- *Haushalt*: Nur mithilfe der Mitarbeiter beteiligt sie sich gern an der Küchenarbeit, z. B. beim Zwiebelschneiden oder Tischdecken. Ordnung in ihrem Zimmer halten, z. B. die Bettwäsche wechseln, gelingt ebenfalls nur mit Hilfestellungen.
- *Freizeit und Öffentlichkeit*: Hier ist Frau Renken auf Begleitung angewiesen. Ansonsten sucht sie entweder die Nähe der Mitarbeiter auf oder hält sich in ihrem Zimmer auf, wo sie puzzelt und Musik hört. Handarbeiten sind ihr heute nicht mehr möglich.
- *Wahrnehmung:* Frau Renken zeigt auf unebenem Untergrund eine Gleichgewichtsschwäche. Sie vermeidet Rolltreppen. Frau Renken trägt eine Brille, die ihre Weit- und Kurzsichtigkeit kompensiert und die sie gut toleriert.
- *Motorik:*
  - Ihr Gangbild wirkt mühsam, allerdings wirkt sie deutlich vitaler, wenn sie tanzt.
  - Sie ist klare Rechtshänderin, was auch durch die linksarmbetonte Spastik bedingt sein kann, die zu einer Vernachlässigung der linken Seite und einer stärkeren Belastung der rechten Hand führen kann. Darauf angesprochen, beweist sie aber mit starkem linken Händedruck ihre Kraft.
  - Beim Anlegen von Kleidung, insbesondere beim Schließen der Knöpfe, braucht Frau Renken Hilfe.

Sprache

Frau Renken hat schon immer sehr wenig gesprochen. Häufig drückt sie ihre Bedürfnisse gestisch aus. In der WfbM hat Frau Renken gar nicht gesprochen. Nach einer Phase, in der sie als fast sprachlos erlebt wurde, scheint Frau Renken heute mehr zu sprechen als früher. Es ist aber immer noch eine deutliche Sprachverarmung bzw. eine herabgesetzte Sprechbereitschaft zu beobachten. Frau Renken spricht leise und formuliert kurze Sätze. Diese sind aber vollständig und sprachlich korrekt (z. B.: „Ich habe keine Zeit. Meine Mutter ist da.“).

Ihr Sprachverständnis ist schwer einzuschätzen.

Kognitive Kompetenzen

Frau Renken findet ihren Sitzplatz in der WfbM teilweise nicht wieder, begrüßt den Gruppenleiter mehrfach und findet den Bus für die Heimfahrt nicht, sondern muss hingebracht werden. Demgegenüber konnte Frau Renken in einem Ausflugslokal, das sie von früher kannte, spontan richtig die Toiletten finden. Im vertrauten kleinen Wohnbereich ist sie gut orientiert, im zugehörigen Haupthaus allerdings unsicher. Insgesamt wird im Rahmen des Umzugs der Wohngruppe eine Verschlechterung befürchtet.

Frau Renken hat häufig Probleme mit ihrer Zeitstruktur. So will sie am Wochenende nicht aufstehen bzw. abends nicht ins Bett gehen und läuft nachts umher.

Soziale Kompetenzen

Frau Renken wird in der Wohngruppe meist als ausgesprochen zurückgezogen erlebt. Auch in der WfbM hat sie keine nähere Beziehung hergestellt, sondern war meist eher indifferent und zu allen freundlich.

Bei aller Zurückhaltung war bei Frau Renken aber auch ein deutliches Bemühen um Integration und ein Funktionieren in der Gruppe zu beobachten. Sie nahm an gemeinsamen Aktionen teil und wurde im Hinblick auf die ihr übertragenen Aufgaben als verantwortungsvoll und aufgabenorientiert erlebt.

Heute ist das Verhalten von Frau Renken weniger durch Regelbewusstsein und Bemühen um Anpassung, sondern stark von einem Beharren auf dem eigenen Willen und einem Festhalten an Gewohntem geprägt. Wenn es ihr früher kaum möglich war, ein Nein auszudrücken, kann sie das heute, wenn sie z. B. sagt: „Ich hab keine Zeit." Wenn sie beispielsweise nicht ohne ihren Rucksack weggehen will, dann kann sie diesen Willen mit der ihr eigenen Entschiedenheit durchsetzen.

2.1.5 Empfehlungen für die Teilhabeplanung

(Entwickelt im Team der Wohnstätte unter Berücksichtigung der Ergebnisse des entwicklungspsychologischen Gutachtens)

Wohnen

Die Psychologin Frau Johannsen empfiehlt für Frau Renken ein räumlich und personell überschaubares Lebensumfeld und eine hohe Betreuungsdichte. Das Betreuungsteam sollte über Kenntnisse hinsichtlich Demenz und Grundpflege verfügen und eine möglichst geringe Fluktuation aufweisen. Für Frau Renken ist es vorrangig wichtig, dass sie sich akzeptiert und sicher fühlen kann. Die mit dem Umzug verbundene massive Lebensraumveränderung stellt deshalb für sie eine große Belastung dar.

Arbeit und Beschäftigung

Der Wechsel in die Tagesförderstätte scheint für Frau Renken sinnvoll gewesen zu sein. Vor allem weil damit schon einige Monate vor dem Umzug mit der nahe liegenden Tagesförderstätte eine direkte Anbindung an den Wohnbereich hergestellt wurde.

Im Vordergrund der Förderung sollten die Bedürfnisse und die Befindlichkeit von Frau Renken stehen, die zu erkennen und zu verstehen sind. Der direkte Kontakt zu ihr und das Bemühen um Begegnung sollten Priorität gegenüber vorgegebenen Betätigungen und Aufgaben haben.

Betreuung und Lebensgestaltung

Die Betreuung muss den sich ständig verändernden Fähigkeiten und Möglichkeiten von Frau Renken entsprechen, d.h., es ist wichtig zu akzeptieren, dass sie bestimmte Einbußen von Kompetenzen und unterschiedliche Tagesformen hat, die entsprechend zu unterschiedlicher Hilfsbedürftigkeit führen.

Wesentlich ist auf der einen Seite das Vermeiden von Überforderung durch die Konfrontation mit nicht erfüllbaren Aufgaben und andererseits die Vermeidung von Unterforderung.

Dafür ist es notwendig, bestehende Fähigkeiten als solche zu erkennen bzw. zu entdecken und einzubinden und gleichzeitig den bestehenden Verlust von Fähigkeiten zu akzeptieren.

Dies erfordert eine Bezugnahme zum bisherigen Leben von Frau Renken, insbesondere dem Leben vor dem Einzug in die Wohngruppe. Da die Merkfähigkeit im Langzeitgedächtnis wesentlich besser erhalten ist als die aktuelle, ist hier von brachliegenden Kenntnissen und Fähigkeiten auszugehen, die mit Kreativität anzusprechen sind.

Sonstige Aspekte

Angesichts der labilen Hirnfunktion können bestimmte physiologische Schwankungen bei Frau Renken eine Zustandsverschlechterung bzw. akute Verwirrtheit verursachen. Dies kann nicht selten aufgrund eines Flüssigkeitsmangels begründet sein, sodass auf regelmäßiges Trinken zu achten ist. Kommt es zu Verwirrtheitszuständen, sollte gemeinsam im Team ein Krisenplan erstellt werden. Meist wird eine vertraute Person als hilfreich und angstmindernd erlebt, oft reagieren die betroffenen Personen positiv auf Spaziergänge, Kirchenbesuche (stille, beruhigende Atmosphäre außerhalb der Gottesdienste) oder einfach auf eine ruhige Umgebung.

Außerdem kann es sein, dass Frau Renken wegen der Demenz Schmerzen nicht einordnen und nur diffus äußern kann. Anzeichen für Schmerzen sollten deshalb sensibel wahrgenommen werden, um Schmerzen als solche zu erkennen und rechtzeitig behandeln zu können. Dies trifft auch auf Fieber und Verdauungsprobleme zu.

Bei Demenzkranken sollten immer und regelmäßig Blutzucker- und Blutdruckwerte kontrolliert werden, um auftretende Veränderungen frühzeitig zu erkennen und reagieren zu können.

Da Frau Renken im lebenspraktischen Bereich und bei der Hygiene auf umfangreiche Unterstützung angewiesen ist, sollten die notwendigen Hilfen, die ausgesprochen intime Momente der Begegnung darstellen, immer nur auf der Basis einer angemessenen Beziehungsebene stattfinden. Ebenso ist darauf zu achten, dass bei diesen Hilfen Frau Renken stets in den ihr zur Verfügung stehenden Möglichkeiten einbezogen wird. Dies ist gerade im Zusammenhang mit kleinen Entscheidungen (z.B. Nachthemd oder Schlafanzug anziehen, das Brot mit Käse oder Wurst belegen) gut möglich.

2.1.6 Umsetzung im Alltag

Im Rahmen einer gemeinsamen Teambesprechung von Mitarbeitenden der Wohngruppe und Tagesförderstätte werden auf der Grundlage des Gutachtens folgende Vorgehensweisen abgesprochen:

Wohnen und lebenspraktischer Bereich

Alle Mitarbeitenden achten in besonderem Maße auf Schmerzäußerungen (siehe S. 349 ff.) von Frau Renken, Anzeichen von Fieber bzw. Entzündungen sowie eine regelmäßige Nahrungsaufnahme. Bei der Zubereitung der Mahlzeiten bzw. dem Zerkleinern von Speisen erhält Frau Renken dort Unterstützung, wo sie notwendig erscheint. Falls Frau Renken keine Nahrung zu sich nehmen möchte, wird konkret nachgehakt, ob es möglicherweise daran liegt, dass sie Speisen nicht alleine handhaben kann. Im Falle einer Ablehnung von Speisen werden von ihr bevorzugte (Joghurt, Kuchen, Frischkäse) alternativ angeboten. Bei akuten Verwirrtheitszuständen werden mögliche körperliche Ursachen in Betracht gezogen und es wird umgehend ein Arzt verständigt.

Der bevorstehende Umzug wird mindestens einmal wöchentlich durch eine gemeinsame Besichtigung der neuen Wohnung vorbereitet. Dieser Besuch wird von einem Mitarbeiter des Teams der Wohngruppe begleitet. Darüber hinaus finden im Alltag möglichst täglich Gespräche statt, in denen der Umzug Thema ist.

Ihr künftiges Zimmer ist dem derzeitigen möglichst ähnlich einzurichten, d.h. wenig Veränderungen, keine neuen Möbel, damit sie es als ihr Zimmer akzeptieren und wiedererkennen kann. Sinnvoll wären auch optische Markierungen des Wohnbereichs (für das eigene Zimmer, WC, Küche etc.), die in der jetzigen Wohnung angebracht werden und die sie auch in der neuen vorfindet (siehe TEACCH, S. 368).

Eine Mitarbeiterin der Tagesförderstätte stellt gemeinsam mit Frau Renken zwei identische Türschilder mit einem Foto von ihr her. Die Schilder werden an der derzeitigen Zimmertür von Frau Renken und an der Tür ihres zukünftigen Zimmers angebracht.

Da das zukünftige Esszimmer einen ähnlichen Grundriss hat wie das derzeitige, wird beschlossen, die Anordnung der Tische und die Sitzordnung auch in Zukunft beizubehalten.

Die Auszubildenden der Wohngruppe entwickeln ein Symbolsystem für die Räumlichkeiten der Wohngruppe (Küche, Bad, Toilette, Esszimmer, Wohnzimmer), fertigen die Symbole bzw. Hinweisschilder an und bringen sie auch schon in der zukünftigen Wohngruppe an.

Arbeit und Beschäftigung

Das Team der Tagesförderstätte versucht, über einfache Tätigkeiten, wie Socken sortieren oder einfache Wäschestücke wie Kopfkissenbezüge falten, an Frau Renkens frühere Tätigkeit in der Waschküche anzuknüpfen. Frau Renken hat dann Erfolgserlebnisse und erfährt Anerkennung durch Mitarbeitende und Besucher der Tagesförderstätte.

Die Mitarbeiter der Tagesförderstätte holen versuchsweise in den nächsten drei Wochen bei der betriebseigenen Wäscherei Wäschestücke ab und fragen Frau Renken, ob sie das Sortieren der Socken übernehmen würde.

Freizeit

Da auch noch andere Besucherinnen der Tagesförderstätte Freude am Tanz und an der Bewegung zur Musik haben, werden zwei Mitarbeiterinnen dort in Zukunft zweimal wöchentlich zum Tanz bitten. Frau Renken wird zu diesem Angebot eingeladen.

Wenn Frau Renken z.B. nicht mehr stricken kann, so kann sie möglicherweise noch Wolle aufwickeln, aufrappeln oder sortieren etc.

2.2 Herr Fuhrmann misstraut der Welt

Vivian Keim, Peter Weber

Jan Fuhrmann ist 23 Jahre alt. Er wurde adoptiert, besuchte einen Kindergarten, eine Integrationsklasse und schließlich eine Förderschule. Vor zwei Jahren zog Herr Fuhrmann in eine landwirtschaftliche Lebensgemeinschaft für Menschen mit und ohne Behinderung.

Bei Herrn Fuhrmann liegt eine mittelgradige Intelligenzminderung (ICD-10 F71.0) vor, die zurzeit durch eine abklingende paranoide Schizophrenie (ICD-10 F20.0) beeinflusst wird. Entsprechend seinen kognitiven und adaptiven Möglichkeiten kann das Entwicklungsniveau kognitiv im Übergang vom präoperationalen Denken zum Anfang der konkreten Operationen, sozial-emotional im Werksinn eingestuft werden (siehe Kap. 7.4, S. 321 f.).

Herr Fuhrmann ist klein und entspricht im Erscheinungsbild (155 cm, 40 kg) einem etwa 14-jährigen Jungen.

2.2.1 Aktuelle Problemstellung

In der landwirtschaftlichen Lebensgemeinschaft kam es nach kurzer Zeit zu Schwierigkeiten, die zunächst von Herrn Fuhrmanns Adoptivmutter bemerkt wurden. Kurz darauf gab es auch von den Betreuern erste Rückmeldungen zu auftretenden Problemen.

Diese berichteten, dass Herr Fuhrmann sich zunehmend zurückzog. Er nahm nur noch selten an Gesprächen teil, war sehr in sich gekehrt. Es schien, als sei er sehr belastet und mit anderen Dingen beschäftigt. Auf Ansprache reagierte er oftmals nicht adäquat und wirkte sehr getrieben. Im Kontakt zu seiner Verlobten distanzierte er sich, teilweise stellte er die Beziehung auch infrage. Die Betreuer hatten nur in wenigen basalen Dingen des Alltags das Gefühl, von Herrn Fuhrmann verstanden zu werden.

Nach einem Krisengespräch, an dem der zuständige Betreuer, Herr Fuhrmann und die Adoptiveltern teilnahmen, zog sich Herr Fuhrmann zunächst für einen längeren Urlaub zu seinen Adoptiveltern zurück. Die Adoptivmutter erinnert sich: *„Wissen Sie, das war für uns ganz klar, der Jan hat da Probleme und ist völlig verunsichert, dann muss der erst mal wieder nach Hause, um sich zu stabilisieren, damit der wieder Boden unter die Füße bekommt. Das Problem war nur, dass es nicht besser wurde, sondern schlimmer, oder wir jetzt erst realisieren, wie krank er wirklich war. Wir mussten den Verfall erkennen von einem unauffälligen, fröhlichen und sozial kompetenten Menschen zu einem ängstlich zurückgezogenen, sehr kranken Jungen."*

Herr Fuhrmann konnte kaum noch klar sprechen, meist stotterte er, und es war kaum möglich, seinen Gedankengängen zu folgen. Er schlief schlecht und ganz wenig, am liebsten im Wohnzimmer auf dem Sofa, wenn die Eltern dabeisaßen. Einfache Tätigkeiten im Haushalt waren nicht mehr möglich, fast alles musste ihm abgenommen, für ihn erledigt werden. Dabei wirkte er die meiste Zeit völlig angespannt. Diese Anspannung steigerte sich so, dass er sich immer wieder vergewissern musste, ob alle Familienmitglieder gesund und wohlauf seien, was dazu führte, dass er ständig hinter ihnen her telefonierte. Als sein Neffe operiert werden musste, gab er sich hierfür selbst die Schuld, ebenso an einem Tankerunglück, das sich in diesen Tagen ereignete. Schließlich bemerkten die Adoptiveltern, dass Herr Fuhrmann in seinem Zimmer die Wände mit vielen Notizzetteln beklebt hatte, auf denen merkwürdige Auf- und Hilferufe sowie Bitten um Vergebung geschrieben waren. Aus Sorge und Angst suchen die Eltern mit Herrn Fuhrmann einen Psychiater auf, der eine Einweisung in die Psychiatrie empfahl.

2.2.2 Biografie

Jan Fuhrmann kam als Früh- und Mangelgeburt zur Welt. Beide Elternteile waren Alkoholiker. Er litt kurz nach der Geburt unter ausgeprägten Ernährungsstörungen und wurde meist per Sonde ernährt. Daher musste er einige Wochen im Krankenhaus bleiben, bevor er zu seinen Eltern nach Hause entlassen werden konnte. Nach drei Monaten wurde er auf Initiative der Sozialarbeiterin und des Kinderarztes aus der Familie herausgenommen und kam in ein Kinderheim. Auch dort erwies sich die Betreuung als ausgesprochen schwierig, und es gelang nur unter größten Mühen und *„nicht zuletzt durch das besondere Engagement der Kinderschwestern, die den Kleinen ins Herz geschlossen hatten“*, so der behandelnde Arzt, den Jungen zu ernähren und aufzuziehen.

Nach etwa einem Jahr wird der erste Kontakt zu Familie Fuhrmann hergestellt, die ihn später adoptieren wird. Herr und Frau Fuhrmann hatten bereits zwei leibliche Kinder, einen Sohn im Alter von 13 und eine vier Jahre alte Tochter. Herr Fuhrmann ist im Management eines großen Konzerns tätig, Frau Fuhrmann ist Sozialpädagogin. So beschreibt sie ihren ersten Eindruck von Jan: *„Er ist sehr klein, sehr zart und kann etwa zwei Sekunden stehen. Er ist unwahrscheinlich freundlich und lieb, nur leider auch viel zu willig und ernst.“* Die Integration in die Familie gelingt ausgesprochen schnell, nach einigen Besuchen bleibt Jan in seinem neuen Zuhause, die Geschwister sind begeistert und freuen sich. Die Mutter schreibt: *„Du feierst deinen zweiten Geburtstag und jeder wunderte sich, was für Riesenfortschritte du in diesem halben Jahr gemacht hattest, und du konntest laut und herzhaft lachen.“* Problematisch bleiben lediglich die Schwierigkeiten beim Einschlafen, sodass Jan lange im Bett seiner Geschwister oder auch der Eltern schläft, weil er sonst kaum zur Ruhe kommt. Auch körperlich entwickelt er sich nur langsam und bleibt ausgesprochen klein und zart. Frau Fuhrmann gab ihre Berufstätigkeit auf und die Familie bezog ein größeres Haus am Stadtrand.

Mit vier Jahren besucht Jan einen Kindergarten, mit sechs Jahren erfolgt die Einschulung zunächst in die Integrationsklasse einer Regelschule, später wechselt er in eine Förderschule.

Die Eltern berichten später, ihnen sei die emotionale Entwicklung der Kinder das wichtigste gewesen, daher waren sie stets bemüht, eine Überforderung zu vermeiden, nur um einen Abschluss an einer Regelschule zu erreichen. Der Vater meint dazu: *„Ach, Sie hätten sehen sollen, wie der Junge bei uns aufgeblüht ist, wie viel Leben und Fröhlichkeit er in unsere Familie gebracht hat. Dabei haben wir auch – nicht zuletzt durch den Vergleich zu den leiblichen Kindern – Unterschiede in der Intelligenz wahrgenommen, aber darauf waren wir vorbereitet und das galt es nun zu akzeptieren.“*

Auch in der Schule wird Jan als ausgesprochen fröhlich und gut integriert beschrieben. Er lernt, einfache Texte zu lesen, kann einigermaßen schreiben, zwar mit vielen Fehlern, aber erkennbar, hat demgegenüber aber große Probleme beim Rechnen, wo er über den Zahlenraum von 20 kaum hinauskommt. Großes Interesse zeigt er an allen musischen Themen und entwickelt erstaunliche Fähigkeiten beim Klavierspielen. Er spielt nach Gehör, da er keine Noten lesen kann, einfache Melodien nach. Eine weitere Neigung von ihm ist die Tierliebe, die dazu führt, dass in der Familie ein Hund, drei Katzen und vier Hasen leben. Sein großer Wunsch nach der Schule ist es, als Tierpfleger zu arbeiten, was aufgrund seiner Einschränkungen nicht realisierbar ist. Darum absolviert er eine hauswirtschaftliche Ausbildung innerhalb einer Sondermaßnahme für Menschen mit geistiger Behinderung.

Die beiden großen Geschwister sind inzwischen ausgezogen, der ältere Bruder lebt mit seiner Familie in einer anderen Stadt, die Schwester lebt mit ihrem Partner ganz in der Nähe und studiert. Vor etwa zwei Jahren konkretisieren sich die Pläne von Jan, ebenfalls auszuziehen, und er beginnt eine Tätigkeit in einer ländlichen Arbeits- und Lebensgemeinschaft für junge Menschen mit und ohne Behinderungen.

Vonseiten der Mitarbeitenden gab es anfangs große Bedenken, ob Jan den Anforderungen der Landwirtschaft gewachsen sein würde, da er aufgrund seiner körperlichen Konstitution so wenig belastbar wirkte. Er konnte aber innerhalb der Probezeit durch seine *„unglaublich zähe und entschiedene Art anzupacken“* (eine Betreuerin) überzeugen und dort mit seinem Hund einziehen.

Nach Angaben der Mutter stellte sich dann aber doch ziemlich schnell heraus, dass Jan deutlich überfordert war. Jan leugnete dies allerdings, genauso wie den Eindruck, er sei unglücklich. Die Eltern geben an, beide ein sehr ungutes Gefühl und große Sorgen gehabt zu haben, sahen jedoch keine Handhabe, zu intervenieren, da Jan auf einem Weitermachen bestand. Positiv bewerten seine Eltern aber, dass er dort zum ersten Mal eine feste Freundin gefunden habe, mit der er sich verlobte.

Der Aufenthalt in der psychiatrischen Klinik

Im Aufnahmeprotokoll heißt es: „Zu allen Qualitäten orientierter 22-jähriger Mann, der vom Erscheinungsbild jedoch eher wie ein 14-Jähriger wirkt. Es zeigen sich deutliche formale wie auch inhaltliche Denkstörungen, eine Störung der Auffassungs- und Konzentrationsgabe sowie eine deutliche Antriebssteigerung. Herr Fuhrmann ist kaum in der Lage, sich ruhig hinzusetzen, immer wieder geht er durch den Raum, vergewissert sich, ob niemand vor der Tür oder unter dem Fenster steht.“

Merksatz
Formale Denkstörungen beziehen sich auf die Art und Weise, wie eine Person denkt. Hier geht es z. B. um das Tempo, die Stringenz und das Ausmaß des Spektrums, in dem gedacht werden kann. („Jan konnte kaum noch klar sprechen, meist stotterte er, und es war kaum möglich, seinen Gedankengängen zu folgen.“)
Inhaltliche Denkstörungen werden auch als „Wahn“ bezeichnet und beziehen sich auf das, was eine Person denkt bzw. welche Realität eine Person erlebt. („Er musste sich immer wieder vergewissern, ob alle Familienmitglieder gesund und wohlauf seien, was dazu führte, dass er ständig hinter ihnen her telefonierte. Als sein Neffe im Krankenhaus operiert werden musste, gab er sich hierfür die Schuld, ebenso an einem Tankerunglück, das sich in diesen Tagen ereignete.“)
Denkstörungen werden aus der Art und Weise erschlossen, wie eine Person sich sprachlich äußert bzw. was sie sagt (siehe Kap. 4.2, S. 126ff.).

Es erfolgt eine mehrwöchige stationäre Behandlung mit medikamentöser Therapie. Die Diagnosen bei der Entlassung lauten

- akute psychotische Störung mit Symptomen einer Schizophrenie (ICD F20.0),
- Zustand nach Alkoholembryopathie (ICD Q86,0),
- leichte Intelligenzminderung (ICD F70.0),
- Minderwuchs (155 cm) und Dystrophie (40 kg).

Vor allem im Zusammenhang mit den wahnbetonten inhaltlichen Denkstörungen ist immer davon auszugehen, dass Jan diese Wahrnehmungen als „private, lebensbestimmende und in der Regel unkorrigierbare Überzeugung [...] von sich selbst und der Welt" (Rahn/Mahnkopf, 2005, S. 275) sieht. Das heißt, dies ist seine Realität, von der er überzeugt ist. Der Kontakt bzw. die Kommunikation muss entsprechend unter diesem Aspekt gestaltet werden. Es hat z.B. keinen Sinn, auf die für uns irreale Sichtweise hinzuweisen oder darauf zu bestehen. Aussagen wie *„Jan, du hast doch mit dem Tankerunglück überhaupt nichts zu tun, du musst dir keine Sorgen machen"* werden die Beziehung zu ihm nur unnötig belasten. Günstig sind eine akzeptierende Grundhaltung und eine sachte Annäherung an die konkreten realen Umweltabläufe.

Nachdem Herr Fuhrmann nun schon einige Wochen wieder bei seinen Eltern lebt und sich sein Zustand etwas stabilisiert hat, stellt sich nun die Frage, wie es weitergehen kann. Zur Nachbehandlung besucht Herr Fuhrmann einmal in der Woche die psychiatrische Institutsambulanz. Dort wird in einer der wöchentlichen Besprechungen gemeinsam mit Herrn Fuhrmann, dem behandelnden Psychiater und den Eltern beschlossen, dass sie versuchen werden, für Herrn Fuhrmann einen Platz in einer Tagesförderstätte (siehe Kap. 7.2.1, S. 87 ff.) zu finden.

Entwicklungspsychologische Einschätzung

Herr Fuhrmann kann einfache Texte lesen und verstehen und kann schreiben. Er hat das Prinzip der Schriftsprache verstanden und kann es in einfachem Umfang anwenden. Dies deutet auf konkrete Operationen hin. Schwierigkeiten im Umgang mit Zahlen machen deutlich, dass das Niveau der konkreten Operationen noch nicht stabil erreicht ist, sondern die präoperationale Anschaulichkeit dominiert. Sein Zahlenverständnis bezieht sich auf den Zahlenraum bis 20 – also zweimal die Hände.

Sozial-emotional wirkt Herr Fuhrmann im Niveau des Werksinns reif, was sich insbesondere in seinem aufgabenorientierten Verhalten und seinem Ehrgeiz zeigt. Er ist bereit und in der Lage, sich anzustrengen, auch wenn es um Tätigkeiten geht, die nicht unbedingt Spaß machen. Er hat sich die Arbeit auf dem Land ausgesucht und will zeigen, dass er das kann. Auch die Aufgaben der vorangegangenen Initiativphase scheinen stabil bewältigt: Er konnte sich gut in Gruppen einfügen, Freundschaften schließen und sich so auf gegenseitige soziale Kontakte auf Augenhöhe einlassen. Schließlich ist seine Identität als Mann so stabil entwickelt, dass er eine Liebesbeziehung zu einer Frau eingehen konnte.

Deutlich wird aber auch, wie sehr er um Normalität gekämpft hat – nicht zuletzt angesichts seiner nicht behinderten Geschwister und deren Lebenswelten. So werden seine Entscheidungen auszuziehen und sich zu verloben auch von dem Versuch getragen sein, es den Geschwistern gleichzutun – ohne dabei die eigenen Möglichkeiten und Bedürfnisse hinreichend zu berücksichtigen. Hier mangelt es (noch) an der Möglichkeit, sich selbst realistisch einschätzen zu können bzw. dies dann auch zu akzeptieren.

2.2.3 Aktuelle Situation

(Vorgenommen auf der Basis der ICF)

Parallel zum Besuch in der Tagesförderstätte soll die psychiatrische und auch psychotherapeutische Behandlung oder Beratung ambulant weitergeführt werden.

Herr Fuhrmann hat Ende Juli einen Vorstellungstermin in der Tagesförderstätte, zu dem ihn seine Adoptivmutter begleitet. Es stellt sich heraus, dass die Tagesförderstätte schon einige Wochen später einen Platz anbieten kann.

Obwohl etwas ängstlich, startet Herr Fuhrmann dort sehr gut, findet sich, auch wenn die einfachen Arbeitsabläufe ihm Probleme bereiten, schnell in die Angebotsstruktur ein und kommt regelmäßig. Zur Vorbereitung der Hilfeplankonferenz, in der der Bedarf und die endgültige Finanzierung der Maßnahme besprochen und beschlossen werden sollen, wird von dem für Herrn Fuhrmann zuständigen Heilerziehungspfleger der Tagesförderstätte, Herrn Schock, eine Statuserhebung nach der Systematik der ICF durchgeführt.

Sie orientiert sich an beobachtetem Verhalten von Herrn Fuhrmann, zwei Gesprächen mit den Adoptiveltern, einem vorliegenden rehabilitationsdiagnostischen Gutachten, dem Entlassungsbericht der psychiatrischen Klinik und natürlich auch Gesprächen mit Herrn Fuhrmann.

Personenbezogene Faktoren (nicht in der ICF klassifiziert)

- *Name*: Jan Fuhrmann
  Geschlecht: männlich
  Alter: 23 Jahre
- *Charakter/Lebensstil:* Insgesamt freundlich und offen, zeigt sich in Anforderungssituationen durchaus zäh und entschieden. Er lebt einen sehr durch die Familie geprägten, emotional stabilen und strukturierten Lebensalltag.
- *Sozialer Hintergrund:* Seine Eltern waren beide Alkoholiker, er kam als Früh- und Mangelgeburt zur Welt. Mit drei Monaten adoptiert, lebt er seitdem in der Familie Fuhrmann (Vater: leitende Position im Management/Mutter: Sozialpädagogin). Zur Familie gehören zwei mittlerweile erwachsene leibliche Kinder.
- *Bildung/Ausbildung/Beruf:* Er absolvierte eine Förderschule, durchlief eine hauswirtschaftliche Ausbildung und arbeitete anschließend in einer landwirtschaftlichen Arbeits- und Lebensgemeinschaft für junge Menschen mit und ohne Behinderungen.
- *Motivation/Handlungswille:* Herr Fuhrmann zeigt auf seinen Lebensalltag bezogen einen angemessenen Antrieb, ist nur selten aufzufordern tätig zu werden.

Umweltbezogene Faktoren (in der ICF klassifiziert)

- *Produkte und Technologien:* Bekommt zurzeit antipsychotisch wirkende Medikamente. Er benutzt den Transferbus zur Tagesförderstätte.
- *Natürliche und vom Menschen veränderte Umwelt:* Lebt in der Familie Fuhrmann, inzwischen sind die beiden Kinder ausgezogen, sodass er alleine mit den Adoptiveltern ist. Besucht seit Kurzem eine Tagesförderstätte.
- *Unterstützung und Beziehungen:* Erhält sowohl während der Arbeit (durch Mitarbeitende der Tagesförderstätte und durch die niedrigschwellige Arbeit) als auch im

täglichen Leben (durch die Familie) in unterschiedlichem Ausmaß Unterstützung. Er hat inzwischen wieder einen guten Kontakt zur Familie, die ihn in vielerlei Hinsicht trägt. Große Bedeutung hat für ihn sein Hund. Der letzte Kontakt zu seiner Verlobten verlief nach Aussage von Herrn Fuhrmann zurückhaltend und doch positiv. Sowohl Herr Fuhrmann als auch seine Verlobte möchten die Beziehung aufrechterhalten.

- *Einstellungen:* Die gutbürgerliche, ökonomisch gut abgesicherte Familie vertritt klare Positionen, ist sehr engagiert und hat genaue Vorstellungen, was für Herrn Fuhrmann gut bzw. schlecht ist.
- *Dienste, Systeme und Handlungsgrundsätze:* Herr Fuhrmann nimmt einmal in der Woche psychotherapeutische Einzeltherapie in Anspruch. Er besucht täglich eine Tagesförderstätte. Er nimmt an allen Angeboten der Tagesförderstätte teil.

Gemessen an dem oben geschilderten Gesundheitsproblem ist Herr Fuhrmann durch diverse Förderfaktoren innerhalb seines Lebenskontextes – primär die Familie und Tagesförderstätte, aber auch die Psychotherapie – in der Lage, seinen Alltag zu meistern. Aktuelle Barrieren finden sich im Bereich der gesellschaftlichen Faktoren; eine angemessene Teilhabe an Arbeit auf dem allgemeinen Arbeitsmarkt ist durch die verminderte Belastbarkeit nicht möglich.

Körperfunktionen und -strukturen (in der ICF klassifiziert)

- *Mentale Funktionen:* Hier hat Herr Fuhrmann auch nach der Entlassung aus der psychiatrischen Klinik deutliche Einschränkungen. So schläft er immer noch schlecht (Funktionen des Schlafes: b134). Ebenso bereiten ihm einfache Handlungsabläufe anhaltend Probleme (Funktionen der Aufmerksamkeit: b140; der Wahrnehmung: b156 und des Denkens: b160). Er ist oft noch sehr getrieben und kann nur schwer still sitzen (Funktionen der psychischen Energie und des Antriebs: b130). Insgesamt ist er in seinem Sozialverhalten eingeschränkt, nimmt nur bedingt einen angemessenen Kontakt auf (globale soziale Funktionen: b122).

Aktivitäten und Teilhabe (in der ICF klassifiziert)

- *Lernen und Wissensanwendungen:* Herr Fuhrmann beherrscht den Zahlenraum von 1 bis 20, kann einfache Texte verstehen und zwar mit vielen Fehlern, aber erkennbar schreiben (Schreiben: d170; Rechnen: d172). Zurzeit fällt es ihm sehr schwer, mit auftretenden Problemstellungen umzugehen (Probleme lösen: d175; Denken: d163). Möglicherweise hat er Ressourcen im Bereich der Musik (Wissen anwenden, anders oder nicht näher bezeichnet: d179).
- *Allgemeine Aufgaben und Anforderungen:* Herr Fuhrmann zeigt gemessen an der kurzen Zeit in der Tagesförderstätte bei den meisten der vorgegebenen Aufgaben eine angemessene Leistung. Wichtig sind zurzeit noch klar vorstrukturierte und für ihn überschaubare Arbeitssituationen (d210). Bei komplexeren Aufgaben kommt er sehr schnell an seine Grenze (d220), ebenso bei Arbeiten, die mit einem gewissen Zeitdruck einhergehen (d240). Sowohl bei der Ausführung von täglichen Routineaufgaben, insbesondere auch bei der Bereitstellung und Einnahme der Medikamente (d230), als auch im familiären Umfeld braucht er manchmal Unterstützung. Insgesamt ist seine Leistungsfähigkeit deutlich vermindert.
- *Kommunikation:* Herr Fuhrmann ist eingeschränkt in der Lage, alltagssprachliche Zusammenhänge zu erfassen und angemessen darauf zu reagieren. Oft ist er nicht in

der Lage, Aufforderungen zur Mitarbeit im Haushalt umzusetzen (d310) oder auf sie zu reagieren (d330). Seine Konversation ist nach wie vor eingeschränkt (d350).

- *Mobilität:* In diesem Bereich hat Herr Fuhrmann keine Einschränkungen. Er hat keine Schwierigkeiten sich zu bewegen, zu laufen, zu sitzen und zu heben etc.
- *Selbstversorgung:* Keine Einschränkungen im Bereich der Hygiene.
- *Häusliches Leben:* Herr Fuhrmann ist zurzeit noch auf die familiäre Wohnform angewiesen (d610). Er benötigt die unterstützende und ordnende Struktur des familiären Ablaufs, d. h., Lebensmittel für den täglichen Gebrauch zu beschaffen (d620) ist ebenso wie die Zubereitung der täglichen Mahlzeiten (d630) nur mit Unterstützung möglich. Dies betrifft auch den gesamten Bereich der Hausarbeiten (d640, d650).
- *Interpersonelle Interaktionen und Beziehungen:* Herr Fuhrmann ist nach wie vor sehr zurückhaltend und zurückgezogen. Im Kontakt mit anderen (d710) ist er schnell überfordert und unkonzentriert, wirkt dann abwesend bzw. zieht sich zurück. Er übersieht oder -hört die in der Kommunikation wichtigen Signale auf der Beziehungsebene (d710, d720). Dies betrifft vor allem die außerfamiliäre Kontaktsituation (mit Fremden umgehen: d730; formelle soziale Beziehungen: d740; informelle soziale Beziehungen: d750).
- *Bedeutende Lebensbereiche:* Die Tagesförderstätte ermöglicht Herrn Fuhrmann tägliche soziale Kontakte. Die Teilnahme ist gesichert (d855). Die Aufnahme einer Arbeit auf dem ersten Arbeitsmarkt ist zurzeit nicht realistisch (d870). Ein Wechsel in eine WfbM oder wieder in ein ähnliches Arbeitsprojekt wie Anfang des Jahres ist aber durchaus denkbar (d850).
- *Gemeinschafts-, soziales und staatsbürgerliches Leben:* Herr Fuhrmann ist durch seine aktuelle Situation nur bedingt in der Lage, selbstständig am Leben in der sozialen Gemeinschaft teilzuhaben (d910). Durch die Aktivitäten in der Tagesförderstätte und das familiäre Engagement nimmt Herr Fuhrmann aber dennoch an einigen Freizeitaktivitäten teil.

2.2.4 Teilhabeplanung

Auf der Basis der Statuserhebung formulieren der Heilerziehungspfleger Herr Schock und Herr Fuhrmann Ziele und Maßnahmen für die nächsten Monate.

Herr Fuhrmann besucht während der nächsten sechs Monate regelmäßig die Tagesförderstätte.

Da Herrn Fuhrmann außerfamiliäre Kontakte momentan sehr schwerfallen, erscheint es ihm und Herrn Schock sinnvoll, die Tagesförderstätte über einen längeren Zeitraum zu besuchen und soziale Kontakte im geschützten Rahmen einzuüben.

Ziel: Herr Fuhrmann probiert über einen Zeitraum von drei Monaten verschiedene Möglichkeiten des Rückzugs und der Entspannung in der Tagesförderstätte aus.
Herr Fuhrmann kann nur schlecht still sitzen, ist immer wieder sehr unruhig. Geplant ist, dass die Mitarbeitenden der Tagesförderstätte ihm verschiedene Entspannungs- und Rückzugsmöglichkeiten aufzeigen. Dazu gehört, dass er das E-Piano der Tagesförderstätte nutzen, bei Unruhe eigenständig den Snoezelen-Raum aufsuchen oder sich mit den Kaninchen im Garten der Tagesförderstätte beschäftigen kann.

Ziele im Bereich Haushalt

- Herr Fuhrmann lernt, Lebensmittel für den täglichen Gebrauch selbstständig einzukaufen.
- Herr Fuhrmann lernt, sich einfache Mahlzeiten zuzubereiten.
- Herr Fuhrmanns erklärtes Ziel ist weiterhin ein Auszug aus der Familie. Damit dies gelingen kann, muss er größere Sicherheit im Führen eines Haushalts gewinnen. Neben seinen Adoptiveltern wird ihn hierbei die Tagesförderstätte unterstützen.

Ziel: Herr Fuhrmann nimmt seine Medikamente regelmäßig ein.

Herr Fuhrmann erkennt, dass die Einnahme von Neuroleptika ihm helfen kann, wieder ein eigenständigeres und stabileres Leben zu führen. Momentan benötigt er Unterstützung bei der Bereitstellung der Medikamente und von Zeit zu Zeit eine Erinnerung an die Einnahme.

Ziel: Herr Fuhrmann und seine Verlobte erhalten ihre Beziehung aufrecht.

Sowohl Herr Fuhrmann als auch seine Verlobte möchten ihre Beziehung gerne aufrechterhalten. Die Verlobte ist momentan aufgrund der Erkrankung von Herrn Fuhrmann stark verunsichert. Herr Fuhrmann setzt die psychiatrische und psychotherapeutische Behandlung ambulant fort, in deren Rahmen eine Psychoedukation für die Verlobte erfolgen soll.

2.2.5 Die Hilfeplankonferenz

Die Statusbeschreibung und die vereinbarten Ziele werden von Herrn Schock in einen Hilfeplan übertragen, mit dem die verschiedenen Maßnahmen beantragt werden.

Wenige Wochen später kommt in den Räumen des örtlichen Sozialamts die Hilfeplankonferenz zusammen. Neben Herrn Fuhrmann, seiner Adoptivmutter und Herrn Schock aus der Tagesförderstätte nimmt außerdem noch eine Vertreterin des Kostenträgers der Tagesförderstätte teil.

Merksatz

Aufgabe der Hilfeplankonferenz ist im Wesentlichen die Überprüfung und Bestätigung der Ergebnisse der individuellen Hilfeplanung. Damit ist sie wesentliches Instrument einer praktischen Umsetzung des personenzentrierten Ansatzes auf der regionalen Ebene. Die Hilfeplankonferenz überprüft, ob alle relevanten Lebensbereiche in der Hilfeplanung berücksichtigt wurden, die dargestellten Probleme, Ziele und vorgesehenen Hilfen schlüssig erscheinen und die Erbringung der vorgesehenen Hilfen sichergestellt ist. Die Teilnehmenden der Hilfeplankonferenz sind:

- *(autorisierte) Vertreter der Leistungserbringer,*
- *auf Wunsch: Betroffene, Angehörige, gesetzliche Betreuer,*
- *Leistungsträger.*

Die Beschlüsse der Hilfeplankonferenz werden in den Projektregionen von den Leistungsträgern (zumindest den Sozialhilfeträgern) als wesentliche Grundlage ihrer Kostenentscheidung genutzt (vgl. Aktion psychisch Kranke e. V., 2003).

Ergebnis der Konferenz ist, dass die im Hilfeplan beantragten Leistungen zunächst für einen Zeitraum von sechs Monaten bewilligt werden.

2.3 Herr Grohte kennt seine Grenzen nicht

Vivian Keim, Pia Bienstein

Thomas Grohte ist 53 Jahre alt. Er ist ein kleiner Mann von schmaler Figur und wirkt deutlich jünger. Er hat dunkle Haare, ein ausdrucksvolles Gesicht und ist zweckmäßig gekleidet. Seit fast 20 Jahren lebt er in einer Einrichtung der Behindertenhilfe. Er ist von Geburt an behindert und hat bis zu seinem 33. Lebensjahr bei seinen Eltern gewohnt.

Bei Herrn Grohte liegt eine schwere Intelligenzminderung mit Verhaltensstörungen (F72.1) nach perinataler (zwischen der 28. Schwangerschaftswoche und dem 7. Lebenstag aufgetretener) Hirnschädigung vor. Darüber hinaus wurden eine beinbetonte Tetraspastik (alle vier Extremitäten betreffende Erhöhung des Muskeltonus), eine Skoliose der Brust- und Lendenwirbelsäule (nach außen gewölbte Verbiegung) und eine Rückfußvalgusstellung (nach innen geknickte Fußrücken) diagnostiziert.

2.3.1 Aktuelle Problemstellung

Die Leitung der Wohngruppe, Frau Exner, Heilerziehungspflegerin, beschreibt: *„Wir kennen das schon, Thomas kann aggressiv werden und schlägt dann auch zu. Das ist nicht neu. Es hat jetzt aber wieder eine Eskalation gegeben, und er hat eine Mitarbeiterin massiv ins Gesicht geschlagen und verletzt. Daraufhin gab und gibt es unterschiedliche Haltungen im Team und die Situation ist enorm angespannt. Wie sollen wir nun weiter mit Thomas umgehen?“*

Das Team beschließt, sich Hilfe über die Psychologin der Einrichtung, Frau Johannsen, zu holen. Sie wird von der Bereichsleitung mit der Erstellung eines entwicklungs- und verhaltensbezogenen Gutachtens beauftragt und zu einer Fallbesprechung eingeladen.

Im ersten Gespräch mit dem Team wird deutlich, dass immer dann Konflikte und Übergriffe stattfinden, wenn Herr Grohte mit Anforderungen konfrontiert wird, denen er nicht nachkommen kann oder will. So stelle das morgendliche Aufstehen eine tägliche Herausforderung dar, weil es wegen des Busses zur WfbM einen gewissen Zeitdruck gebe. Termine, bei denen man pünktlich erscheinen müsse (z. B. Arztbesuche), führten ebenso zu Auseinandersetzungen wie Störungen im alltäglichen Ablauf, z. B. der epileptische Anfall eines Mitbewohners. In solchen Situationen käme es zu teilweise eskalierenden Wutanfällen und Erregungszuständen. Er drücke dann gestisch massive Drohungen und Provokation aus, trete oder schlage jemanden oder werfe auch mit Gegenständen. Sein Verhalten wird mitunter als bedrohlich erlebt.

Um sich einen bestmöglichen Gesamteindruck von Herrn Grohte und seinem Lebensumfeld, den möglichen Ursachen und Funktionen des aggressiven Verhaltens machen zu können, vereinbaren Frau Johannsen und die Mitarbeiter der Wohngruppe und Werkstatt, verschiedene diagnostische Zugänge zu nutzen.

Methoden der allgemeinen Diagnostik

- Erhebung der Biografie (Anamnese)
- Durchführung der Entwicklungsdiagnostik
- Überprüfung, ob psychische Störungen vorliegen
- Einsicht in medizinische Befundberichte

Methoden zur spezifischen Diagnostik mit Blick auf das geschilderte aggressive Verhalten

- Erfassung von Vorläufern des aggressiven Verhaltens
- Erfassung der Häufigkeit und des Schweregrades einzelner Formen aggressiven Verhaltens sowie möglicher Funktionen (Wozu dient das Verhalten?)
- Situationsthermometer
- Explorative und systematische Beobachtung

2.3.2 Allgemeine Diagnostik

Biografie

Thomas Grohte wurde als einziges Kind seiner Eltern geboren. Bei seiner Geburt waren beide 38 Jahre alt. Nach Angaben der Mutter bei der Aufnahme in die Einrichtung sei die Geburt schwierig (Geburtsstillstand, Nabelschnurumschlingung) und die Entwicklung insgesamt verzögert verlaufen. Mit elf Monaten habe er fünf Zähne gehabt, im Alter von 16 Monaten habe er alleine sitzen, mit 2½ Jahren die ersten Schritte gehen, mit vier Jahren frei stehen können. Erste Worte konnte er im Alter von 18 Monaten sprechen, Zwei- und Dreiwortsätze im Alter von fast fünf Jahren. Die Sauberkeitserziehung, sodass er tagsüber und nachts keine Windeln mehr benötigte, war im Alter von sieben Jahren abgeschlossen.

- 5 bis 6 Jahre: Kindergarten für Sprachbehinderte
- 6 bis 18 Jahre: Schule mit dem Förderschwerpunkt geistige Entwicklung
- 18 bis 23 Jahre: Tätigkeit in einer Werkstatt für behinderte Menschen (WfbM); die WfbM musste er nach aggressiven Übergriffen verlassen; er blieb zwei Jahre zu Hause bei den Eltern.
- 25 bis 33 Jahre: Tagesförderstätte (Austritt wegen zunehmenden aggressiven Verhaltens)
- 33 Jahre: Einzug in eine Wohngruppe für Menschen mit einer geistigen Behinderung
- ab 40 Jahren bis heute: Tätigkeit in einer WfbM
- ab 48 Jahren bis heute: Einzug in eine Außenwohngruppe

Eine Mitarbeiterin der Außenwohngruppe berichtet: *„Die Eltern erzählten damals, dass er manchmal mitten in der Nacht den Wunsch gehabt habe, die Wohnzimmermöbel umzustellen. Der Vater habe dann auf Thomas Anweisung die Wohnung verlassen müssen. Das sei aber nicht so schlimm gewesen, er habe sich im Keller einen Stuhl und eine Lampe hingestellt und dann dort gelesen, bis er wieder reinkommen durfte. Die Mutter habe dann trotz ihres schon fortgeschrittenen Alters die Möbel inkl. Schränke mit ihm umstellen müssen, bis es ihrem Sohn so gefiel. Wenn sie sich geweigert hätten, wäre er aggressiv geworden."*

Nachdem der Vater verstorben war, als Thomas 32 Jahre alt war, stellte die Mutter einen Antrag auf Aufnahme des Sohnes in eine Einrichtung der Behindertenhilfe, da sie sich allein mit seiner Betreuung überfordert sah.

Thomas Grohte zog daraufhin in eine Wohngruppe. Drei Monate nach seinem Einzug musste Herr Grohte nach schweren aggressiven Übergriffen den Besuch der Tagesförderstätte aufgeben und wurde lediglich in der Wohngruppe betreut.

Sieben Jahre später konnte er wieder eine Tätigkeit in der WfbM im Bereich Verpackung und Montage aufnehmen. In den folgenden Jahren nahm Herr Grohte an Reit- und Maltherapie sowie Musikstunden teil. Seine Mutter besuchte er regelmäßig mit einem Taxi. Mit 48 Jahren zog Herr Grohte in eine Außenwohngruppe der Einrichtung. Ein Jahr später ging seine Gruppenleiterin, an der er inzwischen sehr hing, in den Ruhestand. In der Folgezeit wurde von der Werkstatt berichtet, dass er sich nur noch schwer auf seine Arbeit konzentrieren könne, lieber malen oder nach Hause fahren wolle. Es komme häufiger vor, dass er unruhig und laut werde, seine Kollegen beschimpfe und auch schlage oder trete, z. B. wenn er eigentlich mit der Arbeit – Stecker sortieren – beginnen soll. Daraufhin wurde seine Arbeitszeit auf halbtags vormittags reduziert. Im letzten Jahr starb seine Mutter, nachdem sie über alle Jahre hinweg den regelmäßigen und herzlichen Kontakt zu ihrem Sohn aufrechterhalten hatte. Herr Grohte nahm an der Bestattung seiner Mutter teil und zeigte deutliche Anzeichen von Trauer.

Entwicklungsdiagnostik

Frau Johannsen trifft sich mit Herrn Grohte an zwei Tagen zur Durchführung der Leistungs- und Entwicklungsdiagnostik. Zur Einschätzung der einzelnen Entwicklungsbereiche studiert sie die Vorbefunde bzw. nimmt Akteneinsicht und führt einen Intelligenztest (siehe Kap. 2.1.3, S. 344 f.) durch. Sie orientiert sich u. a. an dem Stufenmodell nach Piaget und Erikson und nutzt die aktuellen Beschreibungen der Mitarbeitenden der Wohngruppe. Für Frau Johannsen ergibt sich das folgende Bild:

Lebenspraktischer Bereich

Herr Grohte isst und trinkt selbstständig, er nimmt gelegentlich Hilfe beim Schneiden in Anspruch. Morgens wird ihm meist eine Scheibe Brot geschmiert, da er sonst nichts essen würde. Die Körperpflege verrichtet er unter verbaler Anleitung selbst; Haare waschen und Rasur werden stellvertretend durchgeführt. Toilettengang und Kleidung auswählen erledigt er selbstständig, neigt aber dazu, sich zu warm anzuziehen. Beim Wechseln der Kleidung und bei Reißverschlüssen, Knöpfen und Schleifen benötigt er Unterstützung. Mit Assistenz hilft Herr Grohte einmal wöchentlich beim Tischdienst, räumt die Spülmaschine ein, beteiligt sich am Aufräumen und Reinigen seines Zimmers und hängt seine Wäsche auf. In der nahe gelegenen, vertrauten Umgebung bewegt sich Herr Grohte selbstständig. Herr Grohte verbringt seine Freizeit oft in seinem Zimmer, wo er sich beschäftigt (malen, umräumen), während die Tür stets geöffnet bleiben muss. Wenn er den Wunsch nach Gesellschaft hat, geht er in die gemeinsamen Räume. An gemeinsamen Aktionen, wie Festen, Ausflügen etc., nimmt er gern teil. Direkten Körperkontakt hält er nur schwer aus, lässt lediglich kurze Umarmungen zu.

Motorik

Herr Grohte sitzt, geht und steht ohne Hilfe und kann rennen. Er steigt Treppen alternierend, wobei er sich aber immer festhält. Sein Gangbild wirkt unsicher und eckig (X-Beine, Innenrotation der Füße). Feinmotorisch wurde eine feste Händigkeit rechts entwickelt und eine Geschicklichkeit, die es ermöglicht, einen Stift zu halten, sich anzuziehen (bis auf die Verschlüsse) und die Hände zu waschen.

Sprache und sprachliche Kommunikation

Herr Grohte formuliert meist Zwei- und Dreiwortsätze. Seine Sprache ist insgesamt verwaschen, mit teilweise falscher Betonung und Weglassen von Silben („Nine komm Fenter“ für „Gardine kommt ans Fenster“). Darüber hinaus verständigt er sich gestisch und demonstriert so, was er will. Die Mitarbeitenden haben das Gefühl, er könne sich gut verständlich machen, und erleben ihn als mitteilsam. Umgangssprachliche, einfache Schilderungen kann Herr Grohte gut verstehen, komplexere Sachverhalte eher nicht.

Kognitive Entwicklung
Weil er sein Taschengeld immer sofort ausgibt, werden ihm zweimal wöchentlich fünf Euro ausgezahlt. Herr Grohte weiß zwar, dass Geld ein Zahlungsmittel darstellt, hat aber keine Ideen von Beträgen und Gegenwert. Herr Grohte kennt auch nach längerer Abwesenheit von Personen noch deren Namen. Kurz zurückliegende Ereignisse sind gut abrufbar, darüberhinausgehende Zeiträume werden sprachlich nicht beschrieben. Herr Grohte ist in der näheren Umgebung und im Wohnhaus räumlich gut orientiert. Zeitlich orientiert er sich am gewohnten Tagesablauf. Zeitspannen über den aktuellen Tag hinaus kann er nicht erfassen. Kulturtechniken wurden nicht erworben. Herrn Grohte gelingen Aufgaben nicht, in denen er Figuren nach Farbe und Form sortieren sollte (einfache Klassifizierung). Auch die Zuordnung von unterschiedlichen Größen (einfache Seriation) ist ihm nicht möglich.

Sozial-emotionale Entwicklung
Einige Mitarbeitende beschreiben ihn als liebenswert, als „Bohemien", Künstlernatur und als für die Gruppe wichtig. Von anderen wird er als bedrohlich, anstrengend und übergriffig erlebt. Manchmal ist er kaum zu erreichen, sondern braucht Stunden, bis er sich wieder wirklich beruhigt hat. Bis auf zwei Heilerziehungspflegerinnen der Wohngruppe gibt es kaum nähere Beziehungen. Eine ist seine Bezugsperson im Team. Im Kontakt mit diesen beiden Frauen wirkt Herr Grohte deutlich entspannter, sucht verstärkt ihre Nähe und zeigt Freude. Ansonsten haben die Mitarbeitenden das Gefühl, austauschbar zu sein. In allen Beschreibungen dominiert der Eindruck, als wisse Herr Grohte selbst am besten, was gut für ihn ist, als könne er gut für sich sorgen und sei zufrieden. Regeln werden von Herrn Grohte nur beachtet, wenn deren Einhaltung von anderen Personen kontrolliert wird.

Vorlieben und Interessen
Diese bestehen aktuell aus dem Malen mit Buntstiften, dem Sitzen auf seinem Lieblingssofa (er beobachtet dann gerne das Geschehen um sich herum) und Spaziergängen. Er füttert auch gerne die Hasen in der einrichtungseigenen Tierhaltung.

Psychische Störungen

Neben den Berichten der Mitarbeitenden und dem persönlichen (klinischen) Eindruck, den sich Frau Johannsen von Herrn Grohte machen konnte, nutzt sie das *Psychiatric Assessment Schedule for Adults with Developmental Disabilities* (PAS-ADD). Herr Grohte erreicht nach Einschätzung der Mitarbeitenden insgesamt leicht erhöhte Werte. Jedoch ergeben sich keine klinischen Auffälligkeiten im Sinne einer psychischen Störung nach ICD-10.

Einsicht in medizinische Befundberichte

Eine vor wenigen Wochen durchgeführte medizinische Untersuchung ergab keine medizinischen Auffälligkeiten, die im Zusammenhang mit dem aggressiven Verhalten von Herrn Grohte stehen könnten. Seine Skoliose ist nicht mit akuten Schmerzen verbunden. Er weist eher eine hohe Schmerztoleranz auf. Sein Schlaf-Wach-Rhythmus ist unauffällig, d. h., Herr Grohte hat einen guten und festen Schlaf, bei einer durchschnittlichen Schlafzeit von acht Stunden in der Nacht.

2.3.3 Spezifische Diagnostik mit Blick auf das aggressive Verhalten

Verhalten der Mitarbeitenden

Die Mitarbeitenden versuchen, Herrn Grohte Freiräume zu verschaffen und Konflikten aus dem Weg zu gehen. Eine Mitarbeiterin sagt dazu: *„Was er kann, das will er, was er nicht kann, das will er nicht – und dann lassen wir es eben bleiben."* Wenn es dann doch zu wütenden Reaktionen käme, müsse man eben versuchen, diese Situationen zu entschärfen, indem seine Aggressivität spielerisch aufgegriffen und gespiegelt werde. Das funktioniere unterschiedlich gut. Herr Grohte lässt sich jedoch nicht immer darauf ein.

Vorläufer aggressiven Verhaltens

Die Mitarbeitenden der Wohngruppe und Werkstatt beschreiben, dass sich das aggressive Verhalten oftmals vorher ankündige bzw. für die Mitarbeitenden zu erkennen sei, wann Herr Grohte mit aggressivem Verhalten reagiere. Vorläufer beständen in einer erhöhten motorischen Unruhe (hin und her laufen; mit dem Fuß aufstampfen), einer Anspannung des Körpers und der Mimik (geballte Hände, Zähneknirschen, Stirn runzeln) und im Ausstoßen von Lauten oder Wörtern mehrmals hintereinander (lautes „Arrrr" oder „Pass auf").

Auftretenshäufigkeit und Schweregrad

Um einzuschätzen zu können, wie häufig einzelne Verhaltensweisen (z. B. treten, schlagen) auftreten und wie schwerwiegend diese sind, füllten die Mitarbeitenden von Wohngruppe und Werkstatt das *Inventar für Verhaltensprobleme* (siehe S. 348) unabhängig voneinander aus. Frau Johannsen bat die Mitarbeitenden um eine Einschätzung für die letzten drei Monate und stand den Teams für Rückfragen (z. B. bei Unklarheiten beim Ausfüllen) zur Seite. Die Auswertung der Fragebögen ergab eine fast identische Einschätzung. Sowohl in der Wohngruppe als auch in der Werkstatt konnten die Mitarbeiter acht unterschiedliche Formen aggressiven Verhaltens beobachten (siehe Abbildung unten).

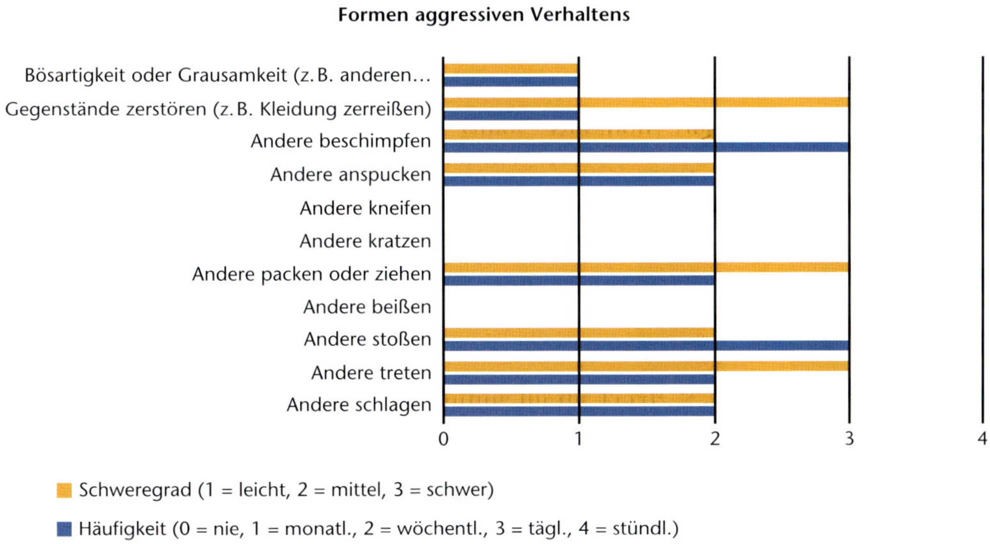

Einschätzung des aggressiven Verhaltens durch Wohngruppen- und Werkstattmitarbeitende (in Anlehnung an IVP, Rojahn, 2001).

Am häufigsten zeigt sich das aggressive Verhalten in Form von Beschimpfen, Schlagen, Treten, Stoßen oder Ziehen anderer und in Form von Spucken. Die Schwere des Verhaltens wird als „mittel" eingeschätzt, d. h., es verursacht beim Gegenüber Schmerzen und kann zu blauen Flecken, nicht jedoch zu schweren Verletzungen führen, die medizinisch behandelt werden müssten. Seltener kommt es dazu, dass Herr Grohte mit Gegenständen wirft oder diese umstößt. Wenn er dies jedoch tut, dann ist es schwerwiegend und Herr Grohte kann sich dann selbst nicht mehr fangen, um zur Ruhe zu kommen.

Funktionen

Um eine weitgehend objektive Beurteilung der möglichen Ursachen und Funktionen – d. h., wozu wird das aggressive Verhalten eingesetzt – vornehmen zu können, geht Frau Johannsen die *„Questions About Behavioral Function"*-Skala (siehe S. 348) mit beiden Teams durch. Zur Einschätzung des Verhaltens wurden wieder die letzten drei Monate betrachtet. Die Auswertung der einzelnen Fragebögen ergab erneut ein sehr ähnliches Bild und zeigte, dass Herr Grohte das Verhalten am häufigsten einsetzte, um Anforderungen, die an ihn gestellt wurden (z. B. zu arbeiten), zu vermeiden. Am zweithäufigsten trat das Verhalten nach Ansicht der Mitarbeitenden auf, wenn er etwas (zurück-)haben wollte (z. B. einen beliebten Gegenstand). Hin und wieder (jedoch eher selten) reagierte er auch mit aggressivem Verhalten, wenn er sich nach Ansicht der Mitarbeiter nicht genügend wahrgenommen fühlte bzw. wenig Aufmerksamkeit von seinem Umfeld bekam. Schmerzen spielten hingegen keine Rolle. Zwar gab es Erkrankungen in den vergangenen Monaten, weshalb er auch medizinisch untersucht wurde, aber dies schien nach Ansicht der Mitarbeiter sogar eher dazu zu führen, dass er ruhig wurde und sich zurückzog. Aggressives Verhalten, um sich selbst zu spüren (Stimulation), schlossen die Mitarbeiter aus (siehe auch die folgende Abbildung).

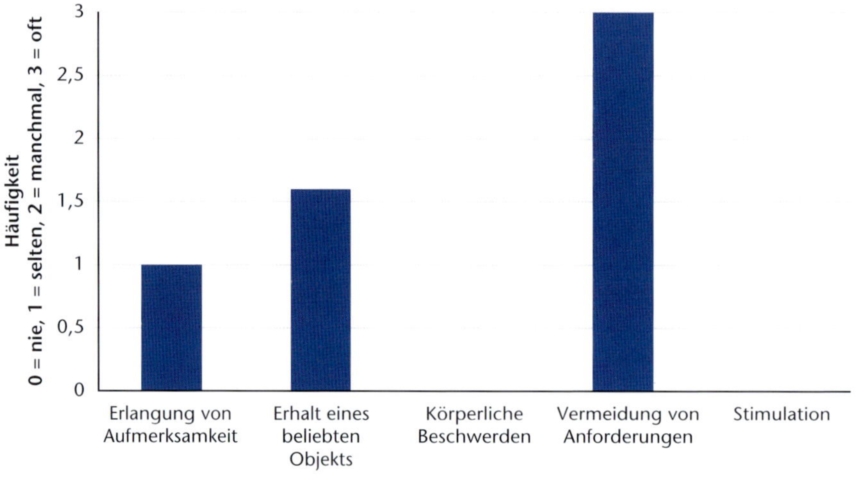

Funktionen des Verhaltens von Herrn Grohte (in Anlehnung an QABFm Matson & Vollmer, 1996).

Situationsthermometer

Ausgefüllt für: *Herr Grohte* Ausgefüllt von: *Team der Wohngruppe und WfbM*

Für welches Verhalten: *Andere mit der Hand/Faust schlagen oder dem Fuß treten*

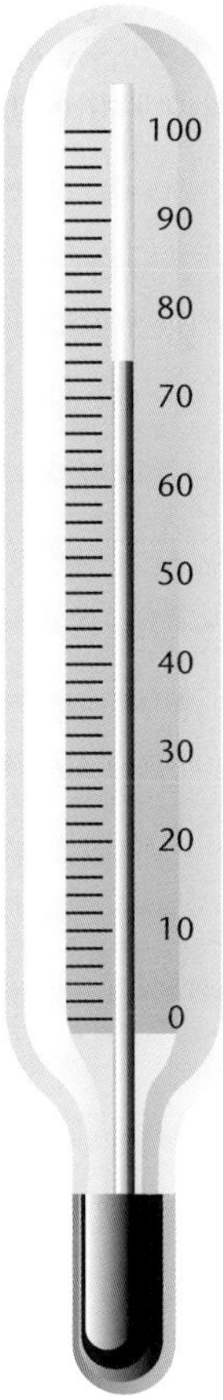

100:

90: *wenn er aufgefordert wird, einer Aufgabe nachzukommen, die er nicht mag (z. B. arbeiten; den Arbeitsplatz aufräumen, den Tisch decken)*

80:

70: *wenn es hektisch zu geht und er Zeitdruck hat (z. B. für die Wfbm fertig machen; Arzttermin einhalten)*

60:

50: *Veränderungen im alltäglichen Ablauf / im Umfeld (z. B. epileptischer Anfall eines Mitbewohners; Jacken nicht am Platz, wo sie „hingehören"; anderer Spazierweg als sonst)*

40: *wenn ihm etwas weggenommen wird (z. B. seine Malstifte; „sein" Sofa)*

30: *wenn ihn jemand umarmen will oder ihm zu nah kommt*

20: *wenn er keine Aufmerksamkeit bekommt (z. B. während der Pflege von anderen Mitbewohnern oder im Gespräch mit anderen)*

10:

0: *wenn er für sich alleine ist, keine Anforderung an ihn gestellt wird und er seine Ruhe hat z. B. beim Spazieren gehen (wenn er den Weg bestimmen kann)*

Situationen, in denen das Verhalten immer bis gar nicht auftritt (vgl. Bienstein/Nußbeck, 2010, S. 15).

Abschließend erfragte Frau Johannsen noch Situationen, in denen das aggressive Verhalten besonders häufig bzw. gar nicht aufzutreten scheint. Hierzu füllte sie mit beiden Mitarbeiterteams gemeinsam das Situationsthermometer für Herrn Grohte aus (siehe Abbildung oben). Nach Ansicht der Mitarbeitenden reagiert Herr Grohte zu 90 Prozent (also sehr wahrscheinlich) mit aggressivem Verhalten, wenn er einer ungeliebten Aufgabe nachkommen soll, in 70 Prozent der Situationen, in denen er Zeitdruck hat, und zu 50 Prozent, wenn Veränderungen im Tagesablauf oder Routinen eintreten. Hingegen kommt es nie zu aggressivem Verhalten, wenn Herr Grohte für sich alleine im Zimmer ist und z. B. malen kann.

Nachdem Frau Johannsen die Fragebögen und das Situationsthermometer mit den Teams durchgegangen ist, verständigen sie sich darauf, in der kommenden Woche eine explorative Beobachtung mittels Strichliste (siehe S. 351) und eine Verhaltensanalyse nach dem ABC-Schema vorzunehmen (siehe Beobachtungsprotokoll auf der nächsten Seite).

Aus dem ABC-Schema geht hervor, dass die Mitarbeitenden oftmals Anforderungen zurückziehen (z. B. ihn doch noch weiter schlafen lassen; er mit der Arbeit doch nicht beginnen muss; er auf seinem Sofa sitzen bleiben darf und stattdessen eine andere Person das Sofa verlassen muss), um Herrn Grohte bzw. sein aggressives Verhalten nicht noch weiter herauszufordern und einer Eskalation vorzubeugen. Frau Johannsen arbeitet mit den Teams heraus, dass Herr Grohte auch schon in der eigenen Familie viele solche Erfahrungen sammeln konnte und gelernt hat, dass er seine eigenen Interessen durchsetzen kann, wenn er mit aggressivem Verhalten reagiert bzw. erste Anzeichen (siehe Vorläufer) hierfür zeigt.

Beobachtungsprotokoll (ABC-Schema)

Für: Herrn Grohte Ausgefüllt von: Frau Exner (Wohngruppe) und Herrn Bauer (WfbM)

Tag/ Uhrzeit	**Vorausgehende Situation - A**	**Verhalten - B** (Herr Grohte)	**Konsequenz - C** Reaktion des Umfelds auf das Verhalten	Daran **anschließende Reaktion** von Herrn Grohte
Montag 7.00 Uhr	Herr Grohte liegt im Bett. Wecke ihn und sage, es ist Zeit aufzustehen. (Er soll sich beeilen, ist bereits spät.)	Schimpft und haut nach mir	Habe sein Verhalten spielerisch aufgegriffen	Er dreht sich um und schläft weiter.
Montag 10.25 Uhr	Herr Grohte sitzt ruhig am Werktisch und beobachtet, was die anderen so machen. Gehe zu ihm und sage, er soll mit dem Arbeiten anfangen.	Wird laut, wirft Arbeitsmaterial vom Tisch runter und versucht mich zu treten	Habe die Materialien aufgehoben und ihn in Ruhe gelassen	Herr Grohte beruhigt sich wieder und beobachtet, was die anderen so machen.
Montag 13.30 Uhr	Pausenzeit. Frau Mohr (neue Beschäftigte in WfbM) setzt sich neben Herrn Grohte auf „sein" Sofa.	Herr Grohte schlägt ihr mit der Hand gegen den Kopf.	Schimpfe mit Herrn Grohte, beruhige Frau Mohr und führe sie vom Sofa weg. Herr G. hat „sein" Sofa wieder für sich	Wirkt zufrieden

Auszug aus dem ABC-Protokoll der letzten Woche

2.3.4 Interpretation und diagnostische Aussagen

Die Betrachtung des Verhaltens und der Entwicklungsbereiche ergibt folgendes Bild:
Herr Grohtes Wortschatz bezieht sich auf die gegenständliche Umwelt, und er drückt sich vornehmlich in Zwei- und Dreiwortsätzen aus. Das Sprachverständnis geht deutlich darüber hinaus. Wenn die Betreuenden meinen, er würde alles verstehen, ist davon auszugehen, dass Herr Grohte basierend auf dem situativen Kontext und der Beziehung auch die unausgesprochenen Teile einer Botschaft deuten kann. Die Informationen bezüglich der Denkentwicklung deuten darauf hin, dass Herr Grohte das Niveau des

präoperationalen Denkens (nach Piaget, siehe S. 318 f.) erreicht hat. Er kann sprachliche Symbole nutzen und in Klassen und Relationen denken (Wer ist stärker?) und andere Personen anhand von Haupteigenschaften beurteilen (Wer ist Betreuer, wer ist Bewohner?). Damit kann er sich in vertrauten Situationen zurechtfinden und bestimmte Handlungsabläufe planen und durchführen („Jetzt gehe ich raus und kaufe mir was"). Mit Blick auf die Tätigkeit in der WfbM zeigt sich, dass die derzeitigen Aufgaben (u. a. Stecker sortieren) Herrn Grohtes kognitive Möglichkeiten überfordern.

Herr Grohte hat ein bestimmtes Bild davon, wie es in der Wohngruppe sein soll, und erträgt es nur schwer, wenn von dieser Norm abgewichen wird, etwa durch den epileptischen Anfall eines Mitbewohners oder die Anwesenheit des Notarztes.

Hier zeigt sich auch, dass Herr Grohte nur seine eigene Perspektive sehen und sich dabei nicht vorstellen kann, dass andere Menschen ein anderes Empfinden, andere Sichtweisen haben als er selbst (siehe S. 319). Herr Grohte kann sich nicht vorstellen, von anderen nicht verstanden zu werden – denn ihm ist ja klar, was er mitteilen will. Herr Grohte sieht lediglich die Konsequenzen seines Handelns. Er sieht zwar, dass andere genervt davon sind, wenn er sie beschimpft, kann sich aber nicht vorstellen, dass sie sich bedroht fühlen.

In der sozial-emotionalen Entwicklung (nach Erikson, siehe S. 319) zeigt Herr Grohte Verhaltensweisen, die der Autonomiephase zuzuordnen sind. Herr Grohte tut etwas also nicht, weil es getan werden muss oder weil es seine Pflicht ist (wie z. B. einkaufen), sondern weil er es gern mag. Dann kann er auch ausgesprochen ausdauernd bei einer Sache bleiben (z. B. Zimmer umräumen, malen). Eine eigentliche Aufgabenorientierung liegt jedoch nicht vor.

Vor diesem Hintergrund kommt es vermutlich zu den eskalierenden Auseinandersetzungen.

2.3.5 Empfehlungen zur Förder- und Teilhabeplanung

Nach Abschluss der Diagnostik bespricht Frau Johannsen die Ergebnisse mit beiden Teams und sie entwickeln gemeinsam das weitere Vorgehen.

Mit Blick auf die Komplexität und Häufigkeit des Verhaltens wünschen sich die Mitarbeitenden insbesondere eine erste Hilfestellung für den Umgang mit Herrn Grohte und die Gestaltung seiner Arbeitssituation in der WfbM und Ideen für eine andere Gestaltung der morgendlichen Aufstehsituation.

Frau Johannsen möchte zuvor gerne noch einzelne grundlegende Aspekte betrachten. Sie legt dar, dass Herr Grohte ein Mensch ist, der im starken Maße ein verlässliches und sicheres Umfeld braucht. Er ist auf eine überschaubare Wohn- und Werkstattgruppe mit verlässlicher Betreuungsdichte bei möglichst niedriger Fluktuation angewiesen. Diese Qualitäten sollten ihm erhalten bleiben. Frau Johannsen weist darauf hin, dass Herr Grohte Strukturen und auch klare Grenzen benötigt, ohne jedoch seine Grenzen zu überschreiten oder rigide Strukturen zu schaffen. Seine Wünsche sollen ernst genommen und respektiert werden. Seine Interessen könnten noch stärkere Berücksichtigung finden, sodass ihm in seiner Freizeit mehr anregende Beschäftigungen angeboten werden, z. B. regelmäßige Spaziergänge, Malwerkstatt oder die Versorgung der Tiere im Haus.

Frau Johannsen stellt das Entwicklungsniveau von Herrn Grohte in den Mittelpunkt. Ausgehend davon ist er in der Kommunikation (u.a. Mimik, Gestik, Sprache) auf klare, eindeutige Signale und Kongruenz (Stimmigkeit) angewiesen. Einzelne Mitarbeitende merken an, dass sie sich beim Spiegeln des Verhaltens unwohl fühlen und den Eindruck hätten, mit Herrn Grohte zu spielen, anstatt sein Verhalten klar zu kritisieren. Angesichts der eher geringen Wirksamkeit und uneinheitlichen Anwendung dieser Methode einigen sich die Mitarbeiter erst einmal darauf, das Verhalten nicht mehr spielerisch aufzugreifen.

Stattdessen werden sie dem aggressiven Verhalten von Herrn Grohte ein klares und eindeutiges Nein entgegensetzen und durch entsprechende Körperhaltung und Mimik unterstreichen. Hierdurch beabsichtigen die Mitarbeiter, dass Herr Grohte lernt, zwischen gewünschtem und nicht gewünschtem Verhalten zu unterscheiden.

Frau Johannsen bringt ein, dass gerade gewünschtes Verhalten (und scheinen es noch so banale Dinge zu sein) in vielen unterschiedlichen Situationen gelobt und Herrn Grohte zurückgemeldet werden sollte. Lob muss ernst gemeint sein, ist einfach in der Umsetzung und motiviert dazu, gewünschtes Verhalten häufiger zu zeigen.

Umgang mit Anforderungen

Anforderungen sollten nicht als Fragen formuliert werden oder die Umsetzung mehrerer Aufgaben zugleich beinhalten, sondern kurz, verständlich und prägnant sein.

Es muss deutlich sein, welchen Anforderungen Herr Grohte nachkommen muss. Anforderungen, die gestellt und dann wieder zurückgezogen werden, stellen ihre Bedeutung infrage und können auch zu Verunsicherung von Herrn Grohte führen. Es muss klar sein, welche Folgen sich ergeben, wenn er die Anforderungen nicht erfüllt.

Die Mitarbeitenden betrachten nochmals mit Frau Johannsen die Vorläufer für aggressives Verhalten. Das Erkennen von Vorläufern bietet eine gute Gelegenheit, rechtzeitig zu reagieren. Insbesondere wenn nicht nachvollziehbar ist, warum Herr Grohte unruhig wird, können die Mitarbeiter seine Aufmerksamkeit umlenken (weg von der Situation, z.B. durch Aufgreifen eines anderen Themas oder einer anderen Aktivität; siehe Kap. „Erweiterung alternativer Handlungsmöglichkeiten“, S. 440).

Frau Johannsen weist darauf hin, dass es nicht auf eine bestimmte Persönlichkeitsstruktur zurückzuführen ist, wenn er ausschließlich lustbetont arbeitet, sondern Ausdruck seines Entwicklungsstandes und seiner Lernerfahrungen. Das aggressive Verhalten stellt für Herrn Grohte derzeit die beste Möglichkeit dar, um seine Bedürfnisse durchzusetzen (z.B. einer unbeliebten Aufgabe nicht nachkommen zu müssen). Herr Grohte hat also gelernt, dass sein aggressives Verhalten sehr wirksam ist, und dies bereits seit vielen Jahren. Schon im Elternhaus hatte er ja die Erfahrung gemacht, und auch in der Wohngruppe oder WfbM werden Anforderungen mitunter zurückgenommen.

Handlungsüberlegung
Herr Grohte benötigt Unterstützung dabei, alternative Handlungskompetenzen aufzubauen, um mit den Herausforderungen des Alltags adäquater umgehen zu können und sich trotzdem als selbstwirksam zu erleben (siehe S. 440).

Gestaltung von Tätigkeiten

Die derzeitige Tätigkeit von Herrn Grohte in der WfbM (Sortieren von Steckern nach Anzahl, Farbe und Form) stellt eine Überforderung für ihn dar. Entsprechend wird er von den Mitarbeitenden immer wieder korrigiert, woraufhin es immer wieder zu aggressivem Verhalten kommt. Damit macht er nur selten die Erfahrung, dass seine Arbeit gelobt wird.

In einem ersten Schritt sollen Herrn Grohte *unterschiedliche Tätigkeiten* – die aktuell in der WfbM durchgeführt werden – angeboten werden, sodass ihm mehr *Selbstbestimmung* eingeräumt und damit seine *Interessen stärker berücksichtigt* werden. Schon beim nächsten Treffen mit Frau Johannsen berichten die Mitarbeitenden der WfbM, dass sich Herr Grohte von allen angebotenen Tätigkeiten insbesondere für das Eintüten von Knöpfen und Schrauben interessiert hat.

Herrn Grohte soll vor Arbeitsbeginn immer die *Auswahl zwischen den beiden Tätigkeiten* angeboten werden, sodass er entscheiden kann, welche er ausführt. Zudem einigen sich die Mitarbeitenden darauf, eher *überschaubare und kürzere Aufgaben* zu wählen und *längere Pausenzeiten* anzubieten.

Das Team geht aber dennoch davon aus, dass er weiter manchmal mit aggressivem Verhalten reagieren wird, obwohl ihm diese Arbeit leichter fällt und von größerem Interesse für ihn ist. Lieber hätte Herr Grohte ja seine Ruhe, würde malen oder sein Umfeld beobachten. Man ist sich jedoch auch einig darüber, dass Herr Grohte an Selbstbewusstsein (Kompetenzzuwachs) gewinnen könnte, wenn er diese Aufgabe gut bewerkstelligt und Lob dafür erhält.

Daher schlägt Frau Johannsen zusätzlich eine Strukturierung der Arbeitsschritte nach dem TEACCH-Konzept (siehe S. 368) vor, damit die Aufgabe für Herrn Grohte noch überschaubarer wird:

Benötigt werden zwei Schalen und eine Box sowie eine Schablone mit der Anzahl der notwendigen Knöpfe oder Schrauben. Mit dieser Strukturierung ergibt sich ein klarer Arbeitsablauf:

- Ein Knopf oder eine Schraube wird aus der linken Schale genommen.
- Der Knopf oder die Schraube wird auf die Schablone gelegt.
- Weitere Knöpfe (Schrauben) werden herausgenommen, bis die Schablone gefüllt ist.
- Herr Grohte nimmt eine Tüte aus der anderen Schale (rechts von ihm) und tütet alle fünf Knöpfe/Schrauben in der Schablone ein.
- Im letzten Schritt legt er die Tüte mit den Knöpfen (Schrauben) in den Korb für die fertigen Tüten, der direkt rechts neben ihm steht.

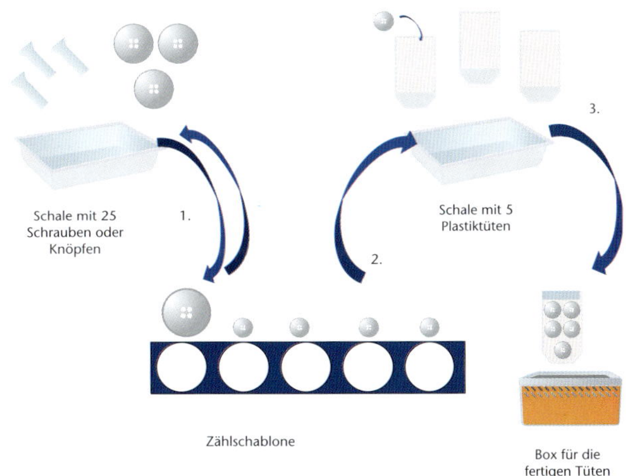

Arbeitsplan für Herrn Grohte

Diesen Arbeitsvorgang soll er so lange wiederholen, bis alle Knöpfe oder Schrauben aus der Schale eingetütet sind. Die Mitarbeitenden geben an, dass Herr Grohte bislang bis zu 10 Minuten sehr konzentriert arbeiten kann, bevor er aufsteht oder mit aggressivem Verhalten reagiert. In dieser Zeit kann er etwa 25 Knöpfe in fünf Tüten packen.

Da Herr Grohte sehr empfänglich für Lob ist, einigen sich die Mitarbeitenden darauf, ihn regelmäßig für einzelne Arbeitsschritte zu loben. Nachdem er alle fünf Tüten in die Fertigbox gelegt hat, kann Herr Grohte zwischen unterschiedlichen Angeboten wählen (z. B. eine Pause einlegen, malen etc.). Die Anzahl von fünf Tüten ist für Herrn Grohte anschaulich erfassbar. Das Team ist der Ansicht, dass ihm 30 Minuten Pause reichen sollten. Auch die Pausenzeit soll für Herrn Grohte übersichtlicher werden. Eine große Uhr, welche die noch verbleibende Zeit anzeigt, z. B. ein Time-Timer®, erleichtert ihm die Einschätzung.

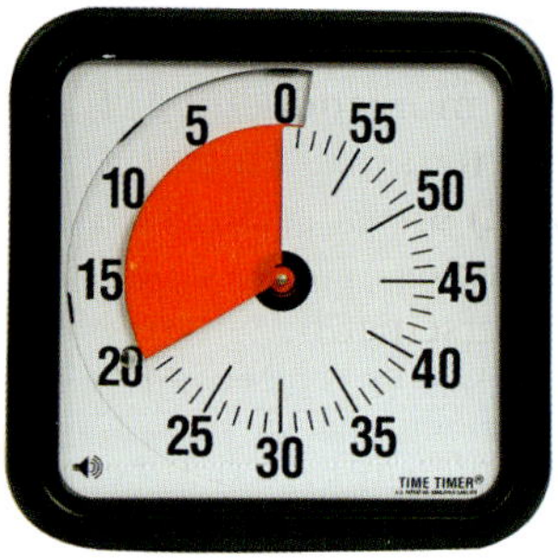

Time-Timer® zur Visualisierung der Zeit

Das Team ist sich einig, dass Herr Grohte an einem Tag vier Arbeitsdurchläufe à 10 Minuten schaffen könnte, und will erst einmal damit beginnen.

Frau Johannsen stellt den Mitarbeitern noch das Lernen in drei Schritten, Prompting und Shaping vor (siehe Kap. 2.3.1, S. 386 ff.), sodass Herr Grohte bei unterschiedlichen Aufgaben (in der Wohngruppe und Werkstatt) eine anschauliche Unterstützung und Begleitung erfährt. Die Mitarbeitenden können sich die Anwendung dieser Methoden für einzelne Bereiche gut vorstellen.

Erweiterung alternativer Handlungsmöglichkeiten

Wie kann Herr Grohte ohne aggressiv zu werden auf sein Bedürfnis z. B. nach einer Pause aufmerksam machen? Auch dieses Thema bespricht Frau Johannsen mit dem Team. Sie erläutert den Mitarbeitenden das Funktionelle Kommunikationstraining (siehe S. 389 f.). Hierzu wird beispielsweise in Arbeitssituationen eine Symbolkarte auf den Tisch gelegt, die das Bild einer Pause veranschaulicht.

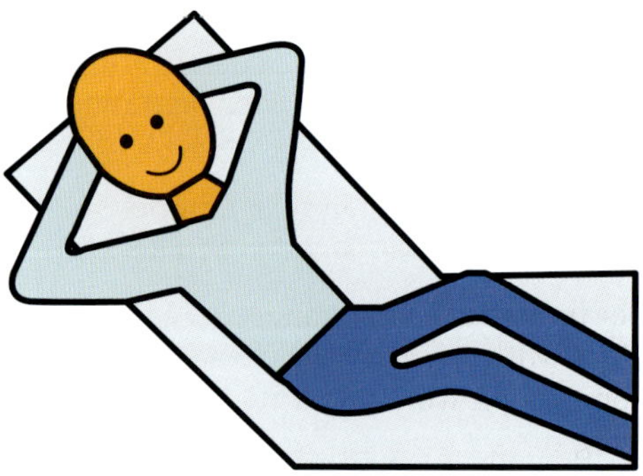

Symbol für eine Pause (Boardmaker®)

Beim Auftreten von identifizierten Vorläufern aggressiven Verhaltens, z. B. erhöhte motorische Unruhe, Zähneknirschen oder Fußstampfen (siehe S. 433), reagieren alle Mitarbeitenden unmittelbar, fragen Herrn Grohte, ob er eine Pause möchte, und zeigen dabei auf die Symbolkarte. Antwortet er mit Ja, so kann er seine Arbeit (zumindest zu Beginn der Förderung) unterbrechen und eine Pausenzeit einlegen. In den nächsten Situationen, in denen sich Vorläufer zeigen, wird Herr Grohte gefragt, was er möchte (allgemeiner Prompt, siehe S. 386 f.), sodass er Schritt für Schritt lernt, wie er eigenständig auf sein Bedürfnis aufmerksam machen kann. Herr Grohte wird immer dafür gelobt, wenn er nicht mit aggressivem Verhalten reagiert hat (z. B. „Schön, dass du gesagt hast, dass du eine Pause möchtest"). Anstelle einer Pausenkarte könnte Herr Grohte auch darin unterstützt werden, Hilfe (mittels einer ‚Hilfesymbolkarte') bei einer Tätigkeit einzufordern. Die Verwendung der Symbolkarte könnte mit ihm in unterschiedlichen Situationen geübt werden. Frau Johannsen weist darauf hin, dass sich das Kommunikationstraining, ein Verstärkerplan, das Lernen in drei Schritten, Prompting und Shaping sowie Elemente des sozialen Kompetenztrainings (siehe S. 397) sehr gut eignen zum Ausbau weiterer Fähigkeiten.

Gestaltung der Aufstehsituation (Zeitdruck)

Das morgendliche Aufstehen unter Zeitdruck sowie außerplanmäßige Aktivitäten (z. B. Arzttermine, Ausflüge, die nicht in Herrn Grohtes regulärem Tagesablauf vorgesehen sind) setzen ihn unter Stress. Frau Johannsen bespricht mit dem Team der Wohngruppe unterschiedliche Erfahrungen beim morgendlichen Aufstehen. Daraufhin werden die unterschiedlichen Weckarten und Herrn Grohtes Reaktionen darauf zusammengetragen und zusätzlich generell überlegt, was angenehmes Aufstehen bedeutet.

Herr Grohtes Schlaf ist gut. Schlafmangel kann als Grund für sein aggressives Verhalten eher ausgeschlossen werden. Er ist abends aber doch recht müde, sodass ihm angeboten werden könnte, früher ins Bett zu gehen.

Die folgenden Überlegungen wurden von einer Heilerziehungspflegerin mit Herrn Grohte besprochen:

Herr Grohte mag keinen Zeitdruck. Aus diesem Grund soll er am Morgen bereits 20 Minuten früher geweckt werden, sodass ihm mehr Zeit zur Verfügung steht. Zudem mag er Musik. Daher soll ein CD-Player mit Weckfunktion und seiner Lieblingsmusik angeschafft und eingestellt werden. Die Musik erlaubt ihm ein sanftes Wachwerden. Erst nach Ablauf der Musik würde ein Mitarbeiter in sein Zimmer kommen, die Rollos langsam hochziehen, ihn begrüßen (ohne Körperkontakt, den Herr Grohte morgens nicht so gerne mag) und kurz vom Start in den Tag erzählen (wer im Dienst ist, dass es gleich Frühstück gibt).

Herr Grohte könnte sich seine Anziehsachen dann selbst heraussuchen (was er gerne tut, angesichts des Zeitdrucks wurde dies jedoch oftmals von den Mitarbeitern übernommen).

Um den Tagesablauf bildlich zu veranschaulichen und somit auch außerplanmäßige Termine ankündigen zu können, beschließen die Mitarbeiter – nach Zustimmung von Herrn Grohte – eine TEACCH-Leiste in seinem Zimmer anzubringen.

Bei nicht vorhersehbaren Ereignissen, wie in der Vergangenheit der epileptische Anfall eines Mitbewohners, soll Herr Grohte aus der für ihn beunruhigenden Situation herausgenommen werden, indem er mit einem Mitarbeiter das Zimmer verlässt, einen Spaziergang macht oder in der Situation mehr Beistand erfährt.

Deeskalationstraining

Abschließend bespricht Frau Johannsen noch, wie die Mitarbeitenden mit Situationen umgehen können, in denen Herr Grohte mit aggressivem Verhalten reagiert und ein unmittelbares Handeln notwendig ist, um Verletzungen an sich selbst oder anderen Personen abzuwenden. Hierzu geht sie auf die Grundlagen der Deeskalation und die 10 Gebote ein (siehe Kap. 2.2.8, S. 380 ff.) und entwickelt mit dem Team einen Deeskalationsplan. Die Mitarbeitenden einigen sich darauf, die besprochenen Schritte umzusetzen, und verschriftlichen diese, sodass das konkrete Vorgehen bei Bedarf immer wieder nachgelesen werden kann.

Die Teams äußern den Wunsch, mehr Sicherheit in der Umsetzung von Selbstschutztechniken zu gewinnen. Dadurch kann auch ungewollten Verletzungen von Herrn Grohte – wenn ein körperliches Eingreifen notwendig wird – vorgebeugt werden. Beide Teams beantragen bei der Einrichtungsleitung die Teilnahme an einem *Deeskalationstraining* für Sicherheits- und Selbstverteidigungstechniken. Im Training werden die einzelnen Methoden von einem externen Trainer mit den Mitarbeitenden im Rollenspiel geübt. Videoaufzeichnungen helfen, Unsicherheiten zu besprechen und die praktische Umsetzung zu erproben.

Um überprüfen zu können, ob das entwickelte Vorgehen und die Methoden tatsächlich dazu führen, dass Herr Grohte weniger mit aggressivem Verhalten reagiert, möchten die Mitarbeitenden dies für die nächsten sechs Wochen evaluieren. Hierfür wählen sie wieder die einfache Strichliste zur Auftretenshäufigkeit, die sie schon einmal angewendet haben (siehe S. 360). Zur Auswertung und Besprechung der Ergebnisse vereinbart Frau Johannsen einen neuen Termin mit den Teams.

2.4 Herr Bergmann will nicht mehr ins Stadion

Vivian Keim, Sandra Kieser

Albert Bergmann ist 40 Jahre alt. Er arbeitet in einer WfbM und lebt mit drei Mitbewohnern in einer Außenwohngruppe einer Wohnstätte für Menschen mit Behinderung.

Bei Herrn Bergmann wurden eine mittelgradige Intelligenzminderung (F71.0) und aktuell eine Angina pectoris (I20.9) sowie eine depressive Episode mit psychotischen Symptomen (F32.3) diagnostiziert.

2.4.1 Aktuelle Problemstellung

Derzeit wird Herr Bergmann wegen der momentan abklingenden Depression in einer psychiatrischen Klinik behandelt. Seine Entlassung aus dem Krankenhaus steht kurz bevor.

2.4.2 Biografie

Albert Bergmann wurde als erstes Kind seiner Eltern Egon und Erika Bergmann geboren. Der Vater war bei der Müllabfuhr tätig, die Mutter arbeitete als ungelernte Fabrikarbeiterin. Sie heirateten kurz vor Alberts Geburt und bezogen eine Wohnung in der Nähe von Erikas Eltern. Nach Alberts Geburt nahm die Mutter ihre Berufstätigkeit wieder auf und der Junge wurde während der Woche von den Großeltern betreut. Rückblickend beschreibt er diese Zeit als unbeschwert, er habe dort mit den Kindern der Nachbarschaft spielen können, es habe Haustiere gegeben (der Opa habe Hasen, Katzen und zwei Hunde im Garten gehabt) und einen großen Schuppen als Werkstatt.

Die Schwester Susanne, die vier Jahre jünger als Albert ist, berichtet später:

„Unsere Großmutter war eigentlich okay, ich meine, die war immer für uns da, wenn wir sie brauchten – und wir brauchten sie oft! Aber sie war eben auch sehr verbittert. Meine Mutter hat mir mal erzählt, die Oma habe zwei Söhne verloren, die Brüder meiner Mutter – nach denen sie dann ihre Söhne, also meine Brüder benannt hat –, und das hat sie wohl nie wirklich verwunden. Ich glaube, sie konnte nie richtig froh sein.“

Nach der Geburt von Susanne gab Frau Bergmann ihre Arbeit auf und Albert, der nun nicht mehr bei den Großeltern versorgt werden sollte, kam in den Kindergarten. Im selben Jahr starb der Großvater ganz plötzlich an einem Herzinfarkt. Anlässlich der schulärztlichen Untersuchung wurden eine Entwicklungsverzögerung und eine „mäßige

Sprachentwicklung" festgestellt, sodass die Einschulung um ein Jahr zurückgestellt wurde. Mit sechs Jahren, nachdem weiterhin eine Entwicklungsverzögerung vorlag, kam Albert in eine heilpädagogische Tagesschule.

Im September desselben Jahres wurde das dritte Kind Robert geboren. Während die Mutter in der Klinik war, versorgte die Großmutter die Kinder und den Haushalt. Auch nachdem Frau Bergmann mit dem Baby aus dem Krankenhaus zurückkehrte, blieb sie unterstützend da. Albert freute sich über den neuen Bruder, kümmerte sich rührend um ihn. Er sang ihm kleine Lieder vor und freute sich, wenn er ihn spazieren fahren durfte.

Frau Bergmann entwickelte in der Folge eine schwere Wochenbettdepression und musste schließlich stationär behandelt werden. So verlängerte sich der Großmuttereinsatz um mehrere Wochen und sollte auch in den folgenden Jahren immer wieder notwendig werden, da Frau Bergmann wiederholt stationär in der Psychiatrie behandelt werden musste. Die Familie war dadurch enorm belastet; Albert Bergmann sagt dazu: *„Wir mussten ganz doll zusammenhalten."* Es war für ihn schwer zu verstehen, dass seine Mutter so krank war, und er zeigte in der Schule sehr anhängliche Verhaltensweisen gegenüber einer Erzieherin. Seine Schwester erzählt:

„Wir mussten einfach schneller groß werden als andere und schon früh Verantwortung füreinander übernehmen, auch wenn unsere Mutter nicht im Krankenhaus war – sie war oft sehr schwach, zurückgezogen und so einsilbig. Wir mussten uns um alles kümmern, insbesondere um den Lütten [Robert]. Der lag meinem Vater natürlich besonders am Herzen, eigentlich uns allen, weil der … ja, der war immer der Kleinste. Mein Vater hat dann für uns eine neue Wohnung im Parterre organisiert, wir wohnten vorher im vierten Stock, und er hatte solche Angst, Mutter würde sich aus dem Fenster stürzen. Albert hat irgendwie immer versucht, uns alle aufzuheitern, wollte auch die Oma und Mutter zum Lachen bringen. Der war hier echt unser Sonnenschein. Ich hatte manchmal das Gefühl, der wollte alles wiedergutmachen. Unserem Vater ist das, glaube ich, auf die Nerven gegangen, dem ist überhaupt alles zu viel geworden: wir drei, unsere Mutter und dann noch immer die Oma. Der hat tierisch viel gearbeitet, Sonderschichten gemacht, denn wir brauchten ja das Geld. Manchmal denke ich auch, der hat sich in die Arbeit geflüchtet. Aber eins hat der sich nie nehmen lassen: seinen Fußball. Vater war immer Mitglied im FC, hatte eine Dauerkarte und war bei jedem Spiel dabei. Albert wollte natürlich immer mit, aber mein Vater sagte, das sei nur was für sportliche Jungs – und er konnte doch immer noch nicht schwimmen.

Ungefähr in der dritten Klasse hatte er dann endlich sein erstes Sportabzeichen – und war so stolz! Seit dem Tag hatte der FC einen neuen Fan, es gab nur noch ein Thema – und Albert hatte endlich was gemeinsam mit Vater. Er durfte dann auch immer mit zu den Fußballspielen."

Im Zuge der Fußballbegeisterung lag es nahe, dass Herr Bergmann selbst Fußball spielen wollte – und sollte. Hier zeigten sich jedoch ausgeprägte Schwierigkeiten (*„Ich glaube, der konnte das einfach nicht richtig"*, meint die Schwester dazu), die zu mehreren Versuchen in verschiedenen Vereinen und Mannschaften führten, bei denen er stets scheiterte. Dann *„wollte ich eben einfach nicht mehr"*, wie Albert selbst später sagt.

Die Intelligenzminderung und wohl noch mehr die eingeschränkten sportlichen Fähigkeiten wurden umso deutlicher, je größer der kleine Bruder Robert wurde, der motorisch ausgesprochen begabt und bald ein guter Schüler war. Albert Bergmann berichtet später, er habe sehr darunter gelitten, *„zwar der große, aber eben der doofe Bruder"* gewesen zu sein und immer das Gefühl gehabt zu haben, Robert würde ihm vorgezogen. Mit 17 Jahren beendete Herr Bergmann die Sonderschule. In seinem Abschlusszeugnis werden ein stetes Bemühen und eine sehr gute Arbeitshaltung hervorgehoben; er wurde als außerordentlich engagiert und fleißig erlebt. So sei es ihm schließlich gelungen, vorgeschriebene Worte sauber abzuschreiben und sich einfache Worte und kleine Texte zu erlesen, auch wenn er die Sinnzusammenhänge nicht immer erfassen könne. Im Umgang mit Zahlen sei ihm das Addieren im Zahlenraum bis 10 möglich. Als ausgesprochen geschickt und auch begeistert wurde er im hauswirtschaftlichen Bereich, insbesondere beim Kochen erlebt.

Nach der Schule begann Herr Bergmann eine Ausbildung in einer WfbM im Gartenbereich. Er selbst hatte eigentlich immer die Idee gehabt, wie sein Vater bei der Müllabfuhr zu arbeiten, aber diese Möglichkeit gab es nicht.

Die Großmutter starb, als Albert Bergmann 28 Jahre alt war. Herr Bergmann teilte sich immer noch ein Zimmer mit seinem Bruder Robert. Zwischen beiden kam es immer häufiger zu immer stärkeren Auseinandersetzungen, bei denen insbesondere Herr Bergmann tätlich wurde und seinen Bruder – der inzwischen aktiv und erfolgreich Fußball spielte – schlug. Nachdem er die familiären Probleme seinem Chef erzählte, schaltete dieser den Sozialpädagogen der Werkstatt ein. Gemeinsam mit der Familie wurde entschieden, dass Herr Bergmann nun ausziehen sollte, da er erwachsen sei.

Albert Bergmann zog in die Außenwohngruppe einer Wohnstätte, die Wohngemeinschaftscharakter hatte und ganz in der Nähe seiner Eltern lag. Er lebte sich dort schnell und gut ein und schien es zu genießen, endlich sein eigenes Zimmer und deutlich mehr Freiräume zu haben.

In einem Entwicklungsbericht heißt es:

„Albert ist nicht nur der fitteste, sondern auch der fröhlichste Bewohner der WG. Ständig hat er ein Lied auf den Lippen und einen Scherz für jeden bereit. Mit ihm ist so viel gute Laune bei uns eingezogen! Dieses Jahr hat er auch wieder an der gemeinsamen Reise teilgenommen und sich stark an der Vorbereitung beteiligt. Er ist im Heimbeirat und kümmert sich sehr um die Belange und Sorgen der anderen. Ärger gibt es eigentlich nur, wenn er seine Sportschau oder seine Fußballspiele nicht sehen kann bzw. dabei gestört wird, dann reagiert er sehr ungehalten."

Herr Bergmann arbeitet weiterhin in einer Gartengruppe und geht seiner Leidenschaft Fußball nach. Bei einem Auswärtsspiel vor etwa zehn Jahren passierte es ihm, dass er seine Clique verloren und sich in der fremden Stadt verlaufen hatte, sodass er schließlich den Bus verpasste. Dabei lernte er einen Fan der gegnerischen Mannschaft kennen, durfte bei dem Mann und seiner Familie übernachten, und es entstand eine Freundschaft, die bis heute anhält. Dieser Freund schenkte Herrn Bergmann später seinen alten PC, richtete ihm einen Internetanschluss und den PC so ein, dass er relativ einfach seine Seiten öffnen und die Bilder der letzten Spiele anschauen konnte.

Vor etwa einem Jahr verstarb der Vater von Herrn Bergmann nach kurzer, schwerer Krankheit. Herr Bergmann und seine Geschwister, die inzwischen auch nicht mehr zu Hause leben, kümmerten sich in der Folge verstärkt um die Mutter und nach wenigen Monaten um deren Umzug in eine kleinere Wohnung. Albert Bergmann bemüht sich sehr um seine Mutter, besucht sie oft und macht sich Sorgen.

Eine Heilerziehungspflegerin der Wohngruppe notiert:

„Es vergeht eigentlich kein Tag, an dem die beiden nicht miteinander telefonieren, dabei haben wir den Eindruck, als belaste seine Mutter ihn sehr mit ihren häufigen Anrufen und Forderungen und es ist bewegend, wie sehr er immer wieder versucht, sie aufzuheitern und zu trösten. Sonst bekommen wir wenig mit von ihm. Er ist meist unterwegs, spricht kaum über seine Sorgen. Er wirkt eigentlich wie immer – eben gut gelaunt. Aber er geht in letzter Zeit öfter allein in den Park und denkt dann wohl über alles nach."

Drei Monate später wird die Mutter erneut stationär in der Psychiatrie aufgenommen. Nachdem man im Team der Wohngruppe zunächst erleichtert ist und hofft, Herr Bergmann würde nun eine gewisse Entlastung erleben und sich unbeschwert auf die Fußball-Europameisterschaft konzentrieren können – er hatte extra Urlaub dafür genommen –, erleben sie eher das Gegenteil. Herr Bergmann wirkt schlapp und angeschlagen und berichtet nun eigentlich jeden Morgen von körperlichen Beschwerden, die zu diversen Arztbesuchen führen. Danach kommt er meist beruhigt zurück, entwickelt aber bald wieder andere Symptome.

Im Team ist man ratlos und besorgt. Man schwankt zwischen Ärger (*„Der soll sich endlich mal zusammennehmen"*), Sorge (*„Was, wenn der wirklich eine tödliche Krankheit hat?"*) und Unsicherheit. Zwar hält man sein neues Desinteresse an Fußball für nachvollziehbar, auch wird begrüßt, dass Herr Bergmann endlich weniger isst und dadurch abnimmt – aber eigentlich sind diese Veränderungen nicht verständlich. Herr Bergmann beginnt, sich sehr zurückzuziehen, vermeidet fast alle Kontakte und traut sich nichts mehr zu. Er ist nicht mehr in der Lage, seine häuslichen, sozialen und arbeitsbezogenen Aktivitäten aufrechtzuerhalten. Es wird deutlich, dass Herr Bergmann eigentlich keine freundschaftlichen Beziehungen hat, sondern lediglich zweckgebundene Kontakte zu seinen Arbeitskollegen, den Mitbewohnern und den Männern vom Fußball.

Auszug aus der täglichen Dokumentation des Wohngruppenbetreuungsteams:

„... klagt über nächtliche Beinkrämpfe, habe schlecht geschlafen;

... macht sich Sorgen um seine dicken Knie, fragt sich, ob das Durchblutungsstörungen sein könnten;

... war wieder beim Arzt, beklagte sich über den nur kurzen Kontakt, der habe nur was verschrieben [Herr Bergmann bekommt jetzt ein Antidepressivum];

... hatte Besuch von seinem Freund aus D., es gehe ihm aber zu schlecht, sie könnten nicht zusammen Fußball gucken, der Druck im Kopf sei zu stark;

... fühlte sich heute nicht in der Lage, den Rasen zu mähen, er fühle sich zittrig und schwitze zu stark, spricht von ‚Gasen';

... Herr Bergmann wirkt müde und weinerlich, fragt, ob wir nicht riechen, dass Gase aus seinem linken Knie kämen;

... wollte nicht mit zum Fest, meint, er habe das nicht verdient, müsse bestimmt auch ausziehen, er würde alle mit den Gasen vergiften, sicher auch die Arbeit verlieren.

... Herr Bergmann hält sich ganz strikt an die Vorgabe weniger zu essen und isst nur noch ganz wenig, meint aber auch, keinen Hunger zu haben. Bereits deutlich abgenommen!

... hustet, hat Angst, an Lungenkrebs zu sterben, hat fast geweint;

... kann nicht mehr aufstehen, da seine Beine schmerzen. Wirkt völlig fertig! Hat sich nach dem Frühstück wieder hingelegt;

... abends geht es ihm meist deutlich besser, aber jeden Morgen erwartet uns ein anderes Drama!"

Derartige Berichte setzen sich fort. Herr Bergmann erlebt das EM-Finale nur am Rande, kann an manchen Tagen das Bett kaum verlassen und wirkt völlig verändert. Eine Erhöhung des angesetzten Antidepressivums zeigt auch keinen Erfolg.

An einem heißen Samstagmittag machen alle Bewohner einen Tagesausflug, aber Herr Bergmann mag nicht mitgehen. Ein Heilerziehungspfleger bleibt mit ihm zu Hause. Plötzlich schreit Albert laut und wiederholt jammernd und stöhnend immer wieder die Worte: *„Sie haben mich vergiftet, das Gas, mitten ins Herz, es tut so weh!“* Der Betreuer versucht herauszufinden, was ihm fehlt, aber er lässt sich nicht beruhigen, schreit weiter und hält sich den Brustkorb. Schließlich kommt der Notarzt, der Herrn Bergmann mit Verdacht auf einen Herzinfarkt ins Krankenhaus einweist.

Merksatz

Schwere depressive Episode mit psychotischen Symptomen (F32.3)

Die schwere depressive Episode geht meist mit einer ausgeprägten Verzweiflung einher. Dabei sind die Betroffenen oft getrieben und agitiert. Sie leiden unter dem Verlust von Selbstwert, zudem stehen Schuld und Nutzlosigkeit im Vordergrund, woraus häufig ein hohes Suizidrisiko resultiert. Meistens ist das somatische Syndrom vorhanden (Beispiel: „... berichtet nun eigentlich jeden Morgen von körperlichen Beschwerden, die zu diversen Arztbesuchen führen, z. B. Knie, Husten ...“).
Im Zustand einer schweren depressiven Episode sind die Betroffenen kaum in der Lage, ihren häuslichen bzw. beruflichen Verpflichtungen nachzukommen. (Beispiele: „ ... kann nicht mehr aufstehen, da seine Beine schmerzen. Wirkt völlig fertig! Hat sich nach dem Frühstück wieder hingelegt; fühlte sich nicht in der Lage, den Rasen zu mähen, er fühle sich zittrig und schwitze zu stark.“)
Zusätzlich können die Patienten psychotische Symptome entwickeln, die meist von den Themen Schuld, Verarmung oder tödliche Krankheiten getragen sind. (Beispiele: „... sie haben mich vergiftet, das Gas, mitten ins Herz, es tut so weh“, „... wirkt müde und weinerlich, fragt, ob wir nicht riechen, dass Gase aus seinem linken Knie kämen“) (vgl. Dilling/Freyberger, 2010, S. 144 f.)

Nach eingehenden Untersuchungen wird ein schwerer Angina-pectoris-Anfall diagnostiziert. Darüber hinaus stellt der hinzugezogene Psychiater eine schwere depressive Episode mit psychotischer Symptomatik fest. Albert Bergmann wird in die Psychiatrie verlegt und mit einem Neuroleptikum behandelt. Nach etwa drei Wochen verschwinden die psychotischen Symptome allmählich. Herr Bergmann zeigt aber immer noch deutlich depressive Züge.

2.4.3 Wie geht es weiter?

Zwei Wochen später soll Herr Bergmann aus der Psychiatrie entlassen werden. Für ihn und für das Team der Wohngruppe stellt sich nun die Frage, wie es weitergehen soll und kann.

Frau Reinhardt, eine Heilerziehungspflegerin aus dem Betreuungsteam der Wohngruppe, fährt zu Herrn Bergmann in die Klinik. Sie kennt Herrn Bergmann von allen Mitarbeitenden am längsten, beide haben eine gute, über die Jahre gewachsene, vertrauensvolle Beziehung. Sie besprechen, wie die Rückkehr in die Wohngruppe aussehen könnte und wie Herrn Bergmanns Gesundheitszustand stabil bleibt. Auch mit dem behandelnden Arzt von Herrn Bergmann und der Sozialarbeiterin der Klinik sprechen sie. Dabei wird gemeinsam festgelegt, dass Herr Bergmann die psychiatrische Institutsambulanz besuchen wird, wo die medikamentöse Behandlung weitergeführt wird. Die Sozialarbeiterin empfiehlt, in der nächsten Zeit darauf zu achten, dass die täglichen Anforderungen an den Fähigkeiten von Herrn Bergmann orientiert sind. Er soll dabei aber nicht in eine

Schonhaltung verfallen, sondern die aktuellen Ressourcen nutzen. Sie regt an, dass sich Herr Bergmann und Frau Reinhardt regelmäßig für ein Gespräch zusammensetzen, um mögliche Symptome frühzeitig als solche zu erkennen und das Verhalten von Herrn Bergmann besser zu verstehen.

Eine Woche später kommen die Mitarbeiter der Wohngemeinschaft und ein Vertreter der WfbM für eine gemeinsame Besprechung zusammen. Wieder geht es um die Rückkehr von Herrn Bergmann.

Im Anschluss überarbeitet Frau Reinhardt die Hilfeplanung von Herrn Bergmann. Schließlich hat sich in den letzten Wochen einiges in seinem Leben verändert. Das wird besonders deutlich, wenn man betrachtet, wie Herr Bergmann sich seine Zukunft vorstellt:

Individuelle Hilfeplanung des LVR - Gesprächsleitfaden -
☐ erster IHP ☒ Fortschreibung des IHP vom 30.5.2011 für den Zeitraum vom 1.9.2012 bis 1.3.2013 erstellt am 13.8.2012 von Monika Reinhardt
I. Angestrebte Wohn- und Lebensform (Leitziele) Es ist die angestrebte Wohn- und Lebensform des Menschen mit Behinderung. Daher wird sie aus dessen Perspektive formuliert. Eine Kommentierung oder Bewertung dieser Ziele ist unerwünscht.
I. Wie und wo ich wohnen will
Ich würde gerne in meiner Wohngemeinschaft wohnen bleiben, ich fühle mich dort wohl.
Was ich den Tag über tun oder arbeiten will
Meine Arbeit gefällt mir eigentlich sehr gut, auch wenn ich früher immer zur Müllabfuhr wollte. Ich habe aber Sorge, dass ich sie jetzt nicht mehr schaffe und ich Ärger mit meinem Gruppenleiter bekomme.
Wie ich mit anderen Menschen zusammen leben will (Beziehungen zu anderen Menschen, nicht wohnen)
Ehrlich gesagt habe ich keine richtigen Freunde. Ich fände es schön, wenn ich einmal einen Freund finden könnte. Am liebsten wäre mir, wenn meine Mutter wieder gesund wäre und hier in der Nähe wohnen würde. Dann könnte ich sie öfter besuchen und sie würde nicht so oft am Telefon weinen.
Was ich in meiner Freizeit machen will
Vor einem Monat dachte ich noch, ich will nur noch schlafen. Aber gestern habe ich gedacht, dass ich mich eigentlich schon ein bisschen freue, wenn die Bundesliga wieder los geht. Bald kann ich am Wochenende wieder ins Stadion gehen. Ich hätte gerne einen Hund, so wie mein Opa, aber das geht bei uns zuhause ja nicht. Mit dem könnte ich dann immer spazieren gehen.
Was mir sonst noch sehr wichtig ist
Da fällt mir irgendwie nichts ein. Ich will nicht mehr ins Krankenhaus. Und mir nicht mehr so viele Sorgen machen.

Wie Herr Bergmann sein Leben sieht, wie er sich die nächsten Monate vorstellt und alle weiteren Informationen, die Frau Reinhardt gesammelt hat, fügt sie zu einer Beschreibung seiner derzeitigen Situation zusammen. Ergebnis und letzter Teil der Hilfeplanung sind die Ziele, die sich Herr Bergmann für das nächste halbe Jahr setzt.

Nr.	**X. Was soll zukünftig konkret erreicht werden?**	**Bis wann?**	Nr.	**XI. Was soll getan werden, um die Ziele zu erreichen?**	**Wer soll das tun?**	**Wo soll das gemacht werden?**
1	Herr Bergmann bewältigt seine Arbeit in der WfbM weiterhin.	1.3.2013	1	Herr Bergmann reduziert seine tägliche Arbeitszeit vorübergehend auf einen halben Tag; regelmäßige Reflexionsgespräche; Beratung und Unterstützung bei auftretenden Belastungen	Herrmann Lück, Westcap WfbM gGmbH	Westcap WfbM gGmbH
2	Herr Bergmann hält den Kontakt zu seiner Mutter aufrecht, beschränkt ihn aber auf ein Telefonat wöchentlich. Alle zwei Wochen fährt er gemeinsam mit seiner Schwester zu seiner Mutter.	1.3.2013	2	Beratung und Vermittlung zwischen Herrn Bergmann und seiner Mutter, regelmäßige Reflexionsgespräche	Susanne Bergmann (Schwester), Monika Reinhardt, Wohngemeinschaft Lebensorte e. V.	Wohngemeinschaft Lebensorte e. V.
3	Herr Bergmann engagiert sich ehrenamtlich im örtlichen Tierheim und übernimmt die Patenschaft für einen Hund.	1.3.2013	3	Begleitung und Beratung bei der Kontaktaufnahme und den ersten Besuchen	Monika Reinhardt, Wohngemeinschaft Lebensorte e. V.	Wohngemeinschaft Lebensorte e. V.
4	Herr Bergmann wohnt weiterhin in der Wohngemeinschaft Lebensorte e. V.	1.3.2013	4	Beratung und Begleitung bei der alltäglichen Lebensführung	Monika Reinhardt, Wohngemeinschaft Lebensorte e. V.	Wohngemeinschaft Lebensorte e. V.
5	Herr Bergmann lernt verschiedene Entspannungsmöglichkeiten für die Rückfallprävention kennen und nutzt sie.	1.3.2013	5	Vorstellung verschiedener Entspannungsmethoden und -strategien (progressive Muskelrelaxation, Sinnesreisen, Sport)	Monika Reinhard, Wohngemeinschaft Lebensorte e. V.	Wohngemeinschaft Lebensorte e. V.
6	Herr Bergmann erstellt einen Krisenplan, um einer erneuten Erkrankung vorzubeugen.	1.3.2013	6	Beratung und Begleitung bei der Erstellung des Krisenplans Frühwarnzeichen identifizieren Vertrauenspersonen informieren	Monika Reinhard, Wohngemeinschaft Lebensorte e. V.	Wohngemeinschaft Lebensorte e. V.

(© Landschaftsverband Rheinland)

Frau Reinhard stellt in der nächsten Teamsitzung der Wohnstätte die Ergebnisse der Hilfeplanung vor. Gemeinsam werden erste Schritte überlegt, wie Herr Bergmann in seinen Vorhaben unterstützt werden kann, u.a. auch im Hinblick auf die Verhaltensempfehlungen der Klinik im Umgang mit Herrn Bergmann.

Im Team kommt der Wunsch auf, konkret über sinnvolle Verhaltensweisen im Umgang mit depressiven Menschen informiert zu werden. Nach Rücksprache mit der Einrichtungsleitung kann die Psychologin kurzfristig für eine einrichtungsinterne Teamfortbildung zu diesem Thema gewonnen werden. Der für die Einrichtung zuständige Konsilliarpsychiater wird bei seinem nächsten Besuch das Team über die Wirkung der Psychopharmaka informieren.

2.5 Herr Fischer muss sich spüren

Pia Bienstein, Christiane Liersch

Franz Fischer ist 21 Jahre alt und wurde in Ludwigsburg in Baden-Württemberg geboren. Er hat einen sechs Jahre älteren Bruder. Seine Mutter war bei der Geburt 37 Jahre alt.

Im Alter von drei Jahren meldeten ihn die Eltern in einer heilpädagogischen Kindertageseinrichtung im Nachbarort an, die er vier Jahre lang besuchte. Er wurde täglich mit dem Bus abgeholt und gebracht.

Im Alter von sieben Jahren wechselte Herr Fischer in eine Förderschule mit dem Schwerpunkt geistige Entwicklung. Im Alter von 19 Jahren verließ er die Werkstufe der Förderschule. Seitdem besucht er die Tagesförderstätte einer Werkstatt für Menschen mit Behinderung. Herr Fischer lebte weiterhin bei seinen Eltern, sein Bruder war zwischenzeitlich ausgezogen. Seit einem Jahr lebt Herr Fischer in einer Wohnstätte für Menschen mit geistiger Behinderung.

Gesundheitsproblem

Aufgrund einer Hirnschädigung unklarer Genese: mittelgradige Intelligenzminderung mit Verhaltensauffälligkeiten (F71.1), stereotype Bewegungsstörung mit Selbstverletzung (F98.4), Verdacht auf eine leichte depressive Episode mit somatischem Syndrom (F32.01). Infolge einer Rückenmarksverletzung sind beide Beine gelähmt.

2.5.1 Aktuelle Problemstellung

(Zusammenfassung des Teamgesprächs zu der aktuellen Entwicklung von Herrn Fischer in der Wohnstätte. Anwesend sind neben dem Team der Wohnstätte zwei Heilerziehungspfleger der Tagesförderstätte.)

Es wird berichtet, dass sich Herr Fischer im ersten halben Jahr sehr gut in der Wohnstätte einlebte und mit Freude an den verschiedensten Aktivitäten teilgenommen hat. Etwa seit drei Monaten fallen aber zunehmend Rückzugstendenzen und apathische Züge auf. Oft wirkt er in sich gekehrt, verschlossen und ist kaum bereit in Kontakt zu treten. Auch wenn seine Mitbewohnerin und Freundin auf ihn zugeht, reagiert er nur zögerlich und wendet sich bereits nach kurzer Zeit wieder ab. Insgesamt scheint er antriebslos und wenig interessiert am Leben in der Gruppe zu sein. Auch am Essen hat er wenig Freude und selbst der für ihn wichtige Kaffee verliert an Bedeutung. Scheinbar grundlos fängt er an zu weinen, lässt sich kaum beruhigen und beginnt dann vehement mit dem Kopf zu schlagen und sich selbst zu verletzen. Er wirkt schneller erschöpft und müde und kann sich schlechter konzentrieren als gewöhnlich. Bei den täglichen Baderitualen entspannt er nach wie vor am besten, bringt dabei aber auch deutlich zum Ausdruck, dass er dabei am liebsten allein gelassen werden möchte. Wird dieser Wunsch nicht erfüllt, schlägt er auch in der Badewanne mit dem Kopf und beißt sich in die Handgelenke.

Die Heilerziehungspflegerin aus der Wohnstätte berichtet, dass es ihm zunehmend gleichgültiger zu werden scheint, ob seine Unterwäsche verschmutzt ist oder nicht. Morgens möchte er nicht aufstehen und die täglichen Busfahrten in die Tagesförderstätte sind für ihn mit zunehmenden Widerständen besetzt. Es kommt vor, dass er entweder alles willenlos über sich ergehen lässt, scheinbar unbeteiligt wirkt oder aber sich beim Einstieg in den Bus massiv verspannt, schreit und deutlich macht, dass er nicht mitfahren möchte. Die Mitarbeiter der Tagesförderstätte bestätigen die Beobachtungen der Kolleginnen in der Wohnstätte. Auch in der Tagesförderstätte wirke Herr Fischer zunehmend emotional instabil, desinteressiert und in seiner Grundstimmung sehr verändert.

Als wichtige Information aus dem Umfeld wird bekannt, dass die Besuche der Eltern krankheitsbedingt seit etwa einem halben Jahr seltener geworden sind. Der Kontakt beschränkt sich augenblicklich auf wöchentliche Telefonate und gelegentliche Päckchen.

2.5.2 Biografie

Die Schwangerschaft verlief normal. Bei einer Vorsorgeuntersuchung fielen unregelmäßige Herztöne auf und es wurde entschieden, die Geburt vier Wochen vor dem errechneten Termin einzuleiten. Die Wehen zogen sich über 20 Stunden hin und das Kind wurde dann per Kaiserschnitt auf die Welt geholt. Sofort nach der Geburt fiel die schlaffe Lähmung der Beine auf. Untersuchungen ergaben, dass bei dem Jungen infolge einer Rückenmarksverletzung beide Beine gelähmt waren.

Darüber hinaus wurden keine weiteren gesundheitlichen Einschränkungen festgestellt. Herr Fischer erhielt bereits als Säugling krankengymnastische Behandlung. In den darauffolgenden Vorsorgeuntersuchungen wurde eine insgesamt verzögerte Entwicklung deutlich. Herr Fischer griff im Alter von zehn Monaten gezielt nach Gegenständen, erste Worte (Mama, Papa, Ole) sprach er im Alter von 15 Monaten. Eine weitere Sprachentwicklung fand nicht statt. Deutlich setzte Herr Fischer Mimik und Gestik ein und drückte so Befindlichkeiten und Bedürfnisse aus. Die Familie beschreibt ihn als freundliches und an der Umgebung interessiertes Kind. Im Kontakt mit fremden Menschen verhielt er sich eher ängstlich und zurückhaltend. Vereinzelt reagierte er in solchen Situationen mit selbstverletzendem Verhalten, das aufhörte, sobald er beruhigt (Ansprache und Berührung durch die Mutter) oder aus der beängstigenden Situation herausgenommen wurde. Parallel zur krankengymnastischen Behandlung erhielt Herr Fischer ambulante heilpädagogische Frühförderung im Elternhaus. Die Eltern waren hier immer eingebunden und verfolgten seine Förderung auch im Alltag. Die Eltern berichteten, dass er mit ca. 3½ Jahren begann, sich an den Händen zu kratzen, insbesondere in Situationen, in denen kein direkter Kontakt zu ihm hergestellt wurde (z. B. 30 Minuten ohne Körperkontakt oder anregendes Spielzeug).

Im Rahmen der Eingangsuntersuchung für den Besuch der heilpädagogischen Kindertageseinrichtung durch das örtliche Gesundheitsamt wurde neben der Parese eine Entwicklungsverzögerung aufgrund einer Hirnschädigung unklarer Genese diagnostiziert. In den folgenden vier Jahren machte er wesentliche Fortschritte (selbstständige Nahrungsaufnahme, Verstehen von einfachen Spielabfolgen, Teilnahme am Gruppengeschehen, Erledigung kleinerer lebenspraktischer Aufgaben unter Anleitung, Orientierung in der gewohnten Umgebung). Auf Veränderungen jeglicher Art (z.B. im Tagesablauf, neue Erzieherinnen oder Räumlichkeiten) sowie bei erhöhter Unruhe und Hektik im Kindergarten reagierte er mit Abwehr und Angst. Hilfreich und unterstützend für ihn war dabei immer die liebevolle Ansprache von ihm vertrauten Personen. Wurden seine Bedürfnisse nach Sicherheit, Bekanntheit und Ruhe nicht verstanden bzw. erfüllt, reagierte er mit lauten Schreien und selbstverletzenden Verhaltensweisen (Beißen in die Handgelenke).

Feinmotorisch ist Herr Fischer geschickt. Er beherrschte frühzeitig den Pinzettengriff, schloss und öffnete Verschlüsse und schob Spielfiguren von einem Feld auf das nächste. Herr Fischer hat immer Windeln getragen, ein Toilettentraining ist mit ihm nie durchgeführt worden.

Für die Aufnahme in die Förderschule wurde bei Herrn Fischer in der Eingangsuntersuchung eine mittelgradige geistige Behinderung diagnostiziert. Seine Ausdauer- und Konzentrationsfähigkeit wurde als sehr eingeschränkt und nicht altersangemessen beurteilt. Der Schulbesuch einer Förderschule für Kinder mit geistiger Behinderung und Körperbehinderung wurde empfohlen. Es wurde ein Rollstuhl angeschafft. Schnell hatte er sich daran gewöhnt und genoss es offensichtlich, zunehmend selbstständiger die nähere Umgebung zu erkunden.

Mit 19 verließ Herr Fischer nach zwölf Jahren die Werkstufe der Förderschule. Seitdem besucht er die Tagesförderstätte einer Werkstatt für Menschen mit Behinderung. Herr Fischer lebte zu diesem Zeitpunkt weiterhin bei seinen Eltern; sein Bruder war zwischenzeitlich ausgezogen. Gemeinsam mit sechs weiteren Menschen mit Behinderungen liegt der wesentliche Schwerpunkt in der Tagesförderstätte in der Gestaltung des Tages verbunden mit einfachen Montagetätigkeiten. Tägliche Spaziergänge, Cafébesuche und der wöchentliche Schwimmbadbesuch erfreuen ihn besonders.

Die Eltern, beide inzwischen um die 60, bemühten sich beim selben Träger parallel zu dem Werkstattbesuch um die Aufnahme von Herrn Fischer in eine Wohnstätte für Menschen mit geistiger Behinderung.

Nach einem vierwöchigen Probewohnen wohnt er jetzt seit etwa einem Jahr gemeinsam mit zehn Mitbewohnern in einer Wohngruppe und verfügt über ein Einzelzimmer. Die Eltern besuchen ihn regelmäßig und holen ihn auch zu bestimmten Anlässen nach Hause. Zu dem Bruder gibt es sporadische Kontakte.

Die zuständige Bezugsbetreuerin Frau Schulze (Heilerziehungspflegerin) und die anderen Mitarbeiterinnen der Wohngruppe machen sich Sorgen aufgrund der Zunahme des selbstverletzenden Verhaltens und vermuten eine beginnende Depression. Zu dieser Einschätzung gelangten sie anhand der täglichen Beobachtung von Herrn Fischer (u.a. von Mimik, Stimmung, Sozial-, Ess- und Schlafverhalten). Zudem wurde ihr Verdacht durch die Ergebnisse des Psychiatric Assessment Schedule for Adults with Developmental Disabilities (PAS-ADD-Checkliste, siehe 347) bekräftigt.

Das Team stellt den Kontakt zum zuständigen Psychiater und zum Heilpädagogisch-psychologischen Dienst (HPD) der Wohneinrichtung her. Die Mitarbeiter wünschen sich die

Abklärung seines Gesundheitszustands sowie Unterstützung und Beratung im Umgang mit den aktuellen Verhaltensweisen.

Die Vorstellung von Herrn Fischer beim Psychiater bestätigt den Verdacht auf eine leichte depressive Episode mit somatischem Syndrom (S. 97 ff. und S. 204ff.). Die medizinische Untersuchung sowie die zuvor durchgeführten aufmerksamen Beobachtungen der Mitarbeiter (Schmerzassessment u. a. mittels der *Non-Communicating Adult's Pain Checklist – Revised*, NCAPC) ergeben keine Hinweise darauf, dass das selbstverletzende Verhalten im Kontext von Schmerzen auftritt. Der Psychiater empfiehlt, angesichts der leichten Depression auf eine psychopharmakologische Behandlung zum aktuellen Zeitpunkt zu verzichten. Stattdessen möchte er abwarten, ob die Einführung von pädagogisch-psychologischen Maßnahmen zur Verbesserung der Stimmung, des Antriebs und des selbstverletzenden Verhaltens Wirkung zeigt. Es wird vereinbart, den Termin mit dem Heilpädagogisch-psychologischen Dienst (HPD) abzuwarten und sich nach vier Wochen erneut auszutauschen.

Am Tag darauf erfolgt bereits der Termin mit zwei HPD-Mitarbeiterinnen (beide kennen Herrn Fischer seit Einzug in die Wohneinrichtung). An dem gemeinsamen Gespräch nehmen die Eltern und die Teams der Tagesförderstätte und Wohngruppe teil. Es erfolgen die Darstellung und Besprechung der bereits vorliegenden Informationen (Basisdiagnostik, u. a. Anamnese, kognitive Leistungsfähigkeit, adaptive Kompetenzen, Vorlieben/Interessen, medizinischer Befundbericht), die folgendes Bild ergeben.

2.5.3 Aktuelle Situation

(Erstellt von der Heilerziehungspflegerin, die als Bezugsbetreuerin für Herrn Fischer zuständig ist, nach Gesprächen im Team der Wohngruppe und in der Tagesförderstätte)

Herr Fischer ist 1,76 m groß, wiegt 84 kg und ist insgesamt in guter gesundheitlicher Verfassung. Er nimmt keine Medikamente. Infolge der Lähmung seiner Beine und der Angewiesenheit auf einen Rollstuhl ist eine kontinuierliche Dekubitusprophylaxe (siehe 369 f.) notwendig. Regelmäßig erhält er krankengymnastische Behandlung. Geschickt bewegt Herr Fischer sich mit seinem Rollstuhl im Gebäude, bedient den Aufzug und ist auch auf unebenem Gelände sicher unterwegs. Er kann sich selbstständig vom Bett bzw. Stuhl in seinen Rollstuhl umsetzen. Wiederkehrende Abläufe und Routinen werden von ihm erkannt und sind wichtig für ihn. So freut er sich beispielsweise über das tägliche Baden, schaut zu, wenn das Wasser in die Wanne läuft, und hebt die Arme, damit ihm beim Ausziehen geholfen wird. Eine zeitliche Orientierung ist bei ihm nicht erkennbar. In einer für ihn vertrauten Umgebung ist er orientiert und findet sich gut zurecht.

Er kann sich bis zu ca. 10 Minuten auf eine Tätigkeit konzentrieren (z. B. mit Materialien beschäftigen), wirkt dann aber abgelenkt und eher desinteressiert. Kulturtechniken beherrscht Herr Fischer nicht. Herr Fischer malt gerne großflächig Mandalas aus. Wenn es möglich ist, schaut er sich gerne Zeitschriften an, besonders Motorräder und schnelle Autos gefallen ihm.

Wenn Herr Fischer zufrieden ist, summt er vor sich hin, dabei bewegt er seinen Kopf rhythmisch hin und her. Bei Freude lacht er.

Herr Fischer kommuniziert nonverbal. Trauer, Freude, Zufriedenheit und Schmerzen sind bei ihm deutlich erkennbar. Sein Sprachverständnis beschränkt sich auf wiederkehrende Begriffe und Redewendungen. Er reagiert auf Blickkontakt bzw. Ansprache und freut sich in der Regel darüber. Herr Fischer scheint keine Einschränkungen in seinem Hörvermögen zu haben. Wird er von der Seite angesprochen, bewegt er seinen Kopf in Richtung der Stimme.

Sein Riechvermögen scheint gut ausgebildet. Zumindest reagiert er auf verschiedene Düfte (z.B. blumig oder beißend) mit deutlich unterschiedlichem Verhalten. Herr Fischer kann Geschmacksrichtungen unterscheiden und hat bei Lebensmitteln und bestimmten Gerichten Vorlieben und Abneigungen.

Taktile Reize sind für ihn von großer Bedeutung. An die jahrelange krankengymnastische Behandlung ist er gewöhnt und genießt diese außerordentlich. Häufig sucht er Körperkontakt und fordert ihn regelrecht ein, z.B. indem er den Arm des Betreuers zu sich heranzieht und über seine Haut streichelt. Hat er sich geärgert oder fühlt er sich unwohl, reicht meist die Aufnahme von Körperkontakt, um ihn vorerst zu beruhigen. Auch andere taktile Reize wie Kitzeln, Einreiben oder Massieren genießt er sehr und entspannt sichtlich. Herr Fischer hat eine Vorliebe für Dinge, die verschiedene Sinneswahrnehmungen miteinander verknüpfen. Ein laufender Rasierapparat, vibrierende Massagekissen, Spieluhren oder aber auch die Geräusche vom laufenden Motor des Busses begeistern ihn. Weiche Materialien bevorzugt er besonders, er befühlt gerne Stoffe und Handtücher und nimmt diese auch sehr gerne in den Mund.

Herr Fischer mag in der Wohneinrichtung den Kontakt zu einer Mitbewohnerin, Frau Mahler, besonders. So sucht er immer ihre Nähe, wenn er sie sieht, nimmt dann auch ggf. ihre Hand, um sie sich auf den Kopf oder die Arme zu legen. Die junge Frau selbst scheint ebenfalls die Anwesenheit von Herrn Fischer zu genießen, gemeinsam wirken sie gelegentlich in eine besondere Art der Zwiesprache vertieft. Darüber hinaus freut er sich besonders, wenn der junge Mann des Bundesfreiwilligendienstes in die Einrichtung kommt; mit ihm schaut er sich besonders gerne seine Zeitschriften an. Zu den anderen Mitbewohnern und dem Personal verhält er sich eher beobachtend und distanziert. Die regelmäßigen Besuche seiner Eltern und die gelegentlichen Kontakte zu seinem Bruder haben im Wochenrhythmus eine große Bedeutung. Herr Fischer nimmt dann gemeinsam mit den Eltern die Mahlzeit ein und zeigt stolz Veränderungen in seinem Zimmer und im Haus.

Lebenspraktische Tätigkeiten wie Wäschepflege, Einkauf und Raumpflege sowie die regelmäßige Körperpflege werden stellvertretend für ihn durchgeführt.

Ein Verständnis für Geld ist bei Herrn Fischer nicht zu erkennen. Mahlzeiten nimmt er selbstständig zu sich und kann dabei auch mit Messer und Gabel umgehen. Er trinkt sehr gerne Kaffee und macht durch entsprechende Laute darauf aufmerksam, wenn sein Becher leer ist und er mehr möchte. Sind seine Windeln feucht oder unsauber, macht er sich ebenfalls bemerkbar. Herr Fischer hat einen klaren Tag-Nacht-Rhythmus und schläft in der Regel die Nacht durch, wirkt morgens beim Wecken ausgeruht und entspannt. In der Tagesförderstätte macht er regelmäßig einen Mittagsschlaf. Herr Fischer nimmt gerne an Aktivitäten außerhalb der Wohnstätte teil und ist gerne mit dem Bus unterwegs. Höhepunkt ist dabei für ihn der Besuch eines Cafés mit der Möglichkeit, mindestens zwei Tassen Kaffee und ein Stück Schwarzwälder Kirschtorte zu sich zu nehmen. Er schaut gerne Sportsendungen im Fernsehen und liebt ausgedehnte Aufenthalte in der Badewanne mit anschließenden Eincremungen. Es kann passieren, dass er währenddessen einschläft.

Im Anschluss an die Besprechung der allgemeinen Informationen vereinbaren die Mitarbeiter des HPD, der Wohngruppe und Tagesförderstätte, bis zur nächsten Woche detaillierte Informationen zur Stimmungslage und zum selbstverletzenden Verhalten (Vorläufer des Verhaltens, Auftretenshäufigkeit, Intensität, Funktionen des Verhaltens und Umgang mit diesem) zusammenzutragen.

Folgende Instrumente und Methoden kommen hierzu zum Einsatz:

- Inventar für Verhaltensprobleme (IVP)
- Inventar zur funktionellen Erfassung selbstverletzenden Verhaltens (IfES)
- Situationsthermometer
- Verhaltensbeobachtung und -analyse

Beim nächsten Treffen mit dem HPD werden die Ergebnisse zusammengetragen bzw. ausgetauscht.

Auftretenshäufigkeit und Art des selbstverletzenden Verhaltens

Die Mitarbeiterinnen der Wohngruppe und Tagesförderstätte füllten das IVP (vgl. Rojahn u.a., 2001) unabhängig voneinander aus. Es zeigte sich, dass in beiden Lebenskontexten (Wohnen und Beschäftigung) bis zu drei Formen des selbstverletzenden Verhaltens (Kratzen, Kopfanschlagen gegen Gegenstände und Beißen) innerhalb der letzten zwei Monate beobachtet werden konnten. Nach Ansicht der Mitarbeiter waren die Selbstverletzungen von mittlerer bis schwerer Intensität, die zu offenen Wunden (durch das Kratzen und Beißen) sowie zu Hämatomen (Schlagen des Kopfes, z.B. gegen den Badewannenrand) führten (siehe Abbildung). Ihnen fiel zudem auf, dass die einzelnen Formen mit unterschiedlichen Verhaltensweisen einhergehen. Das Kratzen der Hand und der Arme verläuft eher ruhig und es scheint so, als würde Herr Fischer dieses zum Teil sogar genießen (Mimik und Körperhaltung wirken entspannt, er ist ruhig). Das Schlagen des Kopfes sowie das Beißen treten hingegen häufiger zusammen mit Weinen und Schreien auf; er wirkt unruhig und angespannt, zum Teil auch verängstigt.

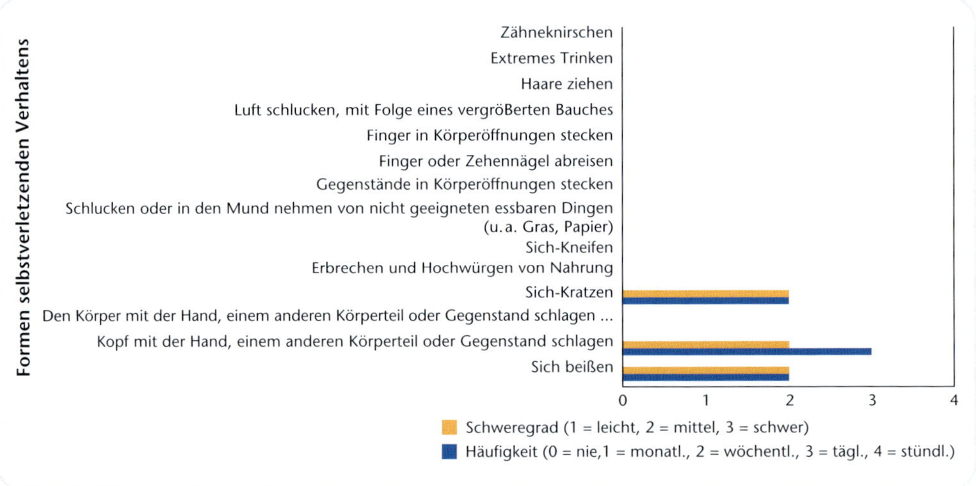

Auftretenshäufigkeit und Intensität des selbstverletzenden Verhaltens (Ergebnisse des IVP, Rojahn, 2001 (dt. Übersetzung in Sarimski/ Steinhausen, 2007, S. 119–125)).

Funktionen des selbstverletzenden Verhaltens

Um konkrete Informationen über die Funktionen des selbstverletzenden Verhaltens zu erheben, also der Frage nachzugehen, warum und wozu Herr Fischer das Verhalten einsetzt, füllten beide Teams das IfES (vgl. Bienstein/Nußbeck, 2010) aus. Sie entschieden sich, für jede Form des selbstverletzenden Verhaltens einen separaten Fragebogen auszufüllen, da sie den Eindruck hatten, dass die unterschiedlichen Formen in unterschiedlichen Situationen auftreten und somit möglicherweise aus verschiedenen Gründen eingesetzt werden. Insgesamt wurde deutlich, dass Herr Fischer das Verhalten am häufigsten in Situationen zeigte, in denen er für sich alleine war, keine Zuwendung erhielt bzw. keine anregenden Materialien zur Verfügung standen. Das Verhalten (insbesondere das Kratzen, aber auch das Schlagen des Kopfes gegen die Kopfstütze des Rollstuhls) scheint in diesen Situationen der *Selbststimulation* (= Funktion) zu dienen. Am zweithäufigsten trat das Verhalten (insbesondere das Kopfschlagen und Beißen) nach Ansicht der Mitarbeiterinnen in Situationen auf, in denen sich Herr Fischer von anderen Personen bedrängt fühlt, es hektisch oder laut in der Wohngruppe oder Tagesförderstätte zugeht oder unbekannte Situationen auftreten, also aufgrund von situativen Überforderungen. Die Funktion des Verhaltens scheint in diesem Kontext die *Wiederherstellung von Sicherheit* bzw. der „Ursprungssituation" zu sein. Darüber hinaus zeigt er insbesondere das Beißen der Hand sowie das Schlagen des Kopfes, wenn Anforderungen an ihn gestellt werden. Herr Fischer setzt das Verhalten somit auch ein, um die an ihn gestellte *Anforderung zu vermeiden* (= Funktion), bzw. bringt zum Ausdruck, dass er dieser nicht nachkommen möchte oder kann (ggf. Überforderung). Hingegen scheint Herr Fischer das Verhalten nur sehr selten in Situationen einzusetzen, in denen er einen beliebten Gegenstand (z.B. seine Zeitschriften) möchte (Funktion = Erlangung eines Objekts), da ihm hierzu andere Möglichkeiten und Strategien zur Verfügung stehen. Selbstverletzendes Verhalten kann auch die Funktion haben, *Schmerzen zu überlagern*, z.B. wenn Entzündungen, Kopfschmerzen oder Verdauungsprobleme bestehen. Herr Fischer scheint das Verhalten jedoch nicht aufgrund körperlichen Unwohlseins einzusetzen (siehe Abbildung).

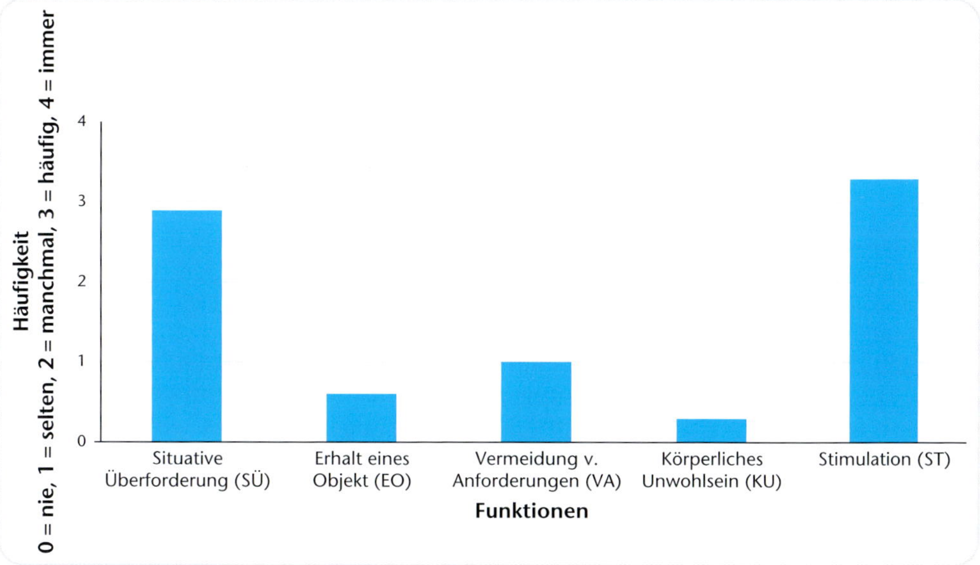

Funktionen des selbstverletzenden Verhaltens von Herrn Fischer (Ergebnisse des IfES, Bienstein/Nußbeck, 2010)

Situationen, in denen selbstverletzendes Verhalten auftritt

Anhand des Situationsthermometers listeten die Mitarbeiter die Situationen auf, in denen das selbstverletzende Verhalten (häufiger bzw. überhaupt nicht) beobachtet werden kann (siehe S. 435 f., Beispiel für ein Situationsthermometer).

Das Verhalten tritt nach Ansicht des Teams zu 60 Prozent dann auf, wenn Herr Fischer für sich alleine ist, ihm keine anregenden Materialien (z.B. seine Leuchtkugel, Vibrationsdecke) oder Beschäftigungsmöglichkeiten (z.B. Baden, in Zeitschriften blättern, Eincremen) zur Verfügung stehen. Dann kratzt er sich überwiegend an der Hand oder seinen Armen.

Zu 50 Prozent tritt das Verhalten (in Form des Kopfschlagens) auf, wenn es ihm in seiner Umgebung zu laut oder hektisch wird oder spontane und für ihn unerwartete Veränderungen in seiner Umgebung eintreten (Veränderung von Räumlichkeiten oder Routinen). Dann beginnt er seinen Unmut durch Lautäußerungen, Weinen und in Folge durch Schlagen des Kopfes gegen die Kopfstütze des Rollstuhles sowie Beißen der Hand kundzutun.

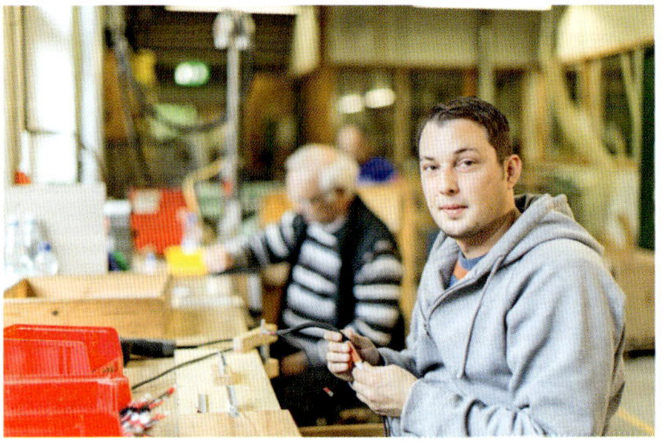

Während attraktiver Beschäftigungsangebote, tritt bei Herrn Fischer kein selbstverletzendes Verhalten auf.

In 40 Prozent der Situationen zeigt er das Verhalten nach Ansicht der Mitarbeiterinnen bei Anforderungen, z.B. aus der Badewanne zu steigen, beim Anziehen zu helfen, sich die Zähne zu putzen. Das Verhalten tritt hingegen nicht auf, wenn er gut gelaunt ist, ihm attraktive und abwechslungsreiche Angebote gemacht werden (z.B. Bundesfreiwilligendienstleistender unternimmt etwas mit ihm; Musik- und Bewegungsgruppe, in der Badewanne für sich allein sein, sensorische Angebote, Ausflüge zum Café, Schwimmen, Besuch der Eltern).

Verhaltensbeobachtung und -analyse

Die Mitarbeiter einigen sich darauf, eine einwöchige freie, unsystematische Beobachtung (siehe S. 353) von Herrn Fischer in der Wohngruppe und Tagesstätte durchzuführen. Hierzu verwenden sie ein einfaches Beobachtungsprotokoll zur Stimmung und zum Auftreten des selbstverletzenden Verhaltens (siehe den Auszug aus dem Protokoll zur freien Beobachtung auf der nächsten Seite). Zur einfacheren Dokumentation unterteilten sie die Beobachtungen in Abschnitte von 30 Minuten (7–21 Uhr mit insgesamt 30 Zeitabschnitten pro Tag) und legten zuvor fest, anhand welcher beobachtbaren Merkmale sie bei Herrn Fischer gute und schlechte Stimmung ausmachen.

Tag Zeit	**Montag**	**Dienstag**	**Mittwoch**
7 bis 7.30 Uhr	☺ Frühstück, gut gegessen, ruhige Situation	☹ wird im Bad durch eine andere Bewohnerin gestört und aufgehalten, beißt sich	😐 Frühstück, gut gegessen, ruhige Situation
...	...	...	...
8.30 bis 9 Uhr	☺ Musik- und Bewegungsgruppe (im Haus)	☹ unruhige Busfahrt, ein anderer Bewohner schrie und Herr Fischer schlug nach Angabe des Busfahrers mit dem Kopf	☹ unruhige Busfahrt, schlug nach Angabe des Busfahrers mit dem Kopf
...	...	...	...
20.30 bis 21 Uhr	☹ alleine im Zimmer, kratzt sich	😐 schläft	😐 alleine im Zimmer, kratzt sich
Gesamt	20 gut; 8 neutral; 2 schlecht	10 gut; 6 neutral; 14 schlecht	12 gut; 5 neutral; 3 schlecht

☺ = gut gelaunt: lacht, summt, Mimik heiter (z. B. Mundwinkel nach oben, lächelt, grinst, Augen strahlen);

😐 = neutrale Stimmung: weder gut noch schlecht gelaunt (u. a. Schlafzustand);

☹ = schlecht gelaunt: weint, brummt oder knirscht mit Zähnen, motorisch unruhig, (rutscht im Rollstuhl umher), schreit, Mimik angespannt (z. B. Stirn gerunzelt, Augen zusammen gekniffen, Mundwinkel nach unten).

Auszug aus dem Protokoll zur freien Beobachtung

Anhand der Verhaltensanalyse (die für Situationen durchgeführt wurde, in denen das selbstverletzende Verhalten auftrat) konnten die Mitarbeiterinnen erkennen, dass Herr Fischer dann mit dem Kratzen (in ruhigen Momenten, die auf Selbststimulation hindeuteten; siehe IfES) aufhörte, sobald er von einem Mitarbeiter angesprochen und körperlich stimuliert wurde (z.B. durch Eincremen seiner Arme oder Berühren mit dem Vibrationsgerät). Beim Zähneputzen oder der Aufforderung sich Anzuziehen hörte er auf, sich zu schlagen, sobald ihm die Aufgabe abgenommen wurde oder er Unterstützung dabei erhielt. Trat das Schlagen in der Badewanne auf, so beruhigte er sich, sobald ihn der Mitarbeiter in Ruhe ließ und sich von ihm entfernte. In unruhigen Situationen (Lautstärke, Hektik) beobachteten die Mitarbeiter, dass er sich beruhigte, wenn er angesprochen, berührt und abgelenkt wurde, die Lautstärke oder Hektik reduziert oder er aus der Situation gebracht wurde.

Um frühzeitig auf das selbstverletzende Verhalten zu reagieren bzw. diesem vorbeugen zu können, bat der HPD die Teams noch darum, die Vorläufer des selbstverletzenden

Verhaltens zusammenzutragen und aufzuschreiben. Allerdings sind für die Mitarbeiterinnen die Vorläufer nicht immer zu erkennen. Im Zusammenhang mit dem Kratzen kommt es häufiger zu Zähneknirschen und Stereotypien (Körperschaukeln). Dem Kopfschlagen und Beißen (im Zusammenhang u.a. mit Anforderungen oder Unruhe) gehen manchmal Weinen sowie lautes Schreien voraus.

Der HPD regte zudem an (da die bisherigen diagnostischen Informationen darauf hindeuteten, dass das selbstverletzende Verhalten auch zur Selbststimulation dient), die Vorlieben und Interessen von Herrn Fischer noch einmal gründlich und separat zu beobachten und ggf. auch neue Materialien auszuprobieren. Hierzu wurde eine Übersicht erstellt (u.a. mit elterlichen Ideen zu Materialien) und die Teams probierten unterschiedliche Reize aus. Sie boten Herrn Fischer die Materialien an unterschiedlichen Tagen jeweils für 15 Minuten an und listeten die einzelnen Reize nach Beliebtheit in einer Rangfolge von 0 bis 10 auf (siehe Abbildung). Zudem notierten sie zeitgleich, ob das selbstverletzende Verhalten in der Zeit, in der ihm das Material angeboten wurde, auftrat und, falls ja, wie häufig. Die Mitarbeiter wollten überprüfen, ob manche Materialien mit dem selbstverletzenden Verhalten konkurrieren können, d.h., ob die Materialien ggf. von höherer Attraktivität sind als die Stimulation über das selbstverletzende Verhalten.

So fanden die Mitarbeiterinnen heraus, dass Herr Fischer an sensorischen Reizen (u.a. Eincremen, Kopfmassage, Vibrationskissen) ein großes Interesse hatte und das selbstverletzende Verhalten in diesem Kontext kein einziges Mal beobachtet werden konnte. Etwas weniger, aber immer noch interessant waren akustische Reize in Form von Knistern mit Zeitung, Motorengeräuschen und einer Spieluhr. Visuelle Reize erregten weniger sein Interesse und schienen auch keinen Einfluss auf die Selbstverletzung zu haben, da es in den 15 Minuten, in denen es ihm an unterschiedlichen Tagen angeboten wurde, mehrmals auftrat.

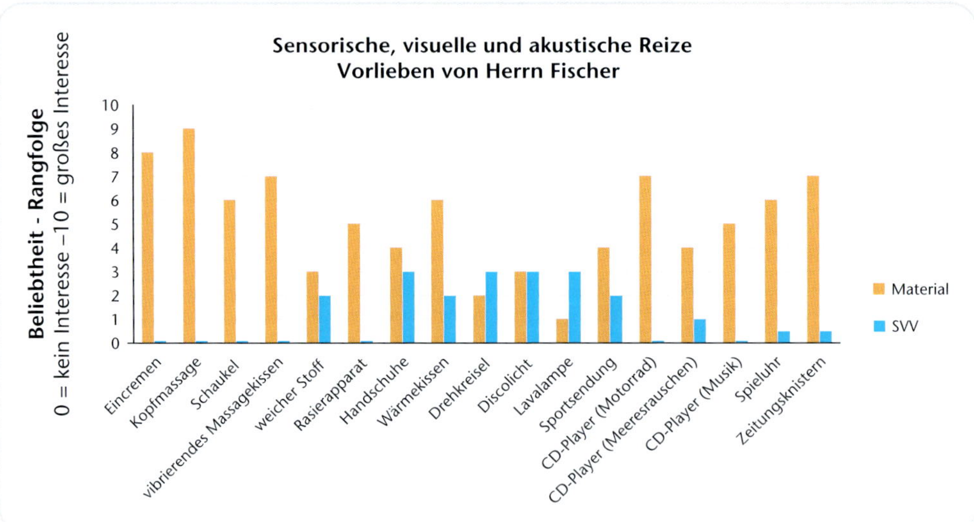

Überprüfung von materiellen Vorlieben zur Stimulation, die mit dem selbstverletzenden Verhalten (SVV) konkurrieren

2.5.4 Überlegungen zur individuellen Teilhabeplanung

Nachdem die Diagnostik abgeschlossen ist, lädt der HPD alle Personen, die unmittelbar in Kontakt mit Herrn Fischer stehen (Mitarbeiter der Wohngruppe und Tagesförderstätte, Eltern), zur Besprechung der Ergebnisse ein.

Ziel des Treffens ist die Entwicklung eines gemeinsamen heilerziehungspflegerischen Konzepts mit bzw. für Herrn Fischer mit Blick auf seine Depression und die Zunahme des selbstverletzenden Verhaltens. Man vereinbart, sich bis auf Weiteres im Abstand von vier Wochen zu treffen, das Konzept bis dahin zu evaluieren und gegebenenfalls fortzuschreiben.

Frau Schulze (Heilerziehungspflegerin) führt aus, dass bei allen weiteren Überlegungen folgende Punkte für sie grundlegend sind:

Konzeptionelle Grundlagen der Einrichtungen (Wohnstätte/Tagesförderstätte)

- Klientinnen und Klienten werden als Experten ihrer selbst, mit ihren persönlichen Ressourcen, den Möglichkeiten der Einflussnahme und der Selbstbestimmung gesehen. Die Erfahrung der Selbstwirksamkeit ist zentraler Ausgangspunkt und gleichzeitige Zielperspektive aller Überlegungen.
- Im Sinne eines ganzheitlichen Konzepts sind je nach individueller Situation die Bereiche Wohnen, Arbeit und Möglichkeiten der Freizeitgestaltung zu berücksichtigen (siehe auch Mehr-Milieu-Prinzip).
- Gemäß dem Konzept der Sozialraumorientierung (siehe Kap. 2.2.7, S. 377 f.) werden die Ressourcen des Sozialraumes im Sinne einer zielgruppenübergreifenden Sichtweise mit eingebunden (siehe auch das Konzept der persönlichen Zukunftsplanung nach Stefan Doose, www.persoenliche-zukunftsplanung.de, hier Kap. 5.2.3, S. 70 und S. 472).

Diagnostische Ergebnisse

- Herr Fischer ist mit 21 Jahren in der (späten) Adoleszenz. Seit ca. einem Jahr lebt er in der Wohnstätte und besucht seine Eltern lediglich am Wochenende. Krankheitsbedingt besuchen die Eltern ihn seit geraumer Zeit zunehmend seltener. Herr Fischers auffällige Verhaltensweisen (gedrückte Stimmungslage, verminderter Antrieb, geringer Appetit – leichte Depression) werden unter anderem vor dem Hintergrund der belastenden Lebensereignisse („Verlust" der elterlichen Nähe) erklärt.
- Das selbstverletzende Verhalten ist kein neues Phänomen, sondern trat bereits in den ersten Lebensjahren von Herrn Fischer auf. Jedoch hat das selbstverletzende Verhalten unter der depressiven Episode zugenommen. Es wird einerseits auf ein erhöhtes Bedürfnis nach Stimulation zurückgeführt und zum anderen scheint es Herrn Fischer zur Vermeidung von Anforderungen bzw. unangenehmen Situationen (u. a. Zähneputzen, Anziehen, erhöhte Lautstärke/Hektik, Veränderungen von Routinen) zu dienen.

Zentrale Ziele der individuellen Teilhabe- und Förderplanung

Im Mittelpunkt stehen die Erhöhung der Aktivität, Lebenslust, Selbstständigkeit und Selbstwirksamkeitserfahrung.

Folgende Schwerpunkte werden zusammengetragen und für alle Betreuenden verschriftlicht:

- Förderung von Orientierung in Zeit und Raum
- Förderung der Kommunikations- und Mitteilungsmöglichkeiten
- Förderung sozialer Kontakte und Aufbau von Beschäftigungsmöglichkeiten
- Förderung adaptiver Kompetenzen
- Förderung der Wahrnehmung durch körperbezogene Angebote
- Förderung des räumlichen Wohlbefindens
- Herstellung eines einheitlichen Umgangs mit dem selbstverletzenden Verhalten

Die Umsetzung der Maßnahmen wird erst einmal über einen Zeitraum von vier Wochen dokumentiert. Hierbei wird auf die gleichen Beobachtungsbögen (Auftretenshäufigkeit und Protokollierung von Herrn Fischers Stimmung) zurückgegriffen wie schon bei der Diagnostik, sodass fortlaufend überprüft werden kann, ob die ausgewählten Maßnahmen zu einer Verbesserung von Stimmung und Antrieb sowie zur Reduzierung des selbstverletzenden Verhaltens beitragen.

Für den Bereich Wohnen

Förderung von Orientierung in Zeit und Raum: Herrn Fischer fehlt aufgrund seiner mangelnden zeitlichen Orientierung eine Übersicht und Transparenz seiner Tages- und Wochenstruktur. Man verständigt sich darauf, analog der Methode von TEACCH (siehe S. 241 und S. 368) den individuellen Rhythmus und die Abläufe von Herrn Fischer im Wohnbereich und der Tagesförderstätte zu visualisieren. Herr Fischer verfügt über ein gutes Bildverständnis und kann zwischen unterschiedlichen Bildern sicher diskriminieren (vgl. Kühn/Schneider, 2009). Aus diesem Grund entscheiden sich die Mitarbeiterinnen für die Verwendung von Symbolen. Gemeinsam sollen mit ihm lebensnahe und alltagsbedeutsame Symbole (u.a. für den Freizeitbereich) gefunden werden, die ihm eine Verortung seiner augenblicklichen und anschließenden Aktivitäten verdeutlichen. So sollen beispielsweise auch Phasen, in denen er allein sein kann, entsprechend eingezeichnet werden. Die Teams gehen davon aus, dass die Visualisierung der Tages- und Wochenstruktur Herrn Fischer Sicherheit vermittelt durch die frühzeitige Ankündigung von Veränderungen oder auch stattfindenden Elternbesuchen. Wiederkehrende Ereignisse (z.B. die Einnahme der Mahlzeiten oder das abendliche Zubettgehen) können durch eine ritualisierte Form zur Orientierung und der zunehmenden selbstständigen Bewältigung beitragen.

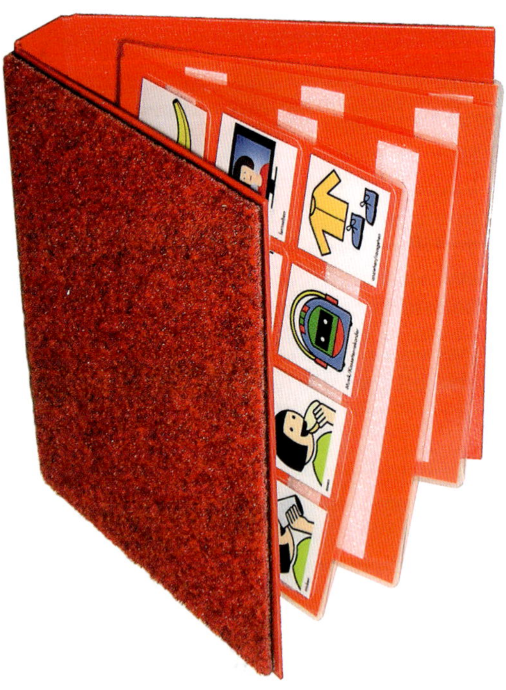

Beispiel eines Kommunikationsbuches mit Bildsymbolen

Förderung der Kommunikations- und Mitteilungsmöglichkeiten: Mit Herrn Fischer wird ein Kommunikationsbuch erstellt, sodass er Interessen, Bedürfnisse (z.B. nach Stimulation oder Hilfe bei einer

Anforderung) sowie Alltägliches mitteilen und hierüber in Kommunikation treten kann. Die Mitarbeiter machen es sich zur Aufgabe, viele Gelegenheiten zur Kommunikation über das Kommunikationsbuch mit Herrn Fischer herzustellen und dieses immer mit in die Tagesförderstätte zu geben (das Kommunikationsbuch wird so an seinem Rollstuhl befestigt, dass Herr Fischer es sieht und jederzeit Zugriff darauf hat; es ist zudem abnehmbar, sodass er es auch unabhängig von seinem Rollstuhl immer bei sich tragen kann, z. B. in Pflegesituationen).

Förderung sozialer Kontakte und Aufbau von Beschäftigungsmöglichkeiten: Im Team ist bekannt, dass Herr Fischer einen besonderen Kontakt zu seiner Mitbewohnerin Frau Mahler pflegt. Da beide auf unterschiedlichen Stockwerken leben und sich nicht selbstständig besuchen können, sollen beiden vermehrt gemeinsame Aktivitäten und Unternehmungen angeboten werden. Zudem wird ein Bild von Frau Mahler in das Kommunikationsbuch (ebenso wie von anderen Personen, mit denen Herr Fischer zu tun hat und die ihm wichtig sind wie z. B. seine Eltern) aufgenommen; so kann er den Wunsch, Frau Mahler zu sehen bzw. über sie zu sprechen, mitteilen. Sollte Frau Mahler dies wünschen, könnte auch ihr Umzug in die Wohngruppe von Herrn Fischer angedacht werden.

Herr Fischer hat vielfältige Interessen, die zum Teil durch zu knappe personelle Ressourcen nicht umgesetzt werden können. Durch die Einbeziehung der Eltern, sofern sie dies noch können, und des Bundesfreiwilligendienstleistenden oder auch des Bruders sollen z. B. die wöchentlichen Schwimmbadbesuche sichergestellt werden. Die Teilnahme an der Musik- und Bewegungsgruppe im Haus wird ebenfalls fortgesetzt. Aus der Vielzahl der Symbole für Freizeit- und Urlaubsinteressen hat sich Herr Fischer auch ein Motorrad herausgesucht. Im Ort selbst gibt es einen Jugendclub, der auch motorradbegeisterte Mitglieder hat. Der Kollege aus dem Bundesfreiwilligendienst wird noch diese Woche Kontakt mit dem Jugendclub aufnehmen und sich nach Möglichkeiten der Einbindung von Herrn Fischer erkundigen. Eine weitere Möglichkeit könnte sein, gemeinsam mit Herrn Fischer die ortsansässige Autowerkstatt mit Motorradabteilung zu besuchen und evtl. einen regelmäßigen „Besuchstermin" in der Werkstatt zu vereinbaren. Erfahrungsgemäß reicht ihm eine stille Beobachtungsposition. Die unterschiedlichen Geräusche und Gerüche in einer solchen Werkstatt wären für ihn äußerst beeindruckend und anregend.

Bis vor Kurzem zeigte Herr Fischer Interesse an den Mahlzeiten und am Verzehr von Kaffee. Im Erdgeschoss des Hauses gibt es eine wöchentliche Kochgruppe. Die Gruppe besteht bisher ausschließlich aus Teilnehmenden mit geringem Hilfebedarf. Es wird ein Probetermin vereinbart, um zu überprüfen, unter welchen Umständen auch Herr Fischer teilnehmen könnte. Grundsätzlich bietet das Konzept der Küche im Stil des Universal Designs im Erdgeschoss gute Möglichkeiten, Menschen mit körperlichen Beeinträchtigungen selbstständiges Arbeiten zu erleichtern. Unterfahrbare Arbeitsflächen, angepasste Sicht- und Bedienhöhen und schwenkbare Wasserhähne sind für Herrn Fischer eine Notwendigkeit.

Da Herr Fischer eine besondere Vorliebe für Kaffee hat, gibt es Überlegungen, ihn schrittweise mit der Zubereitung von Kaffee vertraut zu machen. Die Anleitung zum Kochen von Kaffee – vorerst lediglich am Nachmittag bzw. am Wochenende – könnte in der Küche der Wohnstätte erfolgen. Grundlegend sollen Herrn Fischer vermehrt Auswahl- und Mitbestimmungsmöglichkeiten angeboten werden, sodass er beispielsweise zwischen unterschiedlichen Aktivitäten wählen kann. Darüber hinaus werden Herrn Fischers Bedürfnisse, beispielsweise beim Baden alleine zu sein, erfragt und respektiert. Es wird vermehrt darauf geachtet, dass die Pflege – wann immer dies möglich ist – von einem männlichen Betreuer durchgeführt wird.

Förderung adaptiver Kompetenzen: Neben der Förderung der Selbstständigkeit (u.a. Kaffeekochen) soll Herr Fischer mit Blick auf das Zähneputzen und Anziehen vermehrt unterstützt werden. Statt ihm die Aufgaben abzunehmen – nach Ansicht der Mitarbeiterinnen kann er einzelne Teilschritte bereits eigenständig umsetzen –, sollen die Techniken des Prompting, Shaping und Lernens in drei Schritten angewendet werden (siehe Kap. 2.3.1, S. 386 ff.). Die Mitarbeiter achten darauf, Herrn Fischer in vielen unterschiedlichen Situationen des Alltags zu loben, und wenden auch für das Zähneputzen und Anziehen das Prinzip der positiven Rückmeldung (d.h. durch einfaches Lob) für die einzelnen Teilschritte an. In sein Kommunikationsbuch wird ein Symbol für Hilfe aufgenommen, sodass Herr Fischer Unterstützung bei der Umsetzung einzelner Teilschritte (z.B. Zahnpasta auf die Zahnbürste geben) einfordern kann.

Förderung der Wahrnehmung durch körperbezogene Angebote: Herr Fischer hat sich zudem im Rahmen seiner gewünschten Freizeitaktivitäten das Symbol des Snoezelen-Raumes (siehe S. 363) herausgesucht. Die Aussagen und Überprüfungen der Mitarbeiterinnen in der Tagesförderstätte als auch in der Wohnstätte bestätigen Herrn Fischers Interesse an taktilen und kinästhetischen Reizen. Das Liegen auf dem Wasserbett, der Umgang mit den Fühlkissen und das Erkunden der verschiedensten Materialien an den Tastwänden erfreuen ihn besonders.

Da der Snoezelen-Raum auf derselben Etage ist wie die Wohngruppe, soll ihm der Zugang jederzeit, wenn er das Bedürfnis äußert, ermöglicht werden. Zudem werden mit Herrn Fischer unterschiedliche und abwechslungsreiche sensorische und auditive Materialien in einer persönlichen Box zusammengestellt, auf die er freien Zugriff hat (z. B. Vibrationskissen, CD mit Motorradgeräuschen, siehe auch „Euthyme Verfahren", Kap. 2.3.3, S. 393 ff.). In regelmäßigen Abständen wird überprüft, ob Herr Fischer der Materialien überdrüssig geworden ist und vielleicht Interesse an anderen entwickelt hat. Ergänzend könnten auch Methoden der Basalen Stimulation (siehe S. 364) eingebaut werden. Sollte Herr Fischer die Materialien nicht eigenständig nutzen bzw. mittels des Kommunikationsbuches einfordern, werden ihm diese an mehreren Tagen in der Woche angeboten und gemeinsame Zeit damit verbracht.

Mit Blick auf die Busfahrten sowie laute oder hektische Situationen, die nicht unmittelbar geändert werden können, sollen Herrn Fischer einfache Entspannungstechniken bzw. Möglichkeiten zur Selbstberuhigung vermittelt werden. Diese könnten beispielsweise aus Musikhören (evtl. über Kopfhörer) oder der Mitnahme eines für ihn angenehmen weichen Stoffes bestehen. Die Mitarbeiter wollen zudem noch einmal mit dem Busfahrer und der Begleitperson sprechen und sicherstellen, dass Herr Fischer im Bus keine Angst entwickelt, die zur Selbstverletzung führt. Sollten keine Möglichkeiten gefunden werden, um dem Auftreten von Angst (ausgelöst u.a. durch das Schreien eines Mitfahrenden) vorzubeugen, werden die Mitfahrt eines Betreuers für die nächsten Wochen besprochen und weitere Möglichkeiten thematisiert.

Förderung des räumlichen Wohlbefindens: Ein weiterer Schwerpunkt im Bereich Wohnen könnte die Gestaltung und Verschönerung seines Zimmers sein. Obwohl er bereits seit einem Jahr dort lebt, bestimmen immer noch eher funktionale Aspekte die Atmosphäre. Es wird wenig deutlich, dass dort jemand lebt und zu Hause ist. Das Zimmer wirkt eher steril. Da Herr Fischer Stoffe und weiche Materialien mag, wird ein Besuch mit Herrn Fischer in einem Stoffgeschäft geplant. Dort sollen gemeinsam mit ihm Gardinen, Kissen und eine Tagesdecke ausgesucht werden.

Herstellung eines einheitlichen Umgangs mit dem selbstverletzenden Verhalten: Die Mitarbeitenden machen sich die zusammengetragenen Informationen zu den Vorläufern des selbstverletzenden Verhaltens zunutze. Sie vereinbaren das folgende Vorgehen: Sollten sich Anzeichen für das Auftreten des Verhaltens zeigen, so werden sie unmittelbar darauf reagieren, indem sie Herrn Fischer auf sein Kommunikationsbuch verweisen und ihn fragen was er möchte, so dass auf sein Bedürfnis z. B. nach Ruhe oder Unterstützung beim Zähneputzen, direkt reagiert werden kann. Sollte Herr Fischer darauf nicht reagieren und der Grund seiner Unruhe nicht ersichtlich sein, so dass Veränderungen an den Auslösern des Verhaltens vorgenommen werden könnten, so werden sie ihn ablenken, indem sie ihm z. B. sensorische Angebote machen. Kommt es trotz dieser Maßnahmen zum selbstverletzendem Verhalten, so werden sie Herrn Fischer vor diesem schützen, indem die Bewegung blockiert bzw. umgelenkt wird. Gegebenenfalls wird ein dünnes Kissen hinter den Kopf gehalten um die Schläge abzudämpfen. Eine beruhigende und wertschätzende Ansprache ist handlungsleitend für die Mitarbeiterinnen in all diesen Situationen.

Arbeitsbereich

Ähnlich wie im Wohnbereich sollen auch die Tagesstruktur und der Wochenablauf von Herrn Fischer in der Tagesförderstätte visualisiert werden. Er ist zurzeit mit einfachen Montagetätigkeiten beschäftigt. Ziel soll es sein, seine Arbeitsphasen durch die langsame Ausweitung der Stunden zu verlängern und ggf. durch Hospitationen in anderen Abteilungen neue Interessen herauszufinden. Neben der Arbeit sollen auch Pausenzeiten, Raumwechsel, Mahlzeiten und Zeiten für die Möglichkeit seines Rückzugs in den Ruheraum entsprechend vermerkt und frühzeitig angekündigt werden.

Abschließend werden die besprochenen Maßnahmen aufgeschrieben und von allen Beteiligten (einschließlich der Eltern) unterzeichnet. Mitarbeitende und Eltern einigen sich darauf, die notwendigen Vorbereitungen (u. a. das Erstellen des Kommunikationsbuches) bis zur nächsten Woche gemeinsam umzusetzen, um dann mit dem neuen Konzept zu beginnen. Dieses soll über einen Zeitraum von zwei Monaten erprobt werden. Ein Treffen zur Zwischenevaluation ist nach vier Wochen vereinbart worden. Zur Überprüfung der Maßnahmen verwenden die Mitarbeitenden dieselben Methoden der spezifischen Diagnostik (insbesondere Verhaltensbeobachtung, Stimmungsprotokoll inkl. Strichliste zur Aufzeichnung des selbstverletzenden Verhaltens). Die Auswertung erfolgt über die Mitarbeiter des HPD, die auch zu den nächsten Treffen eingeladen haben. Der Psychiater der Einrichtung wird über die diagnostischen Ergebnisse und die geplanten Maßnahmen informiert und zum nächsten Treffen hinzukommen.

Anhang

Fort- und Weiterbildungen

Gabriele Fischer-Mania

„Lebenslanges Lernen“ gilt in allen Berufsfeldern als Gewährleistungsgarantie für gute Arbeitsleistung.

Fort- und Weiterbildung als dauerhafte Begleitung des beruflichen Handelns in sozialen Arbeitsfeldern ist unverzichtbar, wenn die Qualität der Angebote für Menschen mit geistiger Behinderung oder psychischer Erkrankung gewährleistet sein soll.

Gesellschaftliche Prozesse und gesetzliche Grundlagen, innerhalb derer die Angebote stattfinden, verändern sich kontinuierlich. Forderungen von Selbstvertretungsgremien haben Einfluss auf die fachlichen Standards. Neue wissenschaftliche Erkenntnisse und Entwicklungen finden Eingang in das Selbstverständnis der Organisationen. Auch die persönlichen Entwicklungen der Heilerziehungspflegerinnen und -pfleger bedürfen einer Erweiterung der beruflichen Kompetenzen.

Ziele

Zielsetzung von Bildung ist die Weiterentwicklung von Kompetenzen, die dem beruflichen Handeln dienen. Dabei sollen sowohl die Fachkompetenz als auch die personale Kompetenz erweitert werden.

Zur Erweiterung der *Fachkompetenz* gehören das Erlangen von Wissen und Fertigkeiten. Fachwissen dient der Strukturierung und Überprüfung des Handelns. Fertigkeiten in der Anwendung von Methoden und der Nutzung von Mitteln ermöglichen die Umsetzung von Zielsetzungen im beruflichen Handeln. Bei der *personalen Kompetenz* geht es um soziale Kompetenz und Eigenverantwortlichkeit:

- Die Weiterentwicklung der beruflichen *Haltung* bzw. des eigenen Menschenbildes ist Grundlage für ethisches Handeln.
- *Kommunikationsfähigkeit* ist Voraussetzung, um Verstehensprozesse zu ermöglichen und Konflikte zu nutzen.
- *Reflexionsfähigkeit* ist unverzichtbar, um Haltung, Handeln und Kommunikationsprozesse im beruflichen Miteinander mit Distanz analysieren zu können und daraus neue Entwicklungen einzuleiten.

Handeln in der Heilerziehungspflege erfordert immer, dass die Person sich selbst als „Werkzeug“ einbringen muss – nicht im Sinne der Objektivierung, sondern als ein Mensch, der mit anderen in Beziehung tritt. Um dies dauerhaft zu können, gehört die Eigenpflege im Sinne der eigenen Weiterentwicklung prägend zum beruflichen Selbstverständnis und ist nicht mit Abschluss einer Grundausbildung beendet.

Inhalte

Die *Inhalte* von Fort- und Weiterbildungsangeboten orientieren sich an den Zielen. Einerseits geht es um neuen Wissenserwerb z.B. in juristischen, pädagogischen oder medizinischen Fachfragen. Spezielle Verfahren und Methoden in Kommunikation, Gestaltung von Begleitprozessen, therapeutischen Zugängen etc. erweitern sowohl die Fach- als auch die personalen Kompetenzen. Neben den fachlich orientierten Inhalten gibt es zahlreiche Angebote zur Qualifizierung von Leitungskräften.

Formate

Es gibt *Fortbildungen* in Form von *Fachtagungen mit Fachvorträgen* und kürzere Fortbildungen als ein- oder mehrtägige Seminare, die offen angeboten werden und an denen Beschäftigte aus unterschiedlichen Organisationen teilnehmen.

Von *Weiterbildung* spricht man in der Regel, wenn es sich um eine umfangreichere Zusatzqualifikation handelt, die sich an bestimmten vereinbarten Standards ausrichtet. In Weiterbildungen setzen die Teilnehmenden das Theoriewissen in die Praxis um und bringen es wieder in die theoretische Weiterbildung ein (z. B. Gesprächsführungsausbildung, gerontologische Zusatzqualifikation, Kinästhetikausbildung etc.).

Zahlreiche große Organisationen verfügen über eigene Fortbildungsprogramme, an denen ausschließlich das eigene Personal teilnimmt. Andere Organisationen lassen von externen Bildungsanbietern sogenannte *Inhouse-Veranstaltungen* durchführen.

Eine Auswahl von Anbietern

Hier finden Sie eine Auflistung einiger Fortbildungsanbieter aus dem Bereich der Behindertenhilfe und der Sozialpsychiatrie. Die Liste erhebt keinen Anspruch auf Vollständigkeit. Viele Anbieter haben Fortbildungsangebote sowohl auf Bundes- als auch auf Landesebene. Darüber hinaus gibt es zahlreiche spezialisierte Anbieter.

Bundesverband für Körper- und mehrfachbehinderte Menschen (bvkm)
Brehmstr. 5-7
40239 Düsseldorf
www.bvkm.de

Bundesvereinigung Lebenshilfe für Menschen mit geistiger Behinderung e. V.
Raiffeisenstr. 18
35043 Marburg
Tel.: (06421) 491-0
Fax: (06421) 491–167
E-Mail: Bundesvereinigung@lebenshilfe.de
www.lebenshilfe.de/de/fortbildung/alle-bildungsanbieter/index.php
Fort- und Weiterbildungen werden von der Bundesvereinigung und den jeweiligen Landesverbänden angeboten.

Deutsche Gesellschaft für seelische Gesundheit bei Menschen mit geistiger Behinderung
Geschäftsstelle
Lotzingstraße 22
33818 Leopoldshöhe
Tel.: (0160) 17 40835
E-Mail: dgsgb.wiebe@web.de
www.dgsgb.de

Deutsche Gesellschaft für Soziale Psychiatrie
DGSP Geschäftsstelle
Zeltingerstr. 9
50969 Köln
Tel.: (0221) 51 10 02
Fax: (0221) 52 99 03
E-Mail: dgsp@netcologne.de
www.psychiatrie.de/dgsp

Deutsche Gesellschaft für Sozialpädiatrie und Jugendmedizin (dgspj)
Chausseestraße 128/129
10115 Berlin
Email: geschaeftsstelle@dgspj.de
Tel: (030) 40005886
Fax: (030) 40005887
www.dgspj.de

Diakonie Deutschland – Evangelischer Bundesverband
Caroline-Michaelis-Str. 1
10115 Berlin
Tel.: (030) 65211-0
Fax: (030) 65211-3333
E-Mail: diakonie@diakonie.de
www.diakonie.de
Fort- und Weiterbildungen werden in den jeweiligen Landesverbänden angeboten.

Fortbildungs-Akademie des Deutschen Caritasverbandes e. V.
Wintererstr. 17–19
79104 Freiburg
Tel.: (0761) 200-1700
Fax: (0761) 200-1799
www.caritas-akademien.de
www.fak.caritas.de

Heidelberger Präventionszentrum
Keplerstraße 1
69120 Heidelberg
Tel.: (06221) 914422
E-Mail: info@h-p-z.de
www.h-p-z.de

Paritätische Bundesakademie gGmbH
Hackesche Höfe, Hof 1
Rosenthaler Str. 40–41
10178 Berlin
Tel.: (030) 24 636-440
Fax: (030) 27 59 41 44
www.paritaetische-akademie.de
www.akademie.org

Glossar

Pia Bienstein, Peter Weber

Affekte, Affektivität: Gemütsbewegung, Gefühlswelt (Affekt = heftige Erregung), auch: Gefühl, Stimmung, Emotion; gegenwärtig lassen sich sieben Primäraffekte unterscheiden: Freude, Verzweiflung, Wut, Furcht, Ekel, Überraschung, Interesse. Weitere Affekte bzw. Gefühle oder Emotionen wie Scham, Schuld, Verachtung tauchen erst relativ spät in der menschlichen Entwicklung, gegen Ende des ersten Lebensjahres auf. Die meisten Affekte sind somit bereits vor der kognitiven und sprachlichen Entwicklung ausgebildet.

Ätiologie: Lehre von den Krankheitsursachen.

Ausgleichsabgabe (auch Schwerbehindertenabgabe oder Schwerbehinderten-Ausgleichsabgabe): In Deutschland müssen alle Unternehmen (privat oder öffentlich) mit mindestens 20 Arbeitsplätzen, die nicht die gesetzlich vorgeschriebene Anzahl (5 Prozent) an schwerbehinderten Mitarbeitern beschäftigen, eine Abgabe an das für sie zuständige Integrationsamt entrichten (SGB IX, Teil 2, Kapitel 2 Beschäftigungspflicht). Die damit eingegangenen Mittel müssen von den Integrationsämtern wieder für arbeitsfördernde Maßnahmen zur Beschäftigung von Menschen mit Behinderung eingesetzt werden.

Benchmarking: Kontinuierlicher Prozess, bei dem Produkte und Dienstleistungen einer sozialen Einrichtung mit denen anderer Anbieter gemessen und verglichen werden. Benchmarking beinhaltet keine einmalige Analyse, vielmehr ist es ein kontinuierliches Verbesserungssystem, das direkt in der Einrichtung implementiert ist.

Beobachtungsfehler:

- *Sympathie-Effekt*: Der Beobachter beurteilt Personen, die er gern mag oder deren Verhalten ihm besonders gefällt, wohlwollender als andere Personen.
- *Tendenz zur Mitte*: Aus Angst, die Person zu negativ/zu positiv zu beurteilen, oder aus Unsicherheit bewertet der Beobachter das Verhalten „mittig". Dadurch wird eine klare Aussage vermieden.
- *Milde- oder Strenge-Fehler*: Es lassen sich (je nach Persönlichkeit des Beobachters) Tendenzen in die eine oder andere Richtung feststellen.
- *Projektion*: Eigene Affekte werden auf das Gegenüber projiziert, der Beobachter schließt von sich auf andere.
- *Halo-Effekt*: Von einem hervorstechenden Merkmal wird (vorschnell) auf andere Merkmale (Persönlichkeitsmerkmale) geschlossen, z.B. wer schön ist, muss auch klug sein; *„Der erste Eindruck zählt"*.
- *Kontrastfehler*: Beobachtungen werden in Relation zueinander beurteilt.
- *Primacy- und Recency-Effekte*: Bei der Integration von Einzelbeobachtungen zu einem Gesamteindruck spielen der erste und der letzte Eindruck eine besondere Rolle, weil sie besser erinnert werden.
- *Pygmalion-Effekt*: Ansichten, Einstellungen, Erwartungen und Vorwissen beeinflussen das Verhalten des Beobachters und die Ergebnisse. → *„Sich selbst erfüllende Prophezeiung"*
- *Hawthorne-Effekt*: Wenn die Person weiß oder ahnt, dass sie beobachtet wird, verändert sie ihr Verhalten. → *Reaktivität*

- *Soziale Erwünschtheit*: In der Beobachtung versuchen manche Menschen, sich dem erwünschten Verhalten anzupassen, was manchmal zu Über- oder Untertreibungen führen kann.
- *Heterosuggestion:* Der Beobachter beeinflusst das Verhalten der Person („Das wirst du schon schaffen").
- *Autosuggestion:* Die Person beeinflusst sich selbst („Ich reiß mich jetzt besonders zusammen").

biomedizinisches Krankheitsmodell: Geht davon aus, dass der Körper ähnlich einer Maschine funktioniert. Indem die Organsysteme und -strukturen sowie die physiologischen Prozesse möglichst genau analysiert werden, kann man Funktionen und Funktionsstörungen verstehen und Krankheitssymptome erklären. Das Verständnis von Krankheitsprozessen ist linear ausgerichtet: Ursache – Entstehung – Verlauf – Ausgang. Basis ist hier immer eine objektivierende Sichtweise des Menschen. Subjektive Aspekte bleiben unberücksichtigt.

biopsychosoziales Krankheitsmodell: Im biopsychosozialen Krankheitsmodell werden neben den somatischen (körperlichen) Faktoren auch psychische und soziale Faktoren zur Erklärung von Erkrankungen herangezogen. Im Unterschied zum biomedizinischen Krankheitsmodell, das linear ausgerichtet ist, geht man von einem zirkulären Verlauf aus: Die drei Faktoren Körper, Psyche und soziales Umfeld wirken in unterschiedlicher Weise aufeinander ein und bestimmen damit den Krankheitsverlauf.

Chronizität, chronisch (griech.): Langsam verlaufend, langwierig, auch: dauernd.

Compliance: „Zugänglich und gehorsam sein", kooperatives Verhalten im Rahmen der Therapie; nach der WHO beeinflussen sozioökonomische, personenabhängige, krankheits-, therapie- sowie gesundheits- und therapeutenbedingte Faktoren gemeinsam die Compliance.

Coping (von engl. *to cope with sth.* „etwas bewältigen, überwinden"): Bewältigungsverhalten einer als bedeutsam oder belastend empfundenen Situation oder einer Lebensphase. Mit „Coping" werden Prozesse beschrieben, die dazu dienen, erwartete oder bereits eingetretene Belastungen und Einschränkungen kognitiv, emotional und aktiv handelnd auszugleichen und zu meistern.

Deeskalation: Verhindern oder Begrenzen von Konflikten, die (ggf. gewalttätig) zu eskalieren drohen.

Desintegration, soziale: Die soziale Integration bzw. Desintegration umfasst die sozio-ökonomische, politische und sozial-emotionale Einbindung bzw. den Ausschluss von Menschen zur gleichberechtigten Teilhabe.

Differenzialdiagnose, differenzialdiagnostisch: Von „Differenzialdiagnosen" (DD) spricht man, wenn mehrere Erkrankungen ähnliche Symptome (Krankheitszeichen) haben. Mithilfe der Differenzialdiagnostik werden sie voneinander abgegrenzt, um zur eigentlichen Diagnose zu gelangen. Beispielsweise könnten drei Erkrankungen ähnliche Symptome haben, aber nur eine davon einen erhöhten Laborwert. In einer differenzialdiagnostischen Vorgehensweise würde die Ermittlung dieses Laborwertes im Vergleich mit den anderen Ergebnissen zur definitiven Diagnose führen.

Dissoziation (von lat. *dissocio* „trennen, spalten, scheiden"): Unterbrechung der normalerweise integrativen Funktionen des Bewusstseins, des Gedächtnisses, der Identität oder der Wahrnehmung der Umwelt. Eine

Störung entwickelt sich dann, wenn Dissoziationen die alltäglichen Abläufe bestimmen und die Realitätswahrnehmung nicht mehr funktioniert. Häufig treten Dissoziationen als Folge von traumatischen Erlebnissen auf. Dann bietet die Dissoziation eine kurzzeitige Unterbrechung der eigenen Bewusstheit, des Gedächtnisses, des Identitätserlebens oder der Wahrnehmung der Umwelt und damit scheinbare Entspannung.

dysfunktionales Verhalten: Fehlende oder mangelhafte Funktion bzw. schädliches Verhalten.

Eco-map: Eco-Mapping ist eine Variante einer egozentrischen Netzwerkkarte (ausgehend vom Klienten). Ein Eco-Mapping basiert meistens auf einem Ausgangsformular, das durch verschiedene Felder sozialer Unterstützungsmöglichkeiten strukturiert ist (Familie, Kollegen, Nachbarn usw.). Durch ein gemeinsames Ausfüllen des Formulars können Unterstützungspotenziale aufgezeigt und daraus nutzbare Ressourcen für den Klienten abgeleitet werden.

Elektrokrampftherapie (EKT): Auch Elektrokonvulsionstherapie; in den 1930er-Jahren entwickelt als Elektroschocktherapie, wurde in den 1970er-Jahren im Rahmen der Psychiatriereform stark kritisiert, sodass sie kaum noch zum Einsatz kam. Die EKT löst durch Verabreichung von Strom am Schädel des zum eigenen Schutz narkotisierten Patienten einen epileptischen Anfall aus. Heute wird sie ungefähr 4000-mal im Jahr vorwiegend bei sehr schweren depressiven Störungen oder wahnhaften Symptomen mit Erfolg eingesetzt.

Epidemiologie: Wissenschaftliche Disziplin, die sich mit der Entstehung, den Folgen, der Verbreitung und Bekämpfung von Erkrankungen beschäftigt.

Euthanasie (von griech. *eu* „gut, leicht, schön" und *thanatos* „Tod"): Wurde u. a. im Nationalsozialismus unter der sogenannten T4-Aktion durchgeführt, die eine systematische Ermordung von Menschen mit geistiger Behinderung oder anderen Behinderungen zum Ziel hatte.

Evidenz, Evidenzbasierung (von lat. *evidentia* „Augenscheinlichkeit"): Bedeutet allgemeinsprachlich: Augenschein, Offenkundigkeit, völlige Klarheit; engl. *evidence*: Aussage, Zeugnis, Beweis, Ergebnis, Unterlage, Beleg. Evidenzbasierte Medizin (EbM) meint eine beweisgestützte Medizin. Hierunter wird der gewissenhafte Gebrauch der gegenwärtig besten wissenschaftlichen Erkenntnisse u. a. für Behandlungsentscheidungen in der medizinischen Versorgung verstanden. Aus der EbM entwickelte sich die evidenzbasierte Praxis (EBP), die sich auf den gesamten Gesundheitssektor bezieht.

funktionelle Therapie: Die funktionellen Therapien „zielen in erster Linie auf die Kompensation neuropsychologischer Funktionsdefizite und auf die Anregung einer normalen, altersentsprechenden funktionellen Entwicklung. Damit leisten sie auch einen Beitrag zur Prävention bzw. Verringerung sekundärer emotionaler Störungen" (Eggers, 2012, S. 204). Ziel der psycho-funktionellen Behandlung sind die Optimierung und Stabilisierung der psychischen Grundfunktionen wie Antrieb, Ausdauer, Belastbarkeit, Motivation, Konzentration, Selbstständigkeit, Orientierung etc.

GBM, Gestaltung der Betreuung von Menschen mit Behinderungen: Verfahren zur Planung und Organisation der Betreuung im Wohnen, der WfbM und der Förderstätte. Der Bundesverband Evangelische Behindertenhilfe empfiehlt seinen Mitgliedseinrichtungen, dieses Verfahren zur Qualitätssicherung und -gestaltung anzuwenden.

Gegenübertragung: Das klassische Konzept geht auf Freud zurück und betrachtet die Gegenübertragung als unbewusste Reaktion des Therapeuten/Pflegenden auf die Übertragung des Klienten. In moderneren Konzepten wird die Gegenübertragung als die gesamte emotionale Reaktion eines Gegenübers auf den Klienten definiert. Der Gegenübertragung wird eine wesentliche Wahrnehmungsfunktion für die Gestaltung der Beziehung zuerkannt.

genetische (Prä-)Disposition: Angeborenes Risiko für eine Erkrankung; die Erkrankung wird nicht vererbt, sie bricht nicht auf jeden Fall aus, es besteht aber ein höheres Risiko zu erkranken. Damit eine Erkrankung ausbricht, müssen auch bei einer genetischen (Prä)-Disposition noch andere Faktoren, z. B. Stress, hinzukommen.

Genogramm: Piktografische Darstellungsform einer egozentrischen Netzwerkkarte (→Eco-map), in der systematisch Verwandtschaftslinien nachgegangen wird. Das systematische Rekonstruieren der Verwandtschaftslinien kann zur (Neu-)Entdeckung der eigenen Familie und der damit verbundenen sozialen, kulturellen und materiellen Unterstützungsressourcen führen, die dann genutzt werden können.

Gewalt: Körperliche oder psychische Schädigung anderer Menschen, auch: etwas mit Zwang durchsetzen, jede Beeinträchtigung menschlicher Grundbedürfnisse.

Insulin-Koma-Therapie: In den 1930er-Jahren entwickelte und bei schizophrenen Psychosen und schweren Depressionen eingesetzte Behandlungsmethode. Bei den Patienten wurde durch eine Überdosierung von Insulin eine Hypoglykämie (Unterzuckerung) künstlich ausgelöst. Der Patient wurde ohnmächtig und einige Minuten im Koma gehalten. Ob nun die Hypoglykämie oder der manchmal im Koma auftretende Krampfanfall die Wirkung brachte, ist bis heute unklar. Die Insulin-Koma-Therapie wurde durch die →Elektrokrampftherapie abgelöst.

Interdependenz: Wechselseitige Abhängigkeit. In der Sozialpsychologie wird sie besonders bei der Betrachtung von Beziehungen und Interaktionen berücksichtigt. So kann z. B. das Verhalten der Person A Auswirkungen auf das Verhalten der Person B haben, was dann wiederum Rückwirkungen auf Person A hat.

Irreversibilität, irreversibel (lat.): Nicht umkehrbar; alle definitiv nicht wieder heilbaren Schäden durch Krankheit, Vergiftung oder Verletzungen werden als irreversibel bezeichnet.

Komorbidität: In der Medizin das Vorliegen ein oder mehrerer Erkrankungen zusätzlich zur Grunderkrankung.

Mehr-Milieu-Prinzip: Leben in unterschiedlichen Milieus. Konkret bedeutet dies die räumliche Trennung der Bereiche Wohnen, Arbeit, Freizeit und Bildung. Menschen mit Behinderungen waren in der Vergangenheit häufig in einer Anstalt untergebracht, d. h., ihr Leben fand vorwiegend ohne Ortswechsel in einem einzigen Milieu statt. Mit dem Mehr-Milieu-Prinzip fand die Forderung des Normalisierungsprinzips seine Anwendung.

Mesosystem: Nach der systemökologischen Theorie von Bronfenbrenner die Wechselbeziehungen, die zwischen →Mikrosystemen bestehen. Als Beispiele für ein Mesosystem können die Beziehungen zwischen Familie und Kindergarten oder auch zwischen Schule, Freundeskreis und Elternhaus benannt werden.

Mikrosystem: Nach der systemökologischen Theorie von Bronfenbrenner ein klar umgrenztes und definierbares

Beziehungsgefüge, in das eine Person unmittelbar anhand von Aktivitäten, Rollen und Beziehungen eingebunden ist. Beispiele für ein Mikrosystem sind Familie, Kindergartengruppe, Freundeskreis oder Schulklasse.

Nosologie: Lehre von den Krankheiten; systematische Beschreibung und Einordnung der Krankheiten.

Operationalisierung: Festlegung von messbaren bzw. beobachtbaren Indikatoren, mit denen ein theoretisches Konstrukt (z. B. Angst) gemessen werden soll; der Operationalisierung kommt in der Wissenschaft, aber auch der Praxis (z. B. bei der Verhaltensbeobachtung) eine wichtige Bedeutung zu, um möglichst objektive und zuverlässige Aussagen treffen zu können.

paraverbale Kommunikation: Gesamter Bereich der Stimme. Hierzu zählen beispielsweise Stimmlage, Lautstärke, Sprachmelodie, Betonung und Sprechtempo.

Pathologie (von griech. *páthos* „Leiden(schaft), Sucht“ und *logos* „Vernunft, Sinn, Lehre“): Erforschung und Lehre von den Ursachen, dem Verlauf und den Auswirkungen von Symptomen oder Erkrankungen.

persönliche Zukunftsplanung: Instrument zur Unterstützung der individuellen Lebensplanung. Im Mittelpunkt steht dabei die zu planende Person, die gemeinsam mit einem Unterstützerkreis aus Nachbarn, ehrenamtlich Helfenden, Freunden, Familienangehörigen und Bezugsbetreuern zukunftsbezogene Wünsche und Träume der Hauptperson erkundet. Mithilfe von Bildkarten, Symbolen und Mandalas werden Bereiche wie Freundschaft, Freizeit, Arbeit und Gemeinschaft beleuchtet. Die Steigerung von subjektiv empfundener Lebensqualität ist das Ziel.

Präferenz: Vorzug bzw. Begünstigung einer Alternative.

Psychoedukation: Von einer psychischen Störung Betroffene (und ggf. deren Angehörige) werden in einer Schulung über ihre Erkrankung und die Möglichkeiten der Behandlung informiert. Dafür werden komplexe, z. T. komplizierte Fakten verständlich dargelegt. Dies fördert bzw. ermöglicht das Krankheitsverständnis, die Krankheitsbewältigung und auch die Kooperation in der Behandlung.

Psychotherapeutengesetz (PsychThG): Die Berufsverordnung für Psychotherapeuten ist am 1. Januar 1999 in Kraft getreten. Sie regelt, dass psychologische Psychotherapeuten (Erwachsenentherapeuten) sowie Kinder- und Jugendlichenpsychotherapeuten ebenso wie die niedergelassenen Kassenärzte mit Facharztausbildung Psychiatrie und Psychotherapie die Versorgung von psychisch erkrankten Menschen übernehmen und mit den Krankenkassen abrechnen können.

Regelversorgung: In einzelnen Bundesländern wird zwischen drei Stufen der Versorgung unterschieden, der Regel-, der Schwerpunkt- und der Maximalversorgung. Die erste Stufe, die Regelversorgung, beschreibt, dass die Fachrichtungen Chirurgie und/oder innere Medizin in Krankenhäusern vorhanden sein müssen. Darüber hinaus können die Krankenhäuser (je nach Bedarfslage) weitere Fachrichtungen wie Psychiatrie, Gynäkologie oder Orthopädie unterhalten.

Remission: In der Medizin das temporäre oder dauerhafte Nachlassen von Krankheitssymptomen körperlicher bzw. psychischer Natur, jedoch ohne Erreichen der Genesung.

Rezidivierend, Rezidiv (lat.): Wiederauftreten einer (psychischen) Krankheit oder einzelner Symptome nach erfolgreicher Behandlung bzw. →Remission.

S.M.A.R.T.-Modell: Aus dem Bereich des Projektmanagements stammend; dient der Konkretisierung von Zielen, die **s**pezifisch sein, **m**essbar sein, **a**kzeptiert werden (vom Klienten), **r**ealistisch (umsetzbar und erreichbar) sein, **t**erminierbar sein müssen.

Seriation: Fähigkeit, Objekte nach Größe, Aussehen oder einem anderen Merkmal in einer Reihenfolge anzuordnen.

Skepsis als heilpädagogische Haltung: Von Michael Häußler als berufsethische Position formuliert. Für Häußler führt eine eigene skeptische Offenheit, zu wissen, dass man sich selbst nicht als fraglos richtig weiß, dazu, sich dem anderen und dessen Anspruch zu öffnen. Skepsis dem eigenen Handeln gegenüber ermöglicht, so Häußler, dass sich dieses Handeln nicht zu sehr verfestigt und zur Routine wird. Weder das eine Extrem, nämlich die Absolutsetzung der eigenen Richtlinie, noch das andere Extrem, das Akzeptieren jeglicher Eigenart, ist für eine (heilpädagogische) Entscheidung die Universallösung.

sozialpsychiatrischer Dienst: Ambulante Beratung und Hilfen für Menschen mit (Verdacht auf) psychischer Störung. Die Angebote richten sich u.a. auch an Angehörige sowie das betreuende Umfeld der Person, sind vielfältig und umfassen z.B. medizinische Sprechstunden, Maßnahmen zur Wiedereingliederung in die Gesellschaft nach stationärem Aufenthalt sowie Einzelhilfen zur Vorbeugung stationärer Aufnahmen.

Spiegeln: Zählt zu den Methoden der Gesprächstechnik. Hierbei gibt der Zuhörende dem Sprechenden das wieder, was er gehört und verstanden hat. Das Wiedergegebene enthält keine neuen Inhalte oder Kritik, es ist frei von Wertung. Das handelnde Spiegeln beinhaltet, das Verhalten des Gegenübers nachzuahmen.

Suizidalität (von lat. *sui cadere* „sich töten"): Summe aller Denk- und Handlungsweisen, bei denen der eigene Tod angestrebt wird, umfasst Suizidgedanken, -versuche und vollendete Selbsttötungen.

Topografie: Beschreibung der Körpergegenden.

Übertragung: Bei der Übertragung werden innerseelische Anteile von Klientinnen oder Klienten gewissermaßen aus der eigenen Psyche auszulöschen versucht und jemand anderem dem Therapeuten bzw. der helfenden Person, „untergeschoben". Dabei kann es sich um Gefühle, Erwartungen oder Wünsche positiver wie negativer Art handeln. Diese werden dann zumindest in bestimmten Momenten nur noch beim anderen, aber nicht mehr in sich selbst wahrgenommen.

Universal Design: Hat zum Ziel, das alltägliche Leben aller Menschen durch eine einfache und ggf. barrierefreie Gestaltung zu erleichtern. Dabei sind der erfolgreiche und flexible Gebrauch von Waschbecken, Küchengeräten, unterfahrbaren Arbeitsflächen und deren leichte Nutz- und Bedienbarkeit ggf. auch mit Unterstützungstechnologien wichtige Prinzipien. Informationen werden über verschiedene Sinneskanäle (bildlich, sprachlich, tastbar) vermittelt und ermöglichen so eine Zugänglichkeit für alle.

Verstehensdiagnostik, verstehende Diagnostik: Methodisches Verfahren, in dem das Verstehen bzw. der Versuch des Verstehens durch eine ergänzende Rekonstruktion der subjektiven Realität erfolgt. Es wird dabei davon ausgegangen, dass jeder Mensch sein Verhalten und seine Wirklichkeitskonstruktionen als subjektiv sinnvoll erlebt.

Work-Life-Balance: Steht für einen Zustand, in dem Arbeit und Privatleben in Einklang stehen. Die Balance konkretisiert sich durch ein möglichst ausgeglichenes Zusammenspiel der vier Lebensbereiche Job, Beziehung, Gesundheit und Sinn. Um die persönliche Work-Life-Balance aufrechtzuerhalten oder wiederherzustellen, ist es wichtig herauszufinden, worauf es einem selbst im Leben ankommt und welche Wünsche, Motive und Bedürfnisse einen antreiben. Eine Balance oder Dysbalance hat Auswirkungen auf das eigene Stresserleben, die Stressverarbeitung oder die Stressentlastung.

Autorinnen und Autoren

Prof. Christel Bienstein
Leitung Department für Pflegewissenschaft
Universität Witten/Herdecke
Fakultät für Gesundheit
Stockumer Str. 12
58453 Witten
E-Mail: zoellner@uni-wh.de

Jun.-Prof. Dr. Pia Bienstein
Leitung des Zentrums für Diagnostik und Förderung (ZeDiF)
Humanwissenschaftliche Fakultät
Klosterstr. 79b
50931 Köln
E-Mail: pia.bienstein@uni-koeln.de

Prof. Dr. Andreas Eckert
Interkantonale Hochschule für Heilpädagogik
Schaffhauserstrasse 239
Postfach 5850
CH-8050 Zürich
E-Mail: Andreas.Eckert@hfh.ch

Prof. Dr. Michael Eink
Hochschule Hannover
Fakultät V
Blumhardtstr. 2
30625 Hannover
E-Mail: michael.eink@hs-hannover.de

Gabriele Fischer-Mania
In der Wann 25b
35037 Marburg
E-Mail: fischer-mania@t-online.de
E-Mail: gabriele.fischer-mania@lebenshilfe-hessen.de

Vivian Keim
Beratungszentrum & Psychiatrisch-Psychotherapeutische Ambulanz
Evangelische Stiftung Alsterdorf
Alsterdorfer Markt 8
22297 Hamburg
E-Mail: v.keim@alsterdorf.de

Sandra Kieser
Psychiatrie Verlag
Ursulaplatz 1
50668 Köln
E-Mail: kieser@psychiatrie-verlag.de

Christiane Liersch
In der Wann 9
35037 Marburg
E-Mail: c.liersch@online.de

Michaela Paulus
Bereichsleitung Wohnen und ambulante Angebote
Lebenshilfe Wohnen
Abtstr. 21, 50354 Hürth
E-Mail: pau@lebenshilfe-nrw.de

Jessica Reichstein
Beselerstr. 2
22607 Hamburg
E-Mail: jessica.reichstein@iv-hamburg.de

Prof. Dr. Kai-Uwe Schablon
Katholische Hochschule Nordrhein-Westfalen
Abteilung Münster, Fachbereich Sozialwesen
Piusallee 89
48147 Münster
E-Mail: ku.schablon@katho-nrw.de

Dr. Johannes Schädler
Zentrum für Planung und Evaluation Sozialer Dienste (ZPE)
Universität Siegen
Adolf-Reichwein-Str. 2
57068 Siegen
E-Mail: schaedler@zpe.uni-siegen.de

Marion Schubert
Heilpädagogische Fachberatung
Lebenshilfe Nordrhein-Westfalen
Am Osterbruch 2–4
44287 Dortmund
E-Mail: schubert.marion@lebenshilfe-nrw.de

Prof. Dr. Michael Seidel
Stiftungsbereich Bethel.regional
v. Bodelschwinghsche Stiftungen Bethel
Maraweg 9
33617 Bielefeld
E-Mail: michael.seidel@bethel.de

Peter Weber
Ahlemer Str. 10
30451 Hannover
E-Mail: info@pwweber.de

Dr. Michael Wunder
Beratungszentrum Alsterdorf
Alsterdorfer Markt 8
22297 Hamburg
E-Mail: m.wunder@alsterdorf.de

Literaturverzeichnis

Aarons, Maureen/Gittens, Teresa: Autismus kompensieren. Soziales Training für Kinder und Jugendliche ab drei Jahren, 1. Aufl., Weinheim, Beltz, 2005.

Adorno, Theodor W.: Minima Moralia. Reflexionen aus dem beschäftigten Leben, 8. Aufl., Frankfurt/Main, Suhrkamp, 2003.

Aktion Mensch e. V. (Hrsg.): Stationäre Wohnformen, abgerufen unter: www.familienratgeber.de/jugendliche_erwachsene/wohnen/stationaere_wohnformen.php [22.09.2012].

Aktion psychisch Kranke e. V. (APK): Implementationsprojekte Personenzentrierter Ansatz/Hilfeplankonferenzen, Bonn, 2003, abgerufen unter: www.apk-ev.de/public/projekte.asp?pid=1 [27.04.2013].

Aktion psychisch Kranke e. V.: Integrierter Behandlungs- und Rehabilitationsplan – IBRP, 2007, abgerufen unter: www.apk-ev.de/public/projekte.asp?pid=1&bid=24&mod=User [09.02.2012].

Alfaré, Andrea/Huber-Kaiser, Thekla/Janz, Frauke: Facilitated Communication. Forschung und Praxis im Dialog, Karlsruhe, von Loeper, 2010.

Aman, Michael G./Tasse, Marc J./Rojahn, Johannes/Hammer, David: The NCBRF: A child behavior rating form for children with developmental disabilities, in: Research in Developmental Disabilities, Nr. 17 (1), 1996, S. 41–57.

Amering, Michaela/Schmolke, Michaela: Recovery. Das Ende der Unheilbarkeit, 5. Aufl., Bonn, Psychiatrie Verlag, 2011.

Antonovsky, Aaron: Salutogenese. Zur Entmystifizierung der Gesundheit, Tübingen, dgvt, 1997.

Arbeitsgruppe Kinder-, Jugendlichen- und Familiendiagnostik (Hrsg.): YSR. Fragebogen für Jugendliche, Göttingen, Hogrefe, 1994.

Arbeitsgruppe Kinder-, Jugendlichen- und Familiendiagnostik (Hrsg.): CBCL/4–18. Elternfragebogen über das Verhalten von Kindern und Jugendlichen, 2. Aufl., Göttingen, Hogrefe, 1998.

Aronson, Elliot/Wilson, Timothy, D/Akert, Robin, M: Sozialpsychologie, München, Pearson Verlag, 2004.

Aselmeier, Laurenz: Community Care und Menschen mit geistiger Behinderung, Wiesbaden, VS, 2008.

Asendorpf, Jens Banse, Rainer: Psychologie der Beziehungen, Bern, Huber, 2000.

Asmussen, Maren: Praxisbuch Kinaesthetics. Erfahrungen zur individuellen Bewegungsunterstützung auf Basis der Kinästhetik, 2. Aufl., München, Elsevier, 2010.

AWO Trialog: Fragen und Antworten, abgerufen unter: www.awo-trialog.de/296.0.html [24.10.2012].

BAG HEP, Bundesarbeitsgemeinschaft der Ausbildungsstätten für Heilerziehungspflege und Heilerziehung in Deutschland e. V.: Kompetenzprofil Heilerziehungspflegerin/Heilerziehungspfleger, 2008a, abgerufen unter: www.bag-hep.de/uploads/tx_frpsimpledownloads/bag-hep_kompetenzprofil_d_01.pdf [06.05.2013].

BAG HEP, Bundesarbeitsgemeinschaft der Ausbildungsstätten für Heilerziehungspflege und Heilerziehung in Deutschland e. V.: Leitfaden Heilerziehungspflegerische Kompetenzen. Erziehung, Bildung, Assistenz, 2009, abgerufen unter: www.bag-hep.de/uploads/tx_frpsimpledownloads/baghep_leitfaden_erziehung_02.pdf [06.05.2013].

BAG HEP, Bundesarbeitsgemeinschaft der Ausbildungsstätten für Heilerziehungspflege und Heilerziehung in Deutschland e. V.: Leitfaden Heilerziehungspflegerische Kompetenzen. Pflege in der Eingliederungshilfe, 2008, abgerufen unter: www.bag-hep.de/uploads/tx_frpsimpledownloads/baghep_leitfaden_pflege_01.pdf [06.05.2013].

BAPK, Bundesverband der Angehörigen psychisch Kranker e. V., abgerufen unter: www.bapk.de [11.09.2012].

Bartelheimer, Peter: Teilhabe, Gefährdung und Ausgrenzung als Leitbegriffe der Sozialberichterstattung, in: SOFI-Mitteilungen, Nr. 32, Wiesbaden, 2004, S. 47–61.

Bartz, Elke: Das Persönliche Budget. Ein Handbuch für Leistungsberechtigte, Von A wie Antragstellung bis Z wie Zielvereinbarung, Mulfingen-Hollenbach, Forum selbstbestimmter Assistenz behinderter Menschen (ForseA), 2006.

Basalgia, Franco (Hrsg.): Die negierte Institution oder die Gemeinschaft der Ausgeschlossenen, Frankfurt/Main, Suhrkamp, 1971, S. 7–9.

Beauftragter der Bundesregierung für die Belange behinderter Menschen: Was ist die UN-Konvention?, 2008, abgerufen unter: www.alle-inklusive.behindertenbeauftragte.de/nn_1369658/AI/Konvention/WasistdieUNKonvention__node.html?__nnn=true [23.07.2010].

Beauvoir de, Simone: Das Alter, 89.–93. Tsd. Ausg., Reinbek, Rowohlt, 1977.

Beck, Iris: Lebenslagen im Erwachsenenalter angesichts behindernder Bedingungen, in: Leonhardt, Anette u. a.: Grundfragen der Sonderpädagogik, Weinheim, Beltz, 2003, S. 848–874.

Beck, Iris: Sozialer Raum, in: VHN, Nr. 4, München, Ernst Reinhardt, 2009, S. 334–227.

Belach, Bärbel-Maria (Hrsg.): Das Gesundheitswesen, in: Sonderheft Bundesgesundheitssurvey, 1999, S. 55–222.

Berg, Anne T./Berkovic, Samuel F./Brodie, Martin J. u. a. (autorisierte deutsche Übersetzung: Krämer, Günter): Revidierte Terminologie und Konzepte zur Einteilung von epileptischen Anfällen und Epilepsien: Bericht der Klassifikations- und Terminologiekommission der Internationalen Liga gegen Epilepsie, autorisierte deutsche Übersetzung: Günter Krämer, 2005–2009, in: Aktuelle Neurologie 37, 2010, S. 120–130.

Berufsverband Heilerziehungspflege: Allgemeines zum Berufsbild, 2013, abgerufen unter: www.berufsverband-hep.de/index.php/berufsbild-531.html [02.04.2013].

Bienstein, Christel/Fröhlich, Andreas: Basale Stimulation in der Pflege. Die Grundlagen, Düsseldorf, Seelze-Velber, Kallmeyer, 2003.

Bienstein, Christel/Schröder, Gerhard/Braun, Michael/Neander, Klaus-Dieter: Dekubitus, Stuttgart, Thieme, 2006.

Bienstein, Pia/Nußbeck, Susanne: Inventar zur funktionellen Erfassung selbstverletzenden Verhaltens (IfES), Göttingen, Hogrefe, 2010.

Bienstein, Pia/Rojahn, Johannes: Selbstverletzendes Verhalten bei Menschen mit geistiger Behinderung. Grundlagen, Diagnostik und Intervention, 1. Aufl., Göttingen, Hogrefe, 2013.

Bienstein, Pia/Sarimski, Klaus: Unterstützung von psychischer Gesundheit als psychologischer Beitrag zur Förderung von Lebensqualität, in: Fröhlich, Andreas/Heinen, Norbert/Klauß, Theo, Lamers, Wolfgang(Hrsg.): Handbuch schwere und mehrfache Behinderung, Oberhausen, Athena, 2011.

BIVA e. V., Bundesinteressenvertretung der Nutzerinnen und Nutzer von Wohn- und Betreuungsangeboten im Alter und bei Behinderung e. V. (Hrsg.): Länderheimgesetze, abgerufen unter: www.biva.de/index.php?id=639 [28.11.2011].

Bock, Thomas/Buck, Dorothea/Meyer, Hans-Jochim: Entwicklungslinien des Trialogs, in: Sozialpsychiatrische Informationen, Nr. 3, 2009, S. 4–6.

Boenisch, Jens/Sachse, Stefanie: Diagnostik und Beratung in der Unterstützten Kommunikation. Theorie, Forschung und Praxis, Karlsruhe, von Loeper, 2007.

Boenisch, Jens: Kinder ohne Lautsprache. Grundlagen, Entwicklungen und Forschungsergebnisse zur unterstützten Kommunikation, Karlsruhe, von Loeper, 2009.

Böhm, Erwin: Psychobiographisches Pflegemodell nach Böhm, Bd. 1 Grundlagen, 2. Aufl., Wien, Maudrich, 2001.

Brattig, Volker: Gruppentraining zum Erwerb kompetenten Sozialverhaltens im Rahmen beruflicher Rehabilitation (Kurzdarstellung), 2012, abgerufen unter: www.gsk-training.de/gsk/variante.htm#Brattig [14.08.2013].

Brill, Karl-Ernst/Schulte-Kemna, Georg/Weigand, Hildegard (Hrsg.): Betreutes Wohnen, Psychosoziale Arbeitshilfe, Bonn, Psychiatrie Verlag, 1982.

Bronfenbrenner, Uri: Die Ökonomie der menschlichen Entwicklung. Natürliche und geplante Experimente, Stuttgart, Klett-Cotta, 1981.

Bronfenbrenner, Urie: Die Ökologie der menschlichen Entwicklung, Stuttgart, Klett Cotta, 1981.

Brückner, Burkhart: Geschichte der Psychiatrie, Bonn, Psychiatrie Verlag, 2010.

Buber, Martin: Das dialogische Prinzip, 3. Aufl., Heidelberg, Schneider, 1973.

Bundesarbeitsgemeinschaft für Rehabilitation (Hrsg.): Arbeitshilfe für Rehabilitation und Teilhabe psychisch kranker und behinderter Menschen, Frankfurt/Main, Bundesarbeitsgemeinschaft für Rehabilitation, 2003.

Bundesärztekammer: Stellungnahme der Zentralen Kommission zur Wahrung ethischer Grundsätze in der Medizin und ihren Grenzgebieten (Zentrale Ethikkommission) bei der Bundesärztekammer: Die neue UN-Konvention für die Rechte von Menschen mit Behinderung als Herausforderung für das ärztliche Handeln und das Gesundheitswesen, in: Deutsches Ärzteblatt, 107(7), A-297/B-261/C-257, 2010.

Bundesminister für Jugend, Familie, Frauen und Gesundheit (Hrsg.): Empfehlungen der Expertenkommission der Bundesregierung zur Reform der Versorgung im psychiatrischen und psychotherapeutischen/psychosomatischen Bereich auf der Grundlage des Modellprogramms Psychiatrie der Bundesregierung, Bonn, Bundesminister für Jugend, Familie, Frauen und Gesundheit, 1988.

Bundesverband Evangelische Behindertenhilfe e. V. (BEB): Das GBM – Gestaltung der Betreuung von Menschen mit Behinderungen, 2004, abgerufen unter: www.gbm.info/files/pdf/2007/2007-08-27gbm_broschure_final_2004.pdf [12.03.2013].

Bundesverband evangelische Behindertenhilfe e. V. (BeB): Teilhabe am Arbeitsleben von Menschen mit hohem Unterstützungsbedarf. Handlungsempfehlung des Bundesverbands evangelische Behindertenhilfe e. V., 2010, abgerufen unter: www.beb-ev.de/files/pdf/2010/2010-02-18HandlungsempfehlungTeilhabeArbeitUnterstue.pdf [08.10.2012].

Bundesverband Psychiatrie-Erfahrener, BPE: Wir wollen eine andere Psychiatrie, abgerufen unter: www.bpe-online.de/verband/bpe.htm [23.08.2012].

Bungard, Walter/Bähr, Bernhard: Zur Situation psychisch Behinderter im Berufsleben, Teil 1, in: Landschaftsverband Rheinland (Hrsg.): Schriften der Hauptfürsorgestelle, Band 4, Köln, Rheinland, 1987.

Burisch, Matthias: Das Burnout-Syndrom. Theorie der inneren Erschöpfung, 4. Aufl., Berlin, Springer, 2010.

Christina K.: Nach dem Dienst brauche ich totale Ruhe, in: Sozialpsychiatrische Informationen, Heft 3, 2008, S. 2–4.

Commission on Classification and Terminology of the International League against Epilepsy: Proposal for a revised clinical and electroencephalographic classification of epileptic seizures, in: Epilepsia, Nr. 22, 1981, S. 489–501.

Commission on Classification and Terminology of the International League against Epilepsy: Proposal for a revised classification of epilepsies and epileptic syndromes, in: Epilepsia, Nr. 39, 1989, S. 1375–1376.

Dalferth, Matthias: Zurück in die Institutionen? Probleme der gemeindenahen Betreuung geistig behinderter Menschen in den USA, Norwegen und Großbritannien, in: Geistige Behinderung, Nr. 36, 1997, S. 344–357.

Deegan, Gene: Discovering Recovery, in: Psychiatric Rehabilitation Journal, Nr. 26 (4), 2003, S. 368–376.

Deegan, Patricia: Recovery and the Conspiracy of Hope, 1996, abgerufen unter: www.bu.edu/resilience/examples/deegan-recovery-hope.pdf [31.08.2011].

Degener, Theresia: Behinderung neu denken – Disability Studies, in: Die Illustrierte PARTIZIP, abgerufen unter: www.partizip.de/Illustrierte/Reportagen/Neu_denken/neu_denken.html [19.11.2010].

Denkmal Film GmbH: Blue Eyed, Regie: Bertram Verhaag, DVD, 1996.

Deutscher Ärztetag: Entschließungen zum Tagesordnungspunkt IV: Medizinische Versorgung von Menschen mit Behinderung, in: Deutsches Ärzteblatt, Nr. 106 (22), A-1124/B-960/C-932, 2009.

Deutscher Bundestag: Gesetzentwurf der Bundesregierung: Entwurf eines Gesetzes zu dem Übereinkommen der Vereinten Nationen vom 13. Dezember 2006 über die Rechte der Menschen mit Behinderungen, Bundestagsdrucksache 16/10808, 2008.

Deutscher Paritätischer Wohlfahrtsverband – Gesamtverband e. V. (Hrsg.): Selbstbestimmt! Jetzt! Das Persönliche Budget für Menschen mit Behinderung. Hemmnisse, Forderungen, Chancen, 2010, abgerufen unter: www.budget.paritaet.org/?id=2305 [25.02.2013].

Diakonie Stetten e.V./Kottnik, Klaus-Dieter (Hrsg.): „...dass ihr euren Glauben und eure Liebe im tätigen Dienst bewährt...", Gedenkschrift Ludwig Schlaich zum 100. Geburtstag, Waiblingen, Eigenverlag, 1999.

Dieckmann, Friedrich/Haas, Gerhard (Hrsg.): Beratende und therapeutische Dienste für Menschen mit geistiger Behinderung und herausforderndem Verhalten, Stuttgart, Kohlhammer, 2007.

Dilling, Horst/Freyberger, Harald J.: Taschenführer zur ICD-10-Klassifikation psychischer Störungen, 5. Aufl., Bern, Huber, 2010.

Dilling, Horst/Mombour, Werner/Schmidt, Martin H. (Hrsg.): Internationale Klassifikation psychischer Störungen. ICD-10 Kapitel V (F): Klinisch-diagnostische Leitlinien/Weltgesundheitsorganisation, Bern, Huber, 1991.

Dilling, Horst/Mombour, Werner/Schmidt, Martin H. (Hrsg.): Internationale Klassifikation psychischer Störungen. ICD-10 Kapitel V (F): Forschungskriterien/Weltgesundheitsorganisation, Bern, Huber, 1994.

DIMDI Deutsches Institut für Medizinische Dokumentation und Information (Hrsg.): ICF: Internationale Klassifikation der Funktionsfähigkeit, Behinderung und Gesundheit, World Health Organisation, Neu-Isenburg, MMI, 2005.

DIMDI Deutsches Institut für medizinische Dokumentation und Information (Hrsg.): ICD-10-GM. Version 2010. Internationale Klassifikation der Krankheiten und verwandter Gesundheitsprobleme, 10. Revision, German Modification, 2010, abgerufen unter: www.dimdi.de/dynamic/de/klassi/downloadcenter/icd-10-gm/version2010/ [14.07.2010].

DIMDI Deutsches Institut für medizinische Dokumentation und Information (Hrsg.): ICD-10-WHO Version 2013. Kapitel V Psychische und Verhaltensstörungen. Schizophrenie, schizotype und wahnhafte Störungen (F20-F29), abgerufen unter: www.dimdi.de/static/de/klassi/icd-10-who/kodesuche/onlinefassungen/htmlamtl2013/index.htm [11.04.2013].

Doose, Stefan: I want my dream! Persönliche Zukunftsplanung. Neue Perspektiven und Methoden einer individuellen Hilfeplanung mit Menschen mit Behinderungen, 9. Aufl., Kassel, Netzwerk People first, 2011.

Doose, Stefan/Emrich, Carolin/Göbel, Susanne: Käpt'n Life und seine Crew. Ein Arbeitsbuch zur persönlichen Zukunftsplanung, Kassel, Mensch zuerst – Netzwerk People First Deutschland, 2004.

Döpfner, Manfred/Berner, Walter/Fleischmann, Thomas/Schmidt, Martin: VBV 3-6. Verhaltensbeurteilungsbogen für Vorschulkinder, Göttingen, Hogrefe, 1993.

Döpfner, Manfred/Görtz-Dorten, Anja/Lehmkuhl, Gerd/Breuer, Dieter/Goletz, Hildegard: DISYPS-II. Diagnostik-System für psychische Störungen nach ICD-10 und DSM-IV für Kinder und Jugendliche – II, Göttingen, Hogrefe, 2008.

Döpfner, Manfred/Petermann, Franz: Diagnostik psychischer Störungen im Kindes- und Jugendalter, 2. Aufl., Göttingen, Hogrefe, 2008.

Dörner, Klaus (Hrsg.): Ende der Veranstaltung – Anfänge der Chronisch-Kranken-Psychiatrie, Gütersloh, Jakob van Hoddis, 1998.

Dörner, Klaus/Plog, Ursula/Teller, Christine/Wendt, Frank: Irren ist menschlich. Lehrbuch der Psychiatrie und Psychotherapie, 4. Aufl., Bonn, Psychiatrie Verlag, 2009.

Dosen, Anton/Gardner, William I./Griffiths, Dorothy M./King, Robert/Lapointe, Andre: Praxisleitlinien und Prinzipien. Assessment, Diagnostik, Behandlung und Unterstützung für Menschen mit geistiger Behinderung und Problemverhalten. Europäische Edition. Deutsche Übersetzung und Bearbeitung: Michael Seidel in Zusammenarbeit mit Klaus Hennicke, Knut Hoffmann, Thomas Meinert, Holger Schmidt, Tatjana Voß, Elisabeth Wilking, Materialien der DGSGB, Band 21, Bielefeld, DGSGB, 2010.

Dosen, Anton/Gardner, William I./Griffiths, Dorothy M./King, Robert/Lapointe, Andre: Practice Guidelines and Principles: Assessment, Diagnosis, Treatment and Related Support Services for Persons with Intellectual Disabilities and Problem Behaviour. European Edition. Gouda, Centre of Consultation and Expertise, 2005.

Dosen, Anton: Psychische Störungen, Verhaltensprobleme und intellektuelle Behinderung. Ein integrativer Ansatz für Kinder und Erwachsene, Herausgeber und Bearbeiter d. deutschsprachigen Ausgabe Klaus Hennicke/Michael Seidel, Göttingen, Hogrefe, 2010.

Dykens, Elizabeth: Measuring behavioural phenotypes: Provocations from the „new genetics", in: American Journal on Mental Retardation, Nr. 99, 1995, S. 522–532.

Eckert, Andreas/Sodogé, Anke/Kern, Maja: Zusammenkommen ist ein Beginn, Zusammenarbeiten ein Erfolg – Kriterien für eine gelingende Zusammenarbeit von Eltern und sonderpädagogischen Fachkräften im schulischen Kontext, in: Sonderpädagogische Förderung, Nr. 57 (1), 2012, S. 76–90.

Eeklaar, Hein: Konsulententeams, in: Theunissen, Georg/Wüllenweber, Ernst (Hrsg.): Zwischen Tradition und Innovation. Methoden und Handlungskonzepte in der Heilpädagogik und Behindertenhilfe, Marburg, Lebenshilfeg, 2009, S. 442–445.

Eggers, Christian: Grundzüge der Therapie, in: Eggers, Christian/Fegert, Jörg/Resch, Franz (Hrsg.): Psychiatrie und Psychotherapie des Kindes- und Jugendalters, 2. Aufl., Berlin, Springer, 2012, S. 225–242.

Einfeld, Steward L./Tonge, Bruce J./Steinhausen, Hans-Christoph: Verhaltensfragebogen für Kinder mit Entwicklungsstörungen (VFE), Göttingen, Hogrefe, 2006.

Eink, Michael: Professioneller Umgang mit suizidalen Patienten in der Pflege, in: Hahn, Sabine/Schulz, Michael/Schoppmann, Susanne/Abderhalden, Christoph/Stefan, Harald/Needham, Ian (Hrsg.): Depressivität und Suizidalität. Prävention – Früherkennung – Pflegeinterventionen – Selbsthilfe, Unterostendorf, Ibicura, 2010, S. 49–54.

Eink, Michael: Psychiatrische Besuchskommissionen als Modell für die Prävention von Gewalt und Menschenrechtsverletzungen?, in: Deutsches Institut für Menschenrechte (Hrsg.): Prävention von Folter und Misshandlung in Deutschland, Baden-Baden, Nomos, 2007, S. 133–147.

Erikson, Erik H.: Jugend und Krise, 3. Aufl., Stuttgart, Klett-Cotta, 1980.

Feuser, Georg: Teilhabeforschung aus Sicht von Forschung und Lehre – (k)ein neuer Euphemismus?(!), 2011, abgerufen unter: www.georg-feuser.com/conpresso/_data/Feuser_-_Teilhabeforschung_aus_Sicht_von_Forschung_und_Lehre.pdf [27.02.2013].

Fisseni, Hermann-Josef: Lehrbuch der psychologischen Diagnostik, 3. Aufl., Göttingen, Hogrefe, 2004.

Frankl, Victor: Der Mensch vor der Frage nach dem Sinn. Eine Auswahl aus dem Gesamtwerk, München, Piper, 2006.

Franz, Daniel/Beck, Iris: Sozialraumorientierung in der Behindertenhilfe. Empfehlungen und Handlungsansätze für Hilfeplanung und Gemeindeintegration, in: Deutsche Heilpädagogische Gesellschaft (Hrsg.): Schriften Nr. 13, Düren, 2007.

Freudenberger, Herbert J.: Stuff-Burn-Out, in: Journal of social issues, Nr. 30, 1974, S. 159–165.

Frey, Andreas/Duhm, Erna/Althaus, Dagmar/Heinz, Petra/Mengelkamp, Christoph: BBK 3–6: Beobachtungsbogen für 3- bis 6-jährige Kinder, Göttingen, Hogrefe, 2008.

Fröhlich, Andreas: Basale Stimulation, das Konzept, 4. Aufl., Düsseldorf, Selbstbestimmtes Leben, 2003.

Fröhlich, Andreas: Ganzheitliche Entwicklungsförderung, in: Fröhlich, Andreas (Hrsg.): Handbuch der Sonderpädagogik, Band 12 – Pädagogik bei schwerster Behinderung, Berlin, Spiess, 1991, S. 155–168.

Früchtel, Frank/Budde, Wolfgang/Cyprian, Gudrun: Sozialer Raum und soziale Arbeit, Fieldbook: Methoden und Techniken, 2. Aufl., Wiesbaden, VS, 2010.

Früchtel, Frank/Cyprian, Gudrun/Budde, Wolfgang: Sozialer Raum und Soziale Arbeit, Textbook: Theoretische Grundlagen, Wiesbaden, VS, 2007.

Gamillscheg, Hannes: Rücksicht steht auf dem Stundenplan, in: Frankfurter Rundschau, 16.11.2010, S. 22 f.

Gilligan, Carol/Ward, Janie/McLean, Taylor, Jill/Bardige, Betty: Mapping the Moral Domain, New York, Harvard University Press, 1989.

Gnass, Irmela/Bartoszek, Gabriele/Thiesemann, Rainer/Meyer, Gabriele: Erworbene Kontrakturen der Gelenke im höheren Lebensalter, in: Zeitschrift für Gerontologie und Geriatrie, Nr. 43, 2010, S. 147–157.

Goffman, Erving: Asyle, 16. Aufl., Frankfurt am Main, Suhrkamp, 1973.

Goffman, Erving: Stigma, Frankfurt/Main, Suhrkamp, 1975, S. 11–13.

Gontard, Alexander von: Genetische und biologische Faktoren, in: Neuhäuser, Gerhard/Steinhausen, Hans-Christoph (Hrsg.): Geistige Behinderung. Grundlagen, klinische Syndrome, Behandlung und Rehabilitation, 3. Aufl., Stuttgart, Kohlhammer, 2003, S. 24–41.

Görtz-Dorten, Anja/Döpfner, Manfred: Therapieprogramm für Kinder mit aggressivem Verhalten (THAV), Göttingen, Hogrefe, 2010.

Greving, Heinrich/Niehoff, Dieter: Bausteine der Didaktik und Methodik, Praxisorientierte Heilerziehungspflege, 3. Aufl., Troisdorf, Bildungsverlag EINS, 2009.

Greving, Heinrich/Ondracek, Petr: Handbuch Heilpädagogik, Troisdorf, Bildungsverlag EINS, 2010.

Grigoleit, Hanspeter/Wenig, Manfred: Perspektiven der Entwicklung der Rehabilitation in Deutschland aus der Sicht der gesetzlichen Krankenversicherung – Was kann uns die ICIDH dabei nutzen?, in: Matthesius, Rolf-Gerd/Jochheim, Kurt-Alphons/Barolin, Gerhard S./Heinz, Christoph (Hrsg.): ICIDH, International Classification of Impairments, Disabilities, and Handicaps, Berlin, Ullstein Mosby, 1995, S. 13–24.

Gromann, Petra: ITP-Schulung, Integrierter Teilhabeplan – Anforderungen und Lösungen für Hilfeplanverfahren, Folie 7: Das ITP-Modell, ohne Jahr, abgerufen unter: www.uni-siegen.de/zpe/veranstaltungen/aktuelle/betreuteswohnen/gromann_itp_schulung_neu.pdf [19.01.2012].

Gromann, Petra: Manual Integrierter Teilhabeplan Hessen (ITP Hessen), 2010, abgerufen unter: www.lwv-hessen.de/files/272/Manual__Handbuch__fuer_den_ITP_Hessen.pdf [12.03.2013].

Grunst, Stephan/Sure, Ulrich (Hrsg.): Neurologie – Psychiatrie. Lehrbuch für Pflegeberufe. berufe, 4. Aufl., München, Elsevier, 2010

Günzburg, Herbert C.: PAC. Pädagogische Analyse und Curriculum der sozialen und persönlichen Entwicklung, Detmold, Lebenshilfe, 1977.

Haberfellner, Egon M./Rittmannsberger, Hans: Soziale Beziehungen und soziale Unterstützung psychisch Kranker – Eine Netzwerkuntersuchung, in: Psychiatrische Praxis, Nr. 22, 1995, S. 10.

Hacke, Werner: Neurologie, 13. Aufl., Heidelberg, Springer, 2010

Handler, Beate: Mit allen Sinnen leben. Tägliches Genusstraining, 3. Aufl., Goldegg Verlag, 2012, S. 16.

Harrison, Patti L./ Oakland, Thomas: Adaptive Behavior Assessment System-Second Edition(ABAS-II), Los Angeles, CA: Western Psychological Services, 2008.

Häußler, Anne/Happel, Christina/Tuckermann, Antje/Altgassen, Mareike/Adl-Amini, Katja: SOKO Autismus – Erfahrungsbericht und Praxishilfen, 2. Aufl., Dortmund, Modernes Lernen, 2008.

Häußler, Anne: Der TEACCH-Ansatz zur Förderung von Menschen mit Autismus, Dortmund, Borgmann, 2005.

Häussler, Michael: Skepsis als heilpädagogische Haltung. Reflexion zur Berufsethik der Heilpädagogik, Bad Heilbrunn, Klinghardt, 2000.

Hennicke, Klaus: Die stationär-psychiatrische Versorgung von psychisch erkrankten Kindern und Jugendlichen mit geistiger Behinderung. Ergebnisse einer bundesweiten Analyse, in: Seidel, Michael (Hrsg.): Die stationär-psychiatrische Versorgung von psychisch erkrankten Menschen mit geistiger Behinderung. Materialien der DGSGB, Band 10, Berlin, 2005, S. 17–39, abgerufen unter: www.dgsgb.de/downloads/band10.pdf [22.04.2013].

Hennicke, Klaus: Zur psychosozialen Versorgungssituation geistig behinderter Menschen mit zusätzlichen Verhaltensauffälligkeiten und psychischen Störungen, in: Bienstein, Pia/Rojahn, Johannes (Hrsg.): Selbstverletzendes Verhalten von Menschen mit geistiger Behinderung, Göttingen, Hogrefe, 2013, S. 228–250.

Herriger, Norbert: Empowerment in der Sozialen Arbeit. Eine Einführung, 4. Aufl., Stuttgart, Kohlhammer, 2010.

Hillenbrand, Clemens/Hennemann, Thomas/Hens, Sonja: Lubo aus dem All – Programm zur Förderung sozial-emotionaler Kompetenzen, München, Rheinhardt, 2010.

Hinsch, Rüdiger/Pfingsten, Ulrich: Gruppentraining sozialer Kompetenzen (GSK). Grundlagen, Durchführung, Anwendungsbeispiele, 5. Aufl., Weinheim, Beltz, 2007.

Hinte, Wolfgang/Treß, Helga: Sozialraumorientierung in der Jugendhilfe. Theoretische Grundlagen, Handlungsprinzipien und Praxisbeispiele einer kooperativen Pädagogik, Weinheim, Juventa, 2007.

Hinte, Wolfgang: Sozialraumorientierung – Ein Fachkonzept für Soziale Arbeit, in: Sozialraumorientierung in der Behindertenhilfe, Schriftenreihe der Deutschen Heilpädagogische Gesellschaft, Nr. 14, Bonn/Jülich, DHG, 2008, S. 15–22.

Hirsch, Rolf/Vollhardt, Bodo: Gewalt in stationären Einrichtungen, in: Zeitschrift für Gerontopsychologie und -psychiatrie, Nr. 1, 2001, S. 11–21.

Hirt, Rainer: Biografiearbeit zwischen Erinnerung und Therapie, 2003, abgerufen unter: www.sw.fh-jena.de/fbsw/profs/rainer.hirt/aufsaetze/pdf/Biographiearbeit_zwischen_Erinnerung_und_Therapie.pdf [28.02.2013].

Hölling, Heike/Erhart, Michael/Ravens-Sieberer, Ulrike/Schlack, Robert: Verhaltensauffälligkeiten bei Kindern und Jugendlichen. Erste Ergebnisse des Kinder- und Jugendgesundheitssurveys (KiGGS), in: Bundesgesundheitsblatt – Gesundheitsforschung – Gesundheitsschutz, Nr. 50, 2007, S. 784–793.

Holtz, Karl-Ludwig/Eberle, Gerhard/Hillig, Axel/Marker, Klaus R.: HKI. Heidelberger Kompetenz-Inventar für geistig Behinderte, 5. Aufl., Heidelberg, Winter, 2005.

Hottenrott, K.: Trainingskontrolle mit Herzfrequenz-Messgeräten, Aachen, Meyer & Meyer, 2007.

Huber Bernd/Seidel, Michael: PEPE – Lernen mit Epilepsie zu leben. Ein multimediales Programm für Menschen mit Epilepsie und zusätzlicher Lern- oder geistiger Behinderung, in: Geistige Behinderung, Nr. 1, 2003, S. 8–71.

Huber, Gerd: Psychiatrie. Lehrbuch für Studium und Weiterbildung, 7. Aufl., Stuttgart, Schattauer, 2005.

Irblich, Dieter/Stahl, Burkhard: Resümee und Ausblick: Diagnostik als interdisziplinäre Aufgabe, in: Stahl, Burkhard/Irblich, Dieter (Hrsg.): Diagnostik bei Menschen mit geistiger Behinderung. Ein interdisziplinäres Handbuch, Göttingen, Hogrefe, 2005, S. 455–476.

Irblich, Dieter: Geistige Behinderung und Intelligenzminderung – Anmerkungen zu Terminologie, Phänomenologie und Diagnostik aus psychologischer Sicht, in: Medizin bei Menschen mit geistiger und mehrfacher Behinderung, Nr. 8, 2011, S. 13–23.

Jantzen, Wolfgang/ Lanwer-Koppelin, Willehad (Hrsg.): Diagnostik als Rehistorisierung. Methodologie und Praxis einer verstehenden Diagnostik am Beispiel schwer behinderter Menschen, Berlin, Marhold, 1996.

Jantzen, Wolfgang: Allgemeine Behindertenpädagogik, 2. Aufl., Berlin, Lehmanns, 2010.

Jantzen, Wolfgang: Zur politischen Philosophie der Behinderung, Vortrag vom 01.07.2008 in der ZeDiS-Ringvorlesung: Behinderung ohne Behinderte!? Perspektiven der Disability Studies, 2008, abgerufen unter: www.zedis.uni-hamburg.de/wp-content/uploads/2008/07/jantzen_politische_philosophie.pdf [30.07.2012].

Jellinek, Elvin M.: The Disease concept of alcoholism, New Haven, Hillhouse, 1960.

Jugert, Gerd/Rehder, Anke/Notz, Peter/Petermann, Franz: Fit for Life – Module und Arbeitsblätter zum Training sozialer Kompetenz für Jugendliche, 7. Aufl., Weinheim/München, Juventa, 2009.

Kastner-Koller, Ursula/Deimann, Pia: Wiener Entwicklungstest, 2. Aufl., Göttingen, Hogrefe, 2002.

Kessler, Suzanne/Knobel, Stefan: Sr. Liliane Juchli und ihr ganzheitliches Pflegekonzept, in: Lebensqualität – die Zeitschrift für Kinaestetics und Lebensqualität, Nr. 4, 2009, S. 4–9.

Kimil, Ahmet/Ramazan, Salman: Sozialpsychiatrische Versorgungssituation von Migrantinnen und Migranten in der Region Hannover. Sozialpsychiatrische Schriften, Band 2, 2010, abgerufen unter: www.hannover.de/content/download/224530/3520639/version/1/file/Sozialpsychiatrische-Versorgungssituation-von-Migrantinnen-und-Migranten-in-der-Region-Hannover.pdf [22.04.2013].

Kiphard, Ernst J.: Psychomotorik und Familie – psychomotorische Förderpraxis im Umfeld von Therapie und Pädagogik, Dortmund, Modernes Lernen, 1995.

Kittay, Eva F.: Die Suche nach einer bescheideneren Philosophie: Mentalen Beeinträchtigungen begegnen – herausfinden, was wichtig ist, 2006, abgerufen unter: www.imew.de/index.php?id=269 [07.08.2012].

Knuf, Andreas/Seibert, Ulrich/Osterfeld, Margarete: Selbstbefähigung fördern. Empowerment und psychiatrische Arbeit, 5. Aufl., Bonn, Psychiatrie Verlag, 2007.

Knuf, Andreas: Empowerment in der psychiatrischen Arbeit, 4. Aufl., Köln, Psychiatrie Verlag, 2013.

Knuf, Andreas: Vom demoralisierenden Pessimismus zum vernünftigen Optimismus. Eine Annäherung an das Recovery-Konzept, in: Soziale Psychiatrie, Nr. 1, 2004, S. 38–41.

Knust-Potter, Evemarie: Behinderung – Enthinderung. Die Independent Living Bewegung gegen Ausgrenzung und Fremdbestimmung, Köln, Klaus Novy Institut, 1998.

Koglin, Ute/Petermann, Franz/Petermann, Ulrike: Entwicklungsbeobachtung und -dokumentation (EBD). 3–48 Monate. Eine Arbeitshilfe für pädagogische Fachkräfte in Kindergärten und Kindertagesstätten, Berlin, Cornelsen, 2008.

Koglin, Ute/Petermann, Franz/Petermann, Ulrike: Entwicklungsbeobachtung und -dokumentation (EBD). 48–72 Monate. Eine Arbeitshilfe für pädagogische Fachkräfte in Kindergärten und Kindertagesstätten, 2. Aufl., Berlin, Cornelsen, 2013.

Koppenhöfer, Eva: Kleine Schule des Genießens, Lengerich, Pabst, 2004.

Körner, Hannelore/Witkowski, Regine: Humangenetik systematisch, Bremen/Lorch, UNI-MED, 1997.

Kraft, Kristina: Rehistorisierende Hilfsbedarfsermittlung bei Menschen mit Verhaltensauffälligkeiten, 2005, abgerufen unter: www.lebenshilfe.de/wData/downloads/themenfachliches/Kraft-Hilfebedarfsermittlung.pdf [26.04 2013].

Kraimer, Klaus: Rolle, in: Deutscher Verein für öffentliche und private Fürsorge (Hrsg.): Fachlexikon der sozialen Arbeit, 6. Aufl., 2007, Baden-Baden, Nomos, S. 780–781.

Krämer, Günter: Kleines Lexikon der Epileptologie, Stuttgart/New York, Thieme, 2006.

Kronenberger, Gerhard: Individuelle Hilfeplanung/Teilhabeplanung (IBRP, ITP). Regionale (Pflicht-) Versorgung. Tagung Bildungswerk Kloster Irsee 07.10.2011, nicht veröffentlichtes Manuskript, abgerufen unter: www.bildungswerk-irsee.de/stat/content/pdf/Steuerungsverfahren_Einzelfallebene/Praesentation_Kronenberger_Gerd.pdf [29.05.2013].

Kühn, Gabriele/Schneider, Jana: Zwei Wege zur Kommunikation. Praxisleitfaden TEACCH und PECS, Hamburg, Verlag hörgeschädigte Kinder, 2009.

Landesarbeitsgemeinschaft der Fachschulen für Heilerziehungspflege in NRW: Informationen zur Zuordnung staatlich anerkannter Heilerziehungspflegerinnen/Heilerziehungspfleger als Pflegefachkraft (internes Papier), ohne Jahr, S. 1.

Landeswohlfahrtsverband Hessen (LWV)/Gromann, Petra: Manual Integrierter Teilhabeplan – Anforderungen und Lösungen für Hilfeplanverfahren, Version 21. Dezember 2010, abgerufen unter: www.lwv-hessen.de/files/272/Manual__Handbuch__fuer_den_ITP_Hessen.pdf [15.04.2013].

Landeswohlfahrtsverband Hessen (LWV): Der Integrierte Teilhabeplan (ITP) Hessen. Ein Instrument zur Planung der Unterstützungsleistungen für Menschen mit Behinderungen in Hessen, 2010, abgerufen unter: www.lwv-hessen.de/files/266/A5_Broschuere_neu.pdf [15.04.2013].

Landschaftsverband Rheinland (LVR): Institut Konsulentenarbeit – Kompass, ohne Jahr, abgerufen unter: www.lvr.de/de/nav_main/kliniken/heilpdagogischehilfen/institutkonsulentenarbeitkompass/institutkonsulentenarbeitkompass_1.html [18.04.2013].

Lange, Alexandra: Beziehungsfähig trotz geistiger Behinderung. Ein pädagogisches Konzept für die Beziehungsarbeit, Marburg, Tectum, 2010.

Lebenshilfe Augsburg: Locker Bleiben: Soziales Kompetenztraining für Schüler mit sonderpädagogischen Förderbedarf, ohne Jahr, abgerufen unter: www.locker-bleiben-online.de/[17.04.2013].

Lebenshilfe NRW: Lebenshilfe Möglichkeitsdenker, abgerufen unter: www.lebenshilfe-nrw.de/de/aktuelles/meldungen/Ein_Meilenstein_auf_dem_Weg_zur_Teilhabe.php [10.03.2013].

Ließmann, Janett/Zoike, Erika: Zunahme gesundheitlicher Belastungen in Sozial- und Gesundheitsberufen?, in: Sozialpsychiatrische Informationen, Nr. 2, 2010, S. 32–37.

Lindmeier, Christian: Biografiearbeit mit geistig behinderten Menschen: ein Praxisbuch für Einzel- und Gruppenarbeit, Weinheim, Juventa, 2004.

Ludwig Schlaich Akademie: Geschichtliches, 2010, 2010 abgerufen unter: www.ludwig-schlaich-akademie.de/Geschichtliches.1114.0.html [23.08.2012].

Lutz, Rainer: Die kleine Schule des Genießens kommt in die Jahre, 15 Jahre Genussprogramm, in: Lutz, Rainer/Mark, Norbert/Bartmann, Ulrich/Hoch, Eva/Stark, F. Michael (Hrsg.): Beiträge zur Euthymen Therapie, Freiburg, Lambertus, 1999, S. 39–73.

Lutz, Rainer: Euthyme Therapie, in: Margraf, Jürgen/Schneider, Silvia (Hrsg.): Lehrbuch der Verhaltenstherapie: Grundlagen, Diagnostik, Verfahren, Rahmenbedingungen, 3. Aufl., Heidelberg, Springer, 2009, S. 550–567.

Lutz, Rainer: Euthyme Verfahren und Salutogenese, in: Frank, Renate (Hrsg.): Therapieziel Wohlbefinden. Ressourcen aktivieren in der Psychotherapie, 2. Aufl., Heidelberg, Springer, 2007, S. 55–68.

Lutz, Rainer: Genussgruppe: Kleine Schule des Genießens, in: Linden, Michael/Hautzinger, Martin (Hrsg.): Verhaltenstherapiemanual, Heidelberg, Springer, 2008, S. 352–355.

Mall, Winfried: Ein Zugang der bleibt – auch bei Wachkoma und Demenz, in: Boenisch, Jens/Otto, Katrin (Hrsg.): Leben im Dialog. Unterstützte Kommunikation über die gesamte Lebensspanne, Karlsruhe, von Loeper, 2005, S. 404–415.

Markus Evangelium, Kap. 10, Vers 46–52.

Maslach, Chistina/Jackson, Susan E.: Patterns of burnout among a national sample of public contact workers, in: Journal of health and human resources of administration, Nr. 7, 1984, S. 189–212.

Matson, J.L. & Vollmer, T.R.: User's Guide: Questions About Behavioral Function (QABF), Baton Rouge, LA: Scientific Publishers, 1995.

Mensch zuerst – Netzwerk People First Deutschland e.V., 2012, abgerufen unter: www.people1.de [11.09.2012].

Menzen, Karl-Heinz/Overdick, Wilhelm: Heilpädagogische Kunsttherapie. Methode und Praxis, Freiburg, Lambertus, 1994.

Mertens, Krista: Snoezelen. Eine Einführung für die Praxis, 2. Aufl., Dortmund, Modernes Lernen, 2004.

Miles-Paul, Otmar: Wir sind nicht mehr aufzuhalten. Beratung von Behinderten durch Behinderte, München, AG SPAK, 1990.

Mosen, Günter/Lohs, Annelie/Hagemaier, Ralf/Knapp, Rainer/Sackarendt, Bernhard (Hrsg.): Bildstörung! Der lange Weg vom Tollhaus zur Werkstatt für Behinderte.

Eine Ausstellung über die Geschichte des Umgangs mit behinderten Menschen. Katalog zur Ausstellung, 2. Aufl., Frankfurt/Main, Bundesarbeitsgemeinschaft Werkstätten für Behinderte e.V., 2001.

Mrozynski, Peter: Betreutes Wohnen in der Sozialgesetzgebung, in: Rosemann, Matthias/Konrad, Michael (Hrsg.): Handbuch betreutes Wohnen, Bonn, Psychiatrie Verlag, 2011, S. 300–324.

Nestler, Judith/Goldbeck, Lutz: Soziale Kompetenz: Training für lernbehinderte Jugendliche SOKO, Weinheim, Beltz, 2009.

Netzwerk Stimmenhören e.V. (2008): Rundbrief Netzwerk Stimmenhören e.V., Nr. 4, 2008, abgerufen unter: www.stimmenhoeren.de/journale/journal0804.pdf [10.03.2013].

Nußbeck, Susanne: Personenkreis der Menschen mit geistiger Behinderung, in: Nußbeck, Susanne/Biermann, Adrienne/Adam, Heidemarie (Hrsg.): Handbuch Sonderpädagogik geistige Entwicklung, Göttingen, Hogrefe, 2008, S. 5–17.

Nußbeck, Susanne: Umstrittene und alternative Therapien, in: Bölte, Sven (Hrsg.): Autismus. Spektrum, Ursache, Diagnostik, Intervention, Perspektiven, Bern, Huber, 2009, S. 444–464.

Obert, Klaus: Alltags- und lebensweltorientierte Ansätze sozialpsychiatrischen Handelns, Bonn, Psychiatrie Verlag, 2001, S. 123

Obert, Klaus: Alltags- und lebensweltorientiertes sozialpsychiatrisches Handeln, in: Rössler, Wulf/Lauber, Christoph (Hrsg.): Psychiatrische Rehabilitation, Heidelberg, Springer, 2004, S. 293–319.

Oerter, Rolf: Kindheit. In: Oerter, Rolf/Montada, Leo (Hrsg.): Entwicklungspsychologie 5. Aufl., Weinheim, Beltz, 2002, S. 209–257.

Oevermann, Ulrich: Theoretische Skizze einer revidierten Theorie professionellen Handelns, in: v. Combe, Arno/Helsper, Werner (Hrsg.): Pädagogische Professionalität, Frankfurt/Main, Suhrkamp, 1996, S. 70–182.

Petermann, Franz/Stein, Iris A./Macha, Thorsten: ET 6-6. Entwicklungsdiagnostik 6 Monate bis 6 Jahre, 3. Aufl., Frankfurt, Pearsons, 2008.

Petermann, Ulrike/Petermann, Franz: Training mit sozial unsicheren Kindern. Einzeltraining, Kindergruppen, Elternberatung, 10. Aufl., Weinheim, Beltz, 2009.

Petzold, Hilarion G./Schigl, Brigitte/Fischer, Martin/Höfner, Claudia: Supervision auf dem Prüfstand. Wirksamkeit, Forschung, Anwendungsfelder, Innovation, Opladen, Lenske u. Budrich, 2003.

Pörtner, Marlies: Erstnehmen – Zutrauen – Verstehen. Personenzentrierte Haltung im Umgang mit geistig behinderten und pflegebedürftigen Menschen, Stuttgart, Klett-Cotta, 1996.

Pössel, Patrick/Horn, Andrea/Seemann, Simone/Hautzinger, Martin: Trainingsprogramm zur Prävention von Depressionen bei Jugendlichen, LARS & LISA: Lust An Realistischer Sicht & Leichtigkeit Im Sozialen Alltag, Hogrefe, 2004.

Pritzel, Monika/Brand, Matthias/Markowitsch, Hans J.: Gehirn und Verhalten. Ein Grundkurs der physiologischen Psychologie, Heidelberg, Spektrum Akademischer Verlag, 2009.

Pritzel, Monika/Brand, Matthias/Markowitsch, Hans J.: Gehirn und Verhalten. Ein Grundkurs der physiologischen Psychologie, Heidelberg, Spektrum Akademischer Verlag, 2009.

Probst, Paul: Bericht zur aktuellen Situation der „Gestützten Kommunikation“ (Facilitated Communication/FC) in Sonderpädagogik und Behindertenhilfe im deutschsprachigem Raum, in: Heilpädagogische Forschung, Nr. 2, 2009, S. 99–107.

Rahn, Ewald/Mahnkopf, Angela: Lehrbuch Psychiatrie für Studium und Beruf, Bonn, Psychiatrie Verlag, 2005, S. 134.

Reichstein, Jessica: Soziale Rehabilitation durch psychiatrische Tagesstätten? – Bewertung der Möglichkeiten und Grenzen unter Einbeziehung einer Nutzerbefragung, unveröffentlichte Diplomarbeit, Fachbereich Soziale Arbeit, Evangelische Fachhochschule Hannover, 2004.

Reker, Thomas: Rehabilitationsdiagnostik, in: Rössler, Wulf/Lauber, Christoph (Hrsg.): Psychiatrische Rehabilitation, Heidelberg, Springer, 2004, S. 55–63.

Reng, Ronald: Robert Enke. Ein allzu kurzes Leben, 7. Aufl., München, Piper, 2010.

Reuner, Gitta/Rosenkranz, Joachim/Pietz, Joachim/Horn, Ralf (Hrsg.): Bayley II: Deutsche Version, 2. Aufl., Frankfurt, Pearson Assesment & Information, 2008.

Reuther, Sven: Mobilitätsbeeinflussende Faktoren bei Bewohner/innen in einem deutschen Alten- und Pflegeheim, unveröffentlichte. Masterarbeit, Universität Witten/Herdecke, 2008.

Rindermann, Heiner: EKF. Emotionale-Kompetenz-Fragebogen, Einschätzung emotionaler Kompetenzen und emotionaler Intelligenz aus Selbst- und Fremdsicht, Göttingen, Hogrefe, 2009.

Rogers, Carl R.: Die klientenzentrierte Gesprächspsychotherapie, 2. Aufl., München, Kindler, 1972.

Röh, Dieter: Tagesstättenarbeit wirkt! – Die Tagesstätte als wichtiger Baustein in der gemeindepsychiatrischen Versorgung, in: Sozialpsychiatrische Informationen, Nr. 2, 2004, S. 9–11.

Rojahn, Johann/Matson, Johnny L./Lott, Denise/Esbensen, Anna J./Smalls, Yemonja: The Behavior Problems Inventory: An instrument for the assessment of self-injury, stereotyped behavior and aggression/destruction in individuals with developmental disabilities, in: Journal of Autism and Developmental Disorders, Nr. 31 (6), 2001, S. 577–588.

Rosemann, Matthias/Konrad, Michael: Was von Mitarbeitenden erwartet wird und was sie erwarten dürfen, in: Rosemann, Matthias (Hrsg.): Handbuch betreutes Wohnen, Bonn, Psychiatrie Verlag, 2011, S. 208–216.

Rössler, Wulf/Lauber, Christoph: Psychiatrische Rehabilitation – Vom Behinderungsmodell zum Empowerment, in: Rössler, Wulf/Lauber, Christoph (Hrsg.): Psychiatrische Rehabilitation, Heidelberg, Springer, 2004, S. 1–6.

Royal College of Psychiatrics: DC-LD. Diagnostic Criteria for Psychiatric Disorders for Use with Adults with Learning Disabilities/Mental Retardation. Occasional paper OP 48, London, Gaskell, 2001.

Rüesch, Peter/Neuenschwander, Martin: Soziale Netzwerke und soziale Unterstützung, in: Rössler, Wulf (Hrsg.): Psychiatrische Rehabilitation, Heidelberg, Springer, 2004, S. 7–20.

Rupp, Manuel/Rauwald, Christa-Johanna: Von der Aggressivität zur Eskalation, in: Ketelsen, Regina/Schulz, Michael/Zechert, Christian (Hrsg.): Seelische Krise und Aggressivität, Bonn, Psychiatrie Verlag, 2004, S. 12–26.

Sarimski, Klaus/Steinhausen, Hans-Christoph: Geistige Behinderung und schwere Entwicklungsstörung. KIDS: Kinder-Diagnostik-System, Bd. 2, Göttingen, Hogrefe, 2007.

Sarimski, Klaus: Diagnostische Fragen bei Mehrfachbehinderung, in: Stahl, Burkhard/Irblich, Dietrich (Hrsg.): Diagnostik bei Menschen mit geistiger Behinderung – Ein interdisziplinäres Handbuch, Göttingen, Hogrefe, 2005, S. 412–428.

Sarimski, Klaus: Entwicklungspsychologie genetischer Syndrome, 3. Aufl., Göttingen, Hogrefe, 2003.

Sax-Eckes, Ilka: Was ist das Beste? Ein (provokatives) Statement für Menschen mit besonderen Bedarfslagen, in: Orientierung der Behindertenhilfe, Nr. 1, 2011, S. 32–33.

Schablon, Kai-Uwe/Niehoff, Ulrich: Selbstbestimmung und Teilhabe. Welches Rüstzeug brauchen professionelle Unterstützer?, in: Hähner, Ulrich/Niehoff, Ulrich/Sack, Rudi/Walther, Helmut (Hrsg.): Kompetent begleiten: Selbstbestimmung ermöglichen, Ausgrenzung verhindern! Die Weiterentwicklung des Konzeptes „Vom Betreuer zum Begleiter“, Marburg, 2005, S. 79–93.

Schablon, Kai-Uwe: Community Care: Professionell unterstützte Gemeinweseneinbindung erwachsener geistig behinderter Menschen. Analyse, Definition und theoretische Verortung struktureller und handlungsbezogener Determinanten, 2. Aufl., Marburg, Lebenshilfe, 2010.

Schablon, Kai-Uwe: Community Care: Spurensuche, Begriffsklärung und Realisierungsbedingungen einer behindertenpädagogischen Konzeption zur Gemeinweseneinbindung erwachsener geistig behinderter Menschen, in: Vierteljahreszeitschrift für Heilpädagogik und ihre Nachbargebiete (VHN), Nr. 1, 2009, S. 34–46.

Schädle-Deininger, Hilde/Villinger, Ulrike: Praktische psychiatrische Pflege, Bonn, Psychiatrie Verlag, 1997.

Schanze, Christian (Hrsg.): Psychiatrische Diagnostik und Therapie bei Menschen mit Intelligenzminderung. Ein Arbeitsbuch für Ärzte, Psychologen, Heilerziehungspfleger und -pädagogen, Stuttgart, Schattauer, 2007.

Schanze, Christian: Die stationär-psychiatrische Versorgung von psychisch erkrankten Erwachsenen mit geistiger Behinderung – Ergebnisse einer bundesweiten Analyse, in: Seidel, Michael (Hrsg.): Die stationär-psychiatrische Versorgung von psychisch erkrankten Menschen mit geistiger Behinderung, Materialien der DGSGB, Bd. 10, Berlin, 2005, S. 40–48, abgerufen unter: www.dgsgb.de/downloads/band10.pdf [22.04.2013].

Scharfetter, Christian: Allgemeine Psychopathologie. Eine Einführung, 6., überarb. Aufl., Stuttgart, Thieme, 2010.

Schewior-Popp, Susanne/Sitzmann, Franz/Ullrich, Lothar (Hrsg.): Thiemes Pflege. Lehrbuch für Pflegende in Ausbildung, 11. Aufl., Stuttgart, Thieme, 2009.

Schmalz, Ulla: Gewalt als Herausforderung für die Pflege, in: Sozialpsychiatrische Informationen, Nr. 3, 2008, S. 5–6.

Schnabel, Ulrich/Spiewak, Martin: Das Recht auf ein Miteinander, in: Die Zeit, 04.02.2010, S. 29–30.

Schoch, Rupert: Psychomotorik ist kein Kinderspiel. Mit Leib und Seele für einen bewegten Arbeitsalltag, in: Schneewind, Julia (Hrsg.): Persönlichkeit stärken- gesund bleiben. Kraft tanken im Erzieherinnen-Alltag, Köln, Bildungsverlag EINS, 2011, S. 73–119.

Schomburg, Eberhard: Psychohygiene und Sonderschule, in: Ehrhardt, Helmut (Hrsg.): Aggressivität, Dissozialität, Psychohygiene, Bern/Stuttgart, Huber, 1975, S. 139–153.

Schröder, Anette/Winkler, Klaudia: Tagesstätten für chronisch psychisch kranke Menschen. Ein gemeindepsychiatrischer Beitrag zur Sicherung wohnortnaher Versorgung, Hamburg, Dr. Kovac, 1998.

Schröder, Hartmut: Tägliche Psychohygiene hält körperlich und seelisch gesund. Entspannungsverfahren im Test der „Stiftung Warentest“, 2006, abgerufen unter: www.iekberlin.de/assets/files/schroeder_psychhygiene.pdf [14.04.2013].

Schuntermann, Michael: Die internationale Klassifikation der Funktionsfähigkeit, Behinderung und Gesundheit (ICF) der Weltgesundheitsorganisation (WHO), Kurzeinführung, 2006, abgerufen unter: www.deutsche-rentenversicherung.de/cae/servlet/contentblob/206970/publicationFile/2307/icf_kurzeinfuehrung.pdf [12.03.2013].

Schuntermann, Michael: Einführung in die ICF, Landsberg, ecomed, 2005.

Schwalb, Helmut/Theunissen, Georg (Hrsg.): Inklusion, Partizipation und Empowerment in der Behindertenarbeit. Best-Practice-Beispiele: Wohnen – Leben – Arbeit – Freizeit, 2. Aufl., München, Kohlhammer, 2012.

Schwarte, Norbert/Oberste-Ufer, Ralf: LEWO II – Lebensqualität in Wohnstätten für erwachsene Menschen mit geistiger Behinderung, Ein Instrument für fachliches Qualitätsmanagement, 2. Aufl., Marburg, Lebenshilfe, 2001.

Seifert, Monika: Das Consulentenprojekt der Heilpädagogischen Heime des Landschaftverbandes Rheinland zur Unterstützung der professionellen Arbeit mit Menschen mit geistiger Behinderung und erheblichen Verhaltensauffälligkeiten. Evaluation im Auftrag des Landschaftsverbandes Rheinland, Katholische Hochschule für Sozialwesen, Berlin, 2004.

Seifert, Monika: Das Konsulentenprojekt der Heilpädagogischen Heime des Lanschaftsverbands Rheinland, in: Dieckmann, Freidrich/Haas, Gerhard (Hrsg.): Beratende und therapeutische Dienste für Menschen mit geistiger Behinderung und herausforderndem Verhalten, Stuttgart, Kohlhammer, 2007, S. 41–46.

Sekretariat der ständigen Konferenz der Kultusminister der Länder in der Bundesrepublik Deutschland: Rahmenvereinbarung Fachschulen, Beschluss der Kultusministerkonferenz vom 7.11.2002 i.d.F. vom 27.2.2013, abgerufen unter: www.kmk.org [28.04.2013].

Seligman, Martin: Erlernte Hilflosigkeit, München, Urban und Schwarzenberg, 1979.

Sellin, Birger: Ich will kein inmich mehr sein, Köln, Kiepenheuer & Witsch,1993.

Senckel, Barbara: Entwicklungspsychologische Aspekte bei Menschen mit geistiger Behinderung, in: Stahl, Burkhard/Irblich, Dieter (Hrsg.): Menschen mit geistiger Behinderung, Göttingen, Hogrefe, 2005, S. 92–103.

Sodian, Beate: Entwicklung des Denkens, in: Oerter, Rolf: Kindheit, in: Oerter, Rolf/Montada, Leo (Hrsg.): Entwicklungspsychologie, 5. Aufl., Weinheim, Beltz, 2002, S. 436–447.

Sparrow, Sara S./Cicchetti, Domenic V./Balla, David A.: The Vineland adaptive behaviour scales, Second Edition (Vineland II), Circle Pines Minn, American Guidance Service, 2005.

Speck, Otto: System Heilpädagogik, 5. Aufl., München, Reinhardt, 2003.

Sternberg, Robert J.: The concept of intelligence and its role in lifelong learning and success, in: American Psychologist, Nr. 52, 1997, S. 1030–1037.

Süss-Burghart, Heinz: Psychologische Entwicklungs- und Intelligenzdiagnostik, in: Stahl, Burkhard/Irblich, Dietrich (Hrsg.): Diagnostik bei Menschen mit geistiger Behinderung – Ein interdisziplinäres Handbuch, Göttingen, Hogrefe, 2005, S. 49–73.

Tellegen, Peter J./Laros, Jacob A./Petermann, Franz: Snijders-Oomen non-verbaler Intelligenztest (SON-R 2 ½–7), Göttingen, Hogrefe, 2007.

Tellegen, Peter J./Laros, Jacob A./Petermann, Franz: SON-R 6–40. Non-verbaler Intelligenztest für Kinder und Erwachsene im Alter von 6 bis 40 Jahren, Göttingen, Hogrefe, 2012.

Thesing, Theodor/Vogt, Michael: Pädagogik und Heilerziehungspflege, Freiburg, Lambertus, 1997.

Thesing, Theodor: Heilerziehungspflege. Ein Lehrbuch zur Berufskunde, Freiburg, Lambertus, 1996.

Theunissen, Georg/Wüllenweber, Ernst: Zwischen Tradition und Innovation, Marburg, Lebenshilfe, 2009, S. 478–479.

Thiersch, Hans: Lebensweltorientierte Soziale Arbeit. Aufgaben der Praxis im sozialen Wandel, 7. Aufl., München, Juventa, 2009.

Thimm, Walter/Ferber, Christian von/Schiller, Burkhard/Wedekind, Rainer: Ein Leben so normal wie möglich führen. Zum Normalisierungskonzept in der Bundesrepublik Deutschland und Dänemark, Marburg, Lebenshilfe, 1984.

Tronto, Joan: Moral Boundaries. A Political Argument for an Ethics of Care, New York/London, Routledge, 1993.

Tröster, Heinrich/Flender, Judith/Reineke, Dirk: DESK 3-6. Dortmunder Entwicklungsscreening für den Kindergarten, Göttingen, Hogrefe, 2004.

United Nations: Convention on the rights of persons with disabilities, abgerufen unter: www.brk-allianz.de/attachments/article/72/UN-Konvention%20Englisch.pdf [07.08.2013], dt. Übersetzung: Übereinkommen über die Rechte von Menschen mit Behinderungen, abgerufen unter: www.brk-allianz.de/attachments/article/72/BMAS%20-%20Deutsch-abgestimmte%20uebersetzung.pdf [07.08.2013].

Walendzik, Anke/Rabe-Menssen, Cornelia/Lux, Gerald/Wasem, Jürgen/Jahn, Rebecca: Erhebung zur ambulanten psychotherapeutischen Versorgung 2010, 2011, abgerufen unter: www.deutschepsychotherapeutenvereinigung.de/fileadmin/main/g-datei-download/News/2011/Studie_DPtV.pdf [22.04.2013].

Wansing, Gudrun: Teilhabe an der Gesellschaft: Menschen mit Behinderung zwischen Inklusion und Exklusion. Wiesbaden, Verlag für Sozialwissenschaften, 2005.

Watzlawick, Paul: Menschliche Kommunikation. Formen, Störungen, Paradoxien, 8. Aufl., Bern, Huber, 1996.

Weber, Erik: Lebensverläufe und Lebensqualität aus Nutzerperspektive. Biografieorientierte Zugänge zum Verstehen und Bewältigen von herausfordernden Verhaltensweisen. Universität Dortmund, 2008, abgerufen unter: www.fk-reha.tu-dortmund.de/Soziologie/cms/de/forschung/Naehere_Infos_zu_Projekten/Projekt_Lebensverlaeufe/Expertise_Biografiearbeit_Weber.pdf [28.02.2013].

Weber, Germain/Fritsch, Andrea: Diagnostikum psychischer Störungen bei erwachsenen Menschen mit intellektueller Beeinträchtigung: PAS ADD Checkliste und Mini PAS-ADD, deutschsprachige Version, unveröffentlichtes Manuskript, Universität Wien, 2001.

Weber, Kurt (Hrsg.): Teamentwicklung. Was macht ein Team zum Team?. Freiburg, Herder, 2000.

Welti, Felix: Budgetassistenz und rechtliche Betreuung, in: Betreuungsrechtliche Praxis (Btprax), Nr. 2, 2009, S. 64–68.

Wettstein, Alexander: BASYS. Beobachtungssystem zur Analyse aggressiven Verhaltens in schulischen Settings, Bern, Huber, 2008.

WHO Europa: National action plans for nurses: from vision to implementation (Eur/ICP/HRH301/v/Rev.2), 1993.

Wienberg, Günther: Aktuelle Modellvorstellungen zur Schizophrenie- Das Verletzlichkeits-Streß-Bewältigungskonzept, in: Wienberg, Günther (Hrsg.): Schizophrenie zum Thema machen. Psychoedukative Gruppenarbeit mit schizophren und schizoaffektiv erkrankten Menschen- Grundlagen und Praxis, 3. Aufl., Bonn, Psychiatrie Verlag, 2003, S. 31–93.

Wilkening, Friederike/Krist, Horst: Entwicklung der Wahrnehmung und Psychomotorik, in: Oerter, Rolf/Montada, Leo (Hrsg.): Entwicklungspsychologie, 5. Aufl., Weinheim, Beltz, 2002, S. 413–434.

Williams, Donna: Ich könnte verschwinden, wenn du mich berührst. Erinnerungen an eine autistische Kindheit, 2. Aufl., München, Hofmann und Campe, 1994.

Willis, Eduard/Reimer, Fritz: Arbeitstherapie und berufliche Rehabilitation aus der Sicht des psychiatrischen Landeskrankenhauses, in: Schubert, Andreas/Reihl, Dieter/Bungard, Walter (Hrsg.): Chancen im Arbeitsleben für psychisch Kranke, d, Mannheim, Ehrenhof, 1988, S. 4–17.

Wittchen, Hans-Ulrich/Zaudig, Michael/Fydrich, Thomas: SKID-I und SKID-II. Strukturiertes Klinisches Interview für DSM-IV, Göttingen, Hogrefe, 1997.

Wittchen, Hans-Ulrich: Bedarfsgerechte Versorgung psychischer Störungen. Abschätzungen aufgrund epidemiologischer, bevölkerungsbezogener Daten, 2000, abgerufen unter: www.svr-gesundheit.de/fileadmin/user_upload/Gutachten/2000-2001/Befragung/004.pdf [22.04.2013].

Wittrock, Manfred: Kollegiale Praxisberatung, in: Sonderpädagogik, Nr. 2, 1998, S. 94–97.

Wolfersdorf, Manfred: Depression. Die Krankheit bewältigen, Bonn, balance buch + medien, 2010.

Wunder, Michael: Inklusion – nur ein neues Wort oder ein anderes Konzept?, in: Wittig-Koppe, Holger/Bremer, Fritz/Hansen, Hartwig (Hrsg.): Teilhabe in Zeiten verschärfter Ausgrenzung? Kritische Beiträge zur Inklusionsdebatte, Neumünster, Paranus, 2010, S. 22–37.

Zieger, Andreas: Körpernaher Dialogaufbau mit Menschen im Koma/ Wachkoma nach erworbener schwerer Hirnschädigung, in: Boenisch, Jens/Otto, Katrin (Hrsg.): Leben im Dialog. Unterstützte Kommunikation über die gesamte Lebensspanne, Karlsruhe, von Loeper, 2005, S. 390–404.

Sachwortverzeichnis